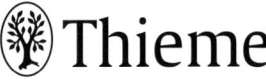

Urologie essentials

Herausgegeben von
Axel Hegele, Lennart Skrobek

Mit Beiträgen von
Bastian Amend
Ricarda M. Bauer
Armin Becker
Christian Bolenz
Johannes Dlugosch
Carsten Frohme
Andreas Führer
Georgios Gakis
Peter Jürgen Goebell
Marc-Oliver Grimm
Allegra Großmann
Axel Haferkamp
Oliver W. Hakenberg
Rainer Häußermann
Axel Hegele
Axel Heidenreich
Jochen Heinis
Johannes Thomas Heverhagen
Jutta Hübner
Martin Janssen
Axel John
Klaus-Peter Jünemann
Hansjörg Keller
Thomas Knoll
Martin Ludwig
Markus Luster
Andreas Meißner
Carsten Maik Naumann
Carsten-Henning Ohlmann
Abhishek Pandey
Alexandre Pelzer
David Pfister
Ines Plamper
Chris Protzel
Peter Rubenwolf
Selim Sevinc
Stefan Siemer
Karl-Dietrich Sievert
Lennart Skrobek
Kathrin Stein
Raimund Stein
Eva Steiner
Astrid Stula
Matthias Trottmann
Winfried Vahlensieck
Christof van der Horst
Zoltan Varga
Frank vom Dorp

335 Abbildungen

Georg Thieme Verlag
Stuttgart • New York

Impressum

Bibliografische Information der Deutschen Nationalbibliothek
Die Deutsche Nationalbibliothek verzeichnet diese Publikation in der Deutschen Nationalbibliografie; detaillierte bibliografische Daten sind im Internet über http://dnb.d-nb.de abrufbar.

Ihre Meinung ist uns wichtig! Bitte schreiben Sie uns unter

www.thieme.de/service/feedback.html

Wichtiger Hinweis: Wie jede Wissenschaft ist die Medizin ständigen Entwicklungen unterworfen. Forschung und klinische Erfahrung erweitern unsere Erkenntnisse, insbesondere was Behandlung und medikamentöse Therapie anbelangt. Soweit in diesem Werk eine Dosierung oder eine Applikation erwähnt wird, darf der Leser zwar darauf vertrauen, dass Autoren, Herausgeber und Verlag große Sorgfalt darauf verwandt haben, dass diese Angabe **dem Wissensstand bei Fertigstellung des Werkes** entspricht.

Für Angaben über Dosierungsanweisungen und Applikationsformen kann vom Verlag jedoch keine Gewähr übernommen werden. **Jeder Benutzer ist angehalten,** durch sorgfältige Prüfung der Beipackzettel der verwendeten Präparate und gegebenenfalls nach Konsultation eines Spezialisten festzustellen, ob die dort gegebene Empfehlung für Dosierungen oder die Beachtung von Kontraindikationen gegenüber der Angabe in diesem Buch abweicht. Eine solche Prüfung ist besonders wichtig bei selten verwendeten Präparaten oder solchen, die neu auf den Markt gebracht worden sind. **Jede Dosierung oder Applikation erfolgt auf eigene Gefahr des Benutzers.** Autoren und Verlag appellieren an jeden Benutzer, ihm etwa auffallende Ungenauigkeiten dem Verlag mitzuteilen.

© 2016 Georg Thieme Verlag KG
Rüdigerstr. 14
70469 Stuttgart
Deutschland
www.thieme.de

Printed in Germany

Zeichnungen: Christine Lackner, Ittlingen
Umschlaggestaltung: Thieme Verlagsgruppe
Umschlaggrafik: Martina Berge, Stadtbergen
Redaktion: Dr. Catharina Brandes, Gmund am Tegernsee;
Ilona Kutschki, Mönchengladbach
Satz: L42 Media Solutions, Berlin
Druck: Grafisches Centrum Cuno, Calbe

ISBN 978-3-13-173711-3   1 2 3 4 5 6

Auch erhältlich als E-Book:
eISBN (PDF) 978-3-13-173721-2
eISBN (epub) 978-3-13-203521-8

Geschützte Warennamen (Warenzeichen ®) werden nicht immer besonders kenntlich gemacht. Aus dem Fehlen eines solchen Hinweises kann also nicht geschlossen werden, dass es sich um einen freien Warennamen handelt.

Das Werk, einschließlich aller seiner Teile, ist urheberrechtlich geschützt. Jede Verwendung außerhalb der engen Grenzen des Urheberrechtsgesetzes ist ohne Zustimmung des Verlages unzulässig und strafbar. Das gilt insbesondere für Vervielfältigungen, Übersetzungen, Mikroverfilmungen oder die Einspeicherung und Verarbeitung in elektronischen Systemen.

Vorwort

Beim Eintritt ins Berufsleben lassen zwei Lektionen meist nicht lange auf sich warten: Zum einen offenbart sich der Unterschied zwischen Theorie und Praxis bzw. Wissen und Erfahrung, zum anderen zeichnet sich schnell ab, dass Lehrjahre keine Herrenjahre sind. Diese beiden nicht immer angenehmen Erfahrungen werden von fast allen Ärzten geteilt.

Unser Ziel war es, diese Situation für das Fachgebiet Urologie zu verbessern und ein Buch zu entwickeln, das auf die Bedürfnisse der Assistenzärztinnen/-ärzte in der Weiterbildung zur/m Fachärztin/-arzt für Urologie eingeht. Sie halten daher ein Werk in den Händen, dessen übersichtliches Format zum schnellen Nachschlagen einlädt, das konkrete Behandlungsvorschläge gibt und trotzdem zu sämtlichen urologischen Themen fundiertes Hintergrundwissen vermittelt. „Urologie essentials" kann die Lehrjahre vielleicht nicht in Herrenjahre verwandeln, möchte Ihnen aber dabei helfen, die Kluft zwischen Theorie und Praxis, zwischen Wissen und Anwenden, zwischen abstrakter Behandlungsoption und konkretem Therapieansatz möglichst schnell und sicher zu überwinden.

Wir möchten uns bei den Mitarbeitern des Thieme Verlages, insbesondere bei Frau Dr. Daria Gose bedanken, welche mit ihrer tatkräftigen Unterstützung dieses Buch ermöglichten. Unser besonderer Dank gilt den zahlreichen Autoren, welche sich intensiv bei der Gestaltung dieses Buches engagiert haben. Wir sind froh, dass wir für jedes Kapitel ausgewiesene Experten für das jeweilige Thema gewinnen konnten.

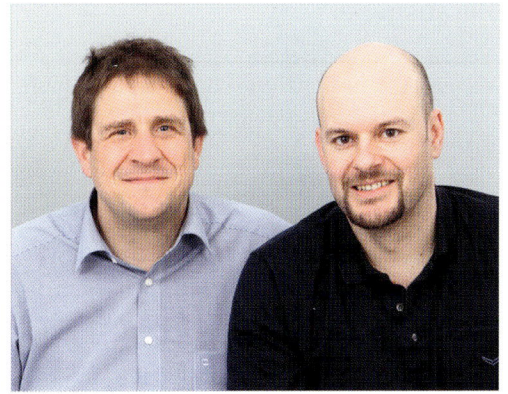

Nicht zuletzt geht ein ganz persönliches Dankeschön an die Menschen, ohne deren Unterstützung dieses Buch nicht entstanden wäre: an unsere Familien.

Wir wünschen Ihnen nun viel Spaß bei der Lektüre und hoffen, dass sich Ihr Wissen nicht nur erweitert, sondern auch bei der Behandlung Ihrer Patienten erfolgreich zur Anwendung kommt.

Januar 2015
Axel Hegele
Lennart Skrobek

„Wer nichts weiß, muss alles glauben."
Marie von Ebner-Eschenbach (1830–1916)

Anschriften

Herausgeber

Prof. Dr. med. Axel **Hegele**
Universitätsklinikum Gießen und Marburg GmbH
Klinik für Urologie und Kinderurologie
Baldingerstr.
35043 Marburg

Dr. med. Lennart **Skrobek**
Universitätsklinikum Gießen und Marburg GmbH
Klinik für Urologie und Kinderurologie
Baldingerstr.
35043 Marburg

Mitarbeiter

Dr. med. Bastian **Amend**
Universitätsklinikum Tübingen
Klinik und Poliklinik für Urologie
Hoppe-Seyler-Str. 3
72076 Tübingen

Priv.-Doz. Dr. med. Ricarda M. **Bauer**
Ludwig-Maximillians Universität München
Campus Großhadern
Urologische Klinik und Poliklinik
Marchioninistr. 15
81377 München

Prof. Dr. med. Armin **Becker**
Ludwig-Maximilians-Universität München
Campus Großhadern
Urologische Klinik und Poliklinik
Marchioninistr. 15
81377 München

Priv.-Doz. Dr. med. Christian **Bolenz**
Universitätsmedizin Mannheim
Klinik für Urologie
Theodor-Kutzer-Ufer 1–3
68167 Mannheim

Johannes **Dlugosch**
Klinikverbund Südwest
Klinikum Sindelfingen
Klinik für Urologie
Arthur-Gruber-Str. 70
71065 Sindelfingen

Dr. med. Carsten **Frohme**
Universitätsklinikum Gießen und Marburg GmbH
Klinik für Urologie und Kinderurologie
Baldingerstr.
35043 Marburg

Dr. med. Andreas **Führer**
Universitätsklinikum Rostock
Zentrum für Innere Medizin II
Ernst-Heydemann-Str. 6
18057 Rostock

Dr. med. Georgios **Gakis**
Universitätsklinikum Tübingen
Klinik und Poliklinik für Urologie
Hoppe-Seyler-Str. 3
72076 Tübingen

Priv.-Doz. Dr. med. Peter Jürgen **Goebell**
Universitätsklinikum Erlangen
Urologische Klinik Waldkrankenhaus
Rathsberger Str. 57
91054 Erlangen

Prof. Dr. med. Marc-Oliver **Grimm**
Universitätsklinikum Jena
Klinik und Poliklinik für Urologie
Lessingstr. 1
07743 Jena

Dr. med. Allegra **Großmann**
Universitätsmedizin der
Johannes Gutenberg-Universität Mainz
Urologische Klinik und Poliklinik
Langenbeckstr. 1
55131 Mainz

Univ.-Prof. Dr. med. Axel **Haferkamp**
Klinikum der Johann Wolfgang Goethe Universität
Klinik für Urologie und Kinderurologie
Theodor-Stern-Kai 7
60596 Frankfurt

Prof. Dr. med. Oliver W. **Hakenberg**
Universitätsmedizin Rostock
Urologische Klinik und Poliklinik
Schillingallee 35
18057 Rostock

Anschriften

Dr. med. Rainer **Häußermann**
Universitätsklinikum Gießen und Marburg GmbH
Klinik für Urologie und Kinderurologie
Baldingerstr.
35043 Marburg

Prof. Dr. med. Axel **Hegele**
Universitätsklinikum Gießen und Marburg GmbH
Klinik für Urologie und Kinderurologie
Baldingerstr.
35043 Marburg

Prof. Dr. med. Dr. h. c. Axel **Heidenreich**
Universitätsklinikum Köln
Klinik und Poliklinik für Urologie
Kapener Straße 62
50937 Köln

Dr. med. Jochen **Heinis**
Universitätsklinikum Gießen und Marburg GmbH
Klinik für Nuklearmedizin
Baldingerstr.
35043 Marburg

Prof. Dr. Dr. med. Johannes Thomas **Heverhagen**
Inselspital
Departement Radiologie, Neuroradiologie und Nuklearmedizin
Universitätsinstitut für Diagnostische, Interventionelle und Pädiatrische Radiologie
Freiburgstr. 10
3010 Bern
Schweiz

Dr. med. Jutta **Hübner**
Deutsche Krebsgesellschaft e. V.
Kuno-Fischer-Str. 8
14057 Berlin

Dr. med. Martin **Janssen**
Universitätsklinikum des Saarlandes
Klinik und Poliklinik für Urologie und Kinderurologie
Kirrberger Str.
66424 Homburg

Dr. med. Axel **John**
Universitätsmedizin Mannheim
Klinik für Urologie
Theodor-Kutzer-Ufer 1–3
68167 Mannheim

Prof. Dr. med. Klaus-Peter **Jünemann**
Universitätsklinikum Schleswig-Holstein
Campus Kiel
Urologie und Kinderurologie
Arnold-Heller-Str. 3
24105 Kiel

Dr. med. Hansjörg **Keller**
Sana Klinikum Hof
Klinik für Urologie, Kinderurologie
und Onkologische Urologie
Eppenreuther Str. 9
95032 Hof

Prof. Dr. med. Thomas **Knoll**
Klinikverbund Südwest
Klinikum Sindelfingen
Klinik für Urologie
Arthur-Gruber-Str. 70
71065 Sindelfingen

Dr. med. Martin **Ludwig**
Am Krekel 51
35039 Marburg

Prof. Dr. med. Markus **Luster**
Universitätsklinikum Gießen und Marburg GmbH
Klinik für Nuklearmedizin
Baldingerstr.
35043 Marburg

Dr. med. Andreas **Meißner**
Academic Medical Center University of Amsterdam
Department of Urology (G4)
Meibergdreef 9
1105 AZ Amsterdam
Niederlande

Priv.-Doz. Dr. Carsten Maik **Naumann**
Universitätsklinikum Schleswig-Holstein
Campus Kiel
Urologie und Kinderurologie
Arnold-Heller-Str. 3, Haus 18
24105 Kiel

Priv.-Doz. Dr. med. Carsten-Henning **Ohlmann**
Universitätsklinikum des Saarlandes
Klinik und Poliklinik für Urologie und Kinderurologie
Kirrberger Str. 1
66424 Homburg

Anschriften

Abhishek **Pandey**
Sana Klinikum Hof
Klinik für Urologie, Kinderurologie,
Onkologische Urologie und Palliativmedizin
Eppenreuther Str. 9a
95032 Hof

Prof. Dr. med. univ. Alexandre **Pelzer**
Klinikum Ingolstadt GmbH
Urologische Klinik
Krumenauerstr. 25
85049 Ingolstadt

Prof. Dr. med. David **Pfister**
Universitätsklinikum Aachen
Klinik für Urologie
Pauwelsstr. 30
52074 Aachen

Ines **Plamper**
SRH Kliniken Kreis Sigmaringen
Klinik für Urologie und Kinderurologie
Hohenzollernstr. 40
72488 Sigmaringen

Priv.-Doz. Dr. med. Chris **Protzel**
Universitätsmedizin Rostock
Urologische Klinik und Poliklinik
Schillingallee 35
18057 Rostock

Dr. med. Peter **Rubenwolf**
Universitätsmedizin der
Johannes Gutenberg-Universität Mainz
Urologische Klinik und Poliklinik
Langenbeckstr. 1
55131 Mainz

Dr. med. Selim **Sevinc**
Universitätsklinikum Gießen und Marburg GmbH
Klinik für Urologie und Kinderurologie
Baldingerstr.
35043 Marburg

Prof. Dr. med. Stefan **Siemer**
Universitätsklinikum des Saarlandes
Klinik und Poliklinik für Urologie und
Kinderurologie
Kirrberger Str.
66424 Homburg

Univ. Prof. Dr. Karl-Dietrich **Sievert**
Universitätsklinik für Urologie und Andrologie
Landeskrankenhaus
Müllner Hauptstraße 48
5020 Salzburg
Österreich

Dr. med. Lennart **Skrobek**
Universitätsklinikum Gießen und Marburg GmbH
Klinik für Urologie und Kinderurologie
Baldingerstr.
35043 Marburg

Dr. med. Kathrin **Stein**
Im Winkel 73
18059 Rostock

Univ.-Prof. Dr. med. Raimund **Stein**
Universitätsmedizin der
Johannes Gutenberg-Universität Mainz
Urologische Klinik und Poliklinik
Langenbeckstr. 1
55131 Mainz

Dr. med. Eva **Steiner**
Klinikum der Johann Wolfgang Goethe Universität
Klinik für Urologie und Kinderurologie
Theodor-Stern-Kai 73
60596 Frankfurt

Dr. med. Astrid **Stula**
Bei St. Jost 16
35039 Marburg

Dr. med. Matthias **Trottmann**
Ludwig-Maximilians-Universität München
Campus Großhadern
Urologische Klinik und Poliklinik
Marchioninistr. 15
81377 München

Priv.-Doz. Dr. med. Winfried **Vahlensieck**
Fachklinik Urologie
Kurpark-Klinik
Kurstr. 41-45
61231 Bad Nauheim

Dr. med. Christof **van der Horst**
Urologische Gemeinschaftspraxis
Prüner Gang
Prüner Gang 15
24103 Kiel

Anschriften

Dr. med. Zoltan **Varga**
SRH Kliniken Kreis Sigmaringen
Klinik für Urologie und Kinderurologie
Hohenzollernstr. 40
72488 Sigmaringen

Priv.-Doz. Dr. med. Frank **vom Dorp**
HELIOS Klinikum Duisburg GmbH
HELIOS Marien Klinik
Urologische Klinik
Wanheimer Str. 167a
47053 Duisburg

Abkürzungsliste

5-JÜR	5-Jahres-Überlebensrate
ABU	asymptomatische Bakteriurie
ACE	Anämie bei chronischer Erkrankung
ADC	Apparent Diffusion Coefficient, Diffusionskoeffizient
AFP	Alpha-Fetoprotein
AGS	Adrenogenitales Syndrom
AMH	Anti-Müller-Hormon
aPTT	aktivierte partielle Thromboplastinzeit
ARCD	Acquired Renal Cystic Disease
ART	assistierte Reproduktionstechnik
ASS	Acetylsalicylsäure
AUG	Ausscheidungsurogramm
AUS	Artificial Urinary Sphincter
AZF	Azoospermie-Faktor
β-HCG	humanes Choriongonadotropin
BBD	Bladder and Bowel Dysfunction, Blasen- und Darmfunktionsstörung
BCG	Bacillus Calmette-Guérin
BEEK	Blasenekstrophie-Epispadie-Komplex
BLI	Betalaktamaseinhibitoren
BMI	Body-Mass-Index
BOO	Bladder Outlet Obstruction, Blasenentleerungsstörung
BPE	Benign Prostatic Enlargement, Prostatavergrößerung
(p)BPH	Benign Prostatic Hyperplasia (pathohistol. Prostatahyperplasie)
BPO	Benign Prostatic Obstruction, Blasenentleerungsstörung bei Prostatavergrößerung
BPS	Bladder Pain Syndrome, Blasenschmerzsyndrom
BPS	Benign Prostatic Syndrom, Prostatasyndrom (BPE + LUTS + BOO)
CBAVD	Congenital Bilateral Aplasia of Vas deferens
CEUS	Contrast-Enhanced Ultrasound, kontrastverstärkter Ultraschall
cfu	Colony Forming Unit, koloniebildende Einheit (KBE)
Ch	Charrière
CIC	Clean Intermittent Catheterization
CIN	zervikale intraepitheliale Neoplasie
CIRS	Critical Incident Report System
CIS	Carcinoma in situ
COPUM	Congenital Obstructive Posterior Urethral Membrane
CR	Complete Remission, vollständige Remission
CRF	Cancer-Related Fatigue
CRP	C-reaktives Protein
CT	Computertomografie
CTA	computertomografische Angiografie, CT-Angiografie
CTCAE	Common Terminology Criteria for Adverse Events
C-TRU/ANNA	Computer-assisted Analysis of Transrectal Ultrasound, computergestützte Analyse transrektaler Ultraschallbilder
DCE-MRT	dynamische kontrastverstärkte Magnetresonanztomografie
DHT	Dihydrotestosteron
DIC	Disseminated Intravasal Coagulation
DJ	Doppel-J-Katheter
DK	Dauerkatheter
DRU	digital rektale Untersuchung
DSD	Detrusor-Sphinkter-Dyssynergie
DSNB	Dynamic Sentinel Node Biopsy, dynamische Sentinel-Lymphknoten-Biopsie
DSO	Deutsche Stiftung für Organspende
DTPA	Diethylentriaminpentaessigsäure
DWI	diffusionsgewichtete Bildgebung
EAU	European Association of Urology, Europäische Gesellschaft für Urologie
EGDT	Early Goal-Directed Therapy
EMDA	Elektro Motiv Drug Administration
EP	Chemotherapie mit Etoposid und Cisplatin (auch PE)
ESA	Erythropoese-stimulierende Agenzien
ESUR	European Society of Urological Radiology
ESWL	extrakorporale Stoßwellenlithotripsie
ESWT	extrakorporale Stoßwellentherapie
ESUR	European Society of Urological Radiology
FAI	freier Androgenindex
FACT-F	Functional Assessment of Cancer Therapy Fatigue
FAME	FAME (Fast Acquisition with Multiphase-enhanced Fast Gradient Echo)
FAQ	FAQ (Fatigue Assessment Questionnaire)
FDG	Fluor-18-markierte 2-Fluor-2-Desoxyglukose

Abkürzungsliste

FSH	Follikelstimulierendes Hormon	KBE	koloniebildende Einheit, englisch Colony forming Unit, cfu
FTA-Test	Fluoreszenz-Treponema-Antikörper-test	KM	Kontrastmittel
FZP	Faszienzügelplastik	KPI	Karyopyknose-Index
G-CSF	Granuolocyte Colony Stimulating Factor	KTP-Kristall	Kaliumtitanylphosphat-Kristall
GnRH	Gonadotropin-Releasing Hormon	KZT	Keimzelltumor
GU	gonorrhoische Urethritis	LAD	Lymphadenektomie
hCG	humanes Choriongonadotropin	LAVA	Liver Acquisition with Volume Acceleration
HDAC	Histondeacetylase	LDH	Lactatdehydrogenase
HDCHT	Hochdosis-Chemotherapie	LE	Leukozytenesterase-Aktivität
HE-TUMT	hochenergetische transurethrale mikrowelleninduzierte Thermotherapie	LPP	Leak Point Pressure
HIF-1	Hypoxie-induzierter Faktor 1	L-RPLA	laparoskopische retroperitoneale Lymphadenektomie
HIFU	High-Intensed Focused Ultrasound, hochintensiver fokussierter Ultraschall	LS	Lichen sclerosus
		LUTS	Lower Urinary Tract Symptoms, Miktionsbeschwerden
HIT	heparininduzierte Thrombozytopenie	MAG3	Mercaptoacetyltriglycin
HLA	Histokompatibilitätsantigene	MAGPI	Meatal Advancement and Glanuloplasty
hMG	humanes Menopausengonadotropin	MAR-Test	Mixed Antiglobulin Reaction Test
HoLEP	transurethrale Holmium-Laser-resektion/-enukleation	MASCC	Multinational Association for Supportive Care
HPRCC	hereditäres papilläres Nierenzellkarzinom	MAVIS	Mathieu and V-Incision Sutured
HPT	Hyperparathyreodismus	MCKD	Medullary Cystic Kidney Disease
HPV	Humane Papillomaviren	MCU	Miktionszystourethrografie
HU	Houndsfield Unit, Houndsfield-Einheit	MEN	multiple endokrine Neoplasie
		MESA	mikrochirurgische epididymale Spermienaspiration
HWI	Harnwegsinfektion	MET	medikamentös-expulsive Therapie
IC	interstitielle Zystitis	microTESE	Microdissection Testicular Sperm Extraction
IC	intermittent Catheterization		
ICIQ-SF	(International Consultation on Incontinence Questionnaire, Short Form	ML	Mittellappen
		MMIHS	Megacystis Microcolon Intestinal Hypoperistalsis Syndrome
ICS	International Continence Society		
ICSI	intrazytoplasmatische Spermieninjektion	mpMRT	multiparametrische Magnetresonanztomografie
IIEF	International Index of Erectile Function	MRA	Magnetresonanzangiografie, MR-Angiografie
INF	Interferon	MRGN	multiresistente gramnegative Erreger
INR	International Normalized Ratio		
IPP	Induratio penis plastica	MRT	Magnetresonanztomografie
IPSS	International Prostatic Symptom Score	MRU	Magnetresonanzurografie, MR-U
		mTOR	mechanistic Target of Rapamycin
IQOL	Incontinence Quality of Life Questionnaire	MTPS	medizinische Thromboseprophylaxestrümpfe
ISEK	intermittierender, steriler Eigenkatheterismus	MUS	Miktionsurosonografie
		MUSE	Medicated Urethral System for Erection
IUI	intrauterine Insemination		
IVF	In-vitro-Fertilisation	NaCl	Natriumchlorid
IVP	i. v.-Pyelogramm	NBI	Narrow-Band-Imaging
IVU	intravenöses Urogramm		

Abkürzungsliste

NBKS	Nierenbeckenkelchsystem
NGU	nicht gonorrhoische Urethritis
NILGC	nichtinvasives Low-Grade-Karzinom
NILHG	nichtinvasives High-Grade-Karzinom
NMH	niedermolekulares Heparin
NPV	Negative Predictive Value, positiver Vorhersagewert
NSF	nephrogene systemische Fibrose
NSKTZ	nichtseminomatöser Keimzelltumor
NSRA	nicht steroidale Antirheumatika
OAB-Syndrom	Overactive-Bladder-Syndrom, überaktive Harnblase
OAK	orale Antikoagulanzien
OAT	Oligoasthenoteratozoospermie
OMG	Oral Mucosal Graft
ONJ	Osteonecrosis of the Jaw
PAP	perioperative Antibiotikaprophylaxe
PD-1-Ligand	Programmed Death 1 Receptor
PCa	Prostatakarzinom
PCN	perkutane Nephrostomie
PCNL	perkutane Nephrolithotomie
PC-RPLA	postchemotherapeutische retroperitoneale Lymphadenektomie
PDD	fotodynamische Diagnostik
PDGF	Platelet derived Growth Factor
PEB	Polychemotherapie mit Cisplatin, Etoposid und Bleomycin
PEI	Chemotherapie mit Cisplatin, Etoposid, Ifosfamid
PEITC	Phenethylisocyanat
PESA	perkutane epididymale Spermienaspiration
PET	Positronenemissionstomografie
PIC	Positioned Instillation of Contrast
PGU	postgonorrhoische Urethritis
PLAP	plazentare alkalische Phosphatase
PNE	perkutane Nervenevaluation
PNL	Nephrolitholapaxie
PPE	Palmoplantare Erythrodysästhesie
PPI	Post-Prostatektomie-Inkontinenz
PPSB	Prothrombinkomplex
PPV	positive predictive Value, positiver Vorhersagewert
PR	partial Response, teilweises Ansprechen
PSA	prostataspezifisches Antigen
PSMA	prostataspezifisches Membranantigen
PSV	Peak Systolic Velocity
PTHrP	Parathormon-related Peptide
PTLD	Post-Transplantation Lymphoproliferative Disorder
PTT	partielle Thromboplastinzeit
PUNLMP	papilläre urotheliale Neoplasie
P-Zone	Peripherzone
RCC	Renal Cell Carcinoma
RETA	Rete-testis-Aspiration
ROI	Region of Interest
RPE	radikale Prostatektomie
RPLA	retroperitoneale Lymphadenektomie
RTA	renal tubuläre Azidose
RTE	Real-Time Elastography, Echtzeitelastografie
RTR	Residualtumorresektion
RUG	retrogrades Urethrogramm
SAPV	Spezialisierte Ambulante Palliativversorgung
SHGB	Sexualhormonbindendes Globulin
SIK	sauberer intermittierender Katheterismus
SIOP	Society of Pediatric Oncology, Gesellschaft für pädiatrische Onkologie
SIRS	Systemisches Inflammatorisches Response-Syndrom
SKAT	Schwellkörperautoinjektionstherapie
SKIT	Schwellkörperinjektionstest
SPAS	Spermatozelenaspiration
SPECT	Single Photon Emission Computed Tomography
STD	Sexually Transmitted Disease, sexuell übertragbare Erkrankung
TE	Tissue Engineering
TESA	testikuläre Spermienaspiration
TESE	testikuläre Spermienextraktion
TIN	intraepitheliale Neoplasie
TKI	Tyrosinkinaseinhibitor
TPPA-Test	Treponema-pallidum-Partikelagglutinationstest
TRUS	transrektaler Ultraschall
TT	Targeted Therapy
TUIP	transurethrale Inzision der Prostata
TUL-P	transurethrale Laservaporisation
TUMT	transurethrale Mikrowellenthermotherapie
TUNA	transurethrale Nadelablation
TUR	transurethrale Resektion
TURED	Transurethral Resection of the Ejaculatory Duct
TUR-P	transurethrale Elektroresektion der Prostata
TUU	Transureteroureterostomie
TVP	transvesikale Prostatektomie

TVT	tiefe Beinvenenthrombose	**VHL**	Von-Hippel-Lindau
T-Zone	Transitionalzone	**VIBE**	Volumetric Interpolated Breath-hold Examination
UFH	unfraktioniertes Heparin		
UICC	Union International Contre le Cancer, Internationale Vereinigung gegen den Krebs	**VL**	vaskularisierter Lappen
		VOI	Volume of Interest
		VRR	vesikorenaler Reflux
UPS	ureteropelvine Stenose	**VUR**	vesikoureteraler Reflux
URS	Ureterorenoskopie	**WHO**	World Health Organisation, Weltgesundheitsorganisation
VDRL-Test	Venereal Disease Research Lab Test		
VEGF	Vascular Endothelial Growth Factor	**YAG-Laser**	Yttrium-Aluminium-Granat-Laser

Inhaltsverzeichnis

1 Urologische Diagnostik 24

1.1 Urologische Leitsymptome 24
S. Sevinc

- 1.1.1 Harntransport- und Miktionsstörungen 24
- 1.1.2 Miktionsstörungen 24
- 1.1.3 Hämaturie 25
- 1.1.4 Schmerzen 27

1.2 Anamnese und klinische Untersuchung 29
S. Sevinc

- 1.2.1 Die urologische Anamnese 29
- 1.2.2 Klinisch körperliche (urologische) Untersuchung 30

1.3 Labordiagnostik und Bakteriologie 34
S. Sevinc

- 1.3.1 Uringewinnung 34
- 1.3.2 Urinuntersuchung 34
- 1.3.3 Urinbakteriologie 35
- 1.3.4 Infektionskrankheiten in der Urologie 36

1.4 Sonografie in der Urologie 39
A. Pelzer

- 1.4.1 Grundlagen 39
- 1.4.2 US-Geräte und deren Bedienung 40
- 1.4.3 Untersuchung 42
- 1.4.4 Standarduntersuchungen in der Urologie 46

1.5 Radiologische Diagnostik 57
J. T. Heverhagen

- 1.5.1 Planare Techniken 57
- 1.5.2 Computertomografie 59
- 1.5.3 Magnetresonanztomografie 63
- 1.5.4 Kontrastmittel 69

1.6 Nuklearmedizin 70
J. Heinis, M. Luster

- 1.6.1 Grundlagen 70
- 1.6.2 Niere, statisch 72
- 1.6.3 Niere, dynamisch 73
- 1.6.4 Skelett 75
- 1.6.5 PET mit Fluordesoxyglukose 77
- 1.6.6 PET in der Diagnostik des Prostatakarzinoms 77
- 1.6.7 Palliative Knochenschmerztherapie 78
- 1.6.8 Therapie mit Radium-223-Dichlorid 79

1.7 Endoskopische Diagnostik 79
A. John, Ch. Bolenz

- 1.7.1 Diagnostische Urethrozystoskopie 79
- 1.7.2 Ureterorenoskopie (URS) 84
- 1.7.3 Perkutane endoskopische Diagnostik und Therapie der Niere 88
- 1.7.4 Virtuelle Endoskopie des Harntrakts 92

1.8 Urodynamik 92
C. Frohme

- 1.8.1 Technische Ausstattung 92
- 1.8.2 Urodynamische Messverfahren 93
- 1.8.3 Langzeiturodynamik 102

2 Fehlbildungen des Harntrakts 108
P. J. Goebell

2.1 Niere 108

- 2.1.1 Numerische Anomalien 108
- 2.1.2 Lage-, Fusions- und Rotationsanomalien 109
- 2.1.3 Anomalien der Nierengefäße 113
- 2.1.4 Fehlbildungen des Kelchsystems 114
- 2.1.5 Nierendysgenesien 116
- 2.1.6 Zystische Nierenerkrankungen 117

2.2 Harnleiter (inkl. Ureterozele/Reflux) 129

- 2.2.1 Ureterabgangsstenose 129

2.2.2	Ureterduplikatur	129	2.5	**Harnröhre**		140
2.2.3	Ureterektopie	131				
2.2.4	Ureterozele	132	2.5.1	Hypospadie		140
2.2.5	Megaureter	134	2.5.2	Hintere Urethralklappen		143
2.2.6	Retrokavaler Ureter	135	2.5.3	Harnröhrendivertikel		145
2.2.7	Retroiliakaler Ureter	136	2.5.4	Meatusenge		146
2.2.8	Ureterdivertikel	136	2.5.5	Männliche Urethraduplikatur		146
2.2.9	Ureterstenosen und Ureterklappen	136	2.5.6	Megalourethra		146
2.2.10	Uretertorsion	137	2.5.7	Harnröhrenatresie		146
2.2.11	Extrarenales Kelchsystem	137				
			2.6	**Sexuelle Differenzierungsstörungen**		147
2.3	**Urachus**	137				
			2.6.1	Gonadendysgenesie		148
2.4	**Harnblase**	138	2.6.2	Ovarielle bzw. testikuläre Dysgenesie		149
2.4.1	Anomalien des Sinus urogenitalis	138	2.6.3	Intersexualität		149
2.4.2	Blasenekstrophie-Epispadie-Komplex (BEEK)	138				
2.4.3	Harnblasendivertikel	140				
2.4.4	Angeborene Megazystis	140				

3 Entzündungen und Infektionen ... 154

M. Ludwig, W. Vahlensieck, A. Meißner

3.1	**Allgemeines zu Harnwegsinfektionen**	154	3.3.7	Malakoplakie		164
			3.4	**Harnwegsinfektionen unter besonderen Umständen**		165
3.2	**Zystitis**	156				
3.2.1	Akute unkomplizierte Zystitis	156	3.4.1	Harnwegsinfektionen bei Kindern		165
3.2.2	Komplizierte Zystitis mit Faktoren, die die Spontanheilung behindern	157	3.4.2	Harnwegsinfektionen in der Schwangerschaft		166
3.2.3	Durch Routinebakteriologie nicht feststellbare Erreger	157	3.4.3	Harnwegsinfektionen bei Niereninsuffizienz		167
3.2.4	Interstitielle Zystitis	158				
3.2.5	Chemozystitis	159	3.5	**Prophylaxe rezidivierender Harnwegsinfektionen**		168
3.2.6	Radiogene Zystitis	160				
3.3	**Pyelonephritis und Nierenabszess**	161	3.6	**Komplizierte Harnwegsinfektionen**		169
3.3.1	Akute Pyelonephritis	161	3.7	**Infektionen des äußeren Genitales**		173
3.3.2	Chronische Pyelonephritis	163				
3.3.3	Nierenabszess und para- bzw. perinephritischer Abszess	163	3.7.1	Balanitis		173
3.3.4	Obstruktive Pyelonephritis, infizierte Harnstauungsniere, Pyonephrose	163	3.7.2	Urethralsyndrom		173
			3.7.3	Urethritis		174
			3.7.4	Epididymitis und Orchitis		175
3.3.5	Emphysematöse Pyelonephritis	164	3.7.5	Kavernitis		177
3.3.6	Xanthogranulomatöse Pyelonephritis	164	3.7.6	Morbus Fournier		177

3.8	**Urosepsis**	178	**3.11**	**Urogenitaltuberkulose**	188	
3.9	**Prostatitis-Syndrom**	181	**3.12**	**Parasitäre Erkrankungen in der Urologie**	191	
3.9.1	Akute bakterielle Prostatitis (NIH I)	181				
3.9.2	Chronische bakterielle Prostatitis (NIH II) und chronische Prostatitis/ chronisches Beckenschmerzsyndrom (NIH III)	182	3.12.1	Bilharziose	192	
			3.12.2	Echinokokkose	192	
			3.13	**Perioperative Antibiotikaprophylaxe**	193	
3.9.3	Asymptomatische inflammatorische Prostatitis (NIH IV)	184				
			3.13.1	Wichtige Anmerkungen	193	
3.10	**Sexuell übertragbare Erkrankungen**	184	3.13.2	Risikostratifizierung des Patienten	193	
			3.13.3	Art des Eingriffs	194	
			3.13.4	Prophylaxe-Antibiotika	194	
3.10.1	HPV-bedingte Genitalerkrankungen	185	3.13.5	Zeitliche Dauer	194	
3.10.2	Syphilis	186				
3.10.3	Gardnerella-vaginalis-Infektion	187				
3.10.4	Trichomoniasis	188				

4 Tumoren 204

4.1	**Prävention**	204	4.4.4	Histologie und Klassifikationen	230
	J. Hübner		4.4.5	Symptome	231
			4.4.6	Diagnostik	231
4.1.1	Risikofaktoren	204	4.4.7	Prognose	232
4.1.2	Schutzfaktoren	205	4.4.8	Therapie	232
4.2	**Nierentumoren**	210	**4.5**	**Harnblasenkarzinom**	234
	M. Janssen, S. Siemer			*F. vom Dorp*	
4.2.1	Raumforderungen der Niere	210	4.5.1	Einführung und onkologische Kennzeichen	234
4.2.2	Gutartige Nierentumoren	210			
4.2.3	Bösartige Nierentumoren	212	4.5.2	Diagnostik	236
4.2.4	Nierentumoren im Kindesalter	222	4.5.3	Therapie	238
4.3	**Nebennierentumoren**	224	**4.6**	**Primäres Harnröhrenkarzinom**	246
	E. Steiner, A. Haferkamp			*G. Gakis*	
4.3.1	Anatomie und Physiologie der Nebennieren	224	4.6.1	Definition	246
			4.6.2	Anatomie der Harnröhre und zugehörigen Lymphabflusswege	246
4.3.2	Tumoren der Nebennierenrinde	224			
4.3.3	Tumoren des Nebennierenmarks	227	4.6.3	Epidemiologie	247
4.3.4	Weitere Tumoren	229	4.6.4	Ätiologie	247
			4.6.5	Histopathologie	247
4.4	**Nierenbecken- und Harnleitertumoren**	230	4.6.6	Stadieneinteilung	247
			4.6.7	Risikofaktoren für das Überleben	247
	K.-D. Sievert, B. Amend		4.6.8	Diagnostik	249
			4.6.9	Therapie	250
4.4.1	Tumorarten	230			
4.4.2	Inzidenz und Prävalenz	230			
4.4.3	Risikofaktoren	230			

4.7	**Prostatakarzinom**............ 251	
	C.-H. Ohlmann	
4.7.1	Epidemiologie 251	
4.7.2	Ätiologie 251	
4.7.3	Nomenklatur 252	
4.7.4	Symptome 252	
4.7.5	Differenzialdiagnosen.......... 252	
4.7.6	Diagnostik 252	
4.7.7	Stadieneinteilung 253	
4.7.8	Therapie 253	
4.7.9	Prognose.................... 263	

4.8	**Testikuläre Keimzelltumoren** ... 263	
	A. Heidenreich, D. Pfister	
4.8.1	Epidemiologie 263	

4.8.2	Risikofaktoren 264	
4.8.3	Mortalität.................... 265	
4.8.4	Symptome 265	
4.8.5	Diagnostik 265	
4.8.6	Therapie 270	

4.9	**Peniskarzinom**................. 287	
	C.M. Naumann, K.-P. Jünemann,	
	C. van der Horst	
4.9.1	Epidemiologie 287	
4.9.2	Risikofaktoren 287	
4.9.3	Pathologie.................... 288	
4.9.4	TNM-Klassifikation............. 288	
4.9.5	Diagnostik 289	
4.9.6	Therapie 292	

5 Medikamentöse Tumortherapie und Supportivtherapie 306

5.1	**Medikamentöse Tumortherapie**. 306	
	M.-O. Grimm	
5.1.1	Nierenzellkarzinom 306	
5.1.2	Harnblasenkarzinom 311	
5.1.3	Prostatakarzinom 314	

5.2	**Supportivtherapie** 318	
	A. Stula	
5.2.1	Gastrointestinaltrakt........... 318	

5.2.2	Haut und Schleimhäute 321	
5.2.3	Hämatopoetisches System inkl. febrile Neutropenie............. 322	
5.2.4	Skelettsystem.................... 324	
5.2.5	Neuropsychiatrie................ 326	
5.2.6	Paravasate...................... 327	
5.2.7	Palliativmedizin................. 329	
5.2.8	Urologische Aspekte der Supportivtherapie 329	

6 Urolithiasis.. 334
J. Dlugosch, T. Knoll

6.1	**Epidemiologie** 334	

6.2	**Klassifikationsmöglichkeiten von Harnsteinen** 334	

6.3	**Ätiologie** 335	

6.4	**Symptome** 336	

6.5	**Differenzialdiagnosen** 337	

6.6	**Diagnostik**................... 337	
6.6.1	Anamnese.................... 337	
6.6.2	Klinik....................... 337	
6.6.3	Labor....................... 337	
6.6.4	Bildgebung................... 337	

6.7	**Therapie**...................... 340	
6.7.1	Behandlung der akuten Nierenkolik 341	
6.7.2	Konservative Therapie 341	
6.7.3	Interventionelle Therapie der Urolithiasis..................... 342	

6.8	**Metabolische Diagnostik und Metaphylaxe**................... 349	
6.8.1	Harnsteinanalyse................ 350	
6.8.2	Basisdiagnostik 350	
6.8.3	Allgemeine Metaphylaxe 350	
6.8.4	Erweiterte metabolische Abklärung 350	
6.8.5	Steinartspezifische Diagnostik und Metaphylaxe 351	

7 Gynäkologische Urologie ... 358
Z. Varga, I. Plamper

7.1 Besondere Aspekte der weiblichen Harnwegsinfekte ... 358

- 7.1.1 Epidemiologie ... 358
- 7.1.2 Ätiologie ... 358
- 7.1.3 Nomenklatur ... 358
- 7.1.4 Symptome ... 359
- 7.1.5 Diagnostik ... 359
- 7.1.6 Therapie ... 360
- 7.1.7 Prophylaxe ... 360

7.2 Urologische Probleme in der Schwangerschaft ... 360

- 7.2.1 Harnwegsinfektion ... 361
- 7.2.2 Harnstauungsniere ... 362
- 7.2.3 Urolithiasis ... 362
- 7.2.4 Vena-ovarica-Syndrom ... 363

7.3 Urologische Komplikationen bei gynäkologischen Erkrankungen ... 363

- 7.3.1 Endometriose im Harntrakt ... 363
- 7.3.2 Iatrogene Verletzungen des Harntrakts im Rahmen gynäkologischer Eingriffe ... 365

7.4 Speicherfunktionsstörung der weiblichen Harnblase ... 369

- 7.4.1 Belastungsharninkontinenz ... 369
- 7.4.2 Drangharninkontinenz ... 370
- 7.4.3 Mischharninkontinenz ... 370
- 7.4.4 Extraanatomische Harninkontinenz ... 370
- 7.4.5 Überaktive Harnblase (Overactive-Bladder-Syndrom/OAB) ... 371
- 7.4.6 Interstitielle Zystitis (IC) auch Bladder Pain Syndrome (BPS) ... 371

7.5 Entleerungsstörungen der weiblichen Harnblase ... 373

- 7.5.1 Mechanische Obstruktion ... 373
- 7.5.2 Funktionelle Obstruktion ... 373

7.6 Erkrankungen der weiblichen Harnröhre ... 373

- 7.6.1 Meatusstenose ... 374
- 7.6.2 Periurethrale Zysten und Urethradivertikel ... 374
- 7.6.3 Urethralpolyp, -karunkel, -prolaps ... 375

7.7 Exenteration und Harnableitung bei gynäkologischen Erkrankungen ... 375

8 Kinderurologie ... 378
R. Stein, A. Großmann, P. Rubenwolf

8.1 Harnwegsinfektionen bei Kindern ... 378

- 8.1.1 Epidemiologie und Ätiologie ... 378
- 8.1.2 Klassifikationen ... 378
- 8.1.3 Klinik ... 378
- 8.1.4 Diagnostik ... 379
- 8.1.5 Therapie ... 380
- 8.1.6 Weiterführende bildgebende Verfahren ... 381

8.2 Ureteropelvine Stenosen ... 381

- 8.2.1 Epidemiologie ... 382
- 8.2.2 Ätiologie ... 382
- 8.2.3 Klinik ... 382
- 8.2.4 Diagnostik ... 383
- 8.2.5 Differenzialdiagnosen ... 384
- 8.2.6 Therapie ... 385
- 8.2.7 Postoperative Nachsorge ... 387

8.3 Doppelnieren ... 387

- 8.3.1 Epidemiologie ... 388
- 8.3.2 Ätiologie und Pathogenese ... 389
- 8.3.3 Klinik ... 389
- 8.3.4 Diagnostik ... 390
- 8.3.5 Therapie ... 390

8.4	**Vesikoureteraler Reflux**	391
8.4.1	Inzidenz und Epidemiologie	391
8.4.2	Pathogenese	391
8.4.3	Klinik	391
8.4.4	Diagnostik	392
8.4.5	Therapie	393
8.5	**Sekundärer vesikorenaler Reflux**	396
8.5.1	Ätiologie und Pathogenese	396
8.5.2	Therapie	396
8.6	**Primärer Megaureter**	396
8.6.1	Epidemiologie	396
8.6.2	Ätiologie	396
8.6.3	Klinik	397
8.6.4	Diagnostik	397
8.6.5	Therapie	397
8.7	**Sekundärer Megaureter**	399
8.7.1	Ätiologie	399
8.7.2	Klinik	399
8.7.3	Diagnostik und Therapie	399
8.8	**Urethralklappen**	399
8.8.1	Epidemiologie	400
8.8.2	Ätiologie	400
8.8.3	Klinik	400
8.8.4	Diagnose	400
8.8.5	Therapie	401
8.9	**Enuresis**	402
8.9.1	Epidemiologie	402
8.9.2	Ätiologie	402
8.9.3	Diagnostik	402
8.9.4	Therapie	402
8.10	**Kindliche Harninkontinenz**	404
8.10.1	Ätiologie	404
8.10.2	Diagnostik	404
8.10.3	Therapie	405
8.11	**Neurogene Blasen- und Sphinkterdysfunktion**	406
8.11.1	Epidemiologie und Prävalenz	406
8.11.2	Ätiologie und Lokalisation	406
8.11.3	Klinik	406
8.11.4	Diagnostik	406
8.11.5	Therapie	408
8.12	**Phimose**	411
8.12.1	Ätiologie	411
8.12.2	Therapie	412
8.13	**Hodenhochstand**	414
8.13.1	Ätiologie und Epidemiologie	414
8.13.2	Diagnostik	416
8.13.3	Therapie	416
8.13.4	Nachsorge	418
8.14	**Kindliche Leistenhernie**	418
8.14.1	Prävalenz und Ätiologie	419
8.14.2	Klinik und Diagnostik	419
8.14.3	Therapie	420
8.15	**Hydrozele**	420
8.15.1	Prävalenz und Ätiologie	420
8.15.2	Diagnostik	420
8.15.3	Therapie	421
8.16	**Varikozele**	421
8.16.1	Epidemiologie	421
8.16.2	Klinik	421
8.16.3	Ätiologie	421
8.16.4	Diagnostik	421
8.16.5	Therapie	422
8.17	**Hypospadie**	422
8.17.1	Embryologie	423
8.17.2	Prävalenz, Ätiologie, Epidemiologie	424
8.17.3	Diagnostik	424
8.17.4	Therapie	424

9 Andrologie ... 430
M. Trottmann, A.J. Becker

9.1 Infertilität ... 430

- 9.1.1 Epidemiologie ... 430
- 9.1.2 Ätiologie ... 430
- 9.1.3 Diagnostik ... 431
- 9.1.4 Therapie ... 437

9.2 Männliche Sexualstörungen ... 444

- 9.2.1 Einteilung ... 444
- 9.2.2 Libidostörung ... 444
- 9.2.3 Erektionsstörung/erektile Dysfunktion (ED) ... 445
- 9.2.4 Ejakulationsstörung ... 452
- 9.2.5 Orgasmusstörung ... 455

9.3 Hypogonadismus ... 455

- 9.3.1 Diagnostik ... 456
- 9.3.2 Therapie ... 458

9.4 Gynäkomastie ... 461

9.5 Penisdeviation ... 463

- 9.5.1 Induratio penis plastica (IPP oder Peyronie´s disease) ... 463
- 9.5.2 Kongenitale Penisdeviation ... 465

9.6 Priapismus ... 465

- 9.6.1 Diagnostik ... 466
- 9.6.2 Therapie ... 466

9.7 Männliche Kontrazeption ... 468

- 9.7.1 Medikamentöse Optionen ... 468
- 9.7.2 Vasoresektion ... 468

10 Notfälle ... 472
A. Hegele

10.1 Urologische Notfälle ... 472

- 10.1.1 Akuter Harnverhalt ... 472
- 10.1.2 Anurie ... 473
- 10.1.3 Harnsteinkolik ... 475
- 10.1.4 Urosepsis ... 478
- 10.1.5 Paraphimose ... 480
- 10.1.6 Priapismus ... 481
- 10.1.7 Hämaturie ... 483
- 10.1.8 Akutes Skrotum ... 486
- 10.1.9 Notfälle durch Manipulation und Fremdkörper ... 492

10.2 Urologische Traumatologie ... 494

- 10.2.1 Allgemeines ... 494
- 10.2.2 Nierentrauma ... 495
- 10.2.3 Harnleiterverletzungen ... 497
- 10.2.4 Harnblasenruptur ... 499
- 10.2.5 Harnröhrenverletzungen ... 501
- 10.2.6 Verletzungen des männlichen äußeren Genitales ... 503
- 10.2.7 Verletzungen des weiblichen äußeren Genitales ... 507

10.3 Literatur ... 507

11 Nierentransplantation ... 510
C. Protzel, K. Stein, A. Führer, O.W. Hakenberg

11.1 Einleitung ... 510

11.2 Entwicklung der Nierentransplantation ... 510

11.3 Grundlagen der Nierentransplantation ... 511

- 11.3.1 Gesetzliche Grundlagen der Organtransplantation ... 511

11.3.2	Chronisches Nierenversagen und Indikationen zur Nierentransplantation	511	11.5	**Komplikationen nach Nierentransplantationen**	523
11.3.3	Voraussetzungen und Kontraindikationen für eine Nierentransplantation	512	11.5.1 11.5.2	Frühkomplikationen Langzeitkomplikationen	523 527
11.3.4	Vorbereitung zur Nierentransplantation	512	11.6	**Nierentransplantation bei Kindern**	528
11.3.5	Spender und Spenderorgane	513			
11.3.6	Immunologische Grundlagen	514	11.7	**Langzeitbetreuung nach Nierentransplantation**	528
11.3.7	Immunsuppression	516			
11.4	**Operative Techniken**	518	11.8	**Langzeitergebnisse nach Nierentransplantation**	529
11.4.1	Organentnahme	518			
11.4.2	Nierentransplantation	521			

12 Harninkontinenz ... 532

12.1 Belastungsharninkontinenz der Frau ... 532
I. Plamper, Z. Varga

12.1.1	Epidemiologie	532
12.1.2	Ätiologie und Pathogenese	532
12.1.3	Klinik	532
12.1.4	Diagnostik	532
12.1.5	Therapie	534

12.2 Männliche Belastungsharninkontinenz ... 542
R.M. Bauer

12.2.1	Epidemiologie	542
12.2.2	Anatomie und Physiologie	542
12.2.3	Diagnostik	543
12.2.4	Therapie	545

12.3 Überaktive Blase und Drangharninkontinenz ... 548
C. Frohme

12.3.1	Epidemiologie	549
12.3.2	Ätiologie	549
12.3.3	Klinik	549
12.3.4	Diagnostik	550
12.3.5	Therapie	551

12.4 Reflexharninkontinenz ... 553
C. Frohme

12.4.1	Epidemiologie	553
12.4.2	Ätiologie	553
12.4.3	Klassifikation	554
12.4.4	Diagnostik	555
12.4.5	Therapie	556

12.5 Inkontinenz bei chronischer Harnretention (Überlaufharninkontinenz) ... 558
C. Frohme

12.5.1	Ätiologie	558
12.5.2	Klinik	559
12.5.3	Diagnostik	559
12.5.4	Therapie	559

12.6 Extraurethrale Harninkontinenz ... 560
C. Frohme

12.6.1	Ätiologie	560
12.6.2	Diagnostik	560
12.6.3	Therapie	561

12.7 Mischformen ... 561
C. Frohme

12.7.1	Epidemiologie	561
12.7.2	Ätiologie	562
12.7.3	Diagnostik	562
12.7.4	Therapie	563

13 Subvesikale Obstruktion und Blasenentleerungsstörung ... 568

13.1 Benigne Prostatahyperplasie ... 568
L. Skrobek

- 13.1.1 Epidemiologie ... 568
- 13.1.2 Ätiologie ... 568
- 13.1.3 Nomenklatur ... 568
- 13.1.4 Symptome ... 569
- 13.1.5 Differenzialdiagnosen ... 569
- 13.1.6 Diagnostik ... 569
- 13.1.7 Zusammenfassung ... 572
- 13.1.8 Stadieneinteilung der BPH ... 573
- 13.1.9 Therapieoptionen ... 573

13.2 Blasensteine ... 584
L. Skrobek

- 13.2.1 Symptome ... 584
- 13.2.2 Differenzialdiagnosen ... 584
- 13.2.3 Diagnostik ... 584
- 13.2.4 Therapie ... 584

13.3 Harnröhrenstrikturen ... 585
H. Keller, A. Pandey

- 13.3.1 Epidemiologie ... 585
- 13.3.2 Anatomie ... 585
- 13.3.3 Ätiologie ... 586
- 13.3.4 Symptome ... 586
- 13.3.5 Differenzialdiagnosen ... 586
- 13.3.6 Diagnostik ... 586
- 13.3.7 Therapie ... 587
- 13.3.8 Harnröhrenstrikturen der Frau ... 593

14 Perioperatives Management ... 598
R. Häußermann

14.1 Präoperative Maßnahmen ... 598

14.2 Hygienebestimmungen ... 598
- 14.2.1 Präoperative Haarentfernung ... 598
- 14.2.2 Abdeckung ... 599

14.3 Patientensicherheit ... 599

14.4 Lagerung ... 599

14.5 Darmvorbereitung ... 599

14.6 Antikoagulation und Bridging ... 599
- 14.6.1 Kardiovaskuläres Risiko und Bridging ... 600
- 14.6.2 Thromboembolisches Risiko und Bridging ... 601

14.7 Perioperative Antibiotikaprophylaxe ... 603

15 Schmerztherapie ... 608
R. Häußermann

15.1 Was ist Schmerz? ... 608

15.2 Schmerzerfassung und Dokumentation ... 609

15.3 Schmerztherapeutische Verfahren ... 609
- 15.3.1 Nicht medikamentöse Verfahren ... 610
- 15.3.2 Prinzipien der medikamentösen Schmerztherapie ... 610
- 15.3.3 Periinterventionelle Schmerztherapie ... 610

15.4 Zusammenfassung ... 612

Sachverzeichnis ... 614

Kapitel 1

Urologische Diagnostik

1.1	Urologische Leitsymptome	24
1.2	Anamnese und klinische Untersuchung	29
1.3	Labordiagnostik und Bakteriologie	34
1.4	Sonografie in der Urologie	39
1.5	Radiologische Diagnostik	57
1.6	Nuklearmedizin	70
1.7	Endoskopische Diagnostik	79
1.8	Urodynamik	92

1 Urologische Diagnostik

1.1 Urologische Leitsymptome

S. Sevinc

Im Rahmen seiner alltäglichen, praktischen Arbeit wird der Urologe mit sowohl einfachen, als auch mit hochkomplexen Beschwerdebildern konfrontiert. Zur Entschlüsselung dieser Symptomenkomplexe bedarf es einiger Erfahrung, um über die geeignete Untersuchungsschiene die richtige Diagnose herauszufinden, somit schlussendlich ein Optimum an Behandlungserfolg zu haben.

Das folgende Kapitel soll helfen, Symptome richtig einzuschätzen und die im Hintergrund ablaufenden differenzialdiagnostischen Überlegungen zu vereinfachen. Der zu behandelnde Patient wird es dem Arzt danken, wenn trotz der geforderten Zeitökonomie sogar ordentliche und effektive Medizin betrieben wird.

Ausgehend von den **3 Leitsymptomen**
- Harntransport- und Miktionsstörungen (im weitesten Sinn)
- Blutungen
- Schmerzen

kann nun der Urologe, abhängig von seiner Erfahrung, sinnvolle Untersuchungsschritte zur Diagnosefindung einleiten.

1.1.1 Harntransport- und Miktionsstörungen

Bei normaler Nierenfunktion ist davon auszugehen, dass die Nieren in einer Stunde etwa 50–100 ml Urin produzieren. Dies entspricht einer Menge von etwa 1–2 l/d. Bei Schwankungen der produzierten Urinmengen – sowohl in die eine als auch in die andere Richtung – muss es nicht zwangsläufig zu Beschwerden kommen. Mit anderen Worten, ein eventuell ernst zu nehmender Krankheitsprozess könnte möglicherweise klinisch inapparent bleiben mit verheerenden Folgen für den Patienten im Verlauf.

Die veränderten **Urinvolumina** sollten erfragt, am besten gemessen werden (z. B. 24-h-Sammelurin). Sie werden folgendermaßen definiert:
- Anurie < 100 ml/24h
- Oligurie < 500 ml/24h
- Polyurie > 4000 ml/24h

Die Anurie bzw. Oligurie sind Ausdruck eines Nierenversagens, das pathogenetisch in ein prärenales, (intra-)renales und postrenales Nierenversagen unterschieden werden.
- **prärenales Nierenversagen**
  ○ zirkulatorisch ischämisch (80%), „Schockniere" durch Volumenmangel
  ○ toxisch exogen bzw. endogen (ca. 20%), z. B. Medikamente, Röntgenkontrastmittel
- **renales Nierenversagen**
  ○ entzündliche Nephropathien, z. B. Glomerulonephritis, Abstoßung nach Transplantation
  ○ vaskuläre Nephropathien, z. B. Eklampsie, Vaskulitis, Nierenarterienembolien
  ○ Tubulopathien, z. B. Plasmozytom, Hyperurikämie
  ○ hämolytisch urämisches Syndrom bakteriell verursacht (EHEC)
- **postrenales Nierenversagen**
  ○ supravesikale Obstruktion
  ○ vesikale Obstruktion
  ○ infravesikale Obstruktion

Der produzierte Urin muss über die Harnleiter via Harnblase und Harnröhre nach außen transportiert werden. Auf jeder Stufe kann es nun zu einer mechanischen Obstruktion (sowohl extrinsisch, als auch intrinsisch) mit konsekutivem Harnaufstau und damit zu einem „postrenalen" Nierenversagen kommen (▶ Abb. 1.1).

Die **Polyurie** ist ein Phänomen, das der Urologe nach Entlastung einer obstruktiven Uropathie unbedingt beachten muss, weil es kompensatorisch zu einer inadäquat vermehrten Flüssigkeitsausscheidung von bis zu 10 l/d kommen kann. Es gilt unter diesen Umständen das meist entstehende Flüssigkeitsdefizit mittels adäquater Volumensubstitution und einer peniblen Flüssigkeitsbilanzierung (anfangs stündlich!) auszugleichen. Begleitend kann es zu Elektrolytverschiebungen/-entgleisungen kommen, die überwacht und ggf. substituiert oder korrigiert werden müssen.

1.1.2 Miktionsstörungen

Die **Dysurie** (erschwertes Urinlassen) und **Algurie** (schmerzhaftes Urinlassen) sind häufig Ausdruck einer Urolithiasis oder einer Harnwegsinfektion. Genauso verhält es sich mit der **Strangurie** (schmerzhafter Harndrang mit Ablassen von in-

1.1 Urologische Leitsymptome

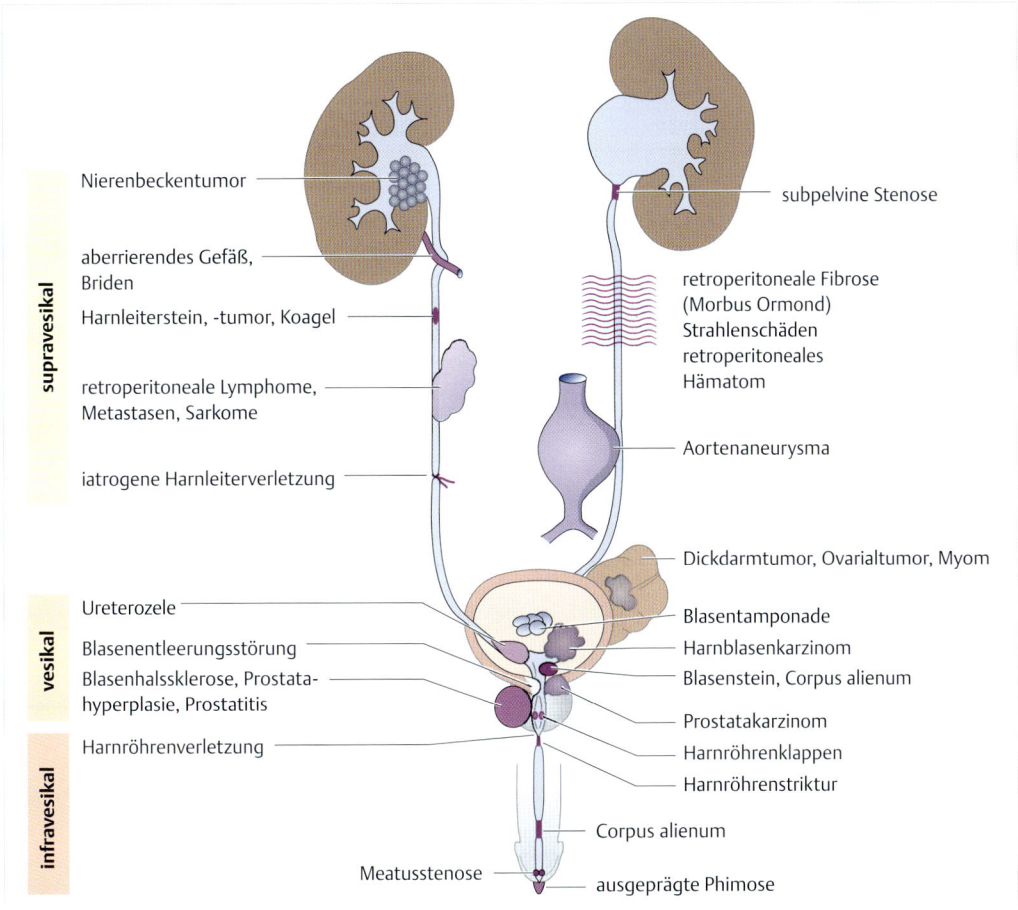

Abb. 1.1 Ursachen eines postrenalen Nierenversagens. (Thüroff JW. Urologische Differenzialdiagnose. 2. Aufl. Stuttgart: Thieme; 2007: 243)

adäquaten oder zu geringen Urinmengen). Bei der Strangurie sollte in jedem Fall an maligne Prozesse oder an eine interstitielle Zystitis gedacht werden. Die **Pollakisurie** (häufiges, jedoch schmerzloses Wasserlassen in kleinen Portionen) ist assoziiert mit der benignen Prostatahyperplasie, genauso wie die Nykturie (Unterbrechung des Nachtschlafes zum Wasserlassen).

Ein Leitsymptom, das als Spätsymptom oder besser als Komplikation eines benignen Prostatasyndroms angesehen werden sollte, ist die **akute Harnverhaltung**, bei der trotz voller Harnblase kein Miktionsvorgang von statten geht. Die **Harninkontinenz** ist an sich als sehr komplexes Phänomen aufzufassen und bedarf einer ausführlichen Untersuchung (Sonografie, Miktionsprotokoll, Uroflowmetrie, Beckenboden-EMG, Urodynamik usw.)

Bei den Phänomenen wie **Fäkalurie** (Vermischung des Urins mit Stuhlgang), **Pneumaturie** (gleichzeitiges Abgehen von Luft), **Chylurie** (gleichzeitiges Abgehen von Lymphe) sollte man an eine vesikoenterale Fistel denken, die nach Abklärung des Befundes meist ein interdisziplinäres Vorgehen verlangt (▶ Tab. 1.1).

Weitere differenzialdiagnostische Überlegungen sind in der Tabelle zusammengefasst (▶ Tab. 1.2).

1.1.3 Hämaturie

Man unterscheidet zwischen einer Mikrohämaturie und einer Makrohämaturie. Eine Mikrohämaturie beschreibt den nur mikroskopischen Nachweis von Erythrozyten (>3 Erythrozyten pro Ge-

Urologische Diagnostik

Tab. 1.1 Miktionsstörungen.

Dysurie	erschwertes Wasserlassen
Algurie	schmerzhaftes Wasserlasen
Strangurie	schmerzhafter Harndrang
Pollakisurie	häufiges Wasserlasen mit kleinen Urinportionen
Nykturie	nächtliches Wasserlassen
Palmurie	gespaltener, fächerförmiger Harnstrahl
Pneumaturie	Luftbeimengung im Urin
Fäkalurie	Stuhlbeimengung im Urin
Chylurie	Lymphbeimengung im Urin

Tab. 1.2 Mögliche Differenzialdiagnosen verschiedener Symptome.

Symptom	differenzialdiagnostische Überlegungen
Makrohämaturie	Tumor
	Trauma
	Harnwegsinfektion (Prostatitis, Pyelonephritis, Zystitis)
	Urolithiasis
Harnverhaltung	BPS
	Prostatakarzinom
	Harnröhrenstriktur
	neurologische Erkrankung (Hirntumor, Multiple Sklerose usw.)
	medikamentös (z. B. Antidepressiva usw.)
Harninkontinenz (im weiteren Sinne)	Trauma
	Tumor
	iatrogen
	neurologische Erkrankungen
	Überlauf bei Harnverhaltung
	medikamentös
	ektop mündender Harnleiter
	postoperativ (vesikokutane Fistel bei Z. n. Radiatio)
	Beckenbodeninsuffizienz (z. B. nach multiplen Schwangerschaften)

sichtsfeld) im Urin, wohingegen eine Makrohämaturie eine mit dem bloßen Auge sichtliche Rotfärbung im Urin beschreibt, bei der eventuell klinisch sofort interveniert werden muss. Aufgrund des eminent wichtigen Unterschieds sollte man sich im klinischen Sprachgebrauch angewöhnen, nur diese beiden Begriffe zu benutzen und den Terminus „Hämaturie" in den Lehrbüchern zu belassen.

Die **Mikrohämaturie** ist ein häufiges und an und für sich kein bedrohendes Symptom, so lange es sich lediglich um ein einmaliges Ereignis handelt, entsprechend ist jedoch eine Verlaufskontrolle mit 6–12 Wochen Abstand obligat. Eine persistierende Mikrohämaturie und eine bekannte Raucheranamnese hingegen sollte in jedem Fall eine zystoskopische Kontrolle nach sich ziehen, um eine tumoröse Genese auszuschließen.

Ein unter dem Phasenkontrastmikroskop untersuchter Urin kann durch Beschreibung der Erythrozytenmorphologie eine renale, tubuläre oder glomeruläre Mikrohämaturie (> 30 % dysmorphe, verformte Erythrozyten) von einer direkt vom Urothel stammenden Mikrohämaturie (unverformte Erythrozyten) unterscheiden.

Die **Makrohämaturie** hat ein klinisch weites Spektrum von nicht bis lebensbedrohlich. Beispielsweise ist die erste hämorrhagische Zystitis einer jungen Frau vielleicht klinisch imponierend bzw. aus der Sicht der Patientin angsteinflößend, jedoch im Verlauf problemlos beherrschbar. Demgegenüber muss die 70-jährige Patientin mit einer Dreifachantikoagulation und einem großen, soliden und blutenden Blasentumor recht zügig klinisch versorgt werden.

Mit dem Wissen, dass ein Tropfen Blut einen ganzen Liter Wasser rot färben kann, geschieht es aber sehr oft, dass eine Makrohämaturie überschätzt wird. Trotzdem gilt weiterhin die Regel, dass eine Makrohämaturie weiter abgeklärt werden muss. Zunächst wird die Blutung zum Stillstand gebracht (in aller Regel mit kontinuierlicher Spülung über einen Spülkatheter) und anschließend der Patient einer Urethrozystoskopie mit Entnahme einer Spülzytologie unterzogen.

> **Merke**
>
> Jede Makrohämaturie muss abgeklärt werden!

Neuerdings können auch moderne Verfahren wie die sogenannte fotodynamische Diagnostik mittels Hexaminolävulinat unter Fluoreszenzlicht eingesetzt werden mit dem Ziel, die diagnostische Treffsicherheit zu steigern.

1.1 Urologische Leitsymptome

Falls im Rahmen der Zystoskopie eine Blutung aus den Ureterostien beobachtet wird, kann die Untersuchung erweitert werden zu einer retrograden Ureteropyelografie, bei der neben der Kontrastmitteldarstellung der Harnwege separate Etagenspülzytologien aus dem oberen Harntrakt entnommen werden können. Weiterhin wird neben der Urosonografie evtl. eine Schichtbildgebung (triphasisches Abdomen CT) oder ganz traditionell ein Ausscheidungsurogramm gefordert.

1.1.4 Schmerzen

Ein optimal durchgeführtes Schmerzmanagement ist unabdingbare Voraussetzung bei der Behandlung von urologischen Patienten. Deshalb ist es von größter Wichtigkeit, sich Wissen über die Schmerzpathophysiologie und die medikamentöse Schmerztherapie anzueignen.

Weiterhin sollte ein Urologe mit dem Krankheitsbild eines „akuten Abdomens" ausführlich vertraut sein.

> **Merke**
>
> Grundsätzlich zu unterscheiden sind viszeraler Schmerz und somatischer Schmerz.

Viszeraler Schmerz

Viszerale Schmerzen werden über die in den Organen gelegenen **Nozizeptoren** weitergeleitet. Sie werden hervorgerufen durch eine rasch einsetzende Kapselspannung (z. B. Blutung, Harnaufstau usw.) und spastische Kontraktionen (Harnleiterkoliken). Besonders dramatisch sind Durchblutungsstörungen an den Darmorganen (Mesenterialischämie).

Von besonderem Interesse ist die **Kolik**, mit der ein Urologe nahezu tagtäglich zu tun hat. Der Kolikschmerz beginnt urplötzlich, nimmt einen **wellenartig ansteigenden Verlauf** gefolgt von schmerzfreien Intervallen, um dann noch intensiver wieder einzusetzen. Gerade bei dieser Art von Schmerz wird häufig eine vegetative Begleitreaktion wie Übelkeit, Erbrechen und Schweißausbrüche beobachtet. Zusätzlich ist der typische Kolikpatient an seiner kontinuierlichen Unruhe zu erkennen, so, als ob er dem Schmerz entfliehen möchte, tänzelt er im ganzen Untersuchungszimmer herum.

Insbesondere soll hier noch einmal daran erinnert werden, dass viszerale Schmerzen sehr häufig in die sogenannten **HEAD-Zonen** ausstrahlen, somit fern vom Ausgangspunkt der Schmerzursache (▶ Abb. 1.2). Bei tiefer tretenden Harnleitersteinen wird man eine Veränderung der Schmerzausstrahlung bemerken, Oberbauch- und Flankenschmerzen werden schließlich zu Unterbauchschmerzen mit nun neu auftretenden Beschwerden im Genitale (Skrotum oder Schamlippen)!

Somatischer Schmerz

Somatischer Schmerz ist direkt am Ort des Geschehens lokalisiert und kann meist durch den Patienten genau angegeben werden. Der Schmerzcharakter wird oft als scharf oder schneidend angegeben, der (im Gegensatz zur Kolik) **kontinuierlich anhaltend** ist. Manchmal wird die Schmerzsymptomatik von einer **massiven Abwehrspannung** begleitet. Die Folge ist, dass der Patient eine Linderung erfährt durch Einnehmen einer ruhigen Schonhaltung. Durch Husten und Niesen werden die Schmerzen und Beschwerden verstärkt.

Es wäre ein Irrglaube, dass diese beiden Schmerzformen streng voneinander getrennt aufträten; natürlich muss man von Misch- und Überlagerungsphänomen ausgehen, die die Zuordnung der Schmerzen klinisch erschweren. Somit steht also an der ersten Stelle die ausführliche und zielführende körperliche Untersuchung. Im Rahmen dieser Untersuchung kann man die Chance nutzen und mit dem Patienten über eventuell bekannte Schmerzmittelunverträglichkeiten sprechen.

Eine **suffiziente Schmerztherapie** sollte im Gegensatz zum traditionellen Verständnis frühzeitig eingeleitet werden, um ruhigere und ergiebigere Untersuchungsbedingungen zu schaffen – zusätzlich wird es ihnen der Patient danken. Die WHO empfiehlt zur medikamentösen Schmerztherapie ein Vorgehen in 3 Stufen (▶ Tab. 1.3).

Sehr entscheidend für ein optimales Schmerzmanagement ist zum einen eine suffiziente Schmerzdokumentation (z. B. visuelle Analogskala) und zum anderen eine ausreichende medikamentöse ggf. sogar interventionelle Antwort (z. B. bei schmerztherapierefraktären Harnleiterkoliken, die mittels Anlage eines Doppel-J-Katheters sehr gut zu behandeln sind). Weitere Empfehlungen zur Schmerztherapie finden sich auch im Kap. 15.

Urologische Diagnostik

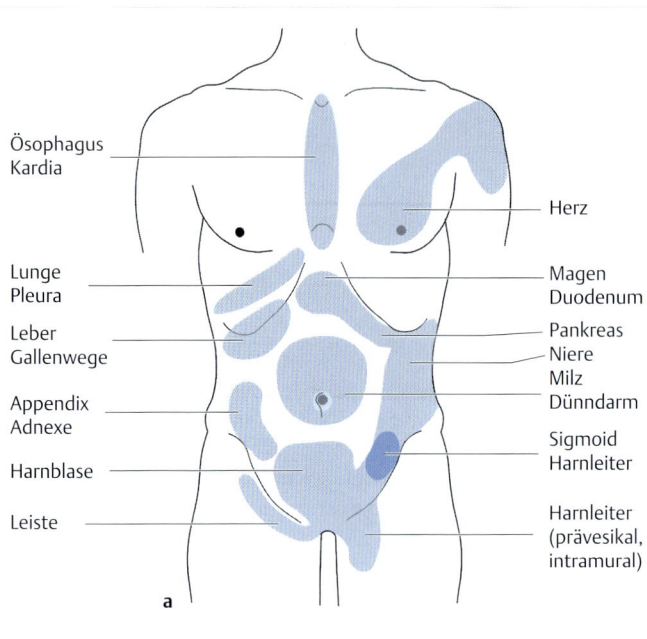
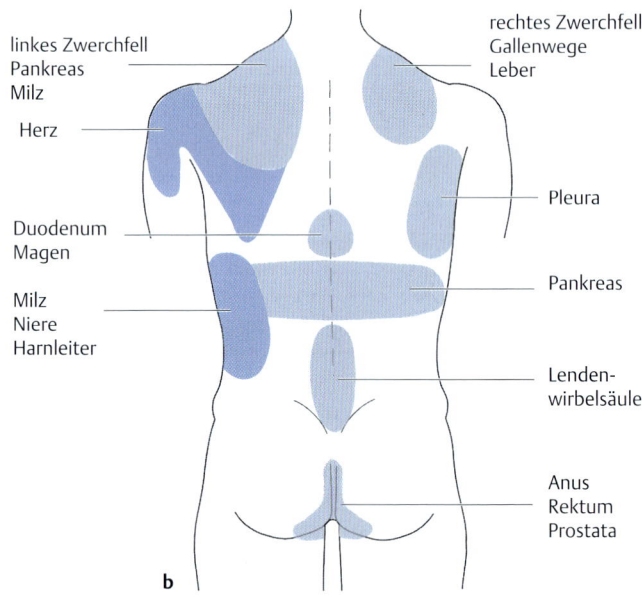

Abb. 1.2 Schmerzausstrahlung unterschiedlicher Organerkrankungen. (Thüroff JW. Urologische Differenzialdiagnose. 2. Auflage. Stuttgart: Thieme; 2007: 3–4)
a Ventrale Ausstrahlung.
b Dorsale Ausstrahlung.

Tab. 1.3 WHO-Stufenschema der Schmerztherapie.

Stufe	Therapeutisches Vorgehen	Wirkstoffe und Maßnahmen
Stufe 1	nicht opioides Analgetikum, ggf. in Kombination mit Adjuvanzien	NSAID, Metamizol, Paracetamol
Stufe 2	schwaches Opioid, ggf. in Kombination mit nicht opioiden Analgetika bzw. Adjuvanzien	Tramadol, Tilidin (+ *Stufe I*)
Stufe 3	starkes Opioid, ggf. in Kombination mit nicht opioiden Analgetika bzw. Adjuvanzien	Morphin, Hydromorphon, Oxycodon, Fentanyl, Buprenorphin, Tapentadol, Methadon (+ **Stufe I**)
Stufe 4	invasive Techniken	peridurale Injektion, spinale Injektion, periphere Lokalanästhesie, Rückenmarkstimulation, Ganglienblockade

1.2 Anamnese und klinische Untersuchung

S. Sevinc

Die urologische Anamnese (αναμνησις, Anámnēsis: Erinnerung) stellt **den** Grundbaustein dar, auf dessen Basis jedwede weitere klinische Untersuchung und Diagnostik aufbaut.

> **Merke**
>
> Die Anamnese ist unverzichtbar für eine zweckmäßige und sinnvolle Differenzialdiagnostik und ebnet den meist steinigen Weg zur letztendlichen Diagnose.

Nicht allzu selten hilft die vollständige und sorgfältige Anamnese im Rahmen der endgültigen Therapie einigen Fallstricken (Stichwort: Allergien) zu entgehen. Entsprechend muss der die Anamnese durchführende Arzt bestimmten Anforderungen gerecht werden. Hierzu gehören u. a. Schlagwörter wie Sozialkompetenz, emotionale Intelligenz, persönliche Reife, Geduld und die Bereitschaft seine wertvolle Zeit auch wirklich seinem Patienten zu widmen. Im Idealfall sollten beide Seiten profitieren!

1.2.1 Die urologische Anamnese

Die Grundvoraussetzung für eine erfolgreiche Anamneseerhebung ist zunächst eine **ungestörte Atmosphäre,** die den Patienten in den Mittelpunkt zieht und den Anschein von Zeitdruck vermeidet. Dabei muss dem behandelnden Arzt klar sein, dass – im Gegensatz zu seinem Alltag – seine Patienten eventuell zum ersten Mal mit solch einer Untersuchung bzw. Befragung konfrontiert sind und Schamgefühle, gesellschaftlich religiöse Gefühle und Einstellungen zu respektieren sind.

Ein guter – aber interessanterweise meist vergessener – Anfang ist, dass man sich mit seinem Namen und Funktion dem Patienten vorstellt. Um eine Vertrauenssituation zu schaffen, schadet ein leichtes Lächeln auf dem Gesicht nicht – ohne jedoch die ärztliche Kompetenz infrage zu stellen. Fragen Sie den Patienten, ob Dritte (Familienangehörige, Dolmetscher usw.) dem Gespräch beiwohnen können oder sollen.

Aus forensischen Gründen ist die Anwesenheit einer Krankenschwester bzw. Arzthelferin nicht nur bei einer anstehenden urogynäkologischen Untersuchung Pflicht.

Ziel der ersten Minuten des Kennenlernens kann nur der **Aufbau einer vertrauensvollen Arzt-Patienten-Beziehung** sein, denn nur so ist mit der Offenheit des Patienten zu rechnen. Taktgefühl, Güte, Zuwendung und echte Hilfsbereitschaft spielen dabei eine große Rolle. Eventuell handelt es sich um eine Krankheit, die Arbeitsplatz, Familie oder gar die eigene Existenz gefährdet. Die damit verbundenen Ängste müssen zunächst mit Empathie und Verständnis abgebaut werden.

Die in der alltäglichen Praxis bewährte Methode ist, zunächst den Patienten in 4–5 Sätzen erklären zu lassen, weswegen er sich überhaupt vorstellt. Entscheidend ist hier, den Patienten einfach reden zu lassen und ihn keinesfalls zu unterbrechen. im Allgemeinen ist bald zu erkennen, welche Probleme wichtig sind und welche auch im Verlauf durch den Urologen gelöst werden können.

Objektiv bewertet hat also die Anamneseerhebung folgende **Funktionen**:
- Sachinformation – Erfassung der Symptome
- Persönlichkeit – Kennenlernen des Patienten
- Vertrauensverhältnis – Voraussetzung für die weitere Arzt-Patienten-Beziehung

- Katharsis (καθαρσις, Kátharsis: Reinigung) – das Sich-Aussprechen des Patienten!

Die Anamnese beinhaltet immer die Vegetativ-, Berufs- und Familienanamnese sowie den Medikamentenplan. Sie orientiert sich an allgemeinmedizinischen Regeln. In welcher Reihenfolge diese erfragt werden, obliegt jedem Arzt, sollte aber unbedingt von der aktuellen Situation abhängig gemacht werden (Notfall?!).

Nicht zu vernachlässigen ist das Sammeln von Vorbefunden, Arztbriefen, digitalisierter Bildgebung (CDs) usw. Je mehr Informationen zur Verfügung stehen, desto zielführender und zufriedenstellender wird die Anamneseerhebung von statten gehen.

Die im heutigen Alltag zunehmende Patientendichte bei gleichzeitiger nicht nachvollziehbarer Verknappung der Personalressourcen zwingt den Urologen (aber natürlich auch alle anderen Fachgebiete) zügig, effektiv und zeitökonomisch durch das Gespräch zu kommen. Dabei ist es sehr hilfreich, einen **individuellen Fragenkatalog** aufzustellen, der im Großen und Ganzen alle urologischen Problemfelder abdeckt und dem Patienten die Möglichkeit gibt einfache, klare und kurze Antworten zu geben. Bedenken Sie fortwährend, dass mit hoher Wahrscheinlichkeit der Patient medizinischer Laie ist und entsprechend Schwierigkeiten haben wird, sich auszudrücken. Diese unterstützende Maßnahme wird auf den Patienten befreiend wirken und sie werden an viele wertvolle Informationen kommen, die sonst untergehen würden.

Der im Folgenden dargestellte Vorschlag kann und soll natürlich je nach persönlicher Präferenz modifiziert werden:
- Schmerzen (abdominal/genital/seit wann)?
- Miktionsfrequenz (tagsüber und nachts)?
- tägliche Trinkmenge?
- Brennen beim Wasserlassen (Algurie)?
- erschwertes Wasserlassen (Dysurie)?
- Mikro- bzw. Makrohämaturie?
- Drangsymptomatik?
- Harnstrahlabschwächung (seit wann)?
- Restharngefühl?
- Harninkontinenzerscheinungen?
- Stuhlfrequenz und -eigenschaften?
- sexuelle Aktivität/Probleme/venerische Infektionen?
- rezidivierende Infektionen?
- Fieber?
- Urolithiasis in der Vorgeschichte oder in der Familie?
- maligne Tumoren des Urogenitaltraktes in der Vorgeschichte oder in der Familie?
- Operationen im Bereich des Urogenitaltraktes?
- allgemeine Vorerkrankungen (Diabetes mellitus, Arterielle Hypertonie, usw.)?
- Allergien (Latex, Antibiotika, Kontrastmittel)?
- Nikotin-, Alkohol-, Drogenabusus?

Dieser Stichwortkatalog sollte möglichst in einer **direkten Frageform** und in einem dem Patienten **angepassten Sprechtempo** formuliert werden; eventuell sollte man sich die Mühe machen und Fragen präzisieren oder Fachbegriffe noch einmal erklären, so dass der Patient die Chance hat, die Fragen zu verstehen und zu beantworten.

Nutzen Sie die nun sich anschließende körperliche Untersuchung, weitergehende Fragen zu stellen. Die Kommunikation, der Dialog mit dem Patienten sollte zu diesem Zeitpunkt niemals unterbrochen werden, eventuell aufkeimende Schamgefühle können so elegant umgangen werden.

1.2.2 Klinisch körperliche (urologische) Untersuchung

Die ihnen beistehende Pflegekraft oder Arzthelferin sollte bereits vor dem eigentlichen Gespräch und der körperlichen Untersuchung grundsätzliche Dinge wie Größe, Gewicht, Blutdruck, Puls und Temperatur erfragt, gemessen und dokumentiert haben. In diesem Rahmen eine Urinprobe mit Erstellung des Urinstatus vorzubereiten sollte Standard sein. Dies ist insofern taktisch sinnvoll, als dass an arbeitsreichen Tagen eventuell entstehende Wartezeiten in dieser Form ausgefüllt werden und dem Patienten das Gefühl vermittelt wird, bereits behandelt zu werden.

Die Untersuchung erfolgt immer am nahezu vollständig (bis auf die Unterwäsche) entkleideten Patienten. Der Patient wird flach rücklings auf eine Liege gelegt und der **Bauch** auf Auffälligkeiten (Operationsnarben, Verletzungen usw.) hin inspiziert. Anschließend wird vorsichtig systematisch das Abdomen oberflächlich und tief palpiert (▶ Abb. 1.3). Nun erfolgt das Abklopfen der **Flanken**, um eine Mitbeteiligung der Nieren auszuschließen. Es ist ratsam dem Patienten jeden einzelnen Untersuchungsschritt anzukündigen, um ein unnötiges Verkrampfen oder Aufschrecken zu vermeiden.

1.2 Anamnese und klinische Untersuchung

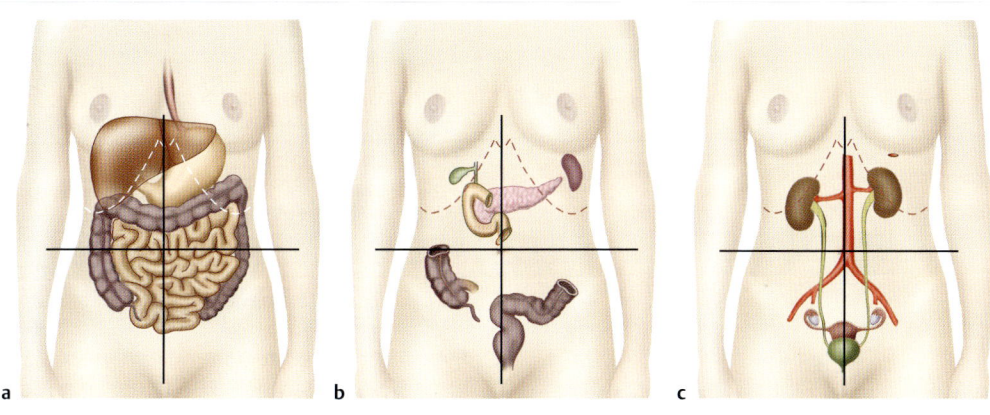

Abb. 1.3 a–c Quadrantenzuordnung der Bauchorgane. (Füeßl H, Middeke M, Würtemberger G. Duale Reihe. Anamnese und Klinische Untersuchung. 5. Aufl. Stuttgart: Thieme; 2014: 235)

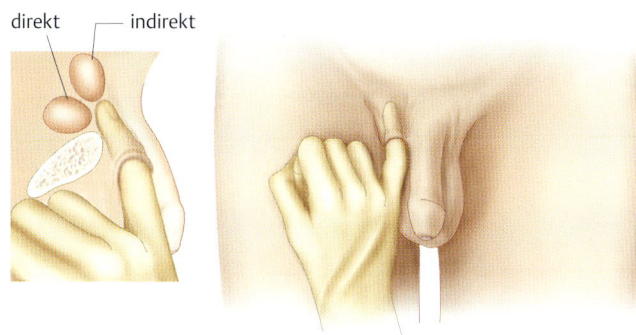

Vorgehensweise:
- Stülpen Sie beim stehenden Patienten reichlich Skrotalhaut mit dem Kleinfinger ein.
- Tasten Sie sich entlang des Samenstrangs bis zum äußeren Leistenring vor, bis die Fingerbeere die dorsale Wand des Leistenkanals berührt.
- Wenn der Patient hustet, spüren Sie eine direkte Hernie gegen die Fingerbeere, eine indirekte Hernie gegen die Fingerspitze schlagen.

Abb. 1.4 Anstoßtest nach Bailey. (Füeßl H, Middeke M, Würtemberger G. Duale Reihe. Anamnese und klinische Untersuchung. 5. Aufl. Stuttgart: Thieme; 2014: 253)

Im Rahmen der **Untersuchung des äußeren Genitales** bietet sich die Leiste zum Ausschluss einer Herniation zu Beginn an. Eine gute Untersuchungsmethode ist der sogenannte **Anstoßtest nach Bailey** (▶ Abb. 1.4). Der Patient wird im Stehen untersucht, der kleine Finger der rechten Hand wird in den rechtsseitigen Leistenkanal des Patienten mittels einer leichten Rotationsbewegung eingeführt. Hierbei zeigt die Fingerspitze in Richtung Anulus inguinalis profundus, die Fingerbeere legt sich auf die Hinterwand des Leistenkanals. Der Patient wird nun aufgefordert zu Husten. Je nachdem, wo der Anstoß erfolgt (Fingerspitze vs. Fingerbeere) kann nun unterschieden werden, ob es sich um eine indirekte oder eine direkte Hernie handelt (▶ Abb. 1.5). Fehlt der Anstoß, sollte keine Leistenhernie vorliegen, dies ist jedoch keine Garantie.

Weiterhin sollten die beidseitigen **inguinalen Lymphknotenstationen** um die Crosse herum ausführlich palpiert werden. Peniskarzinome und sexuell übertragbare Erkrankungen (STD: „Sexually transmitted Disease") können in dieser Gegend ausgeprägte Lymphknotenveränderungen hervorrufen.

Bei der Untersuchung des äußeren **Genitales des Manne**s ist zunächst die Inspektion zielführend. Hierbei wird zunächst auf die Sekundärbehaarung, anschließend auf das entwickelte Genital geschaut. Ist der Patient beschnitten, ist die Glans in den meisten Fällen sofort einsehbar, andernfalls sollte der Patient selbst seine Vorhaut vollständig (!) zurückziehen. Zunächst beginnt man die Harn-

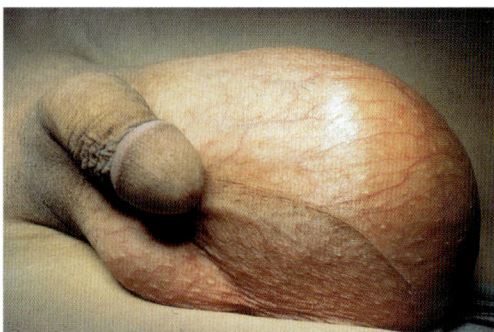

Abb. 1.6 Hydrozele testis. Die linke Skrotalhälfte ist prallelastisch, ohne Druckschmerz, die skrotalhaut ist nicht gerötet oder ödematös und gut verschieblich. (Thüroff JW. Urologische Differenzialdiagnose. 2. Auflage. Stuttgart: Thieme; 2007: 421)

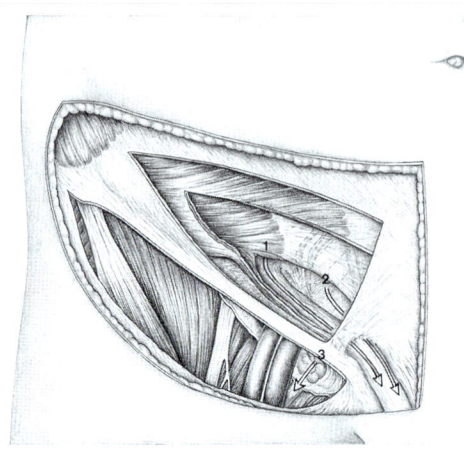

Abb. 1.5 Anatomie der ventralen Bauchdecken mit Darstellung der Bruchpforten (Zahlen) und -kanäle (Pfeile).
1 indirekte Leistenhernie
2 direkte Leistenhernie
3 Schenkelhernie
(Schumpelick V, Arlt G, Conze J et al. Hernien. 5. Aufl. Stuttgart: Thieme; 2015: 51)

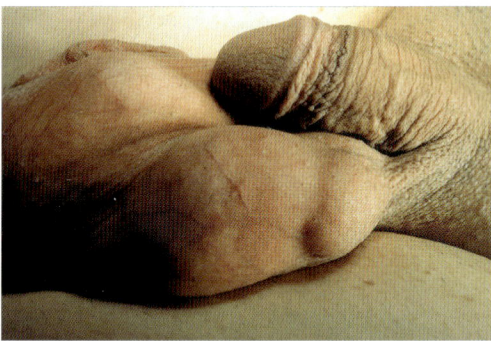

Abb. 1.7 Spermatozele. Haselnussgroße, prallelastische, nicht druckdolente Raumforderung oberhalb des linken Hodens. (Thüroff JW. Urologische Differenzialdiagnose. 2. Auflage. Stuttgart: Thieme; 2007: 422)

röhrenmündung zu inspizieren, eventuell kann hier bereits eine Meatusstenose oder eine Hypo- bzw. Epispadie erkannt werden. Zusätzlich wird der Sulcus coronarius (hier insbesondere auf Condylomata acuminata achten) und das Frenulum inspiziert. Nicht allzu selten ist dieses zu kurz, reißt während des Geschlechtsverkehrs ein und führt zu eindrucksvollen Blutungen. Die Glans penis und der gesamte Penisschaft sollten auf Ulzerationen überprüft werden, so können Peniskarzinome nicht übersehen werden.

Nun sollten das Skrotum inspiziert und beide Hoden und Samenstränge vorsichtig, aber ausführlich, palpiert werden. Hier stellt sich die Frage, ob ein Maldeszensus testis im Verlauf übersehen worden ist und eventuell ein Hodentumor auszuschließen ist. Ungefährliche Zufallsbefunde sind neben einer Spermatozele, eine Hydrozele testis. Hauptunterscheidungsmerkmal ist, dass der Hoden bei der Spermatozele vom Nebenhoden palpatorisch abgrenzbar ist, was bei einer ausgeprägten Hydrozele testis nicht möglich ist (▶ Abb. 1.6, ▶ Abb. 1.7).

Nach Rücksprache mit dem Patienten schließt sich nun die **digitorektale Untersuchung** an. Die optimale Position ist die **Linksseitenlage**, bei der der Patient die Knie maximal an den Körper zieht.

Mit der linken Hand wird nun die rechte Gesäßhälfte angehoben und der Anus kommt zum Vorschein. Hier wird überprüft, ob äußere maligne Prozesse oder auch Veränderungen wie Hämorrhoiden, Prolaps, Marisken, Condylomata acuminata, Fissuren usw. erkennbar sind. Schließlich wird nun mit Hilfe eines Gleitmittels der Zeigefinger der rechten Hand in den After eingeführt. Zunächst wird der Analsphinktertonus abgeschätzt, anschließend der Zeigefinger soweit eingeführt, dass möglichst die gesamte Rückseite der Prostata palpiert werden kann (▶ Abb. 1.8). Dabei wird auf die Schleimhautverschieblichkeit über der Prostata geachtet, ferner wird die Größe und Konsistenz der Prostata (Idealfall: etwas weicher als der angespannte Daumenballen) beurteilt. Fühlt sich die

1.2 Anamnese und klinische Untersuchung

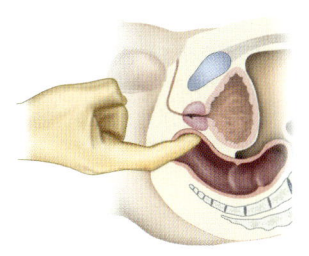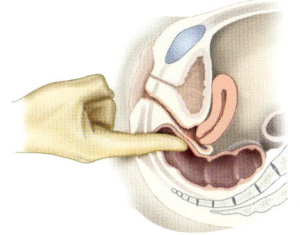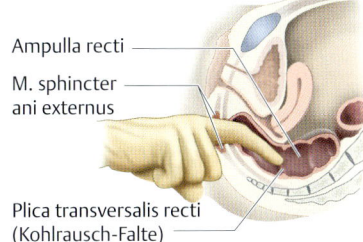

Beim Mann tasten Sie die Prostata. Beurteilen Sie deren Größe, Konsistenz, Abgrenzbarkeit sowie Verschieblichkeit der Schleimhaut.

Bei der Frau tasten Sie die Cervix uteri. Im Bereich der Parametrien lässt sich bei entzündlichen Prozessen der Portioschiebeschmerz auslösen.

Vorgehensweise:
- Führen Sie den Finger unter sanftem Druck in den Anus ein.
- Registrieren Sie den spontanen und willkürlichen Sphinktertonus

Achten Sie auf folgende Tastbefunde:
- derber, höckriger Tumor mit wallartigen Rändern: V. a. Rektumkarzinom
- mehrere weiche Vorwölbungen: V. a. Hämorrhoiden
- weiche, gut verschiebliche Tumore, evtl. gestielt: V. a. Polypen
- harte Skybala bei habitueller Obstipation
- extraluminale Befunde (Myome, Zystozelen, Pessare, Tampons etc.)

Abb. 1.8 Digitorektale Untersuchung. (Füeßl H, Middeke M, Würtemberger G. Duale Reihe. Anamnese und klinische Untersuchung. 5. Aufl. Stuttgart: Thieme; 2014: 256)

Prostata prall elastisch, gespannt an verbunden mit einer Druckschmerzhaftigkeit kann sich dahinter eine akute Prostatitis verbergen.

Ist die Mittelfurche der Prostata bereits nicht mehr palpabel, handelt es sich um eine gutartige Vergrößerung der Prostata. Verhärtungen und Unregelmäßigkeiten der Prostata deuten auf ein malignes Geschehen hin. Eine grob höckrige Prostata könnte auf eine bereits durchgemachte Urogenital-TBC (selten!) hindeuten. Bevor Sie den Finger wieder herausziehen, sollte der Finger in einer Rotationsbewegung die übrigen Anteile des Darmes palpieren, um ein eventuell tief sitzendes Rektumkarzinom nicht zu übersehen.

Bei der Untersuchung des **weiblichen Genitales** ist es unabdingbare Voraussetzung, dass neben der ausführlichen Aufklärung der Patientin über die folgenden Untersuchungsschritte eine Schwester der gesamten(!) Untersuchung beiwohnt.

Die Patientin wird gebeten, auf einem Stuhl Platz zu nehmen, auf dem man in **Steinschnittlage** eine Untersuchung durchführen kann. Die urogynäkologische Untersuchung sollte zügig und ohne Unterbrechung durchgeführt werden. Sie beinhaltet neben der Inspektion und Palpation des äußeren Genitale, die rektale Untersuchung und die Erhebung des neurologischen Status (Reithosenanästhesie, Analeflex usw.). Veränderungen des Harnröhreneingangs oder der gesamten Vulva sind nur in dieser Position feststellbar.

Unklare Befunde sollten dringend mit einem gynäkologischen Kollegen besprochen werden. Um ein besseres Verständnis von der Anatomie zu bekommen, bietet sich eine Spekulumuntersuchung an, mit der sich ein eventueller Descensus vesicae oder auch uteri viel deutlicher darstellen lässt (▶ Abb. 1.9).

In der klinischen Routine kann es vorkommen, dass Sie bei der Frau aufgrund der Umstände bezüglich der vollständigen urogynäkologischen Untersuchung eher zurückhaltend sind, wenn sie keine Beschwerden dahingehend angibt. Es kann hier nur die klare Empfehlung ausgegeben werden, dass in jedem Fall diese Untersuchung wenigstens angeboten werden muss. Lehnt die Patientin die Untersuchung ab, ist dies auf jeden Fall sicherheitshalber zu dokumentieren!

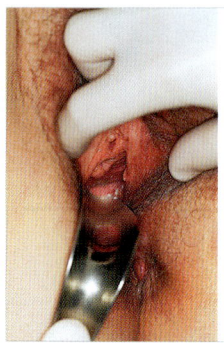 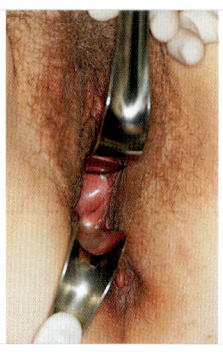 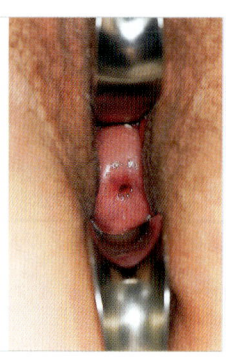

Abb. 1.9 Spekulumeinstellung. (Weyerstahl T, Stauber M. Duale Reihe. Gynäkologie und Geburtshilfe. 4. Aufl. Stuttgart: Thieme; 2013: 144)

1.3 Labordiagnostik und Bakteriologie

S. Sevinc

1.3.1 Uringewinnung

Ein sehr umstrittenes Thema in der täglichen Arbeit in einem Krankenhaus mit zahlreichen Fremdabteilungen ist das Problem der korrekten Uringewinnung.

>
> **Merke**
> Als korrekte Methode der Wahl zur Uringewinnung ist sowohl bei der Frau, als auch beim Mann der „**einwandfrei** gewonnene Mittelstrahlurin" anzusehen.

Jedoch ist das eigentliche Problem der Urinkontamination damit nicht gelöst, da bei der Frau die **sachgerechte** Gewinnung (und damit auch der erhaltene Befund) immer zweifelhaft bleiben. Man bedenke, welche Akrobatik einer Frau bei der Aufgabe abverlangt wird, neben dem Spreizen der Labien auch noch die mittlere Urinportion kontaminationsfrei in der Urobox aufzufangen. Männer haben es da sicherlich einfacher.

Deshalb empfehlen wir weiterhin uneingeschränkt den **Mittelstrahlurin beim Mann**, bei der **Frau** jedoch wird auf einen durch eine entsprechend ausgebildete Krankenschwester durchgeführten sterilen **Einmalkatheterismus** insistiert. Dies ist insofern aus urologischer Sicht wichtig, als dass man unnötige, jedoch trotzdem täglich beobachtete Antibiotikatherapien durch diese Methode zu einem großen Teil verhindern oder umgehen kann.

Bei **Kindern** wird nach wie vor der **suprapubische Blasenpunktionsurin** bevorzugt, mit dem Kontaminationen bei regelrechter Durchführung nahezu zu 100 % vermieden werden können. In der täglichen Praxis werden jedoch häufig besondere, sterile Auffangbeutel benutzt, die um das Genital geklebt werden, da meist ein Wasserlassen auf Aufforderung unmöglich ist. Mit dem Auffangbeutel kann die Miktion einfach abgewartet werden. Der gewonnene Urin sollte idealerweise sofort weiterverarbeitet werden, da Verzögerungen zu Kontaminationen und Artefakten führen, die das Ergebnis sicher verfälschen.

1.3.2 Urinuntersuchung

Der gewonnene Urin sollte vom behandelnden Arzt **optisch inspiziert** werden, da bereits Verfärbungen, Trübungen bzw. Geruch erste Hinweise auf einen eventuellen Infekt liefern.

Im nächsten Schritt wird der Urin durch ein **semiquantitatives Testverfahren** untersucht. Hierzu gehört der Urinteststreifen (im allgemeinen Sprachgebrauch als „Stix" bekannt geworden). Dieser kann visuell oder automatisiert ausgewertet werden. Auf diesen Teststreifen können folgende **infektionsrelevanten Reaktionen** nachvollzogen werden:
- Nitritreaktion (Nitrit positiv: Nachweis von nitratreduzierenden uropathogenen Bakterien)
- Leukozytennachweis (als Beweis für eine bakterielle Infektion)
- Blutnachweis (im Rahmen von Entzündungen oder Tumorgeschehen)
- Eiweißnachweis (Proteinurie – Glomerulopathie?)

- spezifisches Gewicht (z. B. hoch bei Harnwegsinfektionen)
- pH-Wert (z. B. im Rahmen einer Harnwegsinfektion im alkalischen Bereich)

1.3.3 Urinbakteriologie

Weiterhin sollte nur dann eine sogenannte **Urinkultur** (mit Urin benetzte Agarplatten) angelegt werden, wenn man anhand des Urinstatus und der klinischen Symptomatik von einer behandlungspflichtigen Harnwegsinfektion ausgehen muss.

Im Rahmen der **mikrobiologischen Untersuchung** will man Informationen bezüglich Keimzahl, Identifizierung des für die Infektion verantwortlichen Erregers (dies können genauso gut Pilze sein!) und die Resistenzbestimmung gewinnen.

Entsprechend der Art der Uringewinnung wird die sogenannte „**signifikante Bakteriurie nach KASS**" (KASS-Zahl) unterschiedlich definiert:
- Mittelstrahlurin: 10^5 KBE/ml
- Katheterurin: 10^2 KBE/ml
- Punktionsurin: 10^2 KBE/ml

Die Keimzahl wird in koloniebildenden Einheiten (KBE) pro Milliliter angegeben (englisch: Colony forming Units, cfu). Das Überschreiten der genannten Grenzwerte gilt als beweisend für eine behandlungswürdige Infektion.

Das zu erwartende **Keimspektrum** bei unkomplizierten Harnwegsinfektionen umfasst neben E. coli in über 75 % Proteus, Klebsiellen, Enterobacter und Citrobacter spp (▶ Abb. 1.10). Bei komplizierten Harnwegsinfektionen kommen die oben genannten Erreger auch vor, sind jedoch viel seltener als Problemkeime aus dem grampositiven Spektrum wie z. B. Enterokokken, Staphylokokken und Pseudomonaden, die eine viel gewichtigere Rolle spielen.

Die einzuleitende **Antibiotikatherapie** ist von vielen Faktoren abhängig, wie z. B.
- Allergien,
- Immunsuppression,
- lokale Resistenzsituation,
- vorhergehende Antibiotikatherapien,
- persönliche Erfahrung,
- Kosten usw.

Eine eindeutige Empfehlung für dieses oder jenes Medikament darf daher nicht ausgesprochen werden, stattdessen muss von Fall zu Fall neu entschieden werden. Entscheidungshilfen sind natürlich durch die Empfehlungen der entsprechenden Leitlinien der Fachgesellschaften gegeben und müssen evidenzbasiert in die Überlegungen einfließen.

Seitens der **International Society for Chemotherapy** wurde 2012 eine „Task Force für den sparsamen Umgang mit Antibiotika" eingerichtet, die die sog. „**Zehn Gebote**" für den richtigen Gebrauch von Antibiotika veröffentlicht hat:
1. Benutze Antibiotika nur dann, wenn diese auch wirklich gebraucht werden.
2. Benutze das richtige Antibiotikum für die entsprechende Infektion.
3. Wisse um die pharmakokinetische und -dynamische Wirkung des eingesetzten Antibiotikums.
4. Ermutige deine Patienten, die begonnene Antibiotikatherapie durchzuziehen.
5. Vermeide es – nur wenn möglich –, verschiedene Antibiotika gleichzeitig einzusetzen.
6. Vermeide es, qualitativ schlechtere Antibiotika-Generika zu benutzen.
7. Bringe deinen Patienten bei, keine Antibiotika ohne ärztliche Anweisung einzunehmen.
8. Orientiere dich bei der Auswahl des Antibiotikums nur an evidenzbasierten Leitlinien der jeweiligen Fachgesellschaften.
9. Verlasse dich auf die Ergebnisse der mikrobiologischen Untersuchungen.
10. Verschreibe Antibiotika basierend auf Erfahrung und der aktuellen, lokalen Resistenzsituation.

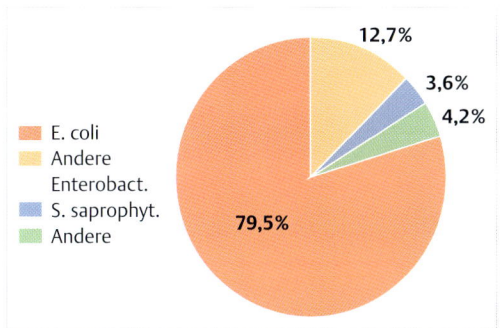

Abb. 1.10 Keimverteilung bei der akuten unkomplizierten Zystitis (n = 1463).

1.3.4 Infektionskrankheiten in der Urologie

Urethritis (Harnröhrenentzündung)

Grundsätzlich wird zwischen einer **Urethritis gonorrhoica** (gonorrhoische Urethritis, GU, Tripper) und einer **Urethritis non gonorrhoica** (nicht gonorrhoische Urethritis, NGU) unterschieden.

▶ **Symptome.** Typische Symptome einer Urethritis sind neben einem möglicherweise übel riechenden Ausfluss (glasig oder trüb, eitrig), Brennen in der Harnröhre und Schmerzen während der Miktion.

▶ **Ursache.** Am ehesten zurückzuführen ist die Urethritis auf sexuellen Kontakt, Manipulationen, allergische Reaktionen (z. B. vaginale Kontrazeptiva) und eventuell Anomalien der Harnröhre (z. B. Urethraldivertikel). Die häufigste Ursache einer Urethritis bleibt jedoch die Infektion.
Das in Frage kommende **Keimspektrum** stellt sich dabei wie folgt dar:
- Neisseria gonorrhoeae
- Chlamydia trachomatis (Serotypen D-K, häufigste „Sexual transmitted Disease", STD, in den Industrieländern)
- Mycoplasma genitalium
- Ureaplasma urealyticum

In ¼ der Fälle kommt es sogar zur **Keimaszension** mit Beteiligung der hinteren Harnröhre, Prostata bzw. sogar der Nebenhoden. Interessant zu wissen, dass bei Frauen die Urethritis meistens nahezu asymptomatisch verläuft. Hieraus ergibt sich die Indikation zur Mitbeurteilung und Mitbehandlung des Sexualpartners zur Vermeidung eines Ping-Pong-Effekts.

▶ **Diagnostik.** Nach einer ausführlichen körperlichen Untersuchung sollten **Abstriche** entnommen werden:
- Mann: urethral (evtl. anal und pharyngeal)
- Frau: urethral, endozervikal, anal und pharyngeal

▶ **Therapie.** Die Therapie der Urethritis sollte mit einem Cephalosporin der 3. Generation (Ceftriaxon oder Cefixim) und Azithromycin als „Single Shot" erfolgen. Bei Allergien sollte das Resistogramm abgewartet werden. Es besteht in Deutschland seit 2001 keine Meldepflicht mehr für Gonorrhö, außer in Sachsen. Weiterhin sollte für mindestens 14 Tage sexuelle Karenz eingehalten werden.

Zystitis (Blasenentzündung)

> **Merke**
>
> Die akute unkomplizierte Zystitis tritt bei 50 % aller Frauen wenigstens einmal im Leben auf und stellt damit das häufigste Krankheitsbild einer Harnwegsinfektion dar.

Am allermeisten sind jüngere Frauen im geschlechtsaktiven Alter betroffen.

▶ **Symptome.** Typisch sind das abrupte Auftreten von Beschwerden wie Dysurie, Algurie, imperativer Harndrang und Unterbauchschmerzen.

▶ **Ursache.** Das zu erwartende **Keimspektrum** im Rahmen einer unkomplizierten Zystitis sieht wie folgt aus:
- Escherichia coli
- Proteus
- Klebsiellen
- Staphylococcus saprophyticus

▶ **Therapie.** Die Behandlung einer unkomplizierten Zystitis sollte nahezu nebenwirkungs- und rezidivfrei zur vollständigen Eradikation des jeweiligen Bakteriums führen. Dies ist am einfachsten zu erreichen mit körperlicher Schonung, sexueller Karenz für mindestens 1 Woche, Harndilution (Trinkmenge etwa 3 l/d), Analgetika für 1–3 Tage (z. B. Ibuprofen) und entsprechend den aktuellen Leitlinien **Fosfomycin 3 g p. o.** als Einmalgabe.

Pyelonephritis

Das typische Alter für eine Pyelonephritis liegt zwischen dem 18. und 40. Lebensjahr, also im vornehmlich geschlechtsaktiven Alter.

▶ **Symptome.** Die Symptomatik ist manchmal nicht so eindeutig, wie man sich das wünscht:
- Flankenschmerzen (ein- oder beidseitig),
- Fieber,
- Schüttelfrost,
- ausgeprägtes Krankheitsgefühl

können in wechselnder Ausprägung das klinische Bild dominieren.

Die zystitischen Beschwerden sind meist Initialsymptome, die während der Erkrankung aber auch treue Begleiter sind, jedoch aufgrund der Flankenschmerzen in den Hintergrund treten. Problematisch ist der nicht vorhersehbare sehr **unterschiedliche Verlau**f der Pyelonephritis von völlig unkompliziert bis dramatisch bis hin zur Urosepsis. Entsprechend sind die Patienten sehr ausführlich über mögliche Komplikationen aufzuklären.

▶ **Ursache.** Der Urologe ist unter gegebenen Bedingungen verpflichtet, die Ursache der Pyelonephritis rasch festzulegen, da neben einer üblicherweise aufsteigenden Harnwegsinfektion, die meist medikamentös gut zu therapieren ist, eine eventuelle obstruktive, lebensbedrohliche Uropathie oder eine Abszedierung ausgeschlossen werden muss. Dies geschieht am einfachsten mittels Urosonografie. Liegt eine infizierte Harnstauungsniere vor, sollte die Niere sofort durch eine Harnleiterschiene oder Nephrostomie entlastet werden. Bei Nachweis einer Abszedierung muss evtl. eine Abszessdrainage angelegt werden.

Das **Erregerspektrum** umfasst folgende Bakterien:
- E. coli
- Proteus mirabilis
- Klebsiella pneumoniae

▶ **Therapie.** Die Behandlung der akuten Pyelonephritis beinhaltet folgende Schritte:
- körperliche Schonung (eingeschränkte Bettruhe)
- Volumensubstitution (initial oral, falls nicht ausreichend frühzeitig i. v. bis zu 3 l/d)
- Breitspektrumantibiotikum (z. B. Sultamicillin, Piperacillin/Tazobactamum) vornehmlich i. v. für die ersten 3 Tage bis Antibiogramm vorliegend, anschließend bei Befundbesserung oral weiter für mindestens 14 Tage
- Antiphlogistikum für 3–5 Tage (z. B. Ibuprofen, Diclofenac)
- Dauerkatheterisierung spätestens nach 48 h bei tendenziell nicht abnehmendem Fieber
- tägliche Ultraschallkontrollen der betroffenen Niere und des dazugehörigen Retroperitoneums zum Ausschluss einer wie auch immer gearteten Abszedierung
- bei Befundpersistenz spätestens am 5. Tag der eingeleiteten Therapie triphasische CT der Nieren

Im infektfreien Intervall sollte bei Verdacht auf einen Reflux diesen jungen Frauen eine Miktionszysturethrografie (MCU) angeboten werden.

Bilharziose

Bei der Bilharziose handelt es sich um eine Schistosomiasis ausgelöst durch **Schistosoma haematobium**. Hauptsächlich ist diese Erkrankung im östlichen Mittelmeerraum (insbesondere Ägypten) zu finden.

▶ **Symptome und Diagnostik.** Neben der typischen Symptomatik mit Dysurie und Makrohämaturie sind die sterile Urinkultur und die entsprechende Reiseanamnese zielführend in der Diagnosestellung. Urin sollte gegen 10 Uhr morgens und 14 Uhr mittags (tagesperiodische Peaks) mikroskopisch untersucht werden, eine serologische Testung ist auch möglich.

▶ **Therapie.** Die Beahndlung sollte zunächst medikamentös mittels Praziquantel durchgeführt werden, chirurgische Maßnahmen werden bei Komplikationen, wie z. B. Ureterstenosen, Blasenhalssklerose oder Blasenkarzinom (selten!), eingesetzt.

Prostatitis

Die akute bakterielle Prostatitis wird bedingt durch kanalikuläre Aszension vornehmlich von Escherichia coli mit prostatogenem Reflux von infiziertem Urin.

▶ **Symptome.** Die typische Symptomatik beinhaltet
- Fieber (> 39 °C),
- perineale Schmerzen,
- Defäkationsschmerzen
- allgemeines Krankheitsgefühl,
- erschwertes, schmerzhaftes Wasserlassen mit Restharnbildung.

▶ **Therapie.** Zur antibiotischen Therapie wird aktuell ein Fluorochinolon der 3. Generation (z. B. Levofloxacin) für mindestens 3 Wochen empfohlen. Bei sonografisch nachweisbarem Restharn stellt sich die Indikation zur Anlage einer passageren suprapubischen Harnableitung.

Die gefürchtetste **Komplikation** ist die Ausbildung eines Prostataabszesses (Notfall!), der zügig mittels TUR-P entlastet werden sollte. Eine perineale Drainage ist sicherlich auch möglich, jedoch für den Patienten eine unzumutbare Situation.

Epididymorchitis

▶ **Ursache.** Bei der Epididymorchitis handelt es sich um eine zumeist bakteriell bedingte Entzündung zunächst des Nebenhodens und im Verlauf des Hodens. Die Entzündung hat Ihren **Ursprung zunächst im Harntrakt** (z. B. Langzeitversorgung mit Dauerkatheter, Z. n. TUR-P als postoperative Komplikation usw.) und verlagert sich kanalikulär aszendierend in den Nebenhoden.

▶ **Komplikationen.** Bei verspäteter Diagnose, nicht adäquater antibiotischer Abdeckung oder Nichtbeachtung der konservativen Maßnahmen (Hoden hochlagern und kühlen, körperliche Schonung usw.) kann es zu massiven Einschmelzungsprozessen und Abszessbildungen kommen, die nur noch operativ durch eine radikale Orchiektomie zu lösen sind.

▶ **Symptome und Diagnostik.** Interessanterweise sind selten beide Hoden gleichzeitig betroffen. Die Symptome sind also meist einseitig:
- druckschmerzhafte Nebenhodenschwellung
- Fieber
- allgemeines Krankheitsgefühl
- Skrotalhaut meist ödematös verdickt und gerötet (in fortgeschritteneren Stadien), die aufgehobene Fältelung der Haut, teilweise glänzend
- sonografisch Hyperperfusion und sog. Reizhydrozele
- Miktionsbeschwerden wie Dys- und Pollakisurie

Die Epididymorchitis wird im Kindesalter sehr selten beobachtet und ist dann meist ein Hinweis auf eine noch unentdeckte **Blasenentleerungsstörung** (eventuell sogar bedingt durch eine urogenitale Fehlbildung). Die Blasenentleerungsstörung ist jedoch bei Männern über 40 Jahre die Ursache schlechthin für Epididymitiden und sollte zielgerichtet weiter abgeklärt und therapiert werden.

Das Erregerspektrum umfasst Enterobakterien und Pseudomonas aeruginosa.

Männer unter 40 Jahren sollten bezüglich der Sexualpartner befragt und dahingehend untersucht werden. Das Erregerspektrum umfasst hier die typischen STD-Erreger (z. B. Chlamydien und Neisserien).

▶ **Therapie.** Üblicherweise wird zur Therapie ein Fluorochinolon der dritten Generation für etwa 10–14 Tage eingesetzt (z. B. Levofloxacin). Bei einer sonografisch nachgewiesenen relevanten Restharnbildung über 50 ml ist es sinnvoll, zur schnelleren Sanierung des Infekts eine suprapubische Harnableitung einzulegen, bis im infektfreien Intervall eine definitive Abklärung der Blasenentleerungsstörung erfolgt ist oder nach Sanierung kein Restharn mehr auftritt.

Urogenitaltuberkulose

Die Urogenital-Tbc ist eine **meldepflichtige** Erkrankung. Sie entsteht meist 1–20 Jahre nach einem Primäraffekt der Lunge oder des Darmes. Bei Veränderung des Immunstatus des Betroffenen kommt es zu einer **Reaktivierung der Tuberkelbakterien**. Es können alle Organe des Urogenitaltrakts befallen werden.

▶ **Symptome.** Sie sind eher als unspezifisch zu definieren. Nur noch selten erlebt man die klassische **Symptomentrias**
- saurer Urin-pH,
- sterile Leukozyturie
- Detritusabgang.

Häufiger sind jedoch Mischinfektionen.

▶ **Diagnostik.** Folgendes Vorgehen erscheint sinnvoll bei Verdacht auf Urogenital-Tbc:
- Familien- und Eigenanamnese
- vollständige körperliche Untersuchung
- Urinkulturen aus 3 Morgenurinproben
- falls möglich: Ejakulatprobe, Exprimaturin, Menstrualblut
- Urosonografie
- triphasische Abdominal-CT (alternativ IVP)
- retrogrades Urethrozystogramm

▶ **Therapie.** Bei nachgewiesener Urogenital-Tbc wird heutzutage eine 6-monatige, **medikamentöse Standardtherapie** als ausreichend angesehen. Eingesetzt werden für insgesamt 6 Monate Isoniazid und Rifampicin, begleitend werden für die ersten beiden Monate der Therapie Pyrazinamid und Ethambutol verabreicht.

Falls das konservativ-medikamentöse Vorgehen nicht ausreicht, sollte man sich vor **operativen Maßnahmen** nicht scheuen. Hierzu gehören Organentfernungen genauso wie auch rekonstruktive

Maßnahmen. Eventuell müssen passager Harnleiterschienen in den Harntrakt eingelegt werden, um den Urinabfluss zu gewährleisten.

1.4 Sonografie in der Urologie
A. Pelzer

1.4.1 Grundlagen
Ausbreitung und Verhalten von Ultraschall

Der Mensch kann Schallwellen zwischen 20 und 16 000 Hz hören, der Frequenzbereich in der Ultrasonografie liegt oberhalb des hörbaren Bereichs (1–18 MHz). Die Ausbreitungsgeschwindigkeit der Schallwelle ist hierbei von der **Dichte und Elastizität des durchdrungenen Mediums** abhängig. Je dichter und härter das Medium, desto schneller bewegt sich die Schallwelle im Medium, d. h. in soliden Geweben breitet sich der Schall schneller aus als in flüssigen Medien oder Gasen. Die Schallwelle wird im durchdrungenen Medium abgeschwächt und verliert an Intensität und Amplitudenhöhe. Strukturen von tieferen Arealen sind daher schwächer abgebildet als oberflächliche Bereiche. Für die Benutzung der verschiedenen Schallköpfe ist es wichtig zu wissen, dass niedrigere Frequenzen tiefer in das Gewebe eindringen können, jedoch eine geringere räumliche Auflösung haben. Die höheren Frequenzen dagegen geben eine detaillierte Darstellung mit entsprechend höherer Auflösung wider, ohne jedoch die hohe Eindringtiefe der Niedrigfrequenz-Schallköpfe zu erreichen.

In biologischem Gewebe können aus Ultraschallsicht 3 Materialien unterschieden werden: gasförmige, weichteildichte und knochendichte (▶ Tab. 1.4). Dabei beeinflusst die **Impedanz** und der Impedanzunterschied der Materialien die Bildgebung direkt. Gas oder luftgefüllte Körper (wie es zum Beispiel der Darm darstellt) führen aufgrund des Impedanzunterschieds zu Gewebe zu einer Totalreflexion. In der Praxis bedeutet das ein Abbruch des Bildes an dieser Grenzfläche. Ist der Impedanzunterschied hingegen klein, wie zwischen unterschiedlichen Weichteilgeweben, so können auch untereinander gelegene Organe dargestellt werden ohne dass es zu einer kompletten Reflexion der Schallwellen am ersten Organ kommt.

Bilderzeugung

Bei der Sonografie wird ein Schallkopf eingesetzt, der Ultraschallwellen aussendet. Diese werden im Körper des Patienten absorbiert oder reflektiert – je nach Gewebeart. Der Schallkopf empfängt die reflektierten Wellen wieder, dient also abwechselnd als Schallsender und -empfänger. Die Zeit, die vergeht, bis das Echo den Schallkopf wieder erreicht, erlaubt die Lokalisation der reflektierenden Grenzfläche auf dem Bildschirm. Die Intensität des Echos wiederum ist abhängig vom Impedanzunterschied, d. h. von den Materialien der untersuchten Organe. Anschließend werden diese Informationen (d. h. die reflektierten Schallwellen) in elektrische Impulse umgewandelt, verstärkt und auf einem Bildschirm dargestellt.

Sichtbar gemacht werden die Informationen auf verschiedenen Weisen (▶ Abb. 1.11):
- **A-Mode (A wie Amplitude):** Ein kurzer Schallimpuls wird ausgesendet und breitet sich im Gewebe aus. Die reflektierten Echos werden aufgrund ihrer Laufzeit und der Dauer bis zu ihrem Wiederauftreffen auf den Schallkopf als Amplitude dargestellt.
- **B-Mode (B wie Brightness):** Die Information wird auf einer Grauwertskala dargestellt. Das bedeutet, dass je nach Höhe der Amplitude ein bestimmter Grauwert zugeordnet wird. Somit kommt es zunächst zu einer eindimensionalen Darstellung der untersuchten Areale. Da jedoch die eintreffenden Informationen kurzzeitig gespeichert werden und die akustischen Achsen versetzt werden, entsteht schlussendlich ein zweidimensionales „Schnittbild" auf unserem

Tab. 1.4 Schallausbreitung in verschiedenen Geweben und Materialien.

Material	V(m/s)	p (g/cm^3)	Z = p x V
Luft	331	0,0012	$41,3 \times 10^{-5}$
Gewebe (Fett, Muskel Wasser usw)	1476–1570	0,928 – 1055	1,37 – 1,66
Knochen	3 360	1,85	6,2

Schallausbreitungsgeschwindigkeit (V), Dichte (p) und Impedanz (Z = p x V)

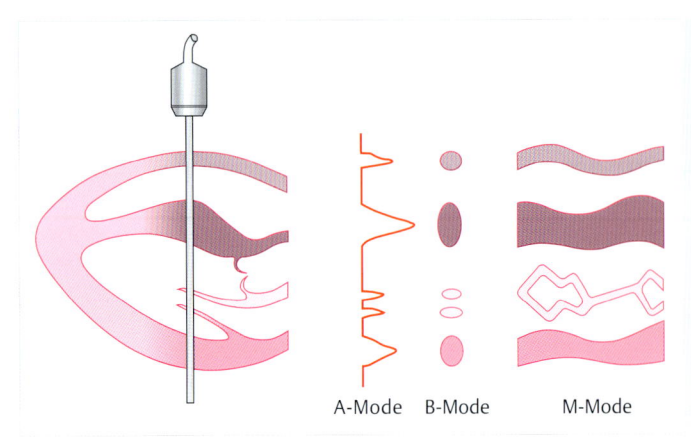

Abb. 1.11 Verdeutlichung der verschiedenen Modi anhand der Schallachse eines bewegten Organs (Herz). (Block B. Der Sono-Trainer. 4. Auflage. Stuttgart: Thieme; 2009)

A-Mode   B-Mode   M-Mode

Monitor. Diese zweidimensionalen Bilder vermitteln eine räumliche Vorstellung von der Größe, Form und Struktur der untersuchten Organe sowie der Weichteilgewebe und Gefäße.
Diese Art der Bilderzeugung spielt in der Urologie die größte Bedeutung.

- **M-Mode** (M wie Motion): Bei der Bilderzeugung, die besonders auch in der Kardiologie verwandt wird und in der Urologie kaum zu finden ist, bleibt die akustische Achse konstant. Stattdessen wandert die Lokalisation der bewegten Strukturen auf der Bildzeile. Es entsteht ein Bild durch Aneinanderreihung zeitlich aufeinanderfolgender B-Mode-Bildinformationszeilen einer akustischen Achse.

1.4.2 US-Geräte und deren Bedienung

Gerätebedienung

Jedes Ultraschallgerät bietet eine Vielzahl von Einstellungsmöglichkeiten. Da die Geräte selten fachspezifisch sind und somit für den Gebrauch in mehreren medizinischen Fachbereichen gebaut werden, sind in der Urologie nicht immer alle Einstellungsmodalitäten von Bedeutung.

Insgesamt besteht jedes Ultraschallgerät aus 3 Einheiten:
- US-Gerät
- Monitor (Plus Bildschirminformationen)
- Schallkopf

Praxistipp

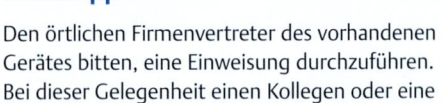

Den örtlichen Firmenvertreter des vorhandenen Gerätes bitten, eine Einweisung durchzuführen. Bei dieser Gelegenheit einen Kollegen oder eine Kollegin als Untersuchungsprobanden gewinnen.

US-Gerät

Wie bereits erwähnt ist es zunächst nicht von Bedeutung, jede kleinste Funktion des Geräts zu kennen. Man sollte sich jedoch kurz die Arbeitsweise des diagnostischen Ultraschalls in Erinnerung rufen. Ultraschallwellen werden ausgesendet, teilweise von Gewebe reflektiert und wieder empfangen. Sowohl die Sendeintensität als auch das empfangene Signal können und sollen eingestellt und optimiert werden. Die **Sendeintensität** beeinflusst die Helligkeit des Bildes. Niedrige Leistung bedeutet ein dunkles Bild, hohe Leistungen ein helles. Auch die **Empfangsverstärkung** beeinflusst die Bildhelligkeit. Ein dunkles Bild bei niedriger Leistung kann durch die Verstärkung des Empfangs aufgehellt, ein helles Bild durch eine Verminderung des Empfanges abgedunkelt werden. Für ein gutes Bild ist eine sorgfältige Abstimmung beider Funktionen aufeinander notwendig. Als Grundregel gilt, dass die Sendeleistung so gering wie möglich gehalten werden sollte. Allerdings führt der Ausgleich einer schwachen Sendeleistung durch eine zu starke Empfangsverstärkung zu einem Rauschen des Bildes. Folgende Funktionen, die es bei allen Geräteherstellern und Geräteversionen gibt, sind wichtig und sollten einzustellen sein. Sie unterscheiden sich lediglich in ihrer in ihrer Form als Drehknopf, Kippschalter oder Touchscreen.

Praxistipp

Die Einstellungen für Bildhelligkeit (Gain), Tiefe, Tiefenausgleich und Standbild (Freeze) sollten vor Beginn einer „schnellen" Untersuchung auch bei bisher fremden Geräten ausfindig gemacht werden. Während die untersuchende Hand (bei Rechtshändern rechts) den Schallkopf führt, „ruht" die linke Hand auf oder am Gerät.

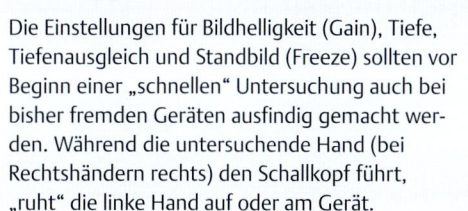

- **Bildhelligkeit** (**Gain**): Der Gain-Regler ist in den meisten Fällen ein Drehknopf, bei dem die Bildhelligkeit eingestellt werden kann. Ist die Bildhelligkeit zu hoch gewählt werden viele Strukturen zwar sichtbar, der Kontrast wird allerdings vermindert. Im Gegensatz dazu ist ein zu dunkles Bild zwar kontrastreicher, lässt aber feine Strukturen nicht erkennen. Während einer Untersuchung sollte man in Abhängigkeit der Untersuchungsbedingungen der für das eigene Auge beste Kompromiss gefunden werden.
- **Bildtiefe** (**Depth**) **und -fokus:** Die Bildtiefe bzw. der Bildausschnitt muss mit den entsprechenden Standardschnitten oder den gewünschten Strukturen verändert werden. Sehr oberflächige Strukturen, wie zum Beispiel das Hodenparenchym oder inguinale Lymphknoten, benötigen eine geringe Tiefe, während insbesondere die Einstellung der Niere je nach Patienteneigenschaften eine Anpassung der Untersuchungstiefe erfordert. Der Fokus sollten dann auf den Mittelpunkt des zu untersuchenden Organs gelegt werden.
- **Tiefenausgleich:** Der Tiefenausgleich erfolgt bei manchen neueren Gerätetypen automatisch oder auf Knopfdruck. Bei allen anderen wird der Tiefenausgleich durch eine Reihe von Schiebeschaltern eingestellt. Mit diesen Schiebeschaltern wird die Helligkeit in verschiedenen Tiefenbereichen getrennt reguliert. Zu Beginn einer Untersuchung sollten sie nach Bestimmung der Tiefe der Untersuchung in einer Mittelstellung liegen, nachdem durch Verstellen des Gain-Drehknopfs die ideale Bildhelligkeit bei gegebenen Untersuchungsbedingungen eingestellt wurde. Anschließend kann die Feineinstellung mit den Reglern im Nah- und Fernbereich zu einem homogenen Bild vorgenommen werden. Häufig liegen die Schieberegler dann annähernd in einer Diagonalen.
- **Standbild** (**Freeze**): Das Betätigen des Freeze-Schalters erlaubt es, Strukturen genauer zu untersuchen, ein Standbild auszudrucken, zu markieren oder auszumessen oder Geräteeinstellungen im Nachhinein anzupassen. Viele dieser Funktionen werden nach Betätigung des Schalters aktiviert und z. B. im Touchscreen oder bei variablen Funktionstasten auf dem Monitor sichtbar. Bei vielen neueren Geräten kann nach Betätigen des Freeze-Schalters mittels Rollball eine gewisse gerätetypische Zeitspanne der Untersuchung abgebildet werden. Dies kann bei unruhigen Patienten oder bei besonders erschwerten Untersuchungsbedingungen genutzt werden, um die Untersuchung in Ruhe und konzentriert erneut zu betrachten und zu bewerten. Des Weiteren kann mit dieser Funktion dem Patienten ein Befund erläutert, diktiert oder mit einem Kollegen diskutiert werden.

Praxistipp

Vor Beginn einer Untersuchung sollte geprüft werden, ob der Freeze- Schalter gedrückt ist und somit bestimmte Funktionstasten unterdrückt oder aktiviert sind.

Monitor

Am Monitor selbst können häufig der Kontrast und die Helligkeit für den Bildschirm selbst eingestellt werden. Diese Einstellungen sind nicht mit der Sendeleistung zu verwechseln, die am Gerät eingestellt werden kann. Daher sollte man diese Funktionen häufig überprüfen, um ein unabsichtliches Verstellen der Einstellungsmöglichkeiten zu verhindern. Je nach Raumlicht sollten diese Einstellungen ausgeglichen eingestellt werden.

Auf dem Monitor selbst werden zahlreiche unterschiedliche **Informationen** dargestellt:
- Der eigentliche Bildausschnitt hat je nach Schallkopf die Form eines (umgekehrten) Kaffeefilters. Schallkopfnah werden die US-Wellen von der Schallkopfoberfläche in die Peripherie ausgesendet.
- Oben links befindet sich ein Symbol zur Schallkopforientierung.

Urologische Diagnostik

- Am rechten Bildschirmausschnitt zeigen sich Informationen die die Frequenz, den verwendeten Schallkopf oder die eingestellte Tiefe betreffen.
- Am Oberrand des Bildschirms muss die Identifikation des untersuchten Patienten angezeigt sein.
- Besonders wichtig für die Dokumentation ist das Piktogramm, das die Position des Schallkopfs in Bezug auf den Körper und die Köperseite angibt.

Schallkopf

Die richtige und qualitativ wertvolle Untersuchung beginnt schon bei der korrekten **Schallkopfhaltung**. Der Schallkopf wird vom Rechtshänder meist mit der rechten Hand geführt. Hierbei bleibt die linke Hand, wie erwähnt, zur Bedienung des Geräts an sich frei. Manche Gerätehersteller bieten direkt an den Schallköpfen Bedienmöglichkeiten für Freeze oder Freeze- und Druckmöglichkeiten an. Der Schallkopf sollte patientennah umfasst werden. Dies ermöglicht eine stabile Position und folglich ein ruhiges Bild.

Ein besonders wichtiger Punkt ist die richtige **Schallkopforientierung**. Jeder Schallkopf besitzt eine seitliche Markierung. Diese ist je nach Gerätehersteller unterschiedlich geformt. Passend hierzu findet sich zur Orientierung auf dem Monitor am oberen linken Bildrand die bereits erwähnte Markierung, die der Schallkopfmarkierung entspricht (Firmen- oder Produktlogo, Kreis oder ähnliches). Beim standardisierten Längsschnitt zeigt die Schallkopfmarkierung immer nach kranial, im Querschnitt immer nach links bzw zur rechten Patientenseite.

1.4.3 Untersuchung

Standardschnitte

Über den Schallkopf erhält man ein zweidimensionales Schnittbild des Körpers. Neben den 3 Standardschnittebenen Quer-, Längs- oder Frontalschnitt gibt es eine unendlich große Anzahl an Schnittebenen und Übergängen.

- **Querschnitt:** Der Schallkopf wird in einem Querschnitt auf dem Körper aufgesetzt. Je nachdem wie der Schallkopf gedreht wird, werden rechts befindliche Körperteile rechts oder links abgebildet. Orientierend muss vereinbarungsgemäß die Schallkopfmarkierung patientenseits rechts gehalten werden. Für die eigene Orientierung sollte man beachten, dass der Untersucher von unten auf das Bild schaut (ähnlich wie bei der Computertomografie) (▶ Abb. 1.12a).
- **Längsschnitt:** Der Schallkopf wird beim Längsschnitt parallel zur Körperlängsachse aufgesetzt. Hier sollten die links im Bild abgebildeten Areale kranial, rechts abgebildete Areale kaudal sein. Der Untersucher blickt von rechts nach links in der Körper hinein (▶ Abb. 1.12b).
- **Frontalschnitt:** Der Schallkopf wird seitlich am Köper an der Frontalebene aufgesetzt. Auch hier werden auf dem Bildschirm links die kranialen

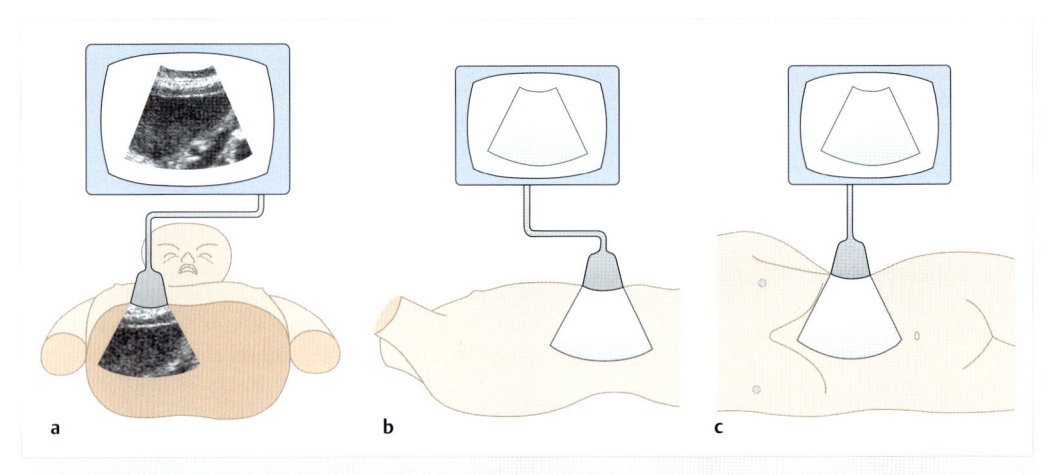

Abb. 1.12 Standardschnitte in der Sonografie. (Block B. Der Sono-Trainer. 4. Aufl. Stuttgart: Thieme; 2009: 4, 5)
a Schnittebene des Querschnitts.
b Schnittebene des Längsschnitts.
c Schnittebene des Frontalschnitts von links.

Körperbereiche abgebildet, rechts die kaudalen. Der Frontalschnitt kann von vorne (links) oder von hinten (rechts) durchgeführt werden (▶ Abb. 1.12c).

Schallkopfbewegungen

Nach den Schallkopfhaltungen ist es wichtig, die Schallkopfbewegungen während der Untersuchung zu kennen (▶ Abb. 1.13). Während der Routineuntersuchung werden die hier vorgestellten Untersuchungsmöglichkeiten kombiniert. Wichtig ist es jedoch, stets eine Standardbewegung durchzuführen, um die Orientierung an der Anatomie nicht zu verlieren.

- **Paralleles Verschieben/Versetzen:** Nach Auffinden des zu untersuchenden Organs in einer Standardschnitttechnik kann das gesamte Organ durch paralleles Verschieben dargestellt, gescannt oder durchgefächert werden. Der Schallkopf wird dabei parallel zur Hautoberfläche verschoben und das Organ oder die Struktur „verfolgt".
- **Kippen/Angulieren**: Je nach Position und Schallfenster ist es sinnvoll den Schallkopf zu angulieren. Dies ist insbesondere im Zwischenrippenbereich günstig, um durch ein relativ kleines Schallfenster die Gesamtheit des Organes abzubilden. Die Position des Schallkopfs auf dem Köper bleibt dabei gleich, er wird lediglich nach kaudal oder kranial gekippt.
- **Drehen/Rotieren**: Soll eine Pathologie oder ein Organ in verschiedenen Standardschnitten dargestellt werden, ist es hilfreich, direkt über der zu untersuchenden Struktur zu drehen. Gleichzeitig benötig man diese Technik, um die Achse der Schallkopfs an der Achse des Organs anzupassen, da nicht alle Organe und Strukturen im Körper streng Längs oder Quer liegen.

Schallkopfarten

- **Sektorenschallkopf:** Beim Sektorenschallkopf wird das Schallfeld fächerförmig über das Untersuchungsfeld geschwenkt. Dieses geschieht entweder mechanisch oder elektronisch. Der US-Schallkopf erzeugt somit schallkopfnah ein schmales und schallkopffern ein breites Bild. Der Schallkopf selbst ist dabei relativ klein und hat eine geringe Ankopplungsfläche. Nachteilig ist die schlechte Auflösung schallkopfnaher Strukturen. Der Sektorschallkopf findet in er Urologie selten Verwendung.
- **Linearschallkopf:** Beim Linearschallkopf wird das Schallfeld durch parallel angeordnete Schallwandler erzeugt. Der Schallkopf liefert damit ein

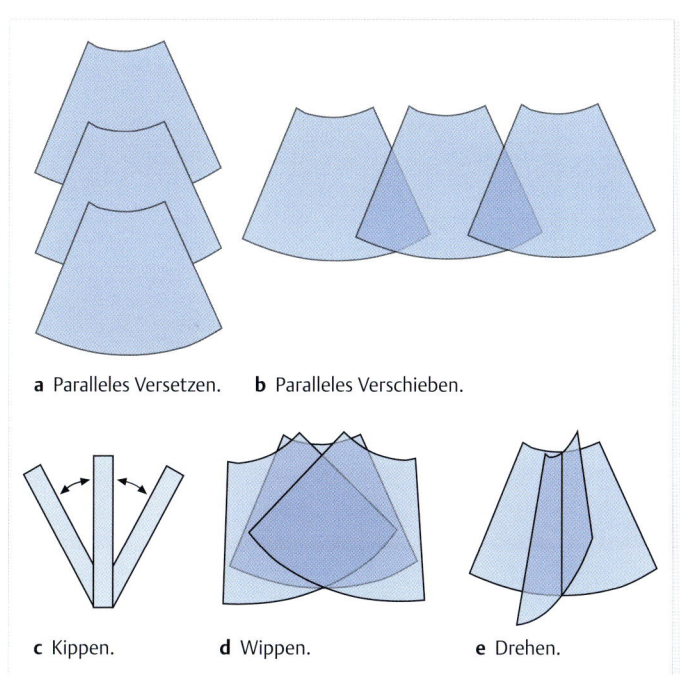

Abb. 1.13 Bewegungen des Schallkopfs. (Block B. Der Sono-Trainer. 4. Auflage. Stuttgart: Thieme; 2009: 7)

a Paralleles Versetzen.   **b** Paralleles Verschieben.

c Kippen.   **d** Wippen.   **e** Drehen.

rechteckiges Bild. Von Vorteil ist eine gute Auflösung schallkopfnaher Strukturen. Die Ankopplungsfläche ist dabei relativ groß. Typisches Anwendungsbeispiel in der Urologie ist die Ultraschalluntersuchung des Hoden.
- **Konvexschallkopf:** Beim Konvexschallkopf sind die Wandlerelemente wie beim Linearschallkopf linear angeordnet, dies allerdings auf einer konvexen Oberfläche. Dadurch entsteht, ähnlich wie beim Sektorenschallkopf, ein fächerförmiges Bild, das allerdings schallkopfnah wesentlich breiter ist. Der Vorteil dieses Schallkopfs ist der Kompromiss zwischen Sektor und Linearschallkopf. Nachteilig ist die abnehmende Liniendichte in der Tiefe. Typisches Anwendungsbeispiel in der Urologie ist die Ultraschalluntersuchung der Blase oder der Niere.
- **Transrektaler Schallkopf:** Ein besonderer endokavitärer Schallkopf ist der transrektale Schallkopf. Hier können am stabförmigen Ultraschallkopf die Wandlerelemente in verschiedenen Anordnungen angebracht werden. Man spricht, je nach Anordnung, von sogenannten Endfire- oder Sidefire-Schallköpfen oder aber auch von biplanaren Schallköpfen (▶ Abb. 1.14a). Den Endfire-Schallkopf (▶ Abb. 1.14b) stellt man sich am besten als einen verlängerten und verkleinerten Konvexschallkopf vor, beim Sidefire-Schallkopf liegen die Wandlerelemente seitlich des Untersuchungsstabs und der biplanare Schallkopf versucht beide Arten zu verbinden. Je nach Schallkopfart muss der Schallkopf zur Erhaltung eines sagittalen oder transversalen Schallbilds rotiert werden. Typisches Anwendungsbeispiel in der Urologie ist der transrektale Ultraschall.
- **Spezielle Ultraschallköpfe/Funktionsschallköpfe:** Hier sind als Beispiele die laparoskopischen Schallköpfe oder endokavitären Schallköpfe zu nennen. Durch Miniaturisierung der Schallkopfelemente gelingt es zunehmend auch in kleinste Räume oder unter besonderen Untersuchungsbedingungen, zum Beispiel während der robotisch-unterstützten Laparoskopie, die geeigneten Schallköpfe anzubieten. Andere spezielle Schallköpfe haben Aussparungen für die Punktion von Organen.

Ultraschallsprache

Um Strukturen im Ultraschallbild beschreiben oder sich über solche verständigen zu können, behilft man sich mit Kontrastbenennungen, der sogenannten **Echogenität**. Echoreich, echoarm und echofrei können Relationen zwischen Organen

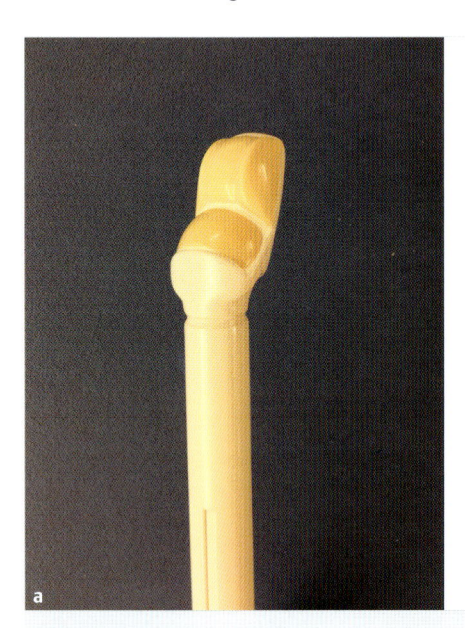

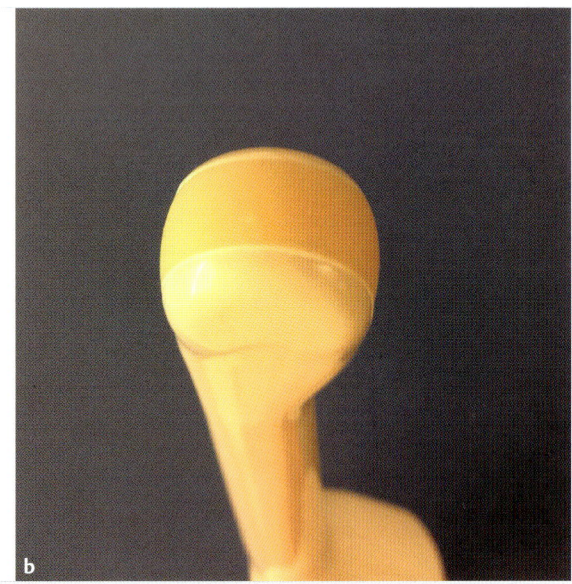

Abb. 1.14 Transrektale Schallköpfe.
a Biplanarer Schallkopf. Mit dem biplanen Schallkopf können transversale und sagittale Ebene gleichzeitig demonstriert werden.
b Endfire-Schallkopf. Mit dem Endfire-Schallkopf kann eine optimale Beweglichkeit erzielt werden.

herstellen, sowie die Strukturen des Gewebes im Ultraschall beschreiben.

Ein Standard-Ultraschallbild hat viele verschiedene Graustufen. Je nach Dichte des Gewebes werden die Ultraschallwellen unterschiedlich stark reflektiert. Folglich entstehen schwarze (echofreie), dunkle (echoarme) und helle (echoreiche) Strukturen. Echoarm sind klare Flüssigkeiten, wie zum Beispiel Urin in einer gefüllten Harnblase, Galle oder ein seröser Erguss. Echoarm stellt sich auch Muskelgewebe oder die Leber dar. Echoreich sind stark reflektierende Strukturen wie Knochengewebe eine Organkapsel oder auch ein frisches Hämatom. Die Echogenität ist dabei immer in Relation zu sehen und zu beschreiben.

Artefakte

Artefakte im Ultraschall sind durch die Technik bedingte Echos oder Echodarstellungen, die nicht der Anatomie entsprechen.
- **Rauschen:** Als Rauschen bezeichnet man das Auftreten kleiner Reflexe, besonders in schallkopfnahen Bereichen zystischer oder flüssigkeitsgefüllter Strukturen, wie zum Beispiel die Harnblase. Durch Verringerung der Verstärkung lässt sich das Rauschen verringern (▶ Abb. 1.15a).
- **Schallschatten:** Schallschatten entstehen durch die Unmöglichkeit des Schalles durch bestimmte Strukturen hindurch zu dringen (Totalreflexion). Typischerweise finden wir dies hinter Nieren- oder Blasensteinen oder hinter Luft (▶ Abb. 1.15b).
- **Dorsale Schallverstärkung:** Die dorsale Schallverstärkung beschreibt das Phänomen, dass hinter zystischen oder flüssigkeitsgefüllten Hohlräumen Strukturen echoreicher als die Umgebung abgebildet werden. Ursache ist der geringere Energieverlust des Ultraschalls beim Durchdringen der Flüssigkeit. Es handelt sich daher eigentlich nicht um eine Schallverstärkung, sondern viel eher um eine geringere Abschwächung des Schalles (▶ Abb. 1.15c).
- **Zystenrandschatten:** Beim Zystenrandschatten handelt es sich um einen schmalen Schallschatten, der am Randbereich zystischer Strukturen auftritt, zum Beispiel Nierenzysten. Durch Brechung und Streuung des Schalles beim tangentialen Auftreffen an der Zystenwand wird dieser mit Energieverlust in die Tiefe weitergeleitet – es

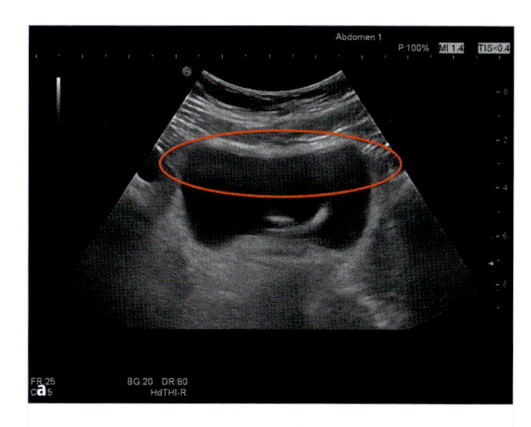

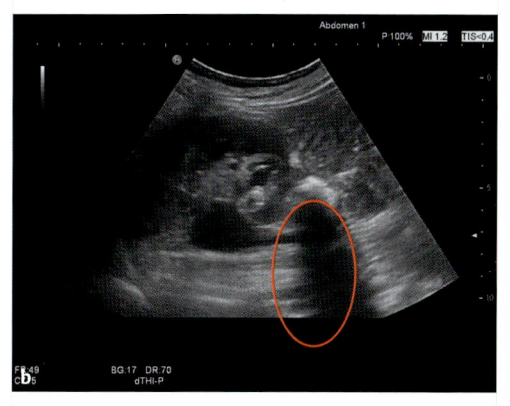

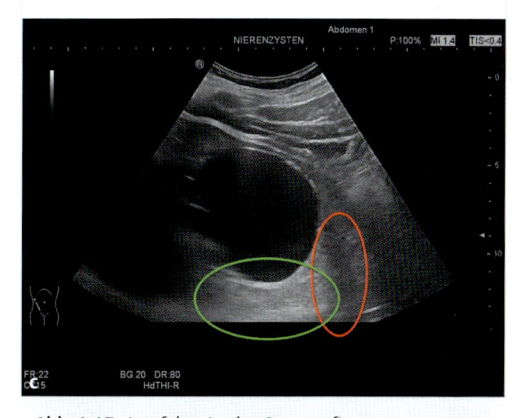

Abb. 1.15 Artefakte in der Sonografie.
a Bildrauschen (roter Kreis) dargestellt in einer gefüllten Blase mit innenliegenden „Doppel-J".
b Schallschatten (roter Kreis) am Beispiel von mit Luft gefülltem Darm, der an einer Niere angelagert ist. Gut zu sehen die Schallverstärkung beim Auftreffen auf Luft mit dahinterliegenden Schallschatten.
c Dorsale Schallverstärkung (grüner Kreis) und Zystenrandschatten (roter Kreis) am Beispiel einer großen Nierenzyste.

resultiert eine Schallabschwächung, die als Schatten imponiert (▶ Abb. 1.15c).

Dokumentation

Bei der Dokumentation der durchgeführten Untersuchung muss große Sorgfalt gewährleistet sein. Folgendes ist dabei zu beachten:
- Ist der Name des Patienten auf den dokumentierten Bildern richtig eingegeben?
- Ist das Untersuchungsdatum angegeben?
- Ist eine Fragestellung bzw. ist die Indikation angegeben?
- Stimmt die dem Standard zugeordnete Bildausrichtung (z. B. kranial = links/oben, kaudal = rechts/unten)?
- Bei Normalbefunden: Reicht die Darstellung der Schnittebenen zur Belegung des Normalbefunds im Sinne der Fragestellung?
- Sind Pathologien in mindestens 2 Ebenen dargestellt?
- Sind ggf. eingeschränkte Untersuchungsbedingungen bzw. Beurteilbarkeit angegeben?

Tipps & Tricks

- **Übung:** Üben sie wann immer es geht. Zu Beginn bilden sie vielleicht eine Übungsgruppe oder suchen sie sich einen Kollegen oder eine Kollegin die auch üben möchte und probieren sie so viel aus wie möglich. Nutzen sie die Tatsache, dass eine US-Untersuchung keine Nebenwirkungen macht und kostenfrei ist. Sie werden sehen, wie viel Spaß der Umgang mit Ultraschall macht und wie viele Fragestellungen sie nichtinvasiv beantworten können. Ein guter Ultraschaller ist für jede Abteilung sehr wertvoll!
- **Hygiene:** Es ist strikt auf Hygiene zu achten. Schallkopf reinigen nach jeder Untersuchung. Nicht mit der Ultraschallhand das Gerät bedienen (rechte Hand = US-Hand, linke Hand = Gerätebedienung).
- **Gerätepflege:** Über das Netzkabel zu fahren schädigt auf Dauer das Gerät. Ständiges einseitiges Kabeldrehen vermeiden. Keine scharfen Desinfektionslösungen auf die US-Köpfe – dafür gibt es geeignete Reinigungsmittel (siehe Hersteller). Wenn sie ein gutes US-Gerät in ihrer Abteilung haben: Bitten sie alle um sorgsamen Umgang mit dem Gerät – es wird ihnen wichtige Dienste leisten und viele sind teurer als sie aussehen.
- **Dokumentation:** Eine nicht ordentlich dokumentierte US-Untersuchung ist kein Kavaliersdelikt. Sofort nach der Untersuchung zu dokumentieren, hat sich bewährt, dazu die durchgeführten Bilder anschauen. Ggf. Befunde mit Kollegen diskutieren und vergleichen.
- **Piktogramm:** Unbedingt das Piktogramm benutzen und richtig einstellen. Jeder Hersteller hat eine Vielzahl vorgefertigter Piktogramme, die schnell aufzurufen und leicht anzupassen sind. Eine Untersuchung mit falschem Piktogramm ist eine fachlich falsche US-Untersuchung.
- **Raumlicht:** Raumlicht nicht zu hell einstellen. Häufig genügt eine auf einen Arbeitsplatz gerichtete OP- oder Schreibtischlampe aus, deren Licht sich nicht im Monitor spiegeln sollte.
- **Temperatur:** Für die meisten Untersuchungen muss der Patient Teile seiner Kleidung ausziehen. Schaffen sie daher einen nicht zu kühlen, angenehmen Untersuchungsort und die nötige Diskretion. Ein vorgewärmtes US-Gel sorgt für eine angenehme Untersuchung.
- **Abdecken nicht untersuchter Areale:** Für sie ist die Untersuchung vielleicht Routine, ein Patient ist es jedoch nicht unbedingt gewohnt, sich vor Fremden zu entkleiden und untersucht zu werden. Daher bitte Körperteile, die nicht untersucht werden, abdecken – dies schützt auch die Kleidung des Patienten vor Flecken durch das Ultraschall-Gel.

1.4.4 Standarduntersuchungen in der Urologie

Niere

- **Anatomie**
  - Die Nieren liegen anatomisch beidseits lateral der Wirbelsäule.
- **Schallkopf**
  - Konvexschallkopf
- **Einstellungen** – Längs- oder Flankenschnitt
  - Der Schallkopf wird in Längsrichtung in der rechten Flanke zwischen vorderer und hinterher Axillarlinie direkt unterhalb des Rippenbogens aufgesetzt. Die Markierung zeigt dabei nach kranial.
  - Alternativ dazu hat sich ein rechtsseitiger oder linksseitiger Flankenschnitt bewährt. Dieser sollte leicht gedreht in Anpassung an die anatomische Achse erfolgen.

- Bei Bildüberlagerungen durch den Darm verschiebt man den Schallkopf parallel weiter nach dorsal.
- Falls Rippen einen ungünstigen Schallschatten werfen, positioniert man den Schallkopf im Rippenzwischenraum.
- Ist es weiterhin schwierig zum Beispiel den Oberpol einzustellen, lässt man den Patienten tief einatmen und die Luft anhalten. Dies bewirkt eine weitere Kaudalverschiebung der Niere.
- **Patientenlagerung**
  - Rückenlagerung oder Seitenlagerung
- **Festzustellende Strukturen**
  - Niere
  - Leber
  - Musculus psoas major
  - Wirbelkörper
  - Harnleiter
  - Nierenbecken
  - Nierenvene und -arterie: Mit Kippen des Schalkopfes kann man sowohl die Nierenvene als auch die Nierenarterie darstellen. Bei weiteren Kippen nach median ist die Vena cava zu beobachten.

> **Merke**
>
> Am Längsschnitt der rechten Niere lässt sich die Ultraschalluntersuchung gut üben. Alle Strukturen sind in der Regel sehr gut sichtbar, Geräteeinstellungen und Funktionen lassen sich gut variieren.

Sonografische Darstellung

Im **Längsschnitt** zeigt sich in der Flanke zentral die Niere. Rechts liegt die Leber direkt an, so dass ein Vergleich des Parenchyms durchgeführt werden kann. Sollte ein flüssigkeitsgefüllter Raum zwischen Leber und Niere in diesem Schnitt dargestellt sein, weist dies auf Aszites, Blut durch Trauma oder andere Flüssigkeiten hin. Der Musculus psoas major ist bds. im Überblick ebenso gut sichtbar, wie die echoreiche Wirbelsäule mit ihren Schallschatten. Der Längsschnitt eignet sich damit besonders gut um Knochen mit seiner echoreichen Eigendarstellung und seinem Schallschatten sowie Muskelgewebe mit seinem streifigen Fasern im Ultraschall kennen zu lernen. Bei qualitativ guten Geräten kann man andere anatomische Details gut erkennen. Das echoarme Parenchym, das heißt die Nierenrinde, kann von dem echoreichen Pyelon, d.h. dem Kelchsystem, abgegrenzt werden. Die echoarmen Markpyramiden sind perlschnurartig nebeneinander angeordnet und können auch mittels Farbdoppler gut abgegrenzt werden. Es ist sehr wichtig, während der Untersuchung beide Nierenpole darzustellen. Nur so kann verhindert werden, dass eine Raumforderung, Steine oder andere Pathologien übersehen werden. Beim gesunden Patienten liegt sie der Leber direkt an.

Folgende **Maße** können für die Niere eruiert werden. Von besonderer Bedeutung für die Funktion der Niere sind die Länge und die Parenchymdicke. Die angegebenen Maße entsprechen Mittelwerten.
- Länge: 9–13 cm
- Breite: 4–6 cm
- Dicke: 3–5 cm
- Parenchymbreite: 1,3–2,5 cm
- Parenchym-ventral-Pyelon-Parenchym-dorsal-Verhältnis:
  - junge Erwachsene: 1:1:1
  - im Alter: 1:2:1
- Atemverschieblichkeit 3–7 cm

Pathologische Befunde

Es gibt mittels Ultraschalltechnik viele zu untersuchende Parameter in der urologischen Bildgebung die in weiterführenden Medien eruiert werden müssen. Für den Anfang sollten zu Beginn die folgenden Pathologien an der Niere erkannt werden.

Harnstauungsnieren

> **Cave**
>
> Genauer gesagt muss zunächst immer von einer „Erweiterung" (Dilatation) gesprochen werden. Der Begriff „Stauung" impliziert eine funktionelle Untersuchung.

- **Ektasie Grad I:** echofreie Erweiterung des Nierenbeckens ohne Erweiterung der Nierenkelche; keine Zeichen der Parenchymatrophie
- **Ektasie Grad II:** echofreie Erweiterung des Nierenbeckens, Kelchhälse und Nierenkelche; keine Zeichen der Parenchymatrophie (▶ Abb. 1.16)

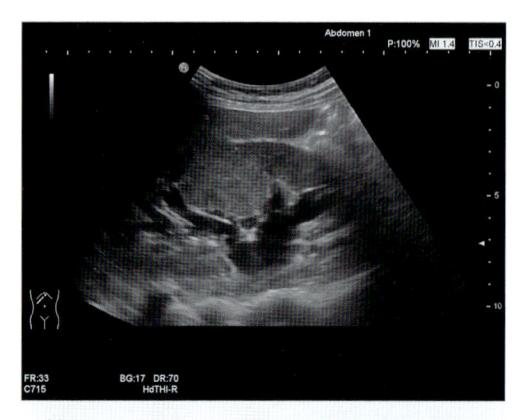

Abb. 1.16 Dilatation Grad II einer rechten Niere. Gut zu erkennen die echofreie Erweiterung des Nierenbeckens, der Kelchhälse und der Nierenkelche.

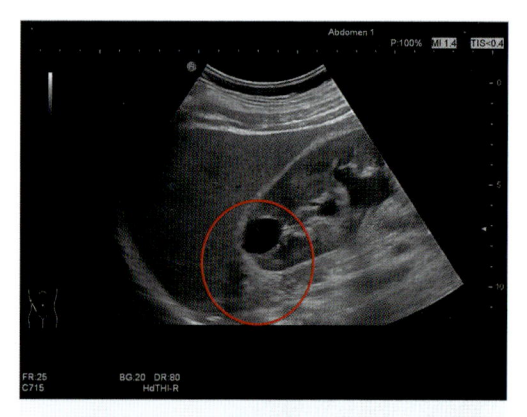

Abb. 1.17 Bosniak-I-Zyste: Einfache Zyste am Oberpol einer rechten Niere. Gut zu erkennen auch Randschatten und dorsale Schallverstärkung.

- **Ektasie Grad III:** massive echofreie Erweiterung des Nierenbeckens und der Nierenkelche; Zeichen der Organatrophie (flache Papillen und stumpfer Fornixwinkel)
- **Ektasie Grad IV:** massive echofreie Erweiterung der Nierenbeckenkelchsystem mit aufgehobenen Grenzen zwischen Kelchen und Pyelon; Nahezu komplette Atrophie des Nierenparenchyms (hydronephrotische Sackniere)

Nierenzysten

In Anlehnung an das für die Computertomografie entworfene Bosniak-System kann die folgende Klassifikation für die Nierenzysten verwandt werden [13]. Es ist aber insbesondere dem Anfänger Vorsicht geraten, sich bei komplizierten Zysten (ab Bosniak II oder IIF) immer und alleine auf die Beurteilung zu verlassen. Zeigt sich eine komplizierte Zyste, ist es ratsam, die Befunde mit einem Kollegen zu diskutieren, nachschallen zu lassen oder dem Patienten eine weitere Bildgebung zukommen zu lassen.

- **Bosniak I:** einfache Zyste, Wand sonografisch nicht sichtbar, echofrei, Schallverstärkung hinter der Zyste, keine Septen, keine Kalkablagerung in der Zystenwand, keine festen Anteile (▶ Abb. 1.17)
- **Bosniak II:** Wand dünn (< 1 mm), wenige, dünne Septen, feine Kalzifizierungen in den Septen oder in der Zystenwand; Dichte (hyperdense) Läsionen: eingedickter, aber immer noch homogener Inhalt, scharf begrenzte Wand
- **Bosniak II F:** minimale Verdickung von Zystenwand oder Septen, dicke oder körnige Verkalkungen; Verlaufskontrollen erforderlich zum Ausschluss von Änderungen der Zysteneigenschaften oder Wachstum
- **Bosniak III:** Wand > 1 mm, dicke Septen, viele Binnenechos, grobschollige Verkalkungen, multilokulär, schwache oder fehlende Schallverstärkung
- **Bosniak IV:** überwiegend zystischer maligner Tumor

Nierentumoren

Nierentumoren zeigen sich als Raumforderung innerhalb des Parenchyms oder vom Parenchym ausgehend (▶ Abb. 1.18). Die Echogenität reicht von echogleich bis zu echodichter als das umgebende Gewebe. Gleichzeitig können zystische oder eingeblutete Areale imponieren. Sehr häufig zeigen sich Nierentumoren nur als Vorwölbung aus der Nierenkontur. Daher ist bei der Routineuntersuchung der Niere gesondert auf solche Vorwölbungen zu achten. Allein sonografisch kann die Bösartigkeit eines Tumors nicht bewiesen werden.

Nierensteine

Nierensteine sind sonografisch charakterisiert durch den hellen, scharf begrenzten Reflex und den Schallschatten. Häufig gelingt das Erkennen insbesondere kleiner Steine nur durch das Vorhandensein eines Schallschattens. Darauf ist gesondert zu achten (▶ Abb. 1.19).

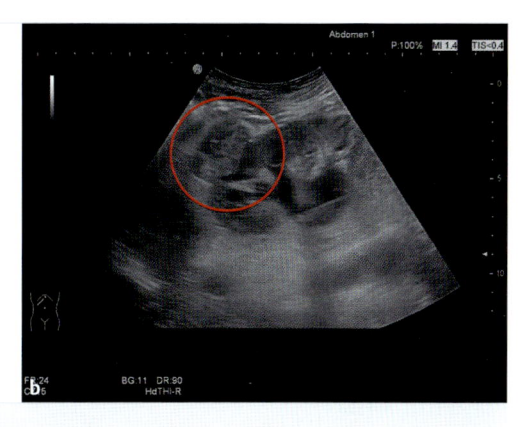

1.4 Sonografie in der Urologie

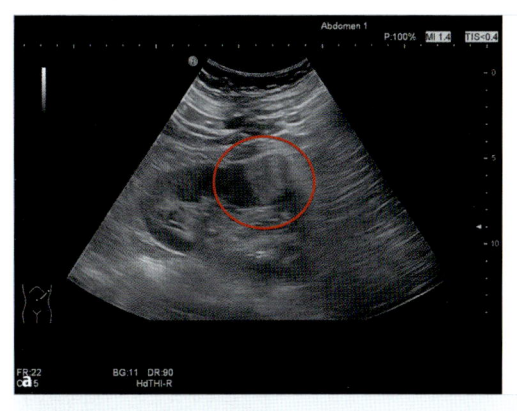

Abb. 1.18 Raumforderungen der Niere.
a Tumor der linken Niere.
b Tumor der rechten Niere.

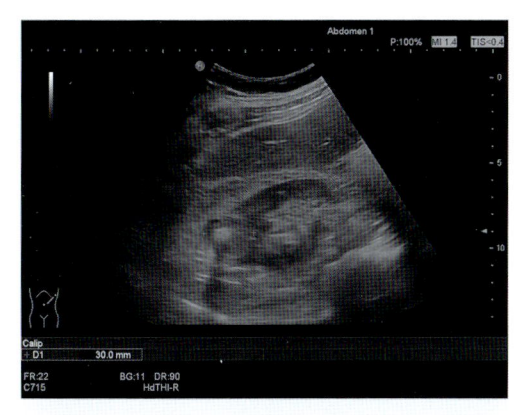

Abb. 1.19 Verkalkte Raumforderungen der linken Niere. Es zeigt sich ein deutlicher Schallschatten, der wie ein Nierenstein imponiert und zu Fehlinterpretationen führen könnte.

Harnblase und Prostata

- **Anatomie**
  - im kleinen Becken
- **Schallkopf**
  - konvex (primär Blase und Übersicht Prostata)
  - transrektal (primär Prostata, Blasenboden mit Ureteren bds.)
- **Einstellung der Blase**
  - primär über einen Querschnitt
  - Der Schallkopf wird auf einer Linie zwischen den beiden Spinae iliaca anterior superior suprapubisch quer aufgesetzt.
  - Die Markierung zeigt nach lateral zum Untersucher.
  - Durch Kippen wird die gesamte Blase dargestellt.
  - Im Anschluss kann auch zum Berechnen des Blaseninhalts ein Längsschnitt in gleicher Ebene durch rotieren des Schallkopfes um 90° erzielt werden.
- **Einstellung der Prostata**
  - je nach Schallkopf nur grob orientierende Untersuchung über den gleichen Schnitt wie die Blase
  - bei allen wichtigen Fragestellungen Untersuchung transrektal mittels sagittalen oder transversalen Schnitten
  - Die meisten der unten angegebenen Untersuchungen orientieren sich an einem tranversalen Schnitt.
  - Bei biplanaren Schallköpfen kann ein sagittaler und transversaler Schnitt gleichzeitig durchgeführt werden. Dies eignet sich besonders für die Prostatabiopsie oder die Vermessung der Prostata.
- **Lagerung** der Patienten
  - Blase: Rückenlagerung
  - Prostata: meist Seiten- oder Steinschnittlage
- **Festzustellende Strukturen**
  - Harnblase
  - Prostata, Gebärmutter oder Ovarien
  - Ureteren
  - Rektum

Sonografische Darstellung der Blase

Die Harnblase variiert je nach Füllungszustand stark an Größe und Ausmaß. Aufgrund des flüssigen Inhalts ist sie deutlich **echofrei bis echoarm** mit dementsprechender starker Schallverstärkung. Dorsal der Harnblase lässt sich die Prostata und anschließend das Rektum einstellen. Die Prostata und das Rektum sind mit dem Konvexschallkopf durch die Entfernung bis zu 10 cm vom Schallkopf nur mit beeinträchtigter Auflösung durch Kippen unter die Symphyse zu untersuchen. Insbesondere bei dilatierten Ureteren lassen sich diese vom Blasenboden und der Ureterenleiste ausgehend als schmales echofreies Band darstellen.

Pathologische Befunde der Blase

Blasentumoren

Blasentumoren lassen sich besonders gut **bei guter Blasenfüllung** darstellen. Dazu muss die Blase von der oben angegebenen Schnittführung durchgefächert und auf in das Lumen hervorragende Tumore geachtet werden. Bei größeren Tumoren erkennt man die papilläre, baumartige Silhouette der Tumoren gut. Es ist aber zu beachten, dass sich die Sonografie nicht für die Nachsorge des Blasentumors eignet.

> **Cave**
> Kleinere Tumoren oder Carcinomata in situ der Harnblase können mit der Sonografie nicht erkannt werden.

Blasensteine

Ähnlich den Nierensteinen imponieren die Blasensteine durch die **dorsale Schallauslöschung** sowie der **totalen Schallreflexion** und des somit echoreichen Bildes des Steines selbst. Auffällig ist häufig das durch Lageveränderung des Patienten ebenfalls der Stein an anderer Position dargestellt werden kann. Ist der Stein durch Lageveränderung nicht mobilisierbar, kann dies auf ein darunter liegendes Karzinom hinweisen.

Sonografische Darstellung der Prostata

Die Prostata lässt sich für alle wichtigen Untersuchungsschritte (z. B. vor Prostataoperationen) am besten transrektal untersuchen. Mit guten Geräten lassen sich die verschiedenen Zonen der Prostata darstellen. Der Basis folgend, dorsal der Blase werden die Samenblasen aufgesucht. Zentral zeigt sich die Urethra, beidseits lateral und dorsal davon

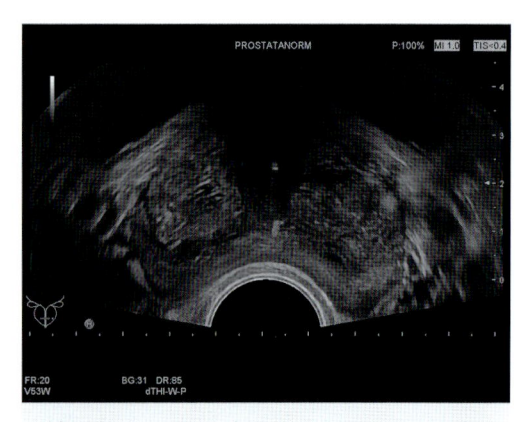

Abb. 1.20 Transversalschnitt einer Prostata, transrektal. Es zeigt sich eine typische heterogene Transitionalzone. Die periphere Zone zeigt sich deutlich homogener. Im Falle einer Prostatabiopsie ist es wichtig, innerhalb der peripheren Zone ausreichend große (> 1 cm lange) Stanzzylinder zu gewinnen

die Übergangszone (Transitionalzone, T-Zone). Dorsal, dem Rektum anliegend, befindet sich die periphere Zone, in der sich die Mehrzahl der Prostatakarzinome entwickeln. Bei fortgeschrittener Hyperplasie der Übergangszone wird die periphere Zone zunehmend verdrängt. In der T-Zone, insbesondere paraurethral, aber auch in anderen Zonen finden sich nicht selten Verkalkungen oder Prostatolithen, die aus eingedicktem, verkalktem Prostatasekret bestehen. Von diesem Schnitt aus lässt sich auch besonders gut der distale Anteil der Harnleiter beidseits untersuchen. Im Falle von distalen, prävesikalen Harnleitersteinen können sie über diese Untersuchungstechnik dargestellt werden (▶ Abb. 1.20).

Spezielle Prostatauntersuchungen

Die transrektale Ultraschalluntersuchung der Prostata stellt einen Sonderfall in der urologischen Sonografie dar. Grund dafür ist die besondere Stellung in der Diagnostik des Prostatakarzinoms. Aus diesem Grunde werden auch einige besondere Untersuchungsmethoden vorgestellt.

B-Mode

Der B-Modus („B" für engl. Brightness Modulation) ist die **klassische Darstellung der Information des Amplitudenmodus**, bei der die Echointensität in Helligkeit umgesetzt wird. Die Summation vieler einzelner B-Modus-Signale ermöglicht das klassi-

1.4 Sonografie in der Urologie

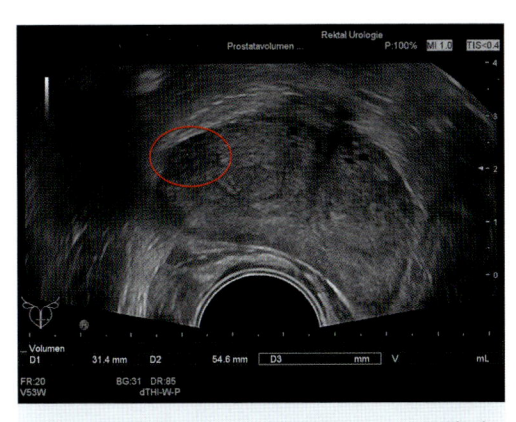

Abb. 1.21 Transversalschnitt einer Prostata, transrektal. Es zeigt sich ein hypoechogener Bereich in der rechten peripheren Zone der Prostata, der mittels Punktionslinie für die transrektale Prostatabiopsie anvisiert wird. Gut zu sehen die zonale Gliederung in periphere und Transitionalzone (innen).

sche 2-D-Modus-B-Bild. Er lässt als Basis für alle weiteren Techniken im transversalen und sagittalen Schnitt die Darstellung des anatomischen Aufbaus der Prostata zu. Dies ist im Einzelnen die Urethra, beidseits lateral und dorsal davon die Übergangszone (T-Zone). Dorsal, dem Rektum anliegend, befindet sich die periphere Zone, in der sich die meisten Prostatakarzinome entwickeln. Bei fortgeschrittener Hyperplasie der Übergangszone wird die periphere Zone zunehmend verdrängt (▶ Abb. 1.21). In der T-Zone, insbesondere paraurethral, aber auch in anderen Zonen finden sich nicht selten Verkalkungen oder Prostatolithen, die aus eingedicktem, verkalktem Prostatasekret bestehen. Aufgrund der sehr schlechten Spezifität und Sensitivität des reinen B-Modus bezüglich der Diagnostik des Prostatakarzinoms sollen zwar hypoechogene Areale in einer Biopsie dargestellt werden, als zusätzliches Diagnostikum eignet sich dieser Modus jedoch nicht. Für den Ultraschall liegen **Sensitivität** und **Spezifität** jeweils bei 75% und 40%, PPV (Positive predictive Value) und NPV (Negative predictive Value) jeweils bei 45% und 72%. Nur unwesentlich verbessert sich die Detektionsrate unter Anwendung der Dopplersonografie [34], [48].

Gut geeignet ist er jedoch für die Planung der Prostatabiopsie oder der Brachytherapie, Messung des Prostatavolumens (T-Zone- oder P-Zone-Volumens) für die mögliche Berechnung der PSA-Dichte oder das Auffinden von größeren Zysten oder Abszessen.

Kontrastverstärkter Ultraschall

Die Verwendung von durch Kontrastmittel verstärkten Ultraschall (CEUS = Contrast-enhanced Ultrasound) hat die Limitationen des reinen Farb- und Power-Dopplers verringert und als erste Innovation in der Prostatakarzinomdiagnostik per Ultraschall neue Möglichkeiten geschaffen. Hauptfortschritt ist das durch das Kontrastmittel verbesserte Darstellungsvermögen in den kleinen und kleinsten Gefäßen der Prostata (zwischen 2 und 7 µm). Die bisher verwendeten US-Kontrastmittel bestehen aus von feinen Lipidhüllen umgebenen Gasbläschen (Microbubbles). Dadurch erklärt sich ihre hohe Reflexivität gegenüber Schallwellen und somit ihre gute „Sichtbarkeit". Die Bläschen sind, anders als die in der CT oder MR eingesetzten Kontrastmittel, „Blood-Pool Agents", d. h. sie diffundieren nicht ins extrazelluläre Gewebe (▶ Abb. 1.22). Bezüglich der Wertigkeit für die Prostatakarzinomdiagnostik gibt es unterschiedliche Meinungen. Einerseits gibt es interessante Ergebnisse bei verschiedenen großen retrospektiven Studien und einer prospektiven Studie mit einer **Sensitivität** von 77,1% mit der Verwendung CEUS vs. 73,4% ohne CEUS und einer **Detektionsrate** von 16% mit CEUS vs. 13% mit TRUS allein (p = 0,04; 6). Andererseits wurde eine große prospektive Multizenterstudie frühzeitig mit nicht erfolgversprechenden Ergebnissen abgebrochen.

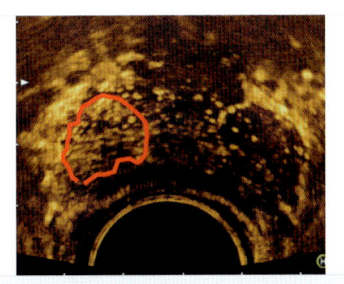

Abb. 1.22 Contrast-enhanced Ultrasound (CEUS) der Prostata und Hyperperfusion.

Fazit

Vor- und Nachteile des kontrastverstärkten Ultraschalls
- Befürworter sagen:
  - live und Echtzeit
  - Möglichkeit in Lipidhülle Medikamente zu transportieren
  - abgebildete Microvessel-Densitiy entspricht Prostatakarzinom
- Kritiker meinen:
  - hohe Kosten des Ultraschallkontrastmittels
  - keine multizentrische Evaluation
  - untersucherabhängig

Echtzeitelastografie

Das **Prinzip** der RTE (Real-Time Elastography) wurde erstmals 1991 von Ophir et al. beschrieben und kann anhand des angegebenen Abbilds erklärt werden [64]. Es basiert auf verminderten Elastizitätseigenschaften in Tumorgewebe im Vergleich zum umliegenden gesunden Gewebe. Der Untersucher übt mit der Ultraschallsonde einen leichten Druck auf das Gewebe aus. Durch die erhöhte Stromadichte des Tumorgewebes ist das Areal mit einem Karzinomherd im Vergleich zum gesunden Gewebe weniger komprimierbar. Diese verminderte Elastizität bzw. Komprimierbarkeit lässt somit indirekt auf die Beschaffenheit des Gewebes schließen. Narbengewebe oder Kalzifikationen können falsch-positiv als verhärtetes Gewebe klassifiziert werden, eine parallele Beurteilung im B-Modus kann jedoch in der Differenzierung von Tumorgewebe helfen. Die auffälligen, verhärteten Areale können dann unter Echtzeitbedingungen gezielt biopsiert und diagnostiziert werden (▶ Abb. 1.23).

Die Echtzeitelastografie der Prostata ist gemessen an den vielen in Pubmed eingetragenen Studien eine bisher gut evaluierte Untersuchungsmethode. In einer sehr frühen Studie mit 404 Patienten konnten König et al. zeigen, dass mit der Anwendung der RTE die Prostatakarzinomdetektionsrate um 20 % gesteigert werden konnte [45]. Spätere Studien zeigen gute **Sensitivitäten** von 75–87 % und **Spezifitäten** von 77–92 %. In neueren Studien wird die RTE auch mit der MRT verglichen und zeigt ihre Vorteile insbesondere in apikalen Bereichen der Prostata [67].

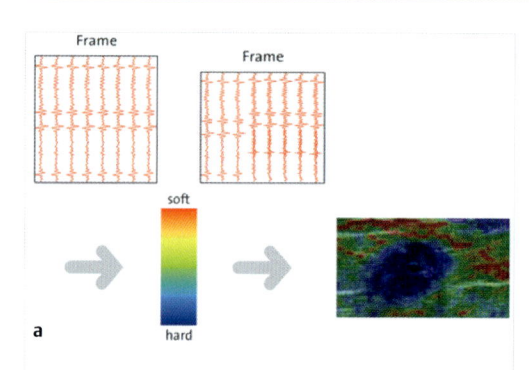

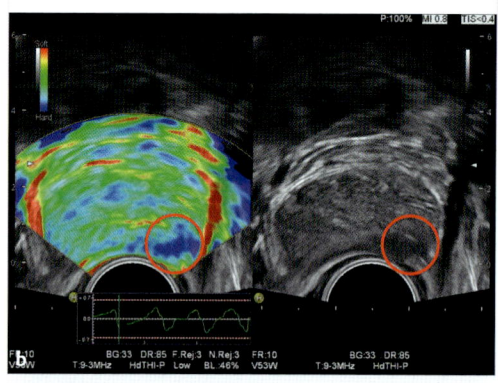

Abb. 1.23 Elastografie (RTE).
a Funktion der Elastografie.
b Elastografisch auffälliges Areal links (Kreis) mit gleichzeitiger hyperechogener Zone im B-Mode. Histologisch Prostatakarzinom.

Die Echtzeitelastografie ist aufgrund ihrer direkt zu erhaltenden Ergebnisse ein zusätzliches diagnostisches Hilfsmittel während der Standardbiopsie der Prostata.

Fazit

Vor- und Nachteile der Echtzeitelastografie
- Befürworter sagen:
  - für jeden schnell zu verwenden
  - live und Echtzeit
  - stark evaluierte Methode (PubMed-Einträge)
- Kritiker meinen:
  - unspezifisch (auch andere Gewebe sind hart in der Prostata)
  - zum Teil aufwendige Lernkurve
  - untersucherabhängig

C-TRUS/ANNA

„Computer-assisted Analysis of transrectal Ultrasound" ist ein datenbankgestütztes Online-Verfahren, das zur **Diagnose von Prostatakrebs** eingesetzt wird, eine bessere Auswertung von Ultraschallbildern ermöglicht und damit zur gezielten Gewebeentnahme (Biopsie) dienen kann. Das C-TRUS/ANNA-System analysiert die Ultraschallbilder transrektaler Untersuchungen und markiert danach karzinomverdächtige Läsionen in der Prostata. Es bedient sich eines Analysesystems, das auf Basis einer großen Zahl an Ultraschallbildern und histologischen Auswertungen von Präparaten nach radikalen Prostatektomien erstellt wurde. Die histologischen Muster werden den entsprechenden Graustufen der US-Bildgebung zugeordnet. Gleichartige Graustufenmuster werden nun in US-Bildern anderer Patienten mit dem Verdacht auf ein Prostatakarzinom gleichgesetzt. Die so erhaltenen statischen Bilder mit farblich markierten karzinomverdächtigen Arealen werden in einem zweiten Schritt mit dem US-Livebild korreliert, um dann anhand von anatomischen Ähnlichkeiten gezielt biopsiert zu werden (▶ Abb. 1.24).

In der wissenschaftlichen Evaluation erreichten Loch und Mitarbeiter insbesondere bei Patienten mit vorherigen negativen Biopsien eine Detektionsrate für das Prostatakarzinom von bis zu 50 %. In anderen Studien aus der gleichen Studiengruppe wurde diese Methode an per Internet übermittelten US-Bildern der Prostata angewendet [27].

Fazit

Vor- und Nachteile der C-TRUS/ANNA
- Befürworter sagen:
  - für jeden zu verwenden
  - keine oder kleine Lernkurve
  - verstärkte Nutzung versteckter Daten, die das menschliche Auge nicht nutzen kann
- Kritiker meinen:
  - keine Echtzeitmethode (Live-Biopsie)
  - nicht für jeden vor Ort selbst durchführbar
  - abhängig von der Qualität zugesandter Ultraschallbilder

Histoscanning

Histoscanning basiert auf einer technischen Innovation, die im Jahre 2008 von Braeckman und Mitarbeitern vorgestellt wurde und von der belgischen Firma Advanced Medical Diagnostics angeboten wird [14]. Das System ist ebenso wie C-TRUS/ANNA kein Ultraschallbildgebungsverfahren, sondern ein computerunterstütztes System, das die Rohdaten eines Ultraschallbilds **mit zuvor gewonnen histologischen Daten vergleicht**. Falls Daten eines zu befundenen Vergleichsbilds mit denen eines Prostatakarzinoms übereinstimmen, werden auch diese dringend verdächtig auf ein Prostatakarzinom eingestuft und eingefärbt. Der Untersucher sieht dann in einem zweiten Untersuchungsschritt (die Analyse der Daten dauert in etwa 15–20 min) auf dem Hintergrund des B-Mode-Bilds die eingefärbten, auf ein Prostatakarzinom verdächtigen Areale. Diese Areale müssen nun im Echtzeitbild anhand von anatomischen Ähnlichkeiten im B-Mode gefunden werden und können dann biopsiert und histologisch auf ein Prostatakarzinom untersucht werden (▶ Abb. 1.25).

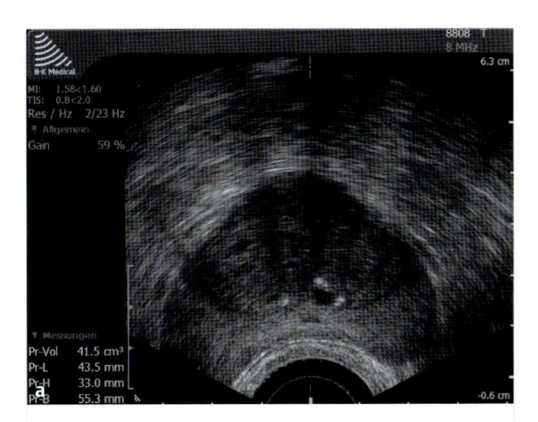

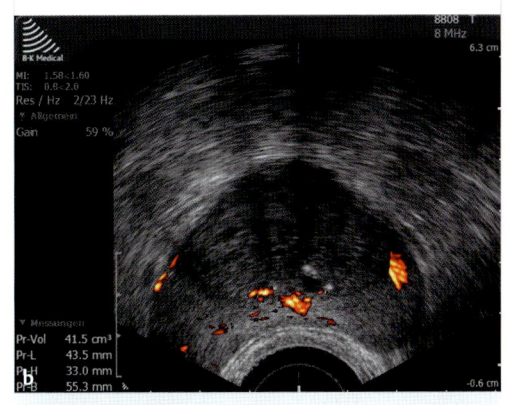

Abb. 1.24 C-TRUS/ANNA.
a Zu analysierendes Ultraschallbild.
b Farblich markierte, karzinomverdächtige Bereiche.

Zwei im British Journal of Urology vorgestellte Arbeiten demonstrierten die Möglichkeiten des Systems, indem sie dem System jeweils ein Testset und ein Trainingsset zur Analyse vorlegten. Hier gelang eine 100%ige Unterscheidung zwischen Prostatakarzinom und benignem Gewebe. In einer anderen Studie zeigte die gleiche Studiengruppe bei 27 Patienten hohe Sensitivitäten und Spezifitäten bei Tumoren > 2 mm [75]. Allerdings benötigt man für Histoscanning eine zusätzliche Arbeitsstation und einen 3D-Ultraschallkopf. Neueste Arbeiten zeigen jedoch kritischere Ergebnisse der Methode. Nach diesen Arbeiten mit relativ großen Fallzahlen konkludieren die Autoren, dass positive Histoscanning-Ergebnisse keinen Rückschluss auf Ergebnisse der finalen Histologie nach RRP zulassen. Zudem korrelierte das in der Pathologie gemessene Prostatakrebsvolumen nicht mit dem per Histoscanning ermittelten Krebsvolumen [73], [74]. Inzwischen wird Histoscanning nach der Insolvenz der Firma nicht mehr vertrieben.

Fazit

Vor- und Nachteile von Histoscanning
- Befürworter sagen:
  - untersucherunabhängig
  - keine oder kleine Lernkurve
  - verstärkte Nutzung versteckter Daten, die das menschliche Auge nicht nutzen kann
- Kritiker meinen:
  - basiert nur auf Charakteristika von 14 Prostatakarzinomen
  - wenig evaluierte Methode (PubMed) oder äußerst kritische Ergebnisse
  - keine Echtzeitmethode (Live-Biopsie)

Multimodale Verfahren

In neuerer Zeit setzen einige Zentren vermehrt auf multimodale Verfahren. Ziel ist es hierbei die Stärken der einzelnen vorgestellten Verfahren zu vereinen und somit dem Patienten die gesamte Bandbreite der modernen Diagnostik zukommen zu lassen.

So hat zum Beispiel die Studiengruppe um Brock an der Rhein-Ruhr Universität Herne die Nachteile der CEUS mit den Vorteilen der RTE kombiniert (▶ Abb. 1.26). Problematisch an der CEUS ist, dass häufig ein Bolus des US-Kontrastmittels nicht ausreicht, um die gesamte Prostata mit An- und Abflutungscharakteristika zu untersuchen. Da aber erst die Gesamtheit des Durchblutungsverhaltens der Prostata hohe Sensitivitäten und Spezifitäten der Untersuchung garantiert, wäre es notwendig, mögliche auffällige Areale einer Vorselektion zu

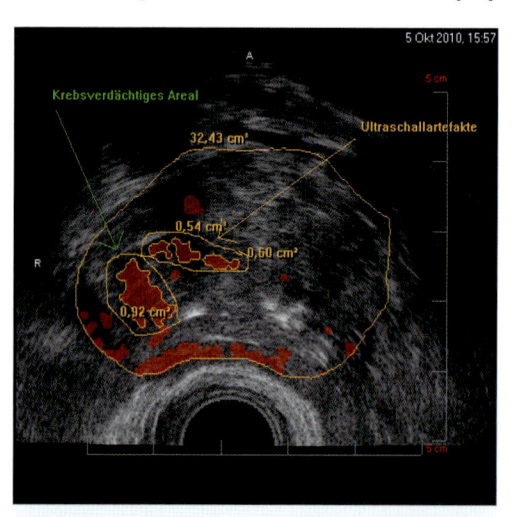

Abb. 1.25 Histoscanning.

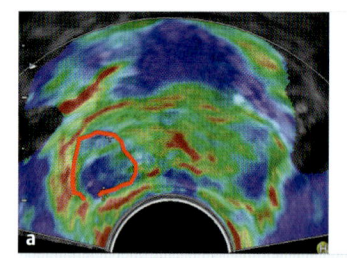

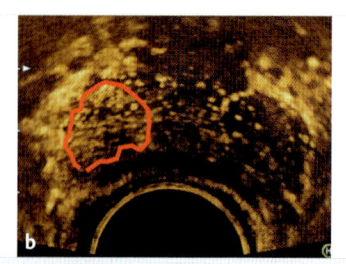

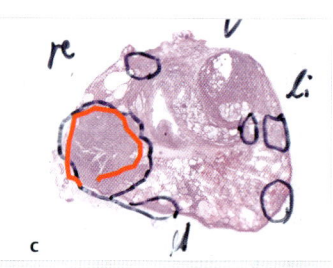

Abb. 1.26 Multimodales Verfahren. (Mit freundlicher Genehmigung von M. Brock.)
a RTE-Screening. Vorselektion mittels Elastografie (RTE). Roter Kreis: reduzierte Elastizität.
b Kontrastverstärkter Ultraschall (CEUS) des Ziels. Roter Kreis: Hyperperfusion.
c Analyse der Daten. Großer schwarzer Kreis links: Prostatakarzinom.

1.4 Sonografie in der Urologie

unterziehen. In ihrer Publikation zeigt die Gruppe, dass mit einer vorangehenden Elastografie zur Evaluation möglicher Prostatakarzinomherde die positive Vorhersagekraft der CEUS von 65 % auf 89 % ansteigt [15].

Neuste Techniken ermöglichen es klassische Untersuchungsmethoden der Urologie wie den US mit klassischen radiologischen Bildgebungen wie der MRT zu kombinieren. So kann man zum Beispiel multimodale MRT-Untersuchungsergebnisse mit dem klassischen B-Mode fusionieren (▶ Abb. 1.27). Zusätzlich können dann die in Echtzeit darstellbaren, im MRT suspekten Areale mittels anderer moderner US-Verfahren wie der Elastografie kombiniert werden. Ein weiterer Vorteil der MRT-US-Fusion ist es, die bisher sehr aufwendigen MRT-gezielten Biopsien auf die leicht zu bedienende US-Einheit zu übertragen und in der Praxis des Urologen den Patienten gangbar zu machen.

Fazit

Vor- und Nachteile multimodaler Verfahren
- Befürworter sagen:
  - Kombination verschiedener moderner Verfahren
  - Echtzeitmethode
- Kritiker meinen:
  - bisher kostenintensive Gerätebeschaffung
  - nicht ausreichend evaluierte Methode (PubMed)

Fazit

Spezielle Prostatauntersuchungen
- viele hoffnungsvolle Entwicklungen in der ultraschallbasierten Prostatadiagnostik in den letzten Jahren
- Alle erwähnten Methoden zeigen neue Wege, die aufgezeigten Probleme in der Qualität und Quantität der Prostatakarzinomdiagnostik zu minimieren.
- Ziele:
  - Die Diagnostik des Prostatakarzinoms auf die Karzinome lenken, die wir diagnostizieren (und therapieren) wollen.
  - Diese neue hochqualitative Diagnostik in der Hand der Urologen halten.

Hodenultraschall

Der Hodenultraschall ist häufig ein Ultraschall der Notfallaufnahme oder zur Untersuchung eines möglichen Hodentumors. Der Hoden lässt sich durch seine anatomische und oberflächige Lage sehr gut schallen.

- Anatomie
  - Erwachsene: Länge 4–5 cm, Dicke 2–3 cm, Volumen 12–30 ml
- Lagerung
  - normale Rückenlagerung
  - Bitte an den Patienten, seinen Penis leicht in Richtung Bauchnabel zu ziehen
- Schallkopf
  - hochauflösender Linearschallkopf von 7,5–10 MHz

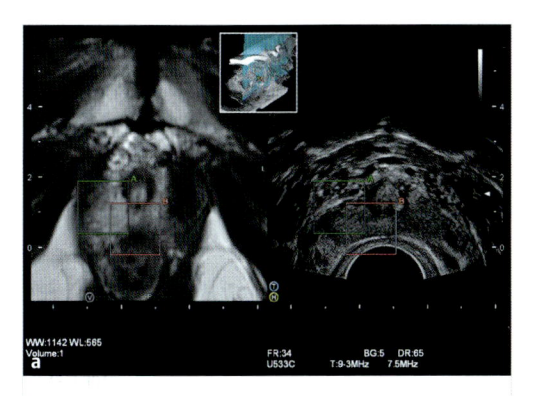

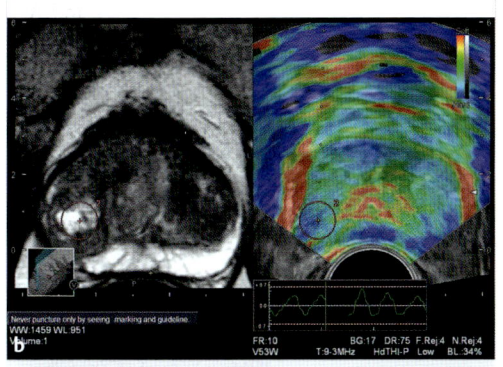

Abb. 1.27 Multimodales Verfahren: MRT-Ultraschall-Fusion.
a Das MRT-Bild (links) kann mit dem Ultraschall-B-Mode-Bild (rechts) fusioniert werden. Digitale MRT-Marker sind direkt im Ultraschall zu sehen.
b Weitere Modalitäten sind zuschaltbar. In diesem Fall kann das MRT-Bild (links) mit der Elastografie (rechts) fusioniert werden. Auch möglich: KM.

- **Festzustellende Strukturen**
  - Hoden mit Hodenparenchym
  - Nebenhoden
  - Samenstrang mit Venenplexus und Arterien
  - ggf. Hydrozele oder offener Processus vaginalis

Sonografischer Normalbefund

Der Hoden zeigt ein homogenes und gleichmäßiges Echomuster, die Tunica albuginea stellt sich dünn echogen dar. Die strahlenförmige Anordnung der Lobuli testes lässt sich erahnen. Der Nebenhoden ist eindeutig vom Hoden abgrenzbar. Manchmal zeigt sich eine kleine Hydrozele oder eine kleine Hydatide ist nachweisbar.

Pathologische Befunde

Hodentumor

In der Sonografie der Hoden manifestiert sich ein Hodentumor typischerweise als **echoarme bis echogemischte Läsion im Hodenparenchym** mit verstärkter Durchblutung (▶ Abb. 1.28). Teratome können zum Beispiel auch als gemischt zystische Strukturen mit harten, totalreflektierenden Arealen imponieren. Wichtig ist es darauf zu achten, ob die Pathologie tatsächlich innerhalb des Hodens liegt, also unter der Tunica albuginea. Raumforderungen außerhalb des eigentlichen Hodenparenchyms sind selten bösartiger Natur.

Hydrozele

Ein typischer Befund in der Sonografie der Hoden ist die **echofreie Flüssigkeitsansammlung im Cavum serosum testis** (▶ Abb. 1.29). Bei der Beurteilung sollte darauf geachtet werden, ob es sich zeitgleich um einen offenen Processus vaginalis handelt.

Hodentorsion und Hydatidentorsion

Im B-Mode zeigen sich erst im fortgeschrittenen Krankheitsstadium der **Hodentorsion** Auffälligkeiten in Form von **Inhomogenitäten des Hodenbinnenechos**. Der Doppler-Ultraschall zeigt fallweise eine fehlende Durchblutung. Dabei muss jedoch beachtet werden, dass die Kapsel- oder Skrotumgefäße von geringerer Bedeutung sind und das Augenmerk auf die intratestikulären Gefäße gelegt werden muss. Manchmal kann eine subtotale Torsion jedoch durch das Bild einer besonders den Nebenhoden oder den Samenstrang betreffenden Hyperperfusion maskiert werden. Daher ist ein Nachweis einer Perfusion in keiner Weise ein Ausschluss einer Hodentorsion. Hier bleibt der Grundsatz bestehen, dass im Zweifel immer eine Freilegung erfolgen muss.

> **Merke**
>
> Der Nachweis einer Perfusion schließt eine Hodentorsion nicht aus!

Bei der klinisch manchmal ähnlichen **Hydatidentorsion** zeigt sich häufig eine geringgradige Hydrozele, eine vergrößerte Appendix testis und der Nachweis einer suffizienten Hodendurchblutung. Auch hier kann klinisch nicht immer sicher von einer Hodentorsion unterschieden werden sodass eine Hodenfreilegung im Zweifel immer erfolgen muss.

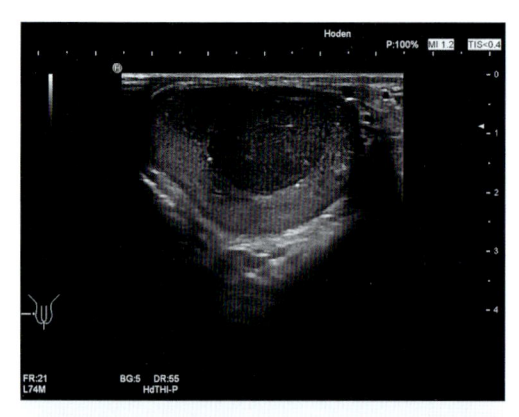

Abb. 1.28 Hodentumor.

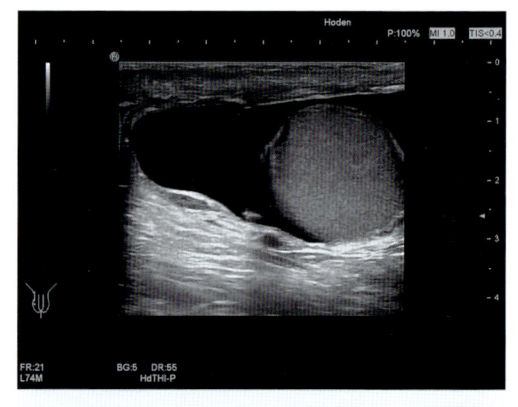

Abb. 1.29 Hydrozele testis. Das eigentliche Hodenparenchym zeigt sich hierbei unauffällig.

1.5 Radiologische Diagnostik

J. T. Heverhagen

Die radiologische Diagnostik hat seit ihrer Entdeckung durch Wilhelm Konrad Röntgen im Jahre 1895 eine rasante Entwicklung erlebt. Heute werden digitale Röntgenbilder in planarer Technik mit einem kleinen Bruchteil der Strahlendosis und mit deutlich höherer Kontrast- und räumlicher Auflösung aufgenommen als noch vor wenigen Jahren. Hinzu kommen zahlreiche Schnittbildverfahren, wie die Computertomografie und die Magnetresonanztomografie, die das Spektrum der radiologischen Diagnostik in den letzten Jahrzehnten deutlich erweitert haben. Auch hier haben die technischen Fortschritte und vor allem die Fortschritte im Bereich der Bildberechnung dafür gesorgt, dass die Untersuchungen in kürzester Zeit und mit nur noch minimaler Strahlendosis durchgeführt werden können. Heute kann die radiologische Diagnostik den Urologen im Patientenprozess unterstützen, ohne dabei diesen Prozess zu verlangsamen. Auch die dabei verwendeten Kontrastmittel sind in ihrer Verträglichkeit und in ihren Nebenwirkungen deutlich verbessert worden, so dass sie heute fast ubiquitär eingesetzt werden können.

1.5.1 Planare Techniken

Die digitale Radiografie hat in den letzten Jahren dafür gesorgt, dass zum einen die Strahlenexposition für den Patienten deutlich verringert wird, zum anderen konnte aber auch die räumliche Auflösung der Aufnahmen nochmals deutlich verbessert werden. Der größte Vorteil der digitalen Technik liegt aber darin, dass es praktisch nicht mehr zu qualitativ schlechten Aufnahmen kommen kann. Die digitale Technik erlaubt es, die Aufnahmen im Nachhinein so zu bearbeiten, dass der Bildeindruck immer gleich gut und homogen ist. Unter- oder Überexpositionen, wie sie früher bei analoger Technik auftraten, kommen heutzutage praktisch nicht mehr vor.

> **Merke**
> Vorteile der planaren Technik:
> - verringere Strahlenexposition
> - verbesserte räumliche Auflösung
> - gleich bleibend gute und homogene Aufnahmequalität

Beckenübersicht

Die Übersichtsaufnahme sollte vom oberen Nierenpol bis zur Symphysis pubis reichen (▶ Abb. 1.30). Auf diesen Aufnahmen kann man vor allem **Kalzifikationen** in Projektion auf den harnableitenden Trakt identifizieren. Um Harnsteine von extrarenalen Verdichtungen oder Artefakten zu unterscheiden, kann man zusätzlich oblique Aufnahmen oder Tomografien anfertigen. Zahlreiche der außerhalb des harnableitenden Trakts gelegenen Kalzifikationen sind auf diesen Übersichtsaufnahmen sichtbar. Dazu gehören verkalkte Lymphknoten, Gallensteine sowie pankreatische, adrenale, splenische und prostatische Verkalkungen. Zusätzlich können im Becken Phlebolithen lokalisiert sein, die kleine, runde Kalzifikationen oftmals mit transparentem Zentrum darstellen.

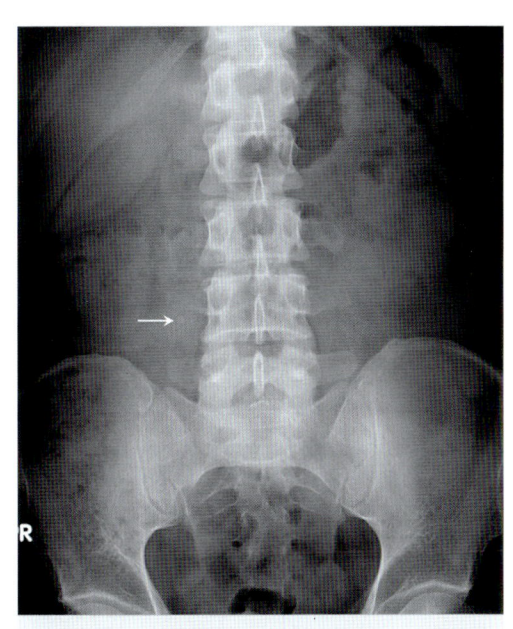

Abb. 1.30 Unauffällige Beckenübersicht. Zu sehen ist ein Stein im rechten mittleren Ureter (Pfeil).

Ausscheidungsurografie

Der Wert der Ausscheidungsurografie (IVP = Pyelografie, ▶ Abb. 1.31), sowie auch der Beckenübersichtsaufnahme, wird kontinuierlich geringer, da die abdominelle Computertomografie (CT) und die CT-Urografie (CTU) die führenden Untersuchungen bei der Suche nach Pathologien des harnableitenden Trakts geworden sind. Es gibt nur noch wenige spezifische Indikationen für IVP bei Erwachsenen. In den meisten Fällen hat die CT beziehungsweise die CTU das IVP ersetzt. Nur wenn speziell das **Nierenbecken oder die Ureter** im Fokus der Fragestellung stehen, kann man noch ein IVP durchführen. Es sollte allerdings nicht mehr durchgeführt werden, wenn die Verdachtsdiagnose im Bereich des Nierenparenchyms liegt. Daher ist bei Patienten mit einer Hämaturie die Durchführung eines IVP nicht mehr indiziert.

Tomografie

Die Tomografie erlaubt es, **Schichtbilder als Teil der Routine-Urografi**e zu akquirieren (▶ Abb. 1.32). Sie erhöht die Sensitivität des Urogramms für raumfordernde Läsionen, da sie Überlagerungen von Darmgas eliminiert. Zusätzlich verbessert die Tomografie die Evaluation des **Nierenbeckenkelchsystems**. Insbesondere minimale Veränderungen der Kelchanatomie oder kleine Läsionen, die Füllungsdefekte im Kelchsystem erzeugen, können besser abgebildet werden. Allerdings geht der Wert der Tomografie im Zeitalter der digitalen Schnittbildgebung immer weiter zurück und nur noch wenige Hersteller bieten die Möglichkeit der Tomografie an.

Normales Ausscheidungsurogramm

Die **Größe der Nieren** hängt stark von der Größe und dem Geschlecht des Patienten ab. Die normale Nierenlänge liegt im Bereich der Länge von 3–4 Wirbelkörpern. Die linke Niere ist generell – im Vergleich zur rechten Niere – geringfügig größer. Größenunterschiede von mehr als 1,5–2 cm weisen meist auf eine Abnormalität hin.

Die Nieren liegen im **Retroperitoneum** parallel zum Musculus psoas. Der Nierenhilus liegt ungefähr auf der Höhe von LWK 2 oder LWK 3. Die normale Niere hat einen **scharfen Rand** und weist eine glatte Kontur auf. So sollte sie im normalen Urogramm zur Darstellung kommen. Das Fehlen von Teilen dieser Grenzlinie kann Ausdruck einer fokalen Abnormalität sein.

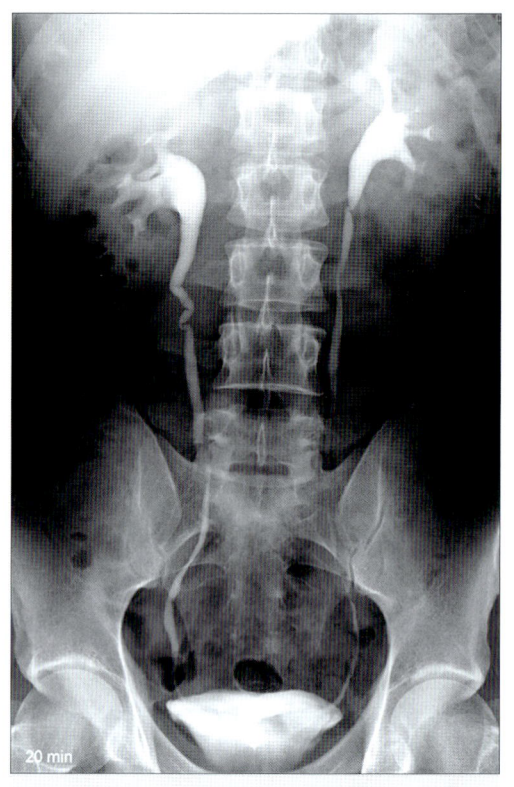

Abb. 1.31 Unauffälliges Ausscheidungsurogramm. Zu erkennen sind beide Ureteren.

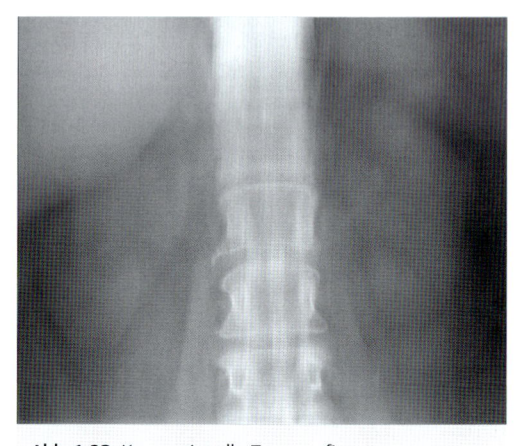

Abb. 1.32 Konventionelle Tomografie.

Die normalen **Kelche** sind sanft gebogen, die normalen Infundibuli verlaufen gerade. Die Kelche älterer Patienten können durch die Akkumulation von Fett in den renalen Sinus komprimiert erscheinen. Obwohl dies Phänomen keine klinische Bedeutung hat, kann es dazu führen, dass die Kelche nicht adäquat distendiert sind. Auch Kreuzungen von Arterien und Venen mit dem Nierenbeckenkelchsystem können zu scharf begrenzten Impressionen führen. Diese dürfen nicht mit Pathologien verwechselt werden.

Das **Nierenbecken** wird von den Hauptkelchen, wenn sie sich dort vereinigen, gebildet. Es weist eine deutliche Varianz zwischen verschiedenen Patienten auf. So kann es entweder komplett intrarenal aber auch komplett extrarenal liegen. Die **Ureteren** gehen kontinuierlich aus dem Nierenbecken hervor. Sie verlaufen nach distal durch die Nierenfaszie. Dann ziehen sie nach vorne bis sie den vordersten Punkt bei der Überkreuzung der iliakalen Gefäße erreichen. Danach gelangen die Ureteren nach unten in das Becken, wo sie zunächst posterolateral und dann anteromedial verlaufen und schließlich im Trigonum in die Blase münden. Im normalen Urogramm können längere Strecken des Ureterlumens nicht sichtbar sein, da peristaltische Wellen dazu führen, dass der Ureter komplett kollabiert.

> **Merke**
> Die Ureteren haben mehrere natürliche Engen. Die erste liegt auf Höhe des Übergangs aus dem Nierenbecken in den Ureter. Die zweite an den Überkreuzungsstellen durch Ovarialgefäße sowie Iliakalgefäße und die dritte Einengung ist am Übergang der Ureteren zur Harnblase.

Größe und Kontur der **Harnblase** variieren vor allem mit ihrem Füllungszustand. Wenn sie gut gefüllt ist, sollte die Blase nahezu rund erscheinen. Von kranial kann die Harnblase durch darüber liegende Beckenorgane, vor allem den Uterus, imprimiert werden. Jede Abweichung der runden Form, die nicht durch extravesikale Strukturen erklärt werden kann, sollte als ein Zeichen einer Wandveränderung gedeutet werden, die eventuell abgeklärt werden muss.

Retrograde Pyelografie

Direkte Injektion von Kontrastmittel in den Ureter verursacht einen Rückfluss des Kontrastmittels und erlaubt die **Darstellung des Ureters und des Nierenbeckenkelchsystems**. Dazu muss die Niere das Kontrastmittel nicht ausscheiden. Distension des Nierenbeckenkelchsystems sowie dessen Kontrastierung kann durch das Volumen und die Konzentration des injizierten Kontrastmittels bestimmt werden. Es handelt sich um eine **invasive Methode**, die erst durchgeführt werden sollte, wenn weniger invasive Methoden nicht zum Ziel geführt haben. Zur Darstellung der Ureteren wird zunächst die Mündung des Ureters zystoskopisch dargestellt und mit einem kleinen Katheter kanüliert. Der Katheter kann dann bis zum Nierenbeckenkelchsystem vorgeschoben werden. Kontrastmittel kann in jeder Höhe appliziert werden. Wenn dabei eine Läsion entdeckt wird, kann diese mittels Biopsie oder Bürstenzytologie pathologisch klassifiziert werden.

Zystografie

Die Zystografie wird durchgeführt, um eine vermutete **Ruptur** der Harnblase, eine vesikale **Fistel** oder einen vesikoureteralen **Reflux** zu verifizieren. Über einen Foley-Katheter werden **ca. 400 ml** Kontrastmittel in die Blase instilliert und Aufnahmen in a.-p., obliquer und seitlicher Position aufgenommen. Zusätzlich sollte immer eine Aufnahme nach Entleerung der Blase erfolgen. Dies erlaubt es Kontrastmittelresiduen, auch außerhalb der Harnblase, sicher zu identifizieren.

1.5.2 Computertomografie

> **Merke**
> Die Computertomografie (CT) ist heutzutage die **führende bildgebende Diagnosemodalität** für die Evaluation der meisten Erkrankungen des harnableitenden Traktes.

Aufgrund ihres Erfolgs ist sie gleichzeitig für den Rückgang im Gebrauch des IVP verantwortlich. Die CT ist neben der MRT heutzutage die primäre bildgebende Modalität zur Evaluation von Pathologien des harnableitenden Trakts. Dazu gehören unter anderem Fehlbildungen, Trauma, Steine, Tumoren, Obstruktionen, Gefäßvarianten sowie postoperative Komplikationen.

Dabei ist zu beachten, dass für die verschiedenen Fragestellungen unterschiedliche Protokolle zum Einsatz kommen. So können Nativaufnahmen ohne Kontrastmittel dazu dienen, um Steine und

Verkalkungen nachzuweisen sowie als Basiswert für die Bestimmung der Kontrastmittelaufnahme, zum Beispiel im Rahmen der Abklärung einer Nierenraumforderung.

> **Merke**
>
> In modernen Mehrzeilen-CT-Scans können die Untersuchungen an die spezifische Fragestellung individuell angepasst werden.

Dabei werden üblicherweise für ein herkömmliches Nierenprotokoll **4 Phasen** akquiriert. Diese Phasen werden aufgeteilt in
- native Phase (vor der Injektion von Kontrastmittel),
- kortikomedulläre Phase (arterielle Anflutung; 15–13 s nach der Injektion),
- nephrografische Phase (Parenchymphase; 60–90 s nach der Injektion),
- Ausscheidungsphase (180–300 s nach der Injektion).

In Abhängigkeit von der Fragestellung können einzelne dieser Phasen ausgelassen und somit die Strahlendosis deutlich gesenkt werden. So wird oftmals bei der Analyse einer Raumforderung der Nieren die kortikomedulläre Phase ausgelassen, da diese wenig zur Analyse der Raumforderung beiträgt. Die Ausscheidungsphase kann häufig exkludiert werden, da sie im Wesentlichen für die Analyse der Harnleiter vorgesehen ist.

Die Analyse von **Nebennierenraumforderungen** in der CT beinhaltet üblicherweise 3 Phasen. Eine native Phase, eine venöse (50–60 s nach der Injektion) sowie eine Spätphase (10–15 min nach der Injektion). Für die Unterscheidung zwischen gutartigen und bösartigen Raumforderungen der Nebenniere reicht oft die Analyse des Fettgehalts der Läsion. Daher sollte zunächst die **Dichte der Läsion** in der nativen Phase bestimmt werden. Liegt diese Dichte unterhalb von 10 Houndsfield Units (HU), ist der Fettgehalt der Läsion groß und das Adenom bewiesen. Auf die weiteren Kontrastmittelphasen kann dann verzichtet werden. Sollte diese Analyse ein Ergebnis von mehr als 10 HU liefern, dient die native Phase als Basiswert für die Analyse der Kontrastmittelanreicherung. Insbesondere das sogenannte „Washout" in der späten Phase spricht für eine maligne Raumforderung. Unter „Washout" versteht man eine Abnahme der HU um mehr als 50 % in der Spätphase im Vergleich zur venösen Phase.

Bei manchen Fragestellungen kann auf die native Phase auch komplett verzichtet werden. So sind bei der Frage nach **Hydronephrose** und **Fehlbildungen** keine nativen Bilder notwendig.

Da die Frage nach einem **Nierentrauma** oft auch mit der Frage nach einer aktiven Blutung einhergeht, sind hier native Bilder dringend notwendig. Die nativen Bilder erlauben in diesem Fall eine Unterscheidung zwischen aktivem Kontrastmittelaustritt und vorbestehenden Kalzifikationen.

Wenn **kleine Raumforderungen im Nierenbeckenkelchsystem** gesucht werden, sollte eine sogenannte Ausscheidungsphase nach ca. 5 min mit aufgenommen werden. Der Kontrast im Nierenbeckenkelchsystem und in den ableitenden Harnwegen erlaubt dann die Differenzierung zwischen der Raumforderung und der umgebenden Flüssigkeit.

Natives CT bei Nierenkoliken

> **Merke**
>
> Das „**Stein-CT**", eine native Dünnschicht-CT-Untersuchung von den Nieren bis zur Harnblase (▶ Abb. 1.33), ist heute die Standarduntersuchung bei Patienten mit dem Verdacht auf Steine im harnableitenden Trakt.

Diese Untersuchung kann optional auch in Bauchlage durchgeführt werden, um Steine im Bereich der Harnleiterostien von Steinen zu unterscheiden, die bereits in der Blase liegen. Um die Strahlendosis niedrig zu halten, insbesondere bei Patienten, die von häufigen Koliken betroffen sind (sogenannte Steinbildner), wurden verschiedene „**Low-Dose**"-**Steinprotokolle** entwickelt. Diese beruhen in der Regel darauf, dass entweder die Röhrenspannung oder der Röhrenstrom gegenüber herkömmlichen Protokollen deutlich verringert werden. Dies führt zu einem erhöhten Rauschen, hat aber keinen Einfluss auf die Detektion von Steinen.

Sollte in einem solchen Stein-CT der **Verdacht auf andere Pathologien**, wie zum Beispiel Raumforderungen im Retroperitoneum oder eine Lymphadenopathie, vermutet werden, ist eine weitere Akquisition nach der Gabe von intravenösem Röntgenkontrastmittel angezeigt. Diese erlaubt es, die Raumforderung näher zu charakterisieren und ins-

1.5 Radiologische Diagnostik

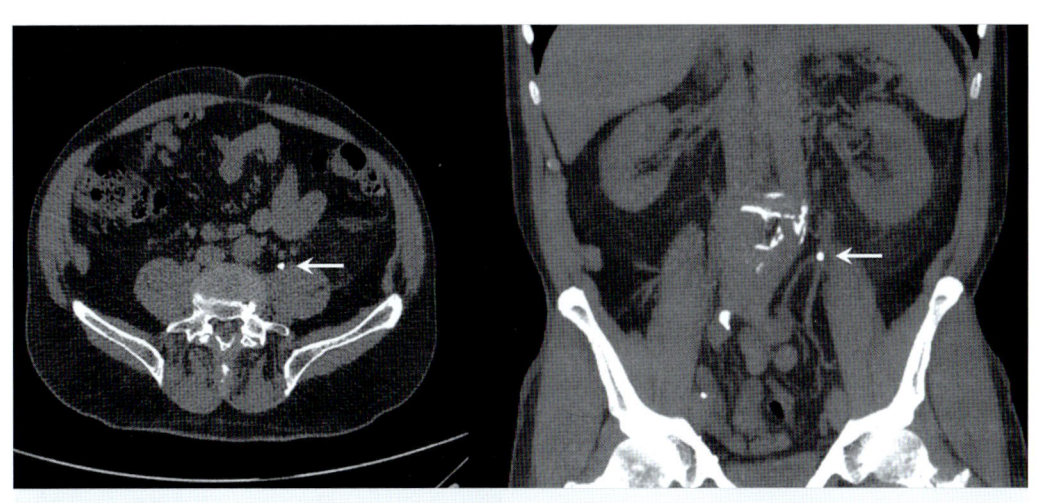

Abb. 1.33 Natives Stein-CT. Konkrement im rechten Ureter als hyperdense Struktur (Pfeil) abgrenzbar.

besondere Lymphknoten von Gefäßen zu unterscheiden.

Urografie/Zystografie

Die **CT-Zystografie** kann die konventionelle Zystografie bei der Analyse von möglichen **Harnblasenrupturen** oder **Fisteln** ersetzen. Für das CT-Zystogramm wird die Harnblase mit **ca. 500 ml** stark verdünntem Röntgenkontrastmittel über einen Foley-Katheter gefüllt. Die Distension, die durch die reine Exkretion von Kontrastmittel über die Nieren erreicht wird, reicht nicht aus, um eine Leckage suffizient auszuschließen. Aufnahmen in nativer Technik oder nach Drainage der Harnblase sind nicht notwendig.

Die CT-Urografie ist die Untersuchung der Wahl bei der **Abklärung einer Hämaturie**. Sie kombiniert die hohe Kontrastauflösung, begünstigt durch das ausgeschiedene Röntgenkontrastmittel, mit der hohen Ortsauflösung der axialen CT-Bilder, um so eine Abbildung des Harntrakts zu ermöglichen. Koronare Rekonstruktionen dieser axialen Bilder erlauben eine Darstellung, die an ein konventionelles Urogramm erinnert. Die CT-Urografie bietet die Möglichkeit gleichzeitig das Nierenparenchym sowie das Urothel zu evaluieren.

Die heutige CT-Technologie erlaubt die Akquisition von isotropen Voxeln, die in den rekonstruierten Ebenen (zum Beispiel koronar) eine räumliche Auflösung ermöglichen, die nahe an die der konventionellen Aufnahmen herankommt. Die modernen CT-Scanner kombinieren dabei die bekannte hohe räumliche Auflösung mit ultraschnellen Bildgebungszeiten. Sie erlauben die artefaktfreie Darstellung des gesamten Abdomens in einem einzigen Atemanhalte-Zyklus.

Die CT-Urografie stellt nicht ein singuläres CT-Protokoll dar, sondern kann **je nach Fragestellung individuell adaptiert** werden. Bei der Frage nach **Harnsteinen** sollte zunächst eine native Aufnahme erfolgen. Dies kann in Low-Dose-Technik erfolgen. Danach werden üblicherweise nephrografische Bilder (60–90 s nach der Injektion von Kontrastmittel) akquiriert. Diese erlauben es, das Nierenparenchym zu evaluieren. Zum Abschluss werden Aufnahmen in der Ausscheidungsphase aufgenommen. Diese liegt ca. 10–15 min nach der Injektion des Kontrastmittels. Diese sollten möglichst mit isotropen Voxeln, als Dünnschichtuntersuchung, aufgenommen werden. Nur so können qualitativ hochwertige Rekonstruktionen, wie zum Beispiel dreidimensionale Maximum-Intensitäts-Projektionen oder zweidimensionale koronare Reformationen, garantiert werden (▶ Abb. 1.34). Dazu kommt, dass nur so die häufig kleinen urothelialen Tumoren nachgewiesen werden können.

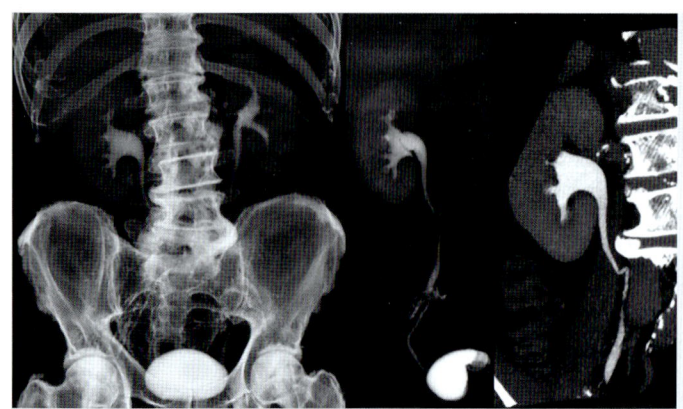

Abb. 1.34 CT-Urogramm. Volumendarstellung des gesamten harnableitenden Traktes (links), Maximum-Intensitätsprojektion des rechten Ureters (Mitte), multiplanare Rekonstruktion des proximalen rechten Ureters (rechts).

CT-Angiografie

> **Merke**
>
> Die CT-Angiografie (CTA) hat die minimal-invasive, interventionelle, katheterbasierte, diagnostische Angiografie heutzutage ersetzt.

Sie erlaubt es, die Aorta und ihre Abgänge bis hin zu kleinen Segmentarterien darzustellen (▶ Abb. 1.35). Sie wird eingesetzt, um nach **Nierenarterienstenosen** zu suchen, die **Anatomie potenzieller Nierenspender** zu evaluieren oder auch die **vaskuläre Versorgung der Niere** vor einer geplanten Nierenteilresektion zu analysieren. Dazu wird ein schneller Kontrastmittelbolus mit ca. **100 ml Kontrastmittel** und einem Fluss von 4–5 ml/s appliziert. Die Ankunft dieses Bolus auf Höhe der Nierenarterien wird mittels CT-Fluoroskopie überwacht, und die CT-Untersuchung dadurch getriggert. Die Untersuchung sollte mit isotroper Voxelgröße durchgeführt werden, um Partialvolumeneffekte und in deren Folge vorgetäuschte Stenosen zu vermeiden. Das Untersuchungsvolumen sollte mindestens vom höchstgelegenen Oberpol bis zum niedrigst gelegenen Unterpol der Nieren reichen. 3D-Darstellungen erleichtern die Übersicht der Anatomie. Sie sind allerdings für die akkurate Analyse nicht geeignet, da oftmals Stenosen über- oder unterschätzt werden. Die Analyse der Originalbilder kann in vielen Fällen Details zeigen, wie zum Beispiel kleine akzessorische Nierenarterien, die die 3D-Rekonstruktionen nicht nachweisen.

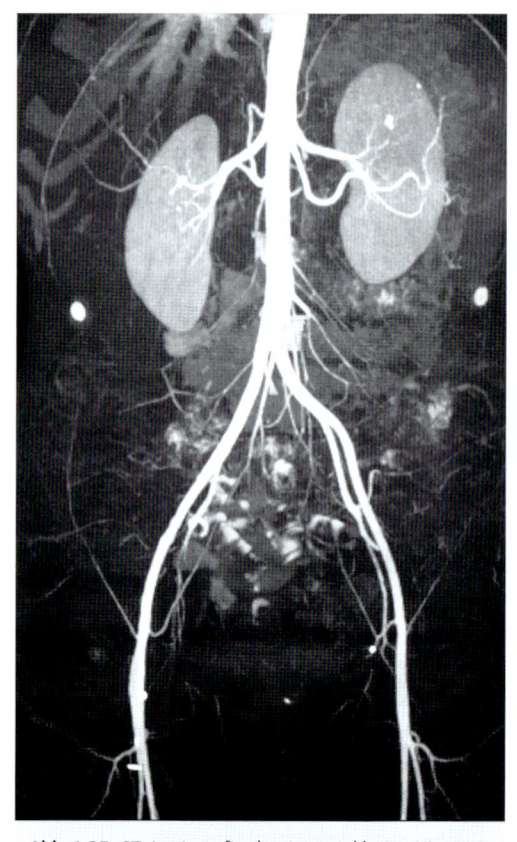

Abb. 1.35 CT-Angiografie der Aorta inklusive Nierenarterien. Maximum-Intensitäts-Projektion.

1.5.3 Magnetresonanztomografie

Die Vielfältigkeit der Magnetresonanztomografie (MRT) mit ihrer großen Anzahl an Pulssequenzen, Kontrasten, Schichtorientierungen, Feldstärken und Kontrastmittelapplikationsschemata hat dazu geführt, dass Vergleiche dieser vielen Kombinationen in sinnvollen klinischen Studien heutzutage nicht mehr möglich sind. Trotzdem haben sich einige Prinzipien in der MRT-Diagnostik durchgesetzt, die es erlauben, die Untersuchungsprotokolle für bestimmte Situationen individuell sinnvoll anzupassen.

Neben der vielfältig genutzten MR-Angiografie (MRA) zur Untersuchung der Nierenarterien hat sich die MRT immer mehr zum Problemlöser auch in der Charakterisierung von Nieren- und Nebennierentumoren sowie im lokalen Staging des Prostatakarzinoms entwickelt. Die MR-Urografie (MRU) wird heutzutage ebenfalls in der täglichen Praxis angewandt.

Raumforderungen der Nieren und Nebennieren

Fettreiche Nebennierenadenome können in der MRT einfach mittels verschiedenster Methoden evaluiert werden. Der Signalabfall in der T1-gewichteten Out-of-Phase-Gradientenechosequenz wird bereits seit vielen Jahren zur Analyse von Raumforderungen der Nebennieren angewendet (▶ Abb. 1.36). Die chemische Verschiebung, die dazu führt, dass Fett und Wasser, die gemeinsam innerhalb eines Voxels vorkommen, zur gegenseitigen Signalauslöschung führen, kann hierbei entweder visuell oder quantitativ ausgewertet werden. Üblicherweise dient die Milz bei diesem Verfahren als eine interne Kontrolle. Sensitivität und Spezifität dieses Verfahrens sind sehr ähnlich der CT-Densitometrie im Nativscan.

> **Cave**
>
> Ein möglicher Fallstrick sind die Metastasen des klarzelligen Nierenzellkarzinoms, die Fett beinhalten können und dadurch ebenfalls zu einem Signalabfall führen. Bei diesen Patienten ist aber im Allgemeinen der Primärtumor bekannt und der Fallstrick kann somit vermieden werden.

Die Untersuchung der Nebennieren wird üblicherweise mit dünnschichtigen axialen und koronaren Aufnahmen durchgeführt. Dabei sollten T2-gewichtete Fast-Spin-Echosequenzen sowie T1-gewichtete Gradientenechosequenzen vor und nach Kontrastmittel zur Anwendung kommen. Die Kontrastmitteldynamik hilft, ähnlich wie in der CT, bei der Unterscheidung von benignen und malignen Raumforderungen.

Bei der Evaluation von **Raumforderungen der Nieren** hat die MRT einen entscheidenden Vorteil gegenüber der CT: Durch die Subtraktion von nativen T1-gewichteten Aufnahmen von den Aufnahmen nach der Applikation von Kontrastmittel kann auch die geringste Kontrastmittelanreicherung nachgewiesen werden. Die CT kann in dieser Hinsicht manchmal durch sogenannte Pseudoanreicherung beeinflusst werden. Dies ist vor allem in der Evaluation von **hämorrhagischen Zysten** ein unschätzbarer Vorteil. Da die MRT ansonsten eine mindestens gleich gute Genauigkeit beim Staging von Raumforderungen der Niere im Vergleich zur CT hat, wird die MRT immer mehr zum Standard der diagnostischen Bildgebung von Nierenraumforderungen.

Die MRT der Nieren sollte in axialen und koronaren Schichten erfolgen. Unerlässlich sind T2-gewichtete sowie T1-gewichtete Sequenzen vor und nach Kontrastmittelgabe. Ein weiteres wichtiges

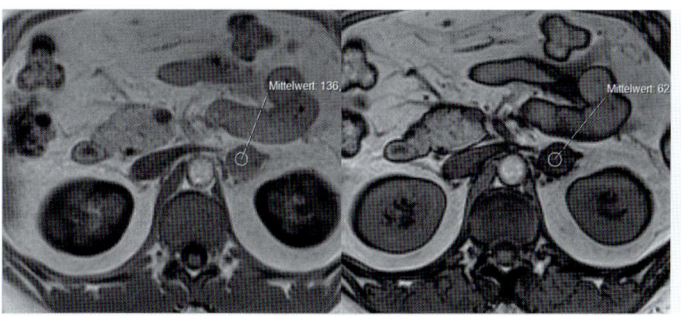

Abb. 1.36 Gradientenechodarstellung eines Nebennierenadenoms. Die In-Phase-Aufnahmen zeigen eine homogene Raumforderung mit hoher Signalintensität (links, 136). Die Out-of-Phase-Aufnahmen zeigen einen deutlichen Signalabfall (rechts, 62), was die Präsenz von Fett in der Läsion und damit das Adenom beweist.

Hilfsmittel ist die sogenannte Fettunterdrückung, bei der das Signal von Fettgewebe durch geschickte Wahl von Hochfrequenzimpulsen unterdrückt wird. Diese Technik kann sowohl bei T2- als auch T1-gewichteten Sequenzen angewendet werden. Die Akquisition von sogenannten dynamischen Aufnahmen, d.h. serielle Aufnahmen nach Applikation von Kontrastmittel (z.B. unmittelbar nach der Applikation, 1 Minute danach und in einer Spätphase), ermöglicht ebenfalls eine weitere Differenzierung von Nierentumoren.

MR-Urografie

Heute kann die MRT den gesamten harnableitenden Trakt (▶ Abb. 1.37) ähnlich wie die CTU oder das Ausscheidungsurogramm abbilden. Die MRU hat dabei, vergleichbar zur CTU, die üblichen Vorteile der Schnittbildgebung, welche die detaillierte anatomische Darstellung der Nieren, Ureteren und der Harnblase einschließen. Dadurch wird die MRU zu einer sehr nützlichen Untersuchung in der **Abklärung einer Hämaturie**. Hinzu kommt, dass die MRU keine ionisierende Strahlung einsetzt und somit vor allem auch **bei jungen Patienten**, bei denen die Strahlenexposition besonders kritisch zu hinterfragen ist, bedenkenlos eingesetzt werden kann.

Die MRU kann sowohl nativ, durch die Darstellung von nicht bewegten Flüssigkeiten, als auch nach Kontrastmittelapplikation als Ausscheidungsuntersuchung durchgeführt werden. Generell wird empfohlen beides durchzuführen, sofern die Nierenfunktion dies zulässt.

Dabei nutzt die **native MRU** stark T2-gewichtete Aufnahmen, welche die Flüssigkeit im harnableitenden Trakt darstellen. Dies ist ähnlich wie die Magnetresonanz-Cholangiopankreatikografie eine reine Darstellung des Lumens. Aussagen über die Wandstrukturen sind nur eingeschränkt möglich. Da dieses Verfahren keine Kontrastmittelapplikation benötigt, ist es vor allen Dingen bei Patienten mit eingeschränkter Nierenfunktion oder in extrem seltenen Fällen der Kontrastmittelallergie bei Gadolinium-Präparaten, besonders wertvoll. Die MRU kann mit **verschiedenen Techniken** durchgeführt werden. Üblicherweise werden dünnschichtige T2-gewichtete Bilder in der koronaren Ebene, die das gesamte harnableitende System darstellen, akquiriert. Zusätzlich kann ein komplettes Volumen mit einer einzigen Akquisition aufgenommen werden. Dies erlaubt eine Projektionsdarstellung des gesamten harnableitenden

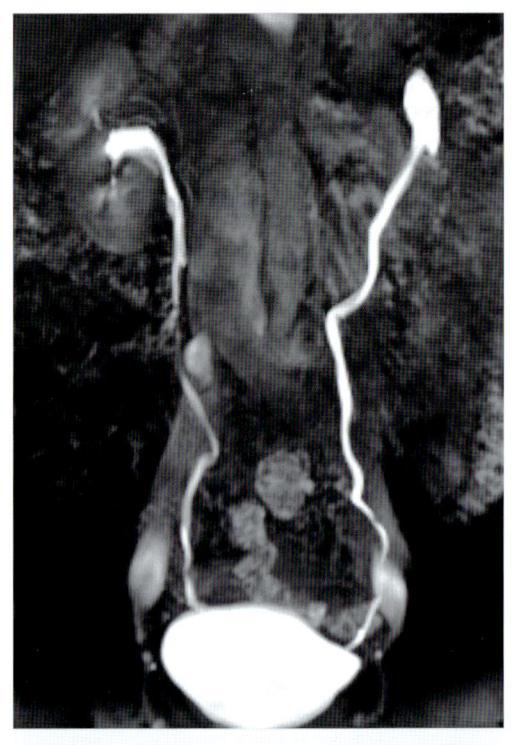

Abb. 1.37 MR-Urografie. Maximum-Intensitätsprojektion.

Traktes als Übersicht. Mit der nativen Untersuchung kann schnell der Ort einer Obstruktion festgestellt werden. Die Ursache kann allerdings oft nicht evaluiert werden. Hierzu werden häufig weitere Sequenzen benötigt, welche die Wand- und umgebenden Strukturen detaillierter abbilden. Da diese Untersuchung nicht auf der Exkretion von Kontrastmittel beruht, erlaubt sie auch die Darstellung des harnleitenden Traktes, wenn die Niere nur noch wenig oder gar nicht mehr ausscheidet.

Merke

Die native Untersuchung ist allerdings nicht von besonderem Wert, wenn das harnableitende System nicht dilatiert ist. Daher ist es sinnvoll, den Patienten vor der Untersuchung zu hydrieren, zum Beispiel auch intravenös mit physiologischer Kochsalzlösung, und die Untersuchung mit einer gut gefüllten Harnblase durchzuführen.

Die **Ausscheidungs-MR-Urografie** beruht auf der Exkretion des intravenös applizierten Gadolinium-haltigen Kontrastmittels. Im Gegensatz zur nativen MRU beruht die kontrastverstärkte MRU auf T1-gewichteten Sequenzen. Durch das Kontrastmittel erscheint der ausgeschiedene Urin hell in der verzögerten Kontrastmittelphase. Da die Niere das Gadolinium allerdings sehr hoch konzentrieren kann, können sogenannte „**T2-Sterneffekte**" zu einer Signalauslöschung führen. Um dies zu vermeiden, sollte man den Patienten vor der Untersuchung ebenfalls ausreichend hydrieren. Zusätzlich kann man die Diurese fördern, indem man Furosemid (Lasix) in geringer Dosis verabreicht. Dabei ist allerdings auf die entsprechenden Kontraindikationen zu achten.

Die Ausscheidungs-MRU wird typischerweise mit T1-gewichteten dreidimensionalen Gradientenechosequenzen mit Fettunterdrückung in der koronaren Ebene aufgenommen. Diese Sequenzen werden von allen Herstellern bereitgestellt, haben aber dementsprechend herstellerabhängige unterschiedliche Akronyme. Beispiele hierfür sind LAVA (Liver Acquisition with Volume Acceleration), VIBE (Volumetric Interpolated Breath Hold Examination) oder FAME (Fast Acquisition with Multiphase-enhanced Fast Gradient Echo).

Da die Ausscheidungs-MR-Urografie den Einsatz von Gadolinium-haltigem intravenösem Kontrastmittel erfordert, sollte sie bei Patienten mit eingeschränkter Nierenfunktion nur vorsichtig zur Anwendung kommen. Die Applikation von Gadolinium haltigem Kontrastmittel bei diesen Patienten birgt das Risiko der Entstehung einer nephrogenen systemischen Fibrose. In Fällen, in denen das harnableitende System deutlich dilatiert ist, reicht oft eine native MRU aus. Trotzdem kann der Einsatz von Gadolinium-haltigem Kontrastmittel dabei behilflich sein, die obstruierende Läsion zu charakterisieren und zwischen einer partiellen und einer kompletten Obstruktion zu unterscheiden. Prinzipiell sollte das Risiko der nephrogenen systemischen Fibrose gegenüber dem Nutzen der MR-Untersuchung abgewogen werden.

> **Cave**
> Bei eingeschränkter Nierenfunktion darf die Ausscheidungs-MR-Urografie mit Gadolinium-haltigem intravenösem Kontrastmittel nur vorsichtig eingesetzt werden!

MR-Angiografie

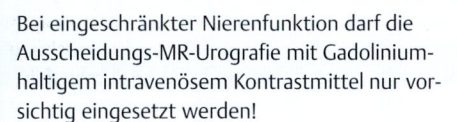

Die MR-Angiografie (MRA) der Aorta und ihrer Hauptabgänge, vor allen Dingen der Nierenarterien (▶ Abb. 1.38), kann ähnlich wie die CTA zur Evaluation von Nierenspendern, zur Suche nach Nierenarterienstenosen, zur Untersuchung der vaskulären Versorgung der Nieren vor Nierenteilresektion, zur Untersuchung der Gefäßversorgung von Transplantatnieren oder zur präoperativen Abklärung der Gefäße vor Nierentransplantationen eingesetzt werden.

Heutzutage wird die MRA **meistens kontrastmittelverstärkt** durchgeführt. Dazu wird ein Bolus von 10–20 ml Gadolinium-haltigem Kontrastmittel (gewichtsadaptiert) mit einer Rate von zirka 2 ml/s appliziert. Die Ankunft dieses Bolus im Untersuchungsgebiet wird dann mittels MR-Fluoroskopie beobachtet und die eigentliche Angiografie nach Ankunft des Bolus ausgelöst. Die Angiografie wird dann mit einer hochaufgelösten 3D-Gradientenechosequenz akquiriert. Diese wird üblicherweise in der koronaren Ebene aufgenommen und besitzt annähernd isotrope Bildpunkte. Sie kann somit in jeder beliebigen Ebene rekonstruiert werden, so dass alle Gefäße mit höchster Auflösung dargestellt werden können. Neueste Entwicklungen erlauben auch eine zeitaufgelöste Aufnahme dieser Serien, die dann den arteriellen Einstrom

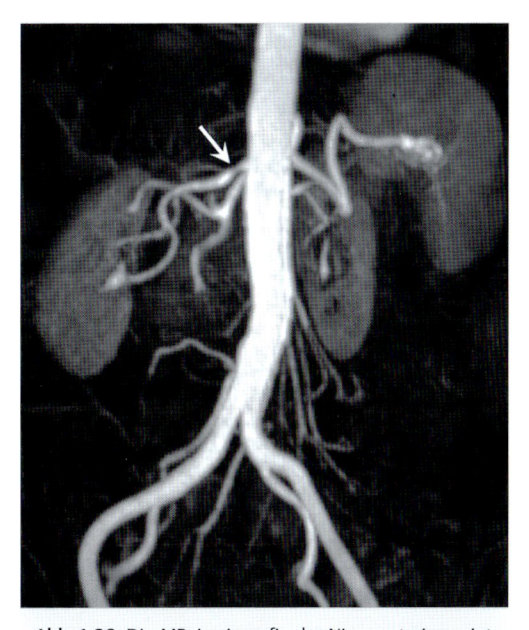

Abb. 1.38 Die MR-Angiografie der Nierenarterien zeigt eine abgangsnahe Nierenarterienstenose (Pfeil).

und den venösen Abstrom des Kontrastmittels getrennt darstellen können.

Aktuell befinden sich auch **native Messungen** in der klinischen Evaluation. Diese können vor allem bei niereninsuffizienten Patienten, bei denen die Applikation von Kontrastmittel vermieden werden sollte, eingesetzt werden. Ihr Nachteil besteht darin, dass sie noch eine längere Aufnahmezeit benötigen und deutlich stärker artefaktanfällig sind. Daher ist die kontrastmittelverstärkte MR-Angiografie bis heute die Standarduntersuchung.

Die Akquisition der MR-Angiografieaufnahmen erfolgt mit nahezu isotropen Voxeln im Submillimeterbereich. Die Evaluation dieser Aufnahmen kann daher mit multiplanaren Rekonstruktionen in allen Ebenen erfolgen. Zusätzlich können 3D-Volumen mittels Maximum-Intensitäts-Projektionen oder Volume Rendering erzeugt werden, die einen Überblick über den gesamten Gefäßbaum erlauben. Da in diesen 3D-Darstellungen meistens Information verloren geht, sind diese allerdings für diagnostische Zwecke nicht geeignet.

Multiparametrische MRT (mpMRT)

Die multiparametrische MRT kombiniert die verschiedenen Informationen, die sich aus unterschiedlichen Untersuchungsmethoden in der Kernspintomografie ableiten lassen (▶ Abb. 1.39). Sie zeigt damit neben rein morphologischen auch physiologische bzw. molekulare Informationen. Die mpMRT wird heute in vielen Bereichen eingesetzt. Sie stellt aber v. a. das Verfahren der Wahl bei der Untersuchung der Prostata zur **Detektion des Prostatakarzinoms** dar. Sie vereint dabei Informationen aus
- morphologischen, hochauflösenden T2-gewichteten Sequenzen,
- diffusionsgewichteten Sequenzen (DWI),
- dynamischen kontrastmittelgestützten Sequenzen (DCE),
- optional der Protonenspektroskopie (1H-MRS).

Die mpMRT erlaubt damit eine deutliche Steigerung von Sensitivität und Spezifität im Vergleich zu den einzelnen Verfahren. Da die Menge der Parameter und deren Aufnahmemöglichkeiten eine Vielzahl an Befundmöglichkeiten ergeben, hat die European Society of Urological Radiology (ESUR) eine **Leitlinie zur MRT der Prostata** erstellt. Diese beinhaltet auch ein strukturiertes Befundungsschema, das auf einer Linkert-Skala basiert und von 1–5 reicht. Dabei entspricht ein Score von 1 einem höchst wahrscheinlich benignen Befund, 2 einem benignem Befund, 3 einem unklaren Befund, 4 einem wahrscheinlich malignen Befund und 5 einem hochwahrscheinlich malignen Befund.

Die mpMRT sollte an einem Hochfeld-MR mit mindestens 1,5 Tesla und mit einer kombinierten Endorektal-Körper-Phasen-Array-Spule durchgeführt werden. Dies garantiert ein hohes Signal-zu-Rausch-Verhältnis und die zuverlässige Detektion von Pathologien. Wird ein 3-Tesla-Gerät eingesetzt, kann auf die Verwendung der Endorektalspule verzichtet werden.

Bei der Akquisition der einzelnen Sequenzen müssen die folgenden Parameter beachtet werden:
- morphologische T2-gewichtete Sequenzen
- diffusionsgewichtete Bildgebung (DWI)
- dynamische kontrastverstärkte MRT (DCE-MRT)
- MR-Spektroskopie

Morphologische T2-gewichtete Sequenzen

Die Morphologie der Prostata wird in diesem hochauflösenden Turbo-Spin-Echosequenzen abgebildet. Neben der Detektion von verdächtigen Läsionen erlauben diese Sequenzen die **morphologische Zuordnung der funktionellen Parameter**, die mit deutlich niedrigerer Auflösung akquiriert werden. Die morphologischen Sequenzen erlauben eine gute Detektion von pathologischen Prozessen, allerdings erscheinen die verschiedenen Pathologien, wie z. B. die benigne Prostatahyperplasie oder auch das Prostatakarzinom, sehr ähnlich. Daher sind die funktionellen Parameter zur weiteren Unterscheidung und zur Verbesserung der Spezifität äußerst wichtig.

Die T2-gewichteten Sequenzen werden mindestens in der axialen Ebene aufgenommen und sollten durch eine zweite Ebene (sagittal oder koronar) ergänzt werden. Das „Field of View" dieser Sequenzen ist so zu wählen, dass es möglichst nur die Prostata einschließt, um so eine möglichst hohe Ortsauflösung zu garantieren. Echozeiten von ca. 100–120 ms und Repetitionszeiten von 4000–6000 ms sollten für diese Sequenzen gewählt werden. Die Schichtdicken sollten bei 1,5 Tesla bei ca. 4 mm, bei 3 Tesla bei ca. 3 mm liegen. Zusätzlich wird eine In-Plane-Auflösung von mindestens $0{,}7 \times 0{,}7$ mm^2 gefordert. Es empfiehlt sich, ergänzend zu diesen Sequenzen eine axiale T1-gewichtete Sequenz aufzunehmen, um Einblutungen in der Prostata differenzieren und gegebenenfalls auch Metastasen und Lymphknoten detektieren zu können.

Diffusionsgewichtete Bildgebung (DWI)

Die DWI stellt die **Molekularbewegung des freien Wassers** dar und erlaubt es, diese zu analysieren. Innerhalb von Geweben ist die Molekularbewegung des freien Wassers prinzipiell durch Zellstrukturen und Membranen eingeschränkt. Die DWI analysiert die Bewegung der Wassermoleküle und quantifiziert diese. Damit wird die Anisotropie dieser Bewegung innerhalb von Geweben gemessen und durch den „Apparent Diffusion Coefficient" (ADC) ausgedrückt. Verändert sich nun die Zelldichte, kommt es auch zu einer Änderung der Molekularbewegung und damit zu einer Änderung des ADC. Eine höhere Zelldichte, wie z.B. im Tumorgewebe, führt zu einer Reduktion der Molekularbewegung und damit zu einer Absenkung des ADC. Dies ist beispielsweise im Prostatakarzinom der Fall. Durch diese funktionelle Gewebsanalyse können Sensitivität und Spezifität bei der Detektion des Prostatakarzinoms gesteigert werden.

Die Diffusionsgewichtete Sequenz muss in derselben axialen Ausrichtung wie die T2-gewichtete Sequenz akquiriert werden. Zur Aufnahme wird eine echoplanare Untersuchungssequenz genutzt. Es müssen mindestens 3 **b-Werte** akquiriert werden. Die b-Werte bestimmen die Stärke der Diffusionsgradienten, welche die Diffusionsgewichtung in dieser Bildgebung induzieren. Je höher der b-Wert, desto höher ist die Diffusionsgewichtung. Diese b-Werte sollten $0\,s/mm^2$, und ca. $300-500\,s/mm^2$ betragen. Der dritte, höchste b-Wert sollte mind. $800\,s/mm^2$ betragen, derzeit gibt es allerdings auch viele Experten, die höhere b-Werte zwischen 1000 und $2000\,s/mm^2$ bevorzugen. Dazu gibt es bis heute noch keine eindeutige Studienlage. Höhere b-Werte erhöhen sicherlich die Spezifität, sie verringern aber gleichzeitig das Signal-zu-Rausch-Verhältnis, so dass die Sensitivität der Untersuchung verringert wird.

Dynamische kontrastverstärkte MRT (DCE-MRT)

Die DCE-MRT erlaubt die **Quantifizierung der Vaskularisation der Prostata** abzubilden. Sie misst dazu den Signalintensitätsverlauf über die Zeit nach Applikation eines Gadolinium-haltigen Kontrastmittels. Dieses Kontrastmittel wird intravenös in eine Armvene injiziert. Die Anreicherung des Kontrastmittels wird dann mittels schneller Gradientenechosequenzen, in derselben axialen Schnittführung wie die morphologischen T2 gewichtete Sequenz, verfolgt. Je höher die zeitliche Auflösung (mindestens 10 s/Volumen) desto besser ist die Aussagekraft der DCE-MRT. Um den Signalintensitätsverlauf ausreichend beurteilen zu können, muss die Sequenz mindestens für 5 min akquiriert werden. Die Schichtdicke sollte ebenfalls der der T2-gewichteten morphologischen Sequenz entsprechen. Die räumliche Auflösung sollte ca. $1 \times 1\,mm^2$ betragen. Die Auswertung erfolgt üblicherweise semiquantitativ, indem eine über die Zeit aufgetragene Signalintensitätskurve generiert wird. Daran wird der maximale Anstieg (Wash in), die maximale Signalintensität und der Verlauf nach Erreichen dieses maximalen Signals (Wash out) evaluiert. Quantitative Methoden mittels pharmakokinetischer Modelle existieren, sind heute aber noch Gegenstand der Forschung.

MR-Spektroskopie

Die 1H-MRS **quantifiziert relative Konzentrationsverteilungen von Zitrat, Kreatin und Cholin**. Sie ist heute in der Lage die Konzentrationen dieser Metaboliten ortsaufgelöst in der **Prostata** darzustellen. Dabei kann diese metabolische Information nicht nur die Spezifität erhöhen, sondern auch die Tumoraggressivität abschätzen. Allerdings ist die 1H-MRS in der Regel zeitaufwendig, benötigt hohe Fachkenntnisse und besondere technische Voraussetzungen. Daher wird sie an vielen Zentren nicht angewandt.

Fazit

mpMRT
- deutliche Steigerung der Qualität und diagnostischen Aussagekraft der Analyse von Prostataläsionen
- empfohlene Anwendung des PI-RADS-Schemas für die klinische Routine
- Steigerung der Sensitivität und Spezifität der Diagnostik des Prostatakarzinoms durch die Kombination verschiedener morphologischer und funktioneller Parameter

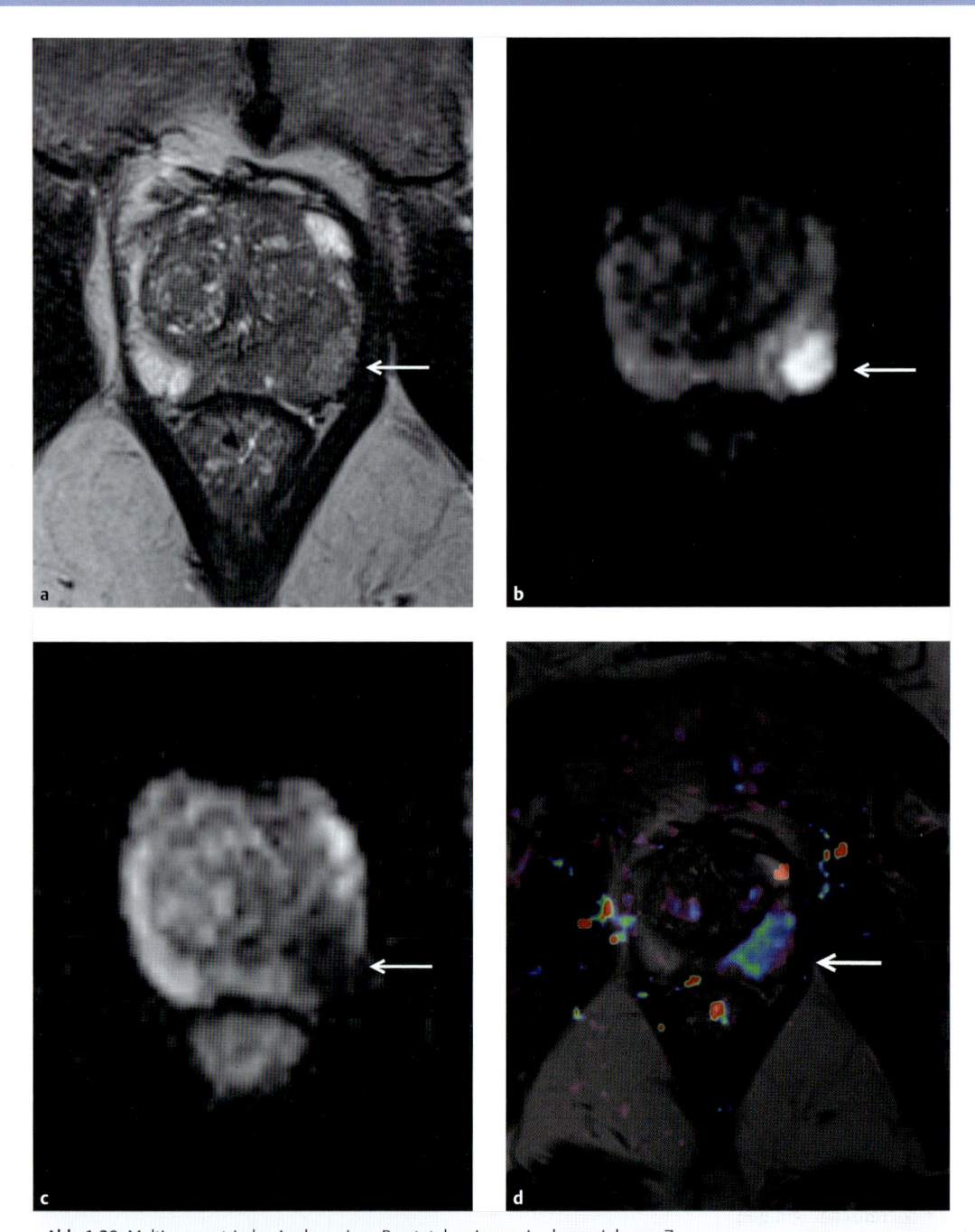

Abb. 1.39 Multiparametrische Analyse eines Prostatakarzinoms in der peripheren Zone.
a Morphologisches T 2-gewichtetes Bild.
b Parameterkarte der diffusionsgewichteten MRT (DCE-MRT).
c b800-Bild, dynamisch kontrastverstärkte Bildgebung (DWI).
d ADC-Karte DWI.

1.5.4 Kontrastmittel

CT-Kontrastmittel

Die in der Computertomografie verwendeten Kontrastmittel sind alle jodhaltig, da **Jod** aufgrund seiner hohen Ordnungszahl Röntgenstrahlen sehr effektiv absorbiert. Heute sind alle verwendeten Röntgenkontrastmittel nicht ionisch und entweder nieder- oder isoosmolar. Die früher verwendeten ionischen und hochosmolaren Kontrastmittel werden aufgrund der höheren Rate an Unverträglichkeiten heutzutage nicht mehr eingesetzt.

> **Merke**
> Mit den heutigen nicht ionischen Kontrastmitteln liegt die Rate der unerwünschten Arzneimittelwirkungen bei zirka 1 %.

Die meisten dieser unerwünschten Wirkungen sind von kurzer Dauer und von niedrigem Schweregrad. Die Kontrastmittel werden während der Untersuchung intravenös mit einer Rate zwischen 2 und 5 ml/s appliziert. Sie gelangen über das vaskuläre System zu den Organen und werden zu deutlich mehr als 90 % über die Nieren ausgeschieden. Sie können daher zur Darstellung des **vaskulären Systems**, der **parenchymatösen Organe**, sowie des **harnableitenden Systems** eingesetzt werden. Die heutzutage verwendeten Kontrastmittel enthalten zwischen **300 und 400 mg Jod/ml**.

Unerwünschte Nebenwirkungen

Die unerwünschten Nebenwirkungen von jodhaltigen Kontrastmitteln können in 2 Typen (A und B) aufgeteilt werden.
- **Typ A**, vorhersehbare dosisabhängige Wirkungen, z. B.:
  - Hitzeempfinden
  - Übelkeit
  - Erbrechen
  - Kopfschmerze
  - Nierenschädigungen
  - thyreotoxische Ereignisse
- **Typ B**, nicht vorhersehbare Überempfindlichkeitsreaktionen:
  - allergische Reaktionen
  - nicht allergische Reaktionen

Typ-A-Reaktionen können vermieden werden, indem die Kontrastmitteldosis sowie die Injektionsrate minimiert wird. Neben der Reduktion der Kontrastmitteldosis spielt auch der Hydrierungsstatus des Patienten eine Rolle, wenn es darum geht, Nierenschädigungen zu verhindern. Auf der anderen Seite haben Vergleiche zwischen isoosmolaren und niedrigosmolaren Kontrastmitteln bis heute keinen Unterschied bei der Entstehung der kontrastmittelinduzierten Nephropathie gezeigt. Vor allem Patienten mit eingeschränkter Nierenfunktion haben ein Risiko eine kontrastmittelinduzierte Nephropathie zu entwickeln. Daher ist bei diesen Patienten besondere Vorsicht bei der Applikation von Röntgenkontrastmitteln geboten.

Die meisten Überempfindlichkeitsreaktionen gegen Röntgenkontrastmittel treten sofort auf. Typische Symptome sind Urtikaria, Angioödem, Asthma bronchiale, Tachykardie oder Blutdruckabfall. Während die meisten milden Reaktionen von selbst verschwinden, benötigen moderate oder starke Reaktionen eine entsprechende Behandlung. Moderate Reaktionen können üblicherweise mit individuellen Behandlungen, z. B. Antihistaminika oder Kortikosteroiden, behandelt werden. Schwere Reaktionen, wie z. B. ein anaphylaktischer Schock, müssen in Zusammenarbeit mit dem Notfallteam behandelt werden.

MRT-Kontrastmittel

> **Merke**
> Im Gegensatz zu Röntgenkontrastmitteln erzeugen die MR-Kontrastmittel nicht selbst ein Signal, sondern sie verändern die Eigenschaften des sie umgebenden Gewebes.

Dadurch werden die **Relaxationszeiten des Gewebes verkürzt** und die Signalintensität verändert sich. In T1-gewichteten Bildern wird das Signal heller, in T2-gewichteten Bildern dunkler.

Kommerziell erhältliche Kontrastmittel sind gadoliniumhaltig. **Gadolinium** ist eine seltene Erde, die 7 freie Elektronen besitzt und somit das Magnetfeld in ihrer Umgebung stark verändert. Dies wiederum führt zu der Signaländerung, die im MR-Bild dargestellt wird.

MR-Kontrastmittel sind **ionisch**. Allerdings kommt es auf Grund der geringen applizierten Mengen (**ca. 10–20 ml**) sehr selten zu akuten Nebenwirkungen.

Sie werden ebenfalls **intravenös** mit Raten zwischen 0,5 und 4 ml/s appliziert und gelangen so über das vaskuläre System in die parenchymatösen Organe. Die meisten MR-Kontrastmittel werden über die **Nieren ausgeschieden**. Hierzu gibt es allerdings 2 Ausnahmen: Gadobenat-Dimeglumin (Multihance) und Gadoxetat-Dinatrium (Primovist). Diese werden zum Teil auch über die Leber ausgeschieden. Ansonsten zeigen sie die gleichen Eigenschaften wie die rein renal eliminierten MR-Kontrastmittel. Allerdings kann die partielle Ausscheidung über die Leber einen Einfluss bei Patienten mit Niereninsuffizienz haben.

Die Vermeidung von Nebenwirkungen sowie deren Behandlung gleicht dem Vorgehen bei Röntgenkontrastmitteln. Nebenwirkungen können vor allem dadurch vermieden werden, dass die applizierte Dosis so niedrig wie möglich gehalten wird. Sie werden individuell, gemäß der auftretenden Symptome behandelt.

In den letzten Jahren wurde allerdings eine unerwünschte Nebenwirkung von MR-Kontrastmitteln entdeckt, die bei Röntgenkontrastmitteln nicht auftritt. Die sogenannte **nephrogene systemische Fibrose** (NSF). Sie tritt bei Patienten mit eingeschränkter Nierenfunktion auf. Das Risiko ist umso größer, je höher der Grad der Nierenfunktionseinschränkung und die applizierte Kontrastmitteldosis ist. Es kommt dabei zu Ablagerungen von Gadolinium im Gewebe und in der Folge zu fibrotischen Veränderungen dieser Gewebe. Dies kann zu stärksten Kontrakturen bei Befall der Haut, aber auch zu Organversagen bei Befall von parenchymatösen Organen führen. Somit können die betroffenen Patienten von leichten Veränderungen über eine starke Beeinträchtigung der Lebensqualität bis hin zum Tod betroffen sein. Die genauen Ursachen der NSF sind bis heute nicht geklärt. Da nur ein geringer Teil der Patienten, die eine eingeschränkte Nierenfunktion haben und Gadolinium-haltiges Kontrastmittel verabreicht bekommen, eine NSF entwickeln, muss es weitere auslösende Faktoren geben. Eine Therapie ist bis heute nicht bekannt.

Zur Vermeidung der NSF haben die Aufsichtsbehörden strengere Auflagen zum Einsatz von MR-Kontrastmitteln verabschiedet, die zu einem Rückgang der NSF-Fälle auf praktisch Null in den letzten Jahren geführt haben. Die wesentlichen Maßnahmen sind eine strenge Indikationsstellung und die Verabreichung der niedrigst möglichen Menge an Gadolinium. Des Weiteren sollten Kontrastmittel der Hochrisikoklasse (Gadopentate-Dimeglumin, Gadodiamid und Gadoversidamid) bei Patienten mit eingeschränkter Nierenfunktion nicht mehr zur Anwendung kommen. Gleichzeitig ist es aber auch wichtig, den Patienten, die eine kontrastmittelverstärkte MRT-Untersuchung benötigen, diese nicht vorzuenthalten, da das Risiko der NSF doch sehr gering ist.

1.6 Nuklearmedizin

J. Heinis, M. Luster

1.6.1 Grundlagen

> **Merke**
>
> Nuklearmedizinische Untersuchungs- und Therapieverfahren basieren auf den spezifischen Eigenschaften radioaktiver Nuklide bzw. mit radioaktiven Nukliden markierter Substanzen, den sogenannten **Tracern** oder **Radiopharmaka**.

Ihre Affinität zu bestimmten Geweben, Stoffwechselvorgängen, Rezeptoren oder Transportproteinen führt zu einer relativ selektiven Anreicherung und ermöglicht deren nicht invasive Abbildung.

Im Vergleich zu Röntgen-, Ultraschall- und Magnetresonanzuntersuchungen zielen daher nuklearmedizinische Untersuchungen stärker auf die funktionelle Darstellung von Stoffwechselvorgängen und deren Veränderungen ab und dienen weniger der morphologischen Darstellung von Geweben und Organen.

Im therapeutischen Einsatz bedeutet eine spezifische Anreicherung des Tracers im Zielgewebe eine dort erheblich gesteigerte Strahlendosis und eine Schonung von Geweben ohne Speicherung des Radiopharmakons trotz systemischer Applikation.

> **Merke**
>
> In der Nuklearmedizin kommen sowohl Gammastrahler, als auch Beta- und Alphastrahler zum Einsatz.

Im Rahmen der Diagnostik bedarf es einer Strahlenart, die außerhalb des Patienten gemessen werden kann. Eingesetzt werden hierzu Radionuklide, die **Gammastrahlen**, die also elektromagnetische Wellenstrahlung abgeben oder Positronen emittieren. Letztere bilden in Materie rasch Vernichtungsstrahlung, deren Quanten gemessen werden können und die auf diese Weise die Grundlage der Positronenemissionstomografie (PET) bilden.

Im Gegensatz dazu eignen sich die **Alphastrahlung** und die **Betastrahlung** nur sehr eingeschränkt zur Bildgebung und damit zur Diagnostik, da diese Teilchenstrahlung in Materie eine zu kurze Reichweite besitzt und deshalb außerhalb des Patienten nicht direkt nachweisbar ist. Darüber hinaus wird nahezu ihre gesamte Energie im Organismus absorbiert und führt zu einer lokal hohen Strahlenbelastung des Patienten. Eben diese Strahlenexposition der Teilchenstrahlung wird im Rahmen der nuklearmedizinischen Therapien eingesetzt.

In manchen Fällen werden die Nuklide bzw. ihre Salze direkt als Tracer eingesetzt, so z. B. Fluor-18-Natriumfluorid in der Skelettdarstellung oder im Radium-223-Dichlorid zur Therapie bei ossären Metastasen. Bei der Mehrzahl der Radiopharmaka handelt es sich jedoch um Moleküle, die mit radioaktiven Isotopen markiert werden.

Messverfahren

Um die Verteilung des Radiopharmakons bildlich darzustellen, wird am häufigsten die Gammakamera eingesetzt (▶ Abb. 1.40). Ihr zentraler Bestandteil ist ein scheibenförmiger Kristall aus Thallium-dotiertem Natriumiodid, der Szintillator. Durch die absorbierte Energie der Gammastrahlung wird dieser Kristall angeregt und die Anregungsenergie anschließend in Form von sichtbarem Licht abgegeben. Die Intensität dieses Lichtes ist abhängig von der Energie der Gammaquanten.

Auf der, dem Patienten abgewandten Seite des Kristalls befinden sich zahlreiche Fotomultiplier als Detektoren, die dieses Licht in ein elektrisches Signal umwandeln. Anhand der relativen Signalstärke der einzelnen Fotomultiplier zueinander ist der Ort des Lichtsignals im Kristall errechenbar. Eine komplexe Elektronik sorgt für die räumliche Ortung der Strahlung, die Unterscheidung der Gammaenergien und Verbesserung und Ausgabe des Bildsignals.

Auf der Patientenseite befindet sich ein Kollimator. Für die meisten Anwendungen besteht dieser in einem Parallellochkollimator. Aufgrund seiner parallelen Bohrungen oder parallel angeordneter Septen, gelangen nur Photonen zum Szintillator, die nahezu senkrecht auftreffen. So entsteht ein Projektionsbild der Tracer-Verteilung. Die Verteilung der gemessenen Zählraten kann in einer festgelegten Farbskala kodiert und als zweidimensionales Bild ausgegeben werden und ermöglicht eine visuelle und qualitative Beurteilung durch den Untersucher.

Wird eine Abfolge von Einzelaufnahmen akquiriert, können Veränderungen der Tracer-Verteilung im Zeitverlauf ausgewertet und beurteilt werden.

Für eine **dreidimensionale Darstellung des Szintigramms** wird bei der Single Photon Emission Computed Tomography (SPECT) die Gammakamera um den Patienten rotiert. Dabei werden zweidimensionale Aufnahmen aus vielen unterschiedlichen Winkeln gewonnen und deren Daten mit den Positionsdaten der Kamera verrechnet. So kann eine dreidimensionale, tomografische Darstellung der Aktivität im Untersuchungsvolumen erreicht werden. Da die einzelnen Aufnahmen nacheinander gewonnen werden, ist für die SPECT eine stabile Tracer-Verteilung im Untersuchungsvolumen Voraussetzung und Ra-

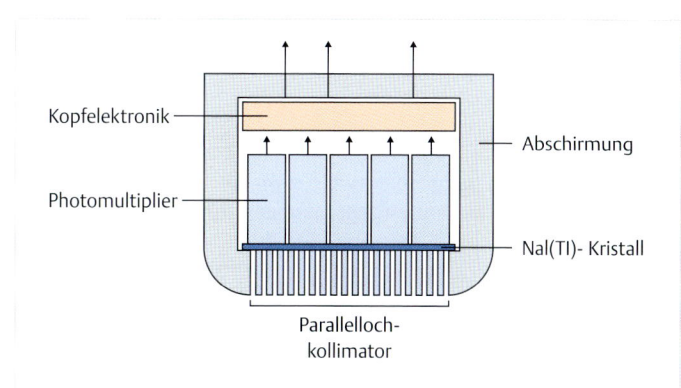

Abb. 1.40 Aufbau des Messkopfs einer Gammakamera. Das Objekt (Aktivitätsverteilung im Patienten) wird über den Parallellochkollimator auf den scheibenförmigen Kristall abgebildet. Die Verknüpfung der verschiedenen Ausgangsamplituden der Fotomultiplier in der Kopfelektronik ermöglicht die zweidimensionale Ortsauflösung. Eine Bleiabschirmung verhindert unerwünschte Einstrahlung. (Kuwert T, Grünwald F, Haberkorn U et al. Nuklearmedizin. 4. Aufl. Stuttgart: Thieme; 2008)

diopharmaka mit einer sich rasch ändernden Verteilung für eine SPECT somit ungeeignet.

Das Tomogramm kann ggf. auch mit Datensätzen anderer Untersuchungsverfahren, z. B. aus der CT oder der MRT, kombiniert werden. Zum einen verbessert die Kombination aus morphologischen Daten und der Ortszuordnung des Stoffwechsels die Treffsicherheit der Diagnostik, zum anderen ist auf diese Weise eine genauere Therapie möglich.

Gerade die Computertomografie dient darüber hinaus auch der Verbesserung der szintigrafischen Bilddaten. Auf der Grundlage der CT-Informationen über die Strahlenabsorption im Gewebe kann auch die Schwächung der vom Tracer ausgehenden Strahlung im Untersuchungsvolumen abgeschätzt und im Bilddatensatz korrigiert werden.

Mit Hilfe der Auswertungssoftware können sowohl in den planaren Szintigrammen, als auch in szintigrafischen Tomogrammen einzelne Bereich markiert werden. Diese werden in der zweidimensionalen Darstellung als **Region of Interest** (**ROI**), in der SPECT als **Volume of Interest** (**VOI**) bezeichnet. Die darin gemessenen Zählraten können semiquantitativ ausgewertet werden.

Wird die ROI-Technik in einer dynamischen Szintigrafie eingesetzt, können Zeitaktivitätskurven erstellt werden und die Kurven einzelner ROIs miteinander verglichen werden.

Die PET stellt ein weiteres bildgebendes Verfahren in der Nuklearmedizin dar. Sie nutzt Vernichtungsstrahlung, die paarweise Gammaquanten in entgegengesetzter Richtung aussendet. Diese ist mit Koinzidenztechnik messbar und erlaubt so eine Lokalisation des Ursprungsorts. Im Gegensatz zur klassischen Szintigrafie wird dazu im PET-Scanner eine Vielzahl von Szintilationskristallen mit den zugeordneten Fotomultipliern ringförmig angeordnet. Ein Kollimator, vergleichbar mit dem der Gammakamera, wird nicht benötigt.

Die kreisförmige Anordnung der Detektoren um den Patienten führt zu einem dreidimensionalen Ergebnis, dem Positronenemissionstomogramm. Daher eignet sich die PET besonders zur Kombination mit anderen tomografischen Verfahren wie der konventionellen Computertomografie.

1.6.2 Niere, statisch

Methode

Die statische Nierenszintigrafie beruht auf der Aufnahme und **Speicherung von Dimercaptobernsteinsäur**e im Epithel der proximalen Tubuli. Diese Substanz wird mit Technetium-99 m (Tc-99m) markiert und eignet sich deshalb zur Szintigrafie. Der Tracer wird nur in geringem Maße ausgeschieden und lange gespeichert, so dass mit Hilfe einer Gammakamera eine 3D-Darstellung mittels SPECT möglich ist. Die Dosis beträgt ca. 9 µSv/MBq.

Auswertung und Normalbefund

Gesunde Nieren weisen eine **scharf begrenzte Anreicherung im Kortex** auf. Die Nieren können durch den Druck von benachbarten Organen abgeflacht erscheinen. Die Untersuchung erfolgt einerseits als SPECT, um auch kleinere Defekte im Nierenparenchym sichtbar zu machen, und andererseits mit planaren Aufnahmen, um mittels ROI-Technik eine semiquantitative Bestimmung der Seitenanteiligkeit der Nierenfunktion zu erreichen. Hierbei wird der geometrische Mittelwert aus einer Aufnahme in anteriorer Sicht und einer in posteriorer Sicht für beide Nieren getrennt errechnet. Das Verhältnis der seitengetrennten Nierenfunktion liegt im Normalfall innerhalb eines Bereichs zwischen 45 % und 55 %.

Indikationen und Befundmuster

Durch die fast vollständige Clearance und die lang anhaltende Speicherung des Tracers im Nierenepithel, eignet sich die Untersuchung, um bei Verdacht auf fiebrige Infekte, insbesondere bei Kindern, eine **akute Nephritis** von Harnwegsinfekten oder von anderen Fieberursachen zu unterscheiden. Zudem lassen sich im Intervall Parenchymnarben in der SPECT als Speicherdefekte darstellen, da Narbengewebe keine relevante DMSA-Aufnahme zeigt. Darüber hinaus können ektopes Nierengewebe lokalisiert, Formvarianten identifiziert und eine Seitenanteiligkeit der Nierenfunktion bestimmt werden. Da eine Unterscheidung von akuten Funktionseinschränkungen gegenüber renalen Narben nicht sicher möglich ist, ist zur Darstellung bleibender Parenchymdefekte ein zeitlicher Abstand von 3–6 Monaten nach einer akuten Nephritis empfehlenswert, um die Rückbildung akuter Funktionseinschränkungen des Parenchyms abzuwarten. Bei rezidivierenden Nephriten kann einseitig die Tracer-Verteilung regelgerecht sein, während auf der anderen Seite das Parenchym geschädigt ist (▶ Abb. 1.41).

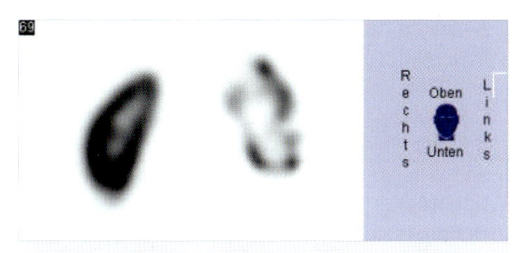

Abb. 1.41 Die DMSA-Szintigrafie zeigt eine unauffällige Tracer-Anreicherung in der rechten Niere, während der Kortex der linken Niere multiple Speicherdefekte aufweist.

1.6.3 Niere, dynamisch

Methode

Die dynamische Nierenszintigrafie nutzt im Gegensatz zur statischen Szintigrafie Tracer, die durch die Nieren rasch ausgeschieden werden.

> **Merke**
>
> Die Nutzung schnell ausscheidbarer Tracer in der **dynamischen Nierenszintigrafie** erlaubt sowohl Rückschlüsse auf die seitengetrennte Funktion der Nieren im Sinne einer relativen Clearance, als auch Aussagen über die Nierenperfusion und die Ausscheidungsverhältnisse.

Mit der Gammakamera werden Bildsequenzen ab dem Zeitpunkt der Injektion aufgenommen; mit der ROI-Technik wird eine Kurve der Aktivität gegenüber der Zeit dargestellt, das **Isotopennephrogramm**.
Als Tracer kommen hauptsächlich tubulär sezernierte Substanzen zum Einsatz, darunter mit Technetium markiertes Mercaptoacetyltriglycin (MAG3) und Tc-99m-Ethylen-Dicystein, sowie das mit radioaktivem Iod-123 (I-123) markierte I-123-Hippuran. Aufgrund der Bindung an Plasmaeiweiße werden diese Substanzen wenig glomerulär filtriert und hauptsächlich tubulär sezerniert. Die diagnostische Referenzaktivität für MAG3 beträgt beim Erwachsenen 100 MBq, bei Kindern ist eine Anpassung der Aktivität entsprechend des Körpergewichts notwendig.
Die Strahlenexposition hängt von der Nierenfunktion und dem Zeitpunkt der Blasenentleerung ab.
Zur Bestimmung der glomerulären Filtrationsleistung der Nieren kann die Untersuchung auch mit Diethylentriaminpentaessigsäure (DTPA) durchgeführt werden. Sie dient als Chelator für Technetium und wird glomerulär filtriert, aber kaum tubulär sezerniert oder reabsorbiert. Die Clearance ist bei dieser Substanz jedoch im Vergleich zu den tubulär sezernierten Radiopharmaka geringer. Deshalb ist die Bestimmung der Seitenanteiligkeit der Nierenfunktion im Kindesalter mit DTPA aufgrund der noch nicht ausgereiften Nieren als weniger genau anzusehen.

Ablauf der Untersuchung

Die Untersuchung beginnt mit der **Positionierung des Patienten**. Die Nieren liegen im Blickfeld der Kamera, weshalb Dystopien der Nieren vorher bekannt sein müssen. Die Aufnahmen erfolgen in der Regel von dorsal. Eine Aufnahme von ventral ist in den meisten Fällen nicht erforderlich, kann aber bei dystopen Nieren oder nach einer Transplantation mit Lage des Transplantats im Becken sinnvoll sein.
Die Aufnahmesequenz beginnt mit der **Injektion des Tracers**.
Bei verzögertem Abfluss ist es sinnvoll, zusätzliche Aufnahmen nach Miktion und unter forcierter Diurese nach intravenöser Gabe eines Schleifendiuretikums, z. B. Furosemid, zu erstellen.

Auswertung und Normalbefund

Mit Hilfe der ROI-Technik wird eine Zeit-Aktivitäts-Kurve über jeder Niere erzeugt, das **Isotopennephrogramm** (▶ Abb. 1.42). Beim Gesunden flutet der

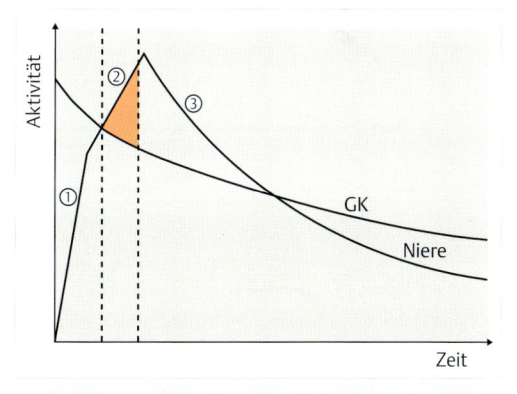

Abb. 1.42 Nephrogramm. Das Nephrogramm setzt sich aus 3 Funktionsphasen zusammen: Perfusion (1), Sekretion (2) und Exkretion (3). Die funktionsgetrennten Seitenanteile bestimmt man aus der Fläche zwischen der Ganzkörperretentionskurve und der Zeit-Aktivitäts-Kurve der jeweiligen Niere, während der Sekretionsphase. (Kuwert T, Grünwald F, Haberkorn U et al. Nuklearmedizin. 4. Aufl. Stuttgart: Thieme; 2008)

Tracer in der Perfusionsphase nahezu gleichzeitig in der Aorta und den Nieren an und führt zu einem steilen Anstieg der Nephrogrammkurve (Perfusion). Während der anschließenden Parenchymphase zeigt sich eine weitere, langsamere Zunahme der Aktivität in den Nieren (Sekretion). Daran schließt sich die Ausscheidungsphase an. In dieser ist die Blutkonzentration des Tracers bereits deutlich gesunken und beim Gesunden überwiegt der Abfluss des Tracers aus dem Nierenbecken die weitere Aufnahme aus dem Blut. Dies führt zu einem Abfall der Nephrogrammkurve (Exkretion).

Indikationen und Befundmuster

Die Nierenfunktionsszintigrafie ist indiziert bei allen Nierenerkrankungen, welche die Bestimmung der seitengetrennten Nierenfunktion oder die Beurteilung des Harnabflusses zum Zeitpunkt der Diagnose oder im Verlauf erfordern.

Abweichungen vom normalen Verlauf der Nephrogramme lassen Rückschlüsse auf verschiedene **Pathologien** zu:

- Ist die Anflutung des Tracers in der Perfusionsphase im Seitenvergleich oder im Vergleich zum Auftreten des Tracers in der Aorta verzögert, spricht dies für eine **Verminderung der Perfusion**. Dabei sollte beachtet werden, dass die Durchblutungsminderung durch die Autoregulation der Nieren lange kompensiert werden kann und sich ggf. erst durch den Vergleich eines Nephrogramms mit und ohne Gabe eines ACE-Hemmers demaskiert. Die Nierenszintigrafie unter Captopril weist eine hohe Sensitivität und Spezifität für die Detektion von Nierenarterienstenosen auf.
- Die **Seitenanteiligkeit der Nierenfunktion** wird im Vergleich der Nephrogramme berechnet. Dazu wird in der Parenchymphase die Fläche zwischen den Nephrogrammen und der Ganzkörperkurve bestimmt und das Seitenverhältnis errechnet.
- Eine **Behinderung des Urinabflusses** aus den Nieren zeigt sich in einem verminderten Abfall der Nephrogramme in der Ausscheidungsphase. Bei mäßigen Abflussbehinderungen bildet die Kurve ein Plateau, im Falle ausgeprägter Störungen steigt die Aktivität kontinuierlich an (▶ Abb. 1.43).

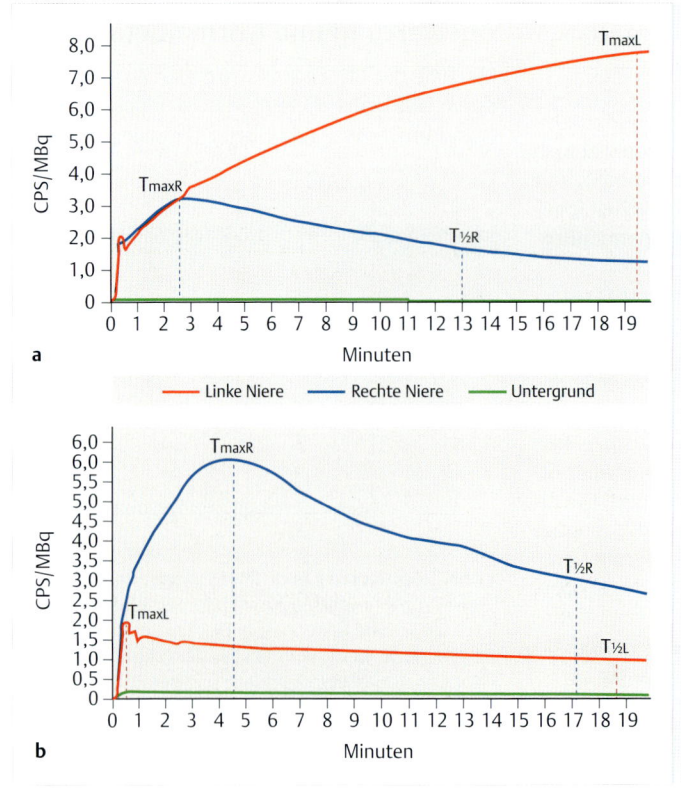

Abb. 1.43 Pathologische Nephrogramme.
a Harnstau der linken Niere. Bei erhaltener Nierenfunktion wird der Tracer aufgenommen, fließt aber nicht ab. Es kommt zu einem kontinuierlichen Anstieg des Nephrogramms.
b Funktionslose Niere links. Die Niere wird noch durchblutet, kann aber keinen Tracer mehr anreichern.

In der **qualitativen Beurteilung** der Aufnahmen sollten die Ureteren bei gesunden Erwachsenen nicht abzugrenzen sein. Besteht jedoch eine Uretermündungsstenose oder ein ausgeprägterer Reflux aus der Harnblase, so sind die Ureter oft als aktivitätsgefüllte Verbindungen zwischen den Nierenbecken und der Blase erkennbar. Im Falle einer Nierenbeckenabgangsstenose findet sich oft eine starke Tracer-Ansammlung im Nierenbecken. Die Ureteren sind in diesem Fall in der Regel nicht abgrenzbar.

1.6.4 Skelett

Methode

> **Merke**
>
> Die **Skelettszintigrafie** nutzt osteotrope Substanzen, die aktiv durch die Tätigkeit der Osteoblasten in die Knochensubstanz integriert werden. Das Verfahren weist daher eine hohe Sensitivität für lokale Veränderungen des Skelettstoffwechsels auf.

Als **Tracer** für die klassische Szintigrafie werden mit Technetium-99 m markierte Diphosphonate verwendet. Alternativ stehen Fluor-18-Anionen, also Fluorid zur Verfügung, die sich als Positronenemitter für die PET eignen.

Bis zu einer Minute nach Injektion befindet sich der Tracer noch überwiegend in den Gefäßen, dieser Zeitraum bildet die **Perfusionsphase**. Später diffundiert der Tracer zunehmend in den Interzellularraum. Aufnahmen in diesem Zeitraum zeigen die sogenannte **Weichteilphase** (▶ Abb. 1.44). Aufnahmen, die 2–4 h nach Injektion des Tracers erstellt werden, bilden die sogenannte **Mineralisationsphase** ab (▶ Abb. 1.45).

Abhängig von der Aktivität der Osteoblasten wird der Tracer in die Knochenmatrix integriert. Bei ausreichender Hydrierung und Nierenfunktion sollten sich zu diesem Zeitpunkt nur noch geringe Anteile des Tracers im Weichteilgewebe befinden. Der überschüssige Anteil der Substanz wird renal eliminiert. Daher sind Reste der Aktivität häufig auch in der Mineralisationsphase in den Nieren und den ableitenden Harnwegen erkennbar.

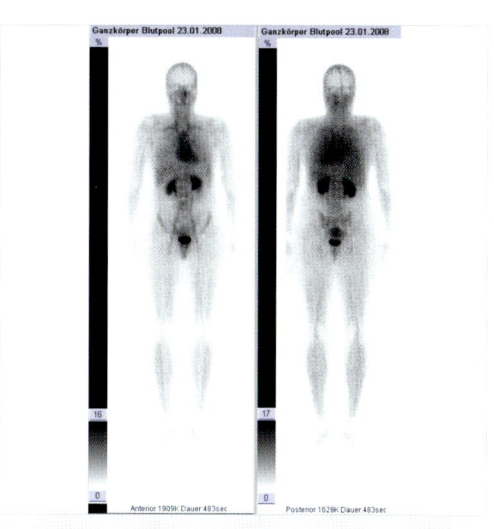

Abb. 1.44 Weichteilphase der Skelettszintigrafie.

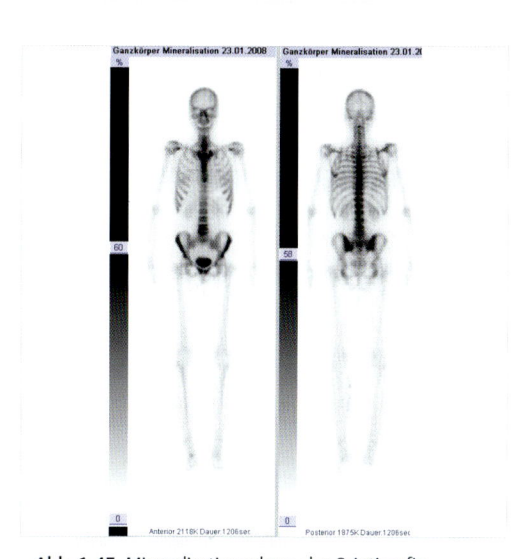

Abb. 1.45 Mineralisationsphase der Szintigrafie.

Auswertung und Normalbefund

Die Auswertung umfasst bei den o. g. Fragestellungen zunächst die **visuelle Beurteilung planarer Ganzkörperaufnahmen**, ggf. ergänzt durch eine SPECT. Eine weitere Steigerung der Genauigkeit der Untersuchung lässt sich durch Hybridgeräte mit kombiniertem SPECT und CT erreichen.

> **Merke**
>
> Physiologischerweise korreliert die Intensität der Tracer-Speicherung mit der Knochenmasse, der Perfusion und der Stoffwechselaktivität.

So zeigen große und dicke Knochen, wie z. B. die Beckenschaufeln, eine intensivere Anreicherung. Knochen mit einer hohen mechanischen Belastung und die Ansätze starker Muskeln weisen ebenfalls eine stärkere Speicherung auf. Im Gegensatz dazu schirmen Weichteilgewebe die Strahlung unterschiedlich stark ab und können so Absorptionsartefakte bewirken.

Vielfältige Ursachen führen zu einer gesteigerten Aktivität der Osteoblasten und damit zu einer verstärkten fokalen Tracer-aufnahme, so z. B. Entzündungen, Heilungsprozesse nach Traumata oder Reparationsvorgänge bei degenerativen Skelett- und Gelenkerkrankungen.

Die Störung des Skelettstoffwechsels durch ossäre Metastasen führt ebenfalls zu Umbauvorgängen der Knochenmatrix und damit zu einer gesteigerten Anreicherung. Diese Reaktion des Knochens ist nicht für einzelne maligne Entitäten spezifisch, weist aber gerade deshalb eine hohe Sensitivität auf. Die Skelettszintigrafie eignet sich daher als Untersuchung des gesamten Skeletts mit geringem Aufwand und nur geringer Strahlenexposition, um ossäre Metastasen unterschiedlicher Tumore zu detektieren. Aufgrund der jedoch geringen Spezifität der Methode, ist ggf. eine Absicherung der Befunde mit weiteren Verfahren notwendig.

Indikationen und Befundmuster

Im Rahmen urologischer Fragestellungen wird die Skelettszintigrafie hauptsächlich zur Suche nach **ossären Metastasen urologischer Malignome** eingesetzt. Ossäre Metastasen von Nieren-, Urothel- und Prostatakarzinomen haben in der Regel einen lokal deutlich gesteigerten Knochenstoffwechsel zur Folge und können so über eine vermehrte Tracer-Speicherung erkannt werden. Dabei finden sich Skelettmetastasen in der weit überwiegenden Zahl der Fälle im Bereich des Stammskeletts einschließlich der Humeri und Femora, sowie in der Schädelkalotte. Bei der Suche nach ossären Metastasen von Malignomen ist die Darstellung der **Tracer-Verteilung** in der sogenannten **Mineralisationsphase** (2–4 h p. i.) meist ausreichend (▶ Abb. 1.46).

Alternativ zur verbreiteten Skelettszintigrafie existiert die Möglichkeit einer **PET-CT** mit Fluor-18-Anionen (▶ Abb. 1.47). Diese zeigen eine raschere Clearance im Vergleich mit den Phosphat-Tracern. Die hohe Ortsauflösung der PET in Kombination mit der Computertomografie sowie die dreidimensionale Darstellung des gesamten Körpers bieten eine sehr hohe Sensitivität und gute Spezifität bei der Erkennung ossärer Metastasen. Die Kostenübernahme der Fluor-18-PET ist jedoch

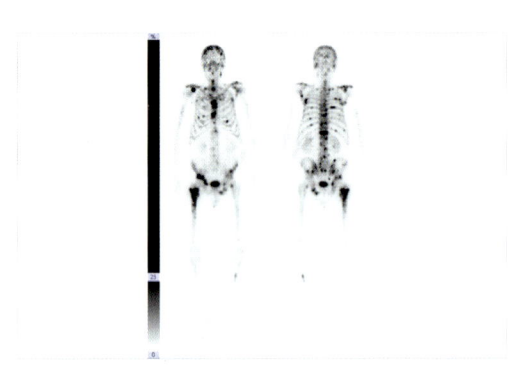

Abb. 1.46 Ossäre Metastasen eines Nierenzellkarzinoms.

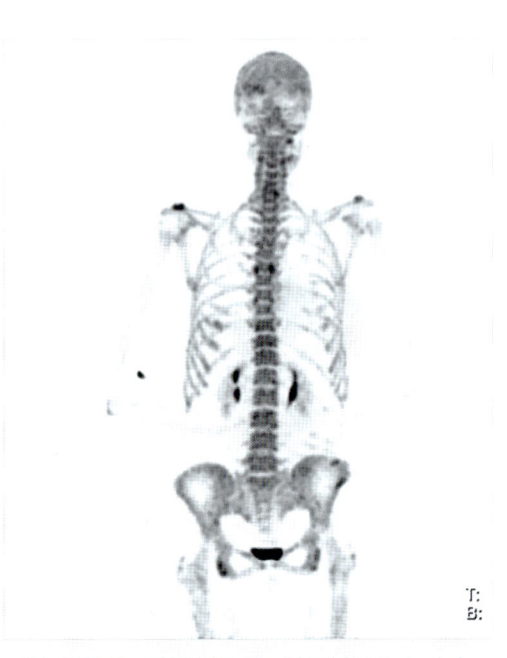

Abb. 1.47 Fluorid-PET. Die Fluorid-PET bietet eine hohe Ortsauflösung und als PET-CT eine sehr gute Sensitivität und gute Spezifität.

1.6 Nuklearmedizin

nicht einheitlich geregelt und bleibt deshalb Einzelfällen vorbehalten.

1.6.5 PET mit Fluordesoxyglukose

Der am häufigsten eingesetzte **Tracer** für die PET ist mit Fluor-18 markierte 2-Fluor-2-Desoxyglukose (FDG). Diese Substanz wird über den Glukosetransporter in die Körperzellen aufgenommen.

> **Merke**
> Viele Malignome und deren Metastasen verstoffwechseln Glukose, um ihren erhöhten Energiebedarf zu decken und reichern den Tracer deshalb in hohem Maß an.

FDG wird physiologischerweise im Herzmuskel, aber auch in aktiver Skelettmuskulatur aufgenommen. Nach der Injektion des Tracers sollen Patienten deshalb bis zur eigentlichen Untersuchung ruhen. Eine weitere physiologische Tracer-Aufnahme erfolgt in das Gehirn und die Leber. Im Unterschied zu Glukose, wird Fluordesoxyglukose renal eliminiert, nicht rückresorbiert und erscheint deshalb in Nieren und ableitenden Harnwegen.

> **Merke**
> Im Bereich der Urologie eignet sich der Tracer FDG insbesondere zur Darstellung von Seminomen und ihren Metastasen sowie anderer Hodentumoren.

Zudem ist die PET mit FDG auch geeignet, das Therapieansprechen von Läsionen zu beurteilen: Zeigen Läsionen, die größer als 3 cm sind, nach einer Chemotherapie noch einen gesteigerten Stoffwechsel in der PET, muss von noch vitalem Tumorgewebe ausgegangen werden.

In der Abbildung anderer urologischer Tumoren wird F-18-FDG jedoch kaum eingesetzt, da die Speicherung dieses Tracers durch Urothel-, Nieren- und Prostatakarzinome nur unzuverlässig geschieht.

1.6.6 PET in der Diagnostik des Prostatakarzinoms

Cholinderivate

Im Rahmen der Suche nach befallenen Lymphknoten und Metastasen von Prostatakarzinomen werden mit Positronenemittern markierte Cholinderivate eingesetzt, wie Kohlenstoff-11-Cholin oder Flour-18-Ethylcholin. Diese Substanzen werden von Prostatakarzinomzellen vermehrt aufgenommen und können so im Rahmen des **Stagings** eingesetzt werden. Im Falle des Verdachts auf ein **Rezidiv** ermöglichen sie die Diagnose eines Lokalrezidivs, befallener Lymphknoten oder Fernmetastasen und damit eine angepasste Therapie. Die genannten Tracer werden physiologisch intensiv in der Leber gespeichert, eine Aufnahme erfolgt auch in Speicheldrüsen, Darm, Milz und zum Teil in entzündlich veränderten Lymphknoten. Die Ausscheidung erfolgt renal. Eine Abgrenzung von Speicherherden gegenüber Tracer-haltigem Urin in den Harnleitern ist notwendig. Die Kombination der PET mit der morphologischen Bildgebung des CT oder MRT verbessert die diagnostische Genauigkeit.

PSMA-Inhibitoren

Relativ neu verfügbar sind mit Positronenemittern markierte Inhibitoren des prostataspezifischen Membranantigens (PSMA) (▶ Abb. 1.48). Bis dato

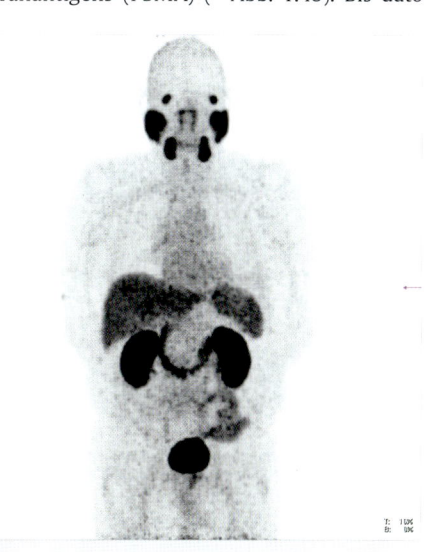

Abb. 1.48 Übersicht über die Verteilung eines mit Gallium-68 markierten PSMA-Inhibitors.

sind vergleichende und prospektive Studien nur unzureichend verfügbar. Es zeichnet sich dennoch eine höhere Genauigkeit dieser Substanz bei der Darstellung von Prostatakarzinomen und ihrer Metastasen im Vergleich zu den Cholinderivaten ab. Physiologischerweise werden diese Substanzen in den Speicheldrüsen, den Tränendrüsen und in der Leber aufgenommen, die Speicherung in der Leber und insbesondere im Darm ist im Vergleich zu den oben genannten Cholinderivaten jedoch erheblich geringer. Auch diese Substanzen werden renal eliminiert und zeigen sich daher in den Nieren und den ableitenden Harnwegen. Kommt es z. B. zu einer pathologischen Aufnahme des Tracers in Lymphknotenmetastasen ist eine gute räumliche Zuordnung in der fusionierten Darstellung mit der CT möglich (▶ Abb. 1.49).

1.6.7 Palliative Knochenschmerztherapie

Methode

Leiden Patienten unter schmerzhaften ossären Metastasen, stehen auf Seiten der Nuklearmedizin verschieden Substanzen zur Schmerztherapie bereit. Eine Zulassung besteht bei schmerzhaften Metastasen eines Prostatakarzinoms für **Strontium-89-Chlorid** (Sr-89) und für die Behandlung von Schmerzen aufgrund ossärer Metastasen unabhängig vom Primärtumor für **Samarium-153-EDTMP** (Sm-153) – ein Phosphat – ähnlich der Tracer der Skelettszintigrafie. In beiden Fällen handelt es sich um Betastrahler die in Bereichen mit gesteigertem Skelettstoffwechsel vermehrt in die Knochenmatrix integriert werden. Ihre Strahlung mit kurzer Reichweite führt in 70–80 % der Fälle zur signifikanten Schmerzlinderung. Da Samarium-153 auch Gammastrahlung emittiert, können Ganzkörperaufnahmen durchgeführt werden, die die Verteilung des Tracers belegen. (▶ Abb. 1.50)

Indikationen und Kontraindikationen

Indiziert sind die Therapie mit Sr-89 oder Sm-153 bei **Schmerzen aufgrund ossärer Metastasen**. Voraussetzung ist ein im Bereich der Metastasen gesteigerter Skelettstoffwechsel, der in einer konven-

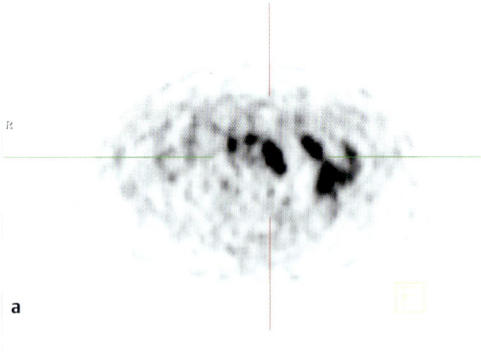

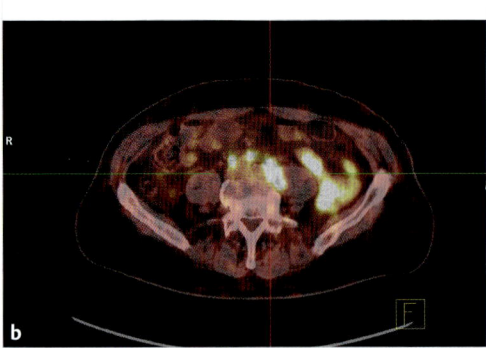

Abb. 1.49 PET und fusionierte Darstellung.
a In der PET ist deutlich eine pathologische Tracer-Speicherung zu erkennen.
b In der fusionierten Darstellung ist die räumliche Zuordnung der Läsionen zu paraaortalen Lymphknoten möglich.

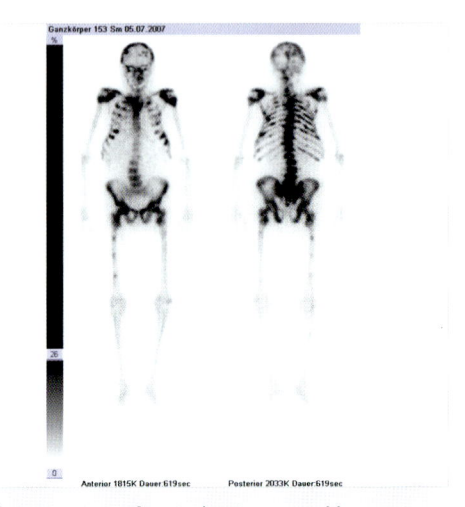

Abb. 1.50 Szintigrafie mit der Gammastrahlung von Sm-153 zur Schmerztherapie bei ossären Metastasen eines Prostatakarzinoms.

tionellen Skelettszintigrafie aktuell einfach nachgewiesen werden kann.
- Kontraindikationen, absolut
  - Rückenmarkskompression infolge von Metastasen (vorhanden oder drohend)
  - Niereninsuffizienz
  - ausgeprägte Knochenmarksdepression
- Kontraindikationen, relativ
  - Inkontinenz
  - pathologische Fraktur (drohend)

1.6.8 Therapie mit Radium-223-Dichlorid

Zur Therapie des **ossär metastasierten und hormonrefraktären Prostatakarzinoms** ist seit November 2013 das Präparat Radium-223-Dichlorid zugelassen, sofern keine weiteren Organmetastasen vorliegen.

Merke

In den Studien zur Zulassung zeigte die Therapie mit Radium-223-Dichlorid nicht nur eine Reduktion der Schmerzen durch die ossäre Metastasierung, sondern auch eine signifikante Verlängerung des Gesamtüberlebens.

Es handelt sich um Radiumdichlorid des **Alphastrahlers** Radium-223. Das Isotop wird an Lokalisationen mit gesteigertem Skelettstoffwechsel anstelle von Kalzium in die Knochenmatrix integriert. Im Vergleich zu den oben genannten Therapien mit Strontium-89 und Samarium-153 bewirkt die erheblich höhere Energie der Alphastrahlen von zwischen 5 und 8 MeV und deren kurze Reichweite von maximal 100 µm eine **fokal sehr hohe Strahlendosis**.

1.7 Endoskopische Diagnostik

A. John, Ch. Bolenz

1.7.1 Diagnostische Urethrozystoksopie

Definition

Als Urethrozystoskopie (Harnröhren- und Blasenspiegelung) wird die endoskopische Untersuchung von Urethra und Harnblase bezeichnet. Die Untersuchung dient zum einen diagnostischen Zwecken und ist zum anderen Grundvoraussetzung für endourologische Manipulationen am unteren Harntrakt (z. B. TUR-B). Das erste moderne Zystoskop geht auf die Arbeiten des Dresdner Arztes Maximilian Nitze zurück und wurde 1879 erstmals öffentlich präsentiert [61].

Indikationen und Kontraindikationen

Indikationen für die diagnostische Urethrozystoskopie zur Beurteilung der Harnröhre (z. B. Fremdkörper, Via falsa):
- Abklärung bei V. a. subvesikale Obstruktion (z. B. Prostatahyperplasie, Harnröhrenstriktur)
- Hämaturiediagnostik
- V. a. Urothelkarzinom oder Tumorinfiltration der Blase von extern (z. B. Rektum-, Prostatakarzinom)
- Abklärung rezidivierender Harnwegsinfekte (z. B. Ausschluss Fremdkörper, Blasendivertikel)
- Beurteilung der Ureterostien bei V. a. vesikoureterorenalen Reflux
- Tumornachsorge bei Z. n. Urothelkarzinom der Harnblase
- Fisteldiagnostik (z. B. vesikovaginale Fistel)
- Beurteilung der Sphinkterkompetenz bei Harninkontinenz
- zur gleichzeitigen Durchführung einer retrograden Ureteropyelografie

Kontraindikationen für eine diagnostische Urethrozystoskopie:
- akute Entzündungen (Urethritis, Zystitis, Prostatitis, Epididymorchitis)
- ausgeprägte Hämaturie (relative Kontraindikation für eine rein diagnostische Zystoskopie)

Instrumentenkunde

Rigide Instrumente

Das typische rigide Urethrozystoskop besteht aus 4 Teilen:
- Metallschaft
- Obturator
- Optik
- Schaftansatz

Der Außendurchmesser reicht von **8 Ch** bei Kindern bis knapp **24 Ch** bei Erwachsenen. Um während der Untersuchung eine gute Sicht zu gewährleisten, befinden sich am Instrumentenschaft Anschlüsse für den Zu- und Ablauf des Spülwassers. Zur Beurteilung der Harnblase stehen Optiken mit einer Blickrichtung zwischen **0° und 120°** zur Verfügung. Bei zunehmendem Winkel ist eine bessere Untersuchung lateral und rückwärts gelegener Bereiche der Harnblase möglich, während die Sicht nach vorne abnimmt. Unter Umständen ist es sinnvoll, nacheinander mehrere Optiken zu kombinieren. Zum Einbringen von Hilfsinstrumenten (Ureterschienen, Fasszangen usw.) verfügen Zystoskope in der Regel über 1–2 zusätzliche Arbeitskanäle (▶ Abb. 1.51).

Flexible Instrumente

Durch die Einführung flexibler Zystoskope wurde die Untersuchung für Patienten besser erträglich sowie die intraoperative Gewebetraumatisierung deutlich reduziert [18]. Licht sowie Bildinformationen werden durch biegsame Glasfasern geleitet. Der Durchmesser der Instrumente beträgt in der Regel **15 Ch** und beinhaltet einen Arbeitskanal für das Einbringen von Hilfsmitteln. Flexionen des distalen Endes sind bis **> 180°** (vollständige Inversion) möglich, somit kann auch die Blasenvorderwand lückenlos inspiziert werden. Nachteilig ist unter anderem die eingeschränkte Möglichkeit der Blasenspülung. Die optische Auflösung und die Bildqualität sind geringer im Vergleich zu den rigiden Instrumenten (▶ Abb. 1.52).

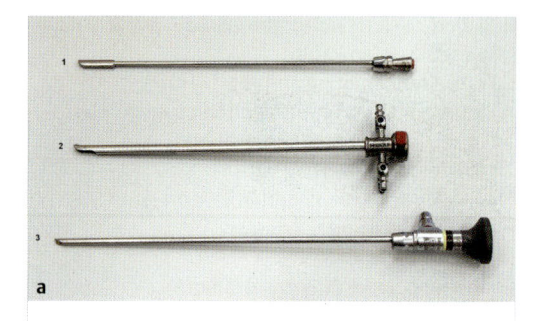

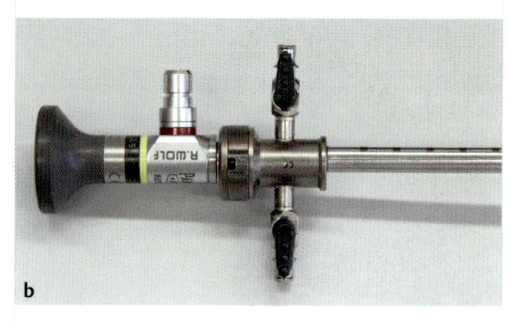

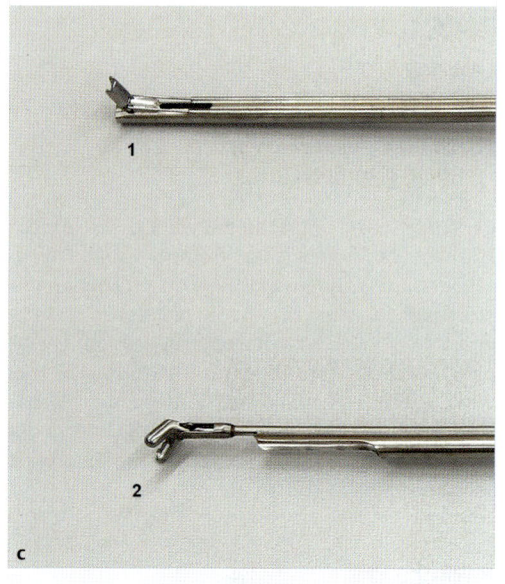

Abb. 1.51 Aufbau eines starren Zystoskops (Mit freundlicher Genehmigung von Prof. Axel Hegele).
a Obturator (1), Arbeitsschaft (2), Optik (3).
b Zusammengesetztes Instrument.
c Justierbare Führungshilfe („Albarran-Hebel") z. B. bei Anlage einer Harnleiterschiene (1) und Fasszange (2).

1.7 Endoskopische Diagnostik

Praktische Durchführung der Zystoskopie

Befunderhebung

Kennzeichen eines **Normalbefunds**:
- glatte Harnröhrenpassage ohne Striktur
- kräftiges Sphinkterspiel
- prostatische Harnröhre nicht obstruktiv
- weiter Blasenhals (nur beim Mann)
- Blasenschleimhaut unauffällig ohne papillären Tumor oder suspekte flächige Rötungen
- kein Nachweis von Blasendivertikeln oder Steinen
- Ureterostien bds. orthotop und schlitzförmig
- Harnblase vollständig eingesehen (▶ Abb. 1.53)

Patientenvorbereitung vor der Untersuchung:
- Allgemeinanästhesie außer bei Kindern in der Regel nicht erforderlich, bei rigider Zystoskopie oft Analgosedierung sinnvoll
- sterile Bedingungen, d. h. gründliche Desinfektion des äußeren Genitales und im Anschluss Abdeckung des Patienten mit sterilen Tüchern
- mehrere Minuten vor dem eigentlichen Beginn lokale Betäubung der Urethra mit einem anästhesierenden Gleitgel (z. B. Instillagel)
- heutzutage meist Video-Urethrozystoskopie: Übertragung des endoskopischen Bildes über eine auf der Optik montierte Kamera auf einen oder mehrere Monitore (Komfortsteigerung für Untersucher und Patienten)

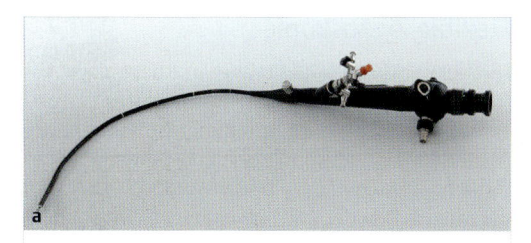

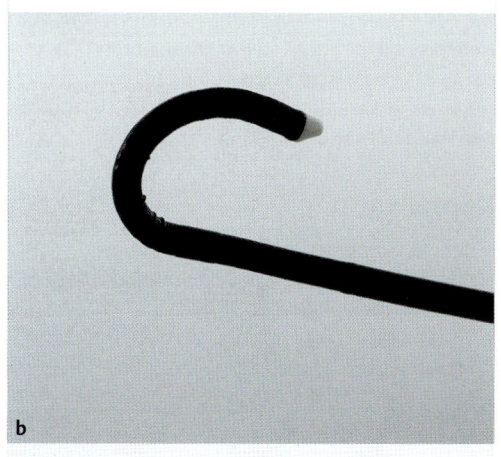

Abb. 1.52 Flexibles Urethrozythoskop (Mit freundlicher Genehmigung von Prof. Axel Hegele).
a Ganzes Instrument.
b Bis zu ca. 210° aufwärts bzw. 120° abwärts abwinkelbare Spitze.

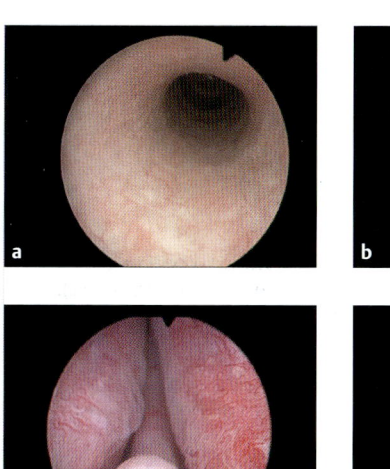

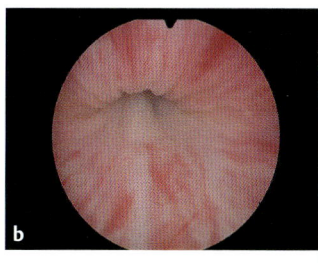

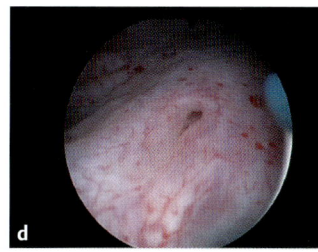

Abb. 1.53 Urethrozystoskopie – Normalbefunde (Mit freundlicher Genehmigung von Prof. Axel Hegele).
a Penile Harnröhre.
b Schließmuskel.
c Colliculus seminalis mit Darstellung beider Prostataseitenlappen.
d Schlitzförmiges, orthotopes Ureterostium.

Rigide Zystoskopie

Untersuchung bei **Männern**:
- Steinschnittlage
- Analgosedierung empfohlen (bei Frauen fakultativ)
- Schaft zunächst zusammen mit dem Obturator in die Urethra einführen
- Wechsel auf eine **0°- oder 30°**-Optik zum weiteren Vorspiegeln bis in die Harnblase (Penis dabei konstant gestreckt, Lumen der Harnröhre in der Mitte des Bildes zur Vermeidung von Verletzungen der Harnröhre)
- systematische Untersuchung: die Ureterostien, Blasenboden, -hinterwand, -dach, -vorderwand und -seitenwände auf Auffälligkeiten

Praxistipp

Bevor der Schließmuskel mit dem Zystoskop passiert wird, ist es hilfreich, den Patienten zum Entspannen des Beckenbodens aufzufordern. Im Anschluss wird das Gerät abgesenkt und in die prostatische Urethra vorgeschoben.

Untersuchung bei **Frauen**:
- Steinschnittlage
- fakultative Analgosedierung
- „blindes" Einführen des Instruments aufgrund der relativ kurzen Urethra meist mit dem Obturator in die Harnblase
- Wechsel der Optik (Beurteilung der Blase in der Regel mit einer **30°- oder 70°**-Optik)
- Beurteilung der Urethra beim Zurückziehen des Instruments am Ende der Untersuchung
- systematische Untersuchung: Ureterostien, Blasenboden, -hinterwand, -dach, -vorderwand und -seitenwände auf Auffälligkeiten

Praxistipp

Zur Beurteilung der Vorderwand hilft es, die Bauchdecke manuell von außen etwas einzudrücken. In jedem Fall empfiehlt sich das Einhalten einer strikten Systematik, um auch kleinere pathologische Befunde nicht zu übersehen.

Flexible Zystoskopie

Die flexible Zystoskopie erfolgt in **Rückenlage**, somit können auch Patienten mit schwerer Coxarthrose oder Kontrakturen untersucht werden. Der Ablauf der Untersuchung gestaltet sich analog der rigiden Zystoskopie, es besteht jedoch zusätzlich die Möglichkeit der **180°**-Inversion zur Darstellung des Blasenausgangs. Vorteile bieten sich außerdem bei der Inspektion von Harnableitungen (Conduit, Neoblase oder Pouch). In der ambulanten Diagnostik stellt die flexible Zystoskopie aufgrund der geringeren Invasivität mittlerweile das **Verfahren der Wahl** dar [18].

Komplikationen

Mögliche Komplikationen der Endoskopie:
- Kontamination des Harntrakts mit pathogenen Keimen (Inzidenz < 3 % [16])
- Verletzung der Harnröhre und -blase durch die Instrumente
- behandlungspflichtige iatrogene Makrohämaturie (sehr selten)
- Blasenperforation (sehr selten)
- gelegentlich Entwicklung von narbigen Strikturen der Harnröhre aus kleineren Schleimhautläsionen nach Monaten oder Jahren [51].

Invasive therapeutische und diagnostische Interventionen

- Bei gleichzeitiger Allgemein- oder Regionalanästhesie des Patienten besteht im Rahmen der Zystoskopie die Möglichkeit der transurethralen Resektion (TUR) von Prostatagewebe oder Harnblasenschleimhaut.
- Bei V. a. CIS (Carcinoma in situ) der Harnblase können mit einer Zange Quadrantenbiopsien entnommen werden (▶ Abb. 1.54b).
- Blasensteine (▶ Abb. 1.54c) können über einen sog. „Stein-Punch" zunächst zertrümmert und im Anschluss extrahiert werden.
- Bei symptomatischen Harnblasendivertikeln (z. B. Restharnbildung mit Infekten) mit engem Divertikelhals besteht die Möglichkeit der endoskopischen Inzision (▶ Abb. 1.54d).
- Bei einer Hb-relevanten Makrohämaturie kann die Vaporisation der blutenden Harnblasen- oder Prostataschleimhaut als Notfalleingriff vitalen Nutzen haben.

1.7 Endoskopische Diagnostik

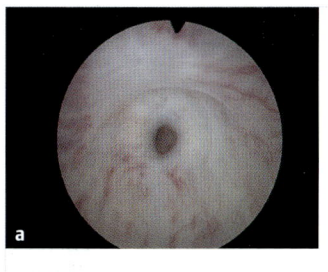

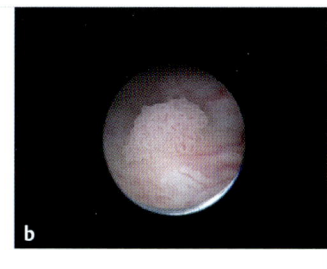

Abb. 1.54 Pathologische Befunde im Rahmen einer Urethrozystoskopie (Mit freundlicher Genehmigung von Prof. Axel Hegele).
a Harnröhrenenge.
b Exophytischer Blasentumor.
c Multiple Blasensteine.
d Blasendivertikel.

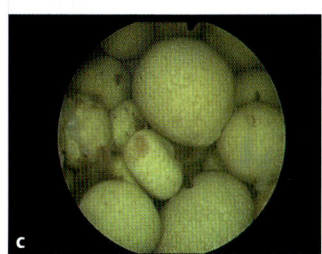

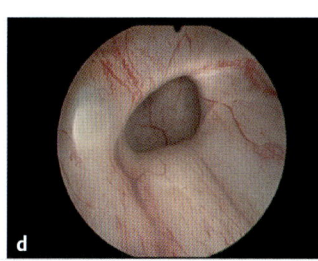

Moderne diagnostische Verfahren

Fotodynamische Diagnostik

Eine Verbesserung im Bereich der Diagnostik von **urothelialen Neoplasien** stellt die fotodynamische Diagnostik (PDD) dar. Kriegmair et al. konnten 1994 erstmals unter Verwendung von 5-ALA (5-Aminolävulinsäure), einem Substrat der Hämsynthese, dessen Metaboliten in Tumorzellen akkumulieren, eine signifikante Zunahme an korrekt diagnostizierten Carcinomata in situ (CIS) nachweisen [46]. Eine Metaanalyse prospektiver Studien zeigte eine verbesserte Detektion von nicht muskelinvasiven Urothelkarzinomen über alle Stadien gemittelt von **20%** sowie eine verbesserte Detektion von CIS von **39%** [42]. Andere Studien konnten außerdem eine Reduktion der Rezidivrate sowie langfristig eine geringere Rate notwendiger Zystektomien aufgrund eines Tumorprogresses darstellen [29].

Seit 2005 steht in Deutschland mit Hexvix der Hexylester der **Aminolävulinsäure** für die fotodynamische Diagnostik zur Verfügung. Mindestens 1 h vor der geplanten TUR-B wird der Wirkstoff per Einmalkatheter in die Harnblase instilliert. Zu Beginn der Resektion wird mit der sog. **Positivprobe** überprüft, ob die Substanz ausreichend in das Urothel aufgenommen wurde (Fluoreszenz am Blasenhals bei tangentialem Blickwinkel) (▶ Abb. 1.55).

Die ideale **Indikation** für die PDD ist noch nicht abschließend geklärt, die aktuellen Leitlinien der

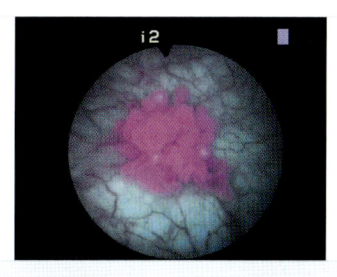

Abb. 1.55 Zystoskopisches Bild eines PDD-positiven Harnblasentumors (Mit freundlicher Genehmigung von Prof. Axel Hegele).

Europäischen Gesellschaft für Urologie (EAU) empfehlen die fotodynamische Diagnostik vor allem für Patienten mit V. a. High-Grade-Karzinome oder CIS.

Die Fluoreszenz-Zystoskopie ist aktuell in der ambulanten Tumornachsorge noch nicht etabliert, was bisher vor allem am unklaren klinischen Stellenwert sowie der unzureichenden Bildqualität der flexiblen Zystoskope lag. Diesbezügliche Studien haben jedoch die technische Machbarkeit bereits belegt [35].

Narrow Band Imaging (NBI)

Das Narrow Band Imaging (NBI) ist ein optisches Diagnoseverfahren, das die Wellenlänge des sichtbaren Lichts einengt und dadurch den Kontrast zwischen normaler Blasenschleimhaut und hypervaskularisiertem Tumorgewebe verstärkt. Seit

2008 wurden mehrere Studien zu dieser Technik vorgestellt, die insgesamt eine verbesserte Tumordetektion (**12%** [36]) und eine verminderte Rezidivrate im Vergleich zur Weißlicht-Zystoskopie zeigten [37]. Großangelegte prospektiv randomisierte Studien sowie ein Vergleich mit der fotodynamischen Diagnostik stehen jedoch aus [36].

1.7.2 Ureterorenoskopie (URS)

Definition

Die Ureterorenoskopie (URS) ist eine endoskopische Technik zur Untersuchung des oberen Harntrakts und ermöglicht neben der Diagnostik gleichzeitig therapeutische Interventionen an Harnleiter und Nieren. Erstmals 1980 durch Dr. Perez-Castro für den operativen Gebrauch vorgestellt [56], hat die URS in den letzten 3 Jahrzehnten durch Miniaturisierung, Verbesserung der Optiken und Einführung flexibler Instrumente eine rasante Ausweitung ihrer Einsatzmöglichkeiten erfahren.

Instrumentenkunde

Starre Instrumente

Starre Ureterorenoskope, heutzutage meist als **semirigide Endoskope** bezeichnet, sind ähnlich einem Zystoskop aufgebaut und besitzen neben einer fest integrierten Optik mit **0°**-Blickwinkel einen Arbeitskanal von meist **5 Ch** im Durchmesser. Der Außendurchmesser beträgt je nach Hersteller ca. **6–10 Ch** und ist an der Spitze etwas schmaler als an der Basis.

Flexible Instrumente

Flexible Ureterorenoskope haben eine Schaftdicke von **8–12 Ch**. Der kombinierte Arbeits- und Spülkanal misst ca. **3–4 Ch**. Eine Flexion der Instrumentenspitze ist bis **270°** möglich, somit sind auch Manipulationen im Mittel- und Unterkelch der Niere möglich.

Indikationen und Kontraindikationen

Indikationen für eine Ureterorenoskopie:
- diagnostische Abklärung auffälliger Befunde in der Bildgebung (z. B. suspekte Kontrastmittelaussparungen)
- Therapie von Ureter- und Nierensteinen
- Diagnostik und Therapie von Harnleitertumoren
- Diagnostik und Therapie von Harnleiterstenosen
- Abklärung Makrohämaturie aus dem oberen Harntrakt

Kontraindikationen für eine Ureterorenoskopie:
- floride Harnwegsinfekte
- unbehandelte Gerinnungsstörung

Praktische Durchführung der URS

Patientenvorbereitung vor der Untersuchung:
- sterile Urinkultur, unauffälliges Blutlabor inklusive intakter Gerinnungsparameter
- Bildgebung des oberen Harntrakts, z. B. als retrogrades oder intravenöses Pyelogramm bzw. Abdomen-CT mit urografischer Phase
- immer(!) Allgemeinanästhesie
- perioperative Antibiotikaprophylaxe mit Cephalosporinen der 2. Generation oder Fluorchinolonen (außer bei kleinen distalen Harnleitersteinen und rein diagnostischer URS) [44]
- Lagerung in Steinschnittposition und steriles Abdecken; ggf. kontralaterales Bein etwas auslagern
- Möglichkeit zur intraoperativen Röntgendurchleuchtung

Semirigide URS (inklusive retrograde Urografie und Biopsie)

Der Eingriff beginnt mit einer diagnostischen Zystoskopie mit einem regulären rigiden Zystoskop. Im Anschluss wird eine evtl. einliegende Ureterschiene extrahiert und eine diagnostische retrograde Ureteropyelografie durchgeführt. Über einen Ureterkatheter wird nun ein Führungsdraht bis in das Nierenbecken der betreffenden Seite vorgelegt.

1.7 Endoskopische Diagnostik

> **Praxistipp**
>
> **Sanierung eines Harnleitersteins**
> Ist das Ziel der URS die Sanierung eines Harnleitersteins, so sollte bei der Kontrastmittelgabe sowie der Vorlage des Führungsdrahtes ein **Pushback** des Konkrements in das Nierenbecken vermieden werden.

Das semirigide Ureterorenoskop wird nun entlang des Führungsdrahts bis in den Harnleiter vorgeschoben. Bei schwieriger Intubation des Ostiums hilft die Vorlage eines 2. Führungsdrahts bzw. die Drehung des Geräts um **180°**, um die Passage der etwas hervorstehenden kranialen Lippe des Instruments zu erleichtern. Gelingt trotz dieser Maßnahmen das Entrieren nicht, so kann eine vorsichtige Bougierung des Ostiums versucht werden. Dies gelingt durch den Einsatz von Bougies zunehmenden Durchmessers, dem Einsetzen einer Schleuse oder über eine Ballondilatation. Bei Erfolglosigkeit kann für 1–2 Wochen eine Harnleiterschiene eingelegt werden; es kommt daraufhin zu einer reflektorischen Erweiterung des Harnleiters. Narbige Ureterstenosen nach transurethraler Resektion der Blase lassen sich teilweise nur nach Aufresektion des Ostiums und des intramuralen Ureterverlaufs passieren. Dieses Vorgehen birgt jedoch die Gefahr eines iatrogenen vesikoureteralen Refluxes.

Nach der Passage der Uretermündung wird das Ureterorenoskop entlang des Führungsdrahts unter visueller Kontrolle im Harnleiter vorgeschoben. Das Lumen sollte dabei immer mittig zur Darstellung kommen und das Instrument ohne großen Kraftaufwand vorwärts bewegt werden können, da ansonsten die Gefahr einer Mukosaverletzung bis hin zum Abriss des Harnleiters besteht. Bei besonderen anatomischen Verhältnissen (z.B. Kinkings) kann die Darstellung des Harnleiterlumens eingeschränkt sein. In diesem Fall sollte das Ureterorenoskop nur äußerst vorsichtig vorgeschoben werden, die Wand muss dabei ohne Kraftaufwand vor der Optik entlang gleiten (Phänomen der sog. **Moving Mucosa**). Bei schwierigem Vorschub hilft auch die Vorlage eines 2. Führungsdrahts zum Aufspannen des Ureters.

Der Spülwasserzustrom sollte so gering wie möglich eingestellt sein, um etwaige Steine nicht in das Nierenbecken hochzuspülen. Ureterkinkings können durch Vorlage eines Führungsdrahts oder Ureterkatheters begradigt werden. Mittels retrograder Urografie lassen sich unklare anatomische Bedingungen evaluieren (▶ Abb. 1.56).

Nach Überwindung des pyeloureteralen Übergangs können das Nierenbecken sowie die antegrad zugängliche obere Kelchgruppe gespiegelt werden. In diesem Bereich können Konkremente mit einer Zange oder einem Dormia-Körbchen (endoskopisch entfaltbare Schlingenkörbchen) extra-

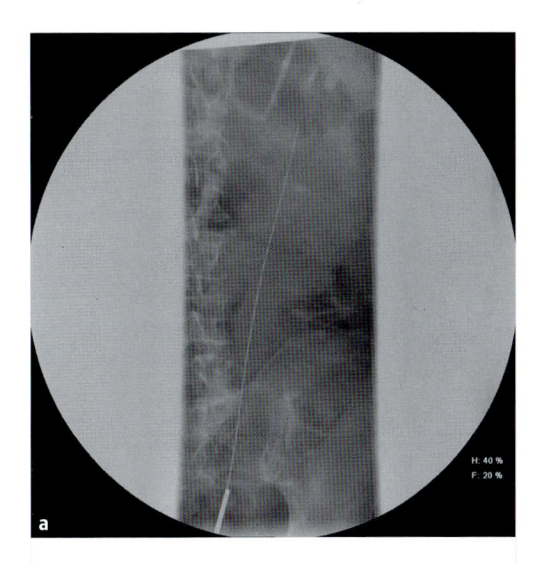

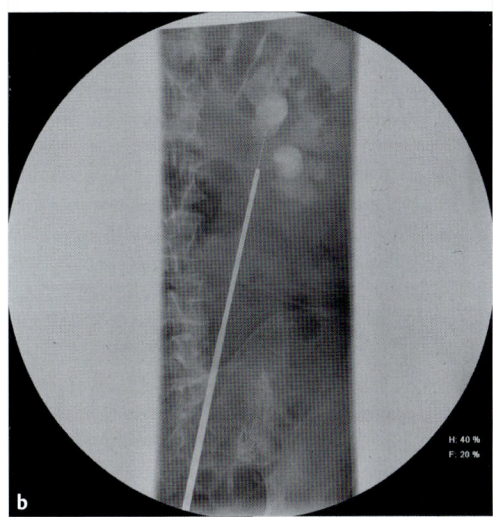

Abb. 1.56 Intraoperative Durchleuchtung (Mit freundlicher Genehmigung von Prof. Axel Hegele).
a Darstellung des vorgeschobenen Sicherheitsdrahts bis ins Nierenbecken.
b Passage des Harnleiters mit dem starren Ureterorenoskop.

hiert oder tumorsuspekte Areale biopsiert werden. Durch den Einsatz dünner Laserfasern sind die Steindesintegration oder die Laserung von superfiziellen Harnleitertumoren oder subpelvinen Ureterstenosen möglich. Der Durchmesser der Laserfaser beträgt dabei nur **200–365 µm**.

Flexible URS

Zur Diagnostik oder Therapie im Bereich der mittleren und unteren Kelchgruppe eignet sich die flexible URS. Weitere **Indikationen** sind Situationen mit besonderer Anatomie (starke Prostatahypertrophie, Ureteren einer Transplantatniere, mit rigider URS nicht passierbare Harnleiterstenosen). Aufgrund der optischen Eigenschaften der flexiblen Instrumente ist die Ortsauflösung im Vergleich zu den rigiden Instrumenten geringer. Zudem sind bei geringerem Durchmesser des Instruments die Spülmöglichkeiten, insbesondere bei gleichzeitiger Verwendung des Arbeitskanals (Führungsdraht, Laserfaser, Dormia-Körbchen) eingeschränkt.

Nachdem über das semirigide Instrument ein zweiter Führungsdraht eingelegt wurde, wird dieses entfernt und das flexible Ureterorenoskop über den 2. Draht unter radiologischer Kontrolle bis in das Nierenbecken vorgeschoben. Dies sollte ohne größeren Widerstand möglich sein. Der OP-Pfleger hält dabei den Draht unter Spannung.

Bei der Extraktion mehrerer Steinfragmente aus dem Kelchsystem empfiehlt es sich, über den 2. Draht zunächst eine Schleuse (Access Sheath) im mittleren oder proximalen Harnleiter zu positionieren. Dies erleichtert den wiederholten, schnellen Zugang zum OP-Gebiet. Zur Vermeidung einer Verletzung des Harnleiters durch die Schleuse sollte neben einer möglichst atraumatischen Technik die Einlage nur bei vorgeschientem Harnleiter erfolgen. In der Literatur sind bei nicht vorgeschientem Ureter bis zu 7x häufiger iatrogene Ureterläsionen beschrieben als nach vorheriger Einlage einer DJ Schiene [85].

Mit Hilfe der retrograden Pyelografie und intermittierender Durchleuchtung kann sichergestellt werden, dass sämtliche Kelche inspiziert wurden (▶ Abb. 1.57). Der Anfänger wird dabei häufiger eine radiologische Kontrolle durchführen als der erfahrene Untersucher.

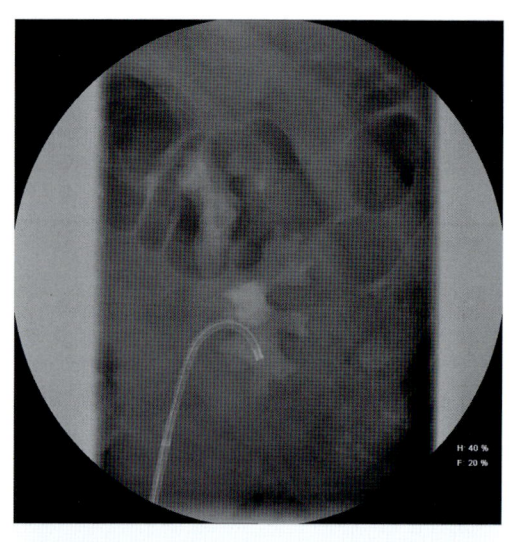

Abb. 1.57 Intraoperative Durchleuchtung: Retrograde Pyelografie und Darstellung des flexiblen Ureterorenoskops in der unteren Kelchgruppe (Mit freundlicher Genehmigung von Prof. Axel Hegele).

Antegrade URS

Ist aufgrund schwieriger intravesikaler Anatomie oder einer subvesikalen Obstruktion ein retrograder Zugang zum oberen Harntrakt nicht realisierbar, besteht die Möglichkeit einer antegraden Harnleiterspiegelung. Nach perkutaner Punktion des Nierenbeckens wird der Stichkanal in Vollnarkose analog der PCNL (S. 88) über einen Ballondilatator, Amplatz Schaft oder Alken-Dilatator aufbougiert. Mit dem flexiblen Nephroskop kann das Nierenbecken in toto inspiziert werden. Im Anschluss ist eine antegrade Spiegelung des Ureters möglich: In gleicher Sitzung können Gewebeproben entnommen, Konkremente extrahiert oder eine DJ Schiene positioniert werden.

Diagnostische und therapeutische Möglichkeiten der URS

- **Kleine Uretersteine** (bis ca. **5 mm** Durchmesser) können im Rahmen einer URS mit der Fasszange oft in toto extrahiert werden. Alternativ ist die Bergung des Konkrements in einem Dormia Körbchen möglich. In jedem Fall ist auf eine leichte Harnleiterpassage zu achten. Verspürt man bei der Extraktion einen Widerstand, sollte zur Vermeidung einer Ureterläsion zunächst eine Lithotripsie mit Bergung der Steinfragmente im

Anschluss erfolgen. Bei ausgeprägtem Steinbett ist postinterventionell die prophylaktische Einlage einer Ureterschiene für **1–7** Tage notwendig.
- Bei **größeren oder impaktierten Uretersteinen** muss das Konkrement zunächst in kleinere Fragmente lithotripsiert werden. Zur Steindesintegration stehen mehrere technische Systeme zur Verfügung (Aufgrund der geringeren Traumatisierung der Schleimhaut verwenden wir präferentiell die Laser-Lithotripsie, die zudem auch bei flexibler URS angewendet werden kann.):
  - Laser-Lithotripsie (i. d. R. Holmium-YAG-Laser)
  - elektrohydraulische Lithotripsie
  - elektromechanische Lithotripsie (Lithoclast)
- Besteht der Verdacht auf eine **urotheliale Neoplasie der oberen Harnwege** (▶ Abb. 1.58) oder soll eine Ureterstriktur unklarer Genese diagnostisch abgeklärt werden, stehen für die verschiedenen Instrumente Biopsiezangen zur Verfügung [69]. Aufgrund der Miniaturisierung der Instrumente sollten immer mehrere Gewebeproben entnommen werden, um ausreichend Material für die histopathologische Untersuchung zu erhalten. Neu entwickelte Biopsiezangen ermöglichen die Entnahme größerer Gewebeproben aus dem oberen Harntrakt und können die diagnostische Genauigkeit der Histopathologie verbessern.
- Während einer URS kann eine **Spülzytologie** aus dem Harnleiter und dem Nierenbecken entnommen werden. Bei Bedarf (V. a. CIS des Harnleiters) können mehrere Zytologien getrennt aus jeder Etage des Harnleiters gewonnen werden.

Praxistipp
Um eine zuverlässige histopathologische Aufarbeitung zu gewährleisten, sollte die Gewinnung einer Zytologie aus dem oberen Harntrakt **vor** der retrograden Kontrastmittelapplikation erfolgen.

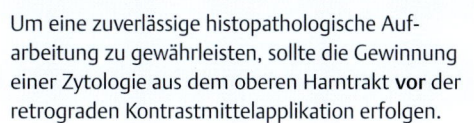

- Als palliative Therapieoption oder bei ausgeprägten Komorbiditäten können oberflächliche, gut differenzierte Harnleiterkarzinome mittels Laserkoagulation endoskopisch saniert und somit eine offene Operation vermieden werden.

Komplikationen

Präoperativ muss der Patient über das Risiko der Nachblutung, Harnwegsinfektion, Verletzung von Urethra, Blase oder Ureter, Ureterperforation (Rate ca. **1–2 %**), postoperative Harnleiterstrikturen (Rate **0,5–1 %**) mit ggf. Folgeeingriffen und postoperative Hydronephrose durch Blutkoagel, Wandödem oder residuelle Steinfragmente sowie über die evtl. intraoperative Anlage einer Harnleiterschiene aufgeklärt werden. Ein kompletter Harnleiterabriss ist selten und zieht meist eine sofortige offen-chirurgische Sanierung nach sich.

Moderne diagnostische Verfahren

Fotodynamische Diagnostik und Narrow Band Imaging

Der Einsatz fluoreszenzgestützter Diagnostik im Bereich der oberen Harnwege ist momentan noch experimentell und beschränkt sich auf kleine Fallserien an spezialisierten Zentren. Erste Hinweise auf einen diagnostischen Mehrwert liegen vor. Mit

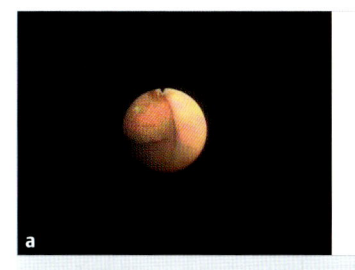

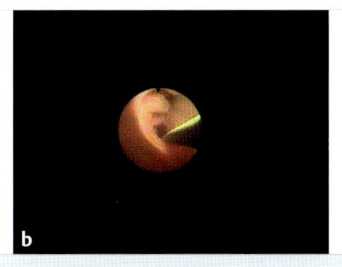

Abb. 1.58 Flexible und starre Ureterorenoskopie (Mit freundlicher Genehmigung von Prof. Axel Hegele).
a Darstellung eines exophytischen Tumors in der unteren Kelchgruppe der linken Niere.
b Diagnostische starre Harnleiterspiegelung bei Verdacht auf malignen Harnleitertumor nach Vorlage eines Sicherheitsdrahts. Die histologische Aufarbeitung der Biopsie ergab einen entzündlichen Befund.

zunehmendem Einsatz nierenerhaltender Therapien bei Urothelkarzinomen des Harnleiters und des Nierenbeckens könnte hier jedoch in Zukunft ein erweitertes Interesse entstehen [82]. Ähnliche kleine Fallserien mit verbesserter Tumordetektion von bis zu **22%** wurden für das Narrow Band Imaging berichtet. Auf Grund der technischen Anforderungen und unklarem längerfristigem Nutzen sind jedoch zu diesem Thema noch weitere Studien notwendig [84].

Chip-on-the-Tip-URS

In den letzten Jahren wurde eine neue Generation von digitalen Ureterorenoskopen entwickelt. Dies sollte die durch Außendurchmesser und Technik der fiberoptischen Übertragung limitierte Bildqualität steigern. Erste Studien zeigen eine deutliche Verbesserung der optischen Eigenschaften mit bis zu **5-fach** vergrößerter Bilddarstellung und höherer Feinauflösung [86], weitere Studien bzgl. des klinischen Nutzens stehen noch aus. Aufgrund der technischen Anforderungen stehen diese Instrumente bisher nur an ausgewählten Zentren zur Verfügung.

1.7.3 Perkutane endoskopische Diagnostik und Therapie der Niere

Indikationen

Seit der erstmaligen Publikation durch Fernström und Johansson 1975 hat die **perkutane Nephrolitholapaxie (PNL)** ihren festen Platz in der klinischen Routine der endoskopischen Therapie der Nephrolithiasis gefunden [22]. Die Indikation besteht vor allem bei großer Steinmasse.

Neben der Steintherapie gibt es weitere Situationen, in denen ein perkutaner Zugang zum Nierenbecken für diagnostische und therapeutische Zwecke erforderlich ist. Daher soll im Folgenden die diesen Eingriffen prinzipiell zugrunde liegende Technik erläutert werden. Weiterführende Informationen finden sich auch in den jeweiligen Kapiteln.

Indikationen für eine PNL:
- Nierenbeckenausgusssteine
- Nephrolithiasis **> 2 cm** oder Kelche mit stenosiertem Kelchhals
- mit ESWL oder URS nicht beherrschbare Konkremente

Kontraindikationen für eine PNL:
- nicht behandelte hämorrhagische Diathese
- florider Harnwegsinfekt
- bei funktionsloser Niere (Funktion **< 10%**) Indikation zur Nephrektomie prüfen

Weitere **Indikationen** zur **perkutanen Nephroskopie**:
- Inzision einer Kelchhalsstenose
- antegrade Endopyelotomie
- Resektion von Nierenbeckentumoren
- V. a. Tumorrezidiv im oberen Harntrakt nach Harnableitung

Technik der perkutanen Nephrolitholapaxie/Nephrostomie

▶ Patientenvorbereitung
- vor perkutaner endoskopischer Diagnostik:
  - mikrobiologischer Ausschluss eines Harnwegsinfekts
  - Labor inklusive kleinem Blutbild und Nierenfunktion, Gerinnungsstatus
- vor einer PCNL (perkutane Nephrolithotomie)
  - Bestimmung der Steingröße: Lokalisation mittels AUG oder Low-Dose-Nativ-CT (▶ Abb. 1.59)
  - ergänzende MAG-III-Nierenszintigrafie bei klinischem V. a. Funktionseinschränkung erforderlich (verminderte GFR, sonografisch rarefiziertes Nierenparenchym, verzögerte Kontrastmittelausscheidung im AUG)

Bei geplanter **alleiniger Drainage der Niere** (Nephrostomie-Einlage) genügen ein Gerinnungs- und Urinstatus sowie eine Sonografie zur Abschätzung des Grades der Harnstauung.

Die Anlage einer dünnlumigen Nephrostomie zur Drainage einer infizierten Hydronephrose kann in der Regel unter lokaler Anästhesie und sonografischer Kontrolle erfolgen. Weiterführende Manipulationen am Nierenhohlsystem (z. B. Steinextraktion, diagnostische Nephroskopie) machen eine Vollnarkose erforderlich. Perioperativ wird eine Single-Shot-Antibiose mit Cephalosporinen der 2. Generation oder einem Fluorchinolon verabreicht. Bei bekanntem HWI sollte eine testgerechte antibiotische Therapie bereits **48 h** präoperativ begonnen werden.

1.7 Endoskopische Diagnostik

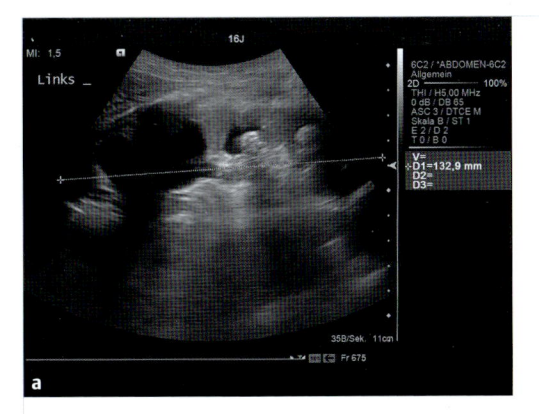

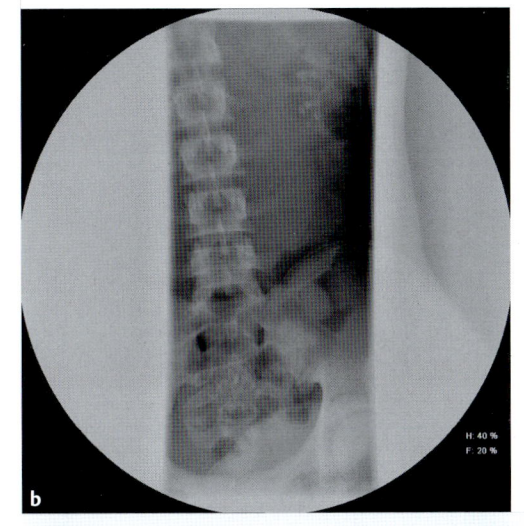

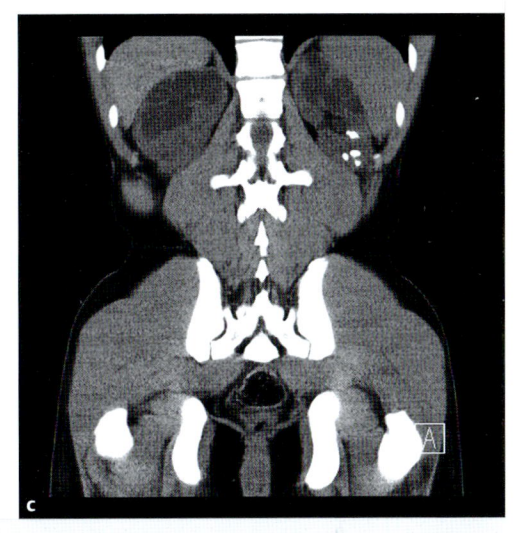

Abb. 1.59 16-jähriger Patient mit multiplen Konkrementen in der unteren und mittleren Kelchgruppe der linken Niere bei bekannter autosomal-rezessiv vererbter Hyperoxalurie (Mit freundlicher Genehmigung von Prof. Axel Hegele).
a Sonografie.
b Leerbild.
c Natives CT.

Punktion des Hohlsystems

Bei einer PCNL erfolgt zunächst in Steinschnittlage zystoskopisch die Positionierung eines Okklusions-Ureterkatheters am pyeloureteralen Übergang zur Prävention des Abgangs von Steinfragmenten in den Ureter. Im Anschluss wird der Patient in Bauchlage umgelagert mit leichtem „Aufknicken" über einem Bauchkissen. Hierdurch vergrößert sich der Abstand zwischen der Darmbeinschaufel und den dorsalen Rippen und somit das Punktionsfeld. Es folgen Hautdesinfektion und steriles Abdecken.

In der Regel wird der dorsale Unterkelch unter sonografischer und radiologischer Kontrolle punktiert (▶ Abb. 1.60). Bei schwierigen anatomischen Verhältnissen kann die Punktion auch unter computertomografischer Kontrolle erfolgen. Der Zugang liegt in der hinteren Axillarlinie unterhalb der 12. Rippe. Prinzipiell können auch Kelche der mittleren und oberen Kelchgruppe punktiert werden. Der dafür gelegentlich notwendige suprakostale Zugang geht allerdings mit einem erhöhten Risiko für Pleuraverletzungen einher. Unabhängig von der Punktionsstelle ist durch sorgfältige sonografische Darstellung eine Interposition von parenchymatösen Organen (v. a. Kolon, Milz, Leber) auszuschließen.

Bei einliegendem Okklusions-Ureterkatheter kann das Pyelon zur Erleichterung der Punktion mit NaCl oder Kontrastmittel aufgefüllt werden. Bei vollständigem Ausgussstein wird direkt auf den Stein punktiert, die richtige Lage der Nadel wird an einem festen, „kratzenden" Kontakt erkannt.

Nach erfolgreicher Punktion sollte Urin aus der Hohlnadel fließen, der zur mikrobiologischen Untersuchung gesandt wird. Mit Hilfe weniger Milliliter Kontrastmittel wird die korrekte Lage im Nierenhohlsystem bestätigt. Bei Fehllage kann die Nadel einige Millimeter vor- und zurückgeschoben werden. In lateraler Richtung sollte nur mittels erneuter Punktion korrigiert werden, da sich die Nadel sonst verbiegen kann. Fließt Blut aus der Hohlnadel oder liegt diese intravasal, sollte die Kanüle vollständig entfernt und eine erneute Punktion durchgeführt werden.

Bei korrekter Lage im Hohlsystem wird im nächsten Schritt ein atraumatischer Führungsdraht mit gekringeltem Ende im Nierenbecken bzw. Nierenkelch platziert.

Aufbougierung des Nephrostomiekanals und Einlage einer PCN/Nephroskopie

Die Dilatation des Punktionswegs erfolgt über den einliegenden Führungsdraht.

Soll im Rahmen einer Notfallintervention, z.B. zur Ableitung einer Pyonephrose, eine schmalkalibrige Nephrostomie eingelegt werden, kann mit einem Einmalbougie der Kanal bis auf 8 oder 10 Ch erweitert werden. Im Anschluss wird eine 8-Ch-Nierenfistel über den Draht im Nierenbecken platziert und mit kutanen Haltenähten fixiert. Ist eine längerfristige Drainage der Niere vorgesehen, hat eine dickere Nierenfistel mit Ballonarretierung (z. B. Ch 16) im Nierenbecken den Vorteil einer geringeren Rate an Dislokationen und Okklusionen durch Inkrustation.

Für eine Lithotripsie oder diagnostische Nephroskopie ist die Bougierung des Zugangs bis auf über **20 Ch** erforderlich. Instrumente zur PCNL haben in der Regel einen Durchmesser bis **24 Ch** (▶ Abb. 1.60), bei der sog. „Mini-PCNL" werden Arbeitsschäfte mit einem Außendurchmesser von 16–20 Ch eingesetzt.

Im Wesentlichen stehen 3 unterschiedliche **Bougierungs-Systeme** zur Auswahl:
- Ballondilatatoren
- Kunststoffbougies mit Amplatzschaft
- Alkendilatatoren mit koaxial zulaufenden Metallbougies

Die Auswahl des Systems obliegt dem Operateur. Ist der Kanal bis auf die Dicke des Außenschafts des Nephroskops erweitert worden, wird dieses unter leichten Drehbewegungen in das Hohlsystem eingeführt. Die Einlage eines 2. Sicherheitsdrahts vor Entfernung der Bougies vermindert das

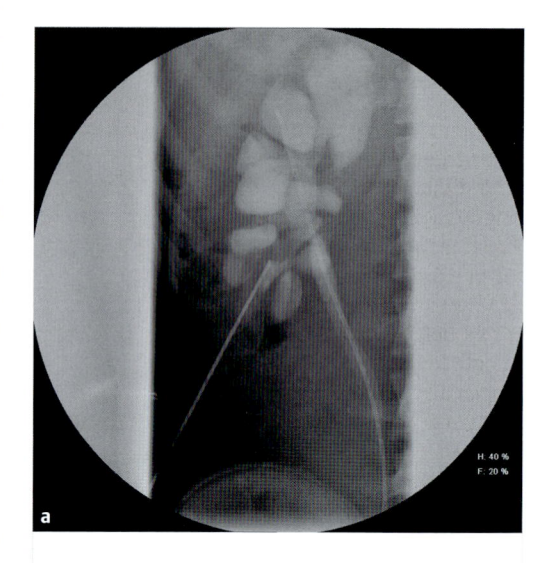

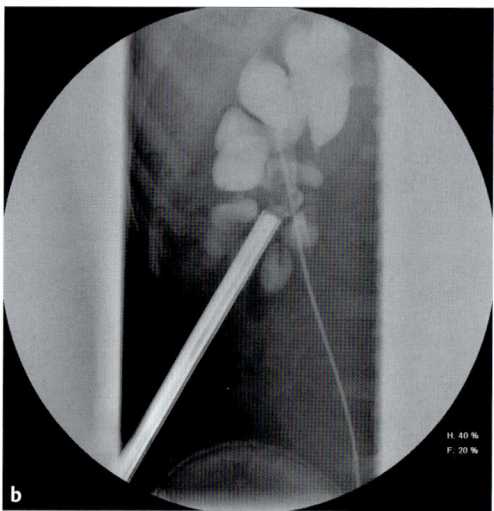

Abb. 1.60 PCNL (Mit freundlicher Genehmigung von Prof. Axel Hegele).
a Punktion der unteren Kelchgruppe nach Vorlage eines Ureterenkatheters und retrograder Füllung mit Kontrastmittel.
b Nach Bougierung eingeführtes Nephroskop.

Risiko einer Dislokation des Nephroskops aus dem Punktionskanal.

Mit dem rigiden Instrument können nun der punktierte Kelch, das Nierenbecken und der pyeloureterale Abgang inspiziert werden. Dabei sollten zur Vermeidung einer Perforation des Nierenbeckens größere Hebelbewegungen unterbleiben. Mittels flexibler Nephroskopie können auch die mittlere und obere Kelchgruppe erreicht werden

Steinextraktion und weitere therapeutische Anwendungen

Zur Steindesintegration und -extraktion stehen verschiedene Techniken zur Verfügung (siehe Kap. 6 „Urolithiasis", ▶ Abb. 1.61). Nach Beendigung des Eingriffs wird zur Kompression von Blutungen im Punktionsweg sowie zur Sicherung des Urinabflusses eine dicklumige Nephrostomie eingelegt.

Weitere Anwendungen der perkutanen Endoskopie des Nierenbeckenkelchsystems stellen die antegrade Inzision einer Kelchhalsstenose oder subpelvinen Ureterstenose dar. Ebenfalls können bei gewünschtem Organerhalt oberflächliche Low-Grade-Urothelkarzinome des Nierenbeckens analog zur TUR-B mit der Schlinge reseziert werden.

> **Praxistipp**
>
> **Endopyelotomie einer Subpelvinstenose**
> Vor Endopyelotomie einer Subpelvinstenose sollte ein aberrantes Unterpolgefäß als Ursache der Hydronephrose ausgeschlossen werden. Ansonsten besteht intraoperativ ein hohes Blutungsrisiko bei akzidentieller Gefäßverletzung.

Komplikationen der perkutanen Nephroskopie

- Unmittelbar nach OP-Ende kommt es regelmäßig zu einer **leichtgradigen venösen Makrohämaturie** über die Nierenfistel. Bei Persistenz dieser Blutung kann die Fistel für **4–6 h** abgeklemmt werden. Dadurch lässt sich die Blutung über eine Tamponade des Nierenbeckens oft stoppen. Ein Schleifendiuretikum (z. B. **40 mg Furosemid**) fördert anschließend die Lyse des Blutkoagels. Arterielle Blutungen sollten interventionell-radiologisch selektiv embolisiert werden. Die offene operative Revision bis hin zur Nephrektomie ist in erfahrenen Zentren heutzutage eine Rarität. Die Transfusionsrate nach PCNL liegt in aktuellen Serien zwischen **0,8** und **2,5 %** [5].
- **Verletzungen von parenchymatösen Nachbarorganen** (Milz, Leber, Kolon) sind mit einer Häufigkeit von **< 1 %** selten. Bei suprakostaler Punktion des Oberkelchs steigt jedoch das Risiko einer Pleuraverletzung auf **> 10 %**.
- Passagere **Bakteriämien** treten v. a. bei der Behandlung von Infektsteinen auf. Die Rate schwerer **Uroseptitiden** liegt zwischen **0,3–5 %**.
- **Intraoperative Perforationen des Nierenbeckens** treten je nach Quelle mit einer stark schwankenden Häufigkeit auf (**ca. 7 %**) [55].

> **Fazit**
>
> **Moderne Entwicklungen und Trends**
> Ein **vermehrter Einsatz der Mini-PCNL** (Dicke des Arbeitsschafts ≤ **20 Ch**) ist zu erwarten. Dabei kann auf die Einlage einer Nierenfistel am OP-Ende oft verzichtet werden (Tubeless PCNL). Der Punktionskanal wird durch eine die Hämostase fördernde Matrix verschlossen (z. B. Flowseal).
> - Die **Verbesserung der flexiblen Nephroskopie** reduziert die Notwendigkeit mehrerer Punktionskanäle.

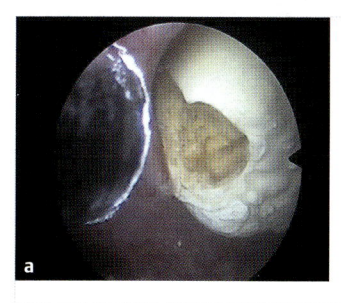

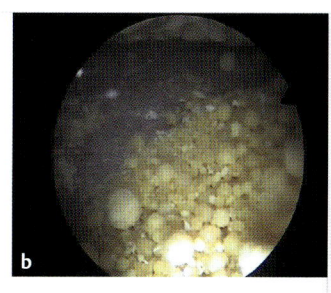

Abb. 1.61 PCNL (Mit freundlicher Genehmigung von Prof. Axel Hegele).
a PCNL: Darstellung eines großen Konkrements in der unteren Kelchgruppe und Desintegration mittels Kombination aus Lithoklast und Ultraschall.
b Nach Desintegration multiple kleine Desintegrate, die nun über den Schaft geborgen werden können.

- Bei einer **Mikro-PNL** wird das Nierenhohlsystem mit einer **16-Ch**-Nadel mit integrierter Optik unter direkter visueller Kontrolle punktiert. Im Anschluss wird nach Entfernung der Optik über die Punktionsnadel ohne weitere Dilatation ein Nephroskop mit einer **200-µm**-Laserfaser eingeführt und die Steinfragmentation durchgeführt. Die Steinfreiheitsraten nach 4 Wochen werden mit ca. **89 %** angegeben, das Verfahren ist für mittelgroße Nierensteine geeignet (**10–20 mm**) [19].

1.7.4 Virtuelle Endoskopie des Harntrakts

Der seit den 90er Jahren vermehrt einsetzende Fortschritt der abdominellen Schnittbildgebung mittels Computertomografie und Magnetresonanztomografie erlaubt die Generierung dreidimensionaler Datensätze des Harntrakts. Ein Navigationssystem zeigt dem Untersucher, wo er sich in axialer, sagittaler und koronarer Ebene aktuell befindet. Ein vom Computer geschaffener Parcours kann im Anschluss durch das jeweilige Hohlorgan verfolgt und dabei die virtuell rekonstruierte Oberfläche des Urothels beurteilt werden [2]. Verschiedene kleinere Studien zeigten, dass mit einer virtuellen Zystoskopie Tumore mit einer Größe **> 1 cm** mit hoher Sensitivität detektiert werden. Dabei handelt es sich um eine schnell durchführbare, für den Patienten nicht invasive Untersuchung. Schwächen liegen bei flach wachsenden Tumoren, wie dem Carcinoma in situ, sowie in der fehlenden Möglichkeit zur Entnahme von Gewebeproben. Besonders hoch ist der Nutzen der virtuellen Endoskopie im Bereich des **oberen Harntrakts**. Hier ist aufgrund des anatomisch aufwendigen Zugangs und der Notwendigkeit einer Sedierung oder Narkose des Patienten die virtuelle Ureterorenoskopie mit einer deutlich geringeren Morbidität und niedrigeren Behandlungskosten verbunden. Die Sensitivität für exophytische Tumoren wird je nach Studie zwischen **80 und 90 %** angegeben [2]. Bisher wurde vor allem die Nachsorge von endoskopisch therapierten Blasen- und Ureterkarzinomen sowie die Verlaufskontrolle von Subpelvinstenosen und Ureterstrikturen als möglicher Einsatzbereich genannt [27]. Es bleibt jedoch zu konstatieren, dass trotz großer Fortschritte diese Technik bisher nur in ausgewählten Zentren und im Rahmen von Studien angeboten wird.

1.8 Urodynamik

C. Frohme

Ziele der urodynamischen Untersuchung sind:
- Symptome unter Messbedingungen zu reproduzieren und objektivieren,
- die Ursache von Symptomen zu identifizieren,
- die den Symptomen zugrunde liegende Funktionsstörung des Harntrakts zu ermitteln,
- wenn möglich, das Ausmaß der Störung zu quantifizieren.

Die Urodynamik kann somit nicht isoliert von anderen urologischen Untersuchungsverfahren gesehen werden. Die Basisdiagnostik sollte zuvor die spezifische urodynamische Fragestellung eingrenzen und zur Auswahl des geeigneten Messverfahrens beitragen. Die Urodynamik ist kein automatisierbarer Untersuchungsvorgang, sondern eine **interaktive Untersuchungstechnik**, die auch die stetige Kommunikation mit dem Patienten während der Untersuchung voraussetzt. Gute Urodynamik erfordert eine kontinuierliche Überwachung der Qualität der Messsignale und der Reaktionen des Patienten, sowie eine unmittelbare Bewertung der Ergebnisse.

1.8.1 Technische Ausstattung

Es ist folgende **messtechnische Grundausstattung** erforderlich (▶ Abb. 1.62):
- gemeinsame Messung von 2 Druckkanälen zur Dokumentation von intravesikalem und intraabdominalem Druck
- Errechnung und Darstellung des Detrusordrucks als Druckdifferenz zwischen intravesikalem und intraabdominalem Druck
- Messung des Urethradrucks
- maschineller Katheterrückzug zum kontinuierlichen Schreiben eines Harnröhrendruckprofils
- Volumenkanal zur Dokumentation der eingefüllten Flüssigkeitsmenge
- Flusskanal zur Dokumentation des Harnflusses bei Miktion mit Darstellung der miktionierten Flüssigkeitsmenge
- Uroflowmeter zur Dokumentation der Messwerte, der Messkurve und der Erfassung des Miktionsvolumens

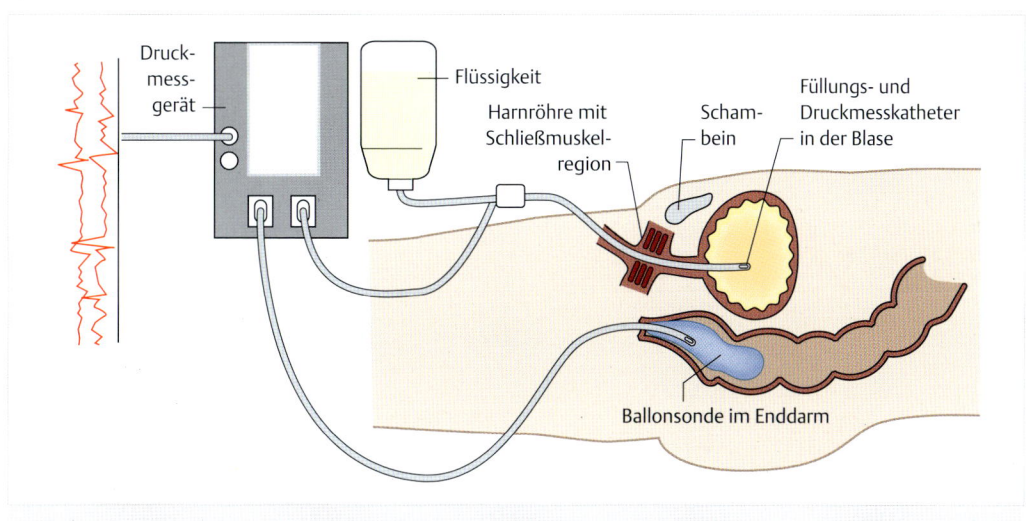

Abb. 1.62 Schematische Darstellung der urodynamischen Untersuchung.

Tab. 1.5 Messgrößen der Uroflowmetrie.

Begriff	Definition	Maßeinheit
Harnflussrate (Q)	Harnmenge (ml), die pro Zeiteinheit (s) ausgeschieden wird	ml/s
maximale Harnflussrate (Q_{max})	maximaler Harnfluss während der Ausscheidung	ml/s
durchschnittliche Harnflussrate (Q_{ave})	ausgeschiedenes Harnvolumen geteilt durch die Flusszeit	ml/s
Flussanstiegszeit (t)	Zeit vom Flussbeginn bis zum Flussmaximum	s
Miktionsvolumen (V)	miktionierte Harnmenge	ml
Miktionszeit (t)	Zeit vom Miktionsbeginn bis zum Miktionsende	s
Flusszeit (t)	Zeit des eigentlichen Harnflusses	s

- EMG-Kanal zur semiquantitativen Beurteilung der Beckenbodenaktivität

Fehler können dazu führen, dass eine Untersuchung nicht interpretiert werden kann oder wiederholt werden muss. Bleiben Fehler bei der Messung unbemerkt, können Fehlinterpretationen zu unzureichenden oder falschen therapeutischen Maßnahmen führen. Hierzu ist der **Messplatz** bereits vor der Untersuchung vorzubereiten. Wichtig ist
- eine luftfreie Füllung der Schlauchsysteme,
- die Überprüfung der Drucktransducer,
- regelrechte Funktion des Harnflussmessgeräts,
- Fixation der Messkatheter, um eine Dislokation während der Messung zu vermeiden,
- Platzierung der Transducer auf Symphysenhöhe,
- Nullabgleich des Messsystems gegen den Atmosphärendruck.

1.8.2 Urodynamische Messverfahren

Uroflowmetrie

Die Uroflowmetrie misst die Flussrate des Harnstrahls als Volumen pro Zeiteinheit in Milliliter pro Sekunde (ml/s). Die Uroflowmetrie ist ein einfaches und nicht invasives Untersuchungsverfahren. Eine sonografische Bestimmung des Restharnvolumens ist eine sinnvolle und notwendige Ergänzung der Uroflowmetrie. Die Uroflowmetriekurve kann durch verschiedene Messgrößen quantifiziert werden (▶ Tab. 1.5).

Die normale Harnflusskurve ist glockenförmig und kann rechtsseitig etwas flacher auslaufen. Der Harnfluss nimmt kontinuierlich zu, um einen Höchstwert zu erreichen und dann wieder abzufallen (▶ Abb. 1.63). Der maximale Harnfluss gilt als normal, wenn er mehr als 20 ml/s beträgt. Um eine normale maximale Flussrate zu erreichen, ist

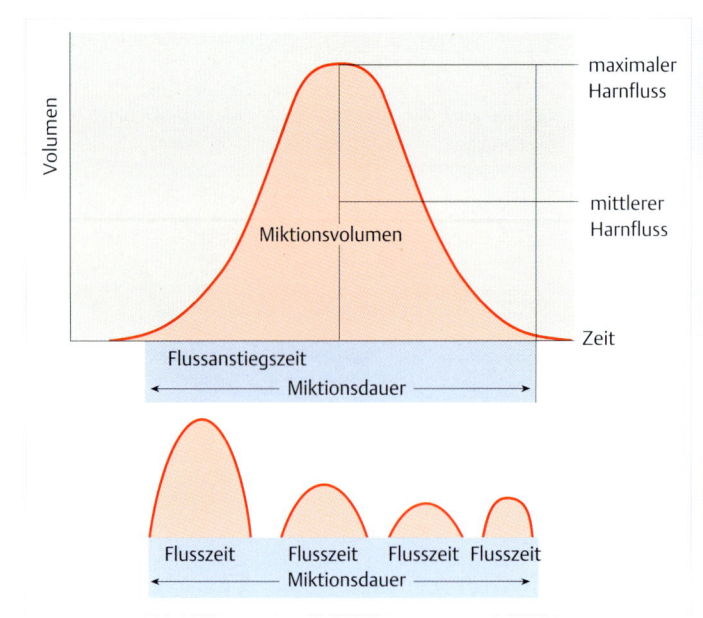

Abb. 1.63 Begriffsdefinitionen der Uroflowmetrie. (Jocham D, Miller K. Praxis der Urologie Bd. 1. 3. Aufl. Stuttgart: Thieme; 2007: 189)

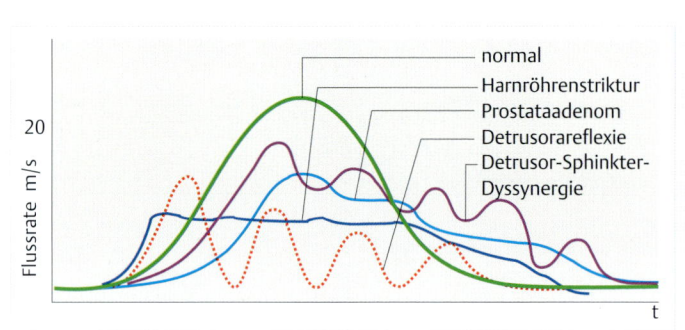

Abb. 1.64 Normale und pathologische Harnflusskurven. (Jocham D, Miller K. Praxis der Urologie Bd. 1. 3. Aufl. Stuttgart: Thieme; 2007: 190)

eine Harnentleerung von mindestens 150 ml erforderlich. Eine Entleerung sollte weniger als 30 s betragen. Die maximale Harnflussrate ist vom entleerten Harnvolumen, Alter und Geschlecht abhängig, so dass Nomogramme erstellt worden sind, mit denen ein normaler Harnflusswert von einem pathologischen Wert unterschieden werden kann. Eine auffallend hohe maximale Harnflussrate wird als **Superflow** bezeichnet. Man beobachtet solche kurzen, überhohen Flusskurven bei Frauen, Kindern oder nach Entfernung einer subvesikalen Abflussbehinderung, ohne dass diesen Befunden ein pathologischer Wert beizumessen ist.

Typische Flusskurven können bestimmten Erkrankungen zugeordnet werden (▶ Abb. 1.64).

Undulierende Flusskurve

Die Kurve ist langgestreckt und hat mehrere Gipfel mit deutlich reduzierten Spitzenflusswerten. Die Gipfel können geschwungen oder steil und spitz sein. Diese Kurvenformen entstehen bei Blasenauslassobstruktionen, aber auch bei Hypokontraktilität des Detrusors. Eine Unterscheidung zwischen beiden Ursachen ist allein mit Hilfe der Flusskurve nicht möglich. In diesem Fall ist die Durchführung einer Druckflussmessung notwendig.

Plateauförmige Flusskurve

Eine langgestreckte gedrückte Kurve ohne wesentliche Spitzen ist typisch für eine Einengung am Blasenhals oder im Bereich der Harnröhre. Solche

Flusskurven können sich mit einer geringen maximalen Flussrate über 1–2 min erstrecken.

Intermittierende Flusskurve

Die intermittierende Harnflusskurve ist zunächst durch Flusspausen gekennzeichnet. Die dritte, vierte oder fünfte Kurve ist deutlich verkleinert. Für solche Kurvenformen sind zu kurze Kontraktionen des Detrusors verantwortlich. Setzt der Patient zusätzlich die Bauchpresse ein, entstehen eher wechselnde Flusskurven. Eine reine Miktion mit Bauchpresse ohne Detrusoraktivität kann aber auch intermittierende Flusskurven erzeugen. Die Reaktion des Schließmuskelapparats spielt dabei eine wesentliche Rolle und wirkt sich auf die Kurvenform aus. Eine intermittierende Flusskurve mit zahlreichen unterschiedlich hohen Gipfeln entsteht auch infolge einer mangelnder Schließmuskel- oder Beckenbodenrelaxation bzw. infolge unkontrollierter Beckenbodenaktivität während der Blasenentleerung: Detrusor-Sphinkter-Dyskoordination, Detrusor-Sphinkter-Dyssynergie.

Zystometrie

Definition

Füllungszystometrie
Die Füllungszystometrie ist eine Untersuchungstechnik zum Verhalten der Blase während der Füllungsphase. Es werden gleichzeitig Blasensensorik, Blasenmotorik und die Dehnbarkeit des Detrusors als Funktion des Volumens erfasst.

Die Füllung erfolgt sinnvollerweise mit einer Flüssigkeit, um auch eine anschließende Entleerung zu ermöglichen. Es müssen sowohl die Füllungsgeschwindigkeit, das Medium und die Temperatur dokumentiert werden, da sie das Messergebnis beeinflussen. Empfehlenswert ist eine physiologische Kochsalzlösung mit Temperaturen zwischen Raumtemperatur und Körpertemperatur. Die **Füllgeschwindigkeit** soll dem Krankheitsbild angepasst werden. Man kann sich der physiologischen Füllung mit folgender Formel annähern:

$$\frac{\text{Körpergewicht (kg)}}{4} = \text{Füllungsrate (ml/min)}$$

Für einen Erwachsenen ergibt dies etwa 20–30 ml/min. In der Routineuntersuchung sollte die Füllgeschwindigkeit somit nicht über 30 ml/min liegen, da es sonst zu einer Provokation einer Detrusoraktivierung kommen kann.

Die **Katheterauswahl** ist von Fragestellung und Patient abhängig. In den meisten Fällen sind doppellumige Katheter von ca. 6 Ch sinnvoll. Zur weiteren Erfassung des Harnröhrenverschlussdrucks wird ein dreilumiger Katheter benötigt. Ein suprapubischer Zugang ist in Ausnahmefällen indiziert, aber in der Füllungsphase Artefakt behafteter. Um den abdominalen Druck (p_{abd}) zu messen, wird ein rektaler Ballonkatheter empfohlen.

Es werden folgende **Parameter** dokumentiert und beurteilt:
- intravesikaler Druckverlauf
- Blasenfüllung bis zur maximalen Blasenkapazität

Diesen werden zugeordnet
- die Blasenfüllungssensitivität,
- das Gefühl des ersten Harndrangs
- der starke Harndrang.

Der **Blasendehnungskoeffizient** (Compliance) errechnet sich aus dem Quotienten der Füllungsvolumenzunahme und dem korrelierenden intravesikalen Druckanstieg zwischen Füllungsbeginn und erstem Harndrang:

$$C = \frac{\Delta V}{\Delta p}$$

Bezüglich der **Blasenkapazität** unterscheidet man zwischen funktioneller und zystometrischer Blasenkapazität. Die **zystometrische** Blasenkapazität bezeichnet das Volumen, bei dem ein nicht mehr unterdrückbares Harndranggefühl auftritt. Die **funktionelle** Blasenkapazität bezeichnet die Differenz zwischen der zystometrischen, maximalen Blasenkapazität und dem verbliebenen Volumen nach Miktion (▶ Tab. 1.6).

Liegt eine **Sensitivitätsstörung** vor, finden sich im Rahmen der Füllungsmanometrie ein verfrühter erster Harndrang sowie meist eine verminderte

Tab. 1.6 Normalbefunde der zystometrischen Füllungsphase (Anhaltswerte).

Parameter	Befund
erster Harndrang	150–200 ml
zystometrische Blasenkapazität	350–550 ml
unwillkürliche Detrusorkontraktion	keine
Blasendehnungskoeffizient	> 25 ml/cmH$_2$O

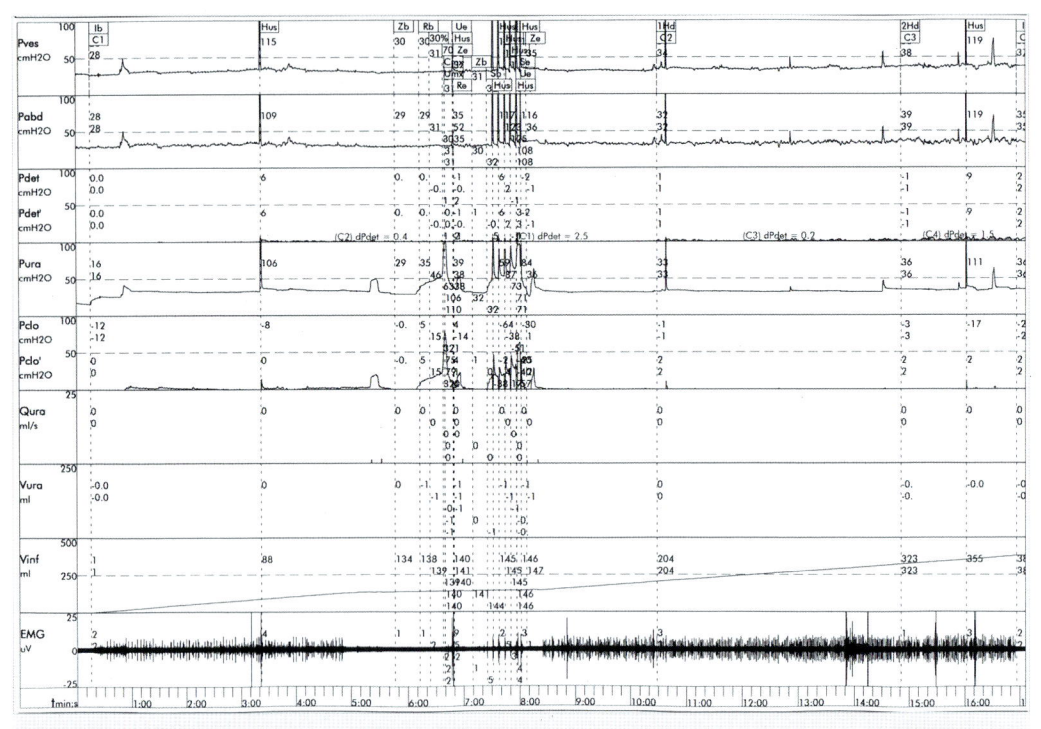

Abb. 1.65 Aufzeichnung einer Füllungsphase mit Hustenstößen und simultane Dokumentation eines Harnröhrendruckprofils sowie eines Beckenboden-EMG.

zystometrische Blasenkapazität. Üblicherweise kommt es dabei zu keiner Detrusorüberaktivität (▶ Abb. 1.65).

Handelt es sich um eine **detrusorbedingte Speicherstörung** kann während der Füllungsphase eine unwillkürliche Detrusorkontraktion, in den meisten Fällen mit einhergehendem Harndranggefühl, dokumentiert werden. Die Detrusoraktivität zeigt meist bezüglich Häufigkeit, Intensität und Dauer einen phasischen Verlauf (▶ Abb. 1.66). Eine weitere Form besteht darin, dass es bei Erreichen der meist verminderten zystometrischen Blasenkapazität zur nicht kontrollierbaren Blasenentleerung kommt. Diese bezeichnet man als terminale Detrusorüberaktivität (▶ Abb. 1.67).

Die **urodynamisch kleinkapazitäre Harnblase** ist dadurch gekennzeichnet, dass während der Füllungsphase ein kontinuierlicher Anstieg des intravesikalen Druckes auftritt, der im Sinne eines Elastizitätsverlusts der Harnblasenwand auf eine erhöhte Wandspannung zurückzuführen ist. Im Weiteren ist die kleinkapazitäre Harnblase durch einen verfrühten ersten Harndrang bzw. eine verminderte zystometrische Blasenkapazität charakterisiert.

Die **Blasenentleerung** ist ein aktiver, willkürlicher Vorgang. Eingeleitet wird diese durch die Relaxation der quergestreiften Harnröhrenverschluss- und Beckenbodenmuskulatur, die zu einem Tiefertreten der Harnröhre mit trichterförmiger Eröffnung des Blasenhalses und damit Abfall des Harnröhrenverschlussdrucks führt. Die gleich-

Tab. 1.7 Anhaltswerte in der Entleerungsphase.

Parameter	Befund
Miktionsdruck (p_{mikt})	Mann: 80 cmH$_2$O Frau: 65 cmH$_2$O
Detrusorkontraktionsdruck (p_{det})	Mann: 65 cmH$_2$O Frau: 45 cmH$_2$O
maximaler Harnfluss (Q_{max})	> 20 ml/s
Aktivität Beckenboden-EMG	abfallend
Harnröhrenverschlussdruck	< intravesikaler Druck

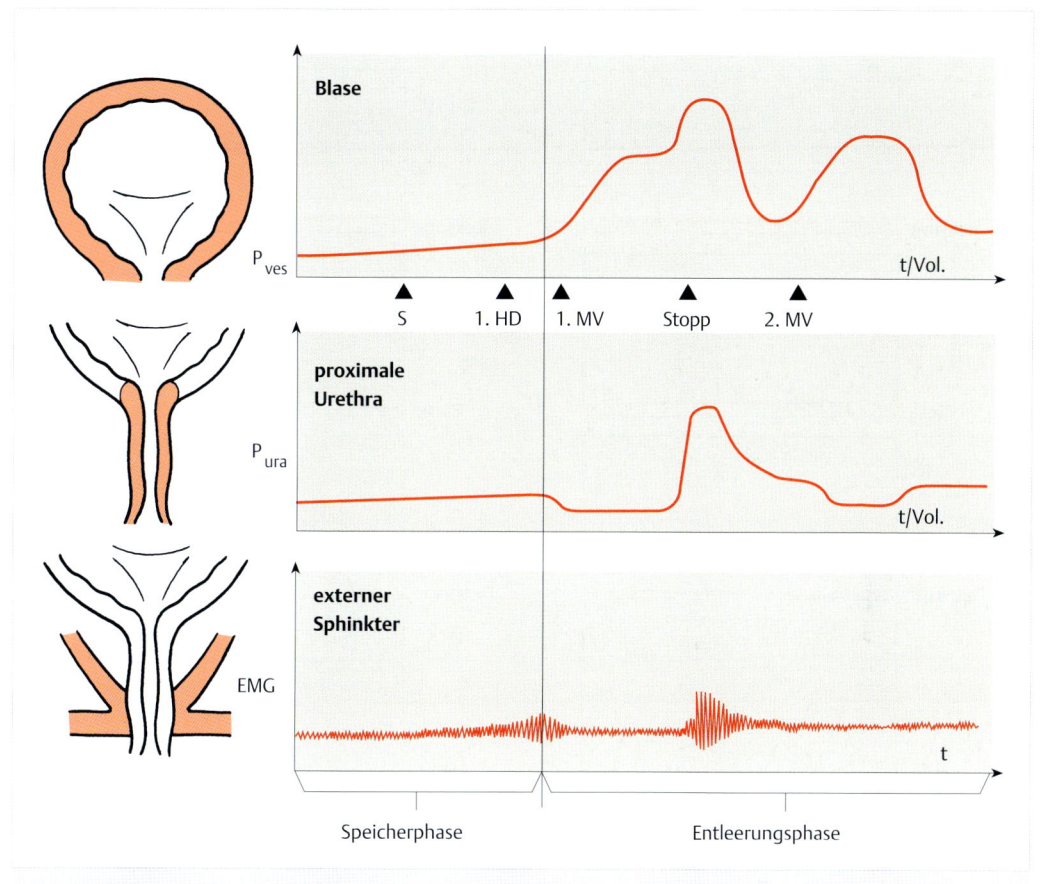

Abb. 1.66 Schematische Darstellung einer Speicher- und Entleerungsphase mit willkürlicher Miktionsunterbrechung – Halteversuch. (Jocham d, Miller K. Praxis der Urologie Bd. 1. 3. Aufl. Stuttgart: Thieme; 2007: 185)

zeitige Kontraktion des Detrusors bewirkt einen intravesikalen Druckanstieg, der den Widerstand der Harnröhre übersteigt und die Entleerung der Blase ermöglicht.

Mit der **Druckflussmessung** (Entleerungszystometrie) kann die Entleerungsphase (Miktion) beurteilt werden. Sowohl der intravesikale Detrusorkontraktionsdruckanstieg als auch der Miktionsdruck, werden im Moment des maximalen Harnflusses bestimmt. Druckspitzen vor oder nach dem maximalen Harnfluss bleiben bei der Beurteilung und Bewertung der Entleerungsphase unberücksichtigt.

Die ausschließlich visuelle Interpretation der Beziehung zwischen Druck und Fluss aus der Druckflusskurve lässt nur grobe quantitative Rückschlüsse auf den bestehenden Obstruktionsgrad zu:

- hoher Flow, niedriger Druck (normal)
- niedriger Flow, hoher Druck (Obstruktion)
- niedriger Flow, niedriger Druck (Detrusorinsuffizienz)
- hoher Flow, hoher Druck (High-Flow-Obstruktion)

Bei Frauen kann es durchaus normal sein, wenn die Miktion ohne jeglichen Detrusordruckanstieg abläuft. Hier liegt dann eine isotone Detrusorkontraktion vor. Fehlender Detrusordruckanstieg spricht deshalb nicht zwingend für eine Detrusorinsuffizienz.

Für die exakte Interpretation des Obstruktionsgrads ist dies jedoch nicht ausreichend, da nur Extremwerte interpretierbar sind. Soll zwischen unterschiedlichen Obstruktionsgraden bzw. zwischen Hypo- oder Hyperkontraktilität oder deren

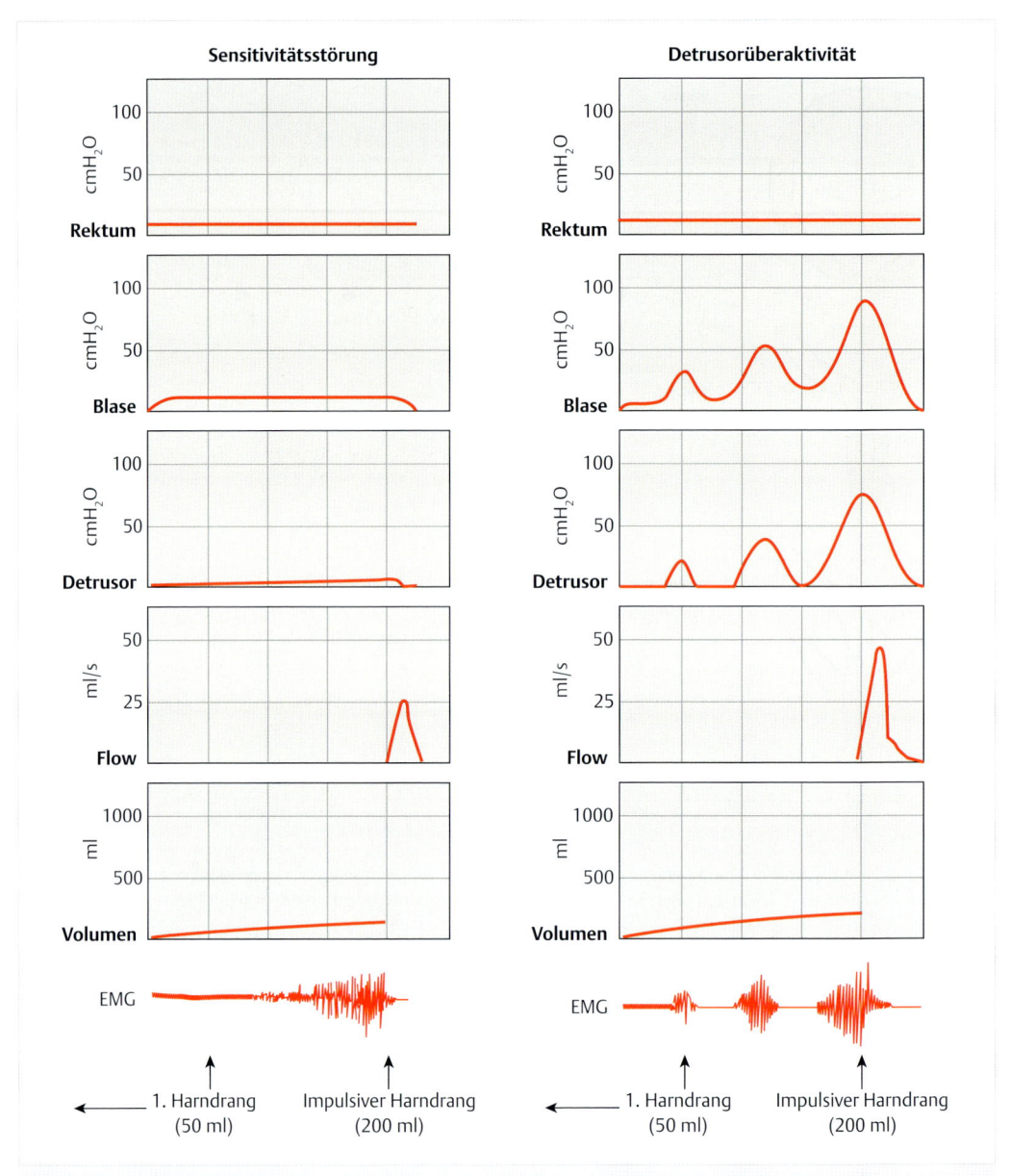

Abb. 1.67 Schematische Darstellung zur Interpretation der Drangharninkontinenz: Sensitivitätsstörung im Sinne einer sensorischen Blasenspeicherstörung (links) und Harninkontinenz bei Detrusorüberaktivität (rechts).

Kombination unterschieden werden, ist eine **Druckflussanalyse** erforderlich. Hierfür muss jedoch auf die ausführliche Fachliteratur verwiesen werden.

Zur Druckflussanalyse stehen auch verschiedene **Nomogramme** zur Verfügung:
- ICS-Nomogramm
- Bladder-Outlet-Obstruction-Index
- Schäfer-Nomogramm
- CHESS-Klassifikation

Moderne computerunterstützte Messplätze sind in der Lage Druckflussplots zu liefern und haben damit die Möglichkeit, diese Konzepte zur Klassifikation darzustellen.

Harnröhrendruckprofil

Das Harnröhrendruckprofil stellt eine urodynamische Untersuchung dar, die qualitative und quantitative Aussagen über die Funktion des **urethralen Verschlussmechanismus** zulässt. Obwohl der klinische Stellenwert dieser Untersuchungstechnik umstritten ist, lässt sich insbesondere in Fällen geringer klinischer Ausprägung einer Harninkontinenz ggf. der urodynamische Nachweis einer Belastungsharninkontinenz im Harnröhrendruckprofil finden. Darüber hinaus können verschiedene Ursachen der Belastungsharninkontinenz differenziert werden, was Auswirkungen auf die Wahl und Erfolg der Behandlung haben kann.

Cave
Die Artefaktbelastung des Untersuchungsverfahrens ist hoch und erfordert immer eine sorgfältige Kontrolle der Messdaten durch den Untersucher.

Die Parameter des Harnröhrendruckprofils sind durch die Internationale Kontinenzgesellschaft standardisiert. Im Allgemeinen erfolgt die Messung des Harnröhrendrucks und des Blasendrucks unter kontinuierlichem, gleichmäßigem Rückzug des Messkatheters aus der Harnblase mit einer konstanten messplatzspezifischen Rückzugsgeschwindigkeit.

Dabei wird der Differenzdruck zwischen Harnröhre und Blase simultan berechnet und aufgezeichnet:

$$\text{Harnröhrenverschlussdruck} = \text{Urethradruck}\,(p_{ura}) - \text{Blasendruck}\,(p_{ves})$$

Die Ableitung des Harnröhrendruckprofils ist bei verschiedenen Funktionszuständen der Harnröhre möglich und erfolgt üblicherweise in Ruhe und unter Belastungsereignissen wie wiederholtes Husten (▶ Abb. 1.68).

Wesentliche Faktoren, welche die Untersuchung beeinflussen, sind die Untersuchungsposition und das Blasenfüllungsvolumen. Daher wird empfohlen eine sitzende Untersuchungsposition und eine Blasenfüllung von mindestens 100 ml zu wählen. Natürlich ist zu beachten, dass der Nachweis einer

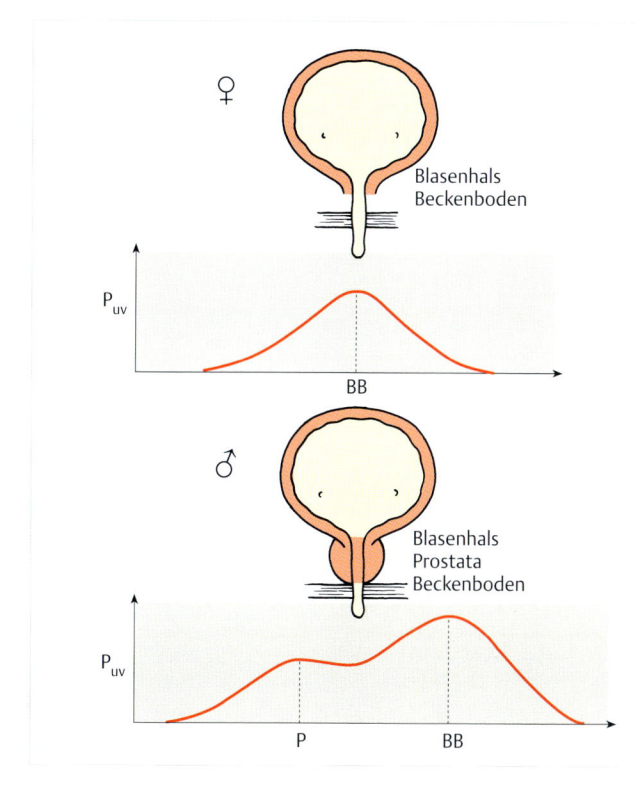

Abb. 1.68 Harnröhrendruckprofil nach Geschlecht.

Belastungsharninkontinenz in stehender Position und bei größerer Blasenfüllung eher gelingt. Die wichtigsten Parameter des Harnröhrendruckprofils sind in der Tabelle dargestellt (▶ Tab. 1.8).

Normalerweise ist das Differenzdruckprofil aus Urethra- und Blasendruck auch unter Belastungsereignissen positiv. Eine Belastungsharninkontinenz ist dann zu dokumentieren, wenn während des Hustens der resultierende Harnröhrenverschlussdruck über die gesamte funktionelle Harnröhrenlänge 0 oder < 0 ist (▶ Abb. 1.69).

Darüber hinaus liefert das Drucktransmissionsprofil Informationen über den gesamten urethralen Verschlussmechanismus unter Belastung (▶ Abb. 1.70). In diesem Profil werden die abdominellen Druckspikes und deren Übertragung auf die Harnblase und Harnröhre analysiert. Der **Drucktransmissionsfaktor** in Prozent errechnet sich aus:

$$\frac{\text{Amplitude der urethralen Druckzacke}}{\text{Amplitude der vesikalen Druckzacke}} \times 100$$

Die unten genannten Befunde können einzeln oder in Kombination auftreten (▶ Tab. 1.9).

Tab. 1.8 Harnröhrendruckprofil: Definitionen.

Messwert	Bedeutung	Einheit
maximaler Urethradruck p_{uramax}	Maximaldruck im Harnröhrendruckprofil	cmH$_2$O
maximaler Urethraverschlussdruck p_{clomax}	Maximaler Harnröhrendruck abzüglich Blasendruck	cmH$_2$O
funktionelle Urethralänge	Strecke, auf welcher der Harnröhrendruck den Blasendruck übersteigt	cm
Ruheprofil	Harnröhrendruckprofilmessung in Ruhe	
Stressprofil	Harnröhrendruckprofilmessung bei intraabdomineller Druckerhöhung	

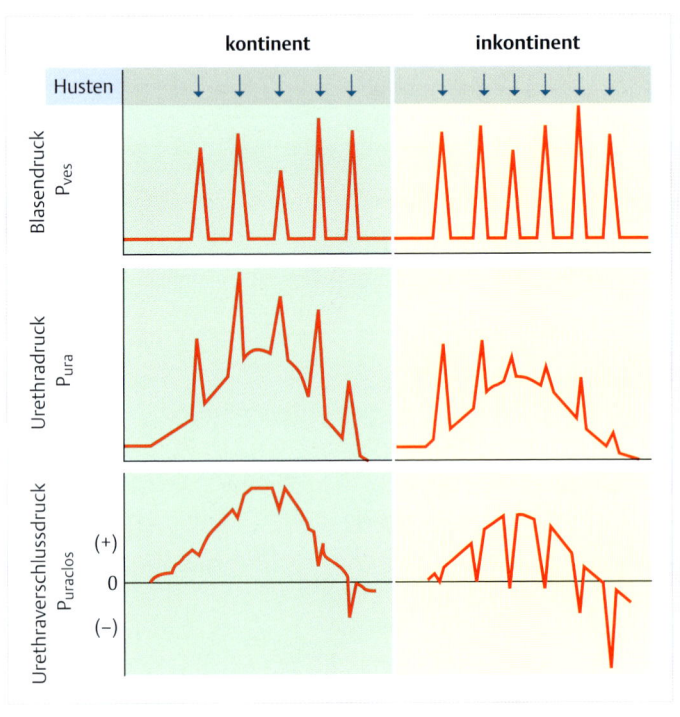

Abb. 1.69 Schematisch Darstellung zur Interpretation eines Harnröhrendruckprofils.

1.8 Urodynamik

Stressprofil-Auswertung

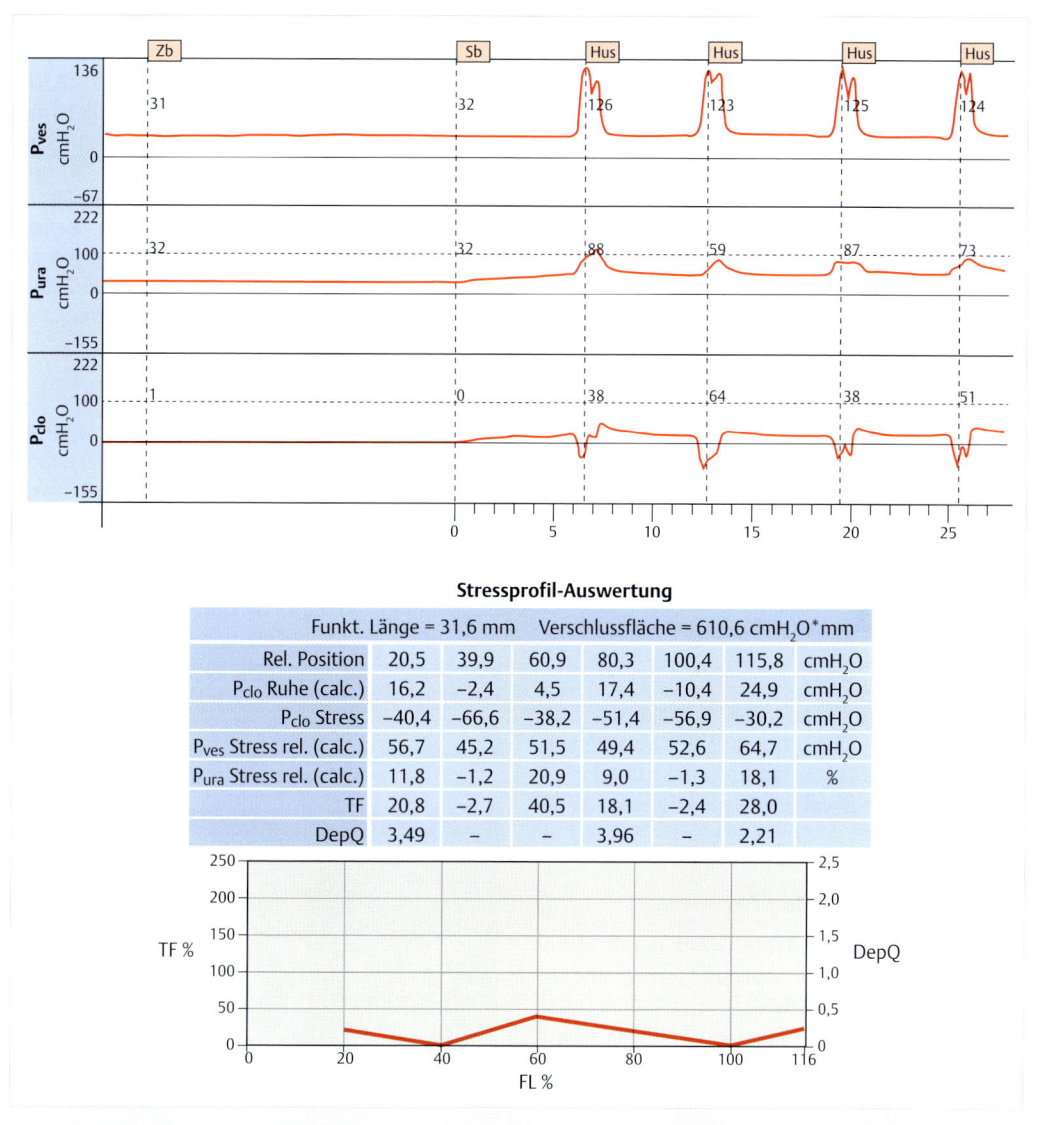

	Funkt. Länge = 31,6 mm			Verschlussfläche = 610,6 cmH₂O*mm			
Rel. Position	20,5	39,9	60,9	80,3	100,4	115,8	cmH_2O
P_{clo} Ruhe (calc.)	16,2	–2,4	4,5	17,4	–10,4	24,9	cmH_2O
P_{clo} Stress	–40,4	–66,6	–38,2	–51,4	–56,9	–30,2	cmH_2O
P_{ves} Stress rel. (calc.)	56,7	45,2	51,5	49,4	52,6	64,7	cmH_2O
P_{ura} Stress rel. (calc.)	11,8	–1,2	20,9	9,0	–1,3	18,1	%
TF	20,8	–2,7	40,5	18,1	–2,4	28,0	
DepQ	3,49	–	–	3,96	–	2,21	

Abb. 1.70 Harnröhrendruckprofil unter Belastung: Insuffizienz der passiven und aktiven Drucktransmission.

Tab. 1.9 Interpretation des Harnröhrendruckprofils.

Parameter	Befund
Harnröhrenhypotonie	im Ruheprofil nachgewiesener verminderter maximaler Harnröhrenverschlussdruck (weniger als 30 cmH₂O)
Harnröhrenhypermobilität	im Stressprofil nachgewiesene, verminderte passive Drucktransmission (Absenkung des Drucktransmissionsprofils im proximalen Drittel auf weniger als 70 %)
Beckenboden- bzw. Spinkterhyporeaktivität	im Stressprofil nachgewiesene verminderte aktive Drucktransmission im mittleren und distalen Harnröhrendrittel als Ausdruck einer verminderten reflektorischen Kontraktionsleistung (Absenkung des Drucktransmissionsprofils auf weniger als 80 %)

Beckenbodenelektromyografie

Zur Erfassung der **muskulären Aktivität des Beckenbodens** im Rahmen der urodynamischen Untersuchung werden Massenaktivitäten der Beckenbodenmuskulatur mittels Oberflächenelektroden abgeleitet. Eine genaue Aussage über myogene oder neurogene Läsionen kann jedoch hiermit alleine nicht getroffen werden. Es sind folgende Definitionen zu beachten:

- Die **Muskelstärke** wird definiert als maximale Kraft, die durch einen Muskel bzw. eine Muskelgruppe erzeugt werden kann. Neben der Stärke kann die **Ausdauer** bzw. das **Haltevermögen** sowie der funktionelle Zustand beurteilt werden.
- Im Gegenzug wird als **Muskelschwäche** (z. B. Beckenbodenhypokontraktilität) die Unfähigkeit eine zu erwartende Kraft oder Kontraktion aufzubauen, bezeichnet.
- **Ermüdung** ist ein Defekt, der es unmöglich macht, eine entsprechende Kraft zur kontinuierlichen bzw. wiederholten Kontraktion aufrechtzuerhalten.

Zusammenfassend sollte die Ruheaktivität, die kompensatorische Aktivitätszunahme im Füllungsverlauf sowie die Aktivitätssteigerung unter Hustenstößen bzw. bei willkürlicher Aktivierung beurteilt werden.

Videourodynamik

Die **simultane Röntgenvideourodynamik** erfüllt die Anforderung, Morphologie und urodynamische Messparameter gleichzeitig zu dokumentieren und in Einklang zu bringen. Das geschieht, indem Blasen-, Rektum- und Detrusordruck, Miktionsvolumen und -zeit, Harnfluss und Beckenboden-EMG gleichzeitig mit der radiologischen Konfiguration von Harnblase und Harnröhre im Sinne einer Miktionszysturethrografie erfasst werden. Die klassischen Indikationen für die Videourodynamik sind nicht erklärbare Funktionsstörungen, erfolglose Therapie, Formen einer suspekten oder nachgewiesenen neurogenen Blasenstörung, Verdacht auf urogenitale Fistelbildung.

Für die Interpretation ist dabei wesentlich, die Artefaktsituation aufgrund der Invasivität und Struktur dieser Untersuchung zu berücksichtigen.

Durch die Kombination der Bildgebung mit urodynamischen Befunden kann in ca. einem Drittel der Fälle ein relevanter morphologischer Befund erhoben werden. Im Weiteren kann dann das am besten geeignete Therapieverfahren dem individuellen Fall entsprechend ausgewählt werden.

1.8.3 Langzeiturodynamik

Die Langzeiturodynamik hat sich als Methode noch nicht etabliert. Aufgrund von Artefaktanfälligkeit und Missinterpretation ist der Stellenwert der Langzeiturodynamik umstritten. Der **Vorteil** der Langzeiturodynamik gegenüber der stationären Urodynamik liegt in der physiologischen Harnblasenfüllung. Außerdem werden die Messwerte quasi unter Normalbedingungen, d. h. sehr ähnlich den physiologischen Bedingungen, erhoben. Die Untersuchung erfolgt mittels einer kleinen tragbaren Aufzeichnungseinheit, an die sehr kleine Messkatheter zur Blasen- und Rektaldruckmes-

Tab. 1.10 Indikationen zur Videourodynamik (nach Höfner 2012).

funktionelle und mechanische Blasenauslassobstruktion
neurogene Blasendysfunktion bzw. -dyssynergie
dysfunktionelle Miktion und Reflux
genitaler Deszensus und Harninkontinenz

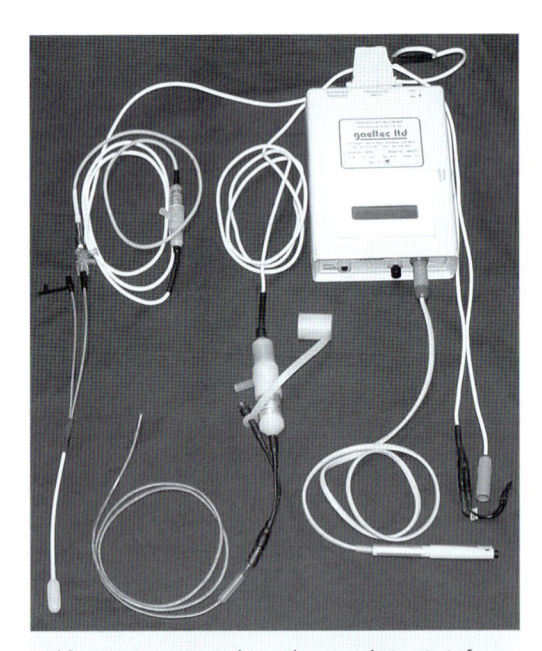

Abb. 1.71 Langzeiturodynamikmesseinheit mit Aufzeichnungsmöglichkeit von Vesikal-, Rektal- und Harnröhrendruck sowie Beckenboden-EMG (Mit freundlicher Genehmigung von Prof. Axel Hegele).

sung angeschlossen werden. Auch ist die Ableitung eines Beckenboden-EMG über Klebeelektroden möglich. Über mehrere Stunden können so Blasen- und Beckenbodenaktivität registriert werden.

Bei folgenden **Indikationen** ist eine Langzeiturodynamik sinnvoll:
- Symptome des unteren Harntrakts, die in der konventionellen urodynamischen Untersuchung weder reproduziert noch erklärt werden können
- neurogen bedingte Dysfunktionen des unteren Harntrakts
- Evaluation von (pharmakologischen) Therapien gegen Dysfunktionen des unteren Harntrakts

Literatur

[1] Abrams P, Cardozo L, Fall M et al. The standardisation of terminology of lower urinary tract function: Report from the standardisation subcommittee of the International Continence Society. Neurourol Urodyn 2002; 21: 167–78
[2] Allan JD, Tolley DA. Virtual endoscopy in urology. Curr Opinion Urol 2001; 11: 189–92
[3] Andriolog GL et al. Mortality results from a randomized prostate cancer screening trial. N Engl J Med 2009
[4] Arbeitsausschuss Positronenemissionstomografie der Deutschen Gesellschaft für Nuklearmedizin. Leitlinien FDG-PET/CT in der Onkologie. Nuklearmedizin 2007; 46: 291–301
[5] Armitage JN, Irving SO, Burgess NA. Percutaneous nephrolithotomy in the United Kingdom: results of a prospective data registry. Eur Urol 2012; 61: 1188–93
[6] Ayache JB, Collins JD. MR Angiography of the Abdomen and Pelvis. Radiolog Clin North Amer 2014; 52: 839–59
[7] Barentsz JO, Richenberg J, Clements R et al. ESUR prostate MR guidelines 2012. Eur Radiol 2012; 22: 746–57
[8] Boehm I. Iodinated contrast agents are not forbidden in patients with iodine allergy. Cardiovasc Intervent Radiol 2010; 33: 435–6; author reply 437
[9] Boehm I. Application route of iodinated contrast media as a risk factor for adverse reactions. Gastrointestinal Endoscopy 2009; 70: 602; author reply 602
[10] Boehm I. Contrast medium and patients at risk: asthma. Acta Radiol 2009; 50: 348
[11] Boehm I. Which laboratory parameters are characteristic for nephrogenic systemic fibrosis? Nephrology, dialysis, transplantation : official publication of the European Dialysis and Transplant Association - Eur Renal Ass 2009; 24: 2293; author reply 2293–4
[12] Boehm IB. Adverse reactions during gadoteridol-enhanced MR imaging. Radiology 2011; 260: 915–6; author reply 916
[13] Bosniak MA. The current radiological approach to renal cysts. Radiology 1986; 158
[14] Braeckman J, Autier P, Garbar C et al. Computer-aided ultrasonography (HistoScanning): a novel technology for locating and characterizing prostate cancer. BJU Int 2008; 101: 293–;. Epub 2007 Oct 8
[15] Brock M, Eggert T, Palisaar RJ et al. Multiparametric ultrasound of the prostate: adding contrast enhanced ultrasound to real-time elastography to detect histopathologically confirmed cancer. J Urol 2013; 189: 93–8; doi: 10.1016/juro.2012.08.183
[16] Burke D, Shackley D, O'Reilly P. The community-based morbidity of flexible cystoscopy. BJU International, 2002; 89: 347–9
[17] DeLancey JO. Functional anatomy of the female lower urinary tract and pelvic floor. Ciba Found Symp 1990; 151: 57–69
[18] Denholm S, Conn I, Newsam J, Chisholm G. Morbidity following cystoscopy: comparison of flexible and rigid techniques. Brit J Urol 1990; 66: 152–4
[19] Desai MR, Sharma R, Mishra et al. Single-step percutaneous nephrolithotomy (microperc): the initial clinical report. J Urology 2011; 186: 140–5
[20] Dillman JR, Caoili EM, Cohan RH. Multi-detector CT urography: a one-stop renal and urinary tract imaging modality. Abdominal Imaging 2007; 32: 519–29
[21] Dyer RB, Chen MY, Zagoria RJ. Intravenous urography: technique and interpretation. Radiografics: a review publication of the Radiological Society of North America, Inc 2001; 21: 799–821; discussion 822–794
[22] Fernström I, Johansson B. Percutaneous pyelolithotomy. A new extraction technique. Scand J Urol Nephrol 1975; 10: 257–9
[23] Fischer M. Leitlinie für die Radionuklidtherapie bei schmerzhaften Knochenmetastasen. Nuklearmedizin 1999; 38: 270–2
[24] Frauscher F et al. Comparixon of contrast enhanced color Doppler targeted biopsy with conventional systematic biopxy: impact on prostate cancer detection. J Urol 2002
[25] Ghanem N, Altehoefer C, Thurl C et al. CT and MRI in the differential diagnosis of lesions of the adrenal gland. Med Klin 2004; 99: 447–52
[26] Glockner JF, Vrtiska TJ. Renal MR and CT angiography: current concepts. Abdominal Imaging 2007; 32: 407–20
[27] Grabski B, Baeurle L, Loch A et al. Computerized transrectal ultrasound of the prostate in a multicenter setup (C-TRUS-MS): detection of cancer after multiple negative systematic random and in primary biopsies.; World J Urol 2011; 29: 573–9; doi: 10.1007/s00345–011–0713–0
[28] Gray Sears CL, Ward JF, Sears ST et al. Prospective comparison of computerized tomography and excretory urography in the initial evaluation of asymptomatic microhematuria. J Urology 2002; 168: 2457–60
[29] Grossman HB, Stenzl A., Fradet Y et al. Long-term decrease in bladder cancer recurrence with hexaminolevulinate enabled fluorescence cystoscopy. J Urol 2012; 188: 58–62
[30] Hahn K, Pfluger T, Franzius C. DGN-Handlungsempfehlung (S 1-Leitlinie) Nierenperfusionsszintigrafie mit und ohne Furosemidbelastung bei Kindern und Erwachsenen. Stand: 4/2013 – AWMF-Registernummer: 031–042
[31] Hamm M, Knopfle E, Wartenberg S et al. Low dose unenhanced helical computerized tomography for the evaluation of acute flank pain. J Urology 2002; 167: 1687–91
[32] Harrison B. The indeterminate adrenal mass. Langenbeck's Arch Surg/Deutsche Gesellschaft für Chirurgie 2012; 397: 147–54
[33] Hazirolan T, Oz M, Turkbey B et al. CT angiography of the renal arteries and veins: normal anatomy and variants. Diagn Interv Radiol 2011; 17: 67–73
[34] Heidenreich ABM et al. Guidelines on Prostate Cancer. European Association of Urology Guidelines 2011
[35] Hermann GG, Mogensen K., Toft BG et al. Outpatient diagnostic of bladder tumours in flexible cystoscopes: Evaluation of fluorescence-guided flexible cystoscopy and bladder biopsies. Scand J Urol Nephrol 2012; 46: p. 31–6

[36] Herr HW, Donat SM. A comparison of white-light cystoscopy and narrow-band imaging cystoscopy to detect bladder tumour recurrences. BJU International 2008; 102: 1111–4

[37] Herr HW, Donat SM. Reduced bladder tumour recurrence rate associated with narrow-band imaging surveillance cystoscopy. BJU international 2011; 107: 396–8

[38] Heverhagen JT, Krombach GA, Gizewski E. Application of Extracellular Gadolinium-based MRI Contrast Agents and the Risk of Nephrogenic Systemic Fibrosis. RöFo 2014; 186: 661–9

[39] Hoeks CM, Barentsz JO, Hambrock T et al. Prostate cancer: multiparametric MR imaging for detection, localization, and staging. Radiology 2011; 261: 46–66

[40] Hosker G, Rosier P, Gajewski J et al. Dynamik Testing. In: Abrams P, Cardozo L, Khoury S et al., Hrsg. Incontinence. Health Publication Ltd 2004

[41] Kagadis GC, Siablis D, Liatsikos EN et al. Virtual endoscopy of the urinary tract. Asia J Androl 2006; 8: 31–8

[42] Kausch I, Sommerauer M, Montorsi F et al. Photodynamic diagnosis in non–muscle-invasive bladder cancer: a systematic review and cumulative analysis of prospective studies. Eur Urol2010; 57: 595–606

[43] Kawashima A, Vrtiska TJ, LeRoy AJ et al. CT urography. Radiografics: a review publication of the Radiological Society of North America, Inc 2004; 24 Suppl 1: S 35–54; discussion S 55–38

[44] Knopf H-J, Graff H-J, Schulze H. Perioperative antibiotic prophylaxis in ureteroscopic stone removal. Eur Urol 2003 44: 115–8

[45] König K, Scheipers U, Pesavento A et al. Initial experiences with real-time elastography guided biopsies of the prostate. J Urol 2005; 174: 115–7

[46] Kriegmair M, Ehsan A, Baumgartner R et al. Fluorescence photodetection of neoplastic urothelial lesions following intravesical instillation of 5-aminolevulinic acid. Urology 1994; 44: 836–41

[47] Lassmann M, Viassone L, Monsieurs M et al. The new EANM paediatrics dosage card. Eur J Nucl Med Mol Imaging 2009; 36: 540–1

[48] Lavoipierre AM et al. Prostatic cancer: role of color Doppler imaging in transrectal sonography. AJR 1998; 171: 205–10

[49] Leyendecker JR, Gianini JW. Magnetic resonance urography. Abdominal imaging 2009; 34: 527–40

[50] Liu PS, Platt JF. CT angiography of the renal circulation. Radiol Clinics North Amer 2010; 48: 347–65, viii–ix

[51] Lumen N, Hoebeke P, Willemsen P et al. Etiology of Urethral Stricture Disease in the 21st Century. J Urology 2009; 182: 983–7

[52] Malayeri AA, Zaheer A, Fishman EK et al. Adrenal masses: contemporary imaging characterization. J Computer assist Tomography 2013; 37: 528–42

[53] Mattiasson A, Djurhuus JC, Fonda D et al. Standardisation of outcome studies in patients with lower urinary tract dysfunction: A report on general principles from the standardisation committee of the International Continence Society. Neurourol Urodyn 1998; 17: 249–53

[54] Mease RC, Foss CA, Pomper MG. PET imaging in prostate cancer: focus on prostate-specific membrane antigen. Curr Top Med Chem 2013; 13: 951–62

[55] Michel MS, Trojan L, Rassweiler JJ. Complications in percutaneous nephrolithotomy. Eur Urol 2007; 51: 899–906

[56] Miller R. Role of endoscopic surgery in management of renal and ureteric calculi: a review. J Royal Soc Med, 1985; 78: 1034

[57] Mittenberger M et al. Contrast-enhanced colour Doppler-targeted vs a 10-core systematic repeat biopsy strategy in patients with previous high-grade prostatic intraepithelial neoplasia. BJU Int 2010

[58] Miyazaki M, Akahane M. Non-contrast enhanced MR angiography: established techniques. JMRI 2012; 35: 1–19

[59] Morita S, Masukawa A, Suzuki K et al. Unenhanced MR angiography: techniques and clinical applications in patients with chronic kidney disease. Radiografics: a review publication of the Radiological Society of North America, Inc 2011; 31: E13–33

[60] Nielsen YW, Thomsen HS. Contrast-enhanced peripheral MRA: technique and contrast agents. Acta Radiol 2012; 53: 769–77

[61] Nitz, M. Lehrbuch der Kystoskopie. Wiesbaden: JF Bergmann; 1907

[62] O'Connor OJ, Maher MM. CT urography. AJR 2010; 195: W320–4

[63] O'Connor OJ, McLaughlin P, Maher MM. MR Urography. AJR 2010; 195: W201–6

[64] Ophir J, Moriva T, Yazdi Y et al. A single transducer transaxial compressing technique for the estimation of sound speed in biological tissues. Ultrason Imaging 1991; 13: 269–79

[65] Osborne JR, Akhtar NH, Vallabhajosula S et al. Prostate-specific membrane antigen-based imaging. Urol Oncol 2013 Feb; 31: 144–54

[66] Oz M, Hazirolan T, Turkbey B et al. CT angiography evaluation of the renal vascular pathologies: a pictorial review. JBR-BTR 2010; 93: 252–7

[67] Pelzer AE, Heinzelbecker J, Weiß C et al. Real-time sonoelastography compared to magnetic resonance imaging using four different modalities at 3.0 T in the detection of prostate cancer: strength and weaknesses. Eur J Radiol 2013; 82: 814–21

[68] Pfister SA, Deckart A, Laschke S et al. Unenhanced helical computed tomography vs intravenous urography in patients with acute flank pain: accuracy and economic impact in a randomized prospective trial. Eur Radiology 2003; 13: 2513–20

[69] Ritter M, Bolenz C, Bach T et al. Standardized ex vivo comparison of different upper urinary tract biopsy devices: impact on ureterorenoscopes and tissue quality. World J Urol 2013; 907–912

[70] Salomon G et al. Evaluation of prostate cancer detection with ultrasound real-time elastography: a comparison with step section pathological analysis after radical prostatectomy. Eur Urol 2008

[71] Sartor O, Coleman R, NilssonS et al. Effect of redium-223 dichloride on symptomatic skeletal events in patients with castraion-resistant prostate cancer and bone metastase: results from a phase 3, double-blind, randomised trial. Lancet Oncol 2014; 15: 738–46

[72] Schäfer W, Abrams P, Liao L et al. Report on good urodynamic practice. Neurourol Urodyn 2002; 21: 261–74

[73] Schiffmann J et al. Does HistoScannin predict positive results in prostate biopsy? A retrospective analysis of 1188 sextants of the prostate. World J Urol 2014;32(4): 925–30

[74] Schiffmann J et al. Comparison of prostate cancer volume measured by HistoScannin and final histopathological results. World J Urol 2014; 32: 939–44

[75] Schlemmer HP. [Multiparametric MRI of the prostate: method for early detection of prostate cancer?]. RöFo 2010; 182: 1067–75

[76] Schröder et al. Screening and prostate-cancer mortality in a randomized European study. N Engl J Med 2009
[77] Schultz-Lampel D, Goepel M, Haferkamp A, Hrsg. Urodynamische Untersuchung. In: Urodynamik. Berlin Heidelberg: Springer; 2012
[78] Seif C, Jünemann KP. Urodynamik. In: Jocham D, Miller K Hrsg. Praxis der Urologie. Band I 3. Auflage Stuttgart: Thieme; 2007
[79] Siegelman ES. Adrenal MRI: techniques and clinical applications. Journal of magnetic resonance imaging : JMRI 2012; 36: 272–85
[80] Silverman SG, Leyendecker JR, Amis ES, Jr. What is the current role of CT urography and MR urography in the evaluation of the urinary tract? Radiology 2009; 250: 309–23
[81] Simmone LA et al. Detection, localisation and characterisation of prostate cancer by prostate Histoscanning. BJU Int 2012; 110: 28–35
[82] Somani BK, Moseley H, Eljamel MS et al. Photodynamic diagnosis (PDD) for upper urinary tract transitional cell carcinoma (UT-TCC): Evolution of a new technique. Photodiagnosis Photodynamic Therapy 2010; 7: 39–43
[83] Taffel M, Haji-Momenian S, Nikolaidis P et al. Adrenal imaging: a comprehensive review. Radiol Clinics North Amer 2012; 50: 219–43, v
[84] Traxer O, Geavlete B, de Medina SGD et al. Narrow-band imaging digital flexible ureteroscopy in detection of upper urinary tract transitional-cell carcinoma: initial experience. J Endourol 2011; 25: 19–23
[85] Traxer O, Thomas A. Prospective evaluation and classification of ureteral wall injuries resulting from the insertion of a ureteral access sheath during retrograde intra-renal surgery (RIRS). J Urology 2012
[86] Wheaton AJ, Miyazaki M. Non-contrast enhanced MR angiography: physical principles. Journal of magnetic resonance imaging : JMRI 2012; 36: 286–304
[87] Wissing MD, van Leeuwen FW, van der Pluijm G et al. Radium-223 chloride: Extending life in prostate cancer patients by treating bone metastases. Clin Cancer Res 2013; 19: 5822–7
[88] Zilberman DE, Lipkin ME, Ferrandino MN et al. The digital flexible ureteroscope: in vitro assessment of optical characteristics. J Endourol 2011; 25: 519–22

Kapitel 2
Fehlbildungen des Harntrakts

2.1	Niere	*108*
2.2	Harnleiter (inkl. Ureterozele/Reflux)	*129*
2.3	Urachus	*137*
2.4	Harnblase	*138*
2.5	Harnröhre	*140*
2.6	Sexuelle Differenzierungsstörungen	*147*

2 Fehlbildungen des Harntrakts

P.J. Goebell

2.1 Niere

In diesem Kapitel werden die Fehlbildungen der Niere nach der folgenden Systematik zusammengefasst und separat beschrieben:
- numerische Anomalien
- Lage-, Fusions- und Rotationsanomalien
- Anomalien der Nierengefäße
- Fehlbildungen des Kelchsystems
- Nierendysgenesien
- zystische Nierenerkrankungen

2.1.1 Numerische Anomalien

Bilaterale Nierenagenesie

Definition

Die bilaterale Nierenagenesie stellt eine Fehlbildung dar, die sich durch beidseitig fehlende Nierenanlagen auszeichnet. Ein postnatales Überleben ist dabei nicht möglich.

▶ **Epidemiologie und Ätiologie.** Die Inzidenz der bilateralen Nierenagenesie beträgt 3–15/100 000 Geburten und die Inzidenz der bilateralen Nierendysgenesie etwa 2–20/100 000 Geburten. Jungen sind mit 75 % der Erkrankungsfälle deutlich häufiger betroffen. Bei diesem Syndrom handelt es sich wahrscheinlich um eine Erkrankung mit einem rezessiven Erbgang. Geschwister von Kindern mit bilateraler Nierenagenesie sind in 3,5 % ebenfalls betroffen. Das Fehlen des metanephritischen Blastems oder einer Ureterknospe ausgehend vom Wolff-Gang führt zu einer komplett fehlenden Nierenanlage. Das Oligohydramnion und/oder die fehlende Prolinproduktion der Niere führen zu einer Lungenhypoplasie, zur respiratorischen Insuffizienz und zur typischen Potter-Facies der Kinder.

▶ **Klinik**
- Oligohydramnion, niedriges Geburtsgewicht
- in 40 % Totgeburt; die meisten Patienten sterben innerhalb von 48 h
- Potter-Facies: geschwungene Hautfalte beidseits unter den Augen, niedrig sitzende Ohren, trockene faltige Haut
- Beindeformität: starke Flexion in Hüft- und Kniegelenken
- respiratorische Insuffizienz durch fehlende Lungenentwicklung
- Anurie und steigende Retentionsparameter

▶ **Diagnostik.** Hier steht vor allem das Ultraschall-Screening der Mutter im Vordergrund. Es findet sich ein Oligohydramnion und nicht sichtbare Nieren. Weitere Verlaufskontrollen sollten durch den postnatalen Ultraschall erfolgen. In unklaren Fällen sollte die statische Nierenszintigrafie mit DMSA zur Diagnostik herangezogen werden.

Unilaterale Nierenagenesie

Definition

Eine unilaterale Nierenagenesie ist durch eine einseitig vollständig fehlende Nierenanlage bei normal angelegter Gegenseite charakterisiert.

▶ **Epidemiologie und Ätiologie.** Die Inzidenz beträgt etwa 1:1100 bis 1:5000, mit einer etwas größeren Häufigkeit der linken Seite. Das männliche Geschlecht ist doppelt so häufig betroffen. Hier kommt ursächlich ein einseitiges Fehlen der Ureterknospe oder eine verhinderte Ureterentwicklung in Frage. Je nach dem Zeitpunkt der Entwicklungsstörung sind zusätzlich begleitende Fehlbildungen der Genitalien vorhanden, da sowohl die Ureterknospe als auch die Geschlechtsorgane aus dem Wolff-Gang entstehen.

▶ **Pathologie und Klinik.** Hierbei werden vor allem 2 Themenkomplexe unterschieden, die entweder isoliert oder gemeinsam auftreten können:
- **Fehlbildungen des oberen Harntrakts:** Bei 50 % der Patienten fehlt der Ureter komplett, in den anderen Fällen ist er rudimentär vorhanden. Gehäuft bestehen auf der kontralateralen Seite pathologische Befunde wie vesikoureteraler Reflux (28 %) oder eine Harnleiterabgangsenge (7 %).
- **Fehlbildung der Genitalorgane** (20–50 %): Mögliche Fehlbildungen beim Mann sind das Fehlen von Vas deferens, Samenblasen und Ductus ejaculatorius; bei der Frau möglicherweise ipsilate-

ral Uterus unicornuatus oder rudimentäre Anlage der ipsilateralen Seite bei Uterus bicornuatus, unilateraler Hydro-/Hämatokolpos.
- **Weitere Organfehlbildungen** an Herz (30 %), Darm (25 %) oder Bewegungsapparat (15 %).

▶ **Diagnostik.** Je nach Beschwerdebild und Fragestellung lässt sich die Diagnose mit folgenden Methoden stellen:
- Ultraschall
- Urografie oder CT-Abdomen
- Nierenszintigrafie

▶ **Prognose.** Patienten mit unilateraler Nierenagenesie haben ein erhöhtes Risiko für eine Proteinurie, arteriellen Hypertonus und eine Niereninsuffizienz.

Akzessorische Niere

Definition

Bei einer akzessorischen Niere handelt es sich um eine sehr seltene zusätzliche Organbildung, welche mit zusätzlicher Nierenfunktion, eigener Blutversorgung, Organkapsel und Hohlsystem einhergeht. Dabei sind beidseitig normal angelegte Nieren vorhanden. In etwa der Hälfte der beschriebenen Fälle mündet die akzessorische Niere aber über ein gemeinsames Ostium mit einer ipsilateral normal angelegten Niere in die Blase.

▶ **Epidemiologie.** Zu dieser sehr seltenen Entität gibt es bisher nur etwa 80 Fallberichte.

▶ **Klinik.** Es gibt keinen Hinweis auf assoziierte Fehlbildungen. Grundlegend können aber Schmerzen, Fieber, Tumorerkrankungen oder ein arterieller Hypertonus von der überzähligen Niere ausgehen.

▶ **Therapie.** Bei Beschwerden wird die überzählige Niere operativ entfernt.

2.1.2 Lage-, Fusions- und Rotationsanomalien

Einfache Nierenektopie

Definition

Die ungekreuzte Nierendystopie ist die abnorme Positionierung der Niere außerhalb der Nierenloge nach kranial oder kaudal ohne Kreuzung der Mittellinie.
Synonym: ungekreuzte Nierenektopie.

Mögliche Lokalisationen (von kranial nach kaudal):
- thorakale Niere: Lokalisation oberhalb des Zwerchfells im hinteren Mediastinum (▶ Abb. 2.1a). Die Niere ist mit einer dünnen Membran von der Pleurahöhle abgetrennt (ausgedünntes Diaphragma).
- normale Position der Niere in der „Nierenloge"
- lumbale Position der Niere in der Fossa iliaca (▶ Abb. 2.1b)
- Beckenniere: Position der Niere unterhalb der Aortenbifurkation oder im kleinen Becken (▶ Abb. 2.1c)

▶ **Epidemiologie und Ätiologie.** 1:500 bis 1:1200, links etwas häufiger. Die Nierendystopie entsteht durch eine bisher unklare Störung der Nierenaszension. Genetische oder teratogene Ursachen sind aufgrund häufig gleichzeitig bestehender Genitalfehlbildungen wahrscheinlich. Das Nierenbecken liegt häufig ventral des Nierenparenchyms (anstatt medial), da die Rotation ebenfalls gestört ist. Die Gefäßversorgung der Nieren ist abnorm, mit oft mehreren Gefäßen aus der distalen Aorta oder den Iliakalgefäßen.

▶ **Klinik**
- **urologische Komplikationen:** Am häufigsten ist die Hydronephrose, danach folgt vesikoureteraler Reflux oder Nephrolithiasis der ektopen Niere.
- **Fehlbildungen der Genitalorgane:** In etwa 15 % der Fälle kommt es zusätzlich zu einer Fehlbildung der Genitalorgane. Hierbei tritt bei Frauen gehäuft eine Uterus- und Vaginalfehlbildung auf, bei Männern finden sich vor allem Kryptorchismus, Urethraduplikatur und Hypospadien.

Fehlbildungen des Harntrakts

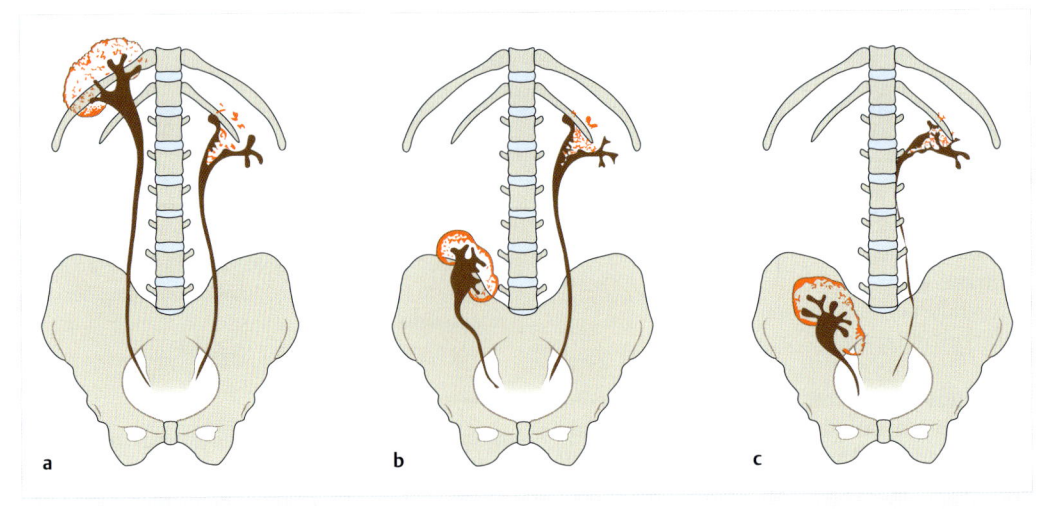

Abb. 2.1 Lageanomalien der Nieren. (Stein R, Beetz R, Thürhoff JW. Kinderurologie in Klinik und Praxis. 3. Aufl. Stuttgart: Thieme; 2011)
a Thorakale Niere.
b Lumbale Position der Niere.
c Beckenniere.

▶ **Therapie.** Nur bei Symptomen notwendig. Auch die intrathorakale Niere ist nur bei Beschwerden therapiepflichtig.

Gekreuzte Nierendystopie

Definition

Bei der gekreuzten Nierendystopie liegt die Niere auf der kontralateralen Seite in Bezug zur Uretermündung in die Harnblase. Häufig ist die Niere mit der ungekreuzten Niere verschmolzen.
Synonym wird hier auch der Begriff der gekreuzten Nierenektopie verwandt.

Je nach Form und Fusion wird die gekreuzte Nierendystopie folgendermaßen unterteilt (▶ Abb. 2.2):

▶ **Hauptformen**
- gekreuzte Ektopie mit Fusion (90%, ▶ Abb. 2.2a)
- gekreuzte Ektopie ohne Fusion
- solitäre renale Ektopie
- bilaterale renale Ektopie

▶ **Subklassifikation**
- **L-Niere:** Die gekreuzte Niere liegt horizontal unterhalb der ungekreuzten.
- **Ringniere:** Die Nieren liegen parallel und umgeben die Nierenbecken.
- **Sigmaniere:** Die gekreuzte Niere zeigt mit dem Nierenbecken auf die gekreuzte Seite, die Nieren stehen übereinander.
- **solitäre gekreuzte Nierendystopie:** Es fehlt die ungekreuzte Niere.

▶ **Epidemiologie und Ätiologie.** Die Inzidenz beträgt etwa 1:1000 bis 1:2000. Am häufigsten ist die lange Niere, wobei die gekreuzte Niere tiefer steht. Etwas häufiger erfolgt die Kreuzung von links nach rechts. Die Ursache der gekreuzten Niere ist letztlich unklar.

▶ **Klinik.** In 20% der Fälle findet sich begleitend ein vesikoureteraler Reflux. Nur bei der solitären gekreuzten Nierendystopie gibt es ein erhöhtes Risiko für Fehlbildungen des Bewegungsapparats oder der Genitalorgane.

▶ **Therapie.** Es ist nur die Therapie von Komplikationen wie Nephrolithiasis oder vesikoureteraler Reflux notwendig.

▶ **Prognose.** Ungestörte Lebenserwartung, etwas erhöhte Neigung zu Nephrolithiasis.

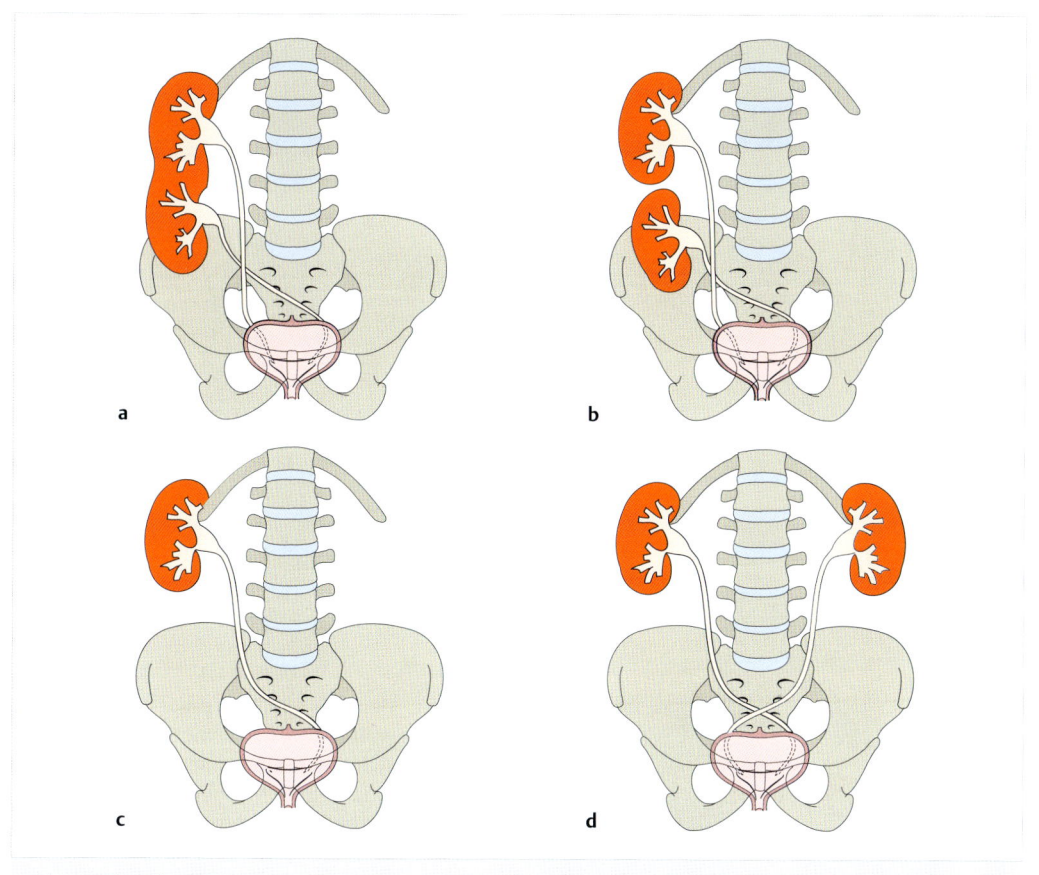

Abb. 2.2 Klassifikation der gekreuzten Ektopie nach McDonald und McClellan. (Stein R, Beetz R, Thürhoff JW. Kinderurologie in Klinik und Praxis. 3. Aufl. Stuttgart: Thieme; 2011)
a Gekreuzte Ektopie mit Fusion.
b Gekreuzte Ektopie ohne Fusion.
c Solitäre renale Ektopie.
d Bilaterale renale Ektopie.

Hufeisenniere

Definition

Bei einer **Hufeisenniere** sind die Unterpole beider Nieren über die Mittellinie miteinander fusioniert (▶ Abb. 2.3a); die Fusionsstelle besteht aus Bindegewebe oder Nierenparenchym und wird als Isthmus bezeichnet.

Bei einer vollständigen Fusion beider Nieren spricht man von einer **Kuchenniere** (▶ Abb. 2.3b).

Merke

Die Hufeisenniere ist die häufigste Form der Fusionsanomalien, welche isoliert von Ektopien auftreten.

▶ **Epidemiologie und Ätiologie.** Die Inzidenz beträgt etwa 1:700; wobei die Rate von Männern zu Frauen 2:1 beträgt. Die Fusion der Unterpole erfolgt vor der Rotation und Aszension der Nieren, somit liegen die Nierenbecken nach ventral und das Kelchsystem nach dorsal gerichtet (▶ Abb. 2.4). Die A. mesenterica inferior hemmt hierbei die Aszension der Nieren. Die Gefäßversorgung aus den

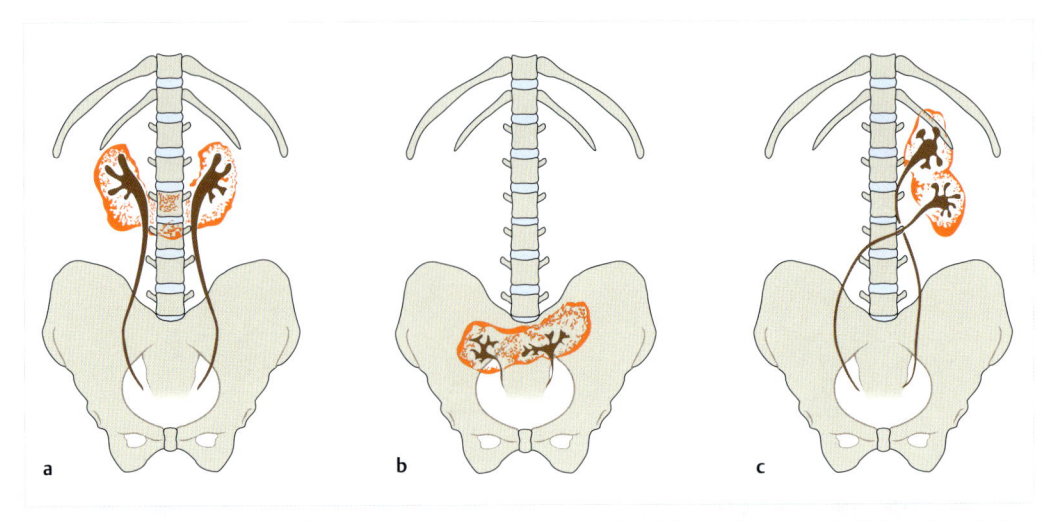

Abb. 2.3 Verschmelzungsanomalien der Nieren. (Stein R, Beetz R, Thüroff JW. Kinderurologie in Klinik und Praxis. 3. Aufl. Stuttgart: Thieme; 2011)
a Hufeisenniere.
b Kuchenniere.
c Gekreuzte Dystopie.

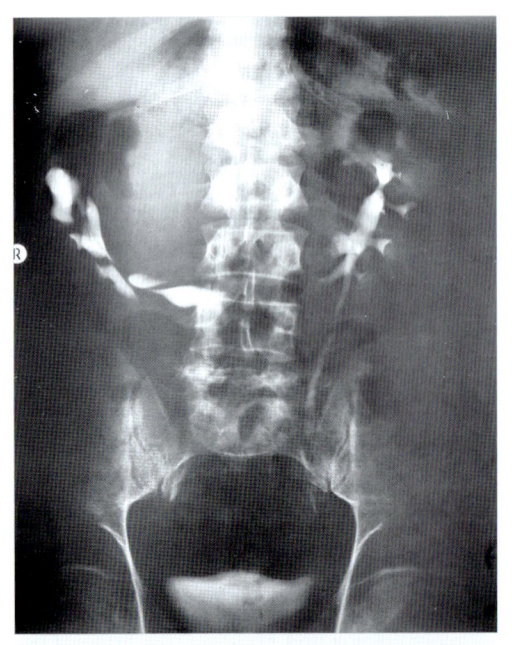

Abb. 2.4 Ausscheidungsurogramm einer Hufeisenniere.

Iliakalgefäßen und der distalen Aorta bleibt bei der Hufeisenniere bestehen. Die abnormale Gefäßversorgung kann eine extrinsische Harnleiterabgangsenge mit konsekutiver Hydronephrose verursachen.

▶ **Klinik.** Mehr als die Hälfte der Patienten mit Hufeisennieren entwickeln keine Symptome (etwa 60 %). Die Hydronephrose kommt als Symptom am häufigsten vor, gefolgt von einer Nephrolithiasis oder rezidivierenden Infektionen. Die Hufeisenniere ist gehäuft mit anderen Fehlbildungen vergesellschaftet (Neuralrohrdefekt, Herzfehler, Bewegungsapparat).

5–10 % der Patienten mit Hufeisennieren besitzen zusätzliche urogenitale Fehlbildungen. Ein gehäuftes Vorkommen der Hufeisenniere findet sich beim Turner-Syndrom und bei der Trisomie 18.

Bei Trägern einer Hufeisenniere ist das Risiko für einen Wilms-Tumor etwa verdoppelt. Das sehr seltene renale Karzinoid kommt häufiger bei Hufeisennieren vor.

▶ **Therapie**
- **Nephrolithiasis:** Zur Behandlung können hier alle Techniken der Steintherapie angewendet werden: ESWL, Ureterorenoskopie oder PCNL.
- **Hydronephrose:** Bei guter Funktion kann eine Nierenbeckenplastik durchgeführt werden, bei schlechter Funktion erfolgt zur Vermeidung späterer Komplikationen oft die Heminephrektomie.
- **Tumoren der Hufeisenniere:** Die Therapie ist abhängig von der Tumorgröße, Alter des Patienten und vermuteter Histologie. Bei der chirurgi-

schen Therapie ist die pathologische Gefäßversorgung zu beachten.

Malrotation der Nieren

Definition

Die endgültige physiologische Lage der Nieren in der Fossa renalis beinhaltet die Rotation der Nieren mit einer Ausrichtung des Nierenbeckens nach medial und der Kelche nach lateral. Eine Malrotation kann in jede Richtung erfolgen mit Ausrichtung des Nierenbeckens nach ventral, dorsal und lateral.

▶ **Epidemiologie und Pathogenese.** Da die meisten Malrotationen klinisch inapparent sind, liegen gesicherte Ausgaben zur Inzidenz nicht vor. Die Malrotation tritt jedoch häufig in Begleitung weiterer Lageanomalien auf.

▶ **Klinik.** Die Mehrzahl der malrotierten Nieren verursacht keine Beschwerden. Die Entwicklung einer Hydronephrose ist die häufigste Komplikation.

2.1.3 Anomalien der Nierengefäße

Numerische oder anatomische Anomalie

Definition

Die Mehrzahl der Nieren (70–85 %) verfügt über eine einzige Nierenarterie, welche aus der Aorta entspringt. Diese teilt sich in der Regel in 5 Segmentarterien auf, welche Endarterien darstellen. Mögliche Abweichungen sind folgende:
- **multiple Nierenarterien:** Mehr als eine Nierenarterie entspringen aus der Aorta.
- **akzessorische Nierenarterien:** Ein Nierensegment wird von mehr als einer Arterie versorgt.
- **aberrante Nierenarterien:** Die Nierenarterie entspringt nicht aus der Aorta.

Häufig sind zusätzliche Gefäße zum Ober- oder Unterpol (jeweils etwa 6 %). Komplexere Anomalien wie 3 Gefäße, Äste vom Truncus coeliacus oder der A. mesenterica superior sind eher selten.

- **Fraley-Syndrom:** Obstruktion des oberen Kelches durch die obere Segmentarterie(n).
- **Ureterabgangsstenose:** Hydronephrose durch eine zusätzliche Unterpolarterie.

▶ Diagnostik
- Urografie, Nierenszintigrafie, Dopplersonografie, CT-Angiografie und Angiografie
- bei Verdacht auf Fraley-Syndrom: Angiografie und Nierenfunktionsszintigrafie mit getrennter Analyse des Unter- und Oberpols

▶ Therapie
- Selten ist bei Beschwerden eine operative Therapie notwendig.
- Das Fraley-Syndrom kann durch eine Kalikopyelostomie oder Nierenteilresektion therapiert werden.
- Zur Therapie der Hydronephrose durch eine zusätzliche Unterpolarterie siehe Kap. 2.2.1.

Nierenarterienaneurysma

Definition

Ein Nierenarterienaneurysma ist eine Erweiterung des Nierenarteriendurchmessers, welche je nach Morphologie folgend klassifiziert wird:
- **echtes Aneurysma** (93 % der Nierenarterienaneurysmen): Aussackung aller Wandschichten; die Form kann asymmetrisch sackförmig oder gleichmäßig zylindrisch sein. Mit zunehmender Dilatation nimmt die Stabilität der Arterienwand ab.
- **falsches Aneurysma** (oder Aneurysma spurium): pulsierendes Hämatom durch eine Gefäßverletzung
- **Aneurysma dissecans:** Durch einen Einriss der Intima bewirkt der Blutstrom zwischen den Gefäßwandschichten ein falsches Aneurysma.
- **Aneurysma arteriovenosum:** von einer arteriovenösen Fistel ausgehendes Aneurysma.

▶ **Epidemiologie und Ätiologie.** Die Inzidenz beträgt je nach Quelle etwa 1:300 bis 1:1000. Hinsichtlich der Ätiologie werden angeboren Aneurysmen von solchen unterschieden, die auf dem Boden einer Arteriosklerose, traumatisch oder entzündlich bedingt sind.

▶ **Klinik**
- In etwa der Hälfte der Fälle verlaufen diese Veränderungen unbemerkt und ohne wesentliche klinische Symptome.
- Klinisch auffällig werden Aneurysmen über arterielle Hypertonie, Schmerzen, Hämaturie, einen pulsierenden abdominellen Tumor oder ein abdominelles Strömungsgeräusch.
- Durch eine **Aneurysmaruptur** können Hypotension, Schock und akutes Abdomen ausgelöst werden.

▶ **Diagnostik**
- Doppler-Ultraschall
- CT
- Angiografie
- (Captopril-)Nierenfunktionsszintigramm

▶ **Therapie.** Für eine operative Sanierung entweder als endovaskuläre (Stenteinlage) oder offen-chirurgische Operation (Exzision und Rekonstruktion der Nierenarterie) sind die folgenden Indikationen zu nennen:
- schwerer reninabhängiger Hypertonus
- renale Ischämie
- unvollständige ringförmige Verkalkungen
- > 2,5 cm Durchmesser
- vor einer geplanten Schwangerschaft
- Größenzunahme
- Hämaturie oder Flankenschmerz
- Ausbildung einer arteriovenösen Fistel

Arteriovenöse Fistel der Nierengefäße

Definition

Eine arteriovenöse Fistel stellt eine pathologische Verbindung zwischen Nierenarterie und Nierenvene dar. Meist handelt es sich um angeborene, multiple Verbindungen (Gefäßnidus) zwischen Nierenarterie und Nierenvene.

▶ **Epidemiologie und Ätiologie.** Der Anteil an angeborenen arteriovenösen Fisteln mit krampfaderartigen multiplen Verbindungen zwischen Arterie und Vene macht etwa 25 % der Fehlbildungen aus. Diese lassen sich in der Regel überwiegend am Nierenoberpol finden. Die Geschlechtsverteilung ist hierbei deutlich zugunsten der Frauen verteilt (Frauen:Männer = 3:1). Daneben kommen auch traumatische, iatrogene (Nierenpunktion, Nierenoperationen) und entzündlich-degenerative Ursachen für die Entstehung in Frage.

▶ **Klinik.** Lautes Strömungsgeräusch, arterieller Hypertonus, linksventrikuläre Hypertrophie und Linksherzversagen, Hämaturie, Flankenschmerzen.

▶ **Diagnostik.** CT des Abdomens, Sonografie und Angiografie.

▶ **Therapie**
- Endovaskuläre Eingriffe sind die Behandlung der ersten Wahl. Hierfür kommen neben der selektiven Embolisation, der Verschluss mit Coils oder die Einlage eines Stents in Frage.
- Offen-chirurgische Eingriffe sind eher die Seltenheit, können aber bei schwierigen Fällen notwendig werden. Bei guter Nierenfunktion sollte die Nierenteilresektion angestrebt werden. Bei fehlender Nierenfunktion kann die Nephrektomie notwendig werden. Dies gilt auch, wenn große AV-Fisteln ohne eine Nephrektomie nicht kontrolliert werden können.
- Die medikamentöse Therapie der Hypertension und der Herzinsuffizienz ist vor einer operativen Therapie essentiell.

2.1.4 Fehlbildungen des Kelchsystems

Kelchdivertikel

Definition

Das Kelchdivertikel ist eine zystische Höhle in der Niere, welche mit Urothel ausgekleidet ist und eine Gangverbindung zu einem Kelch hat. Wenn das Divertikel mit dem Nierenbecken kommuniziert, spricht man von einer pyelogenen Zyste.

▶ **Epidemiologie und Ätiologie.** Hier werden angeborene von erworbenen Kelchdivertikeln unterschieden. Die Inzidenz ist mit 4,5:1000 angegeben.
- **angeboren:** Kelchdivertikel entstehen aus Resten der Ureterknospen der 3. oder 4. Generation, welche normalerweise degenerieren.
- **erworben:** ausgehend von einem kortikalen Abszess, einer kortikalen Zyste oder durch Kelchhalsobstruktion. Die Urinstase im Kelchdivertikel

kann dort „Kalkmilch" und Nephrolithiasis verursachen.

▶ **Klinik**
- Nephrolithiasis
- Schmerzen
- Hämaturie
- zystische Raumforderung in der Bildgebung

▶ **Diagnose**
- **Sonografie:** zystische Struktur nahe eines Kelches, oft mit echogenem Inhalt (Kalkmilch) gefüllt; je nach Körperlage zeigt sich auch eine Spiegelbildung.
- **Computertomografie:** Mittel der Wahl zur Diagnostik unklarer zystischer Raumforderungen der Nieren
- **retrograde Pyelografie:** ggf. im Rahmen der Hämaturiediagnostik
- **Urografie:** Im Kelchdivertikel häufig radiologisch sichtbare Kalkmilch auf der Nativaufnahme. Ansonsten kann sich das Kelchdivertikel auch als eine Raumforderung darstellen, eine Kontrastierung ist im Urogramm nicht immer sichtbar.
- **Punktion:** Die Kreatininkonzentration liegt deutlich höher als das Serumkreatinin. Zum Ausschluss einer malignen Zyste sollte eine zytologische Untersuchung durchgeführt werden.

Differenzialdiagnostisch sollte hier auch an eine einfache Nierenzyste gedacht werden.

▶ **Therapie**
- **endoskopische Therapie:** perkutaner Zugang in das Divertikel und Entfernung von Steinen. Dann Entfernen des Kelchdivertikels durch eine Resektion der Mukosa und Gangverbindung oder alternativ Gangerweiterung, um den Urinabfluss des Kelchdivertikels zu sichern.
- **offene oder laparoskopische Operation:** Resektion des Divertikels (laparoskopische Nierenteilresektion oder offene Nierenteilresektion)

Megakalikose

Definition
Unter einer Megakalikose versteht man die Vergrößerung des Kelchsystems durch Fehlbildung der Papillen ohne Obstruktion oder vesikoureteralen Reflux.

▶ **Epidemiologie und Ätiologie.** Die Megakalikose entsteht durch eine Unterentwicklung der Medulla mit kurzen Sammelrohren. Hierbei ist die Anzahl der Kelche erhöht. Die Megakalikose tritt bei Männern 6-mal häufiger auf als bei Frauen.

▶ **Pathophysiologie.** Es besteht eine milde Störung der maximalen Konzentrationsfähigkeit der Nieren.

▶ **Klinik.** In der Regel verursacht die Megakalikose keine Beschwerden.

▶ **Diagnose**
- **Urografie:** Das Urogramm zeigt eine Nierenkelchvergrößerung und eine erhöhte Anzahl an Kelchen (▶ Abb. 2.5). Es besteht kein erweitertes Nierenbecken, der Ureter ist schlank.
- **MCU:** kein vesikoureteraler Reflux

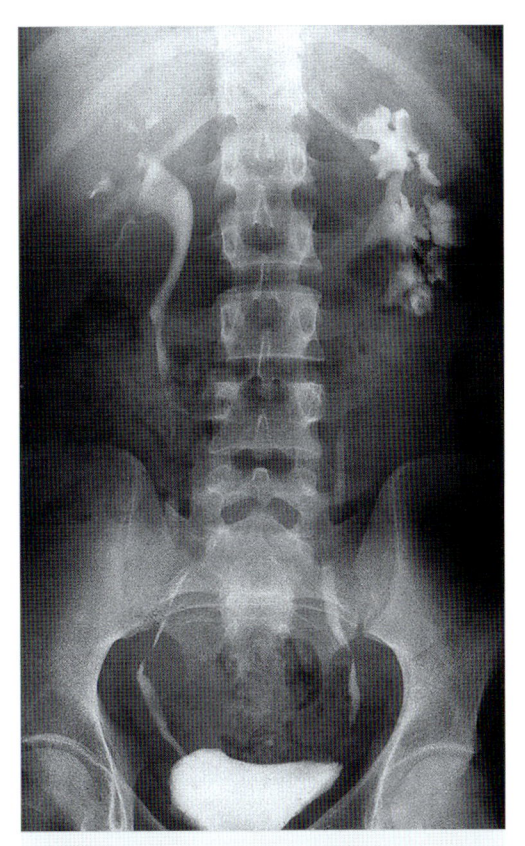

Abb. 2.5 I.v. Urografie bei Megakalikose links. (Jocham D, Miller K. Praxis der Urologie. 3. Aufl. Stuttgart: Thieme; 2007)

- **Nierenfunktionsszintigrafie:** normale Nierenfunktion, prompte Auswaschung des Radionuklides in der Nierenszintigrafie mit MAG3

▶ **Therapie.** Eine spezifische Behandlung ist nicht notwendig.

Extrarenales Kelchsystem

Hierbei liegen das Kelchsystem und das Nierenbecken ab den Nierenpapillen außerhalb des Nierenparenchyms. Der Nierenhilus ist flach und breit. Das Vorhandensein eines extrarenalen Kelchsystems besitzt keinen Krankheitswert, ist aber bei begleitenden Fehlbildungen gehäuft anzutreffen.

Hypertrophierte Columna renalis

Die angeborene hypertrophierte Columna renalis (nach Bertin), die sich in der Regel im Mittelgeschoss der Columna findet, führt zu einer Aufspreizung des Kelchsystems im Urogramm und damit zu einem Tumorverdacht. Die Veränderung besitzt jedoch keinen Krankheitswert.

2.1.5 Nierendysgenesien

Nierenhypoplasie

Definition
Eine hypoplastische Niere ist eine angeboren zu kleine Niere mit verringerter Nierenfunktion, welche eine normale Gewebearchitektur aufweist.

▶ **Epidemiologie.** 2,5 %

▶ **Klinik.** Bei bilateralem Befall kann eine Niereninsuffizienz entstehen.

Ask-Upmark-Niere

Definition
Bei einer Ask-Upmark-Niere handelt es sich um eine segmentale Hypoplasie der Niere (▶ Abb. 2.6), welche meist durch vesikoureterorenalen Reflux entsteht.

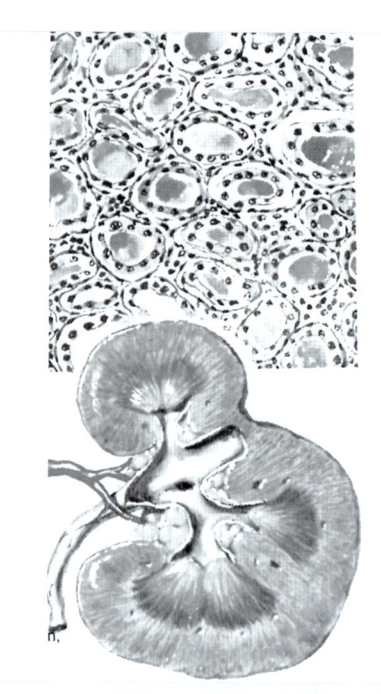

Abb. 2.6 Ask-Upmark-Niere mit hypoplastischem Lappen, der aus atrophischen Tubuli und hyalinisierten Glomeruli besteht. (Stein R, Beetz R, Thüroff JW. Kinderurologie in Klinik und Praxis. 3. Aufl. Stuttgart: Thieme; 2011)

▶ **Ätiologie und Pathogenese.** Aufgrund der begleitenden chronischen Pyelonephritis und des fast immer nachweisbaren vesikoureteralen Refluxes (VUR) ist die Ask-Upmark-Niere als eine Folge des VUR anzusehen. Teilweise sind auch Dysplasien nachweisbar. Die segmentale Hypoplasie mit narbigen Verziehungen durch die chronische Pyelonephritis führt zur Freisetzung von Renin, was einen sekundären Hyperaldosteronismus und eine arterielle Hypertonie zur Folge hat.

▶ **Klinik**
- schwere arterielle Hypertonie (meist um das 10. Lebensjahr beginnend)
- hypertensive Retinopathie
- kompensierte Niereninsuffizienz bei beidseitigem Befall

▶ **Therapie.** Bei unilateralem Befall muss die Nephrektomie erwogen werden. Bei bilateralem Befall erfolgt die medikamentöse Kontrolle des Hypertonus. Bei Niereninsuffizienz ist die entsprechende Therapie indiziert, die sich nach der Schwere der Insuffizienz richtet.

Oligomeganephronie

Definition

Eine Oligomeganephronie ist eine angeborene Nierenhypoplasie, einhergehend mit einer drastischen Reduktion der Nephronanzahl, aber mit kompensatorischer Hypertrophie der einzelnen Nephrone.

▶ **Klinik**
- niedriges Geburtsgewicht
- hypoosmolarer Urin, Urindichte 1,007–1,012
- Durst und Dehydratation
- Proteinurie
- terminale Niereninsuffizienz ungefähr im 10. Lebensjahr

▶ **Therapie**
- Ausgleich von Flüssigkeits- und Elektrolytdefiziten
- Korrektur einer Azidose
- Einschränkung der Eiweißzufuhr auf 1,5 g/kg KG pro Tag
- Dialyse und Nierentransplantation bei terminaler Niereninsuffizienz

2.1.6 Zystische Nierenerkrankungen

> **Merke**
>
> Nach der American Academy of Pediatrics (AAP) werden die zystischen Nierenerkrankungen in genetisch verursachte zystische Nierenerkrankungen und nicht genetisch bedingte zystische Nierenerkrankungen unterteilt.

Genetische oder vererbbare zystische Nierenerkrankungen

Autosomal-rezessive polyzystische Nierenerkrankung (ARPKD)

Definition

Die autosomal-rezessive polyzystische Nierenerkrankung (ARPKD) ist eine polyzystische Nierenerkrankung und Leberfibrose mit variabler Manifestation bei Neugeborenen, Kindern und Jugendlichen. Die Unterschiede zwischen ARPKD und ADPKD sind in ▶ Tab. 2.1 dargestellt.

▶ **Epidemiologie.** Inzidenz 1:40 000 bis 1:20 000

▶ **Ätiologie.** Autosomal-rezessive Vererbung. Der Gendefekt wurde auf Chromosom 6 lokalisiert. Die Mutationen betreffen das Gen PKHD1, welches das Protein Fibrocystin kodiert. Fibrocystin spielt eine Rolle bei der Tubulogenese und Aufrechterhaltung der Lumenarchitektur des Sammelrohrs.

▶ **Pathologie**
- **Niere:** bilateral vergrößerte Nieren bei erhaltener Nierenform; zystische fusiforme Dilatation der Sammelrohre (Durchmesser 2 mm, im Verlauf der Erkrankung größer)
- **Leber:** kongenitale periportale Fibrose; je später der Erkrankungsbeginn, desto schwerer die Leberbeteiligung

▶ **Klinik.** Die Einteilung der Erkrankung (nach Blyth und Ockenden) erfolgt nach dem Beginn der Symptomatik, wobei die Lebenserwartung umso schlechter ist, je früher der Beginn der Symptomatik auftritt:
- ab Geburt: großer abdomineller Tumor durch die Nieren; Tod an respiratorischer Insuffizienz oder Nierenversagen innerhalb von 1–2 Monaten
- innerhalb des 1. Lebensmonats: Tod an Nierenversagen innerhalb des 1. Lebensjahrs
- innerhalb des 3.–6. Lebensmonats: chronisches Nierenversagen, portale Hypertension durch Leberfibrose; Lebenserwartung teilweise über 10 Jahre.
- innerhalb des 1.–5. Lebensjahrs: schwere portale Hypertension und chronische (kompensierte) Niereninsuffizienz

Fehlbildungen des Harntrakts

Tab. 2.1 Unterschiede zwischen ARPKD und ADPKD (aus Stein R, Beetz R, Thürhoff JW. Kinderurologie in Klinik und Praxis. 3. Auflage. Stuttgart: Thieme; 2011).

	ARPKD (autosomal recessive polycystic kidney disease)	ADPKD (autosomal dominant polycystic kidney disease)
Inzidenz	≈ 1 : 20 000	1 : 400–1000
Nierenpathologie	(massive) Nephromegalie	Nierenvergrößerung (aber weniger ausgeprägt als bei ARPKD)
Lokalisation der Zysten	dilatierte Sammelrohre und distale Tubuli	Zysten in allen Nephronabschnitten (auch glomerulär)
Sonografie (SG) und Zystenparameter	„Salz und Pfeffer"-Bild mit erhöhter Echogenität des Kortex und der Medulla aufgrund Mikrozysten (<2 mm); später Größenzunahme bis zu mehreren Zentimetern	unterschiedlich große Zysten in Kortex und Medulla, in der Regel einige große Zysten bei Erwachsenen initial kleiner, aber auch schon bei Kindern deutliche Vergrößerung (mehrere Zentimeter)
Leberpathologie	kongenitale Leberfibrose mit Gallengangshyperplasie und portaler Fibrose (isolierte Form: Caroli-Syndrom)	Leberzysten bei Erwachsenen, sehr selten Leberfibrose und Leberbeteiligung bei Kindern
andere Symptome	selten Pankreasbeteiligung (Zysten, Fibrose)	Pankreaszysten, intrakranielle Aneurysmen bei ca. 8% (familiär gehäuft)
klinische Manifestation	peri-/neonatal: Atemnot (bei 30–50%); bei längerem Überleben Niereninsuffizienz, portale Hypertension und andere Komorbiditäten (sehr variabel)	klinische Symptomatik in der Regel im 3.–5. Lebensjahrzehnt (Hypertonie, Proteinurie, Hämaturie, Niereninsuffizienz); pädiatrische Manifestation selten (2%)
Prognose	ungünstig (bei erheblicher Variabilität) bei perinatalen Fällen nach Oligohydramnion wegen assoziierter Lungenhypoplasie; spätere Manifestationen günstiger, abhängig u. a. von arterieller Hypertonie und Leberbeteiligung	besser als bei ARPKD, pädiatrische Manifestation der Niereninsuffizienz selten; bei Erwachsenen chronische Niereninsuffizienz und Hypertonie, Dialysepflichtigkeit zwischen 53 und 69 Jahre (PKD1 vs. PKD2); bei früher Manifestation Verlauf in der Regel blander als bei ARPKD

▶ **Diagnose**
- **Familienanamnese:** über 3 Generationen
- **Sonografie:** hyperechogene vergrößerte Nieren, welche teilweise auch schon fetal nachweisbar sind. Makroskopisch sichtbare Zysten zeigen sich erst viel später im Krankheitsverlauf.
- **Urografie:** vergrößerte Nieren; in den Spätbildern sieht man das Kontrastmittel strahlenförmig in den dilatierten Sammelrohren.
- **Leberbiopsie:** nur in unklaren Fällen

▶ **Therapie.** Im Vordergrund stehen in den ersten Tagen die Behandlung der respiratorischen Insuffizienz und die symptomatische Therapie von Hypertonus, Herz-, Nieren- und Leberinsuffizienz. Hier kann ein splenorenaler Shunt zur Therapie der portalen Hypertension etabliert werden. In einigen Fällen ist eine Lebertransplantation notwendig. Bei ausgeprägter Niereninsuffizienz sind die Hämodialyse und spätere Nierentransplantation unumgänglich.

▶ **Prognose.** Die Prognose ist ernst, da 50% der betroffenen Kinder in den ersten Lebenstagen versterben. Von denjenigen Kindern, die die Neonatalperiode überleben, werden 50–80% älter als 10 Jahre. Für eine genetische Beratung ist relevant, dass Geschwister von betroffenen Kindern ein Erkrankungsrisiko von 25% haben.

Autosomal-dominante polyzystische Nierenerkrankung (ADPKD)

Definition

Häufige, autosomal-dominant vererbte zystische Nierenerkrankung mit Ausbildung einer terminalen Niereninsuffizienz im Erwachsenenalter. Die Unterschiede zwischen ARPKD und ADPKD sind in ▶ Tab. 2.1 dargestellt.

▶ **Epidemiologie.** 1:500 bis 1:1000. 15 % der dialysepflichtigen Patienten haben eine ADPKD. Der Erkrankungsbeginn liegt zwischen dem 30. und 50. Lebensjahr. Durch ein vermehrtes Screening mittels Sonografie und genetischer Diagnostik kann das Alter für die Erstdiagnose gesenkt werden. Selten findet sich ein Erkrankungsbeginn im Säuglingsalter.

▶ **Ätiologie.** Bisher sind verschiedene Mutationen von 2 Genen bekannt: In 85–90 % ist PKD1 (Chromosom 16, kodiert Polycystin-1) betroffen, in 10–15 % PKD2 (Chromosom 4, kodiert Polycystin-2). PKD2-Mutationen verursachen typischerweise einen milderen Krankheitsverlauf (späterer Beginn, langsamere Progression). Eine autosomal-dominante Vererbung mit fast 100 % Penetranz ist typisch, sodass 50 % der Kinder von betroffenen Patienten die Erkrankungen vererbt bekommen. Die Erkrankung entsteht gemäß der Knudson-Theorie der 2 Treffer: Ein erkranktes Gen wird vererbt, das zweite Gen wird durch eine spontane Mutation verändert und erklärt die lange symptomfreie Latenz bis zum Erkrankungsbeginn.

▶ **Pathophysiologie.** Polycystin-1 und Polycystin-2 erfüllen wichtige Aufgaben in der Signaltransduktion und in der Ausbildung des Primärziliums der Tubulusepithelzelle. Eine Störung führt zu einer Störung der Zellpolarität, Proliferation des Tubulusepithels und zur Ausbildung von Zysten; jeder Nephronabschnitt kann betroffen sein. Ähnliche Mechanismen schädigen die Blutgefäße und andere Organsysteme.

▶ **Pathologie.** Sehr stark vergrößerte Nieren, welche komplett von Zysten durchzogen werden. Wenige millimeter- bis zentimetergroße Zysten, welche Kontakt zum Nephron aufweisen. Die Epithelauskleidung entspricht dem Ursprung der Zyste. Zysten bilden sich auch in anderen Organsystemen aus.

▶ **Klinik**
- Hämaturie (50 %)
- Proteinurie
- Flankenschmerzen
- rezidivierende Zysteninfektionen
- Nephrolithiasis (20 %)
- GI-Symptome (Verdrängung durch die Nieren)
- arterieller Hypertonus (80 %)
- Niereninsuffizienz meist in der 5. Lebensdekade (PDK1-Mutation) oder in der 7. Lebensdekade (PDK2-Mutation)
- Assoziierte Fehlbildungen: Zysten in Leber, Pankreas, Milz und Lunge; Aneurysma der Hirnarterien, Kolondivertikel und Mitralklappenprolaps

▶ **Diagnose**
- **Familienanamnese:** Stammbaumanalyse über 3 Generationen
- **Labor:** Urinuntersuchung (Proteinurie? Hämaturie?), Kreatinin
- **genetische Diagnostik:** findet Anwendung zur Differenzialdiagnose bei zystischen Nierenerkrankungen und als prädiktive Diagnostik bei positiver Familienanamnese. Das Risiko der Erkrankung beträgt für Kinder von Betroffenen 50 % (autosomal-dominanter Erbgang). Die genetische prädiktive Diagnostik ist sehr teuer und bietet wenig klinische Vorteile im Vergleich zur Bildgebung.
- **Sonografie:** Patienten von betroffenen Familien können mit einer Nierensonografie eine frühe Diagnose erhalten: Wenn im Alter von < 30 Jahren mindestens 2 uni- oder bilaterale Nierenzysten vorliegen oder wenn im Alter von 30–60 Jahren mindestens 2 Nierenzysten auf jeder Seite vorliegen, dann ist die Diagnose ADPKD gesichert. Weiterhin Untersuchung der Leber, Pankreas und Milz auf Organzysten. Wenn im Alter von 40 Jahren bei Patienten von betroffenen Familien weder in Nieren noch in viszeralen Organen Zysten nachweisbar sind, so gilt der Patient als gesund.
- **Computertomografie:** Nachweis von Organzysten im Abdomen-CT, evtl. kranielles CT zur Risikoabschätzung bezüglich Hirnaneurysmen
- **Urografie:** Das Urogramm ist keine Routineuntersuchung mehr. Im Nephrogramm zeigen sich ein „Schweizer-Käse"-Aspekt und Kelchverdrängung durch Zysten.

▶ **Therapie**
- **konservative Therapie:** frühzeitige Behandlung des arteriellen Hypertonus
- **Flankenschmerzen:** Marsupialisation von Zysten (bilateral laparoskopisch oder konventionell), alternativ Zystenpunktion und Sklerosierung (umstrittene Therapieoptionen)
- **infizierte Zysten:** perkutane Punktion und Drainage, nach Abheilung Sklerosierung

- **Niereninsuffizienz:** Hämodialyse und Nierentransplantation
- **experimentelle Therapieansätze:** medikamentöse Blockierung der Tubulusepithelproliferation durch Inhibitoren der Signaltransduktion. Bisherige Studien mit mTOR-Inhibitoren wie Everolimus konnten keinen protektiven Einfluss auf die Nierenfunktion nachweisen. Zukunftsaussichten sind EGFR-Tyrosinkinase-Inhibitoren oder Vasopressin-(V2-)Rezeptor-Antagonisten. Im Tiermodell konnte so eine Zystenbildung verringert und ein Nierenfunktionsverlust hinausgezögert werden.

▶ **Prognose.** Die Prognose der ADPKD hat sich in den letzten Jahrzehnten aufgrund besserer Therapieoptionen der Komplikationen (wie Harnwegsinfektion, Nephrolithiasis, Hypertonus) verbessert.
- **Niereninsuffizienz:** Die ADPKD führt zur Dialyse bei 2 % der 40-jährigen, 23 % der 50-jährigen und 48 % der 73-jährigen betroffenen Patienten.
- **Hirnblutung:** 9 % der Patienten sterben an einer Subarachnoidalblutung (Aneurysmablutung). Zusätzlich sind Hirnblutungen aufgrund einer malignen Hypertonie möglich.

Nephronophthise

Definition

Die Nephronophthise ist eine autosomal-rezessiv vererbte Krankheitsgruppe, die zu einer tubulointerstitiellen Nephritis mit Ausbildung einer Zystenniere führt. Je nach Gendefekt führt die Nephronophthise in unterschiedlichem Lebensalter zur terminalen Niereninsuffizienz. Derzeit werden 9 Formen unterschieden.

▶ **Epidemiologie.** 10 % der terminal niereninsuffizienten Kinder. Häufigste genetisch bedingte Form der Niereninsuffizienz im Alter unter 30 Jahren.

▶ **Ätiologie und Pathogenese.** Die bekannten Gendefekte der Nephronophthise verursachen einen Defekt des Zentralziliums, der zu einer Störung der Zellpolarität, Tubulusatrophie, Störung der Basalmembran und interstitiellen Fibrose führt. Die **juvenile** Nephronophthise wird durch das NPHP1-Gen verursacht, welches eine defekte Form von Nephrocystin-1 kodiert. Die **infantile** Form wird durch das Gen NPHP2 ausgelöst. Sieben weitere Gendefekte mit teilweise unterschiedlichen Krankheitsverläufen wurden bisher entdeckt (NPHP3–9).

▶ **Klinik**
- Die **juvenile Nephronophthise** zeigt bei Geburt normal große Nieren. Erkrankungsbeginn im 6.–20. Lebensjahr mit Polydipsie und Polyurie. Es entwickelt sich eine interstitielle Nephritis mit tubulärer Dilatation und Atrophie, im Vollbild Schrumpfnieren mit Zysten von 1–10 mm Größe. Der Elektrolytverlust verhindert eine Hypertonie. Die terminale Niereninsuffizienz entsteht 5–10 Jahre nach Erkrankungsbeginn.
- Die **infantile Nephronophthise** führt zu einer terminalen Niereninsuffizienz vor dem 5. Lebensjahr.

Assoziierte Erkrankungen sind folgende:
- Retinitis pigmentosa (Senior-Løken-Syndrom)
- orthopädische Fehlbildungen
- Leberfibrose
- Laurence-Moon-Biedl-Bardet-Syndrom (Adipositas, Debilität, Polydaktylie, Retinitis pigmentosa und Hypogenitalismus)

▶ **Diagnose**
- **Sonografie der Nieren:** zu kleine Nieren; Nierenzysten sind oft nur im Endstadium zu sehen; hyperechogenes Parenchym
- **Nierenbiopsie:** bei unklarer Diagnose

▶ **Therapie.** Natriumersatz im Stadium der kompensierten Niereninsuffizienz. Später Dialyse und Nierentransplantation.

Medulläre zystische Erkrankung (Typ 1 und 2)

Definition

Historisch ist man davon ausgegangen, dass es sich bei der Nephronophthise (NPHP1) und den beiden medullär-zystischen Nierenerkrankungen (Typ 1 und 2) um die gleiche Krankheit handelt. Beide Formen lassen sich histologisch nicht unterscheiden.

▶ **Epidemiologie und Ätiologie**
- Der Erbgang der **medullär-zystischen Nierenerkrankung Typ 1** ist autosomal-rezessiv. Sie

führt im Durchschnitt bereits im 13. Lebensjahr zum terminalen Nierenversagen.
- Der Erbgang der **medullär-zystischen Nierenerkrankung Typ 2** ist autosomal-dominant, sie wird auch als MCKD2 (medullary cystic kidney disease type 2) oder ADMCKD2 (autosomal dominant medullary cystic kidney disease type 2) bezeichnet. Hier tritt das terminale Nierenversagen im Alter von durchschnittlich 32 Jahren ein. Die medullär-zystische Nierenerkrankung Typ 2 ist eine sehr seltene Erbkrankheit.

Die Prävalenz von Typ 1 und 2 der MCKD liegt zusammen bei etwa 1–9 pro 1 000 000. Bis 2001 waren etwa 55 betroffene Familien weltweit bekannt, die entweder von Typ 1 oder 2 der MCKD betroffen sind. Der Gendefekt befindet sich auf Chromosom 16 Genlocus p12. Offensichtlich sind Mutationen im UMOD-Gen, es liegt auf Chromosom 16 im Locus p13.11-p12.3, verantwortlich für die MCKD2. Mutationen in UMOD führen zu einer verminderten Exkretion von Uromodulin (Tamm-Horsfall-Protein) im Urin. Bisher wurde eine Reihe von Mutationen von UMOD beschrieben, die fast alle im hochkonservierten Exon 4 liegen.

▶ **Diagnose.** Patienten mit MCKD2 haben infolge des tubulären Konzentrierungsdefekts erhebliche Salzverluste, die zu einer schweren Dehydratation und Elektrolytverschiebungen führen können. Der Verlust der Fähigkeit, den Urin konzentrieren zu können, ist ein Frühsymptom der Erkrankung. Folgen sind:
- Azotämie
- renale Anämie
- Hypokaliämie
- metabolische Azidose

Die Bildgebung erfolgt mittels Sonografie und MRT.

▶ **Therapie.** Bis heute ist keine Therapie der progredienten chronischen Niereninsuffizienz bekannt. Die Behandlung erfolgt symptomorientiert in Form von Dialyse oder Nierentransplantation, die letztlich die einzige heilende Option darstellt.

Kongenitales Nephrose-Syndrom

Definition

Das kongenitale nephrotische Syndrom vom Finnischen Typ ist eine rezessiv vererbte Nierenerkrankung der Kinder mit starker Proteinurie und späterem Nierenversagen.

▶ **Epidemiologie und Ätiologie.** Die Inzidenz beträgt 0,5–1 : 100 000. Ursächlich sind Mutationen des NPHS 1-Gens (S. 120).

▶ **Klinik.** Zum Zeitpunkt der Geburt fällt eine stark vergrößerte Plazenta auf, die Kinder leiden unter einem starken Proteinverlust durch Proteinurie. Später entwickelt sich eine terminale Niereninsuffizienz aufgrund einer Glomerulosklerose. Dilatierte proximale Tubuli führten zu der alten Bezeichnung „mikrozystische Nierenerkrankung".

▶ **Diagnose**
- stark erhöhtes AFP im Fruchtwasser
- stark erhöhtes Plazentagewicht
- eine Gendiagnostik ist möglich
- Nierenbiopsie

▶ **Therapie.** Hier haben sich Kortikoide als unwirksam herausgestellt. Symptomorientierte Behandlung mit der Möglichkeit von Dialyse und Nierentransplantation.

Weitere Fehlbildungssyndrome

Von-Hippel-Lindau-Syndrom

Definition

Phakomatose ist ein Sammelbegriff für klinische Syndrome mit ektodermalen Tumoren und Fehlbildungen. Hierunter fallen tuberöse Hirnsklerose, von-Hippel-Lindau-Syndrom, Sturge-Weber-Krabbe-Syndrom und Morbus Recklinghausen.
Beim **Von-Hippel-Lindau-Syndrom** handelt es sich um ein durch eine Keimzellmutation des VHL-Tumorsuppressorgens ausgelöstes, autosomal-dominant vererbtes Neoplasie-Syndrom. Es entstehen benigne und maligne Tumoren von ZNS, Nieren, Nebennieren, Bauchspeicheldrüse und anderen Organen.

▶ **Epidemiologie.** Die Inzidenz liegt bei 1 : 35 000.

▶ **Ätiologie**
- autosomal-dominante Vererbung
- VHL-Genmutationen auf Chromosom 3 mit 100 % Penetranz
- Je nach Typ der Mutation entstehen unterschiedliche Manifestationen in unten aufgeführten Organen.

Das **VHL-Protein** ist ein Tumorsuppressor-Protein. Mutationen von VHL verursachen eine fehlende Tumorsuppressorfunktion entweder durch die fehlende Inaktivierung von HIF oder durch die VHL-Dysfunktion selbst. In der Folge werden chronisch vermehrt Wachstumsfaktoren wie VEGF, PDGF oder TGF-α exprimiert.

▶ **Pathologie und Klinik**
- **Nieren:** meist bilaterale und multifokale Nierenzysten (bis 60 %); aus der Epithelauskleidung entsteht das Nierenzellkarzinom (25–45 %). Am Anfang asymptomatische Erkrankung, später entwickeln die Patienten Flankenschmerzen, Hämaturie und tastbare Tumoren.
- **Nebenhoden:** Papilläre Zystadenome des Nebenhodens (25–60 %) sind benigne, meist symptomlos und fallen durch eine skrotale Raumforderung auf. Bei bilateralem Befall kann auch die Fruchtbarkeit eingeschränkt sein.
- **Nebennieren:** Phäochromozytom adrenal oder extraadrenal (10–20 %), in 5 % maligne. Erkrankungsbeginn im Mittel mit 30 Jahren. Klinisch entstehen anfallsartig arterieller Hypertonus, Herzklopfen, Kopfschmerzen, Schweißausbruch, Blässe und Übelkeit.
- **Adnexe:** analog zum Nebenhoden entstehen aus embryonalen Resten Zystadenome, meist symptomlos.
- **ZNS:** benigne Hämangioblastome des ZNS (v. a. Zerebellum und Rückenmark) in 60–80 %. Erkrankungsbeginn im Mittel mit 33 Jahren. Die neurologischen Beschwerden sind abhängig von der Lokalisation.
- **Augen:** Benigne retinale Hämangioblastome (bis 60 %) verursachen Sehschwächen und Blindheit durch Einblutungen und Netzhautablösungen. Erkrankungsbeginn im Mittel mit 25 Jahren.
- **Ohren:** Tumoren des endolymphatischen Sacks am Innenohr verursachen Innenohrschwerhörigkeit, Tinnitus und Schwindel (10 %).
- **Pankreas:** Zysten oder neuroendokrine Tumoren des Pankreas (8–17 %) verursachen nur selten Beschwerden.

▶ **Diagnostik**
- **klinische Diagnose:**
  - Bei positiver VHL-Familienanamnese ist für die klinische Diagnose notwendig: Angiom der Retina, Hämangioblastom des Gehirns oder Rückenmarks, Phäochromozytom, multiple Zysten des Pankreas oder der Niere oder ein Nierenzellkarzinom vor dem 60. Lebensjahr.
  - Bei Patienten ohne VHL-Familienanamnese ist für die klinische Diagnose notwendig: zwei oder mehr Hämangioblastome des ZNS, oder ein Hämangioblastom des ZNS mit einer visceralen Manifestation wie Nieren- oder Pankreaszysten, Nierentumor oder Phäochromozytom.
- **genetische Diagnostik:**
  - Die genetische Diagnostik und Beratung ist indiziert bei klinischer Diagnose (siehe oben) und – nach vorheriger genetischer Beratung – bei Patienten mit positiver Familienanamnese.
  - Der Nachweis des VHL-Gendefekts ist aufgrund verschiedener Mutationen aufwendig.
- **Früherkennung und Nachsorge:**
  - Fundoskopie (jährlich)
  - Sonografie und CT des Abdomens (jährlich)
  - 24-h-Urin auf Katecholamine und Vanillinmandelsäure (jährlich)
  - MRT des Rückenmarks und Kleinhirns (jährlich)
  - MRT des Innenohrs bei Beschwerden

▶ **Therapie.** Die Behandlung dieser komplexen Syndrome bindet interdisziplinär die verschiedensten Kliniken ein und sollte deshalb auch nur an Zentren durchgeführt werden, die diese vorhalten:
- **urologische Therapie:**
  - Bei **Nierentumoren** sollte möglichst eine organerhaltende Resektion ab einer Tumorgröße von 3 cm erfolgen. Tumoren unter einer Größe von 3 cm werden engmaschig durch Bildgebung beobachtet, da bis zu dieser Größe nur ein geringes Metastasierungsrisiko besteht. Dennoch entsteht in 75 % ein Rezidiv des Nierentumors, weshalb im Verlauf bei bis zu 25 % eine bilaterale Nephrektomie notwendig wird.

- Bei **Phäochromozytomen** erfolgt zunächst die medikamentöse Alpha-Blockade, dann die Resektion der tumortragenden Nebenniere.
- Bei benignen **Zystadenomen des Nebenhodens** konservative Therapie.
- neurochirurgische Therapie: **Hämangioblastome des ZNS** werden bei Beschwerden entfernt. Alternativ können Hämangioblastome unter 3 cm und ohne Zysten auch stereotaktisch bestrahlt werden.
- ophthalmologische Therapie: Laserkoagulation von **Hämangioblastomen des Auges**. Bei Gefahr der Netzhautablösung ist evtl. eine Vitrektomie indiziert.
- HNO-ärztliche Therapie: Bei Beschwerden erfolgt die Exzision von **Endolymphsacktumoren**.
- abdominalchirurgische Therapie: Bei **Pankreastumoren** erfolgt in Abhängigkeit von der Größe eine Enukleation, Pankreasschwanzresektion, pyloruserhaltende Pankreatikoduodenektomie nach Whipple oder eine komplette Pankreasresektion.

▶ **Prognose.** Die Lebenserwartung in historischen Serien lag unter 50 Jahren, häufigste Todesursache war das Nierenzellkarzinom.

Tuberöse Hirnsklerose

Definition

Bei der tuberösen Hirnsklerose handelt es sich um eine autosomal-dominant vererbte oder sporadische Phakomatose mit Hamartomen des Gehirns, der Haut, der Nieren und anderen Organsystemen (Bourneville-Pringle-Syndrom). Ursächlich liegt eine Mutation im TSC 1- oder TSC 2-Gen vor.

▶ **Epidemiologie.** Die Inzidenz beträgt 1 : 6000 bis 1 : 15000.

▶ **Ätiologie.** In 25 % autosomal dominant vererbt, in 50–80 % sporadisches Auftreten. Identifizierte mutierte Gene sind TSC 1 (Chromosom 9) und TSC 2 (Chromosom 16). Es liegt in der Regel nur ein mutiertes Gen vor.
- TSC 1 kodiert für Hamartin, welches die Zelladhäsion im Zusammenspiel mit Aktinfilamenten reguliert.
- TSC 2 kodiert für Tuberin, einem Protein für den zytoplasmatischen Vesikeltransport.

Hamartin wie auch Tuberin wird die Funktion eines Tumorsuppressorgens zugeschrieben.

▶ **Klinik.** Die Manifestation in unterschiedlichen Organsystemen ist individuell unterschiedlich ausgeprägt:
- **ZNS:** Oligophrenie, Epilepsie, Verhaltensauffälligkeiten, obstruktiver Hydrozephalus
- **Niere:** Flankenschmerzen oder tastbarer Tumor. Selten Niereninsuffizienz bei ausgeprägter zystischer Manifestation. Retroperitoneale Blutung bei Ruptur von Angiomyolipomen (Wunderlich-Syndrom).
- **Haut:** Adenoma sebaceum (Angiofibrome der Haut, wie ein vesikopapuläres Exanthem oder Akne im Gesicht), Hypopigmentierungen der Haut (1–3 cm groß, multipel), Bindegewebsnävi. Weiterhin periunguale Fibrome.
- **weitere Organe:** Pneumonie (nach Epilepsie), Lymphangioleiomyomatose der Lunge (1–4 %) mit Ausbildung von dünnwandigen Zysten: Husten oder spontaner Pneumothorax, Rhabdomyom des Herzens (50 %) mit Arrhythmien oder Herzinsuffizienz, retinale Hamartome.

▶ **Diagnose.** Diese erfolgt klinisch. Entweder liegen 2 Hauptsymptome vor oder 1 Hauptsymptom und 2 Nebensymptome. Weiterhin ist der Nachweis der TSC 1- oder TSC 2-Mutation möglich.
- **Hauptsymptome:**
  - renale Angiomyolipome
  - Angiofibrome im Gesicht
  - nicht traumatische periunguale Fibrome
  - mehr als 2 hypomelanotische Maculae
  - Bindegewebsnävus
  - multiple retinale noduläre Hamartome
  - kortikale Tuber
  - subependymale Knoten
  - subependymale Astrozytome
  - kardiale Rhabdomyome
  - Lymphangioleiomyomatose
- **Nebensymptome:**
  - multiple Nierenzysten
  - nichtrenale Hamartome
  - hamartomatöse rektale Polypen
  - Knochenzysten
  - gingivale Fibrome
  - Hautläsionen
  - multiple dentale Schmelzgruben
- **Bildgebung:**
  - Sonografie und CT des Abdomens
  - MRT des Gehirns

- Hautuntersuchung unter UV-Licht
- Herz-Echo
- Fundoskopie
- **genetische Untersuchung und Beratung:**
  - Eine molekulargenetische Analyse ist zeit- und kostenaufwändig und führt nicht immer zum Nachweis der verursachenden Mutation.
  - Bei unklarer Diagnose, bei der Familienplanung und bei der genetischen Beratung kann der Mutationsnachweis sinnvoll sein.

▶ **Therapie.** Die Behandlung dieser komplexen Syndromerkrankung bindet interdisziplinär die verschiedensten Kliniken ein und sollte ebenfalls idealerweise nur an Zentren durchgeführt werden, die diese vorhalten:
- **urologische Therapie:**
  - regelmäßige bildgebende Kontrolle der Nieren, da sich die Nierenzellkarzinome bei tuberöser Hirnsklerose schon in sehr jungen Jahren manifestieren können
  - Bei Angiomyolipomen mit einer Größe über 4 cm besteht die Gefahr der Ruptur mit starker Blutung. Hier ist die selektive Embolisation oder die organerhaltende Resektion Therapie der Wahl.
- **neurologische Therapie:** Hier stehen im Wesentlichen die therapeutischen medikamentösen Interventionen gegen die Epilepsie und die Spastik im Zentrum.

▶ **Prognose.** Hierfür sind renale Komplikationen (Nierenzellkarzinom, rupturierte Angiomyolipome, Niereninsuffizienz) bestimmend. Neurologische Komplikationen sind Status epilepticus, Hirntumoren und Bronchopneumonie durch Schluckstörungen.

Nicht genetische oder nicht vererbbare zystische Nierenerkrankungen

Einfache Nierenzyste

Definition
Einzelne oder multiple, uni- oder bilateral auftretende, runde, mit klarem Inhalt gefüllte Nierenzysten ohne Verbindung mit dem Nierenbeckenkelchsystem, wahrscheinlich ausgehend von einem Nephronabschnitt.

▶ **Epidemiologie.** Die Prävalenz steigt mit dem Alter: 20 % mit 40 Lebensjahren, 33 % mit 60 Lebensjahren.

▶ **Pathologie.** Fibröse Zystenwand ausgekleidet mit einfachem, flachem bis kubischem Epithel.

▶ **Klinik.** In der Regel ohne Beschwerden, ansonsten abdominelle Verdrängungssymptome oder Flankenschmerzen.
- **Hämaturie** bei Ruptur in das Hohlsystem
- **arterieller Hypertonus** bei Kompression einer Segmentarterie
- **Hydronephrose** bei Kompression des Hohlsystems

▶ **Diagnose.** Wichtigstes Ziel der Bildgebung von Nierenzysten ist die Klassifikation in einfache (benigne) oder komplexe (potenziell maligne) Nierenzysten.
- **Sonografie:** Kriterien für die einfache Nierenzyste sind:
  - echofreier Inhalt
  - keine Septen
  - keine Verdickung der runden bis ovalen Zystenwand
  - keine Verkalkungen
  - dorsale Schallverstärkung
- **Urografie** (▶ Abb. 2.7)
- **CT des Abdomens:** indiziert bei suspektem Sonografiebefund. Die Kriterien für eine einfache Nierenzyste im CT sind ähnlich wie in der Sonografie; die Dichte beträgt −10 bis 20 HU. Wichtig ist die fehlende Kontrastierung der Zystenwand und des Zysteninhalts. Verkalkungen sind nicht obligat suspekt.

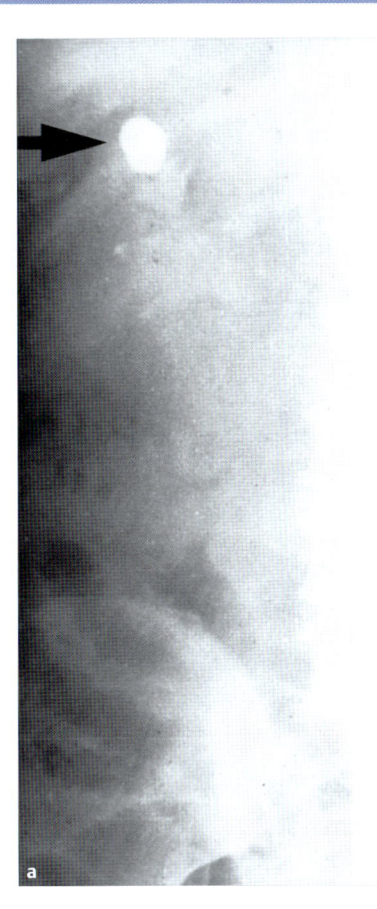

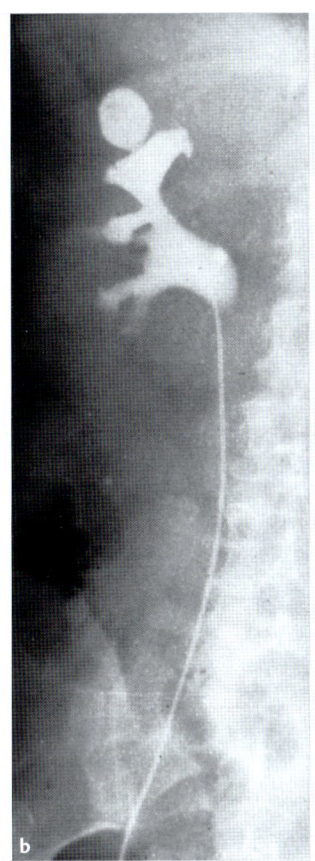

Abb. 2.7 Einfache Nierenzyste. (Stein R, Beetz R, Thürhoff JW. Kinderurologie in Klinik und Praxis. 3. Aufl. Stuttgart: Thieme; 2011)
a Urogramm der linken Niere bei oberer Kelchzyste mit entsprechender Kontrastmittelretention (Pfeil).
b In der retrograden Darstellung zeigt sich die enge Verbindung zwischen Kelchzyste und Nierenbeckenkelchsystem.

Zusatzinfo

Einteilung der Nierenzysten nach Bosniak
- **Bosniak I:** eindeutig benigne Zyste. Kein Malignitätsrisiko.
- **Bosniak II:** hohe Dichte, harmlose Septierung, wenig Verkalkung. Engmaschige Kontrollen sind notwendig. Malignitätsrisiko 0–5 %.
- **Bosniak IIF:** In diese Gruppe werden Zysten subsummiert, welche nicht eindeutig in Bosniak II oder III eingeteilt werden können und somit Nachkontrollen benötigen.
- **Bosniak III:** nicht eindeutig benigne Zyste mit Wandverdickung, vermehrt Verkalkungen oder Septierung. Eine chirurgische Freilegung ist notwendig, das Malignitätsrisiko beträgt 50 %.
- **Bosniak IV:** malignitätsverdächtige Zyste; eine Nierenteilresektion oder Tumornephrektomie ist notwendig. Das Malignitätsrisiko beträgt 75–90 %.

▶ Therapie
- **perkutane Nierenzystenpunktion:**
  - Für die Diagnose „symptomatische Nierenzyste" ist zu fordern, dass nach diagnostischer Punktion und Aspiration die Beschwerden zumindest eine Zeit lang verschwinden.
  - Ein geringer Anteil der Patienten ist durch diese einmalige Punktion und Aspiration geheilt, gleichzeitig können eine Zytologie und Kreatininbestimmung durchgeführt werden. Eine einfache Nierenzyste hat keine malignen Zellen im Punktat, und die Kreatininkonzentration ist serumidentisch.
  - Bei Rezidiv der Zyste und Beschwerden erfolgt dann die definitive Therapie durch eine perkutane Zystensklerosierung oder eine laparoskopische Zystenabtragung.
- **perkutane Nierenzystensklerosierung:**
  - Unter Sonografiekontrolle wird eine dünne Nephrostomie in der Nierenzyste positioniert. Der Zysteninhalt wird abgelassen, das Volu-

- men gemessen, die Kreatininkonzentration bestimmt und eine zytologische Untersuchung veranlasst. Die Kreatininkonzentration sollte nicht höher als die des Serumkreatinin liegen.
  - Die Instillation von Kontrastmittel bestätigt die Diagnose, das Kontrastmittel darf das Hohlsystem nicht kontrastieren.
  - Das am häufigsten verwendete Sklerosierungsmittel ist Ethanol (99 %), die Dosierung beträgt 20 % vom Zystenvolumen, maximal 100 ml und wird 90–120 min belassen. Je länger der Alkohol Kontakt mit der Zyste hat (mehrere Füllungen, Verweilzeit), desto niedriger ist die Rezidivrate. Alternativ wird Polidocanol verwendet.
  - In ungefähr 10–30 % entsteht ein Rezidiv. Die Therapie kann wiederholt werden.
- **laparoskopische Nierenzystenmarsupialisation:**
  - laparoskopische oder retroperitoneoskopische Nierenfreilegung und Identifikation des Harnleiters bei anatomischer Nähe zur Zyste
  - Das Zystendach wird nahe am Nierenparenchym abgetragen, die Basis der Zyste verbleibt.
  - Aufgrund der guten Ergebnisse der perkutanen Zystensklerosierung ist die laparoskopische Zystenabtragung Therapie der zweiten Wahl.

▶ **Prognose.** Nierenzysten neigen in 25 % zu einem Wachstum innerhalb von 3 Jahren.

Parapelvine Nierenzysten

Definition

Parapelvine Nierenzysten sind solche Zysten der Nieren, welche sich in Nachbarschaft des Nierenbeckens oder im Sinus renalis befinden.

▶ **Ätiologie und Pathogenese.** Die typischen multiplen parapelvinen Zysten gehen von Lymphgefäßen aus und finden sich oft nach Nephrolithiasis oder Harnstau. Normale einfache Nierenzysten finden sich in Nachbarschaft zum Nierenbecken. Diese Zysten gehen von einem Nephronabschnitt aus.

▶ **Klinik.** In der Regel verursachen parapelvine Zysten keine Beschwerden. Zysten können bei Kompression auf das Hohlsystem Flankenschmerzen und weitere Symptome einer Harnstauungsniere auslösen.

▶ **Diagnostik**
- Sonografie
- CT-Abdomen
- Nierenszintigrafie

▶ **Therapie.** Selten notwendig.

Benigne multilokuläre Nierenzyste

Definition

Benigne multilokuläre Nierenzysten sind multilokuläre zystische Läsionen der kindlichen Niere, welche durch Septen voneinander getrennt sind.

▶ **Diagnose**
- Ultraschall
- Urogramm
- CT oder MRT des Abdomens

Cave

Die Bildgebung kann nicht sicher zwischen einer benignen multilokulären Nierenzyste oder einem zystischem Wilms-Tumor unterscheiden.

▶ **Therapie.** Aufgrund der fehlenden Abgrenzbarkeit zu einem multilokulär zystischen Nierenzellkarzinom oder Wilms-Tumor ist die (partielle) Nephrektomie oder die Nierenfreilegung indiziert.

Multizystische Nierendysplasie

Definition

Die multizystische Nierendysplasie ist eine schwere Form der kindlichen Nierendysplasie mit zystischer Organumwandlung, oft ohne Nierenbeckenkelchsystem.

▶ **Epidemiologie.** Die multizystische Nierendysplasie ist der häufigste abdominelle Tumor im Neugeborenenalter und die häufigste zystische Läsion der Nieren in der Kindheit. Inzidenz 1 pro 4 300 Lebendgeburten.

▶ **Ätiologie.** Die Ursachen sind letztlich ungeklärt. Es existieren derzeit mehrere Theorien, die von einer fetalen Ureteratresie, einer abnormalen Induktion des metanephritischen Blastems durch die Ureterknospe bis zu einer möglichen viralen Infektion als auslösende Ursache reichen.

▶ **Klinik.** Hier fällt bei Säuglingen und Kleinkindern der abdominelle Tumor auf. Im weiteren Verlauf ist die spontane Involution typisch und kann zur späteren Fehldiagnose einer Nierenagenesie führen.
Begleitende Fehlbildungen:
- kontralaterale Harnleiterabgangsenge (3–12 %)
- kontralateraler vesikoureteraler Reflux (5–20 %)
- benigne zystische Dysplasie des Hodens

Bei bilateraler multizystischer Nierendysplasie ist das fatale **Potter-Syndrom** möglich, welches ohne Dialyse meist innerhalb der ersten 8 Wochen letal verläuft.

▶ **Diagnostik**
- **Sonografie:** zystischer Tumor in der Nierenloge. Regelmäßige Untersuchungen sind aufgrund des leicht erhöhten Risikos für einen Wilms-Tumor notwendig.
- **MCU:** zur Differenzialdiagnose und zum Ausschluss eines vesikoureteralen Reflux der kontralateralen funktionellen Einzelniere
- **Nierenfunktionsszintigrafie:** keine Anreicherung auf der betroffenen Seite

▶ **Therapie.** Hier stehen die regelmäßige Bildgebung (Sonografie), Blutdruckmessung und Kreatininbestimmung alle 6–12 Monate bis zum 8. Lebensjahr oder bis zur Involution der multizystischen Nierendysplasie im Vordergrund. Bei Beschwerden (Flankenschmerzen, Infektionen, Hypertension) oder Verdacht auf Malignität ist die chirurgische Entfernung des zystischen Tumors notwendig.

Markschwammniere

Definition

Die Markschwammniere ist eine angeborene Fehlbildung der Nieren mit zystischer Erweiterung und Verkalkung der Sammelrohre.

▶ **Epidemiologie.** Die Inzidenz der symptomatischen Markschwammniere beträgt 1:5000 bis 1:20000, die der asymptomatischen Markschwammniere im Urogramm 1:200. Die Markschwammniere manifestiert sich in 75 % der Fälle bilateral.

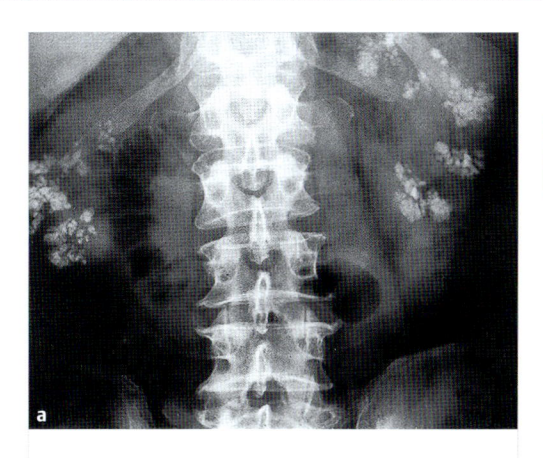

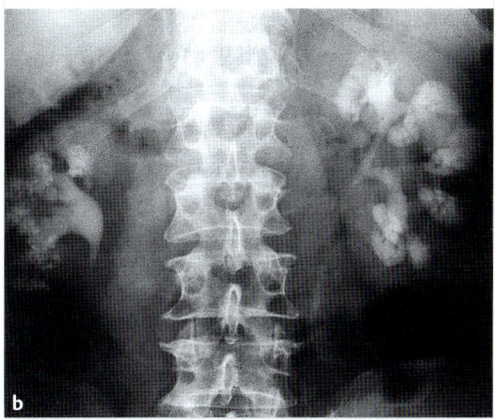

Abb. 2.8 Markschwammniere. (Jocham D, Miller K. Praxis der Urologie. 3. Aufl. Stuttgart: Thieme; 2007)
a Abdomenübersicht.
b Urografie.

▶ **Klinik**
- oft ohne Symptome (Zufallsbefund im Urogramm oder CT)
- rezidivierende Nephrolithiasis
- Harnwegsinfekte
- selten Symptome der chronischen Niereninsuffizienz

▶ **Diagnose**
- **Sonografie:** Nieren mit hyperechogenen Papillen, Zeichen der Nephrolithiasis

- **Urografie:** Das Kontrastmittel füllt die ektatischen Sammelrohre und zeigt einen verzögerten Abfluss. Im weiteren Krankheitsverlauf entstehen Verkalkungen entlang der Sammelrohre, diese sehen im Vollbild wie ein Blumenstrauß im Urogramm aus.
- **Differenzialdiagnose der bilateralen Nierenverkalkungen:** Hyperparathyreoidismus, Sarkoidose, Vitamin-D-Intoxikation, multiples Myelom, Tbc, Milch-Alkali-Syndrom

▶ **Therapie.** Therapienotwendigkeit bei Komplikationen der Markschwammniere: Nephrolithiasis und Harnwegsinfektion
- **Steintherapie:** Thiaziddiuretika zur Prophylaxe der Nephrolithiasis bei Nephrokalzinose. Ansonsten Steintherapie ohne Unterschied zum Normalpatienten.
- **Harnwegsinfektionen:** Häufige Harnwegsinfekte mit koagulasepositiven Staphylokokken sollten auch bei nichtsignifikanter Keimzahl nach Resistenzlage therapiert werden.

▶ **Prognose.** Das Risiko der Niereninsuffizienz für symptomatische Patienten beträgt in älteren Studien ca. 10 %, aufgrund verbesserter minimalinvasiver Steintherapie und konservativer Therapie ist diese Zahl sicherlich zu hoch geschätzt.

Sporadische glomerulozystische Nierenerkrankung

Sporadische bilaterale Nierenerkrankung mit Nierenvergrößerung und Ausbildung von Zysten ausgehend von dem Glomerulum (Bowman-Membran). Die Erkrankung ist per Definition nicht vererbbar. Die Erkrankung ist von der frühen Form der ADPKD (S. 118) kaum abzugrenzen, insbesondere wenn die Familienanamnese unklar ist. Manche Autoren sehen in dem Krankheitsbild eine Unterform der ADPKD.

Erworbene zystische Nierenerkrankung

Definition
Erworbene multiple Nierenzysten aufgrund chronischer oder terminaler Niereninsuffizienz; im Englischen: Acquired Renal Cystic Disease (ARCD)

▶ **Epidemiologie.** Im Durchschnitt 34 % der terminal niereninsuffizienten Patienten, je nach Dauer der terminalen Niereninsuffizienz von 10 % (unter 1 Jahr) bis 80 % (über 10 Jahre).

▶ **Ätiologie.** Unbekannte zystogene und/oder karzinogene Stoffe der Urämie oder Dialyse, z. B. HGF und Rezeptor, verursachen Zysten und Entartung.

▶ **Pathologie**
- **Makroskopie:** bilaterale kortikale Zysten, im Durchschnitt 0,5–1 cm groß. Häufig Kalziumoxalatkristalle in den Zysten, welche ursächlich Nephrone verstopfen und die Zysten induzieren.
- **Maligne Entartung:** Weiterhin bestehen häufig Nierenadenome, welche von den Zysten ausgehen. Es besteht ein hohes Risiko für die Entwicklung eines Nierenzellkarzinoms. Ob sich Nierenzellkarzinome aus Nierenadenomen entwickeln, ist unklar und umstritten. Ab einer Größe von 1 cm besteht ein gering erhöhtes Risiko für ein Nierenzellkarzinom. Ab einer Größe von 3 cm ist das Risiko für ein Nierenzellkarzinom deutlich erhöht.

▶ **Klinik**
- Flankenschmerzen
- Infektion der Zysten
- Hämaturie

> **Cave**
>
> Stark erhöhtes Risiko des Nierenzellkarzinoms (20–25 %).

▶ **Diagnostik**
- **Sonografie:** kleine, echogene Niere mit multiplen Zysten. Zeichen der Infektion sind eine verdickte Zystenwand und Binnenechos; evtl. Nachweis einer Raumforderung
- **CT oder MRT des Abdomens:** Vorteile für das MRT im Gegensatz zum CT liegen in der Beurteilungsmöglichkeit von kleinen Strukturen durch den höheren Weichteilkontrast, weiterhin kann nephrotoxisches Kontrastmittel vermieden werden.
- **Differenzialdiagnose:** autosomal-dominante polyzystische Nierenerkrankung (ADPKD): die Nieren sind typischerweise über 300 g schwer.

▶ **Therapie**
- **infizierte Zyste:** perkutane Drainage oder Nephrektomie
- **Blutung:** Peritonealdialyse statt Hämodialyse; Embolisation; Nephrektomie.
- **Tumorverdacht:** offene Nierenteilresektion oder laparoskopische Nierenteilresektion bei kompensierter Niereninsuffizienz, ansonsten Tumornephrektomie

2.2 Harnleiter (inkl. Ureterozele/Reflux)

Der Harnleiter ist relativ häufig von Fehlbildungen betroffen. Als Folge von Harntransportstörungen besteht dann die Gefahr von Infektionen, Steinbildung und Niereninsuffizienz. Im Folgenden werden die verschiedenen Pathologien von proximal nach distal beschrieben.

2.2.1 Ureterabgangsstenose

> **Merke**
>
> Die häufigste angeborene Ursache einer konnatalen dilatativen Uropathie ist die Ureterabgangsstenose.

▶ **Ätiologie und Pathogenese.** Bei der Harnleiterabgangsenge besteht eine Obstruktion im Bereich des Harnleiterabgangs am Nierenbecken (▶ Abb. 2.9). Ursächlich kann auch ein aberrierendes Gefäß sein, das zu einer Stenose im pyeloureteralen Übergang mit konsekutiver Harnstauung führt.

▶ **Diagnostik.** Mit Hilfe der Nierenszintigrafie muss das Ausmaß des Harnstaus objektiviert werden.

▶ **Therapie.** Die Nierenbeckenplastik kann offen chirurgisch oder laparoskopisch durchgeführt werden.

2.2.2 Ureterduplikatur

Definition

Die Ureterduplikatur ist eine anatomische Normvariante des Ureters (doppeltes Hohlsystem) und in seiner Ausprägung variabel. Sie reicht von einem **Ureter fissus** bis zu einem **Ureter duplex**. Häufig assoziiert sind eine Ureterektopie (▶ Abb. 2.12) und eine Ureterozele (▶ Abb. 2.10).
- **Ureter duplex:** Doppelniere mit kompletter Harnleiterduplikatur mit 2 Nierenbecken und 2 Ostien
- **Ureter fissus oder bifidus:** Doppelniere mit inkompletter Harnleiterduplikatur und gemeinsamem Ostium.
- **Pelvis bifidus:** Doppelniere mit Vereinigung der 2 Nierenbecken am pyeloureteralen Übergang. Prävalenz: 1 : 150 (0,67 %)
- **inverse Y-Ureterduplikatur:** Zwei getrennte Ureteranlagen mit eigenen Ostien fusionieren auf dem Weg zum metanephrogenen Blastem, es resultiert nur eine Nierenanlage; sehr selten.
- **Uretertriplikatur:** drei eigenständige Ureter mit drei Ostien oder inkomplette Uretertriplikatur mit zwei Ostien oder einem Ostium. Entstehung siehe bei Ureter fissus (S. 129).

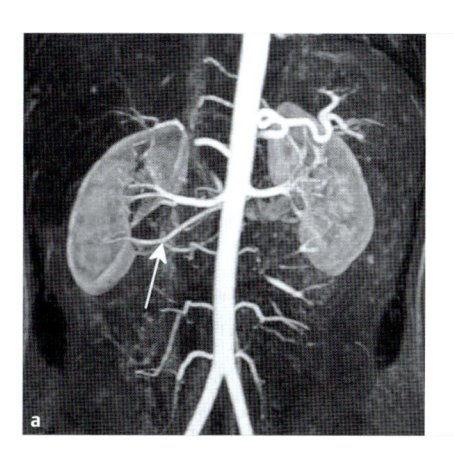

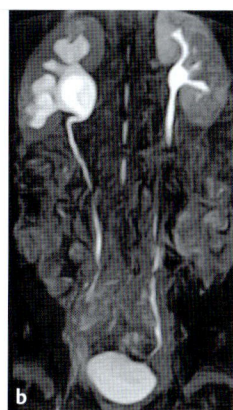

Abb. 2.9 Subpelvine Stenose der rechten Niere durch ein unteres Polgefäß. (Stein R, Beetz R, Thürhoff JW. Kinderurologie in Klinik und Praxis. 3. Aufl. Stuttgart: Thieme; 2011)
a Das untere Polgefäß (Pfeil) in der MR-Angiografie.
b In der MR-Urografie zeigt sich die Erweiterung des rechten Nierenbeckenkelchsystems.

Fehlbildungen des Harntrakts

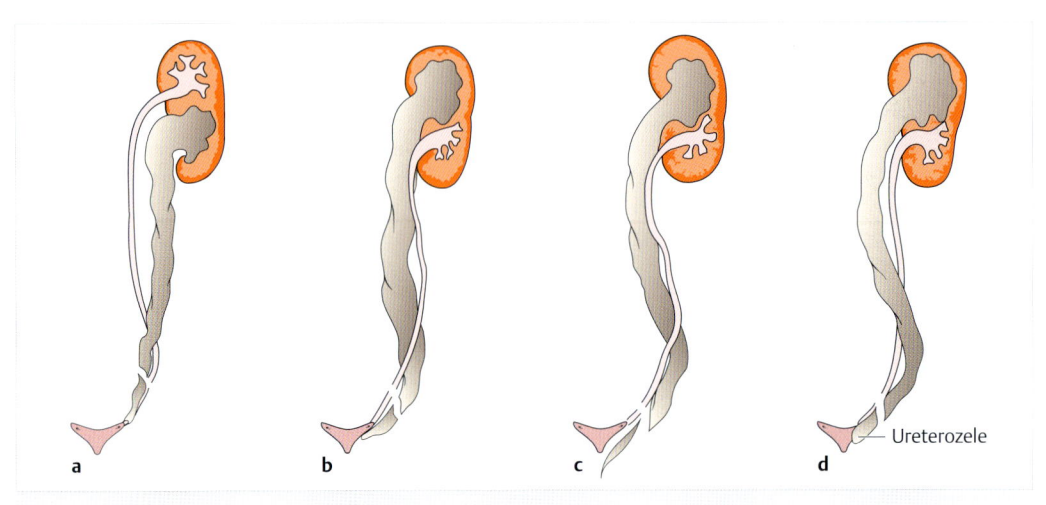

Abb. 2.10 Pathologie bei Ureter duplex. (Stein R, Beetz R, Thürhoff JW. Kinderurologie in Klinik und Praxis. 3. Aufl. Stuttgart: Thieme; 2011)
a Reflux in den unteren Nierenanteil.
b Obstruktion des oberen Nierenanteils.
c Ektope Mündung des zum oberen Anteil gehörigen Ureters.
d Ureterozele des zum oberen Nierenanteil gehörigen Ureters.

- **zwei Ureterknospen**: Ursächlich für eine komplette Ureterduplikatur sind 2 Ureterknospen am Wolff-Gang. Aus den 2 Ureterknospen entsteht ein doppelter Harnleiter mit einer Doppelniere in einer gemeinsamen Nierenkapsel.
- **spätere Teilung der Ureterknospe**: Inkomplette Ureterduplikaturen entstehen durch eine spätere Teilung der Ureterknospe auf ihrem Weg zum metanephrogenen Blastem. Im Vergleich zu einer Einzelniere mit 8–9 Kelchen besitzt die Doppelniere 11–12 Kelche. Das Oberpolsystem ist kleiner mit durchschnittlich 3,7 Kelchen.

Merke

Durch die Rotation der Ostienplatte und des Wolff-Gangs um 180° drainiert der laterale (kraniale) Ureter das Unterpolsystem, der mediale (kaudale) Ureter das Oberpolsystem der Doppelniere. Diese Gesetzmäßigkeit wird „Meyer-Weigert-Regel" genannt (▶ Abb. 2.11).

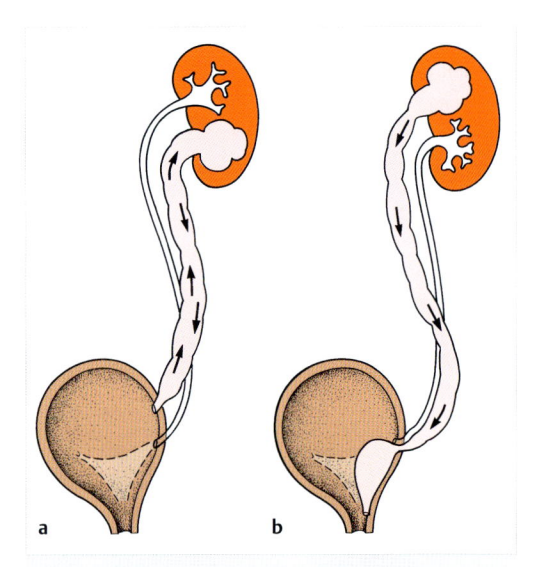

Abb. 2.11 Meyer-Weigert-Regel: Der Harnleiter der oberen Anlage mündet häufig kaudal der Einmündung des unteren Harnleiters. (Stein R, Beetz R, Thürhoff JW. Kinderurologie in Klinik und Praxis. 3. Aufl. Stuttgart: Thieme; 2011)
a Das untere System ist meist refluxiv.
b Das obere System ist meist obstruktiv.

▶ **Pathogenese.** Bei Ureter duplex kann durch vesikoureteralen Reflux oder Harnstau eine Infekt-

2.2 Harnleiter (inkl. Ureterozele/Reflux)

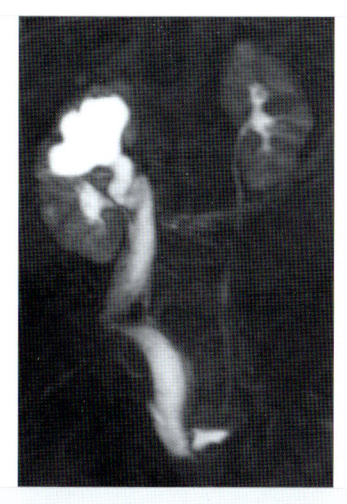

Abb. 2.12 MR-Urografie bei doppelter Nierenanlage rechts mit ektoper Harnleitermündung der oberen Anlage in den Blasenhals. (Stein R, Beetz R, Thürhoff JW. Kinderurologie in Klinik und Praxis. 3. Aufl. Stuttgart: Thieme; 2011)

oberen Nierenanteils fehlt die Darstellung im Urogramm oder der Oberpolharnleiter kontrastiert sich erst später. Hinweise auf einen nicht kontrastierenden oberen Anteil erhält man aus der geringeren Anzahl an dargestellten Kelchen und dem größeren Abstand der Nierenanlage zur Wirbelsäule. Der untere Ureter verläuft geschlängelt, in der Harnblase kann manchmal eine Ureterozele abgegrenzt werden.

- **MCU:** Eine Miktionszystourethrografie ist indiziert bei rezidivierenden Infekten oder bei Ektasie des Hohlsystems. Eine mögliche Ureterozele ist vor allem in der frühen Füllungsphase nachweisbar. Ein Reflux in den unteren Nierenanteil ist bei einem Doppelsystem in 50 % nachweisbar.
- **Zystoskopie** und **retrograde Pyelografie** bei Beschwerden
- **Nierenfunktionsszintigrafie:** getrennte Bestimmung der Funktion des oberen und unteren Nierenanteils zur weiteren Therapieplanung durch eine Nierenszintigrafie

▶ **Therapie.** Die Harnleiterduplikatur oder die Doppelniere ist eine Normvariante und damit nicht therapiepflichtig. Die begleitenden Fehlbildungen und Beschwerden lenken die Therapie (vesikoureteraler Reflux, Ureterozele, Ureterektopie, rezidivierende Harnwegsinfektionen, Harnstau).

neigung entstehen. Eine erhöhte Infektneigung kann bei Ureter fissus durch Pendelurin zwischen den beiden Y-Schenkeln entstehen (selten).

▶ **Klinik**
- ohne unten aufgeführte Fehlbildungen in der Regel ohne Beschwerden
- Harnwegsinfekte, Fieber, abdomineller Tumor

Assoziierte Fehlbildungen:
- vesikoureteraler Reflux in das Unterpolsystem (40 %)
- Harnleiterabgangsstenose des Unterpolsystems
- ektope Harnleitermündung des Oberpolsystems
- Ureterozele des Oberpolharnleiters
- Nierendys- und -hypoplasie vor allem des Oberpolsystems

▶ **Diagnostik**
- **Sonografie:** Ohne assoziierte Fehlbildungen wird oft ein Normalbefund erhoben. Eine Doppelniere kann durch einen prominenten Parenchymzapfen im Mittelgeschoss mit 2 separaten Sinus renales erahnt werden. Einfacher ist die Detektion einer Doppelniere mit Ureterozele oder Harnstau, wobei oft der obere Anteil betroffen ist.
- **Urografie:** Im Urogramm ist der Ureter duplex oft Zufallsbefund im Rahmen der Diagnostik anderer Erkrankungen. Bei schlechter Funktion des

2.2.3 Ureterektopie

Definition
Die Ureterektopie ist eine Fehlmündung des Harnleiters am Harnblasenhals oder distal davon in Strukturen des Wolff-Ganges (Ductus mesonephricus).

▶ **Epidemiologie.** Die Inzidenz beträgt 1 : 2000, mehr Mädchen als Jungen sind betroffen.

▶ **Ätiologie.** Siehe Ätiologie der Ureterduplikatur (S. 129).

▶ **Pathologie.** In 80 % besteht bei einem ektopen Ostium ein **Ureter duplex**. Dies betrifft vor allem Mädchen, bei Jungen drainiert der ektope Ureter oft ein Einzelsystem.
- Bei Mädchen drainiert der ektope Harnleiter in Urethra (35 %), Vestibulum (34 %), Vagina (25 %) und Uterus (5 %).

- Bei Jungen drainiert der ektope Harnleiter in die prostatische Harnröhre (47 %), Samenblasen (33 %), prostatischen Utrikulus (10 %) oder Samenleiter (10 %).

Je weiter die Mündung des ektopen Ureters vom Trigonum entfernt ist, desto wahrscheinlicher ist eine Nierenfehlbildung (Dysplasie, Hypoplasie). Bei einem Ureter duplex betrifft die Fehlbildung den Oberpol der Niere.

▶ **Klinik.** Rezidivierende Harnwegsinfekte, Flankenschmerzen, Fieber; je nach Geschlecht und Lage der Fehlmündung zusätzlich:
- bei Mädchen Inkontinenz (Tag und Nacht, teilweise aber auch intermittierend) und vaginaler Ausfluss
- bei Jungen Pollakisurie und Epididymitis

▶ **Diagnostik**
- **vaginale Untersuchung:** indiziert bei Inkontinenz von Mädchen; manchmal kann das Ostium der Ureterektopie identifiziert werden.
- **Zystoskopie** und **retrograde Pyelografie:** zur Ostiensuche und Darstellung der Anatomie
- **Sonografie:** Bei Doppelsystemen zeigt sich eine Obstruktion i. d. R. auf den oberen Anteil limitiert. Der erweiterte Ureter kann manchmal auch hinter der Harnblase nachgewiesen werden.
- **Urografie:** wird zunehmend durch die MRT-Urografie oder bei Erwachsenen von der CT ersetzt. Im Urogramm oft fehlende Darstellung des oberen Nierenanteils aufgrund der schlechten Funktion, in Spätbildern kann sich jedoch der obere Anteil kontrastieren. Hinweise auf einen nicht kontrastierenden oberen Anteil erhält man aus der geringen Anzahl an dargestellten Kelchen und dem größeren Abstand der Nierenanlage zur Wirbelsäule.
- **Miktionszystourethrografie:** kann bei Doppelsystemen einen Reflux in den unteren Nierenanteil nachweisen.
- **Nierenfunktionsszintigrafie:** indiziert zur Bestimmung der Funktion des Nierenanteils mit dem ektopen Ureter.
- **CT** oder **MRT:** Bei Kindern ist die MRT-Urografie die genaueste Form der Bildgebung und indiziert bei unklaren Befunden in den vorangegangen Untersuchungen und persistierendem V. a. ektopen Harnleiter. Bei Erwachsenen kann alternativ eine CT durchgeführt werden.

▶ **Therapie.** Prinzipiell ist die Therapie der Ureterektopie nur bei Patienten mit Beschwerden, bei relevantem vesikoureteralem Reflux oder bei einer Obstruktion notwendig.
- ektoper Ureter mit schlecht funktionierendem Nierenanteil:
  - Heminephrektomie bei Doppelsystem und Nephrektomie bei Einzelsystem, die Operationen sind laparoskopisch möglich.
  - Bei Reflux in den ektopen Ureter ist zusätzlich eine Ureterektomie notwendig, bei Reflux in den unteren Anteil eines Doppelsystems ggf. die Harnleiterneuimplantation.
- ektoper Ureter mit erhaltenswertem Nierenanteil:
  - Ureterozystoneostomie bei Doppelsystem mit nahe beieinander liegenden Ostien
  - Ureteropyelostomie oder Ureteroureterostomie bei Doppelsystem und weit auseinander liegenden Ostien, evtl. Resektion des ektopen Ureterrestes bei Reflux
  - Ureterozystoneostomie bei Einzelsystem

2.2.4 Ureterozele

Definition

Bei einer Ureterozele handelt es sich um eine zystische Dilatation des distalen intravesikalen Ureters. In 80 % drainiert die Ureterozele den oberen Anteil eines Doppelsystems. Der Defekt der Harnblasenwand durch die Ureterozele kann einen vesikoureteraler Reflux in den unteren Anteil des Doppelsystems bedingen.
Einteilung nach Ericsson:
- **intravesikale (einfache) Ureterozele:** alle Anteile liegen in der Harnblase.
- **ektope Ureterozele:** Anteile der Ureterozele ziehen zum Harnblasenhals und Sphinkter internus.

Einteilung nach Stephens:
- **stenotische Ureterozele:** Enges Ostium innerhalb der Harnblase.
- **sphinkterische Ureterozele:** Ostium liegt distal des Harnblasenhalses.
- **sphinkterostenotische Ureterozele:** enges Ostium distal des Harnblasenhalses.
- **Zäkoureterozele:** intravesikales Ostium, ein submuköser Tunnel der Ureterozele zieht bis in die Urethra und wirkt obstruktiv.

2.2 Harnleiter (inkl. Ureterozele/Reflux)

▶ **Epidemiologie.** Eine Ureterozele findet sich häufiger beim weiblichen Geschlecht (4 : 1).

▶ **Ätiologie**
- **primäre Ureterozele:** Es existieren verschiedene Theorien, wobei bisher keine Theorie alle Formen der Ureterozele erklären kann:
  - **Chwalla-Membran:** Sie trennt den Sinus urogenitalis von der Ureterknospe. Aufgrund des stenotischen Ostiums bei Ureterozelen wird eine verzögerte und unvollständige Auflösung der Chwalla-Membran postuliert, welche auch zur zystischen Dilatation des intravesikalen Ureters führt. Andere Theorien postulieren einen Defekt in der Ureterwand.
  - **gestörte Fusion des Wolff-Gangs mit dem Sinus urogenitalis:** Die Theorie bringt die Ureterozele mit der Ureterektopie in Einklang, je lateraler die Ureterknospe, desto später und gestörter die Fusion in den Sinus urogenitalis. In 80 % drainiert die Ureterozele den oberen Anteil eines Doppelsystems. Der Defekt der Harnblasenwand durch die Ureterozele bedingt den Reflux in den unteren Anteil des Doppelsystems.
- **erworbene Ureterozele:** Ausgehend von einer Ostiumstenose (Entzündung, Harnleiterstein, Trauma) entsteht eine zystische Dilatation des distalen intramuralen Ureters.

▶ **Klinik.** Harnwegsinfekt, Urosepsis, Nephrolithiasis, Ureterozelenstein, abdomineller Tumor bei Kindern, Prolaps aus Urethra, Harnverhalt, Hämaturie, Inkontinenz, Gedeihstörung.

▶ **Diagnostik**
- **Sonografie:** dünnwandige Zyste in der Harnblase, dies kann bei mittlerer Harnblasenfüllung am besten nachgewiesen werden. Ein Harnstau der Gegenseite ist durch die Ureterozele möglich. Ein Doppelsystem der Niere mit hydronephrotischem oberem Anteil ist evtl. nachweisbar.
- **Urografie:** oft fehlende Darstellung des oberen Nierenanteils aufgrund der schlechten Funktion; in Spätbildern kann sich jedoch der obere Anteil kontrastieren. Hinweise auf einen nicht kontrastierenden oberen Anteil erhält man aus der geringeren Anzahl an dargestellten Kelchen und dem größeren Abstand der Nierenanlage von der Wirbelsäule. Der Unterpolharnleiter verläuft geschlängelt, in der Harnblase kann manchmal die Ureterozele abgegrenzt werden. Das aufgetriebene Ende einer intravesikalen orthotopen Ureterozele wird auch das „Kobrakopfzeichen" genannt.
- **Miktionszystourethrografie:** Darstellung der Größe und Lokalisation der Ureterozele als Füllungsdefekt. In der frühen Füllung am besten darstellbar, bei voller Harnblase kollabiert die Ureterozele und kann in den eigenen Harnleiter prolabieren. Dies stellt sich dann wie ein Harnblasendivertikel dar. Reflux in den unteren Nierenanteil bei Doppelsystem in 50 %.
- **Zystoskopie** und **retrograde Pyelografie**
- **Nierenfunktionsszintigrafie** zur Bestimmung der Funktion des Nierenanteils mit der Ureterozele

▶ **Therapie.** Eine Ureterozele ohne Beschwerden benötigt keine Therapie. Ziel ist es, die Ureterozele mit begleitenden Problemen (Reflux, funktionslose Nierenanteile, Infektanfälligkeit) in möglichst einer operativen Sitzung zu sanieren.
- **transurethrale Inzision der Ureterozele:** ist eine Therapieoption mit geringer Morbidität. Die Ureterozeleninzision ist häufig kurativ bei obstruktiver intravesikaler Ureterozele bei Einzelsystem oder bei Doppelsystem ohne starken Reflux in den unteren Anteil. Obwohl bei extravesikalen Ureterozelen die Heilungschancen geringer sind, wird häufig die Ureterozeleninzision als erster Therapieversuch durchgeführt. Bei erneuter Obstruktion oder starkem postoperativen Reflux erfolgt die Ureteropyelostomie oder Harnleiterreimplantation zweizeitig.
- **Ureteropyelostomie:** ist indiziert bei obstruktiver Ureterozele (Rezidiv nach transurethraler Inzision) mit erhaltenswertem Doppelsystem und ohne schwerwiegenden Reflux in den unteren Anteil. Der obere Harnleiter wird auf das untere Nierenbecken anastomosiert (End-zu-Seit). Durchführung per Flankenschnitt oder laparoskopisch. Die Ureterozele sollte sich spontan dekomprimieren und damit den Reflux in den unteren Anteil verringern. Bei persistierendem hochgradigem Reflux ist zweizeitig eine Ureterozelenresektion und Ureterozystoneostomie des Unterpolharnleiters notwendig.
- **gleichzeitige Korrektur am oberen und unteren Harntrakt:** möglicherweise notwendig bei Ureterozele mit Doppelsystem und ausgeprägtem Reflux (ab Grad III) mit Hydronephrose des unteren oder kontralateralen Nierenanteils oder komplizierter extravesikaler Ureterozele. Es er-

folgt eine Heminephrektomie oder Ureteropyelostomie per Flankenschnitt, durch einen getrennten Zugang zur Harnblase wird die Exzision der Ureterozele und anschließend die Reimplantation des Unterpolharnleiters durchgeführt.
- **Heminephrektomie und partielle Ureterektomie:** Die Heminephrektomie und partielle Ureterektomie ist indiziert bei Ureterozele und Doppelsystem mit geringer Funktion des oberen Anteils und ohne schwerwiegenden Reflux in den unteren Anteil. Durchführung per Flankenschnitt oder laparoskopisch. Die Ureterozele sollte sich spontan dekomprimieren und damit den Reflux in den unteren Anteil verringern. Bei persistierendem hochgradigem Reflux ist zweizeitig ein weiterer Eingriff notwendig: Ureterozelenresektion und Ureterozystoneostomie des Unterpolharnleiters.

2.2.5 Megaureter

Definition

Der Megaureter ist eine angeborene Uretererweiterung.

▶ **Ätiologie.** Die Einteilung erfolgt nach der Ursache:
- **primär obstruktiver Megaureter:** prävesikaler aperistaltischer enger Ureter mit prästenotischer Dilatation. Die Stenose entsteht durch einen Entwicklungsstopp des Ureters.
- **sekundär obstruktiver Megaureter:** erhöhte intravesikale Drücke, eine erhöhte Harnblasenwandspannung und Narbenbildung führen zur Dekompensation des Ureterdurchtritts durch die Harnblasenwand (▶ Abb. 2.13), z. B. bei neurogener Harnblasenfunktionsstörung oder Harnröhrenklappen
- **refluxiver Megaureter:** Vesikoureteraler Reflux bedingt die Ureterdilatation bei einem primär refluxiven Megaureter. Sekundär refluxive Me-

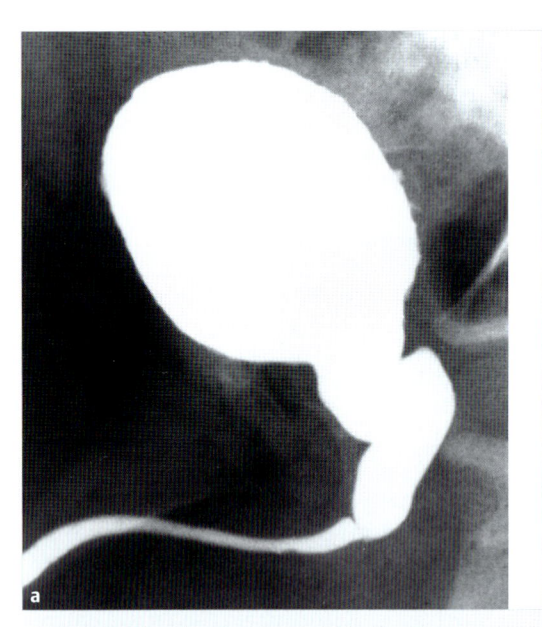

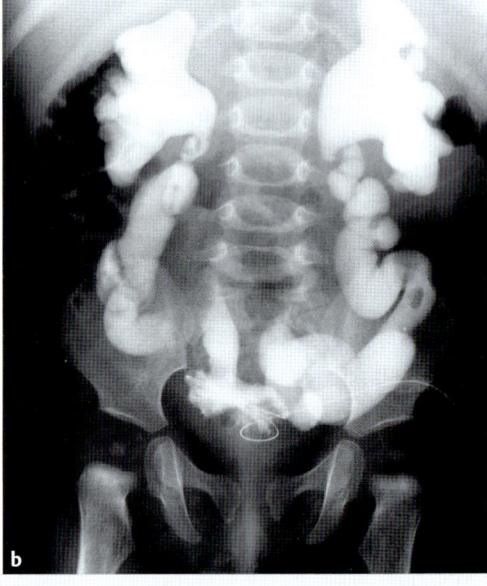

Abb. 2.13 Sekundär obstruktive, nicht refluxive Megaureteren bei einem Jungen mit posteriorer Urethralklappe. (Stein R, Beetz R, Thürhoff JW. Kinderurologie in Klinik und Praxis. 3. Aufl. Stuttgart: Thieme; 2011)
a MCU: Bei der Einleitung der Miktion sind die unregelmäßige Blasenkontur und die ausgeprägte Dilatation der posterioren Harnröhre erkennbar – ein Reflux fehlt.
b Im i. v. Urogramm erkennt man bei offener Zystostomie den geschlängelten Verlauf beider Megaureteren und die ausgeprägte Nierenbeckenkelcherweiterung.

gaureter werden durch eine subvesikale Obstruktion ausgelöst.
- **idiopathischer Megaureter** (nicht obstruktiv oder refluxiv): Die meisten Megaureteren von Neugeborenen fallen in diese Kategorie. Die Ursache bleibt meist unklar. Als Auslöser für die Megaureterentstehung werden eine erhöhte Urinproduktion, eine verzögerte Ureterreifung und eine subklinische Obstruktion genannt.
- **obstruktiv-refluxiver Megaureter:** prävesikale Enge mit Obstruktion und zusätzlich vesikoureteraler Reflux (selten).

▶ **Epidemiologie.** Ursache für 20 % der pränatal diagnostizierten Hydronephrosen ist der Megaureter.

▶ **Diagnostik**
- **Sonografie:** gut geeignet zur Differenzialdiagnose zwischen Harnleiterabgangsstenose und Megaureter. Der Harnleiter ist bei Kindern normalerweise unter 5 mm weit.
- **Ausscheidungsurografie:** ebenfalls gut geeignet zur Differenzialdiagnose zwischen Harnleiterabgangsstenose und Megaureter. Weiterhin gibt die Untersuchung Hinweise auf die Nierenfunktion.
- **Miktionszystourethrografie:** dient zur Bestätigung oder zum Ausschluss von Reflux. Diagnostikum der Wahl bei V. a. Harnröhrenklappen.
- **Nierenfunktionsszintigrafie:** Bestimmung der seitengetrennten Nierenfunktion. In Kombination mit einem Diuretikum kann eine echte Obstruktion vom idiopathischen Megaureter unterschieden werden. 20 min nach Furosemid-Stimulation sollten 50 % der Aktivität aus dem Nierenbecken/Harnleiter ausgewaschen sein.
- **retrograde Pyelografie:** zur Darstellung der Anatomie und zur Differenzialdiagnose bei unklarer Bildgebung
- **Whitaker-Test:** Bestimmung des Nierenbeckendrucks über eine perkutane Nephrostomie bei einem Flow von 10 ml/min. Indiziert bei Unklarheiten im Nierenfunktionsszintigramm, insbesondere bei schlechter Nierenfunktion.

▶ **Therapie**
- **primär obstruktiver und obstruktiv-refluxiver Megaureter:**
  - Indikationen für eine Operation sind eine szintigrafisch nachgewiesene signifikante Obstruktion und zunehmender anteiliger Funktionsverlust der Niere.
  - Der primäre obstruktive Megaureter zeigt bei Kindern eine gute spontane Ausheilungsrate.
  - OP-Technik: Exzision des engen prävesikalen Segments, Harnleitermodellage (Faltung oder gefäßschonende longitudinale Teilresektion) und Ureterozystoneostomie.
- **sekundär obstruktiver Megaureter:** Nach Therapie der Grunderkrankung sind in der Regel keine weiteren operativen Maßnahmen notwendig.
- **refluxiver Megaureter:**
  - Wie beim vesikoureteralen Reflux; in den meisten Fällen genügt eine konservative Therapie.
  - Chirurgische Therapieoption ist eine Ureterozystoneostomie mit ggf. Harnleitermodellage.
- **idiopathischer Megaureter:** Beobachtung, konservative Therapie

2.2.6 Retrokavaler Ureter

Definition

Der sehr seltene retrokavale Harnleiter entsteht durch die fehlende Rückbildung der rechten subkardinalen Vene, als Folge entwickelt sich die V. cava inferior vor dem rechten Ureter.

▶ **Ätiologie.** Der Ureter liegt zwischen folgenden fetalen Venen: Dorsal liegen die V. supracardinalis und die hintere Kardinalvene, ventral liegt die V. subcardinalis. Die V. cava inferior entwickelt sich normalerweise aus den dorsalen Venen, damit liegt der rechte Ureter ventral der V. cava inferior. Bei einer Entwicklung der V. cava aus der ventral liegenden V. subcardinalis verbleibt der Ureter dorsal und kann zwischen V. cava und Wirbelsäule komprimiert werden.

▶ **Klinik.** Rechtsseitige Flankenschmerzen, Nephrolithiasis, Pyelonephritis.

▶ **Diagnostik**
- **Urografie:** Der rechte Harnleiter zieht im mittleren Bereich plötzlich nach medial, dort kann auch ein Kalibersprung verzeichnet werden. Kaudal davon ist oft kein Kontrastmittel mehr sichtbar, somit zeigt sich der Ureter wie ein „J".

- **Computertomografie:** Die Diagnose kann eindeutig gestellt werden.
- **retrograde Pyelografie:** spiraliger (s-förmiger) Verlauf des Ureters um die V. cava

▶ **Therapie**
- Exzision des retrokavalen Anteils des Ureters und Reanastomosierung (Ureteroureterostomie)
- bei Einzelniere evtl. Durchtrennung der V. cava und Repositionierung des Ureters ohne Durchtrennung

2.2.7 Retroiliakaler Ureter

Durch die Entwicklung der Iliakalgefäße aus dem ventralen Ast der Umbilikalarterie (anstatt normalerweise dem dorsalen Ast) gelangt der Ureter hinter die iliakale Gefäßachse und kann dort komprimiert werden. Ein retroiliakaler Ureter ist sehr selten und begleitende Fehlbildungen sind häufig.

2.2.8 Ureterdivertikel

Definition

Angeborene Ureterdivertikel (▶ Abb. 2.14) können in 3 Gruppen eingeteilt werden:
- blind endender Ureter fissus
- echte Ureterdivertikel (alle Wandschichten)
- Ausstülpungen der Mukosa (falsche Divertikel)

▶ **Klinik**
- (Flanken-)Schmerzen
- abdomineller Tumor
- Fieber
- Harnstau

▶ **Diagnostik**
- Sonografie
- Urografie
- CT
- retrograde Pyelografie

▶ **Therapie**
- Resektion (Divertikulektomie) und ggf. End-zu-End-Anastomose
- Harnleiterneuimplantation

2.2.9 Ureterstenosen und Ureterklappen

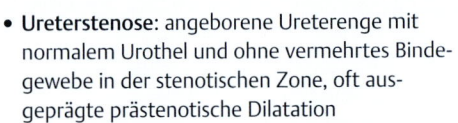

Definition

- **Ureterstenose:** angeborene Ureterenge mit normalem Urothel und ohne vermehrtes Bindegewebe in der stenotischen Zone, oft ausgeprägte prästenotische Dilatation
- **Ureterklappe:** transversale Schleimhautfalte mit glatter Muskulatur, prästenotische Dilatation des Ureters

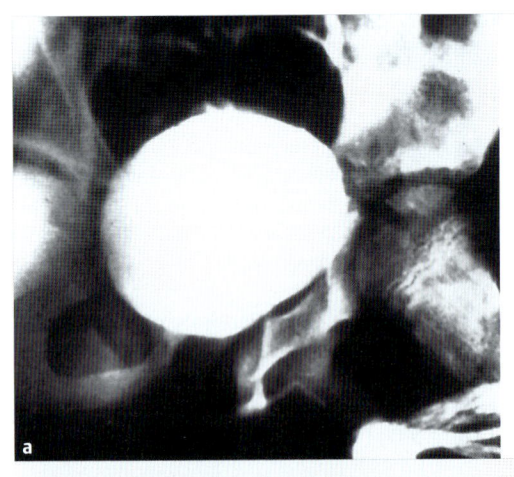

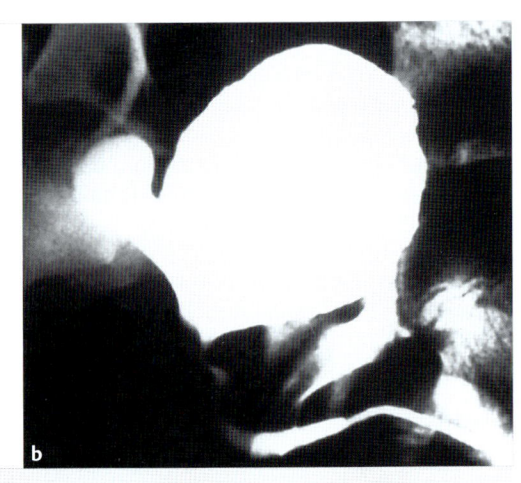

Abb. 2.14 Uretermündungsdivertikel. (Stein R, Beetz R, Thürhoff JW. Kinderurologie in Klinik und Praxis. 3. Aufl. Stuttgart: Thieme; 2011)
a Im normalen Zystogramm ist hier kein Divertikel erkennbar.
b Das rechtsseitige Uretermündungsdivertikel kommt erst in der Hochdruckphase der Miktion zur Darstellung.

▶ **Therapie.** Resektion und End-zu-End-Anastomose des Harnleiters. Bei distalen Engen erfolgt die Reimplantation.

2.2.10 Uretertorsion

Angeborene Störung des Ureters mit spiralenartiger Deformität des Ureters mit Hydronephrose. Durch das Längenwachstum oft spontane Auflösung der Hydronephrose.

2.2.11 Extrarenales Kelchsystem

Das extrarenale Kelchsystem besitzt keinen Krankheitswert, ist aber bei begleitenden Fehlbildungen gehäuft anzutreffen. Hierbei liegen das Kelchsystem und das Nierenbecken ab den Nierenpapillen außerhalb des Nierenparenchyms. Der Nierenhilus ist flach und breit.

2.3 Urachus

Die embryonale Harnblasenanlage hat über die Nabelschnur Verbindung zur Allantois. Normalerweise obliteriert die Allantois und hinterlässt einen Strang an der vorderen Bauchwand, den Urachus. Je nach Störung der Rückbildung kommt es zu unterschiedlichen Fehlbildungen (▶ Abb. 2.15):

- **Urachusfistel**: persistierender Harnverlust durch einen vollständig durchgängigen Urachus über die Urachusmündung am Nabel
- **teilweise offengebliebener Urachus**:
  - Der blasennah offengebliebene Urachus führt zu einem Divertikel der Harnblase vom Harnblasendach ausgehend und zu rezidivierenden Harnwegsinfektionen oder Harnblasensteinen.
  - Der nabelwärts offengebliebene Urachus führt zu einer Umbilikalfistel mit Sekretion, welche eine gute Chance zur Spontanheilung hat.
- **Urachuszyste**: Ein distal und proximal obliterierter Urachuskanal führt zu einer Urachuszyste in der unteren Bauchwand. Selten entsteht eine Superinfektion oder tastbare Raumforderung. Urachuszysten können mit Hilfe einer perkutanen Drainage zur Ausheilung gebracht werden, alternativ erfolgt die chirurgische (laparoskopische) Entfernung.

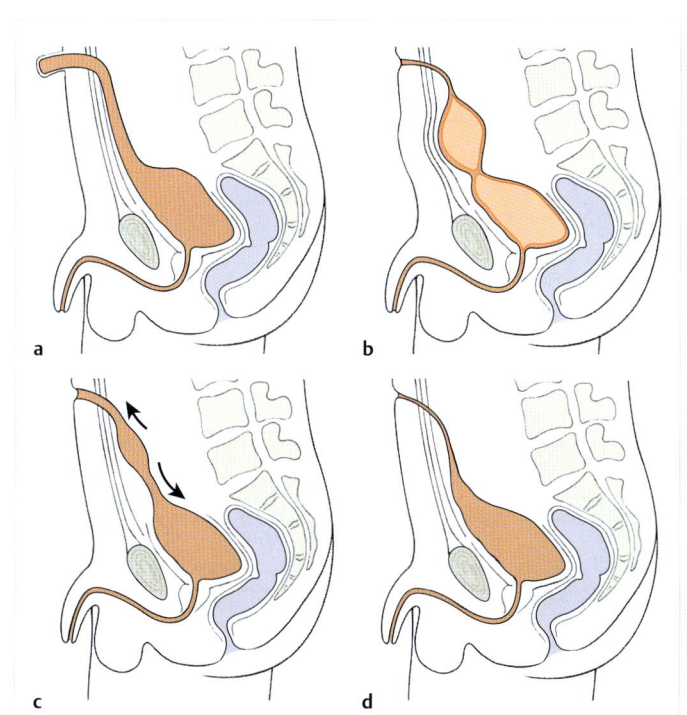

Abb. 2.15 Urachusanomalien. (Stein R, Beetz R, Thüroff JW. Kinderurologie in Klinik und Praxis. 3. Aufl. Stuttgart: Thieme; 2011)
a Persistierender Urachus.
b Urachuszyste.
c Urachussinus mit Drainage zum Nabel bzw. zur Harnblase.
d Vesikourachales Divertikel.

2.4 Harnblase

2.4.1 Anomalien des Sinus urogenitalis

Bleibt der Sinus urogenitalis (▶ Abb. 2.16) unterhalb des Müller-Tuberkels, aus dem das distale Fünftel der Vagina entsteht (das Vestibulum), erhalten, so spricht man von einer **Persistenz des Sinus urogenitalis**. Urethra und Vagina münden in dieses Residuum ein und haben damit einen gemeinsamen Ausführungsgang. Mit dieser Fehlbildung können kloakale Anomalien in verschiedenen Variationen und Fistelbildungen kombiniert sein. Der enge Sinus muss operativ korrigiert werden.

Als **weibliche Hypospadie** wird die direkte Mündung der Blase in den Scheideneingang bei fehlender Harnröhre bezeichnet.

2.4.2 Blasenekstrophie-Epispadie-Komplex (BEEK)

Phänotypische Ausprägungen des BEEK:
- **Epispadie:**
  - Bei männlichen Betroffenen manifestiert sich die Epispadie mit einer offenen Urethralrinne dorsal der Corpora cavernosa. Der Penis ist meist kurz und flach, nach dorsal gekrümmt mit ventral-konvexer Schwellkörperverkürzung. Unter Beteiligung des Schließmuskels kommt es zur Harninkontinenz.

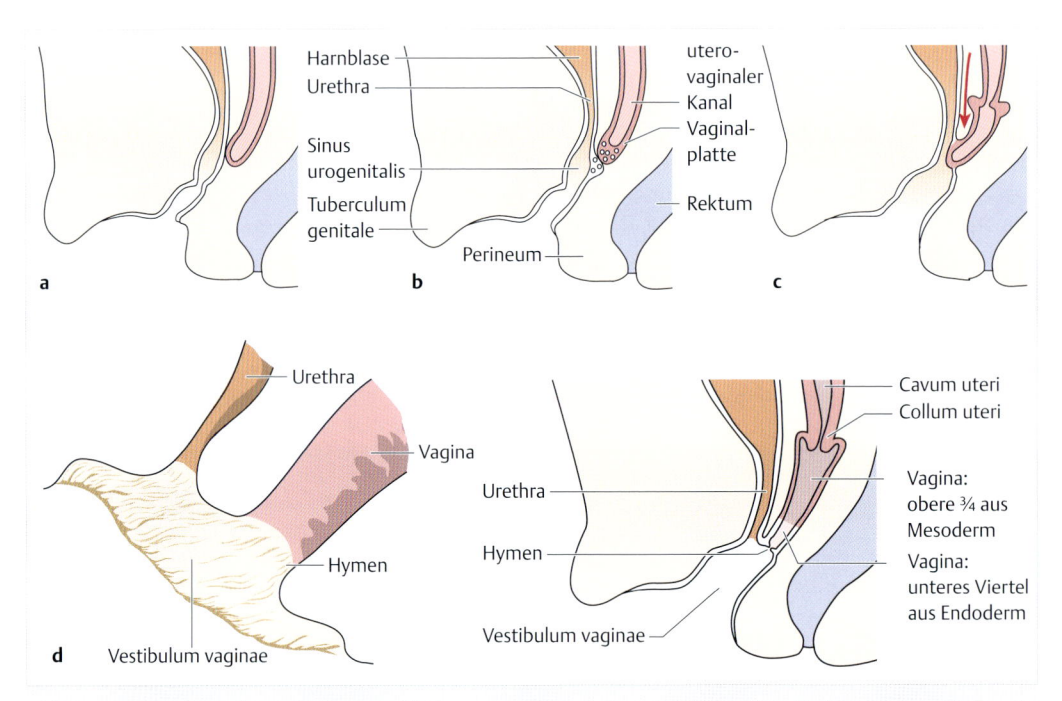

Abb. 2.16 Entwicklung der weiblichen Geschlechtsorgane. (Stein R, Beetz R, Thürhoff JW. Kinderurologie in Klinik und Praxis. 3. Aufl. Stuttgart: Thieme; 2011)
a Ca. 7. Woche. Der Ureterovaginalkanal trifft auf den Sinus urogenitalis und bildet mit diesem die Vaginalplatte.
b Ca. 12. Woche. Die Vaginalplatte wird durch epitheliale Proliferation dicker. Die Kanalisierung der vaginalen Platte beginnt im 3. Monat.
c Ca. 5. Monat. Der Vaginalkanal ist vollständig kanalisiert. Das Lumen ist vom Sinus urogenitalis durch das Hymen getrennt. Es folgt die weitere Migration des Mesenchymwalls zwischen Ureterovaginalplatte und Sinus urogenitalis nach kaudal (roter Pfeil).
d Ca. 9. Monat. Vollständige Trennung von Harntrakt und Genitaltrakt; als Rest des ursprünglichen Sinus urogenitalis verbleibt das Vestibulum. Das Hymen reißt normalerweise zur Zeit der Geburt ein. Der Uterus und die Vagina haben sodann eine Verbindung zum Vestibulum vaginae.

2.4 Harnblase

- Bei betroffenen Mädchen besteht oft nur eine biparte Klitoris. Bei einer hochgradigen Form ist der Meatus gespalten mit entsprechend offener Urethra und konsekutiver Harninkontinenz.
- Bei der **(klassischen) Blasenekstrophie** (▶ Abb. 2.17) finden sich eine Spaltbildung im Bereich des Unterbauchs mit freiliegendem Blasenfeld, eine hochgradige Epispadie, ein fehlendes Trigonum sowie eine fehlende ventrale Fusion des Beckens mit deutlicher Diastase der Symphyse.
- Die **Kloakenekstrophie** (▶ Abb. 2.18) beinhaltet als schwerste Form zusätzlich eine Omphalozele. Hinzu kommt eine geteilte Blasenplatte mit dazwischen gelegener Dünn- und/oder Dickdarmfistel bzw. offener zentraler Darmplatte bei distaler Darmatresie.
- Als **weitere Malformationen** finden sich z. B. Gallenganghypoplasie, Kyphoskoliose, Klumpfuß, singuläre Nabelschnurarterie und weitere in verschiedenen Übersichtsarbeiten aufgelistete Anomalien des gastrointestinalen und urogenitalen Systems, des Skeletts und des zentralen Nervensystems.

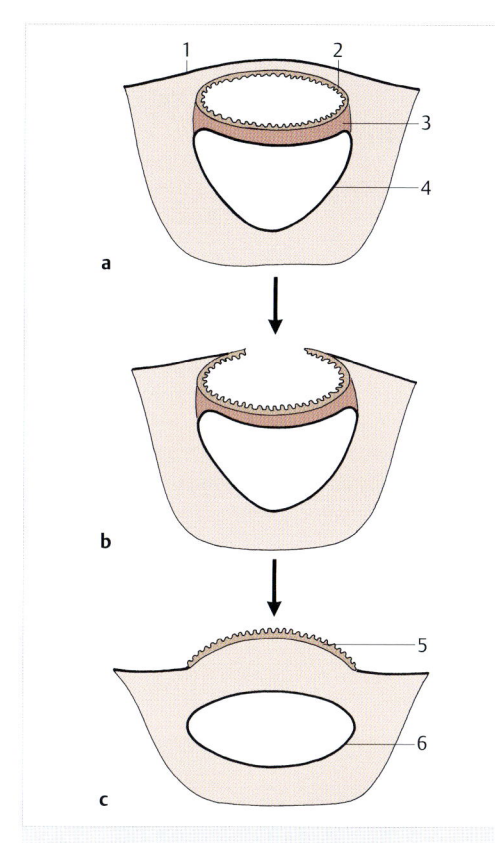

Abb. 2.17 Entwicklung der klassischen Ekstrophie. (Jocham D, Miller K. Praxis der Urologie. 3. Aufl. Stuttgart: Thieme; 2007)
a Die Kloakenmembran kaudal vom Nabel wird nicht durch Mesoderm verstärkt (1: Kloakenmembran; 2: Blasenanlage; 3: urorektales Septum; 4: Darmanlage).
b Im weiteren Wachstum kommt es deshalb zum Einreißen der Membran, sodass die Blasenanlage eröffnet wird.
c Die eröffnete Blasenanlage evertiert und bildet einen Teil der Bauchdecke im Unterbauch (5: extrophierte Blase; 6: Dickdarm).

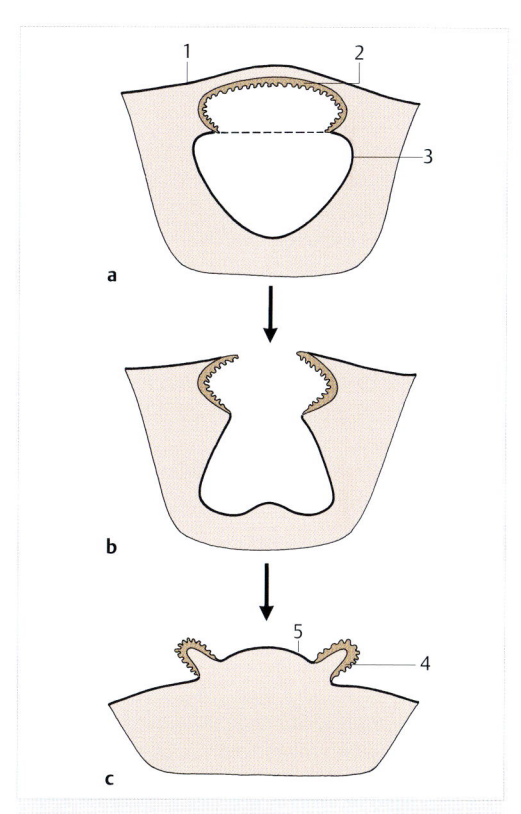

Abb. 2.18 Entwicklung der kloakalen Ekstrophie. (Jocham D, Miller K. Praxis der Urologie. 3. Aufl. Stuttgart: Thieme; 2007)
a 1: Kloakenmembran; 2: Blasenanlage; 3 Darmanlage.
b Es kommt zum Einreißen der Kloakenmembran, bevor der Intestinaltrakt durch das urogenitale Septum abgetrennt wurde.
c Es evertiert die gesamte Blasen-Darm-Anlage. Der Darm liegt median und ist beidseits von der Blasenanlage begrenzt (4: Hemiblase; 5: Zäkum).

2.4.3 Harnblasendivertikel

- **unvollständige Doppelung der Harnblase:** Meist besteht im kranialen Anteil der Harnblase ein sagittales Septum, das Trigonum und die singuläre Harnröhre sind ohne Fehlbildungen. Eine Therapie ist selten notwendig, evtl. Entfernung des kleineren Anteils und Umpflanzung des Ureters dieses Segments.
- **paraureterales Divertikel:** angeborenes Harnblasendivertikel, welches dorsal oder lateral des Ureterostiums ohne Nachweis einer subvesikalen Obstruktion entsteht. Bei zunehmender Harnblasenfüllung mündet das Ostium im paraureteralen Divertikel, häufig assoziiert ist ein vesikoureteraler Reflux. Das Divertikel kann auch eine Obstruktion der Harnröhre mit Harnverhalt verursachen. Die operative Therapie, falls notwendig, beinhaltet die Exzision und Ureterozystoneostomie.
- **Septierung der Harnblase:** sehr seltene Fehlbildung mit 45 berichteten Fällen. Es bestehen 2 Harnblasen mit je eigener Urethra, in jede Harnblase mündet ein Ureter. Zusätzlich bestehen häufig Duplikationsfehlbildungen der äußeren Genitalien oder des Gastrointestinaltrakts. Die Behandlung besteht häufig in komplexen Rekonstruktionen des Urogenitaltrakts und zielt auf den Schutz des oberen Harntrakts. Aufgrund der niedrigen Fallzahl muss die Behandlung individuell erfolgen.
- **weitere Septenbildungen:** Möglich ist auch die Entstehung einer Sanduhrblase (transversales Septum).

2.4.4 Angeborene Megazystis

Definition

Seltene, bereits pränatal zunehmende Dilatation der Harnblase, welche mit vesikoureteralem Reflux einhergeht. Der zunehmende Pendelurin zwischen Harnblase und Ureteren führt zu einer allmählichen Zunahme von Harnblasenkapazität und Ureterendurchmesser.

▶ **Ätiologie und Pathogenese.** Da sich die Megazystis nicht bei jedem Patienten mit vesikoureteralem Reflux ausbildet, werden folgende Kofaktoren zur Krankheitsentstehung vermutet:
- bakterielle Infektionen
- Bindegewebserkrankungen
- perinatale zerebrale Hypoxie

Wenn die angeborene Megazystis in Zusammenhang mit dem **Megacystis Microcolon Intestinal Hypoperistalsis Syndrome (MMIHS = Berdon-Syndrom)** auftritt, ist die Prognose aufgrund der intestinalen Obstruktion schlecht.

▶ **Therapie.** Nach der Geburt wird häufig mit einer Antibiotikaprophylaxe begonnen. Die operative Therapie (ab 6. Lebensmonat) richtet sich gegen den vesikoureteralen Reflux, eine Reduktion der Harnblasenkapazität ist nicht notwendig.

2.5 Harnröhre

2.5.1 Hypospadie

Definition

Die Hypospadie ist eine häufige Fehlbildung des Penis mit einer abnormen ventralen Mündung der Harnröhre (▶ Abb. 2.19). Fakultativ besteht eine zusätzliche ventrale Verkrümmung des Penis (Chorda) und/oder ein ventral unzureichend angelegtes Präputium (dorsale Schürze).

Die Klassifikation richtet sich nach der Position des Meatus (▶ Abb. 2.20):
- glandulär
- koronal
- penil (distal – Mitte – proximal)
- skrotal
- perineal

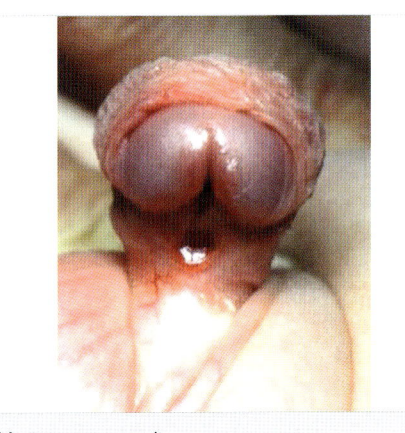

Abb. 2.19 Hypospadie.

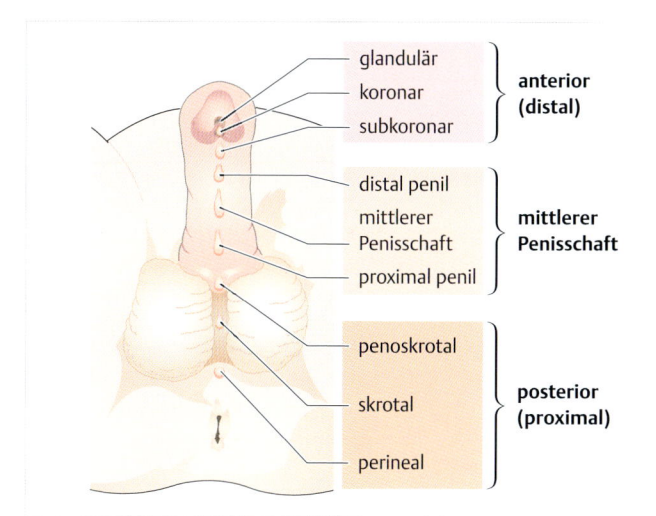

Abb. 2.20 Klassifikation der Hypospadien (nach Barcat und Borer). (Stein R, Beetz R, Thürhoff JW. Kinderurologie in Klinik und Praxis. 3. Aufl. Stuttgart: Thieme; 2011)

- glandulär
- koronar
- subkoronar

anterior (distal)

- distal penil
- mittlerer Penisschaft
- proximal penil

mittlerer Penisschaft

- penoskrotal
- skrotal
- perineal

posterior (proximal)

▶ **Epidemiologie**
- Die Inzidenz beträgt 1–8/1000 Geburten, je proximaler, desto seltener. Die Häufigkeit der Hypospadie ist zunehmend.
- Risikofaktoren:
  - familiäre Häufung: ungefähr 7 % der Hypospadiepatienten haben Väter mit Hypospadie. Brüder von Patienten mit Hypospadie haben ein Risiko von 14 % für eine Hypospadie.
  - erhöhtes Alter der Mutter, niedriges Geburtsgewicht, In-vitro-Fertilisation

▶ **Ätiologie und Pathogenese**
- **Embryologie der Harnröhre:** Die Urethra entsteht aus den Urethralrinnen, welche sich median unter Androgeneinfluss vereinigen. Die Vereinigung beginnt perineal in der 11. SSW und zieht nach distal. Die Vereinigung beinhaltet das entodermale und ektodermale Gewebe. Die Androgenwirkung wird über die 5-Alpha-Reduktase vermittelt. Im Falle einer Hypospadie betrifft die Fehlbildung das entodermale und ektodermale Gewebe. Ein Beispiel für eine ektodermale Fehlbildung ist das Präputium, dieses ist bei einer Hypospadie ventral nicht ausgebildet und liegt schürzenähnlich dorsal an. Endodermale Fehlbildungen beinhalten die abnorme Meatusposition und die defiziente Urethra distal des Meatus (urethrale Platte).
- **Androgenmangel:** Ein absoluter (erniedrigte Konzentration) oder relativer (verminderte Sensitivität des Zielgewebes) Androgenmangel ist eine Hauptursache der Hypospadieentwicklung. Viele Enzymdefekte sind dafür bekannt, z. B. 5-Alpha-Reduktase-Mangel, Defekte des Androgenrezeptors. In 10–70 % der schweren proximalen Hypospadien ist ein Enzymdefekt der Androgensynthese oder eine Hormonerkrankung mit Auswirkung auf den Androgenhaushalt nachweisbar.
- **Genetik:** Die Hypospadie ist wahrscheinlich eine polygenetische Erkrankung, dies kann aus der familiären Häufung und Zwillingsstudien geschlossen werden. Das Risiko einer Hypospadie bei Brüdern von Indexpatienten beträgt etwa 10–14 %. Neben Enzymdefekten des Androgenhaushalts (s. o.) sind die meisten Gene noch unbekannt. Die Hypospadie ist auch ein Symptom bei einer Reihe von genetischen Syndromen, wie
  - Denys-Drash-Syndrom (postnatales nephrotisches Syndrom und Wilms-Tumor durch Mutation des WT 1-Gens)
  - Opitz-G/BBB-Syndrom (kraniofaziale Fehlbildungen, Fehlbildungen des Larynx und Pharynx und seltener ventrale Mittelliniendefekte)
  - Smith-Lemli-Opitz-Syndrom (Stoffwechselstörung der Cholesterinbiosynthese mit multiplen Anomalien)
  - Pätau-Syndrom (Trisomie 13)
  - Hand-Fuß-Genital-Syndrom (Malformationen der Extremitäten und Genitalorgane)
- **Umweltfaktoren:** Eine Vielzahl von Substanzen mit östrogener Aktivität kontaminiert die Umwelt und wird über die Nahrungskette angereichert. Sie stammen z. B. von Insektiziden, natürlichen pflanzlichen Östrogenen und aus der Plastikindustrie. Die Auswirkung auf die Tierwelt ist

hinreichend dokumentiert, wie zu dünne Eierschalen bei Vögeln oder Penisfehlbildungen bei Alligatoren. Die weltweite Zunahme von Hypospadien beim Menschen wird ebenfalls diesen Umweltfaktoren angelastet.
- **Penisdeviation:** Früher wurde eine Chordaverkürzung ursächlich für die ventrale Penisdeviation angesehen, dies wird inzwischen durch viele Studien angezweifelt. Die ventrale Deviation des Penis wird nun als Teil der normalen Penisentwicklung angesehen. Weiterhin ist die Erhaltung und Verwendung der Urethralplatte für die Hypospadie-Operation nach Snodgrass essentiell. In der Mehrzahl der Fälle geht die Penisdeviation von der Tunica albuginea aus und kann durch die Nesbit-Technik ausgeglichen werden.

▶ **Klinik.** Die Hypospadie verursacht keine Beschwerden. Distale Hypospadien ohne Deviation verursachen keine funktionellen Einschränkung und sind „nur" ein kosmetisches Problem, ausgelöst durch die Erwartungen der Eltern und Patienten. Bei proximalen Hypospadien kann der Harnstrahl schlechter kontrolliert werden. Eine begleitende Penisdeviation kann beim Geschlechtsverkehr störend sein.

▶ **Diagnostik.** Neben der sorgfältigen körperlichen Untersuchung (Meatusposition, offener Processus vaginalis, Kryptorchismus) ist die Sonografie der Harnorgane notwendig. Bei Auffälligkeiten ist eine Urografie oder MCU indiziert.

Bei **proximalen Hypospadien** (perineal, skrotal) besteht ein erhöhtes Risiko für Störungen der Geschlechtsentwicklung, welche mit folgenden Untersuchungen erfasst werden können:
- ausführliche Familienanamnese mit Stammbaum
- Hormonanalyse
- Karyogramm
- Beckensonografie/MRT/retrograde Genitografie
- MCU
- Zystoskopie
- Je nach Befunden sind eine genetische Beratung und weitere Diagnostik sinnvoll.

▶ **Therapie**
- **Orthoplastie:** Ausgleich der Penisverkrümmung nach artifizieller Erektion durch die Nesbit-Technik, mit Grafting bei kurzem Penis oder starker Deviation. Die Resektion der Chorda penis (Urethralplatte) wird nur noch selten durchgeführt. Bei der TIP-Urethroplastie (s. u.) ist die Erhaltung der Chorda obligat.
- **Urethroplastie:** Rekonstruktion der fehlenden Urethra. Die Operationstechniken unterscheiden sich vor allem in der Technik der Urethroplastie: Zur Anwendung kommen Lappenplastiken, Inzision der Urethralplatte und Tubularisierung, freie Transplantate wie Mundschleimhaut.
- **Deckung der Neourethra:** mit einer zweiten Gewebeschicht (gestielte Plastik), meist aus dem Präputium, verhindert die Entstehung von Harnröhrenfisteln.
- **Meatoglanduloplastie:** Rekonstruktion des Meatus und der Glans, um einen Meatus an der Spitze des Penis mit einem vertikalen Schlitz zu erreichen.
- Hautverschluss nach Resektion oder Transfer von Präputiumresten
- **MAGPI-Operation** (Meatal Advancement and Glanduloplasty): Die Technik ist nur für distale Hypospadien geeignet.
- **TIP-Urethroplastie** (Tubularized Incised Plate Urethroplasty): für koronare bis proximale penile Hypospadien. Die TIP-Urethroplastie gilt als technisch einfach und besitzt eine niedrige Komplikationsrate, das kosmetische Ergebnis der Glans und des Meatus ist gut. Weiterhin ist die Technik für Rezidivoperationen bei erhaltener urethraler Platte geeignet. Die Chorda (urethrale Platte) wird nicht entfernt, sondern longitudinal tief inzidiert, die Lefzen mobilisiert und um einen Katheter verschlossen. Eine ventrale Kurvatur wird nach Nesbit korrigiert.
- **Mathieu-OP:** für distale penile Hypospadien und für Rezidivoperationen. Ein Hautareal über der proximalen Harnröhre wird rechteckförmig ausgeschnitten und nach distal umgeklappt. Um einen horizontalen Meatus zu vermeiden, existiert eine Modifikation der Originaltechnik mit V-Inzision des Lappens (MAVIS = Mathieu and V-Incision Sutured). Die häufigsten Komplikationen sind Vaskularisationsstörungen des Hautlappens mit Fistelung oder Meatusstriktur.
- **Gestielter Insellappen nach Duckett:** für distale bis proximale penile Hypospadien. Aus dem Präputium (alternativ Penisschafthaut) wird ein gestielter Lappen aus dem inneren Blatt und Dartosschicht (= Insel) präpariert. Der Lappen wird in Onlay-Technik verwendet, wenn die Chorda und Urethralrinne erhalten werden können. Nach einer Chordaresektion ist ein tubulärer Insellappen notwendig.

- **Zweizeitige Hypospadie-Korrektur:** Indikationen sind fehlgeschlagene Hypospadie-Operationen und ausgeprägte proximale Hypospadien.
- **Hypospadie-Korrektur mit freiem Mundschleimhauttransplantat:** Indikationen sind fehlgeschlagene Hypospadie-Operationen.

2.5.2 Hintere Urethralklappen

Definition

Hintere Harnröhrenklappen sind segelartige Reste der embryonalen Entwicklung in der prostatischen oder membranösen Harnröhre, die mit Harnblasenentleerungsstörungen und Schädigung der Harnblase und oberen Harnwege einhergehen können.

Historisch werden die hinteren Urethralklappen nach Young eingeteilt:
- **Typ I:** spaltförmige Membran, ausgehend vom Verumontanum, in die membranöse Harnröhre ziehend. 95 % der hinteren Harnröhrenklappen
- **Typ II:** Hypertrophie von oberflächlichen Muskelfasern, welche vom Verumontanum zu den Ostien ziehen und wenig obstruktiv sind
- **Typ III:** ringförmige Membran in der membranösen Harnröhre vor dem Verumontanum. Sie entsteht durch die fehlende Auflösung der urogenitalen Membran und bewirkt eine starke Obstruktion.

▶ **Epidemiologie.** Die Inzidenz beträgt 1 von 5 000–8 000 Geburten.

▶ **Ätiologie**
- Typ-I-Harnröhrenklappen entstehen durch eine anormale Insertion oder durch Reste des Ductus mesonephricus (Wolff-Gang).
- Typ-II-Harnröhrenklappen sind sehr selten. Die Ursache ist weniger genau geklärt; ein Erklärungsmuster ist eine Hypertrophie glatter Trigonalmuskulatur, welche zum Verumontanum zieht. Weiterhin könnte die Typ-II-Klappe durch bindegewebige Reste der Uretermündungswanderung entstehen.
- Typ-III-Harnröhrenklappen entstehen durch eine fehlende Rückbildung der entodermalen urogenitalen Membran.

▶ **Pathophysiologie.** Angeborene Harnröhrenklappen induzieren Folgeschäden am Harntrakt, welche auch nach erfolgreicher Therapie fortbestehen. Sie entstehen durch die Entwicklung des Harntrakts unter pathologisch erhöhten intraluminalen Drücken, welche von Beginn der Entwicklung an herrschen:
- **glomeruläre Filtration:** Durch die bereits pränatal bestehende Hydronephrose entsteht eine mikrozystische renale Dysplasie. Bei fehlender Therapie kommt es durch rezidivierende Harnwegsinfekte, vesikoureteralen Reflux und persistierende Hydronephrose zu Folgeschäden an der Niere. Im Verlauf entwickelt sich durch das steigende Körpergewicht und erhöhte Mengen an auszuscheidenden Stoffen eine manifeste oder terminale Niereninsuffizienz.
- **renale tubuläre Funktion:** Die Entwicklung unter intraluminalem Hochdruck bewirkt eine Schädigung des distalen Nephrons mit mangelnder Konzentrationsfähigkeit der Nieren. Der hohe Urinfluss lässt die subvesikale Obstruktion umso eher dekompensieren. Weiterhin sind die Kinder gegenüber Flüssigkeitsverlust sehr anfällig (Fieber, Durchfall oder Erbrechen).
- **Hydronephrose:** Trotz Beseitigung der subvesikalen Obstruktion erlangen nicht alle Kinder zügig eine Verbesserung der Dilatation des oberen Hohlsystems. Einerseits erzeugt der hohe Urinfluss durch die tubuläre Funktionsstörung eine Dilatation. Andererseits können massiv dilatierte Ureteren nur eine unzureichende Peristaltik bieten und Ureterknickungen selbst obstruktiv wirken. Eine Ureterrekonstruktion ist nach urodynamischer Überprüfung (Whitaker-Test) jedoch nur selten indiziert.
- **vesikoureteraler Reflux (VUR):** 30–50 % der Kinder mit hinteren Harnröhrenklappen leiden unter VUR. Beidseitiger VUR ist ein Risikofaktor für ein terminales Nierenversagen. Ein einseitiger Reflux soll durch möglichen Druckausgleich protektiv für die kontralaterale Niere sein und damit das Risiko für ein terminales Nierenversagen verringern (Posterior Urethral Valves, Unilateral Vesicoureteral Reflux and Renal Dysplasia = VURD-Syndrom). Nach Entlastung der subvesikalen Obstruktion ist in 30 % die Spontanheilung des VUR zu erwarten. Persistierende Infektionen unter Chemoprophylaxe erzwingen eine Reimplantation.
- **Harnblasendysfunktion:** Neben der Inkontinenz sind autonome Detrusorkontraktionen, eine niedrige Harnblasencompliance und hohe Harnblasendrücke häufige Probleme. Eine niedrige

Harnblasenkapazität ist ein Risikofaktor für ein Nierenversagen. Im Verlauf der kindlichen Entwicklung entsteht aus der autonomen Harnblase eine atone Harnblase. Harnblasenfunktionsstörungen können die Transplantatfunktion nach einer Nierentransplantation einschränken.
- **Schutzmechanismus:** Assoziierte Fehlbildungen, welche einen Druckausgleich innerhalb des Harntrakts ermöglichen, verbessern die Prognose: einseitiger vesikoureteraler Reflux, offener Urachus, Urinome, Harnblasendivertikel.

▶ **Klinik.** Vom Alter bei der Diagnosestellung abhängig:
- **Neugeborene:**
  - abdomineller Tumor, Urinaszites durch Fornixruptur, Atemnot aufgrund von pulmonaler Hypoplasie
  - in der Anamnese Oligohydramnion
  - Prognose: bei klinisch relevanter pulmonaler Hypoplasie 50 % Letalität; bis zu 25 % terminale Niereninsuffizienz
- **Säuglingsalter bis Schulkinder:**
  - Harnwegsinfekte, schwacher Harnstrahl, Miktionsprobleme, Mikrohämaturie, Inkontinenz, Enuresis nocturna
  - Prognose: In 10 % entwickelt sich ein terminales Nierenversagen bis zur Pubertät.

▶ **Diagnostik**
- **Labor:** Kreatinin, Elektrolyte, zusätzlich Blutgase bei perinataler Manifestation. Bei kindlichen Nachsorgen sind ein erhöhtes Kreatinin und eine Proteinurie prädiktiv für ein zukünftiges Nierenversagen.
- **Sonografie:** Evaluation des oberen Harntrakts: Hydronephrose? Parenchymdicke? Evaluation des unteren Harntrakts: Harnblasenwanddicke? Dilatation der prostatischen Harnröhre? Restharn?
- **MCU:** nach Einlage eines suprapubischen Dauerkatheters Diagnostikum der Wahl; schematische Darstellung des typischen Befundes einer Harnröhrenklappe
- **Nierenfunktionsszintigrafie:** entscheidender Prognoseparameter für ein zukünftiges Nierenversagen. Eine GFR mit 1 Lebensjahr unter 70 ml/min/1,73 m^2 ist prognostisch ungünstig.
- **Urodynamik:** indiziert bei Anhalt für Harnblasenfunktionsstörungen (Restharn, Inkontinenz, vesikoureteraler Reflux). Aufgrund der hohen Rate an pathologischen Befunden kann die Urodynamik bei fast jedem Patienten empfohlen werden.

▶ **Therapie**
- **bei perinataler Manifestation:** Das erste Ziel der therapeutischen Bemühungen besteht in der Entlastung der Harnblase mit einem suprapubischen Dauerkatheter und Sicherung der Nierenfunktion.
- **Therapie der perinatalen Hydronephrose:** Wenn nach Entlastung der Harnblase keine Stabilisierung der Retentionswerte (Kreatinin < 2 mg/dl) oder der Hydronephrose innerhalb weniger Tage feststellbar ist, wird eine beidseitige Nephrostomie notwendig. Bei deutlicher Besserung ist nach der supravesikalen Obstruktion zu fahnden, evtl. eine temporäre Ureterostomie anzulegen. Die therapeutische Bedeutung der Ureterostomie in Bezug auf die verbesserte Nierenentwicklung ist umstritten. Eine Schädigung der Harnblasenentwicklung durch den fehlenden Urinfluss wird eher verneint.
- **endoskopische Klappenschlitzung:** Die Harnröhrenklappe wird endoskopisch kontrolliert bei 12, 4 und 8 Uhr eingeschnitten (kaltes Messer, Laser oder Hakenelektrode). Entscheidend für die Vermeidung von Harnröhrenstrikturen ist die Verwendung von dünnen Instrumenten.
- **Nachsorge** nach endoskopischer Klappenschlitzung:
  - engmaschige Kontrolle von Restharn über einen suprapubischen Katheter
  - sonografische Kontrollen der Nierenektasie
  - regelmäßige Blutabnahmen zur Überwachung der Retentionsparameter
  - MCU nach 2 Monaten stellt die Miktionsfunktion dar, evtl. wird eine urodynamische Untersuchung angeschlossen.
  - Langzeitantibiose (Chemoprophylaxe) bei Nachweis von vesikoureteralen Reflux
- **pränatale Therapie:**
  - Die pränatale Anlage eines vesikoamniotischen Shunts kann den Urinfluss sichern und die Entwicklung der Urogenitalorgane bei physiologisch niedrigen Drücken ermöglichen. Der Beweis für die Verbesserung der Nierenfunktion oder Lungenfunktion im Vergleich zu einer prompten und suffizienten postpartalen Therapie steht jedoch noch aus.
  - Die Diagnose kann leider nicht eindeutig gestellt werden, die Rate an Fehldiagnosen liegt um 50 % (DD Urethraatresie, Prune-Belly-Syn-

drom, vesikoureteraler Reflux, multizystische dysplastische Nieren).
- Die Therapie beinhaltet Risiken für die Mutter (Infektion, Blutung) und für den Fetus (Blutung, Infektion, Nachbarorganverletzung, vorzeitige Wehentätigkeit, vorzeitiger Verschluss des vesikoamniotischen Shunts).
- Am besten gesichert ist die Indikation für einen Fetus mit subvesikaler Obstruktion (Megazystis) und beidseitiger Hydronephrose mit initialer normaler Amnionflüssigkeit, welcher im Verlauf ein Oligohydramnion ausbildet.

▶ **Prognose.** In historischen Serien betrug die Letalität bis zur Pubertät 50 %, dies konnte durch moderne therapeutische Methoden und die Verfügbarkeit der Nierentransplantation drastisch verbessert werden. Bei der Manifestation innerhalb der ersten beiden Lebensmonate beträgt die Letalität innerhalb von 1 Jahr 10 %, bei späterer Diagnose im 1. Lebensjahr 1 %.

- **Zeitpunkt der Diagnose:** Je früher die Harnröhrenklappe symptomatisch wird, desto ausgeprägter ist meist das Krankheitsbild und desto schlechter die Prognose.
- **Kreatinin und GFR:** Bei perinataler Manifestation ist die Kreatininkonzentration nach Entlastung der Harnblase > 1,4 mg/dl prognostisch ungünstig für die zukünftige Nierenfunktion. Nach dem 1. Lebensjahr besteht eine gute Prognose für die Nierenfunktion, wenn die Kreatininkonzentration < 1 mg/dl oder die GFR über 70 ml/min/1,73 m^2 liegt. Bei schlechteren Werten besteht ein erhöhtes Risiko für ein terminales Nierenversagen im pubertären Alter. Auch bei späterer klinischer Manifestation (über 5 Jahre) kann in bis zu 10 % ein terminales Nierenversagen entstehen.
- **Harnblasenfunktionsstörungen:** Eine niedrige Harnblasenkapazität oder eine persistierende Inkontinenz sind Risikofaktoren für einen pathologischen oberen Harntrakt und für ein Nierenversagen.
- **vesikoureteraler Reflux:** Ein beidseitiger vesikoureteraler Reflux (▶ Abb. 2.21) ist ein Risikofaktor für ein terminales Nierenversagen.

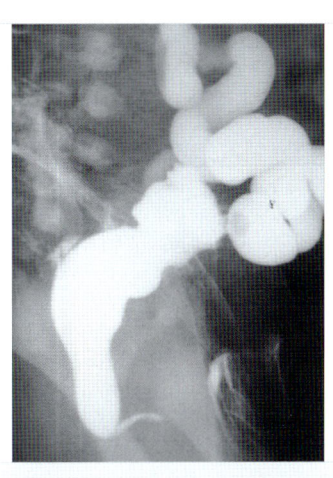

Abb. 2.21 Harnröhrenklappe mit bilateralem hochgradigem Reflux. (Stein R, Beetz R, Thürhoff JW. Kinderurologie in Klinik und Praxis. 3. Aufl. Stuttgart: Thieme; 2011)

2.5.3 Harnröhrendivertikel

▶ **Ätiologie und Pathogenese.** Harnröhrenklappen der vorderen männlichen Harnröhre beginnen meist als Harnröhrendivertikel, bedingt durch eine Wandschwäche des Corpus spongiosum. Mit zunehmender Dilatation des Divertikels wird die distale Lippe obstruktiv und wirkt als Klappe. Die Obstruktion und Schädigung des Harntraktes kann vergleichbare Ausmaße wie bei hinteren Harnröhrenklappen annehmen; dies ist jedoch seltener.

▶ **Diagnostik**
- MCU
- retrograde Urethrografie
- Zystoskopie

▶ **Therapie**
- Die initiale Behandlung bei schwerer Schädigung des Harntrakts besteht in einer Vesikostomie.
- Als definitive Therapie bietet sich die transurethrale Inzision der distalen Lippe oder die offene Harnröhrenrekonstruktion an.

2.5.4 Meatusenge

Definition
Die distale Urethralmembran ist die Nahtstelle zwischen von außen einwachsendem ektodermalem Glansgewebe und entodermaler Harnröhrenschleimhaut, ausgehend vom Sinus urogenitalis.

▶ **Ätiologie und Klinik.** Die fehlende Rückbildung der distalen Urethralmembran verursacht Symptome der subvesikalen Obstruktion oder rezidivierende Harnwegsinfekte.

▶ **Diagnostik.** Durch die Bougierung mit Bougie-a-Boule kann die Enge objektiviert werden.

▶ **Therapie.** Ventrale Inzision der Membran. Wichtig ist die Abgrenzung von der erworbenen Meatusstriktur, da bei dieser Erkrankung die operative Versorgung aufwendiger ist.

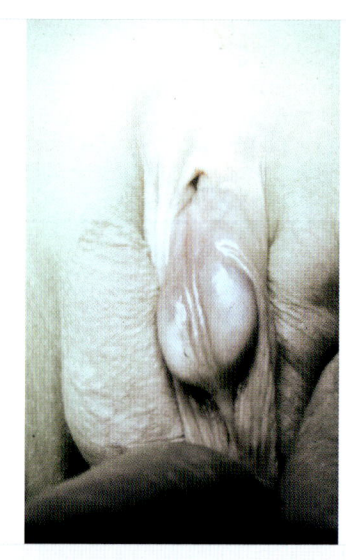

Abb. 2.22 Epispade Harnröhre. Eine weitere Mündung ist nicht zu erkennen.

2.5.5 Männliche Urethraduplikatur

Die anatomische Klassifikation von Urethraduplikaturen ist ▶ Abb. 2.23 zu entnehmen.
- **überzählige epispade Harnröhre:** doppelte dorsale Harnröhre, die retropubisch verlaufend und entweder komplett oder inkomplett angelegt ist (▶ Abb. 2.22). Bei kompletter epispader überzähliger Harnröhre besteht durch die fehlende Sphinkteranlage eine Harninkontinenz. Bei inkompletter Harnröhre treffen sich die Harnröhren und ein doppelter Strahl mit Kontinenz resultiert. Eine proximal blind endende Urethra ist ebenfalls häufig. Die Therapie besteht in der Exzision der subkutanen zusätzlichen Harnröhre.
- **überzählige hypospade Harnröhre:** doppelte ventrale Harnröhre, welche komplett oder inkomplett angelegt ist. Eine breite Palette der anatomischen Formen existiert, von kurzen, blind endenden Defekten bis zu in den Anus mündenden zusätzlichen Harnröhren.
- **überzählige laterale Harnröhre:** Eine überzählige laterale Harnröhre geht meist mit einer Verdoppelung des äußeren Genitales einher, oft mit Analatresie oder Symphysendiastase.

2.5.6 Megalourethra

Hierunter versteht man eine angeborene Störung mit einem Fehlen der distalen Schwellkörper, einer Penisdeviation und ballonartiger Harnröhrenauftreibung ohne obstruktive Symptomatik. Die Megalourethra ist auch mit dem Prune-Belly-Syndrom assoziiert. Die Therapie besteht je nach Schwere des Krankheitsbilds in der chirurgischen Korrektur.

2.5.7 Harnröhrenatresie

Seltene, mit dem Leben nicht vereinbare Fehlbildung mit fehlender Harnröhre. Bei offenem Urachus oder pränataler Anlage eines vesikoamniotischen Shunts ist ein Überleben möglich, allerdings sind eine terminale Niereninsuffizienz und multiple rekonstruktive Operationen im Verlauf häufig.

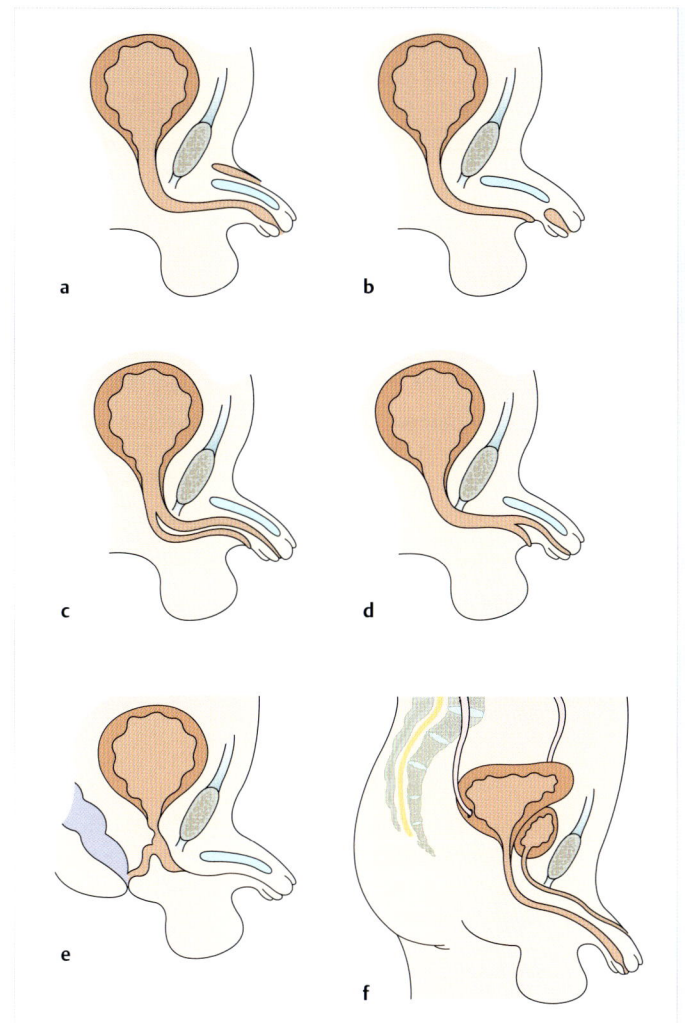

Abb. 2.23 Typen von Urethraduplikaturen. (Stein R, Beetz R, Thürhoff JW. Kinderurologie in Klinik und Praxis. 3. Aufl. Stuttgart: Thieme; 2011)
a Typ I: epispade Lokalisation der akzessorischen Urethra.
b Typ I: Die funktionelle Urethra liegt hypospad, die akzessorische Urethra in loco typico.
c Typ II: komplette Duplikatur mit hypospader Mündung.
d Typ II: Die hypospade Urethra erscheint kurz.
e Typ III: Die akzessorische Urethra mündet außerhalb des Penis.
f Typ IV: Dieser Typ ist extrem selten und meist mit einem partiellen oder kompletten kaudalen Duplikationssyndrom assoziiert.

2.6 Sexuelle Differenzierungsstörungen

> **Merke**
>
> Grundlegend können Störungen der sexuellen Differenzierung zu jedem Entwicklungszeitpunkt auftreten und führen je nach Zeitpunkt, Art und Ausmaß zu unterschiedlichen Störungen mit unterschiedlicher klinischer Relevanz.

Diese Störungen können von kleineren Abweichungen bis hin zur völligen Umkehr des genetischen zum somatischen Geschlecht reichen. Ursächlich kommen Gendefekte (Punktmutationen), Chromosomenanomalien oder exogene Noxen in Frage. Chromosomenanomalien lassen sich unterteilen in Veränderungen der Chromosomenstruktur (strukturelle Chromosomenanomalien [Aberrationen], z. B. Translokation, Deletion) und Veränderungen der Chromosomenanzahl (numerische Chromosomenanomalien).

Zusammenfassend können die Manifestation von Störungen der sexuellen Differenzierung in 4 wesentliche Gruppen eingeteilt werden:
- Gonadendysgenesie
- ovarielle oder testikuläre Dysgenesie
- Genitalfehlbildungen
- Intersexualität

2.6.1 Gonadendysgenesie

Swyer-Syndrom (reine Gonadendysgenesie)

▶ **Ätiologie.** Meist besteht ein männlicher Karyotyp (46, XY), ein weiblicher Karyotyp (46, XX) ist seltener.

▶ **Klinik.** Der Phänotyp ist immer weiblich (auch bei männlichem Karyotyp), mit einem hypoplastischen Genitale.

▶ **Therapie.** Aufgrund des erhöhten Malignitätspotenzials – insbesondere des Potenzials zur Entwicklung von Dysgerminomen – empfiehlt sich bei Vorliegen eines Y-Chromosoms die Entfernung der Gonaden.

Ullrich-Turner-Syndrom

> **Merke**
>
> Das Ullrich-Turner-Syndrom ist mit einer Inzidenz von 1 : 2500–7 500 die häufigste Form der Gonadendysgenesie.

▶ **Ätiologie.** Das Ullrich-Turner-Syndrom beruht auf einer gonosomalen Fehlverteilung (Karyotyp 45, X0) oder einem Mosaik – siehe gemischte Gonadendysgenesie (S. 148).

▶ **Klinik.** Der Phänotyp ist weiblich. Charakteristisch sind Kleinwuchs, eine Hypoplasie des inneren und äußeren Genitales und primäre Amenorrhö. Aufgrund des Östrogenmangels setzt frühzeitig eine progrediente Osteoporose ein. Oft bestehen weitere Charakteristika: Pterygium colli (Flügelfell, eine Hautfalte, die von der Halsseite zur Schulter zieht), fassförmiger Thorax, gedrungene Figur, Cubitus valgus, Epikanthus. Auch Fehlbildungen können vorliegen, z. B. Hufeisenniere, gedoppelte Ureteren, ASD und VSD des Herzens, Koarktation der Aorta. Diese sind schon pränataldiagnostisch in der Sonografie nachweisbar. Die Intelligenz ist weitgehend normal, es bestehen jedoch Defizite in bestimmten Bereichen, z. B. dem räumlichen Wahrnehmungsvermögen.

▶ **Diagnostik.** Abzugrenzen ist das **Noonan-Syndrom**, bei dem bei normalem weiblichem Karyotyp auch normale funktionstüchtige Ovarien vorliegen, aber klinische Stigmata des Turner-Syndroms zu finden sind.

Gemischte Gonadendysgenesie

▶ **Ätiologie und Klinik.** Der gemischten Gonadendysgenesie liegt der Karyotyp 45, X0/46, XY zugrunde. Aufgrund dieser Mosaikkonstellation können Symptome des Turner-Syndroms auftreten. Die einseitig angelegte Hodenanlage kann das äußere Genitale entsprechend den Stadien I–V nach Prader verändern.

▶ **Therapie.** Um eine Virilisierung und eine Tumorentstehung zu verhindern, ist auch hier die frühzeitige Entfernung der Gonaden zu empfehlen.

Rössle-Syndrom

▶ **Ätiologie und Klinik.** Bei diesem Syndrom mit dem Karyotyp 45, X0 besteht eine Gonadendysgenesie mit Kleinwuchs ohne andere phänotypische Veränderungen.

Klinefelter-Syndrom

▶ **Ätiologie.** Dieses Syndrom zeigt meist den Karyotyp 47, XXY, aber es kommen auch Varianten und Mosaike vor.

▶ **Klinik.** Der Phänotyp ist männlich, jedoch finden sich eine Gynäkomastie, ein weiblicher Behaarungstyp und eine Hypoplasie des Genitales (Hodenatrophie) mit Azoospermie. Oft besteht Hochwuchs. Die Androgenspiegel sind niedrig, der FSH-Spiegel hoch (hypergonadotroper Hypogonadismus).

▶ **Therapie.** Für die beiden Hauptsymptome Gynäkomastie und Infertilität existieren keine ausreichenden Therapieoptionen.

2.6.2 Ovarielle bzw. testikuläre Dysgenesie

Definition

Bei ovarieller bzw. testikulärer Dysgenesie kommt zu einem Entwicklungsstopp nach Beginn der gonadalen Differenzierung. Gestalt und Funktion der Gonaden sind – in unterschiedlicher Ausprägung – gestört, die Zahl der Keimzellen in den Gonaden ist reduziert.

▶ **Ätiologie.** Ursache ist eine X-Polysomie. Typischer Karyotyp ist 47, XXX, das Triplo-X-Syndrom.

▶ **Klinik.** Der Phänotyp ist weiblich und unauffällig, jedoch kommt es häufig zu einer vorzeitigen Einschränkung der ovariellen Funktion. Bei mehr als 3 X-Chromosomen kann es zu einer primären Amenorrhö kommen. Es besteht eine leichte geistige Retardierung. In Abhängigkeit vom Ausprägungsgrad sind Konzeption und Fortpflanzung möglich.

2.6.3 Intersexualität

Definition

Als Intersexualität bezeichnet man das gemeinsame Vorkommen männlicher und weiblicher Merkmale in einem Organismus. Hierbei stimmen chromosomales Geschlecht und Gonadenbefund (einschließlich der äußeren Geschlechtsmerkmale) nicht überein.

Man unterscheidet folgende Formen:
- Hermaphroditismus verus
- Pseudohermaphroditismus masculinus
- Pseudohermaphroditismus femininus

Hermaphroditismus verus

Definition

Bei einem Individuum mit Hermaphroditismus verus bestehen Ovar und Hoden nebeneinander (echter Zwitter). Der Karyotyp ist meist weiblich, selten liegen ein männlicher Karyotyp oder ein XX/XY-Mosaik vor. Hoden und Ovargewebe können seitengetrennt oder in einer Gonade (Ovotestes) angelegt sein.

▶ **Ätiologie.** Keine gesicherten Erkenntnisse.

▶ **Klinik.** Das äußere Genitale ist weiblich und männlich; welcher Phänotyp überwiegt, hängt von der Hormonproduktion der Gonaden ab. Am häufigsten ist Typ II nach Prader.

▶ **Diagnostik.** Wegweisend sind das klinische Bild und der histologische Nachweis von Hoden- und Ovargewebe. Da das äußere Genitale für die psychosoziale Identifizierung richtungsweisend ist, bestimmt der Phänotyp die Geschlechtsfestlegung.

▶ **Therapie.** Der vorherrschende Phänotyp sollte durch plastische-chirurgische Eingriffe, Hormonsubstitution (vorherrschender weiblicher Phänotyp: Östrogene, Gestagene; vorherrschender männlicher Phänotyp: Testosteron) und psychologische Maßnahmen betont werden.

Pseudohermaphroditismus masculinus

Definition

Bei einem Pseudohermaphroditismus masculinus kommt es bei männlichem Karyotyp 46, XY und normal angelegten, funktionstüchtigen Hoden, die meist jedoch nicht deszendiert sind, zu einer Verweiblichung des äußeren Genitales. Die Betroffenen sind männliche Scheinzwitter. Ursächlich ist eine gestörte Androgenbiosynthese oder eine fehlende Interaktion zwischen Androgen und Androgenrezeptoren.

Defekte Testosteronbiosynthese

Merkmal der defekten Testosteronbiosynthese ist die unzureichende Virilisierung der genetisch männlichen Patienten. Da das Anti-Müller-Hormon (AMH) ungestört produziert wird, kommt es zur vollständigen Regression der Müller-Gänge mit der Folge, dass Uterus, Tuben und der obere Anteil der Vagina nicht vorhanden sind.

Hierbei werden im Wesentlichen 5 verschiedene Enzymdefekte beschrieben:

- **StAR-(Steroidogenic-Acute-Regulatory-Protein-)/ P450-Defekt:** hat einen gestörten Transport von Cholesterin von der äußeren zur inneren Mitochondrienmembran zur Folge. Cholesterin steht somit im Bedarfsfall nicht ausreichend für die Steroidbiosynthese zur Verfügung. Es resultiert ein weiblicher oder ambivalenter Phänotyp.
- **3-Beta-Hydroxysteroid-Dehydrogenase-Defekt:** führt zu einem frühzeitigen Block der Steroidbiosynthese und hat somit Auswirkungen auf die Glukokortikoid-, Mineralokortikoid- und Sexualhormonproduktion. Daraus resultiert ein breites morphologisches Spektrum zwischen männlichen und weiblichen phänotypischen Ausprägungen. Männliche Individuen haben neben einer NNR-Insuffizienz, einem ambivalenten Genitale mit Mikropenis, Hypospadie, inkompletter labioskrotaler Fusion auch einen Sinus urogenitalis und eine blind endende Vagina.
- **17-Alpha-Hydroxylase-Mangel:** Hierbei kommt es in dem autosomal-rezessiven Erbgang zu einem Glukokortikoid- und Steroidmangel. 11-Desoxycorticosteron und Kortikosteron sind erhöht, wodurch es zu einer hypokaliämische Hypertonie kommt. Es findet sich ein intersexuelles Genitale bei den männlichen Neugeborenen. Dieser Mangel geht mit einer primären Amenorrhö bei Frauen einher. Bei beiden Geschlechtern bleibt die Pubertät aus.
- **17,20-Lyase-Defekt:** Beim isolierten 17,20-Lyase-Defekt handelt es sich um eine sehr seltene Variante einer Störung der Steroidbiosynthese. Hierbei ist die Aktivität der 17-Hydroxylase weitgehend erhalten. Phänotypisch zeigt sich das Bild des klassischen 17-Alpha-Hydroxylase-Mangels, ohne dass ein Glukokortikoidmangel oder ein Hypertonus vorliegt.
- **17-Beta-Hydroxysteroid-Dehydrogenase-Mangel:** Beim autosomal-rezessiv vererbten Mangel von 17-Beta-Hydroxysteroid-Dehydrogenase wird nicht ausreichend Testosteron gebildet und es kommt bei genetisch männlichem Geschlecht zu einer schweren Virilisierungsstörung. Die klinische Störung wurde erstmals von Saez et al. beschrieben. Betroffene Kinder mit 46,XY-Chromosomensatz kommen mit einem weiblichen oder fast weiblichen äußeren Genitale zur Welt. Das innere Genitale ist jedoch eindeutig männlich. Die Hoden sind meist im Leistenkanal oder in den großen Schamlippen lokalisiert. Auch die Wolff-Strukturen (Nebenhoden, Samenbläschen, Samenleiter) sind, obwohl sie als Testosteronabhängige Gewebe gelten, differenziert. Es lassen sich keine Müller-Derivate wie Uterus und Eileiter nachweisen, die angelegte Vagina endet blind. Zum Zeitpunkt der zu erwartenden Pubertät kommt es charakteristischerweise zu deutlichen, irreversiblen Maskulinisierungszeichen (u. a. Klitorishypertrophie, tiefer werdende Stimme).

Androgenresistenz

Androgenrezeptordefekt

Definition

Bei dieser über das X-Chromosom vererbten Störung kommt es zu einer testikulären Feminisierung bei einem männlichen Karyotyp (46 XY). Das Individuum hat hohe Testosteronspiegel und einen rein weiblichen Phänotyp mit normaler Mammaentwicklung, aber fehlender Schambehaarung. Insgesamt gibt es klinisch ein sehr breites Spektrum, z. B. männliches Individuum mit ausbleibender Pubertät oder Infertilität und weibliche Individuen mit Amenorrhö. Postpubertär zeichnen sich die Patienten mit hohen Testosteronspiegeln aus, die zu Östradiol aromatisiert werden, was dann zu Gynäkomastie bei männlichem und weiblichem Phänotyp führt.

▶ **Epidemiologie.** Mit einer Häufigkeit von 1 : 10 000 sehr selten.

▶ **Ätiologie und Pathogenese.** Der Androgenrezeptordefekt führt zu einer kompletten oder inkompletten Androgenresistenz. Die normal angelegten Hoden produzieren Testosteron und Anti-Müller-Hormon; das heißt, die Müller-Gänge bilden sich zurück, die Stabilisierung und Differenzierung der Wolff-Gänge bleibt jedoch aus, da der Testosteronrezeptor der Zielzellen defekt ist. Da die Hoden funktionstüchtig sind, wird das Krankheitsbild auch als **testikuläre Feminisierung** bezeichnet.

▶ Klinik
- Bei **kompletter** Androgenresistenz ist das äußere Genitale weiblich, die Mammae entwickeln sich bei normaler Körpergröße normal. Die Körperbehaarung, die androgenabhängig ist, fehlt jedoch meist vollständig („hairless women"). Die Patientinnen fallen in der Pubertät auf, da die Menarche ausbleibt.
- Bei **partieller** Androgenresistenz ist das äußere Genitale oft zwittrig: Aufgrund der verminderten Testosteronwirkung kommt es zu einer unterschiedlich ausgeprägten Virilisierung mit Klitorishypertrophie, männlichem Behaarungstyp und männlicher Stimme.

Bei beiden Formen bleiben die Hoden intraabdominal oder im Leistenkanal liegen. Die Vagina endet blind, Tuben und Uterus fehlen vollständig.

▶ Diagnostik
- Karyotypisierung
- Androgenresistenztest
- Untersuchung des Androgenrezeptorgens

▶ Therapie. Wegen der Gefahr der malignen Entartung sollten die Hoden entfernt werden – bei kompletter Androgenresistenz nach der Pubertät, bei partieller Androgenresistenz möglichst frühzeitig, um weitere Virilisierungserscheinungen zu verhindern und eine normale weibliche psychosoziale Entwicklung zu gewährleisten. Eine Östrogensubstitution ist zwingend. Um eine Kohabitationsfähigkeit zu erlangen, müssen operative Korrekturen durchgeführt werden.

5-Alpha-Reduktase-2-Defekt

Hierbei handelt es sich um einen autosomal-rezessiv vererbten Defekt bei männlichem Karyotyp (46 XY) mit normalen bis hochnormalen Testosteronspiegeln. Bei der Geburt sind die Individuen phänotypisch weiblich und werden folglich als Mädchen aufgezogen. Erst in der Pubertät tritt die Virilisierung auf. Gehäuftes Vorkommen in Papua-Neuguinea, in der Dominikanischen Republik, Türkei, in Israel und Palästina. Die frühe Empfehlung der frühzeitigen Gonadektomie und Feminisierung muss heute zurückhaltend betrachtet werden.

Pseudohermaphroditismus femininus und adrenogenitales Syndrom (AGS)

Definition

Bei einem Pseudohermaphroditismus femininus kommt es bei einem normalen weiblichen Karyotyp 46, XX zu einer Vermännlichung des äußeren Genitales. Die Virilisierung erfolgt durch exogene oder endogene Hormonzufuhr.

▶ **Epidemiologie.** Der Pseudohermaphroditismus femininus ist die häufigste Intersexform (1 : 5000).

▶ **Ätiologie und Pathogenese.** Ursachen für diesen Defekt sind entweder angeborene Enzymdefekte, die zu ausgeprägter adrenaler Androgenproduktion in der Fetalzeit führen, die Zufuhr virilisierender Hormone während der Gravidität oder, sehr selten, androgenproduzierende Tumoren der Schwangeren.

Die häufigste Ursache des Pseudohermaphroditismus femininus ist eine Gruppe autosomal-rezessiv vererbter Enzymdefekte, die die Steroidbiosynthese betreffen und das **adrenogenitale Syndrom (AGS)** hervorrufen. Dem AGS wiederum können zahlreiche Enzymdefekte zugrunde liegen. Am häufigsten sind – in der Reihenfolge abnehmender Häufigkeit – die 21-Hydroxylase, die 11-Beta-Hydroxylase, die 3-Beta-Hydroxysteroiddehydrogenase und die 17-Hydroxylase defekt. Durch den Enzymdefekt ist die Kortisol- und Aldosteronsynthese reduziert, sodass über einen Feedbackmechanismus ACTH-Releasing-Hormon (CRF) aus dem Hypothalamus freigesetzt wird, das wiederum die Produktion und Sekretion von ACTH aus dem Hypophysenvorderlappen induziert. Der erhöhte ACTH-Spiegel führt zur Nebennierenrindenhyperplasie. Die Kortisolvorstufen werden zu Androgenen umgewandelt, die zu Veränderungen des Phänotyps führen.

▶ **Klinik.** Hier wird das klassische, konnatale AGS vom sogenannten Late-Onset-AGS unterschieden:
- Das **klassische, konnatale AGS** ist durch eine schon intrauterin stattfindende Virilisierung des weiblichen äußeren Genitales mit Klitorishypertrophie bis hin zur Phallusbildung und hypoplas-

tischen Labien gekennzeichnet. In den meisten Fällen kann das Geschlecht als weiblich festgelegt werden, jedoch kommen alle Stadien nach Prader vor. Da die Androgene die Gonadotropinausschüttung bremsen, fällt der Wachstumsstimulus für die Ovarien weg. Die Folgen sind eine primäre Amenorrhö und ein hypoplastisches inneres Genitale. Beim Knaben findet man bei Geburt eine Hodenhypoplasie und in der weiteren Entwicklung eine Pseudopubertas praecox. Bei beiden Geschlechtern wird durch den erhöhten Androgenspiegel ein beschleunigtes Längenwachstum induziert, mit allerdings vorzeitigem Verschluss der Epiphysenfugen. Als Kinder sind die Betroffenen größer als ihre Spielgefährten, als Erwachsene im Allgemeinen kleiner als ihre Mitmenschen. Das Behaarungsmuster von Mädchen ist männlich (Stirnglatze, Geheimratsecken, Bartwuchs, Behaarung der Brust und der Extremitäten, männliche Pubeshaarbegrenzung), der Knochenbau ist android, die Mammae sind unterentwickelt. Bei Defekt der 21-Hydroxylase oder der 3-Beta-Hydroxysteroid-Dehydrogenase entwickelt sich in den ersten Lebenswochen durch Aldosteronmangel häufig auch ein Salzverlustsyndrom mit Erbrechen, Diarrhö und Nahrungsverweigerung bei Hyponatriämie und Hyperkaliämie. Bei Defekt der 11-Beta-Hydroxylase entwickelt sich durch Überschuss an Desoxykortikosteron eine Hypertonie.

- Das **Late-Onset-AGS** tritt erst nach der Pubertät auf, daher ist die Symptomatik weniger ausgeprägt: Es findet sich ein Hirsutismus mit Aknebildung, gelegentlich auch eine Klitorishypertrophie. Oftmals besteht Sterilität bei sekundärer Amenorrhö oder anovulatorischer Oligomenorrhö.

▶ **Diagnostik**
- Um beim konnatalen AGS die Virilisierungserscheinungen zu minimieren und ggf. ein Salzverlustsyndrom zu vermeiden, ist eine frühzeitige Erkennung erforderlich. Bei familiärem Auftreten des AGS kann die Diagnose intrauterin durch molekulargenetische Untersuchungen gestellt werden.
- Ansonsten wird die Diagnose anhand des klinischen Bildes und folgender Laborbefunde gestellt: verminderter Kortisol-, erhöhter ACTH-Spiegel, erhöhte Spiegel bestimmter Hormonvorstufen (z. B. 17-OH-Progesteron bei 21-Hydroxylase-Defekt, 11-Desoxykortisol bei 11-Hydroxylase-Defekt). Auf das Salzverlustsyndrom weisen Hyperkaliämie mit metabolischer Azidose und Hyponatriämie hin.
- Beim Late-Onset-AGS lassen sich die erhöhten Androgenspiegel beim Dexamethasonhemmtest supprimieren (bei einem hormonbildenden Tumor wäre dies nicht der Fall). Ein ACTH-Test sollte zur Sicherung der Diagnose durchgeführt werden.

▶ **Therapie**
- Beim konnatalen AGS ist die lebenslange Substitution mit einem Glukokortikoid (z. B. Hydrokortison) Therapie der Wahl, bei Salzverlustsyndrom auch mit einem Mineralokortikoid (z. B. Fludrokortison).
- Bei pränataler Diagnose des AGS verabreicht man der Schwangeren Glukokortikoide, um intrauterine Virilisierungserscheinungen zu vermeiden. Unter dieser Behandlung kann eine zyklische Ovarialfunktion mit normalen Menstruationsblutungen erreicht werden. Auch eine Schwangerschaft ist bei von AGS betroffenen Frauen möglich, da die Vagina lediglich stenotisch ist, was durch plastische Operationen und Bougierungen behoben werden kann.
- Auch beim Late-Onset-AGS ist die lebenslange Substitution mit einem Glukokortikoid die Therapie der Wahl.
- Nebenwirkungen der Therapie sind Infektanfälligkeit, Hypertonie, Induktion eines Diabetes mellitus und Osteoporose.

Kapitel 3

Entzündungen und Infektionen

3.1	Allgemeines zu Harnwegsinfektionen	154
3.2	Zystitis	156
3.3	Pyelonephritis und Nierenabszess	161
3.4	Harnwegsinfektionen unter besonderen Umständen	165
3.5	Prophylaxe rezidivierender Harnwegsinfektionen	168
3.6	Komplizierte Harnwegsinfektionen	169
3.7	Infektionen des äußeren Genitales	173
3.8	Urosepsis	178
3.9	Prostatitis-Syndrom	181
3.10	Sexuell übertragbare Erkrankungen	184
3.11	Urogenitaltuberkulose	188
3.12	Parasitäre Erkrankungen in der Urologie	191
3.13	Perioperative Antibiotikaprophylaxe	193

3 Entzündungen und Infektionen

M. Ludwig, W. Vahlensieck, A. Meißner

3.1 Allgemeines zu Harnwegsinfektionen

▶ **Epidemiologie.** Die Häufigkeit von Harnwegsinfektionen ist bei Frauen – außer im 1. Lebensjahr und im Senium – höher als bei Männern. Harnwegsinfektionen treten in der Schwangerschaft gehäuft auf.

▶ **Ätiologie und Pathogenese**
- **Risikofaktoren:** Bei ansonsten gesunden, nicht schwangeren Frauen erhöhen vor allem folgende Faktoren das Risiko für eine Harnwegsinfektion:
  ○ zeitnaher Geschlechtsverkehr
  ○ Gebrauch von Diaphragma und Spermiziden
  ○ vorangegangene asymptomatische Bakteriurie
  ○ Harnwegsinfektionen in der Anamnese
  ○ jugendliches Alter bei erster Harnwegsinfektion
  ○ Harnwegsinfektionen in der Familienanamnese
- Die **Postmenopause** ist charakterisiert durch einen signifikanten Rückgang der Östrogenproduktion, der häufig assoziiert ist mit einer Atrophie der vaginalen Schleimhäute. Eine Änderung des pH-Werts und eine verminderte Besiedelung durch Lactobazillen führen zu einer vermehrten Besiedelung der Scheide mit Enterobacteriaceae und Anaerobiern. Ihr Konzentrationsanstieg disponiert zu Harnwegsinfektionen.
- Das ätiologische Spektrum **unkomplizierter** Harnwegsinfektionen umfasst in erster Linie gramnegative Keime (E. coli in 70–95 %) und Staphylococcus saprophyticus in 5–10 %.
- Bei **komplizierten** Harnwegsinfektionen verschiebt sich das Keimspektrum hin zu ungewöhnlichen Bakterien mit erhöhten Resistenzraten gegenüber Antibiotika.

Fazit

Ursachen komplizierter Harnwegsinfektionen
- Risikofaktoren, die keine Nephro-Uropathien darstellen (z. B. Diabetes mellitus; Immunsuppression: Alkoholismus, Nierentransplantation)
- mittelgradige und schwere Nierenfunktionsstörungen
- Anomalien im Bereich der Harnwege (anatomische oder funktionelle Obstruktion; Reflux; bakterielle Habitate wie Harnsteine, Katheteroberflächen, nekrotische Tumoren, Hämatome nach Interventionen), die beseitigt oder verbessert werden können (z. B. Harnleitersteinentfernung, passagerer Katheter)
- Anomalien, bei denen die Uropathie nicht beseitigt werden kann (z. B. permanente Katheter, Schienen oder Harnableitung; Zystennieren; neurogene Harnblasenentleerungsstörung)

▶ **Klassifikation.** Die Klassifikation von Harnwegsinfektionen richtet sich nach einem Vorschlag der European Association of Urology (EAU) nach Ort und Schweregrad der Entzündung, begleitenden Risikofaktoren einer komplizierten Harnwegsinfektion (s. o.) und zugrunde liegendem Erreger. Nach der Einteilung in ▶ Abb. 3.1 können Risikopotenzial und Komplikationsgrad abgeschätzt werden [3].

▶ **Klinik.** Die Symptomatik der einzelnen Harnwegsinfektionen wird in den jeweiligen Kapiteln besprochen.

Merke

Eine asymptomatische Bakteriurie (oft bei Diabetikern oder Altenheimbewohnern) ist nicht behandlungsbedürftig. **Ausnahmen sind:**
- schwangere Frauen (erhöhtes Risiko für Frühgeburtlichkeit, reduziertes Geburtsgewicht, erhöhte neonatale Mortalität und Präklampsie) und
- vor urologischen Interventionen.

3.1 Allgemeines zu Harnwegsinfektionen

Bei verwirrten, immunsupprimierten oder hyposensiblen Patienten können charakteristische Symptome fehlen; eine akute komplizierte Pyelonephritis kann dann unbehandelt zur Urosepsis führen.

▶ **Diagnostik**
- **Allgemeines und körperliche Untersuchung:**
Bei der körperlichen Untersuchung ist zu achten auf:
  - Klopf- und Druckschmerz im Nierenlager als Zeichen der Pyelonephritis
  - bei Erstmanifestation, Schwangeren und Männern: immer symptombezogene ärztliche Untersuchung mit Anamnese, körperlicher Untersuchung und Urinuntersuchung (ggf. inklusive Mikroskopie)
  - bei Männern immer rektale Palpation zum Ausschluss einer (Begleit-)Prostatitis
- **Urinanalyse:** Der Goldstandard zur Diagnose einer Harnwegsinfektion ist bei entsprechender Anamnese und typischen Beschwerden die Urinuntersuchung (Leukozyturie, Nitriturie, Hämaturie im Teststreifen) einschließlich quantitativer Urinkultur und deren Beurteilung.

Praxistipp
- Eine Harnwegsinfektion ist bei Nachweis einer Erregerzahl von ≥ 10^5 KbE/ml von typischen Uropathogenen gesichert.
- Erregerzahlen von 10^3–10^4 KbE/ml können bei entsprechenden klinischen Symptomen bereits klinisch relevant sein (Voraussetzung: Reinkulturen).
- suprapubische Blasenpunktion: Jede Erregerzahl mit Uropathogenen ist klinisch signifikant.

- **Blutlaborwerte** sollen eine bedrohliche Situation durch Systeminfektion, ggf. mit Nierenversagen und Verbrauchskoagulopathie erkennen helfen.
- Auch bei der **weiterführenden** (z. B. Uroflowmetrie, Zystoskopie) und **bildgebenden Diagnostik** (Sonografie, CT, MRT, interventionelles Röntgen usw.) richtet sich die Indikation nach Lokalisation und Schweregrad der Entzündung/Infektion sowie begleitenden Risikofaktoren.

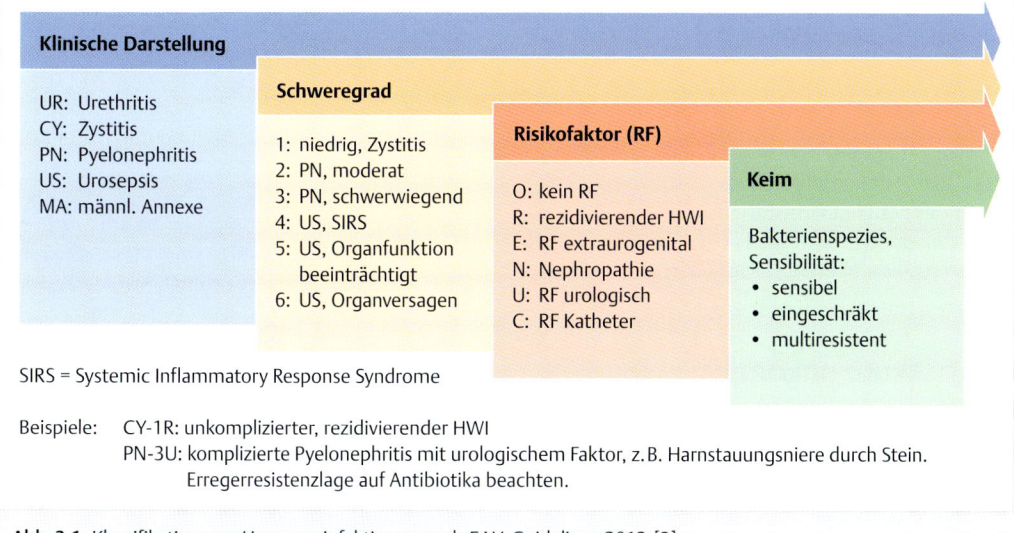

Klinische Darstellung
- UR: Urethritis
- CY: Zystitis
- PN: Pyelonephritis
- US: Urosepsis
- MA: männl. Annexe

Schweregrad
- 1: niedrig, Zystitis
- 2: PN, moderat
- 3: PN, schwerwiegend
- 4: US, SIRS
- 5: US, Organfunktion beeinträchtigt
- 6: US, Organversagen

Risikofaktor (RF)
- O: kein RF
- R: rezidivierender HWI
- E: RF extraurogenital
- N: Nephropathie
- U: RF urologisch
- C: RF Katheter

Keim
Bakterienspezies, Sensibilität:
- sensibel
- eingeschränkt
- multiresistent

SIRS = Systemic Inflammatory Response Syndrome

Beispiele: CY-1R: unkomplizierter, rezidivierender HWI
PN-3U: komplizierte Pyelonephritis mit urologischem Faktor, z. B. Harnstauungsniere durch Stein. Erregerresistenzlage auf Antibiotika beachten.

Abb. 3.1 Klassifikation von Harnwegsinfektionen nach EAU-Guidelines 2013 [3].

3.2 Zystitis

Definition

Eine untere Harnwegsinfektion (Zystitis) wird angenommen, wenn sich die akuten Symptome nur auf den unteren Harntrakt begrenzen.

Bei nicht eindeutiger Klinik, untypischen Beschwerden oder nicht schlüssiger Urinuntersuchung einschließlich negativer Urinkultur sollten frühzeitig nichtinfektiöse Ursachen oder andere Diagnosen in Betracht gezogen werden. Da die Beschwerden bei einer akuten unkomplizierten Zystitis nur kurz bestehen, sind differenzialdiagnostische Überlegungen vor allem bei häufigen Rezidiven oder einer Symptompersistenz trotz steriler Urinkultur anzustellen.

▶ **Klinik.** Die klassische Symptomentrias Algurie, Pollakisurie und Hämaturie kann inkomplett vorliegen. Weitere Symptome sind suprapubischer Schmerz, imperativer Harndrang bis hin zur Drangharninkontinenz oder eine verstärkte bzw. neu aufgetretene Inkontinenz. Auffälliger pathologischer Fluor vaginalis oder vaginale Irritation sprechen gegen eine unkomplizierte Zystitis.

Merke

Fieber, Schüttelfrost und Flankenschmerzen sind Indizien für eine Beteiligung des oberen Harntrakts (Pyelonephritis).

▶ **Diagnostik und Differenzialdiagnose.** Bei eindeutiger Anamnese und typischer Symptomatik sind bei unkomplizierter Harnwegsinfektion (HWI) der Frau ein Urinstatus und eine Urinkultur nicht zwingend erforderlich [46]. Eine bildgebende Abklärung des oberen Harntrakts ist nicht indiziert.

3.2.1 Akute unkomplizierte Zystitis

- Eine unkomplizierte Zystitis liegt vor, wenn man die oben genannte Symptomatik und keine komplizierenden Faktoren (S. 154) findet.

- **Männliche Patienten:** In der Regel sind Harnwegsinfektionen bei Männern kompliziert. Es finden sich bei jüngeren Männern jedoch gelegentlich akute Episoden von unkomplizierten Harnwegsinfektionen. Die Diagnose einer unkomplizierten Zystitis beim Mann ist nur nach Ausschluss komplizierender Faktoren zulässig.

Merke

Harnwegsinfektionen bei Männern bedürfen immer einer differenzierten Abklärung.

- **Diabetes mellitus:** Harnwegsinfektionen bei ansonsten gesunden Patienten mit Diabetes mellitus und instabiler Stoffwechsellage können problematisch sein, da sie möglicherweise die Insulinresistenz verstärken und eine instabile Stoffwechselsituation verschlechtern. Bei einer instabilen Stoffwechselsituation und bei manifesten diabetischen Spätkomplikationen sind Harnwegsinfektionen als kompliziert zu werten. Ist anhand der Anamnese eine Pyelonephritis und eine komplizierte Harnwegsinfektion unwahrscheinlich, sollte auch bei ansonsten gesunden diabetischen Frauen mit stabiler Stoffwechsellage (HbA1c < 7,5 %, keine Neigung zu Hypo- oder Hyperglykämie, keine diabetische Nephropathie) aufgrund typischer, akuter Beschwerden wie Dysurie, Pollakisurie oder imperativem Harndrang eine unkomplizierte akute Zystitis angenommen werden [46].

▶ **Therapie.** Ziele der Behandlung einer Zystitis sind
- rasche Symptomfreiheit,
- Reduzierung der Morbidität und möglicher Kollateralschäden und
- Reinfektionsprophylaxe.

Bei unkomplizierter Zystitis sind diese mit einer **oralen antibiotischen Kurzzeittherapie** realisierbar.
Bei der Auswahl eines Antibiotikums sind folgende Kriterien zu berücksichtigen:
- individuelles Risiko des Patienten
- Vorbehandlung mit Antibiotika
- Erregerspektrum und Antibiotikaempfindlichkeit
- Effektivität der antimikrobiellen Substanz
- unerwünschte Arzneimittelwirkungen

3.2 Zystitis

Tab. 3.1 Empfohlene empirische Kurzzeittherapie der unkomplizierten Zystitis der Frau (keine Risikofaktoren) in der Prämenopause in Deutschland.

Substanz	Tagesdosierung	Dauer
Mittel der ersten Wahl		
Fosfomycintrometamol	3 000 mg 1 ×	1 Tag
Nitrofurantoin	50 mg 4 × tägl.	7 Tage
Nitrofurantoin RT	100 mg 2 × tägl.	7 Tage
Trimethoprim*	100 mg 2 × tägl.	5 Tage
Mittel der 2. Wahl		
Ciprofloxacin	250 mg 2 × tägl.	3 Tage
Ciprofloxacin RT	500 mg 1 × tägl.	3 Tage
Levofloxacin	250 mg 1 × tägl.	3 Tage
Norfloxacin	400 mg 2 × tägl.	3 Tage
Ofloxacin	200 mg 2 × tägl.	3 Tage
Cefpodoximproxetil	100 mg 2 × tägl.	3 Tage
Bei Kenntnis der lokalen Resistenzsituation (E. coli Resistenz < 20 %)		
Cotrimoxazol	160/800 mg 2 × tägl.	3 Tage
Trimethoprim	200 mg 2 × tägl.	5 Tage

* Mittel der 1. Wahl bei Minderheitsvotum der Deutschen Gesellschaft für Allgemein- und Familienmedizin (DEGAM)
RT: Retard-Form (makrokristalline Form)

- Auswirkungen auf die individuelle Resistenzsituation beim Patienten (Kollateralschaden) und/oder die Allgemeinheit (epidemiologische Auswirkungen)

Die aktuellen Empfehlungen der S 3-Leitlinie „unkomplizierte Harnwegsinfektionen" gibt ▶ Tab. 3.1 wieder [46].

3.2.2 Komplizierte Zystitis mit Faktoren, die die Spontanheilung behindern

Insbesondere bei hartnäckigen Rezidiven oder Relapsen sollte eine morphologische oder funktionelle Obstruktion oder ein bakterielles Rückzugsgebiet (Habitat) ausgeschlossen werden (▶ Tab. 3.2).

3.2.3 Durch Routinebakteriologie nicht feststellbare Erreger

Von den sexuell übertragbaren Krankheitserregern können insbesondere **Chlamydien** und **Mykoplasmen** ebenso wie **HIV** und – selten – **HPV** eine Zystitis auslösen [17], [20], [27].

Tab. 3.2 Ursachen komplizierter Zystitiden.

Subvesikale Obstruktion	Bakterielle Rückzugsgebiete
• Prostatahyperplasie • Harnröhrenstriktur • Fehlbildungen von Harnröhre und Prostata • Fremdkörper in Harnröhre/Harnblase	• nekrotische Blasentumoren, Prostatakarzinom, infiltrierende gynäkologische Tumoren • Endometriose • Katheteroberflächen • Fisteln zum Gastrointestinal- oder Genitaltrakt

Bei Erwachsenen treten – oft hämorrhagische – **Viruszystitiden**, ausgelöst durch Adenoviren (Typ 11 und 21), Polyomaviren, Zytomegalieviren oder BK-Viren vor allem bei transplantierten Patienten unter **Immunsuppression** auf [14], [15], [23]. Es wurden auch Zystitiden durch Herpes simplex und Influenzaviren beschrieben [21].

Neben der symptomatischen Therapie können Chlamydien und Mykoplasmen durch Antibiotika, HIV und Herpes durch Virostatika und BK-Virus-Zystitiden durch Leflunomid (3 × 100 mg, dann 20 mg/d Erhaltungsdosis) therapiert werden [7], [27].

3.2.4 Interstitielle Zystitis

Definition

Bei der interstitiellen Zystitis handelt es sich um eine chronische Harnblasenerkrankung, die durch ausgeprägte Schmerzen im Bereich der Harnblase, Harndrang, Algurie, Pollakisurie, Nykturie sowie eine kleine funktionelle Harnblasenkapazität charakterisiert ist. Dabei liegt eine polyätiologische, sterile chronische Harnblasenentzündung ohne Erregernachweis vor. Die Ursache dieser Krankheit ist noch unbekannt. Die interstitielle Zystitis ist nicht durch einfache Untersuchung des Urins zu diagnostizieren und spricht nicht auf eine Therapie mit Antibiotika an. Die interstitielle Zystitis ist weder psychosomatisch noch stressbedingt, kann aber unter psychischer und/oder physischer Belastung exazerbieren [38].

▶ **Epidemiologie.** Die interstitielle Zystitis kann grundsätzlich bei Männern und Frauen jeden Alters und jeder Herkunft auftreten. Die Angaben über die Prävalenz schwanken je nach Studie zwischen 10 und 900 pro 100 000 Einwohner. Die Inzidenz wird mit 1,2–2,6 pro 100 000 angegeben. Frauen stehen mit 79–90 % der Betroffenen im Vordergrund (Häufigkeitsgipfel: 42–53 Jahre). Vereinzelt sind auch Kinder betroffen [38].

▶ **Ätiologie und Pathogenese.** Bei interstitieller Zystitis liegt ein Defekt des Blasenmukus vor. Die Noxe(n) des Schleimhautschadens ist/sind noch nicht bekannt. Durch den Kontakt von Urin mit tieferen Harnblasenwandschichten kommt es zu einer Zunahme aktivierter Mastzellen und Nervenzellen im Detrusor. Der Hauptgrund für die starken Schmerzen ist das im Urin vorhandene Kalium [38].

▶ **Klinik.** Einige oder alle der folgenden Symptome können vorhanden sein:
- **Schmerzen:** 55 % der Patienten klagen über starke, brennende Schmerzen der Harnblase und eventuell auch der Harnröhre. Der Schmerz bei interstitieller Zystitis ist ein diffuser viszeraler Schmerz – mit häufigen autonomen Begleitreaktionen. Öfter tritt auch eine neuropathische Schmerzkomponente auf, die einschießend, brennend oder wie elektrisierend beschrieben wird. Bei länger anhaltenden Beschwerden können sich die Bereiche der Schmerzempfindung durch neuronale Plastizität in das Abdomen, den Rücken, die Oberschenkel und den Genitalbereich ausweiten.
- **Harnspeicher- und Genitalsymptome:** Außerdem werden imperativer Harndrang und eine Algurie mit brennendem Charakter sowie Pollakisurie (bis zu 100 Miktionen/24 h) angegeben. Im frühen Krankheitsstadium kann die Pollakisurie manchmal das erste Symptom sein. Bei Frauen liegt oft eine Dyspareunie und Vulvodynie vor [38].
- **Weitere Symptome:** Einige Patienten haben zusätzlich Muskel- und Gelenkschmerzen, Migräne, allergische Reaktionen, Dickdarm- und Magenprobleme.
- **Assoziierte Erkrankungen:** Über eine Assoziation der interstitiellen Zystitis mit Autoimmunerkrankungen wie dem Sjögren-Syndrom, der rheumatoiden Arthritis, dem Lupus erythematodes, der Sklerodermie und der Hashimoto-Thyreoiditis wurde bei bis zu 40 % der IC-Patienten berichtet [38].

▶ **Diagnostik und Differenzialdiagnosen.** Vor der Diagnosestellung „interstitielle Zystitis" müssen zahlreiche Differenzialdiagnosen ausgeschlossen werden. Etwa ein Fünftel der Patienten hat eine **begleitende bakterielle Harnwegsinfektion**, die primär gezielt antibiotisch behandelt werden muss. Die Häufigkeit von (rezidivierenden) bakteriellen Harnwegsinfektionen ist nicht größer als generell in der weiblichen Population [38].

Merke

Einen spezifischen Test für eine interstitielle Zystitis gibt es bisher nicht.

Die obligatorischen und fakultativen bzw. kontroversen Untersuchungsverfahren gibt ▶ Tab. 3.3 wieder. **Miktionsprotokolle** über 2–7 Tage sind eine zuverlässige diagnostische Maßnahme, um Änderungen im Beschwerdebild anzuzeigen. Neben einer ausführlichen Schmerzanamnese und der möglichst exakten Messung der Schmerzen mit einer visuellen Analogskala und einem Schmerztagebuch ist es vor allem wichtig, die Schmerzen des Patienten ernst zu nehmen.

Kontrovers diskutiert werden der Nutzen des **Kaliumchlorid-Tests** (positiv bei Abnahme der

Tab. 3.3 Diagnoseverfahren bei interstitieller Zystitis.

Obligat	Fakultativ
• Anamnese • körperlicher Befund inklusive gynäkologischem, proktologischem und rheumatologischem Befund • Miktionsprotokoll • Schmerzmessbogen • Urinstatus und -kultur • TBC-Ausschluss • Standardabklärung (Ausschluss Gonorrhö, Mykoplasmen, Chlamydien) • Urinzytologie (Ausschluss eines Blasentumors) • Sonografie Restharn	• O'Leary-Sant-Fragebogen, Interstitial Cystitis Symptom Index • Nierensonografie • modifizierter Kaliumchlorid-Test nach Riedl • Zystoskopie in Narkose mit Blasendistension und PE-Entnahme (Anzahl [aktivierter] Makrophagen im Detrusor, Nervenfaserdichte im Detrusor) • Uroflowmetrie • Ausscheidungsurografie • Urodynamik + Kaliumchlorid-Test • CT/MRT des Beckens

Blasenkapazität um ≥ 30 % unter 0,2-molarer Kaliumchloridlösung gegenüber NaCl 0,9 %), die **Urodynamik** und der Einsatz **bildgebender Verfahren**.

Die klinische Verdachtsdiagnose wird durch den **zystoskopischen Nachweis** von fokalen Glomerulationen nach Blasendistension oder sogenannten Hunner-Ulzerationen der Blasenwand gestützt [38].

▶ Therapie
- **orale Therapie:** Hier werden analgetische, antiallergische, antidepressive, antiphlogistische, muskelrelaxierende, sedierende und spasmolytische Wirkungsmechanismen genutzt [38].
- **intravesikale Therapie:** Je nach Eigenschaft der Substanz und den klinischen Erfahrungen werden die Substanzen einzeln, gemischt oder als Sequenztherapie eingesetzt. Durch gleichzeitige Applikation eines Gleichstroms (Electromotive Drug Administration, EMDA) kann der Therapieerfolg auf 70–80 % erhöht werden [38]. ▶ Tab. 3.4 zeigt eine Auswahl aktueller Therapieoptionen.
- **operative Therapie:**
  - Verfahren wie periphere Denervierung, sakrale Deafferentation, Sympathektomie, anterolaterale Chordotomie oder sakrale Neuromodulation, die auf eine direkte Modulation der neuronalen Erregungsleitung abzielen, sind bisher nur bei wenigen Patienten und/oder mit schlechten Ergebnissen durchgeführt worden.
  - Bis zu 16 % der Patienten benötigen schließlich eine definitive operative Versorgung der durch die chronische Entzündung entstandenen Schrumpfharnblase mit ausgeprägter Fibrosierung nach später Diagnosestellung oder erfolgloser konservativer Therapie. Methode der Wahl ist die Zystektomie mit Anlage eines Ileumkonduits, eines Pouches oder einer Ileumersatzblase [38].

Tab. 3.4 Aktuelle orale und intravesikale Therapieoptionen der interstitiellen Zystitis.

Oral	Intravesikal
• Analgetika • Antihistaminika (Hydroxyzin, Cimetidin) • Antidepressiva (Amitriptylin, Imipramin, Doxepin) • Immunsuppressiva (Ciclosporin) • Leukotrien-D 4-Rezeptor-Antagonisten (Montelukast) • Heparinoide: Pentosanpolysulfat SP54	• Bikarbonat • Chondroitinsulfat • Heparin • Kortison • Pentosanpolysulfat • Botulinustoxin • Dimethylsulfoxid (DMSO) • Hyaluronsäure • Lidocain

▶ Prognose. Ausheilung der Erkrankung nur selten und meist in frühen Stadien. Charakteristisch ist der undulierende Verlauf.

3.2.5 Chemozystitis

▶ Ätiologie. Eine lokal im Harntrakt applizierte, ungepufferte **Chlorhexidinlösung**, wie auch einige andere Desinfizientien und Antibiotika, können eine Chemozystitis mit Hämaturie auslösen. Seltener auftretende Ursachen der hämorrhagischen, nichtinfektiösen Zystitis sind Behandlungen mit Chemotherapeutika wie dem Alkylans **Busulfan**, dem Antibiotikum **Bleomycin** oder den Oxazaphosphorinen (= Stickstoff-Lost-Derivate) **Cyclophosphamid** und Isophosphamid sowie mit **Penicillinen** oder **Danazol**, einem Testosteronderivat.

Auch bei Erkrankungen wie Endometriose, Amyloidose oder der eosinophilen Zystitis kann eine nichtinfektiöse hämorrhagische Zystitis auftreten. Weniger ausgeprägte klinische Verläufe sind nach chronischer oder akuter Toxiningestion, Drogen (in letzter Zeit insbesondere Ketamin) und Allergien berichtet worden [33], [38].

▶ **Klinik.** Bei der Chemozystitis können klinisch von einer asymptomatischen Mikrohämaturie bis hin zu einer rezidivierenden, massiven Makrohämaturie mit irritativen Miktionssymptomen, suprapubischen Schmerzen und Harnverhalt alle Übergänge auftreten. Das erklärt auch die Schwankung der Angaben zur Inzidenz der Chemozystitis nach Therapie mit Cyclophosphamid zwischen 0,5 und 33 % (Übersicht bei [38]).

▶ **Prophylaxe**
- Ob durch prophylaktische Dauerspülungen der Harnblase mit physiologischer Kochsalzlösung die Inzidenz der hämorrhagischen Zystitis gesenkt werden kann, ist umstritten. Auf jeden Fall empfiehlt sich eine verstärkte Diurese.
- Auf eine Kortisonmedikation sollte bei hämorrhagischer Zystitis verzichtet werden.
- Die orale oder parenterale Applikation von 2-Mercaptoethannatriumsulfonat (Mesna) zusammen mit Cyclophosphamid reduziert die Inzidenz der Chemozystitis besser als der Einsatz von 2 g N-Acetylcystein oral alle 4 Stunden.
- Bezüglich positiver Wirkungen von Harnansäuerung oder -alkalisierung liegen widersprüchliche Angaben vor. Vereinzelt positive Erfahrungen wurden mit intravesikalem Acetylcystein, Sucralfat bzw. Prostaglandinen und oralem Pentosanpolysulfat gemacht (Übersicht bei [38]).

▶ **Therapie**
- Bei massiven Hämaturien des oberen oder unteren Harntrakts werden therapeutische Instillationen, Irrigationen oder Perfusionen der Harnblase mit physiologischer Kochsalzlösung oder anderen Substanzen vorgenommen.
- Vor Verabreichung der Medikation sollten Koagel aus dem Harntrakt mechanisch herausgespült werden, um die Wirksamkeit der Therapie zu erhöhen. Die Gerinnselbildung an der Harntrakthohlraumwand soll dabei nicht zu stark gehemmt werden, um profuse Dauerblutungen zu verhindern und um die Abdichtung etwaiger Harntraktperforationen durch entstehende Blutgerinnsel nicht zu behindern.
- Zum Einsatz kommen adstringierende Hämostyptika, Substanzen mit Beeinflussung der Blutgerinnung, Schleimhautprotektiva, Vasokonstriktiva und entzündungshemmende Substanzen. Alaun, Formalin, Phenol und Silbernitrat führen zur „Gerbung" bzw. „Fällung" der Blutungsherde, d. h. zu einer oberflächlichen Koagulationsnekrose und damit zur Versiegelung der Blutungsquellen. Formalin und Phenol können nur unter Narkose instilliert werden. Die anderen lokal in der Blase einzusetzenden Substanzen beeinflussen die Fibrinbildung bzw. den Gefäßmuskeltonus.
- Einige Substanzen, wie Tranexamsäure, ε-Aminocapronsäure und Prostaglandine (E_1, E_2 und $F_{2\alpha}$) werden auch systemisch (oral oder intravenös) verabreicht.
- Als Ultima Ratio werden radiologische Embolisationsverfahren oder offen-chirurgische Gefäßligaturen bzw. Resektionsverfahren eingesetzt.
- Abhängig von der Ausprägung der Hämaturie und der Nebenwirkungen der Therapieverfahren sollte ein abgestuftes Therapiekonzept verfolgt werden (Übersicht bei [38]).

3.2.6 Radiogene Zystitis

▶ **Epidemiologie.** Je nach Modus (Dosis, Strahlenfeld, Aufteilung) schwankt die Inzidenz der Hämaturie wegen Strahlenzystitis nach Radiotherapie im kleinen Becken zwischen 0 % und 9 %.

▶ **Klinik.** Meist selbstlimitierend, stellen die seltenen chronischen Verläufe bis hin zur Strahlenschrumpfblase die gravierendsten Verläufe dar.

▶ **Prophylaxe**
- Vitamin E, Trypsin und Orgotein haben bei radiogener Zystitis keine gesicherte prophylaktische Wirkung entfaltet.
- Positive Berichte liegen für das pflanzliche Heparinoid Pentosanpolysulfat (3 × 100–150 mg p. o.) vor (Übersicht bei [38]).

▶ **Therapie**
- nach den Prinzipien der Behandlung bei Chemozystitis (S. 159) (Übersicht bei [38])
- Bei Strahlenschrumpfblase ist u. U. eine operative Harnableitung notwendig.

3.3 Pyelonephritis und Nierenabszess

3.3.1 Akute Pyelonephritis

Definition

Eine obere Harnwegsinfektion (Pyelonephritis) wird dann angenommen, wenn sich bei den akuten Symptomen auch Zeichen der Nierenbeteiligung wie Flankenschmerz, klopfschmerzhaftes Nierenlager und/oder Fieber (> 38 °C) mit oder ohne Schüttelfrost finden [42].

▶ **Epidemiologie**
- Frauen erleiden häufiger eine Pyelonephritis als Männer.
- Je nach Intensität der Diagnostik haben 5–55 % der Patienten mit Harnwegsinfektion eine Nierenbeteiligung, eine klinische Pyelonephritis liegt bei 2–5 % aller Harnwegsinfektionen vor. Sie bedarf in etwa 60 % einer stationären Therapie. Bei 1 % aller nosokomialen Harnwegsinfektionen tritt eine Urosepsis auf.
- Die Mortalität der Pyelonephritis beträgt 0,4/100 000.
- Die Rate von Pyelonephritiden ist bei Schwangeren im Vergleich zu nicht schwangeren Frauen erhöht [42].

▶ **Ätiologie und Pathogenese**
- Die überwiegende Mehrzahl der Pyelonephritiden entsteht aszendierend von der Blase ausgehend.
- Hämatogen werden vor allem grampositive Bakterien zur Niere gestreut.
- Eine Pyelonephritis durch Fisteln zum Gastrointestinaltrakt oder direkte Durchwanderung einer Infektion aus der Umgebung tritt sehr selten auf.
- Risikofaktoren für eine komplizierte Pyelonephritis oder Sonderformen, wie die xanthogranulomatöse Pyelonephritis, sind Uropathien, Diabetes mellitus, AIDS, Nierentransplantation oder andere, das Immunsystem schwächende Erkrankungen und Situationen.

▶ **Diagnostik und Differenzialdiagnose.** Bei der Diagnostik der **akuten, unkomplizierten Pyelonephritis** bei ansonsten gesunden, nicht schwangeren oder schwangeren Frauen bzw. ansonsten gesunden diabetischen Frauen folgt die Anamnese den allgemeinen Grundsätzen. Zusätzlich sind obligat:
- körperliche Untersuchung
- Urinuntersuchung einschließlich Kultur
- Sonografie zum Ausschluss komplizierender Faktoren:
  - Harnblase (z. B. Restharnbildung)
  - obere Harnwege (z. B. Harnstauungsniere)

Merke

Differenzialdiagnosen der akuten Pyelonephritis:
- Nieren- und Harnleiterstein
- Nierentumor
- Niereninfarkt
- Papillennekrose (insbesondere bei Diabetes mellitus)
- intraabdominelle oder extrarenale retroperitoneale Erkrankungen

▶ **Therapie.** Neben allgemein roborierenden Maßnahmen und Analgetika stehen **Antibiotika** bei der Therapie an erster Stelle. ▶ Tab. 3.5 fasst die antimikrobielle Therapie bei leichter bis mittelschwerer akuter Pyelonephritis zusammen, ▶ Tab. 3.6 bei schwerer und komplizierter Verlaufsform.

Darüber hinaus sind folgende Therapieprinzipien zu beachten:
- **leichte bis mittelschwere Erkrankung ohne Übelkeit oder Erbrechen:** orale, evtl. ambulante antimikrobielle Therapie
- **mangelnde Besserung unter testentsprechender oraler Therapie nach 3 Tagen:** Intensivierung der Diagnostik, Wechsel auf intravenöse Therapie und Therapiedauer 14–21 Tage
- **Sequenztherapie:** nach klinischer Besserung und mikrobiologischer Befundung nach 3 Tagen kalkuliertem Einsatz eines i. v. Antibiotikums testentsprechende orale Sequenztherapie
- **Dauer der Therapie:** Orientierung am klinischen Verlauf! Meistens (5)7–14 Tage bei unkompliziertem Verlauf und 14–21 Tage bei kompliziertem Verlauf (alternativ bis 3 Tage nach Entfieberung), 28–42 Tage bei Abszess (deshalb keine Angabe der Therapiedauer für parenterale Antibiotika)
- **Urinkulturverlaufskontrollen:** am 4. Therapietag und 7(5–9) Tage nach Therapieende
- **weiterführende urologische Abklärung:** bei atypischem oder kompliziertem Verlauf [36], [45]

Tab. 3.5 Kalkulierte orale Antibiotikatherapie bei leichter bis mittelschwerer Pyelonephritis.

Substanz		Dosierung
Mittel der 1. Wahl		
Fluorchinolone	Ciprofloxacin[1]	2 × 0,5–0,75 g/Tag, 7–10 Tage
	Levofloxacin[1]	1 × (0,25) 0,5 g/Tag, 7–10 Tage
	Levofloxacin (hohe Dosierung)	1 × 0,75 g/Tag, 5 Tage
Mittel der 2. Wahl		
Oralcephalosporine	Cefpodoximproxetil	2 × 0,2 g/Tag, 10 Tage
	Ceftibuten	1 × 0,4 g/Tag, 10 Tage
Bei bekannter Erregerempfindlichkeit		
Aminopenicilline	Amoxicillin/Clavulansäure[2]	3 × 0,5/0,125 g/Tag, 14 Tage
		2 × 0,875/0,125 g/Tag, 14 Tage
Sulfonamide/Folsäureantagonisten	Cotrimoxazol	2 × 0,16/0,8 g/Tag, 14 Tage

[1] niedrige Dosierung untersucht, hohe Dosierung von Experten empfohlen
[2] vorzugsweise für grampositive Erreger, als Monosubstanz bei PN nicht untersucht

Tab. 3.6 Kalkulierte intravenöse Antibiotikatherapie bei schwerer und komplizierter Pyelonephritis.

Substanzgruppe	Substanz	Dosierung
Mittel der 1. Wahl[4]		
Fluorchinolone	Ciprofloxacin	2 × 0,4 g/Tag
	Levofloxacin[1]	1 × 0,5–0,75 g/Tag
Mittel der 2. Wahl		
(Acyl-)Aminopenicilline + Betalactamaseinhibitoren	Amoxicillin/Clavulansäure[2,5]	3 × 1,2–2,2 g/Tag
	Ampicillin/Sulbactam[2,5]	3 × 1,5 g/Tag
	Piperacillin/Tazobactam	3 × 4,5 g/Tag
Cephalosporine der Gruppen 3 und 4	Cefotaxim[5] (Gruppe 3)	3 × 2 g/Tag
	Ceftriaxon[1] (Gruppe 3)	1 × 1–2 g/Tag
	Cefepim[1] (Gruppe 4, ähnlich Gruppe 3 + Pseudomonas)	2 × 1–2 g/Tag
	Ceftazidim[1,5] (Gruppe 4, ähnlich Gruppe 3 + Pseudomonas)	3 × 1–2 g/Tag
Aminoglykoside	Amikacin[6]	1 × 15 mg/kg KG/Tag
	Gentamicin[6]	1 × 5 mg/kg KG/Tag
Carbapeneme	Doripenem[3]	3 × 0,5 g/Tag
	Ertapenem[3]	1 × 1 g/Tag
	Imipenem/Cilastin[3]	3–4 × 0,5/0,5 g/Tag
	Meropenem[3]	3 × 1 g/Tag i. v.

[1] niedrige Dosierung untersucht, hohe Dosierung von Experten empfohlen
[2] vorzugsweise für grampositive Erreger
[3] nur bei ESBL-Rate > 10 %
[4] falls E.-coli-Resistenz < 10 %
[5] nicht bei akuter unkomplizierter Pyelonephritis als Monosubstanz untersucht
[6] ggf. in Kombination mit einem Betalactamantibiotikum

3.3.2 Chronische Pyelonephritis

Definition
Die Definition der chronischen Pyelonephritis ist kontrovers. Der Begriff wird meist bei chronisch atrophischer Pyelonephritis mit verringerter Parenchymdicke und Schrumpfnierenbildung oder bei kortikalen Narben über deformierten, verklumpten Nierenkelchen als Infektionsfolge benutzt, eine Unterscheidung von kongenital dysplastischen Nieren ist oft nicht möglich.

▶ Klinik
- Eine chronische Pyelonephritis findet sich bei rezidivierenden Harnwegsinfektionen, aber häufig auch als Zufallsbefund. Neben Symptomen einer Harnwegsinfektion ist auf Zeichen der Niereninsuffizienz (Polydipsie und Polyurie) und des Hypertonus (Sehstörungen, Kopfschmerzen, Müdigkeit) zu achten.
- Asymptomatische Verläufe ohne feststellbare bakterielle Infektion sind häufig, dann wird von **abakterieller Pyelonephritis** gesprochen.
- Bei unkomplizierter Pyelonephritis stellt der Übergang zur chronischen Pyelonephritis eine Rarität dar, vor allem Diabetiker und Patienten mit Infektsteinbildung sind betroffen.
- Die chronische Pyelonephritis ist eine häufige Ursache für eine terminale Niereninsuffizienz: Bis zu 25 % der terminal niereninsuffizienten Patienten haben eine chronische Pyelonephritis.

3.3.3 Nierenabszess und para- bzw. perinephritischer Abszess

Definition
Beim **Nierenabszess** liegt eitriges Material innerhalb der Niere, bei **perinephritischem Abszess** innerhalb der Gerota-Faszie und bei **paranephritischem Abszess** (auch) außerhalb.

▶ Epidemiologie. Frauen sind von allen 3 Abszesstypen deutlich häufiger betroffen, das Durchschnittsalter liegt zwischen 53 und 57 Jahren.

▶ Ätiologie. Heute stehen gramnegative Erreger deutlich im Vordergrund, gefolgt von grampositiven und Anaerobiern sowie Pilzen in wenigen Ausnahmefällen.

▶ Klinik. Die unspezifischen oder manchmal auch fehlenden Symptome können zu einer verzögerten Therapie führen. Bei hämatogener Streuung grampositiver Erreger ist insbesondere nach Hautkarbunkeln, intravenösem Drogenmissbrauch sowie Entzündungsherden in Mund, Lunge und Harnblase 1–8 Wochen vor der Entdeckung des Abszesses zu fragen.

▶ Therapie
- Bei der Behandlung ist die Beseitigung einer begleitenden Obstruktion oder anderer sanierbarer Kausalfaktoren erforderlich.
- Bei einer Größe < 3 cm kann ggf. unter antibiotischer Therapie abgewartet werden.
- Bei Abszessen von 3–5 cm Größe und bei Immunschwäche oder mangelnder Besserung unter antibiotischer Therapie kann eine perkutane Entlastung mit Kultur des Aspirats erfolgen, sonst Vorgehen wie < 3 cm.
- Abszesse > 5 cm werden offen-chirurgisch, laparoskopisch oder perkutan drainiert.
- Die antibiotische Therapie folgt ▶ Tab. 3.6 (mittelschwere bis schwere Pyelonephritis).
- Der Therapieverlauf sollte regelmäßig mit Sonografie oder CT überprüft werden, bis der Abszess komplett verschwunden ist. Die Therapiedauer liegt insgesamt bei 4–6 Wochen [36].

3.3.4 Obstruktive Pyelonephritis, infizierte Harnstauungsniere, Pyonephrose

Merke
Infizierte Harnstauungsniere → Notfall! Sofortige kalkulierte Antibiotikatherapie + Entlastung der Obstruktion

▶ Klinik
- Typische Symptomatik einer Pyelonephritis mit rascherem und gravierenderem Verlauf.
- Zu achten ist auf symptomlose Verläufe, z. B. bei Diabetikern, Immunsupprimierten oder Dementen.

▶ **Therapie**
- Harnleiter-Schienung (DJ/MJ) und perkutane Nierenfistel sind bei der Desobstruktion als gleichwertige Methoden anzusehen.
- Nach Stabilisierung der Patienten kann die definitive Therapie (Beseitigung der Obstruktion – ca. 80 %, Entfernung einer funktionslosen Niere – ca. 20 %) erfolgen [36].

3.3.5 Emphysematöse Pyelonephritis

Definition

Als Sonderform der komplizierten Pyelonephritis treten eine Gasbildung und gelegentlich eine Pneumaturie auf.

▶ **Klinik.** Die Mortalitätsrate liegt bei 7–43 %. Charakteristischerweise tritt innerhalb der ersten 3 Tage der Therapie keine Besserung ein.

▶ **Therapie**
- Die antibiotische Behandlung erfolgt wie bei einer schweren Pyelonephritis (▶ Tab. 3.6).
- Wichtig sind die supportive Behandlung der Schwerkranken (Flüssigkeitszufuhr, Elektrolytausgleich, Schmerztherapie, Kreislaufstabilisierung) sowie eine optimale Diabeteseinstellung und die Beseitigung einer Obstruktion.
- Bei bilateralem Befall (in 10 %) muss die Funktion beider Nieren überprüft und ggf. gesichert werden.
- Bei mangelndem klinischem Ansprechen (persistierende Gasansammlung im Parenchym, fehlende Besserung der Harnausscheidung nach 48 h trotz suffizienter Drainage) der Antibiotika und der Begleitmaßnahmen erfolgt nach 2–3 Tagen in bis zu 93 % die Nephrektomie [36].

Merke

Bei emphysematöser Zystitis oder Pyelonephritis liegt meist ein Diabetes mellitus als Ursache einer Immunschwäche vor.

3.3.6 Xanthogranulomatöse Pyelonephritis

Definition

Es handelt es sich um eine seltene, meist diffuse (73 %) und einseitige (87–99 %), entzündlich destruierende, makroskopisch gelbe („xanthos") Erkrankung der Niere.

▶ **Epidemiologie**
- Die xanthogranulomatöse Pyelonephritis ist die Ursache von 0,6–8 % aller wegen entzündlicher Veränderungen durchgeführten Nephrektomien und Biopsien.
- Das Durchschnittsalter liegt bei ca. 50 Jahren.
- Frauen sind in 66–86 % betroffen.

▶ **Klinik**
- Die Niere ist oft vergrößert, funktionslos, gestaut und steintragend (bis 83 %).
- In 10 % der Fälle kommt parallel ein maligner Nierentumor vor.

▶ **Therapie**
- In der Regel erfolgt die Nephrektomie unter antibiotischer Therapie.
- Ein segmentaler Befall kann durch Nierenteilresektion therapiert werden.
- Die konservative antibiotische Therapie bei nicht operationsfähigen Patienten sollte 3–10 Wochen durchgeführt werden. Dabei können rezidivierende Fieberschübe und Fistelbildungen auftreten [36].

3.3.7 Malakoplakie

Definition

Neben zahlreichen anderen Organen treten die granulomatösen Entzündungen mit weichen („malakos"), gelbweißen bis braunen Knoten von 3–4 cm Durchmesser der Malakoplakie auch in der Niere auf. Histologisch weisen sie große Histiozyten (Von-Hansemann-Zellen) und kleine, basophile Kalziumphosphatablagerungen (Michaelis-Gutmann-Körper) auf.

▶ **Epidemiologie**
- meist Patienten über 50 Jahren
- mehr Frauen als Männer (4 : 1)

▶ **Klinik**
- Unspezifisch, es kann gelegentlich ein Flankentumor palpiert werden.
- 40 % der Patienten haben ein Immundefizit.
- Die Mortalität liegt bei bis zu über 50 %.

▶ **Therapie**
- Zur antibiotischen Therapie werden intrazellulär wirksame Fluorchinolone mit hoher renaler Ausscheidung über 4 Wochen bis 6 Monate und alternativ Cotrimoxazol (2 × 0,96 g/Tag), Tetrazykline (2 × 0,1 g Doxycyclin/Tag) oder ggf. Tuberkulostatika (1 × 0,6 g Rifampicin/Tag) eingesetzt.
- Zusätzlich können Vitamin C (0,5 g/Tag) und Cholinergika (Bethanecholchlorid, 4 × 25 mg/Tag) über 4 Wochen bis 6 Monate zur Normalisierung der Phagozytenfunktion verwendet werden.
- Nephrektomie oder Nierenteilresektion bei einseitigem Befall und progredienter Erkrankung trotz konservativer Therapie sind die operativen Methoden der Wahl [36].

3.4 Harnwegsinfektionen unter besonderen Umständen

3.4.1 Harnwegsinfektionen bei Kindern

Das folgende Kapitel richtet sich nach den Europäischen Leitlinien „Harnwegsinfektionen bei Kindern" [12] und „Pädiatrische Urologie" [34].

▶ **Epidemiologie.** Harnwegsinfektionen (HWI) bei Kindern stellen eine häufige Infektionserkrankung dar, die Inzidenz ist vergleichbar mit Infektionen der oberen Atemwege und des Gastrointestinaltrakts; bei Kindern unter 2 Jahren sind sie die häufigste Infektionskrankheit. In den ersten 3 Lebensmonaten sind Jungen häufiger betroffen als Mädchen (3,7 vs. 2 %), spätestens nach dem 1. Lebensjahr ändert sich das Verhältnis (1 vs. 3,3 %).

Definition

Die definitive Diagnose einer Harnwegsinfektion erfordert eine positive Urinkultur.
Klassifikation kindlicher HWI:
- Ort der Infektion: unterer (Zystitis) oder oberer (Pyelonephritis) Harntrakt
- Häufigkeit: erste Episode, persistierender HWI, rezidivierender HWI
- Schweregrad: leicht, schwerwiegend (Fieber ≥ 39 °C, Krankheitsgefühl, persistierendes Erbrechen, starke Dehydratation)
- Symptome: asymptomatische Bakteriurie, symptomatisch
- komplizierende Faktoren: unkompliziert, kompliziert (alle Neugeborenen, die meisten Pyelonephritiden, alle Kinder mit mechanischen oder funktionellen Obstruktionen)

Für die Akuttherapie sind Klassifikation nach Ort und Schweregrad am wichtigsten.

▶ **Ätiologie und Pathogenese**
- In der Regel handelt es sich um eine aszendierende Infektion aus der periurethralen Region.
- Eine hämatogene Infektion wird nur bei Neugeborenen diskutiert.
- Keimspektrum:
  - gramnegative Enterobakterien (davon E. coli in 90 %)
  - grampositive Bakterien (Entero- und Staphylokokken) in 5–7 %
  - bei nosokomialen Infektionen oft Klebsiella, Serratia, Pseudomonas

▶ **Klinik**
- Beim kindlichen HWI sind die Symptome oft uncharakteristisch, insbesondere bei jüngeren Kindern. Die häufigsten Symptome sind:
  - bei Neugeborenen: Urosepsis
  - bei jüngeren Kindern: Fieber, abdominelle Beschwerden, Übelkeit, Erbrechen, Diarrhö
  - bei älteren Kindern: Flankenschmerzen, Dysurie, Pollakisurie
- Eine hämorrhagische Zystitis ist eine Rarität ebenso wie eine Epididymorchitis.
- Bei auffälligem Skrotalbefund ist unbedingt an eine Hoden- oder Hydatidentorsion zu denken.

Entzündungen und Infektionen

> **Merke**
>
> Komplikationen durch rezidivierende HWI:
> - Ausbildung eines kindlichen Hypertonus
> - Ausbildung von Nierenparenchymnarben
> - Nierenfunktionsverlust

▶ **Diagnostik**
- **Urinanalyse:**
  - Uringewinnung: Katheterisierung oder suprapubische Punktion bei nicht toilettentrainierten Kindern, sonst Mittelstrahlurin. **Kein Beutelurin!**
  - Urinsediment, Urinkultur mit Resistenzprüfung

> **Merke**
>
> Signifikante Keimzahlen nach Untersuchungstechnik:
> - Katheterismus: 10^3 KbE/ml
> - MS-Urin (symptomatischer HWI): 10^4 KbE/ml
> - MS-Urin (asymptomatischer HWI): 10^5 KbE/ml

- **Blutuntersuchung:**
  - Leukozytose, CRP/Prokalzitonin auffällig? (Beteiligung des oberen Harntrakts)
  - Retentionsparameter auffällig? (Zeichen einer Komplikation)
- **Sonografie:**
  - Indikation: spätestens nach dem ersten fieberhaften HWI
  - Nieren: Parenchymdicke, Narben, Abfluss, Urolithiasis, Anomalien
  - Blase: Restharn, Blasenwanddicke
- **MCU:**
  - Indikation: bei symptomatischen oberen oder rezidivierendem unteren HWI
  - Zeitpunkt: frühestens 4 Wochen nach erfolgter Behandlung des HWI
- **weitere radiologische Diagnostik:** nur bei spezifischen Fragestellungen erforderlich

Einen Überblick über die empfohlene Diagnostik zeigt das Flussdiagramm in ▶ Abb. 3.2.

▶ **Therapie.** Prinzipien der antimikrobiellen Therapie bei kindlichen Harnwegsinfektionen:
- Wahl des Antibiotikums: Breitspektrumantibiotika mit Schwerpunkt im gramnegativen Bereich

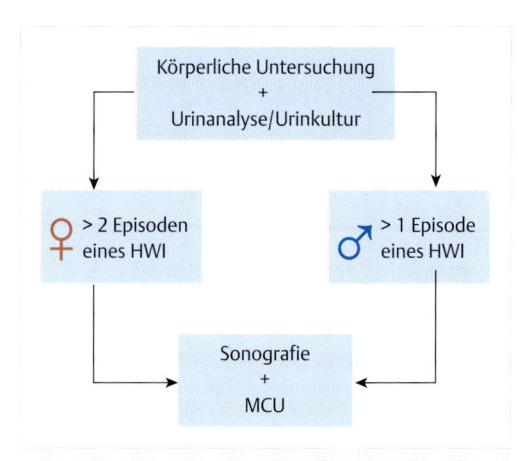

Abb. 3.2 Flussdiagramm zur Basisdiagnostik bei kindlichen Harnwegsinfektionen. (Nach [12].)

(Cephalosporine, Aminoglykoside). Bei Aminopenicillinen und Sulfonamiden ist mit einer zunehmenden Resistenzrate zu rechnen. Fluorchinolone werden grundsätzlich nicht empfohlen. Wechsel je nach Resistenzlage.
- Zystitis: orale Antibiotikatherapie für 3–5 Tage
- fieberhafter HWI: parenterale Antibiotikatherapie bis zum Sistieren des Fiebers, danach orale Antibiotikatherapie für 10–14 Tage
- Dosierung erfolgt nach Körpergewicht.
- Reinfektionsprophylaxe: Trimethoprim oder Nitrofurantoin 1 mg/kg KG; Cephalosporin bei eingeschränkter Nierenfunktion
- asymptomatische Bakteriurie: die Indikation zur antimikrobiellen Therapie wird kontrovers diskutiert.

3.4.2 Harnwegsinfektionen in der Schwangerschaft

▶ **Besonderheiten in der Pathogenese.** In der Schwangerschaft existieren Faktoren, die Harnwegsinfektionen begünstigen: Durch den wachsenden Uterus verändert sich die Lage der Harnblase, steigende Östrogenspiegel verändern die Blasenmorphologie, eine Atonie der glatten Muskulatur unter Progesteroneinfluss kann eine Ektasie des oberen Harntrakts bewirken.

▶ **Klinik**
- Die häufigsten klinischen Manifestationen eines HWI bei Schwangeren stellen asymptomatische

Tab. 3.7 Antibiotische Therapie in der Schwangerschaft.

Antibiotika	Bemerkungen
Mittel der 1. Wahl	
Penicilline	Cave: Penicillinallergie, Kreuzallergien
Aminopenicilline	
Cephalosporine	
Mittel der 2. Wahl	
Erythromycin	Cave: Cholestase der Mutter
Betalactamaseinhibitoren[1]	• keine ausreichenden Erfahrungen über die Anwendung beim Menschen • im Tierversuch keine Hinweise auf embryotoxische/teratogene Wirkungen
Nitrofurantoin	• strenge Indikationsstellung im 1. u 2. Trimenon • kontraindiziert im 3. Trimenon (fetale Hämolyse, insbesondere bei G-6-PDE-Mangel)
Kontraindizierte Mittel	
Fluorchinolone	-
Tetrazykline	
Chloramphenicol	
TMP/TMS	

[1] In Kombination mit einem (Amino-)Penicillin oder Cephalosporin

Bakteriurie, akute Zystitis und akute Pyelonephritis dar.
• Bei der akuten Pyelonephritis können Symptome des unteren Harntrakts (Algurie, Pollakisurie) in 50 % der Fälle fehlen.

> **Merke**
>
> Bei Schwangeren ist die asymptomatische Bakteriurie immer therapiepflichtig aufgrund des erhöhten Risikos für eine konsekutive Pyelonephritis (30 %).

▶ **Therapie**
• asymptomatische Bakteriurie und akute Zystitis:
  ○ orale Antibiotikatherapie für 3 Tage, keine Single-Shot-Therapie
  ○ Cave: hohes Rezidivrisiko trotz Therapie
  ○ bei rezidivierenden Harnwegsinfektionen Langzeitprophylaxe erwägen
• akute Pyelonephritis:
  ○ intravenöse Antibiotikatherapie unter stationären Bedingungen
  ○ danach orale Antibiotikatherapie
  ○ Therapiedauer insgesamt 10–14 Tage
  ○ zurückhaltende Indikation zur Ableitung mit DJ oder perkutaner Nephrostomie bei Dilatation der oberen Harnwege (erhöhtes Frühgeburtsrisiko)

> **Merke**
>
> Die Wahl des Antibiotikums erfolgt immer unter dem Aspekt einer möglichst geringen Toxizität für Mutter und ungeborenes Kind. Vorschläge unter diesem Aspekt sind in ▶ Tab. 3.7 zusammengefasst.

3.4.3 Harnwegsinfektionen bei Niereninsuffizienz

▶ **Besonderheiten in der Pathogenese.** Bei chronischer Niereninsuffizienz treten asymptomatische Bakteriurie und symptomatische Harnwegsinfektionen gehäuft auf, insbesondere bedingt durch eine verminderte immunologische Abwehrkompetenz und verringerte Urinmenge des Wirts.

▶ **Therapie.** Auswahl und Dosierung von Antibiotika richten sich nach der Nierenfunktion. Eine grobe Orientierung gibt ▶ Tab. 3.8.

Tab. 3.8 Gebräuchliche Antibiotika bei Harnwegsinfektionen und Niereninsuffizienz.

Keine Dosisreduktion	Dosisreduktion	Möglichst vermeiden
• Penicilline und -derivate • Cephalosporine, besonders geeignet sind Ceftriaxon und Cefuroxim	• Tetrazykline • Fluorchinolone • Cotrimoxazol • Nitrofurantoin	• Aminoglykoside

3.5 Prophylaxe rezidivierender Harnwegsinfektionen

Definition

Rezidivierende Harnwegsinfektionen (rHWI) sind definiert durch eine Rezidivrate von ≥ 2 symptomatischen Episoden pro Halbjahr oder ≥ 3 symptomatische Episoden pro Jahr.

▶ **Epidemiologie**
- Betroffen sind meist prä- und postmenopausale Frauen. Überwiegend sind dabei keine behebbaren prädisponierenden Faktoren zu finden.
- Bei Patientinnen mit Harntraktanomalien, Dauerkatheter oder Immunschwäche bzw. bei Männern [37] ist immer an eine persistierende Infektion mit rezidivierenden, akuten Infektschüben zu denken.

▶ **Ätiologie und Pathogenese.** Entsprechend der unkomplizierten, akuten Zystitis (S. 156). Spezielle Risikofaktoren für Rezidive existieren über die oben genannten Situationen hinaus nicht.

Merke

Wichtige Risikofaktoren für (rezidivierende) akute, unkomplizierte Harnwegsinfektionen sind
- Geschlechtsverkehr und
- lokaler Östrogenmangel.

▶ **Diagnostik und Differenzialdiagnose.** Über die Diagnostik bei der akuten Harnwegsinfektion (S. 156) hinaus sollte bei häufigen Rezidiven insbesondere auf sanierbare Ursachen der Harnwegsinfektion geachtet werden [37].

▶ **Therapie.** Verschiedene Therapiestrategien stehen bei rHWI zur Verfügung, wobei die Langzeit-Antibiotikaprophylaxe am besten evaluiert wurde und als Standardtherapie gilt [37]. Vereinzelt weisen Studien aber auch auf eine signifikante Reduktion von Infektepisoden bei alleiniger Beratung hin [32].

- **antibiotische Therapiestrategien:**
  - Eine niedrig dosierte **Langzeitprophylaxe** mit Antibiotika oder eine **postkoitale Einmalgabe** bei GV-assoziierten rHWI senken die Rezidivrate um bis zu 95%. Gemäß den Leitlinien der European Association of Urology (EAU) sollten Nitrofurantoin, Trimethoprim, Fosfomycin, Trometamol oder Cotrimoxazol, bei speziellen Indikationen Cephalosporine (Schwangerschaft) oder Fluorchinolone (Resistenzlage), eingesetzt werden (empfohlene Dosierung ▶ Tab. 3.9).
  - Alternativ kann eine antibiotische **Kurzzeittherapie** durch die Patientin selbst eingesetzt werden. Die Substanzen sind in ihrer Wirkung äquivalent [12], [37].
- **alternative Therapieansätze:** Obwohl zum Teil randomisierte, placebokontrollierte Studien zu einzelnen Therapieoptionen existieren, ist nach „evidence-based" Kriterien die Datenlage zu ihrer Wirksamkeit deutlich schlechter verglichen mit der Langzeitprophylaxe (s. o.):
  - Immunprophylaxe (Uro-Vaxom, StroVac): Wirkmechanismus über erregerspezifisches sekretorisches IgA der Blasenschleimhaut und eine unspezifische Immunstimulation
  - Lactobazillen oral oder vaginal: Wirkung über Änderung der Vorfeldbesiedlung (Darm bzw. Vagina)
  - Estriolsalbe lokal: Applikation bei älteren Patientinnen mit lokalem Östrogenmangel; Wirkmechanismus über Änderung der Vorfeldbesiedlung
  - D-Mannose oral: Wirkung über Fimbrienblockade der Bakterien
  - Phytotherapie: Wirkung über Fimbrienblockade (Cranberry) oder „Harnwegsdesinfektion" (Kapuzinerkresse, Meerrettichwurzel, Tausendgüldenkraut, Liebstöckel, Rosmarin); insgesamt rudimentäre Datenlage
  - Methionin: Wirkung über Harnansäuerung; bisher kein Nachweis einer Effektivität

Tab. 3.9 Dosierung häufig eingesetzter Antibiotika bei rezidivierenden Harnwegsinfektionen.

Substanz	Langzeitprophylaxe	Postkoitale Einmalprophylaxe
Cotrimoxazol	40/200 mg 1 × /Tag	40/200–80/400 mg
Cotrimoxazol	40/200 mg 3 × /Woche	-
Trimethoprim	50–100 mg 1 × /Tag	-
Nitrofurantoin	50–100 mg 1 × /Tag	50–100 mg
Fosfomycintrometamol	3 g alle 10 Tage	-
Reserveantibiotika		
Cefaclor	125–250 mg	-
Cefalexin	-	125–250 mg
Ciprofloxacin	125 mg	-
Norfloxacin	200 mg	200 mg
Ofloxacin	-	100 mg

3.6 Komplizierte Harnwegsinfektionen

Definition

Von einer komplizierten Harnwegsinfektion spricht man, wenn einer Infektion anatomische Anomalien oder funktionelle Störungen der ableitenden Harnwege zugrunde liegen oder der Patient im Rahmen einer gestörten Immunabwehr erhöht Infekt anfällig ist und damit auch ein erhöhtes Risiko für ein Therapieversagen bietet.

▶ Klinik
- Dysurie, imperativer Harndrang, häufiges Wasserlassen, Unterbauch- und/oder Flankenschmerzen und auch Fieber und Schüttelfrost sind häufig, aber nicht zwingend Voraussetzung für die Diagnose einer komplizierten Harnwegsinfektion.
- Das klinische Bild reicht von einer katheterbedingten Harnwegsinfektion, die nach der Katheterentfernung ausheilt, bis hin zu einer schweren obstruktiven Pyelonephritis mit konsekutiver Urosepsis.
- Die Einschätzung der Schwere des Zustands des Patienten ist bisweilen mühsam und erfordert viel klinische Erfahrung.
- Häufig ist bei Drainage die Entleerung weißen bzw. trüben eitrigen Urins zu beobachten (Pyurie).

Merke

In folgenden Situationen muss an eine komplizierte Harnwegsinfektion gedacht werden:
Vorliegen einer **positiven Urinkultur** und einer der folgenden Risikofaktoren:
- Der Patient ist entweder Katheterträger (transurethral/suprapubisch/Doppel-J/Nephrostomie) oder katheterisiert sich regelmäßig selbst.
- Es besteht eine unvollständige Blasenentleerung mit einem Restharnvolumen von mehr als 100 ml.
- Es liegt eine Harnwegsobstruktion durch Nieren-, Harnleiter-, Blasensteine oder Tumoren, eine Blasentleerungsstörung bei Prostatavergrößerung oder eine neurologische Erkrankung vor.
- Es besteht ein vesikoureterorenaler Reflux oder eine andere funktionelle Störung.
- Situation nach ausgedehnten Operationen im Harntrakt, z. B. Pouch- oder Konduitanlage
- Situation nach einer Chemo- und/oder Radiotherapie, die zu einer Schädigung des Urogenitaltraktes führt
- Die Infektion tritt peri- und postoperativ auf.
- Der Patient weist eine Niereninsuffizienz auf oder ist transplantiert, leidet an Diabetes mellitus oder an einer Immundefizienz.

▶ Differenzialdiagnose
- Nicht jeder Harnwegskatheter wird zum Verursacher einer komplizierten Harnwegsinfektion.

Entzündungen und Infektionen

- Dysurie kann auch als Symptom bei einem Blasentumor oder nach einer TUR-P auftreten.

▶ **Diagnostik**
- **Urinstick:** Am einfachsten und praktisch überall verfügbar ist die Teststreifenmethode (Urinstick). Hier sind positive Reaktionen bei Leukozyten, Erythrozyten und Nitrit zu erwarten.
- **Urinanalyse:** Im Urinsediment sind neben Bakterien häufig Leukozyten zu sehen. Dies ist ein Zeichen dafür, dass eine Reaktion des Körpers auf die Infektion stattfindet und es sich nicht nur um eine Bakteriurie handelt. Oft kann auch eine Pyurie beobachtet werden.

Merke
Essenziell ist die Durchführung einer bakteriologischen Untersuchung des Urins mit Erregerdifferenzierung und Antibiogramm möglichst noch vor Beginn einer antibiotischen Therapie. Dabei gelten bei einer komplizierten Harnwegsinfektion mehr als 10^5 Kolonien pro ml im Mittelstrahlurin bei Frauen und 10^4 bei Männern als signifikant. Bei Urin, der im Rahmen der häufig notwendigen Desobstruktion durch Einbringen eines sterilen Katheters gewonnen wurde, sind dies mehr als 10^4 Kolonien.

- **Erregernachweis:**
  - Eine genaue Erregerdifferenzierung ist bei einer komplizierten Harnwegsinfektion unabdingbar, da die verschiedensten Bakterien mit unterschiedlichem Resistenzspektrum anzutreffen sind. Im einfachsten Fall handelt es sich um zu Hause erworbene Infektionen. Oft liegen jedoch nosokomiale Infektionen mit multiresistenten Erregern vor.
  - Der Nachweis eines resistenten Erregers allein ist unzureichend, um von einer komplizierten Harnwegsinfektion sprechen zu können. Es muss gleichzeitig immer auch zumindest ein prädisponierender Faktor des Patienten hinzukommen.

Merke
Die Erreger können im Laufe der Zeit wechseln, vor allem, wenn die zugrunde liegende anatomische oder funktionelle Ursache nicht zu beseitigen ist. Daher ist es wichtig, den Behandlungserfolg mittels Urinkultur nach Absetzen der Antibiotikatherapie zu kontrollieren.

- Wie bei einer unkomplizierten Harnwegsinfektion sind E. coli, Proteus, Klebsiella, Pseudomonas, Serratia und Enterokokken die häufigsten Erreger. Je nach zugrunde liegender Störung kann das Erregerspektrum erheblich variieren, z. B. bei gleichzeitigem Vorliegen von Harnsteinen.

Zusatzinfo

Infektsteine und Katheterinkrustationen
Hier spielen ureaseproduzierende Bakterien, vor allem Proteus, die entscheidende Rolle. Aber auch Klebsiellen, Pseudomonaden und Serratia sind anzutreffen.

Die Urease, ein Harnstoff in Kohlendioxid und Ammonium spaltendes Enzym, sorgt für die Zunahme von Ammonium, dem Ausgangsmaterial für die Bildung von Katheterinkrustationen und Infektsteinen (Struvit). Darum ist es wichtig, Fremdmaterial wie Katheter und Stents stets so früh wie möglich und komplett wieder aus dem Harntrakt zu entfernen, sonst sind sie das ideale Ausgangsmaterial für die Biofilmbildung und Inkrustationen bis hin zur Steinformation. Die Bakterien sind dann – im Stein eingeschlossen – für die Antibiotikatherapie unzugänglich.

Bei der chirurgischen Behandlung dieser (Infekt-)Steine ist zu beachten, dass die in den Steinen enthaltenen Bakterien wieder freigesetzt werden und eine schwere akute Infektion verursachen können. Eine antibiotische Abschirmung bzw. Vorbehandlung ist daher essenziell.

- **Bildgebende Diagnostik:** Diese ist obligat und richtet sich im Umfang nach der Schwere der Erkrankung und dem Zustand des Patienten. Ziel ist es, eine anatomische oder funktionelle Störung aufzudecken oder eine Obstruktion nachzuweisen.

3.6 Komplizierte Harnwegsinfektionen

- Basis ist hierbei die Ultraschalluntersuchung von Nieren und Blase. Besonderes Augenmerk wird auf eine etwaige Dilatation des Nierenbeckenkelchsystems, steinverdächtige Strukturen, (para-)renale Abszesse und die korrekte Lage von Harnwegskathetern (transurethral, suprapubisch, Doppel-J, Nephrostomie) gelegt.
- Bestehen diagnostische Zweifel, wird in Ergänzung eine CT-Untersuchung ggf. mit Kontrastmittel durchgeführt oder direkt die Bildgebung mit einer Desobstruktion kombiniert, z. B. durch Lagekorrektur einer dislozierten Nephrostomie.
- **Stadieneinteilung:** Es gibt keine echte Stadieneinteilung, jedoch hat sich auch im Hinblick auf die Prognose bewährt zwischen Fällen, bei denen die zugrunde liegende Ursache behandelbar ist, und solchen, bei denen eine Korrektur nicht möglich ist, zu unterscheiden.

▶ Therapie

Praxistipp

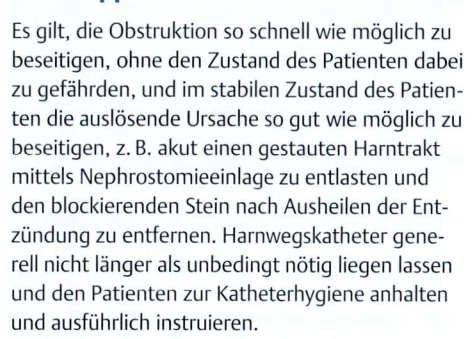

Es gilt, die Obstruktion so schnell wie möglich zu beseitigen, ohne den Zustand des Patienten dabei zu gefährden, und im stabilen Zustand des Patienten die auslösende Ursache so gut wie möglich zu beseitigen, z. B. akut einen gestauten Harntrakt mittels Nephrostomieeinlage zu entlasten und den blockierenden Stein nach Ausheilen der Entzündung zu entfernen. Harnwegskatheter generell nicht länger als unbedingt nötig liegen lassen und den Patienten zur Katheterhygiene anhalten und ausführlich instruieren.

- Die Therapie wird auf den Zustand des Patienten abgestimmt. Wichtig ist, dass vor jeglicher Antibiotikagabe Urin- und, je nach Indikation, auch Blutkulturen abgenommen werden.
- Grundsätzlich besteht die Therapie nicht allein aus der zunächst empirischen Antibiotikagabe, sondern es müssen auch die zugrunde liegenden Ursachen berücksichtigt werden.
- Bei geringstem Verdacht auf Komplikationen, wie eine aszendierende Infektion oder Septikämie, sollte der Patient stationär aufgenommen werden.
- Die Wahl der **antibiotischen Therapie** richtet sich nach dem möglichen Erregerspektrum, der Resistenzlage im Krankenhaus, der Schwere der Erkrankung und der zusätzlich vorliegenden Grunderkrankung des Patienten sowie evtl. mikrobiologischen Vorbefunden.
- **Ungeeignet** zur kalkulierten Behandlung komplizierter Harnwegsinfektionen aufgrund hoher Resistenzraten ist Trimethoprim in Kombination mit Sulfamethoxazol. Auch die Monotherapie mit Amoxicillin oder Ampicillin alleine ist ungenügend. Als testentsprechende Sequenztherapie können die Substanzen jedoch sehr gut eingesetzt werden.
- Für die Wahl der empirischen Therapie ist es weiterhin wichtig, den **klinischen Zustand**, die **Nierenfunktion** und eventuelle **Antibiotikaallergien** des Patienten zu kennen. Alles zusammen ist bestimmend für die Prognose des Patienten. Bei Vorliegen einer Nierenfunktionsstörung muss die Antibiotikadosierung bei engmaschiger Kontrolle der Nierenfunktion angepasst werden. Nötigenfalls muss auch der Antibiotikaspiegel im Blut bestimmt werden.
- Wegen ihrer gleichermaßen oralen wie parenteralen Verfügbarkeit mit ausgezeichneter Gewebepenetration urologischer Organe und vorwiegend renaler Ausscheidung sind **Fluorchinolone** zur empirischen Therapie von Harnwegsinfektionen optimal geeignet. Dadurch werden hohe Urin- und Gewebespiegel in sämtlichen urologisch relevanten Organen erreicht. Weiterhin wirken sie gegen die meisten der zu erwartenden Bakterien. Alternativ können auch Kombinationen aus Aminopenicillin und einem Betalactamaseinhibitor oder auch ein Cephalosporin der Gruppen 2 oder 3a sowie Aminoglykoside zur parenteralen Therapie eingesetzt werden (▶ Tab. 3.10).
- Eine **stationäre Aufnahme** des Patienten ist nicht zwingend, aber in vielen Fällen notwendig, vor allem bei mehrfach täglicher intravenöser Antibiotikagabe, schlechtem Allgemeinzustand und drohender Sepsis.
- Sollte die initiale Therapie nicht erfolgreich sein und der Patient sich hierunter sogar verschlechtern und in eine Urosepsis gelangen, so ist eine **Eskalation der antibiotischen Behandlung** in Erwägung zu ziehen. Idealerweise geschieht dies in Rücksprache mit dem Mikrobiologen und/oder Krankenhaushygieniker. Es wird dann eine Antibiotikakombination mit einem breiteren Wirkungsspektrum gewählt, die auch Pseudomonaden sicher mit abdeckt. Geeignet sind Pipe-

racillin/Tazobactam, Cephalosporine aus der Gruppe 3b oder Carbapeneme.
- Abhängig von der Schwere der Erkrankung und dem Ansprechen auf die Antibiotikatherapie wird die **parenterale Medikamentengabe** einige Tage fortgeführt, bevor sie deeskaliert und auf eine orale Darreichungsform umgestellt werden kann. Wichtig sind eine ausreichende Flüssigkeitszufuhr und die schnellstmögliche Anpassung des Antibiotikaregimes im Sinn einer Deeskalation nach Bekanntwerden des Ergebnisses der Urinkultur mit Resistenzspektrum. Dies beugt rezidivierenden Infektionen und einer Multiresistenzbildung vor.
- Die gesamte **Dauer der Antibiotikatherapie** richtet sich nach der Schwere der Erkrankung sowie der zugrunde liegenden Veränderung. Meist sind 7–14 Tage ausreichend, im Einzelfall kann eine Verlängerung des Behandlungszeitraums auf 21 Tage notwendig sein.
- Weiterhin kann es in bestimmten Fällen sinnvoll sein, die Antibiotikabehandlung bis über die Sanierung des zugrunde liegenden Problems weiterzuführen. Dies kann z. B. das weitere Wachstum eines Infektsteins bis zu seiner Entfernung im Intervall hemmen. Hieran wird deutlich, dass die **komplette Steinentfernung** von größter Wichtigkeit ist, da Reste wieder als Ausgangspunkt für ein Infektionsrezidiv dienen können.
- Bei komplizierten Harnwegsinfektionen müssen oft Harnableitungen mit **Harnwegskathetern** erfolgen. Diese sollten – wenn möglich – frühzeitig wieder entfernt werden, um nicht selbst Ausgangspunkt für komplizierte Harnwegsinfektionen zu werden. Ist dies nicht möglich, so sollte auf deren einwandfreie Funktion geachtet und bei Bedarf ein Wechsel vorgenommen werden. Während im Einzelfall eine antibiotische Prophylaxe bei liegendem Harnwegskatheter notwendig sein kann, ist dies nicht generell zur Vermeidung komplizierter Harnwegsinfektionen zu empfehlen. Antibiotika können maximal die bakterielle Besiedlung verzögern, sie aber nicht verhindern. Im Gegenteil, multiresistente Keime können durch die Behandlung der asymptomatischen Bakteriurie selektioniert werden. Kommt es doch zu einer symptomatischen komplizierten Infektion durch den Katheter, sollte ein Antibiotikum mit einem möglichst geringen Wirkungsspektrum gewählt werden, idealerweise resistenzgerecht und im Allgemeinen mit einer Dauer von 7 Tagen. Nach Absetzen ist auch hier eine mikrobiologische Kontrolle empfohlen.
- Weitaus komplizierter ist die Lage, wenn die **zugrunde liegende Erkrankung nur unzureichend zu therapieren** ist, z. B. bei einer neurologischen Erkrankung. Hier muss dann ein Kompromiss gefunden werden, inwieweit eine bakterielle Besiedlung zu tolerieren ist. In jedem Fall muss für eine optimale Harndrainage gesorgt werden, so dass der obere Harntrakt geschützt und die Nierenfunktion erhalten bleibt. Es sollten diesbezüglich dann auch regelmäßige urologische Kontrollen durchgeführt werden.

Tab. 3.10 Empfohlene Antibiotika zur empirischen Therapie (nach den gültigen Guidelines der European Association of Urology).

Empfohlene Antibiotika zur initialen empirischen Therapie	Empfohlene Antibiotika zur empirischen Therapie bei Versagen der initialen Therapie oder in schweren Fällen	Nicht empfohlen
- Fluorchinolone - Aminopenicillin mit Betalactamaseinhibitor - Cephalosporin Gruppe 2 oder 3a - Aminoglykosid	- Fluorchinolone (nur falls noch nicht initial gebraucht) - Ureidopenicillin (Piperacillin) mit Betalactamaseinhibitor - Cephalosporin Gruppe 3b - Carbapenem - Kombinationstherapie: 　○ Aminoglykosid mit Betalactamaseinhibitor 　○ Aminoglykosid mit Fluorchinolon	- Aminopenicilline (Amoxicillin, Ampicillin) - Trimethoprim-Sulfamethoxazol (nur bei bekanntem und sensiblem Erreger) - Fosfomycintrometamol

> **Merke**
>
> Bei komplizierter Harnwegsinfektion besteht ein hohes Risiko für rezidivierende Infektionen oder Resistenzbildung, daher:
> - bei Auftreten von Fieber oder Symptomen unter der Behandlung Diagnostik wiederholen, nötigenfalls Therapie anpassen,
> - Therapieerfolgskontrolle mittels Urinkultur nach Absetzen der Antibiotika.

3.7 Infektionen des äußeren Genitales

3.7.1 Balanitis

Definition

Als Balanitis bezeichnet man eine Entzündung der Glans, oft kombiniert mit einer Entzündung des inneren Vorhautblatts (Balanoposthitis).

▶ Ätiologie
- **infektiös:** häufigste Erreger sind sexuell übertragbare Mikroorganismen (Candida, Gardnerella vaginalis, Trichomonas vaginalis) oder Staphylokokken
- **nichtinfektiös:** bei generalisiert entzündlich verlaufenden Erkrankungen (z. B. Reiter-Syndrom)

▶ Diagnostik
- Abklatsch (bei Candida auf speziellen Nährböden, z. B. SAB)
- mikroskopisches Direktpräparat (bei Trichomonaden)
- **Differenzialdiagnose:** Peniskarzinom, Erythroplasie, Lichen sclerosus

▶ Therapie
- Die Basistherapie besteht aus lokalen Kamillebädern.
- Bei Vorliegen von sexuell übertragbaren Keimen erfolgt die Therapie erregerspezifisch (antimykotische Salbe bei Candida, Metronidazol oral bei Trichomonaden), adjuvant eine topische Therapie mit Kamillebädern.
- Liegt gleichzeitig eine Phimose vor und persistiert die Entzündung trotz konservativer Behandlung, sollte als primäre chirurgische Therapie die dorsale Inzision erfolgen, gefolgt von einer Zirkumzision im entzündungsfreien Intervall.
- Bei sekundärer Entwicklung einer Phimose oder rezidivierenden Balanitiden ist ebenfalls eine Zirkumzision indiziert.

3.7.2 Urethralsyndrom

Definition

Das Urethralsyndrom ist ein Krankheitsbild der Frau, charakterisiert durch Dysurie, Pollakisurie und verstärkten Harndrang bei fehlendem Nachweis einer klassischen Harnwegsinfektion; häufiges Synonym ist die „Reizblase".

▶ Ätiologie
- **entzündlich:** „Low-Count-Bakteriurie" (E. coli), Chlamydien, Mykoplasmen
- **nichtentzündlich:** topischer Östrogenmangel, funktionelle Blasenentleerungsstörungen, anatomische Harnröhrenveränderungen, psychogen

▶ Diagnostik
- Die Diagnosekriterien sind nicht ausreichend geklärt oder international standardisiert [26].
- Im Allgemeinen wird eine entzündliche Diagnose aus dem Urethralabstrich gestellt (≥ 5 Leukozyten/1000-fach).
- Die mikrobiologische Diagnostik beinhaltet:
  - Urinkultur (≤ 10^4 KbE/ml),
  - Nachweis von Mykoplasmen/Ureaplasmen (Selektivnährboden, ≥ 10^3 KbE/ml oder Amplifikationsverfahren aus Primärharn) und
  - Chlamydiendiagnostik (Amplifikationsverfahren aus Ersturin oder Harnröhrenabstrich).
- Ein lokaler **Östrogenmangel** wird durch die Bestimmung des **Karyopyknose-Index (KPI)** im Harnröhrenabstrich diagnostiziert. Es überwiegen dann Parabasal- und Basalzellen gegenüber Superfizialzellen. Alternativ weist ein vaginaler pH-Wert > 4.5 auf einen topischen Hormonmangel hin.
- Zystoskopisch findet sich oft eine Trigonumzystitis, diese ist allerdings nicht pathognomonisch.
- Eine bildgebende Diagnostik (Sonografie, MCU) ist überflüssig.

▶ **Therapie.** Richtet sich nach der zugrunde liegenden Ursache:
- erregergerechte antimikrobielle Therapie bei positivem Erregernachweis
- lokale Östrogensubstitution bei Östrogenmangel (z. B. Östradiol-Creme, Applikation täglich für 2 Wochen, dann 2×/Woche).

Aufgrund der oft unklaren Ätiologie bleibt die Therapie aber häufig polypragmatisch.

3.7.3 Urethritis

Definition

Bei der Urethritis handelt es sich um eine Entzündung der penilen und/oder bulbären männlichen Harnröhre.

▶ **Ätiologie**
- **infektiös:** Im Vordergrund steht die infektiöse Genese mit sexuell übertragbaren Mikroorganismen, in erster Linie Neisseria gonorrhoeae (Gonorrhö, „Tripper"), Chlamydia trachomatis, Ureaplasma urealyticum, selten sind andere Erreger ursächlich. Zu beachten sind Doppelinfektionen, die bei der gonorrhoischen Urethritis zur „postgonorrhoischen Urethritis" (PGU) führen können.
- **nichtinfektiös:** Selten sind nichtinfektiöse Ursachen wie mechanische, allergische und Allgemeinerkrankungen.

▶ **Klinik**
- Brennschmerz der Harnröhre, Algurie und Ausfluss (**akute Urethritis**) sind die zielführenden Symptome.
- Der Ausfluss (Fluor urethralis) kann auch fehlen, man spricht dann von einer **chronischen Urethritis**.
- Komplikationen:
  - **Harnröhrenstriktur:** 10–45 % aller Patienten mit Harnröhrenstrikturen haben eine Urethritisanamnese.
  - **Reiter-Syndrom nach Chlamydieninfektion:** klassische klinische Trias mit Konjunktivitis, Arthritis, Urethritis (HLA-B27 positiv, Rheumaserologie negativ); inkomplette Verlaufsformen möglich

▶ **Diagnostik**
- Die Symptomatik mit urethralem Fluor (wenn vorhanden) und auffälligem Ersturin ist richtungsweisend, lässt aber keine Rückschlüsse auf die Ätiologie zu.
- Die Labordiagnostik wird in Entzündungs- und Infektdiagnostik unterteilt. Die Untersuchung geschieht am besten aus dem Morgenurin oder 2 Stunden nach Miktion.
  - Entzündungsdiagnostik:
    - > 5 Leukozyten/HPF bei 1000-facher Vergrößerung in gramgefärbtem Fluor
    - > 10 Leukozyten bei 400-facher Vergrößerung aus Ersturin (Voided Bladder Urine = VB 1)
  - Infektdiagnostik:
    - qualitativer Nachweis von N. gonorrhoeae (Kultur, PCR), C. trachomatis (Amplifikationsverfahren), Trichomonas vaginalis (Dunkelfeld, Phasenkontrast)
    - quantitativer Nachweis von Mykoplasmen, insbesondere Ureaplasmen ($\geq 10^4$ KbE/ml Urethralfluor, $\geq 10^3$ KbE/ml in VB 1; spezielle Kulturmedien!). Alternativ stehen auch Amplifikationsverfahren zur Verfügung.

> **Merke**
>
> Hohe Keimzahlen von üblichen Erregern von Harnwegsinfektionen sind fakultativ pathogen.

▶ **Therapie.** Die Behandlung der infektiösen Urethritis ist in ▶ Tab. 3.11 gemäß EAU-Leitlinien [8] zusammengefasst. In der Praxis ist die Erregerlage bei Diagnosestellung unbekannt, die Therapie sollte daher möglichst gegen Chlamydien **und** Neisserien wirksam sein (z. B. Cefixim 400 mg oral Einzeldosis, gefolgt von Azithromycin 1 g oral Einzeldosis oder Doxycyclin 2 × 100 mg für 7 Tage).

> **Merke**
>
> - N. gonorrhoeae ist gegenüber Fluorchinolonen (Levofloxacin etc.) zunehmend resistent, diese Wirkstoffe daher nicht primär einsetzen!
> - Es kommt oft zu Koinfektion mit weiteren sexuell übertragbaren Infektionen wie Lues, HIV oder HPV; ggf. ist eine zusätzliche Diagnostik sinnvoll.
> - Antimikrobielle Therapie des Sexualpartners nicht vergessen!

3.7 Infektionen des äußeren Genitales

Tab. 3.11 Antibiotische Therapie der gonorrhoischen und nichtgonorrhoischen Urethritis nach EAU-Leitlinien [8].

Neisseria gonorrhoeae[4]	Chlamydia trachomatis
Mittel der 1. Wahl	
Ceftriaxon, 1 g i. m.[1] ED	Azithromycin, 1 g oral ED
Azithromycin, 1 g oral ED	Doxycyclin, 2 × 100 mg oral für 7 Tage
Mittel der 2. Wahl	
Ciprofloxacin[2], 500 mg oral ED	Erythromycin, 4 × 500 mg oral 7 Tage
Ofloxacin[2], 400 mg oral ED	Ofloxacin, 2 × 300 mg[3] oral 7 Tage
Levofloxacin[2], 250 mg oral ED	Levofloxacin, 1 × 500 mg oral 7 Tage

ED: Einzeldosis
[1] zusammen mit Lokalanästhetikum
[2] Cave Resistenzlage! In USA nicht mehr empfohlen.
[3] in Deutschland 2 × 200 mg
[4] in Deutschland sinnvoll: Cefixim 400 mg oral ED

3.7.4 Epididymitis und Orchitis

Definition

Die Entzündung des Nebenhodens wird als **Epididymitis** bezeichnet, greift die Entzündung auf den Hoden über, spricht man von einer **Epididymorchitis**. Ältere Studien aus den USA berichten von ca. 600 000 jährlichen Neuerkrankungen an Entzündungen von Nebenhoden und Samenstrang. Davon abzugrenzen ist die primäre Hodenentzündung (**Orchitis**).

▶ **Ätiologie**
- Epididymitis, Epididymorchitis:
  - kanalikulär aszendierend: Erreger sind sexuell übertragbare Mikroorganismen (C. trachomatis, N. gonorrhoeae, Mykoplasmen), nach Urethritis, Prädispositionsalter < 40 Jahre
  - kanalikulär deszendierend: Erreger sind HWI-Erreger (E. coli, weitere Enterobakterien), im Gefolge von Blasenentleerungsstörungen oder Prostatitis, Prädispositionsalter > 40 Jahre
  - hämatogen: tuberkulöse Epididymitis, Epididymitis durch Septikämie-Erreger, Epididymitis bei Kindern
  - nichtinfektiös: bei Allgemeinerkrankungen (z. B. Morbus Behçet), urinogen-chemisch (z. B. nach TUR-Prostata), nach Vasektomie (Stauungsepididymitis), medikamenteninduziert (z. B. Amiodaron), idiopathisch
- primäre Orchitis:
  - hämatogen (viral): Mumps-, Coxsackie-, Epstein-Barr-, Influenza-, Varicella-zoster-, HI-Virus und andere
  - hämatogen oder aszendierend: Mykobakterien, Treponema pallidum und andere
  - idiopathische granulomatöse Orchitis

▶ **Klinik.** Es gilt, zwischen einer akuten und einer chronischen Epididymitis zu unterscheiden:
- Bei der **akuten Epididymitis** steht als Leitsymptom die akute, schmerzhafte Schwellung des Nebenhodens im Vordergrund. Bei Übergreifen der Entzündung auf den Hoden (Epididymorchitis) können Nebenhoden und Hoden nicht mehr voneinander abgegrenzt werden. Die Schmerzen können in die Leiste ausstrahlen, eine Begleithydrozele kann auftreten. Systemische Entzündungszeichen (Fieber, Leukozytose) zeigen die Schwere der Entzündung an. Die Abheilung einer akuten Epididymitis dauert im Schnitt 6 Wochen.
- Im Gegensatz dazu steht bei der **chronischen Epididymitis** als Leitsymptom die anhaltende, teils schmerzhafte Nebenhodenschwellung im Vordergrund. Insbesondere die Abgrenzung zur tuberkulösen Epididymitis ist hier schwierig. In ca. 15 % aller urinogen bedingten bakteriellen Epididymitiden tritt eine chronische Epididymitis auf, wobei knotige, druckschmerzhafte Veränderungen des Nebenhodens oder Spermatozelen auftreten.

Entzündungen und Infektionen

Mögliche **Komplikationen** sind folgende:
- **Epididymorchitis:** durch Übergreifen der Entzündung auf das testikuläre Kompartiment Spermatogenesestörung in 66 % zu erwarten, zumeist reversibel
- **Hoden-, Nebenhodenabszess** (▶ Abb. 3.3): erfordert in der Regel die operative Sanierung (Semikastratio, Epididymektomie), Häufigkeit 10–20 %
- **Verschlussazoospermie nach bilateraler Epididymitis:** erfordert Epididymovasostomie oder reproduktionsmedizinische Maßnahmen (MESA, TESE)
- **chronische Epididymitis:** Indikation zur Epididymektomie bei chronischen Beschwerden. Cave: Trotz OP können die Beschwerden persistieren.

▶ **Diagnostik**
- Die obligatorische initiale diagnostische Abklärung der Epididymitis ist in ▶ Tab. 3.12 zusammengefasst.
- Nach 6 Wochen bis 3 Monaten sollte eine Ejakulatanalyse durchgeführt werden. Sinnvoll ist eine Bestimmung der üblichen Entzündungsparameter, peroxidasepositive Leukozyten und Elastase.
- Eine Ejakulatkultur ist nur bei persistierenden Entzündungsparametern angezeigt.
- Spezielle Ejakulatuntersuchungen wie Interleukine, Sekretionsparameter oder Spermienmorphologie sind besonderen Fragestellungen vorbehalten.
- **Differenzialdiagnose:**
  - Hoden- oder Hydatidentorsion: wichtigste Differenzialdiagnose
  - primäre Orchitis, z. B. Mumpsorchitis (selten)
  - Begleitepididymitis bei Hodentumoren
  - chronische Epididymitis: tuberkulöse Epididymitis

▶ **Therapie**
- Die Behandlung der akuten Epididymitis erfolgt in erster Linie antimikrobiell und richtet sich nach der vermuteten Ätiologie [8].
- Problematisch bleibt die optimierte Therapie bei unbekannter Erregerlage, wie sie in der klinischen Routine häufig vorkommt. Hier stehen Fluorchinolone der 2. oder 3. Generation zur Verfügung, die eine gute Wirksamkeit gegenüber

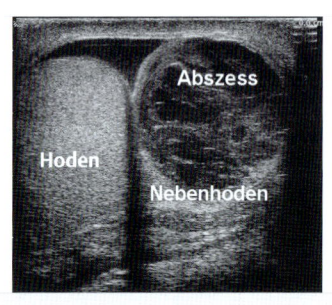

Abb. 3.3 Transskrotale Sonografie bei Abszess im Nebenhodenschwanz.

Tab. 3.12 Obligatorische diagnostische Abklärung der Epididymitis.

Untersuchung		Wichtige Befunde	Bemerkungen
klinische Untersuchung		Hodenlage, Abgrenzbarkeit von Hoden zu Nebenhoden, Fistelbildung	Abgrenzung zur Hodentorsion (S. 487)
skrotale Sonografie		Hoden-/Nebenhodenabszess	Farbduplexsonografie zur Beurteilung der Hodendurchblutung
Restharnbestimmung		Blasenentleerungsstörung	ggf. auch Uroflowmetrie; bei Restharn suprapubischer Katheter
Infektionsdiagnostik	bei Ausfluss: Urethritisdiagnostik	STD-Erreger (C. trachomatis, N. gonorrhoeae)	-
	bei Harnwegsinfektion: Mittelstrahlurin	HWI-Erreger (Enterobacteriaceae, insbesondere E. coli)	
	unklar: 2-Gläser-Probe	bakterielle Prostatitis	
Labordiagnostik		systemische Entzündung	Leukozyten, BSG, ggf. CRP

HWI: Harnwegsinfektion; STD: Sexually transmitted Disease

den meisten relevanten Erregern sowie eine hervorragende Gewebe- und Seminalplasmapenetration aufweisen.
- Zu bedenken ist, dass Ciprofloxacin eine Wirklücke gegenüber Chlamydien und Mykoplasmen aufweist.

Praxistipp

- **bei jungen Patient mit Urethritisanamnese:**
  - Ofloxacin 2 × 200 mg oder
  - Levofloxacin 1 × 500 mg oder
  - Doxycyclin 2 × 100 mg für 14 Tage oder
  - Makrolide
- **bei älteren Patienten mit Harnblasenentleerungsstörung:** Fluorchinolone, auch Ciprofloxacin 2 × 500 mg
- **bei unklarer Ätiologie:** Fluorchinolone wie oben

- Bei erhöhten Restharnmengen sollte ein suprapubischer Katheter platziert werden.
- Antiphlogistische (z. B. nichtsteroidale Antiphlogistika) und physikalische (z. B. Hochlagerung des Hodens und Kühlung) Maßnahmen sind weit verbreitet, in ihrer Wirksamkeit jedoch unbewiesen.

3.7.5 Kavernitis

Definition

Die Kavernitis stellt eine phlegmonöse Entzündung der Corpora cavernosa dar.

▶ **Epidemiologie und Ätiologie**
- Es handelt sich um eine sehr seltene Erkrankung, welche gelegentlich bei Katheterträgern oder bei Einblutungen nach Beckentraumata auftritt.
- Gelegentlich kommt sie nach Einschwemmungen im Rahmen einer Urethrotomie vor (aufklärungspflichtige Komplikation).

▶ **Klinik.** Kennzeichen sind geschwollene, stark schmerzhafte Schwellkörper mit phlegmonösem Verlauf.

▶ **Therapie.** Neben einer breiten antibiotischen Abdeckung (Sepsis-Schema siehe Kap 3.8) stehen die chirurgische Entlastung sowie die Platzierung eines suprapubischen Katheters im Vordergrund (urologischer Notfall).

3.7.6 Morbus Fournier

Definition

Beim Morbus Fournier handelt es sich um eine perakut verlaufende, nekrotisierende Gangrän der subkutanen perinealen, skrotalen und Penisschaftfaszien.

▶ **Ätiologie und Pathogenese**
- Prädisponiert sind Männer mit inadäquat behandelten Infektionen, mit Manipulationen am Harntrakt (Dauerkatheterträger!) oder kompromittierter Immunabwehr.
- Ausgehend von einer Läsion kommt es zu einer Mischinfektion mit gasbildenden anaeroben und aeroben Keimen.

▶ **Klinik**
- Kennzeichnend für den Morbus Fournier ist die innerhalb von Stunden **rasant fortschreitende Nekrose** mit Schmerzen, Schwellung, Ödembildung, schwarzem Hautkolorit und Induration.
- Allgemeinsymptome bis hin zur Ausbildung einer **Sepsis** sind häufig.

▶ **Diagnostik**
- Entscheidend ist die schnelle klinische Stellung der Diagnose (typisches Bild mit rasantem Fortschreiten) mit konsekutiver operativer Versorgung.
- Intraoperative Abstriche sichern den Erregernachweis und klären die Resistenzlage.
- Bildgebende Verfahren können das chirurgische Vorgehen verzögern und spielen für die Diagnosestellung **keine** Rolle.

▶ **Therapie**
- Eine antimikrobielle Breitbandabdeckung ist obligatorisch.
- Die sofortige und großzügige Exzision des nekrotischen Gewebes ist von vitaler Wichtigkeit. Jede Zeitverzögerung erhöht die Mortalitätsrate, die durchschnittlich 10 % beträgt.

- Die Nekrosenexzision kann nicht selten eine Orchiektomie oder Harnröhrenresektion beinhalten.
- Sekundär werden im Intervall nach Ausheilung des Infekts plastische Maßnahmen zur Defektdeckung erforderlich.

> **Merke**
>
> Beim Morbus Fournier sind eine schnelle Diagnosestellung durch das klinische Bild und eine sofortige, großzügige Nekrosenresektion lebensrettend.

3.8 Urosepsis

Definition

Bei der Urosepsis handelt es sich um eine Sepsis, die von einer Harnwegsinfektion und/oder einer Entzündung der männlichen Genitalorgane wie Prostata und Nebenhoden mit uropathogenen Keimen ausgeht. Die zunächst lokal begrenzte Infektion breitet sich durch unzureichende Antwort des Wirtsorganismus vor allem bei älteren und immungeschwächten Patienten systemisch aus.

▶ **Epidemiologie**
- Der Urogenitaltrakt ist in 20–30 % der Fälle Ausgangspunkt der Sepsis. Eine erhöhte Prävalenz besteht bei urologischen Patienten mit nosokomialen Harnwegsinfektionen.
- Eine schwere Sepsis tritt bei Männern häufiger als bei Frauen auf und ist ein akut lebensbedrohlicher Zustand, der in 20–42 % der Fälle tödlich endet.
- Die Urosepsis hat daran einen Anteil von ca. 5–7 %. Schwere und Verlauf werden entscheidend durch den Abwehrzustand des Patienten mitbestimmt.
- Obwohl die Inzidenz in den letzten Jahren zugenommen hat, ist die Mortalität wahrscheinlich durch geschärftes Bewusstsein und verbesserte Therapieregime rückläufig.

▶ **Ätiologie und Pathogenese**
- Wichtigste Ursache, die es schnellstmöglich auszuschließen gilt, ist das Vorliegen einer Harnwegsobstruktion durch obstruierende Harnleitersteine, Tumoren im Harntrakt oder eine Schwangerschaft.
- Weiterhin kommen urodynamisch wirksame Uropathien in Frage, z. B. bei einer durch eine Prostatahyperplasie verursachten Harnblasenentleerungsstörung oder durch angeborene Anomalien des Harntrakts wie einer Nierenbeckenabgangsstenose.
- Häufig entwickeln Patienten auch eine Urosepsis nach urologischen Interventionen.

▶ **Klinik und Klassifikation.** Die Symptome, deren frühzeitige Erkennung für den Patienten lebensrettend und krankheitsmildernd sein kann, lassen sich in 3 Kriterien zusammenfassen, die wiederum Basis für die Klassifikation sind:
- **Kriterium I:** durch eine positive Blutkultur bewiesene Bakteriämie oder klinischer Verdacht auf Sepsis
- **Kriterium II: systemisches inflammatorisches Response-Syndrom (SIRS):**
  - Körpertemperatur ≥ 38 °C („Fieber") oder ≤ 36 °C (Hypothermie)
  - Herzfrequenz ≥ 90/min (Tachykardie)
  - Atemfrequenz ≥ 20/min (Tachypnoe) oder $PaCO_2$ ≤ 32 mmHg (< 4,3 kPa) (respiratorische Alkalose durch Hyperventilation)
  - Leukozyten ≥ 12 000/µl (Leukozytose) oder ≤ 4 000/µl (Leukopenie) oder > 10 % unreife Leukozytenformen im Differenzialblutbild (Linksverschiebung)
- **Kriterium III: Multiorganversagen (MODS):**
  - Herz/Kreislauf: arterieller systolischer Blutdruck ≤ 90 mmHg oder mittlerer arterieller Blutdruck ≤ 70 mmHg oder Abnahme > 40 mmHg vom Ausgangsblutdruck ohne andere Ursachen für die Hypotension, ≥ 1 h trotz adäquatem Flüssigkeitsersatz oder Vasopressorengabe
  - Nieren: Diurese < 0,5 ml/kg Körpergewicht/h (Oligurie) trotz adäquatem Flüssigkeitsersatz
  - Lunge: PaO_2 ≤ 75 mmHg (Raumluft) oder PaO_2/FiO_2 ≤ 250 (unter O_2-Gabe) (PaO_2: arterieller O_2-Partialdruck; FiO_2: inspiratorische O_2-Konzentration)
  - Thrombozyten < 80 000/µl oder Abnahme ≥ 50 % in 3 Tagen
  - metabolische Azidose: Blut-pH ≤ 7,30 oder Basenüberschuss < −5 mmol/l; Plasmalaktat ≥ 1,5-Fache der Norm
  - Enzephalopathie: Somnolenz, Agitation, Konfusion, Koma

▶ **Stadieneinteilung.** Entsprechend den vorbeschriebenen Kriterien kann die Sepsis in folgende Stadien eingeteilt werden:
- **Sepsis:** Kriterium I und 2 oder mehr Kriterien II mit einer verbundenen Letalität von:
  - 7 % bei 2 Kriterien II
  - 10 % bei 3 Kriterien II
  - 17 % bei 4 Kriterien II
- **schwere Sepsis:** Kriterium I und 2 oder mehr Kriterien II und 1 oder mehr Kriterien III; Letalität für jedes betroffene Organ: + 15–20 %
- **septischer Schock:** Kriterium I und ≥ 2 Kriterien II und refraktäre arterielle Hypotension ≤ 90 mmHg trotz adäquater Flüssigkeitssubstitution mit einer Letalität von 50–80 %
- **refraktärer septischer Schock:** > 1 Stunde septischer Schock bei trotz adäquater Flüssigkeitssubstitution und pharmakologischer Stabilisierung ausbleibendem Therapieerfolg

▶ **Diagnostik.** Diese ergibt sich aus den vorgehend beschriebenen Symptomen und setzt sich aus körperlicher Untersuchung, Bildgebung und Laboruntersuchungen zusammen.

> **Merke**
>
> Entscheidend für eine erfolgreiche Therapie ist die schnelle und frühzeitige Diagnosestellung durch eine zielgerichtete Diagnostik.

- **Körperliche Untersuchungsbefunde:**
  - Allgemeine Symptome wie Fieber, Schüttelfrost, Tachykardie, Tachypnoe, schwitzender und schwer krank wirkender Patient sind häufig und richtungsweisend, aber nicht zwingend vorhanden.
  - Flanken-, Unterleibs- oder Skrotalschmerzen, Strangurie und andere Miktionsprobleme weisen auf den Urogenitaltrakt als Ursache hin.
  - Untersuchung der Hoden und Nebenhoden zum Ausschluss einer akuten Epididymorchitis und eine digital-rektale Untersuchung der Prostata zum Ausschluss einer akuten Prostatitis oder eines Prostataabszesses (Fluktuation) sind obligat.
  - Eine diagnostische Prostatamassage ist nicht nur überflüssig, sondern absolut kontraindiziert, um den Zustand des Patienten nicht noch zu verschlechtern.

- **Labordiagnostik:**
  - Neben Blutbild, CRP oder Procalcitonin, Kreatinin und Elektrolyten sowie Urinsediment gehören Urin- und Blutkulturen zu den durchzuführenden Standardlaboruntersuchungen.
  - In Abhängigkeit vom Zustand des Patienten ist auch die direkte Durchführung einer arteriellen Blutgasanalyse erforderlich.
- **Bildgebende Diagnostik:**
  - hat das Ziel, einen komplizierenden Faktor, z. B. einen blockierenden Harnleiterstein, der eine weitergehende Behandlung erfordert, auszuschließen, und den Fokus einer Sepsis, z. B. durch den Nachweis eines Nierenabszesses, auf das urogenitale Gebiet einzugrenzen.
  - Die Ultraschalluntersuchung von Nieren, Blase, Skrotum und Prostata ist obligat und sollte so schnell wie möglich erfolgen. Um einen Prostataabszess auszuschließen, sollte die Prostata vorsichtig mit einer transrektalen Sonde untersucht werden.
  - Ein CT des Abdomens ist schnell durchführbar und erlaubt auch ohne Kontrastmittelphase zuverlässige Aussagen über Größe und Lage von Harnsteinen, Nierenabszessen und das Vorliegen einer Hydronephrose.

▶ **Therapie.** Die Sepsisbehandlung gliedert sich in die Antibiotikatherapie der Infektion, die interventionelle Behandlung zur akuten Desobstruktion und die (intensivmedizinische) Stabilisierung des Patienten.

> **Merke**
>
> Die antibiotische Therapie ist so früh wie möglich zu beginnen und sollte intravenös erfolgen, jedoch nicht vor Abnahme der Blut- und Urinkulturen. Jede Verzögerung der antibakteriellen Therapie erhöht die Letalitätsrate!

- **medikamentöse Therapie:**
  - Die häufigsten Erreger einer Urosepsis sind E. coli, Proteus, Enterobacter und Klebsiellen. Weiterhin kommen bei abwehrgeschwächten Patienten Candida und Pseudomonaden als Verursacher in Frage. Viren sind selten. Daher wird mit einer **empirischen Therapie mit einem Breitspektrumantibiotikum** begonnen, das das vermutete Erregerspektrum abdeckt und die örtliche Resistenzsituation, die Nieren-

funktion des Patienten und mögliche Allergien berücksichtigt. Mögliche Therapieregimes sind 3.-Generation-Cephalosporine, Piperacillin mit Betalaktamaseinhibitor oder Carbapeneme. Erste Wahl sind hierbei Breitspektrum-Betalaktamantibiotika. Carbapeneme sollten als Reserveantibiotika sehr zurückhaltend eingesetzt werden, um eine Resistenzbildung so lange wie möglich zu verzögern und die generelle Resistenzentwicklung so gering wie möglich zu halten.
  - Eine **antimykotische Therapie** ist bei Vorliegen einer Sepsis mit Nachweis von Candida im Urin indiziert.
  - Ein **rascher Therapiebeginn** innerhalb 1 Stunde nach Auftreten der Symptome scheint nach Studienlage die Überlebenswahrscheinlichkeit des Patienten deutlich zu erhöhen.
  - Bei der Antibiotikaauswahl ist es weiterhin entscheidend, dass **ausreichend hohe Wirkspiegel** im Harntrakt erreicht werden. Problematisch sind hier die durch zunehmende Resistenzen eingeschränkte Auswahlmöglichkeiten bei **3-/4-MRGN (multiresistenten gramnegativen Erregern)** und die zustandsbedingt veränderte Pathophysiologie beim Patienten. Eine erhöhte renale Clearance des Antibiotikums erfordert eine höhere Dosierung. Liegt jedoch ein **MODS mit eingeschränkter Leber- oder Nierenfunktion** vor, ist die Dosis zu reduzieren. Abhängig von den eingesetzten Antibiotika ist darauf zu achten, dass sie entweder so kontinuierlich wie möglich verabreicht werden, so dass ständig ein bestimmter Wirkstoffspiegel besteht, z. B. bei Penicillinen, oder dass bei intermittierender Gabe eine bestimmte Maximalkonzentration erreicht wird, wie dies bei den Fluorchinolonen der Fall ist.
  - Sobald die Resistenztestung verfügbar ist, sollte die Therapie auf das **einfachste wirksame Antibiotikum** deeskaliert werden.
  - Problematisch sind die durch Biofilmbildung auf urologischen **Kathetern** oder durch **obstruierende Steine** verursachten Infektionen. Diese spielen bei der Urosepsis eine beachtliche Rolle, da die Bakterien hier fest eingeschlossen und schlecht zugänglich für Antibiotika sind, weshalb höhere Wirkspiegel erreicht werden müssen.
- **operative Therapie:** Es besteht die Gefahr der massiven Freisetzung der Mikroorganismen bei der Entfernung Biofilm-tragender Katheter oder blockierender (Infekt-)Steine. Deshalb ist ein zweizeitiges Vorgehen zu erwägen:
  - eine Desobstruktion durch lediglich Drainage der Harnwege mittels Nephrostomie- oder Doppel-J-Katheter im akuten Stadium zur Minimierung der hämatogenen Bakterieneinschwemmung, mit
  - anschließender definitiver Beseitigung der Obstruktion im entzündungsfreien Intervall oder nach ausreichend langer Therapie zur Beseitigung der allgemeinen Entzündungsursache.
- **stabilisierende Therapie:**
  - In Abhängigkeit vom Allgemeinzustand des Patienten ist eine intensivmedizinische Überwachung bzw. Behandlung mit Kreislaufstabilisierung, Flüssigkeits- und Elektrolytsubstitution, Beatmung, Katecholamin- und Hydrokortisongabe sowie engmaschiger Kontrolle der Blutglukose und notwendigenfalls Regulierung durch Insulingabe erforderlich.
  - Dabei ist die „Early Goal-Directed Therapy" (EGDT, „frühe, zielgerichtete Therapie") zur Mortalitätsreduktion anzuwenden:
    – zentraler Venendruck 8–12 mmHg
    – mittlerer arterieller Blutdruck 65–90 mmHg
    – zentralvenöse Sauerstoffsättigung > 70 %
    – Hämatokrit > 30 %
    – Urinproduktion > 40 ml/h
  - Ziel ist eine adäquate Gewebsperfusion und Sauerstoffversorgung durch angemessene Flüssigkeitsgabe, Stabilisierung des arteriellen Drucks und ausreichende Sauerstoffträger durch Bluttransfusion sicherzustellen.

> **Merke**
>
> Urologen sollten diese Patienten gemeinsam mit Intensivmedizinern und Infektiologen behandeln.

▶ **Prävention**
- Die beste Therapie der Urosepsis ist ihre Vermeidung durch geeignete Hygienemaßnahmen.
- Die meisten nosokomialen Urosepsisfälle lassen sich durch Verkürzung der stationären Aufnahmedauer, frühzeitige Entfernung von Harnwegskathetern, Vermeiden unnötiger Katheterisierung und Verwendung geschlossener Kathetersysteme verhindern.
- Eine Urosepsis wird oft durch urologische Manipulationen verursacht.

- Auch eine unüberlegte antibiotische Prophylaxe oder antibiotische Therapie können das Entstehen einer Urosepsis begünstigen.
- Es sollte gezielt nach Risikofaktoren oder einer Obstruktion in den ableitenden Harnwegen gesucht werden.
- Symptome einer drohenden Sepsis sollten frühzeitig erkannt und adäquat multidisziplinär behandelt werden.

3.9 Prostatitis-Syndrom

Definition

Der Begriff Prostatitis-Syndrom umschreibt die Symptome einer Gruppe von Patienten mit verschiedenartigen urogenitalen, perinealen und perianalen Beschwerden. Die klinische Symptomatik lässt eine eindeutige Differenzialdiagnose meistens nicht zu.

▶ **Diagnostik.** Die Einteilung erfolgt nach der aktuell gültigen Klassifikation nach NIH (National Institutes of Health) (▶ Tab. 3.13) aufgrund einer
- Erfassung des Beschwerdecharakters mittels eines skalierten Fragebogens (erhältlich unter http://www.prostatitis.org/symptomindex.html) [16] und
- standardisierter zytologischer und mikrobiologischer Diagnostik (Zwei- bzw. Viergläserprobe, Leukozytenanalyse, Ejakulatanalyse) (Übersicht in [43]).

Merke

Klassifikation des Prostatitissyndroms nach NIH = Charakterisierung des Beschwerdebilds + zytologische Diagnostik + mikrobiologische Diagnostik

▶ **Epidemiologie.** Die Prävalenz des Prostatitis-Syndroms in der männlichen Bevölkerung wird auf 5–10 % geschätzt, wobei es zur Häufigkeit der akuten Prostatitis (NIH I) keine exakten Daten gibt, in voller Ausprägung ist es eher selten. Die chronische bakterielle Prostatitis (NIH II) wird auf 5–10 % geschätzt, am häufigsten tritt das chronische Beckenschmerzsyndrom auf (NIH IIIA und IIIB, jeweils 40–50 %).

3.9.1 Akute bakterielle Prostatitis (NIH I)

▶ **Ätiologie und Pathogenese.** Ätiologisch verantwortlich sind Enterobacteriaceae, in erster Linie E. coli. Oft findet sich eine subvesikale Obstruktion als relevanter pathogenetischer Faktor.

▶ **Klinik**
- Nur die akute Prostatitis ist aufgrund ihrer Symptome diagnostizierbar (Dysurie, Pollakisurie, perianale und perineale Schmerzen, Fieber, Schüttelfrost). Die Exazerbation bis hin zur Urosepsis ist möglich.

Tab. 3.13 Klassifikation des Prostatitis-Syndroms nach NIH (National Institutes of Health).

Kategorie	Name	Beschreibung
I	akute bakterielle Prostatitis	akute Infektion der Prostata
II	chronische bakterielle Prostatitis	rezidivierende Infektion der Prostata
III	chronische abakterielle Prostatitis/„chronisches Schmerzsyndrom des Beckens"	keine nachweisbare Infektion
• IIIA	entzündliches chronisches Schmerzsyndrom des Beckens	Leukozyten in Ejakulat, Prostatasekret oder Urin nach Prostatamassage
• IIIB	nichtentzündliches chronisches Schmerzsyndrom des Beckens	keine Leukozyten in Ejakulat, Prostatasekret oder Urin nach Prostatamassage
IV	asymptomatische entzündliche Prostatitis	keine subjektiven Symptome, entdeckt durch Prostatabiopsie oder durch Leukozyten in Prostatasekret oder Ejakulat im Zuge einer Diagnostik aus anderen Gründen

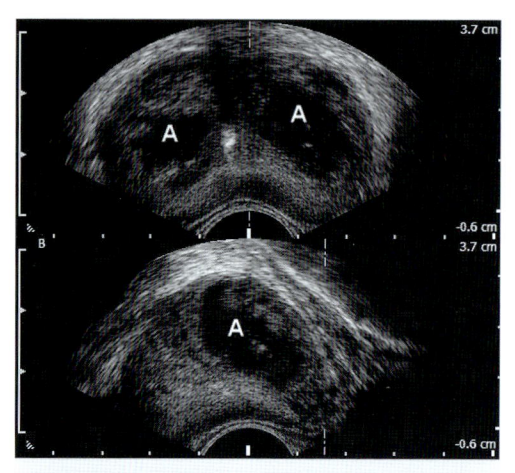

Abb. 3.4 Transrektaler Ultraschall (Transversal- und Longitudinalschnitt) bei multiplen Prostataabszessen (A).

- Komplikationen:
  - **Prostataabszess** (▶ Abb. 3.4)
  - **Vesikulitis:** Sie verläuft in der Regel mit einer Prostatitis unter Beteiligung der hinteren Harnröhre („Prostatourethrovesikulitis") und ist bzgl. Symptomatik und Therapie meistens mit der Prostatitis identisch.

▶ Diagnostik

> **Merke**
>
> Diagnose der akuten Prostatitis = Klinik + Palpation + Urinanalyse + TRUS

- **Klinik:** systemische Infektionszeichen wie Fieber, Schüttelfrost
- **Palpation:** typischer Tastbefund ist eine ödematöse, stark druckschmerzhafte Prostata; bei Fluktuation an Prostataabszess denken
- **Urinanalyse:** (fast) immer Leukozyturie, Erythrozyturie. Eine Prostatamassage ist überflüssig, da bereits der Mittelstrahlurin zielführend ist.
- **TRUS (transrektaler Ultraschall)** zum Ausschluss eines Prostataabszesses (▶ Abb. 3.4)

▶ Therapie
- Die antimikrobielle Therapie muss empirisch sofort nach Abgabe eines Mittelstrahlurins vor der Keimdifferenzierung beginnen. Je nach Schweregrad der Entzündung werden hochdosiert Fluorchinolone oral oder intravenös gegeben, oder die Therapie erfolgt nach Sepsis-Schema (S. 178).

- Bei erschwerter Miktion ist der zusätzliche Einsatz eines uroselektiven Alphablockers sinnvoll.
- Bei erhöhtem Restharn ist die Einlage eines suprapubischen Katheters erforderlich.
- **Prostataabszess:** Eine konservative Therapie (suprapubischer Katheter, antimikrobielle Therapie, TRUS-Kontrollen) ist bei kleinen Abszessen < 1 cm möglich, in der Regel ist eine Abszessentlastung erforderlich (transrektale oder perineale Punktion, ggf. mit Drainage, TUR-Prostata).

3.9.2 Chronische bakterielle Prostatitis (NIH II) und chronische Prostatitis/chronisches Beckenschmerzsyndrom (NIH III)

▶ Ätiologie und Pathogenese
- **chronische bakterielle Prostatitis (CBP/NIH II):**
  - Wie bei der akuten Prostatitis ist die ätiologische Bedeutung von Harnwegsinfektionserregern, in erster Linie E. coli, unumstritten. Die ätiologische Relevanz von Chlamydia trachomatis und Mykoplasmenspezies ist dagegen fraglich. Anaerobier werden nur bei 1 % der Patienten gefunden und gelten ebenso wie Neisseria gonorrhoeae, Trichomonas vaginalis, Viren und Pilzspezies nur in Einzelfällen als klinisch relevant. Mycobacterium tuberculosis kann im Rahmen einer Urogenitaltuberkulose eine Prostatitis verursachen.
  - An pathogenetischen Faktoren gilt bei der CBP der Reflux infizierten Urins in die Prostatagänge als gesichert.
- **chronische Prostatitis/chronisches Beckenschmerzsyndrom (CP/CPPS/NIH III):**
  - Ätiologie und Pathogenese des CPPS (NIH IIIA und IIIB) sind multifaktoriell und im Einzelnen oft unzureichend evaluiert. Derzeit wird diskutiert, dass die CP einen Endzustand darstellt, dem ganz unterschiedliche Pathomechanismen und zusätzliche auslösende Faktoren zugrunde liegen. Dabei wurden 6 klinische Domänen formuliert, die eine klinische Phänotypisierung und sinnvolle Klassifizierung der Patienten mit CP/CPPS zulassen. Die differenzierbaren Pathomechanismen (U = urinogen; P = psychosozial; O = organspezifisch; I = infektiös; N = neurologisch/systemisch; T = „Tenderness of Muscles" [Beckenbodenverspannungen]) wurden als sogenannte **UPOINT-Hypothese** formuliert und bedingen den Endzustand CP/CPPS (▶ Tab. 3.14) [28].

Tab. 3.14 UPOINT-Hypothese und Beispiele resultierender Therapieansätze (nach [28], [29]).

Domäne	Beispiel Pathogenese	mögliche Therapieansätze (Beispiele)
urinogen	Harndrang, erhöhte Miktionsfrequenz, Nykturie, erhöhter Restharn	Alphablocker, Antimuskarinika
psychosozial	Depression, Katastrophisieren	Psychotherapie, z. B. Stressreduktion
organspezifisch	Druckdolenz der Prostata, Leukozyten im Prostatasekret, Hämatospermie, massive Prostataverkalkungen	Phytotherapeutika, z. B. Pollstimol
Infektion	gramnegative Bakterien oder Enterokokken im Prostatasekret	erregergerechte antimikrobielle Therapie
neurologisch/systembedingt	unklare abdominelle oder Beckenbeschwerden, irritable Beckenbeschwerden, Fibromyalgie, chronisches Fatique-Syndrom	z. B. Amitriptylin, Pregabalin
Muskelverspannungen	palpabler Muskelspasmus oder auffällige Triggerpunkte abdominell oder im Beckenboden	physikalische Therapie, z. B. Muskelrelaxation

▶ **Klinik**
- Die chronischen Formen des Prostatitis-Syndroms sind durch ihre Symptomatik zumeist nicht differenzialdiagnostisch abgrenzbar.
- Die Symptomatologie der chronischen Prostatitis umfasst
   - typische Schmerzsyndrome des Beckens (z. B. retropubische oder perineale Beschwerden),
   - Entzündungssymptome (z. B. Brennen bei Miktion oder Ejakulation),
   - irritative und/oder obstruktive Miktionsstörungen (Pollakisurie, Harndrang, abgeschwächten Harnstrahl) sowie
   - Störungen der Sexualfunktion (erektile Dysfunktion, Ejaculatio praecox).
- Die vielseitigen Verflechtungen erfordern den Einsatz standardisierter Beschwerdefragebögen (http://www.prostatitis.org/symptomindex.html).
- Rezidivierende Harnwegsinfektionen sind für die chronische bakterielle Prostatitis (NIH II) pathognomonisch.

▶ **Diagnostik.** Es hat sich bewährt, die diagnostischen Optionen beim CPPS gemäß ihrer Notwendigkeit und Effizienz einzuteilen (nach [43]). In der klinischen Routine werden unterschieden:
- **Basisdiagnostik:**
   - skalierte Fragebögen zu Diagnosefindung und Therapieverlauf (http://www.prostatitis.org/symptomindex.html): Der Unterbereich „Schmerz" des NIH-CPSI diskriminiert erfahrungsgemäß am besten zwischen Männern mit und ohne CP/CPPS. Ab einem Schmerz-Score von > 10 geht man im Allgemeinen von einer manifesten Prostatitis-Symptomatik aus.
   - Lokalisationsdiagnostik von Entzündung und Infektion (2-Gläser-Probe): Die vergleichende Untersuchung von Urin vor und nach Prostatamassage liefert für die Differenzialdiagnostik der einzelnen Prostatitisformen zuverlässige Ergebnisse. Entscheidend ist hier eine 10-fach höhere Konzentration von Leukozyten im Exprimaturin, um eine entzündliche Prostatitis (NIH II, IIIA) zu diagnostizieren. Eine chronische bakterielle Prostatitis (NIH II) definiert sich durch eine 10-fach höhere Erregerkonzentration typischer Harnwegsinfektionserreger im Exprimaturin. Die seit Jahrzehnten propagierte „4-Gläser-Probe" (Erst-, Mittelstrahlurin, Prostatasekret, Exprimaturin) ist für den klinischen Alltag zu aufwendig.
- **optionale Untersuchungen:**
   - Abklärung der Blasenentleerung: Da sich bei 30–40 % der Patienten mit „prostatitischen Beschwerden" urodynamisch wirksame Veränderungen zeigen, ist die Abklärung der Blasenentleerung zu empfehlen. Funktionelle Veränderungen dominieren mit 33 % gegenüber echten Obstruktionen, die nur 2 % betragen. Bei pathologischen Befunden im IPSS sollten als Stufenschema diagnostische Schritte (retrograde Urethrografie, Urethrozystoskopie, Zystomanometrie) folgen.
   - Ejakulatanalyse: Eine signifikante Leukozytospermie ($\geq 10^3$ peroxidasepositive Leukozyten/ml) zeigt ein entzündliches Geschehen an. **Nur dann** ist eine Ejakulatkultur sinnvoll ($\geq 10^3$ KbE/ml gramnegative oder $\geq 10^4$ gram-

positive Keime weisen auf bakterielle Infektion hin). Da 50 % aller asymptomatischen Männer eine Bakteriospermie als Zeichen einer Besiedlung der vorderen Harnröhre aufweisen, ist die alleinige mikrobiologische Ejakulatanalyse irreführend. Zudem ist die Ejakulatanalyse nicht in der Lage, eine Lokalisationsdiagnostik der urogenitalen Entzündung oder Infektion zu leisten.

> **Cave**
> Die Ejakulatkultur zur Erregersuche ist oft irreführend.

- TRUS (transrektaler Ultraschall): kann im Einzelfall hilfreiche Befunde wie Prostatasteine oder Zysten nachweisen, die Informationen über Pathogenese und Prognose der Erkrankung liefern können. Eine Diagnosestellung allein mit sonografischen Kriterien ist nicht möglich.
- nicht routinemäßig durchzuführende Untersuchungen:
  - Weitere Untersuchungen wie Kaliumchlorid-Belastungstest, Nachweis von Chlamydia trachomatis oder Mykoplasmen, molekularbiologische Erregergenom-Nachweise oder bildgebende Diagnostik wie MRT bleiben speziellen klinischen oder wissenschaftlichen Fragestellungen in spezialisierten Zentren vorbehalten.

▶ Therapie
- chronische bakterielle Prostatitis (CBP, NIH II):
  - Hier steht die Therapie mit einem Antibiotikum, primär mit einem Fluorchinolon (Levofloxacin, Ofloxacin, Ciprofloxacin) für 2–4 Wochen an erster Stelle. Mit dieser Therapie sind bei gramnegativen Infektionen mikrobiologische Heilungsraten über 70 % zu erwarten.
  - Aufgrund einer längeren Therapiedauer (3 Monate) und der niedrigeren Erfolgsrate gilt Cotrimoxazol als Mittel der zweiten Wahl.
  - Bei Versagen der Primärtherapie schließt sich eine niedrig dosierte Langzeitantibiose mit Trimethoprim oder Nitrofurantoin zur Prophylaxe rezidivierender Harnwegsinfektionen an.
- chronisches Beckenschmerzsyndrom (NIH IIIA und B):
  - Antibiotika stellen die häufigste initiale Therapiestrategie bei Patienten mit CP/CPPS dar, obwohl eine bakterielle Infektion nur bei 5–10 % aller Patienten zu beweisen ist.
  - Auch Alphablocker (Terazosin, Alfuzosin, Tamsuloin) und Phytotherapeutika wie Roggenpollenextrakt werden bevorzugt eingesetzt.
  - Kennzeichnend für diese Therapieansätze sind jedoch limitierte Therapieerfolge, sodass eine Vielzahl weiterer Therapieoptionen medikamentöser, physikalischer, schmerzmodulierender, verhaltenstherapeutischer, operativer, minimalinvasiver und multimodaler Optionen entwickelt wurden, die gemäß der bereits beschriebenen UPOINT-Hypothese eingesetzt werden sollen, mit dem Ziel, dem individuellen Patienten eine seiner Ätiopathogenese angepasste Therapieoption anzubieten (▶ Tab. 3.14). Eine evidenzbasierte Überprüfung der Ergebnisse steht zumeist noch aus.

3.9.3 Asymptomatische inflammatorische Prostatitis (NIH IV)

Die asymptomatische inflammatorische Prostatitis (AIP) wird im Allgemeinen als Zufallsbefund im Rahmen einer Fertilitätsabklärung oder bei Prostatabiopsien zum Prostatakarzinomausschluss diagnostiziert. Eine Therapie ist im Allgemeinen nicht erforderlich.

3.10 Sexuell übertragbare Erkrankungen

> **Definition**
> Zu den sexuell übertragbaren Krankheiten (STD, Sexually transmitted Diseases) werden gezählt:
> - **bakterielle Infektionskrankheiten:** Syphilis, Gonorrhö, Ulcus molle, Chlamydia-trachomatis-assoziierte Infektionen, Mykoplasmen-assoziierte Infektionen, Granuloma inguinale, Infektionen mit Gardnerella vaginalis
> - **virale Infektionskrankheiten:** Herpes genitalis, HPV-assoziierte Erkrankungen, Molluscum contagiosum, Hepatitis B und C, Zytomegalievirusinfektionen, Krankheiten durch das HI-Virus
> - **mykotische Infektionen:** Kandidose
> - **Infektionen durch Protozoen:** Trichomoniasis
> - Parasitosen

3.10 Sexuell übertragbare Erkrankungen

Aus nosologischen Gründen und Überschneidungen mit Nachbardisziplinen (Dermatologie, innere Medizin) werden in diesem Kapitel nur ausgewählte STD behandelt, die von besonderem urologischem Interesse sind. Ansonsten wird auch auf die Infektionen des äußeren Genitales (S. 173) verwiesen.

> **Merke**
> Meldepflicht nach dem Infektionsschutzgesetz (2001): Syphilis, HIV, Hepatitis B.
> Eine nicht namentliche Meldung des Erkrankungsfalls erfolgt durch das Labor, das die Labordiagnostik durchführt, direkt an das Robert-Koch-Institut (RKI).

3.10.1 HPV-bedingte Genitalerkrankungen

▶ **Epidemiologie**
- Humane Papillomaviren (HPV) sind die häufigsten Erreger sexuell übertragbarer Viruserkrankungen (HPV-assoziierte Warzen bei 1% der sexuell aktiven Erwachsenen zwischen dem 15. und 45. Lebensjahr).
- Immunsupprimierte Patienten (HIV, Organtransplantation) sind besonders betroffen; in diesen Fällen besteht eine Neigung zur Entwicklung multifokaler Hauttumore.

▶ **Ätiologie und Pathogenese**
- Die Erreger sind hüllenlose DNA-Viren mit zirkulärer Doppelstrang-DNA. Bei der Infektion wird die infizierte Epithelzelle transformiert und proliferiert mit Bildung einer Warze. Es besteht ein hoher Gewebetropismus mit Anpassung der Virusgenexpression und -replikation an Plattenepithelien.
- Die Übertragung erfolgt über Geschlechtsverkehr, Schmierinfektion, gemeinsames Baden, kontaminierte Gegenstände, intra partum von Mutter auf Kind. Sexueller Missbrauch kann bei Kindern zu genitoanalen Warzen führen.
- Die Inkubationszeit beträgt 4 Wochen bis mehrere Monate.
- Betroffen sind äußeres Genitale, Harnröhre (15% bei Befall des äußeren Genitales bei Männern, bei Frauen wesentlich seltener), perianale Haut und Analkanal.

> **Merke**
> - Es existieren > 80 Subtypen von HPV; 30 davon führen zu Infektionen.
> - **Low-Risk-HPV** (vor allem HPV 6, 11): führen zu genitoanalen Warzen, selten Assoziation zu Karzinomen
> - **High-Risk-HPV** (vor allem HPV 16, 18, 31, 33, 35): Assoziation zu Vorstadien und zu Karzinomen der Zervix, des äußeren Genitales, des Anus und des Penis
> - **Sonderformen:** Morbus Bowen, Erythroplasia de Queyrat, Bowenoide Papulose; schwere intraepitheliale Neoplasien, HPV-16-assoziiert

▶ **Klinik.** Es werden 3 Formen der HPV-Infektion unterschieden:
- **klinische Infektionen**: sichtbar und markierbar; infektiös
- **subklinische Infektionen**: mit bloßem Auge nicht sichtbar, aber markierbar; infektiös
- **latente Infektionen**: nur labortechnisch (z. B. mit Hybridisierung) nachweisbar und bedürfen keiner Therapie; nicht infektiös

Die wichtigsten klinischen Erscheinungsformen sind folgende:
- **Condylomata acuminata** (▶ Abb. 3.5): stecknadelkopf- bis mehrere Zentimeter große, rötliche bis graubraune spitze Kondylome (benigne)
- **keratotische Genitalwarzen und papulöse Effloreszenzen:** einzeln stehende bis flachkondylomatös konfluierende Läsionen (PIN, intraepitheliale Neoplasien des Penis)
- **Condylomata plana:** schleimhautfarben, erythematös, grauweiß im Schleimhautmilieu (CIN, zervikale intraepitheliale Neoplasie; häufigste Effloreszenz der HPV-Infektion an Cervix uteri und Vagina)

Mögliche Komplikationen sind folgende:
- **Buschke-Löwenstein-Tumoren** (HPV 6, 11): Entwicklung verruköser Karzinome
- **Bowenoide Papulose** (High-Risk-HPV): schwere vulväre, penile oder perianale papulöse intraepitheliale Neoplasie
- **Morbus Bowen** und **Erythroplasia de Queyrat** (High-Risk-HPV): schwere intraepitheliale Neoplasie der genitoanalen Haut und des Haut-Schleimhaut-Übergangs; klinisch: makulopapulöse Effloreszenz oder Plaque

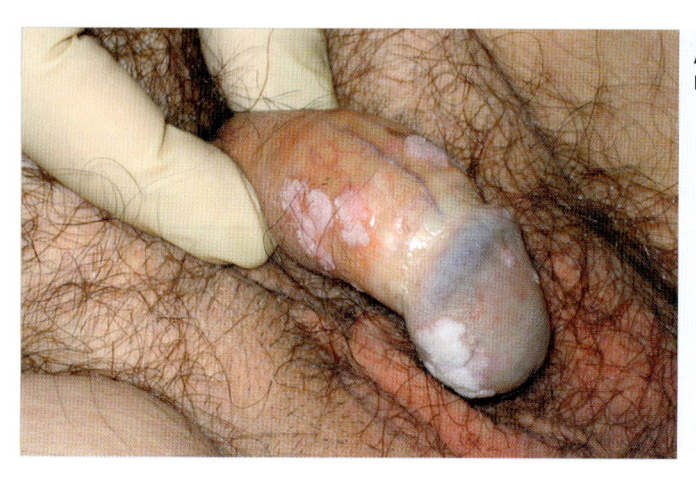

Abb. 3.5 Condylomata acuminata am Penis nach Essigsäure-Testung.

▶ **Diagnostik und Differenzialdiagnose**
- **Inspektion:** Entscheidend für die Diagnose ist die Inspektion (ggf. mit Lupenbrille), da die klinischen HPV-Effloreszenzen im Allgemeinen pathognomonisch sind.
- **Essigsäure-Test:** Fragliche oder subklinische Infektionen werden durch den Essigsäure-Test sichtbar gemacht (5 % äußeres Genitale; 3 % Vagina, Zervix, Analkanal mit Wattetupfer oder Mullkompresse für 5 Minuten): Resultat sind eine scharf begrenzte Weißfärbung und sichtbare Gefäße mit unregelmäßiger Konfiguration (▶ Abb. 3.5).
- **Meatoskopie:** sollte prinzipiell durchgeführt werden (ggf. mit HNO-Nasenspreizer).
- **Urethroskopie:** nur indiziert bei HPV-Befall des Meatus oder der Fossa navicularis. Aufgrund der Gefahr der Verschleppung von Viruspartikeln ist die Urethroskopie erst nach Sanierung des Meatus durchzuführen.
- **fotodynamische Diagnostik:** soll die Detektionsrate urethraler HPV-Veränderungen erhöhen.
- **Zystoskopie:** nur bei immunsupprimierten Patienten sinnvoll
- **proktologische Diagnostik:** Perianale Warzen bedürfen einer proktologischen Abklärung.
- **Biopsie:** nur bei unsicherer klinischer Diagnose, insbesondere bei V. a. intraepitheliale Neoplasien oder maligne Tumoren, Therapieresistenz oder Frührezidive indiziert
- **labortechnischer HPV-Nachweis** (molekularbiologische Methoden, serologische Untersuchungen): spielt beim Mann keine Rolle.

▶ **Therapie**
- Die **Rezidivrate** aller Therapieoptionen ist hoch (bis 75 %), andererseits beträgt die Spontanheilungsrate bis 30 %. Hinsichtlich der Rezidivrate gleichwertig und in Abhängigkeit der zu therapierenden Fläche stehen die folgenden Therapieoptionen zur Verfügung:
  - **chirurgisch:** Scherenschlag, Exzision, Elektrokauter, Laser, Kryotherapie
  - **kaustisch:** Imiquimod (3 ×/Woche bis max. 16 Wochen); Trichloressigsäure
  - **lokale Chemotherapie:** Podophyllotoxin (3 Tage lang, 4 Tage Pause; max. 4 Zyklen)
- **spezielle Therapiesituationen:** Condylomata am Meatus und in der Harnröhre sind oft einer Lasertherapie zugänglich; auf postoperative Harnröhrenstrikturen ist zu achten. Bei immunsupprimierten Patienten ist die operative Entfernung anzustreben.

3.10.2 Syphilis

▶ **Epidemiologie.** Die Inzidenz der Syphilis beträgt in Deutschland etwa 5 %, das RKI beschreibt in seinem Jahrbuch 2012 allerdings eine Zunahme der Inzidenz, vor allem in Ballungsgebieten.

▶ **Ätiologie.** Die Syphilis wird durch Treponema pallidum, ein schraubenförmig gewundenes Bakterium aus der Gruppe der Spirochäten, hervorgerufen. Es wird nur durch direkten Mensch-zu-Mensch-Kontakt übertragen, wobei es nicht in der Lage ist, die intakte Hornhaut zu durchdringen.

▶ **Klinik.** Man unterscheidet eine **Frühsyphilis** (Primäraffekt, Generalisierung) von einer **Spätsy-**

philis. Letztere und die **Syphilis connata** spielen in der Urologie keine Rolle.
Symptome sind folgende:
- **Primäraffekt:** 3 Wochen nach Infektion an der Stelle der Infektion (Genitale, Mund); Beginn als dunkelroter Fleck, Entwicklung eines scharf begrenzten, flachen, schmerzlosen Geschwürs mit gelblich belegtem Grund und derbem Randwall; später perifokale Ödembildung
- **Generalisierung:** Ausbreitung des Erregers nach 6–8 Wochen; betroffen sind alle Organsysteme; sehr variable Hauterscheinungen: makulöse, später papulöse Exantheme, die nicht jucken oder schmerzen; Condylomata lata; Plaques muqueuses der Mundschleimhaut

▶ Diagnostik und Differenzialdiagnose
- **mikroskopische Diagnostik:**
  - Der Nachweis von Treponema pallidum erfolgt aus dem nässenden Primäraffekt über Objektträger und durch Betrachtung des Präparats im Phasenkontrast- oder Dunkelfeldmikroskop. Typisch sind die korkenzieherartig gewundenen Erreger mit Eigenbeweglichkeit.
  - Kultur und DNA-Amplifikationsmethoden sind nicht möglich.
- **serologische Diagnostik:** macht sich die nach Infektion rasche Produktion zirkulierender Antikörper zunutze. Diese sind bereits bei Auftreten des Primäraffekts vorhanden.
  - **TPPA-Test** (Treponema-pallidum-Partikelagglutinationstest): Suchtest; ist einfach, empfindlich, spezifisch und positiv 2–3 Wochen nach Infektion, Titerbestimmung möglich
    – Test positiv: beweist eine floride, latente oder abgelaufene Syphilis.
    – Test negativ: schließt Syphilis im Allgemeinen aus.
  - **FTA-Test** (Fluoreszenz-Treponema-Antikörpertest): Bestätigungstest, 95 % gleiche Resultate wie TPPA, positiv 2–3 Wochen nach Infektion
  - **VDRL-Test** (Venereal Disease Research Lab Test): nicht spezifischer Nachweis von Lipoidantikörpern, nur zur Verlaufskontrolle geeignet; positiv 4–6 Wochen nach Infektion

> **Merke**
> Bei Syphilis auch immer eine begleitende HIV-Infektion ausschließen.

▶ Therapie
- Treponema pallidum ist zu 100 % sensibel auf Penicillin. Gemäß der Deutschen STD-Gesellschaft wird bei Frühsyphilis **Benzylpenicillin-Benzathin** 2 × 1,2 IE i. m. verteilt auf 2 Injektionsorte gluteal als Einzeldosis empfohlen.

> **Merke**
> Entscheidend ist eine Aufrechterhaltung des bakteriziden Wirkspiegels über einen Teilungszyklus der Bakterien hinweg (33 h), zur Sicherheit 4 × so lang (Depot-Penicilline).

- Bei Penicillinallergie kann alternativ **Erythromycin** eingesetzt werden. Bei Erythromycin ist eine hohe Dosierung von 2 × 1 g/Tag über 14 Tage erforderlich.

▶ **Prognose.** Nach korrekter antibiotischer Therapie ist eine 100 %ige Ausheilung zu erwarten. Komplikationen resultieren aus den irreparablen Organschädigungen der Spätsyphilis.

3.10.3 Gardnerella-vaginalis-Infektion

▶ Epidemiologie und Ätiologie
- Bei Gardnerella vaginalis handelt es sich um ein betahämolysierendes, pleomorphes gramnegatives Stäbchenbakterium.
- Aufgrund der hohen Dunkelziffer ist die Prävalenz des Keims schwierig einzuschätzen.
- Gardnerellen werden als fakultativ pathogen eingestuft.

▶ Pathogenese und Klinik
- Gardnerella vaginalis stellt einen der Leitkeime der bakteriellen Vaginose der Frau dar.
- Durch sexuelle Übertragung des Keims kann eine Balanoposthitis oder Urethritis resultieren.
- Asymptomatische oder symptomarme Infektionen beim Mann sind häufig.

▶ Diagnostik und Differentialdiagnose
- Klinisch ist bei der bakteriellen Vaginose ein typischer „Fischgeruch" hinweisend.
- Der Nachweis des Bakteriums erfolgt kulturell auf Selektiv- und Differentialnährböden.

- Differenzialdiagnostisch sind alle sexuell übertragbaren Erreger, die eine Urethritis verursachen können, zu nennen.

▶ **Therapie.** Sie erfolgt mit Metronidazol in einer Dosierung von 2 × 400 mg/d für 7 Tage.

3.10.4 Trichomoniasis

▶ **Epidemiologie**
- Trichomonas vaginalis ist ein weltweit vorkommender, sexuell übertragbarer parasitischer Protozoe.
- Trotz eines Rückgangs in den letzten Jahren stellt die Trichomoniasis immer noch eine der häufigsten Geschlechtskrankheiten dar.

▶ **Pathogenese und Klinik**
- Trichomonas vaginalis kommt in der weiblichen Vaginal- und Zervixschleimhaut vor und kann bei Mann und Frau die Harnröhre invadieren.
- Eine asymptomatische Infektion ist häufig, sie kann aber auch zu typischen urethritischen Beschwerden mit Fluor urethralis führen.
- Beim Mann kann die Infektion zu einer Balanoposthitis und/oder Prostatitis führen.
- Bei Frauen sind die Entzündungssymptome zumeist ausgeprägter.

▶ **Diagnostik und Differenzialdiagnose**
- Im Vordergrund steht der Nachweis in der Dunkelfeldmikroskopie von Urinsediment, Urethralsekret oder Vaginalabstrichen. Die Parasiten zeigen eine birnenförmige, am Hinterende etwas verschmälerte Form mit Geißelschlag und typischen rotierenden Bewegungen.
- Eine kulturelle Anzüchtung auf speziellen Nährböden ist optional und spielt heute keine Rolle mehr.
- Differenzialdiagnostisch sind alle sexuell übertragbaren Erreger, die eine Urethritis verursachen können, zu nennen.

▶ **Therapie**
- Behandlung der Wahl ist Metronidazol, im Allgemeinen werden 2 × 400 mg für 7 Tage empfohlen.
- Eine simultane Partnertherapie ist erforderlich.

3.11 Urogenitaltuberkulose

▶ **Epidemiologie**
- Auch heute noch stellt die Tuberkulose (Tbc) weltweit eine der häufigsten Infektionskrankheiten dar.
- In Industrieländern ist die Inzidenz im Allgemeinen rückläufig, in Europa regional unterschiedlich, insbesondere jedoch in Osteuropa und den Nachfolgestaaten der ehemaligen Sowjetunion sehr hoch.

> **Merke**
>
> In Deutschland weisen 20 % der Betroffenen eine extrapulmonale TBC auf, in 2 % ist der Urogenitaltrakt betroffen.

- Laut Bericht des Robert-Koch-Instituts [25] waren 2 011 4 317 Neuerkrankungen zu verzeichnen (Inzidenz 5,3/100 000), davon 89 Fälle mit Urogenital-Tbc (2,1 %).
- Im Gegensatz zu den Ländern mit niedriger Tbc-Inzidenz (z. B. Deutschland) steht in Ländern mit hohen Neuerkrankungsraten an Tbc der Urogenitaltrakt an 1. Stelle der extrapulmonalen Manifestationen [19].

▶ **Ätiologie und Pathogenese**
- Die Tbc ist eine Infektionskrankheit, die durch Erreger des Mycobacterium-tuberculosis-Komplexes (M. tuberculosis, M. bovis, M. africanum, M. microti, M. canetti) hervorgerufen wird, wobei M. tuberculosis bei weitem am häufigsten als Verursacher der Erkrankung nachgewiesen wird.

> **Merke**
>
> Bei der Urogenital-Tbc handelt es sich immer um eine tertiäre Organmanifestation: Der Primärbefall betrifft die Lunge oder den Darm.

- Die Streuung erfolgt im Rahmen der Generalisation in andere Organe (z. B. Nieren und Genitalsystem), um Jahre, oft Jahrzehnte später zu exazerbieren und Krankheitssymptome hervorzurufen (postprimäre Exazerbationstuberkulose). In Ländern mit hoher Durchseuchung mit Tbc kann die Latenzzeit deutlich kürzer sein.

- In der Reihenfolge ihrer Häufigkeit sind im Urogenitaltrakt betroffen:
  - Nieren/Harnleiter
  - Nebenhoden
  - Prostata
  - Samenblasen
  - Hoden
- Während die **tuberkulöse Prostatitis** meist durch antegrade Infektion aus dem Harntrakt verursacht wird, kann die **tuberkulöse Epididymitis** sowohl fortgeleitet aus dem Harntrakt als auch hämatogen entstehen. Da bei einem hohen Anteil von Männern mit Tbc-Epididymitis auch symptomlose Veränderungen am oberen Harntrakt gefunden werden, ist es wichtig, den Harntrakt bei bildgebenden Verfahren mit zu erfassen.

▶ **Klinik**
- **Anamnese:** Die Symptome können insbesondere in der Frühphase der Erkrankung unspezifisch sein, was die Diagnosestellung erschwert. Eine gezielte Anamnese ist daher besonders wichtig.

> **Merke**
>
> Tuberkulose-Anamnese:
> - frühere Tuberkulose
> - „feuchte Rippenfellentzündung"
> - Tbc in der Familie

- Leitsymptome:
  - chronisch-rezidivierende, therapieresistente Harnblasenbeschwerden
  - subakute bis chronische Nebenhodenentzündungen ± Fistelbildung
- weitere „unspezifische" Beschwerden:
  - rezidivierende Flankenschmerzen
  - unklares Fieber
  - chronisch rezidivierende Prostatabeschwerden
- paraklinische Befunde:
  - „sterile" Leukozyturie (70 % der Fälle)
  - saurer Urin-pH
  - unklare BSG-Beschleunigung

▶ **Diagnostik und Differenzialdiagnose**
- **Erregernachweis:**
  - Ein positiver **Hauttest (Tuberkulin, Mendel-Mantoux)** kann auf eine aktive Tbc hinweisen, ein negatives Ergebnis schließt eine Urogenital-Tbc aber nicht aus.
  - Der **mikroskopische Nachweis säurefester Stäbchen aus dem Urin** reicht für die Diagnosestellung nicht aus (Verwechslung z. B. mit M. smegmatis).

> **Merke**
>
> Goldstandard der Diagnostik stellt weiterhin der kulturelle Nachweis dar.

- Der **kulturelle Nachweis** erfolgt auf speziellen Nährböden (z. B. Löwenstein-Jensen-Medium). Der Nachteil der Kultur besteht in der langen Zeitspanne bis zum Erhalt des Ergebnisses (positiver Nachweis nach 3–4 Wochen, Ausschluss der Infektion dauert bis zu 9 Wochen). Durch Einsatz von Flüssigmedien oder radiometrischen Verfahren kann die Nachweiszeit signifikant verkürzt werden [19].
- Zunehmende Bedeutung erlangen auch **Nukleinsäure-Amplifikations-Techniken (NAT)**, wobei ihr Stellenwert aus urogenitalen Sekreten noch nicht abschließend geklärt ist.
- Entscheidend ist in jedem Fall die **Resistenzbestimmung** der Mykobakterien zur Therapiekontrolle.
- Für den kulturellen Nachweis wird der **Morgenurin** an 3 aufeinanderfolgenden Tagen untersucht. Dieses Medium ist für die genitale Form der Urogenital-Tbc nicht ausreichend. Hier sind zwingend zusätzlich **Ejakulat** und **Exprimaturin** zu analysieren.
- **Histologie:**
  - Die Diagnose einer Tbc kann histologisch aus operativ entnommenem Gewebe oder per Biopsie gestellt werden (**verkäsende Nekrosen**), wobei die Kombination mit NAT auf M.-tuberculosis-Komplex die diagnostische Treffsicherheit erhöht.
  - Insbesondere verbessern **molekularbiologische Methoden** die Differenzialdiagnose gegenüber anderen Infektionen des Urogenitaltrakts und seltenen granulomatösen Erkrankungen (z. B. xanthogranulomatöse Pyelonephritis, granulomatöse Prostatitis, granulomatöse Orchitis).

> **Merke**
>
> Diagnosestellung der Urogenital-Tbc = Erregernachweis ± Histologie

- **Bildgebende Diagnostik:**
  - Die Sonografie kann erste wichtige Hinweise geben (Schrumpfniere, unregelmäßige Nierenoberfläche, echoreiche Areale, [partiell] dilatiertes Nierenbeckenkelchsystem)
  - Zur Beurteilung der oberen Harnwege spielt die Ausscheidungsurografie (AUG), insbesondere bei Frühformen der Urogenital-Tbc, eine wichtige Rolle, ggf. ergänzt durch eine retrograde Darstellung des Harnleiters.
  - CT und MRT spielen bei dieser Indikation eine untergeordnete Rolle.
  - Bei genitaler Tbc sind retrograde Urethrografie (ggf. Miktionszystourethrografie) sowie transrektaler Ultraschall und Hodensonografie obligat.
  - Einen Überblick über die zu erwartenden Befunde gibt ▶ Tab. 3.15.

▶ Therapie
- **medikamentös:**
  - Kombinationsbehandlung mit 3–4 Antituberkulotika [5]. Die wirkungsstärksten Antituberkulotika sind Isoniazid (INH), Rifampicin (RMP) und Pyrazinamid (PZA). Als 4. Antituberkulotikum wird Streptomycin (SM), Ethambutol (EMB) oder, seltener, Protionamid (PTH) eingesetzt.
  - Die Dosierung der Medikamente erfolgt nach dem Körpergewicht und der Nierenfunktion (SM, EMB). Die Einnahme erfolgt in der Regel als Einmaldosis morgens.
  - Um die **Neurotoxizität** von INH und eine potenzielle **Hyperurikämie** durch Zellzerfall zu mindern, werden Vitamin B_6 und Urikostatika (z. B. Allopurinol) begleitend eingesetzt.
  - ▶ Tab. 3.16 enthält die **Dosierungen** der Antituberkulotika und fasst die wichtigsten **Nebenwirkungen** zusammen, ▶ Abb. 3.6 gibt eine Übersicht über das **gängigste Therapieschema** bei unkomplizierter Tbc sowie empfohlene Kontrollen der potenziellen Nebenwirkungen.
  - In den letzten Jahren ist zunehmend eine **Resistenzentwicklung** gegenüber Antituberkulotika zu verzeichnen. Dies und eine **Komorbidität mit HIV-Infektion** und **reduzierter Immunkompetenz** machen alternative Therapieschemata mit längerer Therapiedauer und alternativen Therapieregimen erforderlich. Second-Line-Medikamente wie Ethionamid, Protionamid, Fluorchinolone, u. a. weisen allerdings eine niedrigere Effektivität bei höherer Toxizität auf.
- **operativ:**
  - Zusätzliche operative Eingriffe dienen bei der Urogenital-Tbc heute überwiegend der Behandlung von Folgezuständen und Komplikationen wie
    - Harnstauung (z. B. Entlastung mit Harnleiterschiene oder Nephrostomie, Harnleiterteilresektion, Harnleiterneueinpflanzung),

Tab. 3.15 Bildgebende Diagnostik bei Urogenitaltuberkulose.

Untersuchung	Beurteilung von	Typische Befunde
Ausscheidungsurografie, retrograde Pyelografie	Niere	Destruktionen, Stenosen, Stauung • Stadium 1: parenchymatös-ulzerös • Stadium 2: ulzerös-kavernös • Stadium 3: Pyonephrose und Kittniere
	Harnleiter	Stenosen, (perlschnurartige) Destruktionen, „Gänsegurgel-Harnleiter"
Zystografie, retrograde Urethrografie	Blase	vesikorenaler Reflux, Schrumpfharnblase
	Harnröhre	Stenosen
	Prostata	Kavernen, Abszesse
transrektaler Ultraschall	Prostata	hypoechogene Zonen: Kavernen, Abszesse, Granulome
Sonografie	Blase	Blasenwandverdickung, Schrumpfharnblase
	Hoden	hypoechogene Bereiche, Abszesse
	Nebenhoden	Verdickung, Abszesse

3.12 Parasitäre Erkrankungen in der Urologie

Tab. 3.16 Antituberkulotika und ihre wichtigsten Nebenwirkungen.

Antituberkulotikum	Dosierung in mg/kg KG	Dauer der Anwendung	Potenzielle Nebenwirkungen
Isoniazid (INH)	5–15	6 Monate	Leberschäden, periphere Neuropathie
Rifampicin (RMP)	10–15	6 Monate	Thrombopenie, Leberschaden, Nierenversagen
Ethambutol (EMB)	20–25	2 Monate	Optikusatrophie, Netzhautschäden, Neuritis
Pyrazinamid (PZA)	25–35	2 Monate bei 4fach-Kombination	Leberschäden
Streptomycin (SM)	15–20	Second Line	Gehör-, Gleichgewichtsstörungen
Protionamid (PTH)	5–15	Second Line	Leberschäden

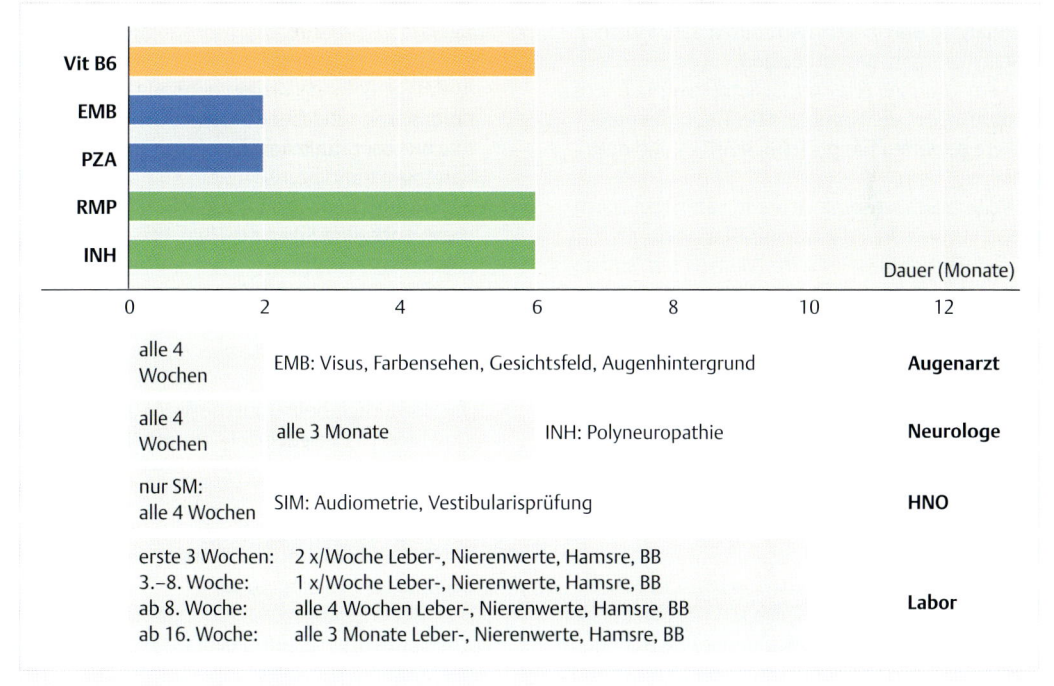

Abb. 3.6 Therapieschema bei unkomplizierter Urogenitaltuberkulose und erforderliche Kontrollen.

- fortgeschrittene Nierengewebsdestruktion, Schrumpfniere mit Hypertonus, Pyonephrose mit und ohne Harnsteinbildung (z. B. Nephrektomie),
- Schrumpfharnblase (z. B. Harnblasenaugmentation).
- Der am häufigsten durchgeführte operative Eingriff (bei ca. 25 % der Patienten mit Urogenital-Tbc) ist die **Nephrektomie** (Übersicht in [19]).
- Operative Eingriffe im Genitalbereich (Orchiektomie, Epididymektomie, Prostatabiopsie) dienen heute in erster Linie zur Differenzialdiagnose unklarer krankhafter Prozesse in diesem Bereich oder der Beseitigung therapieresistenter Komplikationen wie Abszesse oder Fisteln.

3.12 Parasitäre Erkrankungen in der Urologie

▶ **Epidemiologie.** Bis auf die Trichomoniasis (S. 188) spielen parasitäre Erkrankungen in der Urologie in Mitteleuropa nur eine untergeordnete Rolle. Daher beschränkt sich dieses Kapitel auf die

Bilharziose und die Echinokokkose. Beide Erkrankungen können durch Tourismus oder Migration aus Endemiegebieten eine gewisse epidemiologische Rolle spielen. Bezüglich der Bilharziose, für die nach Infektionsschutzgesetz eine Meldepflicht besteht, wurden 2012 vom Robert-Koch-Institut (RKI) 114 Neuerkrankungen bestätigt. Die WHO schätzt die Infektion mit Schistosomen weltweit auf 200–300 Mio. Menschen.

3.12.1 Bilharziose

▶ Ätiologie und Pathogenese
- Die nach ihrem Entdecker (Theodor Bilharz) benannte Bilharziose wird durch Saugwürmer, Schistosomen, hervorgerufen.
- In der Urologie relevant ist **Schistosoma haematobium**, der die Harnblase befällt. Endemiegebiete betreffen hauptsächlich Afrika und den Nahen Osten.
- Weitere Schistosoma-Arten befallen den Darm und verursachen die **Darmbilharziose**.
- Die Infektion des Endwirts Mensch mit Schistosoma haematobium geschieht beim Aufenthalt in infizierten stehenden Gewässern; die Larven (Zerkarien) des Parasiten penetrieren aktiv die Haut, gelangen über den venösen Kreislauf in den Portalkreislauf der Leber, wo sie sich paaren, um dann paarweise in den Venenplexus der Harnblase zu gelangen und sich dort festsetzen. Die Wurmeier gelangen in die Harnblase und werden mit dem Urin ausgeschieden. Im Wasser schlüpfen aus ihnen sogenannte Mirazidien, die innerhalb kurzer Zeit einen spezifischen Zwischenwirt (Wasserschneckenart) finden müssen. Über eine weitere Entwicklung im Zwischenwirt (Sporozysten) werden dann wieder Zerkarien ins Wasser abgegeben.

▶ Klinik
- **Allgemeinsymptome:**
  - Exantheme und Pruritus durch Penetration der Haut
  - granulomatöse Entzündungen durch im Körper verbliebene Wurmeier
- **akute Schistosomiasis:**
  - große Granulome
- **chronische Schistosomiasis:**
  - hämorrhagische Zystitis
  - zunehmender narbiger Umbau der betroffenen Organe (Blase, Adnexe)

- **Komplikationen:**
  - Schrumpfblase, Harnstauungsnieren durch narbigen Umbau der Harnblasenwand
  - Entwicklung eines Plattenepithelkarzinoms

▶ Diagnostik
- **mikroskopisch:** typische Eier im Urin (zirkadiane Ausscheidungsrhythmik; Sammelurin von 9–16 Uhr)
- **immunologisch:** z. B. Radioimmunassay (Nachweis von Antigenen adulter Parasiten), indirekter Immunfluoreszenztest (serologischer Infektionsnachweis)
- **histologisch:** PE Blasenschleimhaut (cave: Blutung!)
- **zystoskopisch:**
  - Auffällige Befunde variieren, häufig sind Granulome mit umgebender Hyperämie, proliferative himbeerähnliche Granulome, große Bilharziosepapillome.
  - Bei chronischem Verlauf entstehen „Sandy Patches", verkalkte Eier unter blasser Schleimhaut (Übersicht in [39]).

▶ Therapie
- Praziquantel 40 mg/kg KG, verteilt auf 1–2 Einzelgaben für 1 Tag
- Ggf. erforderliche chirurgische Maßnahmen sind erst nach gesichertem Erfolg der medikamentösen Therapie möglich.

3.12.2 Echinokokkose

▶ Ätiologie und Pathogenese
- Für Hunde- (Echinococcus [E.] granulosus) und Fuchsbandwurm (E. multilocularis) dienen Menschen als Zwischenwirte.
- Während E. granulosus in den befallenen Organen große Zysten mit Larven verursacht, treten bei E. multilocularis multiple, kleinblasige, infiltrativ wachsende zystische Larven auf, die unbehandelt zum Tod führen.
- Die Infektion des Menschen erfolgt entweder über den Verzehr kontaminierter Nahrungsmittel oder über den engen Kontakt mit Endwirten (Fuchs, Hund, Nagetiere, Rind, Schaf, Schwein) durch die Aufnahme von Eiern.
- Befallen werden Leber und Niere, aber auch Lunge und Gehirn; das folgende Kapitel konzentriert sich auf den Nierenbefall.

▶ **Klinik**
- Bei Befall der Nieren treten dumpfe, zum Teil kolikartige Flankenschmerzen auf, bei Zystenruptur drohen schwerste anaphylaktische Reaktionen.
- Komplikationen: Organdestruktion mit Funktionsverlust, Ausschwemmung durch Zystenruptur oder akzidentell intraoperativ, dann anaphylaktische Reaktion
- Unbehandelt führt die Infektion mit E. granulosus nach ca. 10–15 Jahren, mit E. multilocularis nach ca. 1 Jahr zum Tode.

▶ **Diagnostik**
- **Labor:** oft Eosinophilie; serologische Verfahren können falsch negativ sein; Nachweis von Hydatidenfragmenten im Urin bei Einbruch in das Hohlsystem
- **Sonografie:** zystische Raumforderung der Nieren, ggf. mit Wandverkalkungen, zystische Konglomerattumoren
- **CT:** Zystenkonglomerattumoren, Verkalkungen

▶ **Therapie**
- Prinzipiell sollte die Therapie an spezialisierten Zentren oder unter deren Überwachung erfolgen (Vermittlung durch RKI).
- Therapie der Wahl ist die radikale Entfernung aller Zysten, wobei eine Eröffnung der Zysten peinlichst vermieden werden muss.
- Bei Inoperabilität oder miliarer Aussaat wird eine medikamentöse Langzeitbehandlung mit Mebendazol (40–50 mg/kg KG in 3 Dosen) über 6 Monate bis mehrere Jahre eingesetzt.

3.13 Perioperative Antibiotikaprophylaxe

Die perioperative Antibiotikaprophylaxe soll das Auftreten infektiologischer Komplikationen während und nach diagnostischen oder therapeutischen urologischen Interventionen vermeiden. Die Antibiotika können hierbei oral oder intravenös als Einmaldosierung oder kurzzeitig (< 72 h) gegeben werden. Dabei herrschen auf dem Gebiet der urologischen präoperativen Infektionsprophylaxe noch deutliche Uneinigkeiten in Bezug auf Risikoabschätzung sowie Art und Dauer der angewendeten Antibiotika. Alle Regimes haben jedoch das gemeinsame Ziel, symptomatische fieberhafte Urogenitalinfektionen und chirurgische Wundinfektionen zu verhindern.

3.13.1 Wichtige Anmerkungen
- Eine Antibiotikaprophylaxe kann niemals Ersatz für eine sorgfältige Hygiene und einen hohen Operationsstandard sein!
- Bei der **Prothesenchirurgie** können selbst kleinste Infektionen fatale Folgen haben und bis zur Explantation führen.
- Es ist wichtig zu berücksichtigen, dass jede Prozedur bei jedem Patienten trotz identischer Intervention hinsichtlich ihrer Invasivität und dem von ihr ausgehenden Infektionsrisiko unterschiedlich ist.
- Angesichts der zunehmenden Schwere der postinterventionellen Infektionen muss gerade bei der **Prostatabiopsie** der Nutzen für den Patienten gegenüber dem verbundenen Risiko abgewogen werden. Ggf. sollte ein Rektalabstrich vor der Biopsie angeboten werden.
- Sollte postoperativ ein **Harnwegskatheter** notwendig sein, rechtfertigt dieser, wenn er nicht eine behandlungsbedürftige Harnwegsinfektion erwarten lässt, **keine** Verlängerung der Prophylaxe. Die durch Kolonisation verursachte **asymptomatische Bakteriurie** sollte, falls überhaupt nötig, entweder vor dem Eingriff oder nach Entfernung des Katheters saniert werden. Sie ist der entscheidende Faktor, um zwischen sauber-kontaminierten und kontaminierten Eingriffen zu unterscheiden.

3.13.2 Risikostratifizierung des Patienten

Vor der Intervention ist es wichtig, den Patienten zu beurteilen hinsichtlich
- seines generellen Gesundheitszustands (ASA-Score),
- des Vorhandenseins von Risikofaktoren (Alter, Diabetes mellitus, Immunabwehrschwäche, Mangelernährung, Übergewicht),
- spezifischer Faktoren wie Harnwegsinfektionen in der Anamnese, aktuell einliegender Harnwegskatheter, frühere urologische Manipulationen, genetische Faktoren, langer präoperativer Krankenhausaufenthalt,
- der Art der geplanten Intervention (Invasivität, Dauer, Technik) und
- dem Ausmaß der zu erwartenden bakteriellen Kontamination.

3.13.3 Art des Eingriffs

Das Infektionsrisiko hängt von der Art des Eingriffs ab. Auf urologischem Gebiet sind nur die Prostatabiopsie und die TUR-P gut untersucht. Es besteht keine Evidenz für antibiotische Prophylaxe bei unkomplizierten endoskopischen Standardprozeduren und Stoßwellenbehandlung. Dagegen wird eine Prophylaxe bei komplizierten Interventionen und Patienten mit Risikofaktoren empfohlen.

Für offene und laparoskopische Eingriffe gelten dieselben Regeln wie bei abdominalen oder gynäkologischen, d.h. keine Prophylaxe bei sauberen Eingriffen ohne Eröffnung des Harntrakts, während bei sauberen-kontaminierten mit Eröffnung des Harntrakts eine Einzeldosis oder Ein-Tages-Dosierung empfohlen wird.

Bei kontaminierten Eingriffen mit Eröffnung des Darmes, z.B. im Rahmen der Zystektomie mit Harnableitung, hängt die Empfehlung von der Art des Eingriffs, dem Schwierigkeitsgrad und dem Ausmaß der Kontamination ab, wobei die Eröffnung des Harntrakts zu den sauberen-kontaminierten Eingriffen zählt.

3.13.4 Prophylaxe-Antibiotika

Vor Beginn der Prophylaxe ist eine Urinkultur anzulegen, um im Fall des Versagens der Prophylaxe direkt auf eine resistenzgerechte Therapie übergehen zu können. Ziel ist es, durch wohlüberlegte Antibiotikagabe den Patienten von peri-/postoperativen Infektionen abzuschirmen, ohne hierdurch neue Antibiotikaresistenzen auftreten zu lassen. Die zum Einsatz kommenden Antibiotika hängen vom örtlichen Erreger- und Resistenzspektrum, vom vorherrschenden Erreger bei der geplanten Intervention und den eingriffsspezifischen Risikofaktoren ab. In Frage kommen folgende Wirkstoffe:
- Cotrimoxazol
- Cephalosporine der 2. Generation
- Aminopenicilline mit Betalactamaseinhibitor
- Aminoglykoside

Alle anderen Breitspektrumantibiotika inklusive Fluorchinolone und Vancomycin sollten mit äußerster Zurückhaltung und nur zur Therapie eingesetzt werden.

3.13.5 Zeitliche Dauer

Der Einsatz der Prophylaxe ist zeitlich begrenzt. Unter optimalen Verhältnissen sollte sie nicht eher als 1–2 Stunden vor der Intervention starten. Orale Antibiotika sollten 1 Stunde vor Beginn des Eingriffs verabreicht werden, intravenöse bei Anästhesieeinleitung. Beide Verabreichungsformen sind gleich effektiv, weshalb der oralen Verabreichung – wann immer möglich – der Vorzug gegeben werden sollte. Durch dieses Vorgehen liegt ein Wirkmaximum während des höchsten Infektionsrisikos vor, dessen Wirkung bis kurz nach dem Eingriff anhält. Die Dauer sollte so kurz wie möglich gewählt werden. Im Idealfall besteht die Prophylaxe aus einer Einzeldosis und sollte nur bei Vorliegen von Risikofaktoren verlängert werden.

Empfehlungen zur Antibiotikaprophylaxe bei urologischen Eingriffen sind in ▶ Tab. 3.17 zusammengefasst.

3.13 Perioperative Antibiotikaprophylaxe

Tab. 3.17 Empfehlungen zur Antibiotikaprophylaxe bei urologischen Interventionen.

Urologische Prozedur	Begleitumstände	Kontamination	Bakteriurie	Erwartete Erreger	Prophylaxe	Antibiotika	Bemerkung
Blasenchirurgie, offen	-	sauber kontaminiert (Harntrakt)	-	• Enterobakterien • Enterokokken • Staphylokokken	empfohlen	• Trimethoprim ± Sulfamethoxazol • Cephalosporin 2. oder 3. Generation • Aminopenicillin/Betalactamaseinhibitor	• Einzeldosis vor dem Eingriff (oral) oder bei Einleitung (i. v.) • nicht gut untersucht
Blasenersatz, orthotop	-	sauber kontaminiert (Darm)	-	• Enterobakterien • Enterokokken • Anaerobier • Hautflora	ja	• Cephalosporin 2. oder 3. Generation • Metronidazol	• Einzeldosis vor dem Eingriff (oral) oder bei Einleitung (i. v.) • wie für Darmchirurgie
	gastrointestinale Erkrankung	kontaminiert	-	• Enterobakterien • Enterokokken • Anaerobier • Hautflora	ja	• Cephalosporin 2. oder 3. Generation • Metronidazol	• Bakteriurie vor dem Eingriff kontrollieren • Einzeldosis während des Eingriffs verlängertes Regime erwägen • wie für Darmchirurgie
Extrakorporale Stoßwellenlithotripsie (ESWL)	Niere oder Ureter unkompliziert ohne Obstruktion, anamnestisch keine Harnwegsinfektionen	sauber	nein	-	nein	-	-
	Niere oder Ureter mit mäßiger Obstruktion und/oder anamnestisch Harnwegsinfektion	sauber kontaminiert (Harntrakt)	nein	• Enterobakterien • Enterokokken	ja	• Trimethoprim ± Sulfamethoxazol • 2. oder 3. Generation Cephalosporin • Aminopenicillin/Betalactamaseinhibitor (gramnegative Keime exkl. P. aeruginosa)	Einzeldosis vor dem Eingriff (oral) oder bei Einleitung (i. v.)
	komplizierter Stein, Obstruktion oder Nephrostomie/Harnleiterschiene in situ	kontaminiert (Harntrakt)	ja	• Enterobakterien • Enterokokken	ja	• Trimethoprim ± Sulfamethoxazol • Cephalosporin 2. oder 3. Generation • Aminopenicillin/Betalactamaseinhibitor (gramnegative Keime exkl. P. aeruginosa)	• Bakteriurie vor dem Eingriff kontrollieren • Einzeldosis während des Eingriffs verlängertes Regime erwägen • Risikopatienten

Tab. 3.17 Fortsetzung

Urologische Prozedur	Begleitumstände	Kontamination	Bakteriurie	Erwartete Erreger	Prophylaxe	Antibiotika	Bemerkung
Harnableitung (Dickdarm)	-	kontaminiert	-	• Enterobakterien • Enterokokken • Anaerobier • Hautflora	ja	• Cephalosporin 2. oder 3. Generation • Metronidazol	• Bakteriurie vor dem Eingriff kontrollieren • Einzeldosis während des Eingriffs verlängertes Regime <72 h erwägen • wie für Darmchirurgie
Harnableitung (Dünndarm), Ileum-Conduit	-	sauber kontaminiert (Darm)	-	• Enterobakterien • Enterokokken • Anaerobier • Hautflora	ja	• Cephalosporin 2. oder 3. Generation • Metronidazol	• Einzeldosis vor dem Eingriff (oral) oder bei Einleitung (i. v.) • wie für Darmchirurgie
Nephrektomie, einfach	-	sauber	-	• Hautflora, z. B. Staphylokokken • Katheter-assoziierte uropathogene Keime	nein	-	• für Hochrisikopatienten zu erwägen • kurzzeitig postoperativ eingelegter Katheter erfordert keine Therapie • schlecht dokumentiert • Katheter-assoziierte Harnwegsinfektionen
Nephrektomie, partiell; Nephroureterektomie	Nierenbeckenabgangsstenose	sauber kontaminiert (Harntrakt)	-	• Enterobakterien • Enterokokken • Staphylokokken	empfohlen	• Trimethoprim ± Sulfamethoxazol • Cephalosporin 2. oder 3. Generation • Aminopenicillin/Betalactamaseinhibitor	• Einzeldosis vor dem Eingriff (oral) oder bei Einleitung (i. v.) • keine Studien
Perkutane Nephrolitholapaxie (PCNL)	kontaminiert (Harntrakt)		ja	• Enterobakterien • Enterokokken • Staphylokokken	ja	• Trimethoprim ± Sulfamethoxazol • Cephalosporin 2. oder 3. Generation • Aminopenicillin/Betalactamaseinhibitor • Fluorchinolone	• Bakteriurie vor dem Eingriff kontrollieren • Einzeldosis während des Eingriffs verlängertes Regime erwägen • hohes Risiko

Tab. 3.17 Fortsetzung

Urologische Prozedur	Begleitumstände	Kontamination	Bakteriurie	Erwartete Erreger	Prophylaxe	Antibiotika	Bemerkung
Prostatabiopsie, transperineal	-	sauber kontaminiert (Harntrakt)	nein	-	ja	-	Einzeldosis vor dem Eingriff (oral) oder bei Einleitung (i. v.)
	anamnestisch Harnwegsinfektionen	kontaminiert (Harntrakt)	ja	-	ja	-	• Bakteriurie vor dem Eingriff kontrollieren • Einzeldosis während des Eingriffs • verlängertes Regime erwägen
Prostatabiopsie, transrektal	-	kontaminiert (Harntrakt)	ja	• Enterobakterien • Anaerobier?	ja	• Fluorchinolone • Trimethoprim ± Sulfamethoxazol • Metronidazol? (ohne Evidenz) • zielgerichtete Alternative	• Risikofaktoren analysieren • Einzeldosis effektiv bei Niedrigrisikopatienten • verlängertes Regime bei Hochrisikopatienten erwägen • hohes Risiko • Bakteriurie vor dem Eingriff kontrollieren • Einzeldosis während des Eingriffs
Prostatektomie, radikal	-	sauber kontaminiert (Harntrakt)	-	• Enterobakterien • Enterokokken • Staphylokokken	ja	• Trimethoprim ± Sulfamethoxazol • Cephalosporin 2. oder 3. Generation • Aminopenicillin/Betalactamaseinhibitor	• Einzeldosis vor dem Eingriff (oral) oder bei Einleitung (i. v.) • keine randomisierten Studien
Prothesenimplantation	-	-	-	Hautflora, z. B. Staphylokokken	ja	• Cephalosporin 2. oder 3. Generation • Penicillin (Penicillinase-stabil)	• limitierte Dokumentation • Regime nicht gut beschrieben • Diabetes mellitus spezifischer Risikofaktor
Skrotalchirurgie, geplant	-	sauber	-	• Hautflora, z. B. Staphylokokken • Katheter-assoziierte uropathogene Keime	nein	-	• Prophylaxe bei Hochrisikopatienten erwägen • kurzzeitig postoperativ eingelegter Katheter erfordert keine Prophylaxe

Entzündungen und Infektionen

Tab. 3.17 Fortsetzung

Urologische Prozedur	Begleitumstände	Kontamination	Bakteriurie	Erwartete Erreger	Prophylaxe	Antibiotika	Bemerkung
Spillage/Leckage (Dünn- und Dickdarm), Traumachirurgie	-	kontaminiert (Darm)	-	• Enterobakterien • Enterokokken • Anaerobier • Hautflora	ja	• Cephalosporin 2. oder 3. Generation • Metronidazol	• Bakteriurie vor dem Eingriff kontrollieren • Einzeldosis während des Eingriffs • verlängertes Regime erwägen • wie für Darmchirurgie
Transurethrale Resektion der Harnblase (TUR-B)	kleiner Tumor/Fulguration (ähnlich Zystoskopie)	sauber	nein	-	nein	-	-
	• großer Tumor (hohe Resektionszeit) • anamnestisch keine Harnwegsinfektionen • kontrollierte Bakteriurie	sauber kontaminiert (Harntrakt)	nein	• Enterobakterien • Enterokokken	ja	• Trimethoprim ± Sulfamethoxazol • Cephalosporin 2. oder 3. Generation • Aminopenicillin/Betalactamaseinhibitor	Einzeldosis vor dem Eingriff (oral) oder bei Einleitung (i. v.)
	Nekrose/Bakteriurie	kontaminiert (Harntrakt)	ja	• Enterobakterien • Enterokokken	ja	• Trimethoprim ± Sulfamethoxazol • Cephalosporin 2. oder 3. Generation • Aminopenicillin/Betalactamaseinhibitor	• Bakteriurie vor dem Eingriff kontrollieren • Einzeldosis während des Eingriffs • verlängertes Regime erwägen
Transurethrale Resektion der Prostata (TUR-P)	• anamnestisch keine Harnwegsinfektionen und ohne Risikofaktoren • kontrollierte Bakteriurie	sauber kontaminiert (Harntrakt)	nein	• Enterobakterien • Enterokokken	ja	• Trimethoprim ± Sulfamethoxazol • Cephalosporin 2. oder 3. Generation • Aminopenicillin/Betalactamaseinhibitor	• Niedrigrisikopatienten und geringe Prostatavolumina erfordern wahrscheinlich keine Prophylaxe • gute Datenlage • Einzeldosis vor dem Eingriff (oral) oder bei Einleitung (i. v.)
	liegender Harnwegskatheter oder Bakteriurie	kontaminiert (Harntrakt)	ja	-	ja	-	• Bakteriurie vor dem Eingriff kontrollieren • Einzeldosis während des Eingriffs • verlängertes Regime erwägen

3.13 Perioperative Antibiotikaprophylaxe

Tab. 3.17 Fortsetzung

Urologische Prozedur	Begleitumstände	Kontamination	Bakteriurie	Erwartete Erreger	Prophylaxe	Antibiotika	Bemerkung
Ureterorenoskopie (URS)	• diagnostisch, oder • unkomplizierter (distaler) Stein ohne Obstruktion, nicht impaktiert • keine Harnleiterschiene • keine Harnwegsinfektion in der Anamnese	sauber	nein	• Enterobakterien • Enterokokken • Staphylokokken	nein	• Trimethoprim ± Sulfamethoxazol • Cephalosporin 2. oder 3. Generation • Aminopenicillin/Betalactamaseinhibitor • Fluorchinolone	bei Hochrisikopatienten und abhängig von Steingröße, Länge der Intervention, Blutverlust und operativer Erfahrung des Chirurgen erwägen
	• diagnostisch, oder • unkomplizierter Stein ohne Obstruktion, nicht impaktiert • keine Harnleiterschiene • Harnwegsinfekt in der Anamnese	sauber kontaminiert (Harntrakt)	nein	-	ja	-	Einzeldosis vor dem Eingriff (oral) oder bei Einleitung (i. v.)
	proximaler oder impaktierter Stein	-	-	• Enterobakterien • Enterokokken • Staphylokokken	ja	• Trimethoprim ± Sulfamethoxazol • Cephalosporin 2. oder 3. Generation • Aminopenicillin/Betalactamaseinhibitor • Fluorchinolone	• Kurzzeitbehandlung, Länge noch nicht festgelegt • intravenöse Gabe zum Zeitpunkt der Operation vorgeschlagen
	komplizierter Stein, moderate Obstruktion, impaktiert	kontaminiert (Harntrakt)	ja	-	ja	-	• Bakteriurie vor dem Eingriff kontrollieren • Einzeldosis während des Eingriffs verlängertes Regime erwägen

Entzündungen und Infektionen

Tab. 3.17 Fortsetzung

Urologische Prozedur	Begleitumstände	Kontamination	Bakteriurie	Erwartete Erreger	Prophylaxe	Antibiotika	Bemerkung
urodynamische Untersuchung	-	sauber	nein	• Enterobakterien • Enterokokken • Staphylokokken	nein	• Trimethoprim ± Sulfamethoxazol • Cephalosporin 2. Generation	• bei Hochrisikopatienten mit Bakteriurie, liegendem Harnwegskatheter und anamnestisch Harnwegsinfektionen erwägen • geringes Risiko
Varikozele; Vasektomie	-	sauber	-	• Hautflora, z. B. Staphylokokken • Katheter-assoziierte uropathogene Keime	nein	-	• bei Hochrisikopatienten erwägen • kurzzeitig postoperativ eingelegter Katheter erfordert keine Prophylaxe
Zystektomie, partielle	-	sauber kontaminiert (Harntrakt)	-	• Enterobakterien • Enterokokken • Staphylokokken	empfohlen	• Trimethoprim ± Sulfamethoxazol • Cephalosporin 2. oder 3. Generation • Aminopenicillin/Betalactamaseinhibitor	• Einzeldosis vor dem Eingriff (oral) oder bei Einleitung (i. v.) • keine randomisierten Studien
Zystoskopie	-	sauber	nein	• Enterobakterien • Enterokokken • Staphylokokken	nein	• Trimethoprim ± Sulfamethoxazol • Cephalosporin 2. Generation	• bei Hochrisikopatienten mit Bakteriurie, liegendem Harnwegskatheter und anamnestisch Harnwegsinfektionen erwägen • geringes Risiko

Literatur

[1] Alsaywid BS, Smith GH. Antibiotic prophylaxis for transurethral urological surgeries: Systematic review. Urol Ann 2013; 5 (2): 61–74

[2] AWMF Arbeitskreis „Krankenhaus- und Praxishygiene". Perioperative Antibiotikaprophylaxe. Registernummer 029/022

[3] Bjerklund Johansen TE, Botto H, Cek M et al. Critical review of current definitions of urinary tract infections and proposal of an ESU/ESIU classification system. Internat J Antimicrob Agents 2011; 38: 64–70

[4] Bootsma AMJ, Laguna Pes MP, Geerlings SE. et al. Antibiotic prophylaxis in urologic procedures: a systematic review. Eur Urol 2008; 54 (6): 1270–1286

[5] Çek M, Lenk S, Naber KG et al. EAU Guidelines for the Management of Genitourinary Tuberculosis. Eur Urol 2005; 48: 353–362

[6] Chen YH, Ko WC, Hsueh PR. Emerging resistance problems and future perspectives in pharmacotherapy for complicated urinary tract infections. Expert Opin Pharmacother 2013; 14 (5): 587–596

[7] Chen XC, Liu T, Li JJ et al. Efficacy and safety of leflunomide for the treatment of BK virus-associated hemorrhagic cystitis in allogeneic hematopoietic stem cell transplantation recipients. Acta Haematol 2013; 130: 52–56

[8] EAU-Guidelines on Urological Infections 2013: www.uroweb.org/gls/pdf/18_Urological%20infections_LR.pdf (S. 65ff.)

[9] Eliakim-Raz N, Yahav D, Paul M et al. Duration of antibiotic treatment for acute pyelonephritis and septic urinary tract infection – 7 days or less versus longer treatment: systematic review and meta-analysis of randomized controlled trials. J Antimicrob Chemother 2013; 68 (10): 2183–2191

[10] Fünfstück R, Wagenlehner FM, Olschläger T et al. Urinary tract infections: cystitis, pyelonephritis, urosepsis. Dtsch Med Wochenschr 2012; 137 (5): 198–201

[11] Grabe M. Antibiotic prophylaxis in urological surgery, a European viewpoint. Int J Antimicrob Agents 2011; 38 Suppl: 58–63

[12] Grabe M, Bjerklund-Johansen TE, Botto H et al. Guidelines on Urological Infections. European Association of Urology; 2013. www.uroweb.org/gls/pdf/18_Urological%20infections_LR.pdf

[13] Grabe M, Botto H, Cek M et al. Preoperative assessment of the patient and risk factors for infectious complications and tentative classification of surgical field contamination of urological procedures. World J Urol 2012; 30 (1): 39–50

[14] Han TT, Xu LP, Liu DH et al. Cytomegalovirus is a potential risk factor for late-onset hemorrhagic cystitis following allogeneic hematopoietic stem cell transplantation. Amer J Hematol 2014; 89: 55–61

[15] Hirsch HH, Babel N, Comoli P et al. European Perspective On Human Polyomavirus Infection, Replication And Disease In Solid Organ Transplantation. Clin Microbiol Infect 2014; 20 Suppl 7: 74–88

[16] Hochreiter W, Ludwig M, Weidner W et al. National Institutes of Health (NIH)-Chronic Prostatitis-Symptom Index. Deutsche Version. Urologe A 2001; 40: 16–17

[17] Hofmann H. Genitale Mykoplasmeninfektionen – Klinik, Diagnostik und Therapie. Urologe [A] 1987; 26: 246–251

[18] Lee JC, Lee NY, Lee HC et al. Clinical characteristics of urosepsis caused by extended-spectrum beta-lactamase-producing Escherichia coli or Klebsiella pneumonia and their emergence in the community. J Microbiol Immunol Infect 2012; 45 (2): 127–133

[19] Lenk S. Urogenitaltuberkulose in Deutschland. Diagnose und Behandlung. Urologe 2011; 50: 1619–1627

[20] Luger A. Epidemiologie, Klinik und Therapie der Infektionen mit Chlamydia trachomatis Serotyp D-K. Wiener Klin Wochenschr 1987: 99: 1–14

[21] McClanahan C, Grimes MM, Callaghan E et al. Hemorrhagic cystitis associated with herpes simplex virus. J Urol 1994; 151: 152–153

[22] Mnif MF, Kamoun M, Kacem FH et al. Complicated urinary tract infections associated with diabetes mellitus: Pathogenesis, diagnosis and management. Indian J Endocrinol Metab 2013; 17 (3): 442–445

[23] Montaruli E, Wildhaber BE, Ansari M et al. Adenovirus-induced obstructive uropathy with acute renal failure in an immunodeficient child. Urology 2014; 83: 217–219

[24] Ramsey S, Robertson A, Ablett MJ et al. Evidence-based drainage of infected hydronephrosis secondary to ureteric calculi. J Endourol 2010; 24 (2): 185–189

[25] Robert-Koch-Institut: Bericht zur Epidemiologie der Tuberkulose in Deutschland für 2011. www.rki.de/DE/Content/InfAZ/T/Tuberkulose/Download/TB2011.pdf?__blob=publicationFile

[26] Schiefer HG, Jantos C, Weidner W. Urethro-adnexitis in the man and acute urethral syndrome in the woman. Microbiological and immunologic studies of etiologic classification. Urologe A 1994, 33: 188–195

[27] Schneede P, Waidelich R. Gesichertes und Neues bei der Therapie von Condylomata. Urologe 2013; 52: 1416–1421

[28] Shoskes DA, Nickel JC, Dolinga R et al. Clinical phenotyping of patients with chronic prostatitis/chronic pelvic pain syndrome and correlation with symptom severity. Urology 2009; 73: 538–542

[29] Shoskes DA, Nickel JC, Kattan MW. Phenotypically directed multimodal therapy for chronic prostatitis/chronic pelvic pain syndrome: A prospective study using UPOINT. Urology 2010; 75: 1249–1253

[30] Singh KP, Li G, Mitrani-Gold FS et al. Systematic review and meta-analysis of antimicrobial treatment effect estimation in complicated urinary tract infection. Antimicrob Agents Chemother 2013; 57 (11): 5284–5290

[31] Sørensen SM, Schønheyder HC, Nielsen H. The role of imaging of the urinary tract in patients with urosepsis. Int J Infect Dis 2013; 17 (5): e299–303

[32] Su SB, Wang JN, Lu CW et al. Reducing urinary tract infections among female clean room workers. J Womens Health (Larchmt) 2006; 15 (7): 870–876

[33] Tam YH, Ng CF, Pang KK et al. One-stop clinic for ketamine-associated uropathy: report on service delivery model, patients' characteristics and non-invasive investigations at baseline by a cross-sectional study in a prospective cohort of 318 teenagers and young adults. BJU Int 2014; 114 (5): 754–760

[34] Tekgül S, Riedmiller H, Dogan HS et al. Guidelines on Pediatric Urology. www.uroweb.org/gls/pdf/22%20Paediatric%20Urology_LR.pdf

[35] Vahlensieck W. Pharmakologische Prophylaxe und Therapie von Blutungen des ableitenden Harntrakts. In: Truß MC, Stief C, Machtens S et al. (Hrsg). Pharmakotherapie in der Urologie. 2. Aufl. Berlin, Heidelberg: Springer; 2005; 405–419

[36] Vahlensieck W. Pyelonephritis und Nierenabszess. In: Schmelz HU, Sparwasser C, Weidner W (Hrsg). Facharztwis-

sen Urologie Differenzierte Diagnostik und Therapie. 2. Aufl. Heidelberg: Springer; 2010: 17–50

[37] Vahlensieck W, Bauer HW. Vorbeugende Therapie chronisch rezidivierender Harnwegsinfektionen (rHWI). Med Welt 2012; 631: 85–190

[38] Vahlensieck W, Oberpenning F, Stratmeyer R et al. Interstitielle Cystitis: Bis zu 100 Miktionen täglich. ÄP Urologie 2005; 17 (5): 28–31

[39] Vahlensieck W jr, Schmitz M. Parasitäre Urogenitalerkrankungen. In: Hofstetter A (Hrsg). Urogenitale Infektionen. Heidelberg: Springer; 1999: 463–503

[40] Wagenlehner FME, Grabe M, Naber KG et al. Antibiotikaprophylaxe in der Urologie. Der Urologe 2011; 50 (11): 1469–1480

[41] Wagenlehner FME, Lichtenstern C, Rolfes C et al. Diagnosis and management for urosepsis. Int J Urol 2013; 20 (10): 963–970

[42] Wagenlehner FME, Lichtenstern C, Weigand MA et al. Urosepsis and treatment. Urologe A 2010; 49 (5): 618–622

[43] Wagenlehner FME, Naber KG, Bschleipfer T et al. Prostatitis und männliches Beckenschmerzsyndrom. Dtsch Arztebl Int 2009; 106: 175–183

[44] Wagenlehner FME, Pilatz A, Weidner W. Urosepsis – from the view of the urologist. Int J Antimicrob Agents 2011; 38 (Suppl): 51–57

[45] Wagenlehner FME, Schmiemann G, Hoyme U et al. S 3-Leitlinie Harnwegsinfektionen. Epidemiologie, Diagnostik, Therapie und Management unkomplizierter bakterieller ambulant erworbener Harnwegsinfektionen bei erwachsenen Patienten (2010). www.awmf.org/uploads/tx_szleitlinien/043-044l_S 3_Harnwegsinfektionen.pdf

[46] Wagenlehner FME, Schmiemann G, Hoyme U et al. S 3-Leitlinie – Anwenderversion Deutsche Gesellschaft für Urologie (DGU). Empfehlungen zu Therapie und Management unkomplizierter bakterieller ambulant erworbener Harnwegsinfektionen bei erwachsenen Patienten aus der nationalen S 3-Leitlinie „Unkomplizierte Harnwegsinfektionen". Urologe 2011; 50: 153–169

[47] Wagenlehner FME, Vahlensieck W, Bauer HW et al. Prevention of recurrent urinary tract infections. Minerva Urol Nefrol 2013; 65 (1): 9–20

Kapitel 4

Tumoren

4.1	Prävention	204
4.2	Nierentumoren	210
4.3	Nebennierentumoren	224
4.4	Nierenbecken- und Harnleitertumoren	230
4.5	Harnblasenkarzinom	234
4.6	Primäres Harnröhrenkarzinom	246
4.7	Prostatakarzinom	251
4.8	Testikuläre Keimzelltumoren	263
4.9	Peniskarzinom	287

4 Tumoren

4.1 Prävention

J. Hübner

Für die **primäre Prävention** sind insbesondere die pathogenetischen Faktoren interessant, die durch geeignete Maßnahmen entweder für den Einzelnen oder auch in einer Population wesentlich beeinflusst werden können. Für die westliche Welt sind dies insbesondere **Lebensstilfaktoren** und teilweise auch **Umweltfaktoren**, z. B. in der Arbeitswelt. Somit ergeben sich auf der einen Seite Risikofaktoren bzw. Risikoverhalten und auf der anderen Seite Schutzfaktoren. Zum Risikoverhalten gehören bekanntermaßen Rauchen, Alkoholkonsum, Übergewicht und mangelnde körperliche Aktivität. Zu den chemischen Substanzen mit karzinogenem Potenzial am Arbeitsplatz gehören u. a. Thrichlorethylen, Arsen, Cadmium, Chrom (III) und Chrom (VI).

Die Beurteilung von kausalen Zusammenhängen ist nur eingeschränkt möglich, da eine Isolierung einzelner Faktoren beim Einzelnen oder in einer Gruppe nicht möglich ist. Erst in methodisch guten großen Untersuchungen lässt sich entsprechendes Datenmaterial gewinnen. Trotzdem zeigt die seit Jahrzehnten anhaltende Diskussion, z. B. bei Ernährung und Nahrungsergänzungsmitteln, dass eine abschließende Betrachtung kaum möglich ist, da immer wieder neue Erkenntnisse gewonnen werden. So nehmen aktuell die Forschungsarbeiten zu, die auf die individuell unterschiedliche Bedeutung von Substanzen in Abhängigkeit von der genetisch individuellen Enzymausstattung und damit Stoffwechselvorgängen hinweisen.

Unabhängig von diesen wissenschaftlichen Überlegungen ist die praktische Empfehlung an den Einzelnen sehr einfach: Risikofaktoren meiden, Schutzfaktoren betonen.

> **Merke**
>
> Risikofaktoren meiden, Schutzfaktoren betonen!

4.1.1 Risikofaktoren

Rauchen

Inhaltsstoffe des Tabakrauchs sind die wesentlichen Karzinogene in der westlichen Gesellschaft. Dies gilt auch für die urologischen Tumoren, auch wenn der Einfluss deutlich geringer ist als z. B. beim Bronchialkarzinom [1]. In einem Review konnte gezeigt werden, dass für das Prostatakarzinom die Rate tödlich verlaufender Karzinome bei Rauchern im Vergleich zu Nichtrauchern um ca. 30 % erhöht ist [380].

Übergewicht

Während politische Maßnahmen und Antiraucherkampagnen zu einer Trendwende der tabakassoziierten Karzinome führen, nimmt derzeit in westlichen Ländern der Anteil der übergewichtigen Menschen in der Bevölkerung zu. Übergewicht, insbesondere die **Obesitas** mit einem BMI über 30 kg/m², erhöht das Risiko für einen großen Teil der soliden Tumoren. Für das Nierenzellkarzinom ergab eine Untersuchung in Großbritannien z. B. eine Risikoerhöhung bei Übergewicht um 31 %, bei Obesitas um 72 % [282]. Die hohe Inzidenz der Adipositas und Obesitas beruhen einerseits auf der **erhöhten Energiezufuhr** mit der modernen westlichen Ernährung, andererseits auf der **abnehmenden körperlichen Aktivität**.

Eine Modifikation beider Lebensstilfaktoren hat damit für die primäre Prävention eine wesentliche Bedeutung.

Umweltbelastungen und Belastungen am Arbeitsplatz

Schwermetallbelastungen am Arbeitsplatz erhöhen das Risiko für ein **Nierenzellkarzinom**. Die Vorschriften in Deutschland bieten einen guten Schutz. Eine aktuelle Studie aus osteuropäischen Ländern zeigt jedoch ein erhöhtes Risiko bei Arbeitern mit Exposition gegenüber Blei (RR = 1,55; 95 %-KI: 1,09–2,21) und Cadmium (RR = 1,40, 95 %-CI: 0,69–2,85) [40].

Für Deutschland bedeutsamer ist die Diskussion des erhöhten **Harnblasenkarzinomrisikos bei Friseuren**. Eine Metaanalyse aus dem Jahr 2010 zeigt ein mit der Dauer der Beschäftigung ansteigendes

Risiko mit einem RR von 1,03–1,70 (95 %-CI: 1,15–1,48 bzw. 1,01–2,88). Der zusätzliche Einfluss des Rauchens bei dieser Gruppe kann nummerisch noch nicht genau beziffert werden, ist jedoch deutlich [139], [341].

Schichtarbeit

Ein weiterer, erst in der neueren Forschung intensiver bearbeiteter Faktor ist die Frage und der Einfluss von Schichtarbeit. In einem Review konnte gezeigt werden, dass sowohl epidemiologische Studien als auch experimentelle Tierstudien dafür sprechen, dass die Unterbrechung von Tagesrhythmen und die Hemmung der nächtlichen Melatoninausscheidung die Entstehung und das Wachstum von Karzinomen fördern. In epidemiologischen Studien konnte zusätzlich gezeigt werden, dass Nachtschichtarbeit oder andere Gründe für die Unterbrechung von Tagesrhythmen, wie z. B. Jetlag, das Risiko für ein **Prostatakarzinom** erhöhen. Es wird eine Assoziation mit der **Suppression von Melatonin** gesehen [303].

4.1.2 Schutzfaktoren

Körperliche Aktivität

Eine Analyse der European-Prospective-Investigation-into-Cancer-and-Nutrition-Kohorte (EPIC) in Bezug auf die Assoziation von körperlicher Aktivität mit dem Prostatakarzinomrisiko zeigt, dass vermehrte körperliche Aktivität nicht mit einem geringeren Risiko für die Karzinomentwicklung assoziiert ist. Allerdings weisen Männer mit einer beruflich bedingten hohen körperlichen Aktivität ein vermindertes Risiko für die Entwicklung eines **Prostatakarzinoms im fortgeschrittenen Stadium** auf [181].

In einer Metaanalyse beschreiben Liu und Kollegen eine signifikante Risikominderung (RR = 0,90; 95 %-CI: 0,84–0,95) insbesondere in der Altersgruppe unter 65 Jahren [220].

Beim Harnblasen- und Hodenkarzinom konnte bisher keine Assoziation mit der Intensität von körperlicher Aktivität gezeigt werden. Ob körperliche Aktivität nach Therapie eines urologischen Karzinoms die Prognose und das Überleben beeinflusst, ist ungeklärt [214].

Ernährung

Mögliche **biochemische Wirkungen von Nahrungsbestandteilen** in der Karzinogenese sind:
- Inhibition der metabolischen Aktivierung von Karzinogenen
- Scavenging von Karzinogenen
- Inhibition von Phase-II-Enzymen
- Histondeacetylasen-Inhibition (HDAC) und Einfluss auf die Expression von Proteinen
- Inhibition von Signalwegen der Zellproliferation
- Stimulation von die Apoptose fördernden Signalwegen

Bei der Ernährung liegen umfangreiche Daten aus epidemiologischen Studien sowohl zu Makro- wie zu Mikronährstoffen und deren Einfluss auf das Karzinomrisiko vor. Diese sind jedoch häufig widersprüchlich. Die 2010 von Kristal et al. publizierten Ergebnisse des Prostate Cancer Prevention Trial ergaben keinen Zusammenhang zwischen dem Prostatakarzinomrisiko und Makro- oder Mikronährstoffen [200], [201].

Insgesamt ist es fraglich, ob die präventive Wirkung sich auf einzelne Nahrungsinhaltsstoffe reduzieren lassen wird oder ob es um Ernährungsstrategien geht, die einen weiten Spielraum zulassen und damit in breiten Bevölkerungsgruppen langfristig realisierbar sind. So konnte z. B. eine italienisch-schweizerische Arbeitsgruppe zeigen, dass der Verzehr von Kohlgemüse mindestens 1x pro Woche das Risiko für Nierenkarzinome signifikant, für Prostatakarzinome hingegen nicht signifikant senkt [43]. In diesem Zusammenhang wird es immer wieder als enttäuschend erlebt, dass trotz der sehr erfolgreichen Kampagnen wie „5 am Tag" in Deutschland die Evidenz aus epidemiologischen Studien niedrig bis fehlend ist [48], [110]. Umgekehrt spricht die vorliegende Evidenz gegen eine Erhöhung des Risikos für urologische Tumoren durch Milch und Milchprodukte [206] bzw. Kaffee [280]. Im Gegenteil scheint das Risiko für die Entwicklung von Nierenzellkarzinomen sogar erniedrigt zu sein [265].

Nahrungsmittelsupplemente

Nahrungssupplemente als Einzelpräparate und verschiedene Zusammensetzungen wurden in den letzten Jahrzehnten sowohl in epidemiologischen wie auch in prospektiven kontrollierten Studien umfangreich getestet. **Antioxidantien** alleine oder in Kombination (Betakarotin, Vitamin C, Vitamin

E) haben **keinen Einfluss** auf das Risiko, ein Prostatakarzinom zu entwickeln [125], [126], [260], [335]. Möglicherweise kann es sogar zu negativen Folgen kommen. In einer prospektiven Studie mit einer Supplementierung von Vitamin C, Vitamin E und Betakarotin sowie Selen und Zink zeigte sich zwar eine moderate, nicht signifikante Reduktion von **Prostatakarzinomen** bei den supplementierten Patienten, jedoch hatten Männer, die bei Eintritt in die Studie einen erhöhten PSA-Wert aufwiesen, eine erhöhte Inzidenz von Karzinomen (HR = 1,54; 95 %-CI: 0,87–2,72) [245].

Beim **Harnblasenkarzinom** wurden ebenfalls Multivitaminpräparate und Einzelpräparate in einer großen epidemiologischen Studie (VITAL-Studie) bei über 77 000 Teilnehmern analysiert. Weder für die Multivitaminpräparate noch für die Einzelpräparate aus Betakarotin, Retinol, Folsäure, Vitamin B1/B3/B6/B12, Vitamin C, Vitamin D, Vitamin E und Mineralien (Kalzium, Eisen, Magnesium, Zink und Selen) sowie antiinflammatorischer Supplemente (Glukosamin, Ginkgo, Fischöl und Knoblauch) konnte eine Risikominderung in Bezug auf das Harnblasenkarzinom gezeigt werden [162].

Selen

Die Wirkung des Spurenelements Selen in der primären Prävention ist **umstritten**. Eine Reihe von epidemiologischen Untersuchungen weist auf eine **präventive Wirkung** hin. Neuere Studien zeigen auch, dass hier **Polymorphismen der selenabhängigen Enzyme** eine wesentliche Rolle spielen könnten. Dies könnte die heterogenen Studienergebnisse teilweise erklären.

Das 2011 publizierte Cochrane-Review zur präventiven Wirkung von Selen fasst 49 prospektive Beobachtungsstudien und 6 randomisierte klinische Studien zusammen.

In den epidemiologischen Untersuchungen konnte eine Reduktion der Tumorinzidenz gezeigt werden (OR = 0,69, 95 %-CI: 0,53–0,91) sowie eine Reduktion der Mortalität (OR = 0,55, 95 %-CI: 0,36–0,83). Der Effekt war bei Männern stärker als bei Frauen (OR = 0,66, 95 %-CI: 0,42–1,05; OR = 0,90, 95 %-CI: 0,45–1,77). In den randomisierten klinischen Studien konnte kein eindeutiges Ergebnis festgestellt werden, sodass die Autoren zu der Schlussfolgerung einer unzureichenden Evidenz kommen [83].

Auf einen wichtigen Punkt bei der Frage der Prävention mit Selen hat bereits 2008 die Arbeitsgruppe um Bleys hingewiesen. In dem prospektiven Third National Health and Nutrition Examination Survey wurden fast 14 000 Teilnehmer rekrutiert und über 12 Jahre nachverfolgt. Der Vergleich der höchsten zur niedrigsten Tertile des Serumselenspiegels zeigte eine Reduktion der Krebsmortalität auf 0,69 und der kardiovaskulären Mortalität auf 0,94 (Hazard Ratio). Die weitere Analyse zeigt, dass nur bei hoch normalen Selenspiegeln eine inverse Assoziation besteht (< 130 ng/ml), dass es jedoch zu einem moderaten Anstieg der Mortalität bei höheren Spiegeln (> 150 ng/ml) kommt. Dieser U-förmige Risikokurvenverlauf ist wichtig bei der Beurteilung der meisten interventionellen Studien [37].

Eine systematische Metaanalyse aus 12 Studien bestätigt diesen Befund. Das Prostatarisiko nimmt mit ansteigenden Plasma- bzw. Serumselenspiegeln bis 170 ng/ml ab. Drei Studien von hoher Qualität konnten in die Metaanalyse eingeschlossen werden, die Selenspiegel im Nagel bestimmt hatten. Auch hier zeigte sich eine signifikante Reduktion des Risikos (RR = 0,29, 95 %-CI: 0,14–0,61) bei Selenkonzentrationen im Nagelmaterial von 0,85–0,94 µg/g [165].

Die SELECT-Studie ist eine randomisierte placebokontrollierte Studie mit 35 533 Männern aus den USA, Kanada und Puerto Rico. Die Patienten erhielten doppelblind zwischen August 2001 und Juni 2004 Selen oral (200 µg/d L-Selenomethionin) oder Vitamin E (400 IU/d Alpha-Tokopherolacetat), die Kombination oder ein Placebo. Im Oktober 2008 bei einer medianen Nachbeobachtungszeit von 5,46 Jahren (4,17–7,33) ergab sich für Selen, Vitamin E und die Kombination kein Vorteil bezüglich der Inzidenz eines Prostatakarzinoms im Vergleich zum Placebo. Die Studie wurde daraufhin abgebrochen [219]. Ein Update der SELECT-Studie zeigt, dass das Risiko für die Entwicklung eines Prostatakarzinoms durch Selen oder Selen in Kombination mit Vitamin E nicht signifikant beeinflusst wird. Vitamin E allein erhöht hingegen das Risiko signifikant (HR = 1,17, 95 %-CI: 1,004–1,36; P = 0,008) [191]. Mögliche Erklärungen für das negative Ergebnis der SELECT-Studie sind, dass L-Selenomethionin genutzt wurde und die Männer bei Einschluss in die Studie bereits einen relativ hohen Selenspiegel hatten [141]. Einen zusätzlichen Einfluss scheint das Rauchen zu haben. So ergab eine schwedische Untersuchung, dass hochnormale Serumselenspiegel bei Rauchern zu einer signifikanten Inzidenz führen, während der Einfluss bei Nichtrauchern nicht signifikant ist [137].

In einer Phase-III-Studie (SWOG S9917) wurde untersucht, ob Selen zur Prävention des Prostatakarzinoms bei Männern mit hochgradiger prostatischer intraepithelialer Neoplasie (PIN) hilfreich ist. Die Entwicklung von Prostatakarzinomen innerhalb der ersten 3 Jahre unterschied sich nicht zwischen Plazebo- und Verumgruppe. Ebenso gab es keine Unterschiede im Gleason-Score [233].

Ähnlich wie in der SELECT-Studie wurden in einer ganzen Reihe von Untersuchungen Kombinationen von Selen mit unterschiedlichen Vitaminen, meist Vitamin E, überprüft.

Die Arbeit von Meyer et al. aus dem Jahr 2005 weist darauf hin, dass diese kombinierten Supplemente unterschiedlichen Einfluss haben abhängig davon, ob bereits ein frühes Karzinom vorliegt oder nicht. In dieser prospektiven Studie wurden Vitamin C, Vitamin E, Betakarotin, Selen und Zink kombiniert. Männer, die zu Beginn der Studie einen normalen PSA-Wert hatten, erlebten eine signifikante Reduktion der Rate von Prostatakarzinomen (HR = 0,52; 95%-CI: 0,29–0,92). Bei Männern mit erhöhtem PSA-Wert bei Einschluss war die Supplementierung assoziiert mit einer statistisch grenzwertig signifikant erhöhten Inzidenz von Prostatakarzinomen (HR = 1,54; 95%-CI: 0,87–2,72).

Eine Analyse der SELECT-Studie im Hinblick auf die Inzidenz von Harnblasenkarzinomen ergab keinen protektiven Effekt [225], andere Untersuchungen zeigen eine inverse Assoziation [14].

Für das Nierenzellkarzinom liegen in Bezug auf Selen wenige Untersuchungen vor. Hemminki zeigte einen protektiven Effekt bei VHL-Mutationen [155].

Betakarotin

Eine Reihe epidemiologischer Untersuchungen hat **keine Korrelation** zwischen der Aufnahme von Betakarotin und anderen Karotinoiden und dem **Prostatakarzinomrisiko** [15], [30], [129], [190] oder Nierenzellkarzinomrisiko [33], [121], [208], [356] gezeigt. Entsprechend ergab eine Metaanalyse randomisierter kontrollierter Studien keinen Effekt einer Supplementierung mit Betakarotin auf die Inzidenz oder Mortalität des Prostatakarzinoms [169]. In der CARET-Studie (einer randomisiert doppelblind plazebokontrollierten Studie zur Prävention des Lungenkarzinoms) stieg das relative Risiko für die Entwicklung eines aggressiven Prostatakarzinoms an (RR = 1,52; 95%-CI: 1,03–2,24) [260].

Die Daten zum **Harnblasenkarzinom** sind **kontrovers**. In der großen VITAL-Studie ergab sich kein protektiver Effekt [162]. Eine spanische Kontrollstudie zeigte ebenfalls keine Risikominderung [120]. Umgekehrt hat eine dänische Studie wie die europäische EPIC-Studie eine Risikominderung nachgewiesen [308], [311].

Zusammenfassend kommt eine Metaanalyse randomisierter kontrollierter Studien aus dem Jahre 2010 zu der Schlussfolgerung, dass Nahrungsergänzungsmittel mit Betakarotin **keine protektive Wirkung** haben [100].

Vitamin C

In einer randomisierten doppelblind plazebokontrollierten Studie wurde die Wirkung von Vitamin C oder Vitamin E auf die Inzidenz des Prostatakarzinoms geprüft. Es zeigte sich, dass eine tägliche Einnahme von 500 mg Vitamin C oder 400 IU Vitamin E keinen protektiven Effekt hat [125]. Die im Selenkapitel dargestellte Studie mit einer Supplementierung eines Mischpräparats mit Vitamin C, Vitamin E, Betakarotin, Selen und Zink hat bei bereits erhöhtem PSA-Wert sogar eine erhöhte Inzidenz von Karzinomen gezeigt [245].

In einer Metaanalyse randomisierter kontrollierter Studien ergab sich **kein Effekt** einer Supplementierung mit Vitamin C auf die Inzidenz oder Mortalität des Prostatakarzinoms [169]. Gleiches konnte in mehreren Studien auch für das Harnblasenkarzinom [162], [311] und für das Nierenzellkarzinom [33], [46] gezeigt werden.

Vitamin D

Die Forschung zu Vitamin D hat sich in den letzten Jahren intensiviert. Dies gilt nicht nur im Hinblick auf die Osteoporoseforschung, sondern auch in Bezug auf Fragen zur Primär- und Tertiärprävention. Eine Reihe von Untersuchungen zeigt, dass niedrige Vitamin-D-Spiegel möglicherweise mit einer erhöhten Inzidenz von Karzinomen einhergehen. Diskutiert wird derzeit, ob neben dem Serumspiegel vor allen Dingen Polymorphismen des Vitamin-D-Rezeptors einen Einfluss haben. Insgesamt sind die Daten trotz zahlreicher Publikationen weiterhin widersprüchlich [5], [27], [59], [161], [201], [216], [281], [375]. Beim Harnblasenkarzinom sprechen die epidemiologischen Daten für eine Risikominderung bei höheren Vitamin D-Spiegeln [14], [45].

Eine Vitamin D 3-Supplementierung mit 4 000 IU/d über ein Jahr führt zu einer Abnahme der positiven Stanzbiopsien bei Patienten mit einem Niedrigrisiko-Prostatakarzinom unter Active Surveillance [234].

Vitamin E

Die **Ergebnisse** zum Vitamin E in Bezug auf die Prävention sind bei **fast allen Tumorarten heterogen**. Dies dürfte im Wesentlichen auch auf die unterschiedlichen Varianten der zu Vitamin E zu rechnenden Moleküle und deren zu vermutende differenzielle Wirkung im Stoffwechsel zurückzuführen sein. Dies gilt auch für die urologischen Tumoren. Die bereits im Selenabschnitt zitierte SELECT-Studie hat auch Vitamin E eingeschlossen, da eine Reihe vorangegangener Untersuchungen Hinweise auf eine protektive Wirkung ergeben hatten. Die VITAL-Studie (Vitamins and Life Style), zeigt insgesamt keine Verminderung der Prostatakarzinominzidenz jedoch eine Reduktion fortgeschrittener Karzinome [286]. Die randomisierte doppelblinde plazebokontrollierte Physicians's Health Study hat jedoch ein negatives Ergebnis [125] ebenso wie die Arbeiten von Beilby, Kristal und die Metaanalyse von Jiang [125], [30], [200], [169].

Möglicherweise werden in naher Zukunft auch in Bezug auf das Vitamin E genetische Varianten bedeutsam. So zeigt eine erste Arbeit aus der ATBC-Studie, dass Polymorphismen der Transportergene für Vitamin E einen Einfluss auf die Prostatakarzinominzidenz haben. In Abhängigkeit von den Polymorphismen ergeben sich Risikoverminderungen oder Risikoerhöhungen [374].

Für das Harnblasenkarzinom ergaben eine Reihe von Arbeiten eine verminderte Inzidenz [45], [217], neuere Arbeiten jedoch keinen positiven Einfluss [162], [225].

Sekundäre Pflanzenstoffe

Nachdem über viele Jahre Vitamine und Spurenelemente im Vordergrund standen, liegt der Fokus derzeit auf den sekundären Pflanzenstoffen. Ob die hohen Erwartungen in diese Substanzen und ihre synthetischen Derivate erfüllt werden, müssen erneut klinische Studien zeigen. Im Folgenden werden Daten aus Ernährungsstudien dargestellt, die den Fokus auf bestimmte sekundäre Pflanzenstoffe lenken – entsprechend ist die Unterglie-

derung erfolgt. Beachtet werden sollte jedoch, dass diese Studien keinen Rückschluss auf die Einzelsubstanz zulassen, sondern im Kontext von Ernährung, Ernährungsgewohnheiten und Lebensstilfaktoren zu sehen sind.

Epigallocatechin-3-gallate – EGCG (Grüner Tee)

In den vergangenen Jahren wurde der Einfluss des Konsums von grünem Tee auf die Prävention unterschiedlicher Karzinome intensiv untersucht. 2009 fasst ein Cochrane-Review aus 51 Studien mit mehr als 1,6 Millionen Teilnehmern zusammen, dass Studien mit höherer methodologischer Qualität und die einzige randomisierte klinische Studie ein vermindertes Risiko zum Prostatakarzinom bei Männern zeigen, die höhere Mengen grünen Tees konsumieren. Bei Harnblasenkarzinomen könnte umgekehrt ein höheres Risiko resultieren [39].

Eine neuere Metaanalyse zu Beobachtungsstudien zeigt, dass das Risiko für ein Prostatakarzinom in Asien bei einem Vergleich des höchsten mit dem niedrigsten Konsum in Fallkontrollstudien signifikant abnimmt (OR = 0,43, 95 %-CI: 0,25–0,73), nicht jedoch in prospektiven Kohortenstudien (OR = 1,00, 95 %-CI: 0,66–1,53) [376].

Eine randomisierte, doppelblinde plazebokontrollierte Studie mit einem Grüntee-Extrakt-Präparat untersuchte die Wirkung des Extrakts bei Männern mit bereits diagnostiziertem Prostatakarzinom vor geplanter Prostatektomie. Bei einem Einnahmezeitraum von 3–6 Wochen präoperativ ergab sich eine statistisch nicht signifikante Verminderung des PSA-Werts. In der Verumgruppe waren mehr Patienten, die im Operationspräparat einen niedrigeren Gleason-Score als im Biopsiematerial hatten als in der Plazebogruppe. Im pathologischen Präparat ergaben sich keine Unterschiede zwischen beiden Gruppen im Hinblick auf Proliferation, Apoptose und Angiogenese. Im Hinblick auf die eigentliche Frage der Prävention ist diese Untersuchung geeignet, Hypothesen zu unterstützen. Eine 3–6-wöchige Einnahme ist aber nicht ausreichend für Aussagen zur Primärprävention [262].

Isoflavone und Enterolignane

Zur Bedeutung dieser Phytoöstrogene liegen zahlreiche Untersuchungen in Bezug auf das Prostatakarzinom vor. Die meisten dieser Untersuchungen stammen aus Asien und konzentrieren sich auf **Soja** und die darin enthaltenen Isoflavone **Genistein** und **Daidzein**, deren erhöhter Verzehr mit einem geringeren Erkrankungsrisiko einhergeht.

Eine asiatische Studie zeigt, dass der Einfluss der Isoflavone insbesondere auf die Inzidenz des lokalisierten Prostatakarzinoms, nicht jedoch fortgeschrittener Karzinome, gegeben ist [204]. Ob die Beobachtungen aus asiatischen Populationen auf europäische Verhältnisse übertragen lassen, ist unklar.

In der European prospective Investigation into Cancer and Nutrition Study wurde die Plasmakonzentration von Phytoöstrogenen in Korrelation zu einem sich entwickelnden Prostatakarzinom in einer Fallkontrollstudie untersucht. Das Relative Risiko für Männer in der höchsten gegenüber der niedrigsten Quintile zur Gesamtkonzentration der Phytoöstrogene betrug 0,71 (95 %-CI: 0,53–0,96, p = 0,03). Nach Adjustierung auf mögliche Confounder lag das relative Risiko bei 0,74 und war grenzwertig signifikant (95 %-CI: 0,54–1,00, p = 0,05) [349].

Vermutlich sind die Zusammenhänge zwischen Isoflavonkonsum und präventiven Wirkungen von genetischen Polymorphismen abhängig. Eine populationsbasierte Fallkontrollstudie aus Schottland zeigt, dass niedrige Serumenterolactonkonzentrationen bei bestimmten Genotypen mit einem höheren Prostatakarzinomrisiko einhergehen als bei anderen [160].

Die Aufnahme von **Enterolignanen** erfolgt in Europa hauptsächlich über Vollkornprodukte. Wesentlicher Lieferant ist auch **Leinsamen**.

In einer Pilotstudie erhielten 15 Männer, bei denen eine Prostatabiopsie geplant war, eine Diät mit niedrigem Fettgehalt (< 2 % kcal) und Hinzugabe von 30 g Leinsamen täglich über 6 Monate. Es kam zu einem statistisch signifikanten Abfall der PSA-Werte (8,47±3,82 auf 5,72±3,16 ng/ml; p = 0,0002). Der Gesamttestosterongehalt änderte sich nicht. Bei den Männern, die zu Beginn der Studie und nach 6 Monaten jeweils eine Biopsie erhielten (n = 13) zeigte sich eine deutliche Erniedrigung der Proliferationsraten im benignen Epithel [82].

Isothiocyanate

Diese sekundären Pflanzenstoffe kommen insbesondere in **Kohlsorten** in größeren Mengen vor. Auch für sie wurde der Einfluss von individuellen genetischen Veranlagungen auf die Wirksamkeit belegt [205]. Phenethylisothiocyanate (PEITC) wirken (von individuellen Enzymmustern abhängig) positiv auf viele Stoffwechselwege in Tumorzellen, die derzeit auf der Suche nach neuen therapeutischen Angriffsmöglichkeiten untersucht werden. Hierzu gehören die Herabregulation der Expression des Androgenrezeptors und die Induktion von Zellzyklusinhibitoren. Auch eine Aktivierung der in vielen Prostatakarzinomzellen herabregulierten Glutathion-S-Transferrase wurde beschrieben. PEITC ist ein Inhibitor der Histon-D-Acetylase und wirkt über die Methylierung unterschiedlicher Gene [362].

Lycopin

Bei den sekundären Pflanzenstoffen wurde Lycopin in Bezug auf das Prostatakarzinom intensiv diskutiert. Ein Cochrane-Review konnte 3 randomisierte Studien mit insgesamt 154 Teilnehmern zusammenfassen und keine ausreichende Evidenz generieren [167].

In einer eingebetteten Fallkontrollstudie wurde der Serumlycopinspiegel in Bezug auf das Prostatakarzinomrisiko untersucht. In dieser prospektiven Studie konnte kein positiver Effekt gezeigt werden [200].

Medikamentöse Prävention

Zur Medikamentösen Prävention von Karzinomen im Allgemeinen liegen die meisten Untersuchungen für die nicht steroidalen Rheumatika und Acetylsalicylsäure vor. Für die urologischen Tumoren ist die Datenlage allerdings unzureichend.

5-Alpha-Reduktase-Inhibitoren

5-Alpha-Reduktase-Inhibitoren reduzieren die Konversion von Testosteron in die aktive Form Dihydroxytestosteron.

Die beiden 5-Alpha-Reduktase-Inhibitoren **Finasterid** und **Dutasterid** sind in prospektiven kontrollierten Studien untersucht worden. Nachdem zunächst zu Finasterid zwar eine Reduktion des Gesamtrisikos um 25 % im Vergleich zu Plazebo, aber eine Zunahme der Inzidenz höhergradiger Tumoren berichtet worden waren, konnte Letzteres in einer Follow-up-Untersuchung relativiert werden [301], [302].

In Leitlinien wird die Einnahme von Finasterid oder Dutasterid aufgrund der aktuellen Evidenzlage nicht empfohlen [169], [196].

Im Cochrane-Review aus dem Jahr 2008 wurden 8 randomisierte Studien zusammengefasst [372]. Es konnte gezeigt werden, dass das Risiko für die Erstdiagnose eines Prostatakarzinoms bei Männern vermindert ist, wenn sie am regelmäßigen Prostatakarzinom-Screening teilnehmen, parallel eine Therapie mit 5-Alpha-Reduktase-Inhibitoren erhalten und einen initialen PSA-Wert < 4,0 ng/ml aufweisen. Es liegen keine ausreichenden Daten in Bezug auf die Gesamtmortalität in der Bevölkerung vor.

4.2 Nierentumoren

M. Janssen, S. Siemer

4.2.1 Raumforderungen der Niere

Die Raumforderungen der Niere können wie folgt unterschieden werden:
- gutartig
- bösartig
- inflammatorisch bedingt

Maligne Nierentumoren sind mit ca. 90 % das Nierenzellkarzinom, gefolgt von Urothelkarzinomen des Nierenbeckens (ca. 10 %) und selteneren Entitäten wie Lymphome, Sarkome oder im Kindesalter häufiger vorkommende Wilms-Tumoren der Niere (Kap. 4.2.4).

4.2.2 Gutartige Nierentumoren

Die häufigsten benignen Tumoren der Niere werden im Folgenden (▶ Tab. 4.1) zusammengefasst.

Da die häufigsten gutartigen Tumoren der Niere die Nierenzysten (▶ Abb. 4.1, ▶ Abb. 4.2) sind und hier die Gefahr der malignen Entartung beschrieben wurde, hat man die Nierenzysten nach Bosniak zur standardisierten radiologischen Beurteilung einheitlich eingeteilt. (▶ Tab. 4.2).

Zu den häufigsten inflammatorischen Raumforderungen der Niere zählen nach Abszessen, die xanthologranulomatöse Pyelonephritis, infizierte Zysten, Tuberkulose und rheumatische Granulome.

Tab. 4.1 Gutartige Tumoren der Niere.

Name	Inzidenz	Pathologie	Klinik/Diagnostik	Therapie
Nierenzysten	70 % aller gutartigen Tumoren der Nieren	histologisch meist einfache Nierenzysten, können maligne entarten	meist asymptomatisch/Zufallsbefund CT/Sonografie: vgl. Bosniak-Klassifikation	vgl. Bosniak-Klassifikation (▶ Tab. 4.2)
Onkozytom	3–7 % aller Tumoren der Niere	homogen brauner Tumor im Anschnitt mit zentraler Narbe, mikroskopisch viele polygonal in „Nestern" angeordnete eosinophile Zellen	meist asymptomatisch/Zufallsbefund CT/Sono: sichere Unterscheidung zu malignem Tumor **nicht** möglich. Im CT manchmal sternförmige zentrale Narbe sichtbar.	Biopsie und operative Freilegung; möglichst organerhaltende Operation! (Schnellschnitt nicht immer aussagefähig)
Angiomyolipom	< 10 % aller Nierentumoren in Screening-Studien < 0,1 %	grau-gelbe Läsionen ohne Tumorkapsel, atypische Gefäße/Aneurysmen, meist die Nierenkapsel vor-wölbend, teils multizentrisch, histologisch viele reife Fettzellen, glatte Muskulatur, (atypische) Blutgefäße, häufig in Assoziation mit **tuberöser Hirnsklerose**	Geht häufig mit **spontanen Blutungen** einher! CT: klar von malignen Nierentumoren auf Grund des hohen Fettgehalts zu unterscheiden, auch sonografisch gut von malignen Tumoren zu differenzieren	Individuell. Da Tumor häufig mit akuter Blutung auftritt, ggf. selektive Embolisation, sekundäre Nierenteil-resektion wenn möglich
Leiomyome	1,5 % aller gutartigen Tumoren der Niere	teils zystisch, teils solide Raumforderungen mit glatten Muskelzellen in den bindegewebigen Faserzügen/Septen zwischen den Zysten	klinisch häufig von der Nierenkapsel ausgehender Tumor, radiologisch nicht vom Nierenzellkarzinom zu unterscheiden	Organerhalt, wann immer möglich, da diese Tumoren meist als kleine Tumoren der Nierenkapsel auffallen

4.2 Nierentumoren

Tab. 4.2 Bosniak-Klassifikation der Nierenzysten.

Bosniak-Klasse	Charakteristik in der Bildgebung	Inzidenz von Malignomen	Therapie
I	• simple Zyste mit haardünner Zystenwand • keine Septen • keine Kalzifikationen • keine soliden Anteile • keine Kontrastmittelaufnahme	ca. 2 %	keine, Follow-up
II	• Zyste mit dünnen Septen • dünne Kalzifikationen • Größe < 3 cm • keine Kontrastmittelaufnahme	ca. 18 %	Keine, Follow-up
IIF	• Zysten mit multiplen Septen • Kalzifikationen • auch verdickte Septenwand • keine KM-Aufnahme • Größe > = 3 cm • auch vollständig intrarenal gelegene Zysten	ca. 18 %	weitere, regelmäßige Bildgebung
III	• „intermediär" unregelmäßig verdickte Septenwand • Kontrastmittelaufnahme	ca. 33 %	Freilegung/Exzision
IV	• maligne Zysten • kontrastmittelaufnehmende Strukturen meist am Zystengrund	> 90 %	Freilegung/Exzision

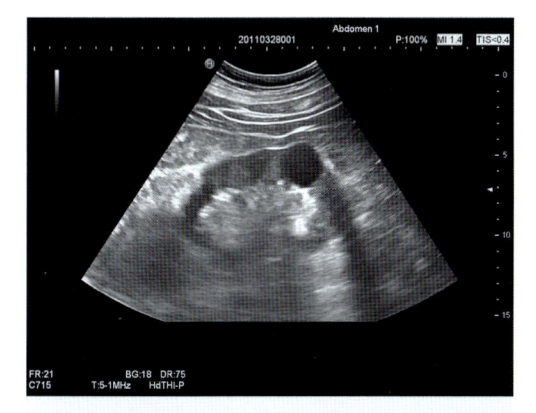

Abb. 4.1 Blande kortikale Nierenzyste links im Bereich des Unterpols mit echofreiem Binnenraum und dorsaler Schallverstärkung (Mit freundlicher Genehmigung von Prof. Axel Hegele).

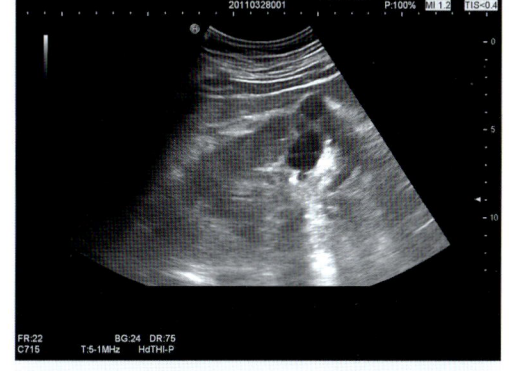

Abb. 4.2 Komplizierte zentrale Nierenzyste: Es zeigt sich eine unscharfe Begrenzung mit Binnenechos und unruhigem Rand (Mit freundlicher Genehmigung von Prof. Axel Hegele).

Fazit

Gutartige Nierentumoren
- meist Zysten (Bosniak-Einteilung)
- Angiomyolipome
  - Blutungsgefahr/tuberöse Hirnsklerose
  - im CT/Sono gut von malignen Tumoren zu unterscheiden
- Onkozytom/Leiomyom
  - in Bildgebung nicht von malignen Tumoren zu unterscheiden
  - bei gutartigen Tumoren möglichst Organerhalt

4.2.3 Bösartige Nierentumoren

Inzidenz

> **Merke**
>
> Unter den bösartigen Nierentumoren ist das Nierenzellkarzinom (aus dem englischen Renal Cell Carcinoma, häufig auch mit RCC abgekürzt) mit über 90 % der häufigste bösartige Tumor der Niere.

Etwa 3 % aller Krebserkrankungen bei Erwachsenen in Deutschland sind Nierenzellkarzinome bei stabiler **Inzidenz** und leicht sinkender Mortalitätsrate.

Momentan liegt die Mortalität bei 8/100 000 für Männer und 3/100 000 für Frauen [221]. Für das Jahr 2012 wird mit 15 000 Neuerkrankungen in Deutschland gerechnet. Männer sind 1,5mal häufiger betroffen als Frauen.

Die Inzidenz der Erkrankung nimmt mit steigendem Lebensalter zu bei einem Altersgipfel von 70–75 Jahren, kann aber auch schon im Kindesalter (Kap. 4.2.4) vorkommen.

Zu Risikofaktoren ist momentan nur wenig bekannt. Tabakrauch, Adipositas und die vermehrte Exposition zu halogenierten Kohlenwasserstoffen, aber auch Cadmium, Blei, Dieselabgasen und anderen petrochemischen Substanzen sind als Risikofaktoren beschrieben worden, moderater Alkoholkonsum und Sport sollen dagegen protektiv wirken.

Als gesicherte **Risikofaktoren** für das vermehrte Auftreten von Nierenzellkarzinomen gelten:
- chronische Niereninsuffizienz
- chronischer Abusus von Phenacetin (Schmerzmittel)
- positive Familienanamnese für Nierenzellkarzinome
- von-Hippel-Lindau Erkrankung
- tuberöse Hirnsklerose

Histologisch geht das Nierenzellkarzinom vom proximalen (klarzelliger Typ) bzw. von weiter distal gelegenen Abschnitten des Tubulusepithels aus. In den meisten sporadisch auftretenden Nierenzellkarzinomen ist eine Mutation im Von-Hippel-Lindau-Gen (Chromosom 3) nachweisbar. Bei allen Subtypen kann zusätzlich auch eine sarkomatoide Entdifferenzierung auftreten, welche meist mit einer schlechteren Prognose einhergeht.

Das natürliche Tumorwachstum eines Nierenzellkarzinoms ist sehr variabel und wird mit 3–5 mm pro Jahr angegeben. Viele kleine Tumoren wachsen jedoch gar nicht oder auch deutlich schneller. Das Nierenzellkarzinom wird in Subtypen eingeteilt (▶ Tab. 4.3).

Das Nierenzellkarzinom tritt gehäuft im Rahmen von Syndromkomplexen bzw. als Teil einer vererbten Erkrankung auf (▶ Tab. 4.4).

Tab. 4.3 Histopathologische Subtypen des Nierenzellkarzinoms.

Subtyp	Anteil	Histologische Merkmale
klarzellig	70–80 %	• umschrieben • fettreich • goldgelb im Anschnitt • vom proximalen Tubulus • uniform hypervaskularisierter Tumor • Nester „klarer" Zellverbände (Assoziation VHL-Gen-Mutation)
papillär Typ I/Typ II	10–15 %	• fleischig im Anschnitt • fibrosierte Pseudokapsel • oft nekrotisch eingeblutet • histologisch hypovaskularisiert mit basophilen (Typ I) oder • vermehrt eosinophilen Zellverbänden (Typ II) (Typ II meist mit schlechterer Prognose)
chromophob	3–5 %	• (vgl. Birt-Hogg-Dubè-Syndrom) umschriebener Tumor • bräunlich im Anschnitt • pflanzenzellartig mit blassem Zytoplasma und perinukleärem Halo
Ductus Bellini	< 1 %	• infiltrativ wachsend • hoch aggressiver Tumor mit desmoplastischem Stroma • schlecht differenziert • sehr schlechte Prognose
andere	< 0,5 %	

Tab. 4.4 Hereditär auftretende Formen des Nierenzellkarzinoms.

Typ	Inzidenz	Molekularbiologie/Genetik
familiäres Nierenzellkarzinom	bei Familienangehörigen 1. Grades doppeltes Risiko	• Variationen im HIF-2-alpha • autosomal dominante Vererbung • meist niedrige Penetranz
Von-Hippel-Lindau Syndrom	25–70 % (klarzelliger Subtyp)	• Mutation des VHL-Gens • Weitere Veränderungen durch spontane Mutation möglich (dann frühes, meist multifokales Auftreten des Nierenzellkarzinoms mit zystischen Veränderungen anderer Organe wie ZNS, Retina, Nebenniere)
hereditäres papilläres Nierenzellkarzinom (HPRCC)	selten < 1:1,5Mio	• Mutation im c-MET-Protoonkogen (Chromosom 7), Gendefekt wird autosomal dominant vererbt • histologisch: basophil papilläre Nierenzellkarzinome Typ I
tuberöse Hirnsklerose	1:6 000–1:15 000	• autosomal dominant vererbte sporadische Phakomatose mit Hamartomen des ZNS, der Haut, der Nieren und anderen Organsystemen • Mutation der Tumorsuppressorgene • TSC 1 und TSC 2 (Chromosom 9 und 13) • neben Nierenzellkarzinomen auch häufig Angiomyolipome (!) (Kap. 4.2.2)
Birt-Hogg-Dubé-Syndrom	selten Prävalenz ca. 1:200 000 Fallserien von betroffenen Familien	• Mutation im BHD1-Gen (Chromosom 17) • meist chromophobe Nierenzellkarzinome • klinisch meist Hauterscheinungen (kutane Fibrofollikulome) und Lungenzysten mit Spontanpneumothorax
Hereditäre Leiomyomatose	selten Fallserien betroffener Familien	• Genmutation für das Fumarat-Hydratase-Gens (Chromosom 1) • autosomal dominant • meist unilateral, aggressiv wachsende papilläre Nierenzellkarzinome vom Typ II

Fazit

Nierenzellkarzinom
- ca. 3 % aller Krebserkrankungen in Deutschland
- etwas mehr Männer als Frauen betroffen (1,5:1)
- Erkrankungshäufigkeit nimmt mit dem Alter zu (Gipfel 70–75 Jahre)
- Häufigkeit der Subtypen
  - klarzellig (70–80 %)
  - papillär (10–15 %)
  - chromophob (3–5 %)
  - Ductus Bellini (< 1 %)
- unsichere Risikofaktoren
  - Tabak
  - Exposition zu unterschiedlichen Giftstoffen wahrscheinlich
- sichere Risikofaktoren
  - familiäre Syndrome: tuberöse Hirnsklerose, Von-Hippel-Lindau-Mutation, chron. Niereninsuffizienz
  - Phenazetinabusus

Klinik und Diagnostik

> **Merke**
>
> Das Nierenzellkarzinom ist heute meist ein Zufallsbefund.

Frühsymptome sind sehr selten und unspezifisch (z. B. BSG-Erhöhung, Anämie, Hypertonus o. ä.). So wurden in den letzten Jahren ca. 50 % der Nierenzellkarzinome zufällig im Rahmen einer abdominellen Diagnostik per Sonografie oder Schnittbildgebung (CT oder MRT) aus anderen Gründen entdeckt.

Leitsymptome, die ein Nierenzellkarzinom nahelegen und eine weitere Diagnostik nach sich ziehen sollten:
- schmerzlose Makrohämaturie
- Flankenschmerzen
- tastbare Raumforderungen
- neu aufgetretene Varikozelen

Tumoren

Auch bilaterale Ödeme der unteren Extremitäten können hinweisend auf ein Nierenzellkarzinom sein. Alle diese Symptome treten jedoch erst in fortgeschrittenen Stadien auf und sind heute dank der weit verbreiteten Ultraschalldiagnostik eher selten.

Die **Diagnostik** sollte nach einer umfassenden Anamnese (Familienanamnese, Tabakkonsum, berufliche Expositionen/Strahlenexposition) auch eine Urin- und Blutanalyse umfassen. Diese dient neben der Bestimmung der Nierenfunktion (Clearance) auch zur Einschätzung der Leberfunktionsleistung und kann bei symptomatischen Patienten den Verdacht auf Knochenmetastasen erhärten (alkalische Phosphatase erhöht).

Nach der körperlichen Untersuchung, die in den meisten Fällen unauffällig ist (s.o.) sollte eine Sonografie erfolgen.

Mit Hilfe der einfach und routinemäßig durchzuführenden Sonografie können die Lokalisation des Tumors (Oberpol, Unterpol, zentral) und die Größe problemlos bestimmt werden (▶ Abb. 4.3). Ebenso kann ein lokal fortgeschrittenes Wachstum und eine Infiltration in Nachbarorgane detektiert werden.

Entscheidend ist die mehrphasige Schnittbildgebung des Abdomens. Mit ihr kann die Diagnose mit sehr hoher Sicherheit gestellt werden. Zudem erlaubt sie die Beurteilung der lokalen Ausbreitung (Lymphknotenmetastasen, venöse Infiltration oder Tumorthrombus) und der Morphologie/Funktion der Nieren (▶ Abb. 4.4). Bis zu 30 % der Patienten weisen zum Zeitpunkt der Diagnose bereits eine Metastasierung auf.

Bei ausgedehnten Befunden sollte als weitere Untersuchung eine Röntgendiagnostik des Thorax (Rö-Thorax, besser CT-Thorax) erfolgen; ggf. bei Verdacht auf Metastasen, zusätzlich ein Knochenszintigramm oder Schädel-MRT.

Ultraschall und MRT werden im Falle von Kontrastmittelallergie oder anderen Kontraindikationen für eine CT-Bildgebung empfohlen.

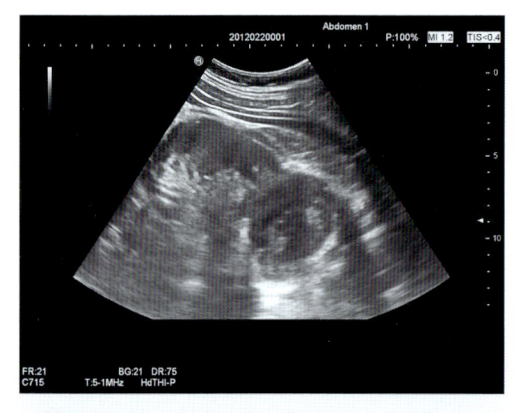

Abb. 4.3 Sonografische Darstellung einer suspekten Raumforderung im Bereich des Unterpols der linken Niere als Zufallsbefund bei einer 55-jährigen Patientin (Mit freundlicher Genehmigung von Prof. Axel Hegele).

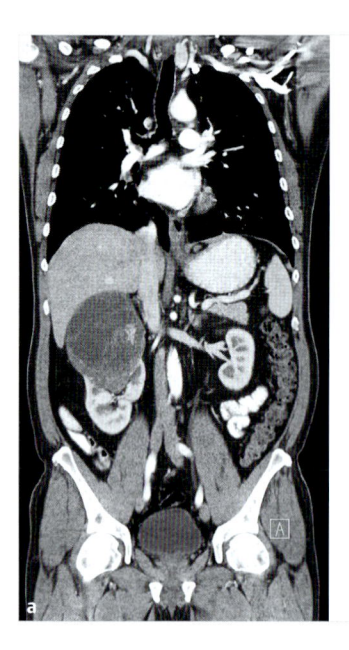

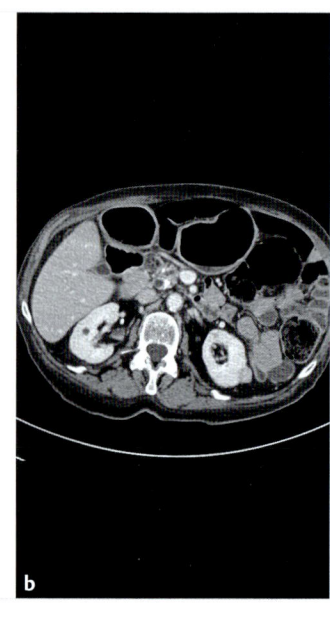

Abb. 4.4 CT mit dem Nachweis eines Nierenzellkarzinoms (Mit freundlicher Genehmigung von Prof. Axel Hegele).
a Im Bereich des Oberpols der rechten Niere mit Kontakt zur Leber.
b Kleiner Nierentumor im mittleren Bereich der linken Niere mit deutlicher Aufnahme von Kontrastmittel.

Primäre **Metastasierungsorte** des Nierenzellkarzinoms:
- Lunge
- Skelett
- Leber
- ZNS

Eine Biopsie des Nierentumors sollte nur bei radiologisch bildmorphologisch unklaren Befunden zur histologischen Sicherung durchgeführt werden, um eine Therapieplanung zu ermöglichen. Eine routinemäßige Biopsie ist nicht indiziert.

In ca. 20 % der Fälle können Nierenzellkarzinome auch **paraneoplastische Syndrome** verursachen, u. a. durch eine ektope Hormonbildung im Rahmen anderer Erkrankungen:
- Hirsutismus
- Gynäkomastie
- Hyperkalziämie
- Cushing-Syndrom
- Polyglobulie
- sekundärer Hypertonus
- Thrombozytose

Zusatzinfo

Stauffer-Syndrom
Das Stauffer-Syndrom beschreibt ein reversibles Syndrom der hepatischen Dysfunktion mit Anstieg von alkalischer Phosphatase, Bilirubin und der Lebertransaminasen sowie einer pathologisch veränderten Blutgerinnung; diese normalisiert sich nach Nephrektomie meist wieder.

Fazit

Bösartige Nierentumoren
- häufig Zufallsbefund im Rahmen einer Sonografie (ca. 50 % der Fälle)
- oft symptomlos
- mögliche Leitsymptome
  - schmerzlose Makrohämaturie
  - Flankenschmerzen
  - tastbare Raumforderungen
  - neu aufgetretene Varikozelen
- paraneoplastische Syndrome möglich
- Diagnostik
  - Bildgebung (Lokalisation, Ausbreitung, Metastasen)
  - Bestimmung der Nierenfunktion

- primäre Metastasierung
  - Lunge
  - Skelett
  - Leber
  - ZNS
- Nierenbiopsie v. a. bei radiologisch unklaren Tumoren zur diagnostischen Sicherung

Therapieoptionen

Für die Therapiestrategie ist eine umfassende Bildgebung zur Ausbreitungsdiagnostik und zur Einschätzung der Nierenfunktion von entscheidender Bedeutung.

Merke

Bei einem lokal begrenzten Nierenzellkarzinom ist die operative Sanierung die einzig kurative Therapieoption.

Folgende Fragen sollten im Rahmen der **Therapieplanung** beantwortet werden, um das onkologisch bestmöglichste Ergebnis für den Patienten erzielen zu können:
- Ausbreitung
  - Sind Lymphknoten befallen?
  - Liegt eine Infiltration in die Nierenvene oder das perirenale Fettgewebe vor?
- Lage des Tumors
  - Liegt ein unifokaler oder multifokaler Befall vor?
  - Ist ein Organerhalt möglich (elektive Indikation zum Organerhalt)?
- Nierenfunktion
  - Wie ist die Nierenfunktion des Patienten (gesamt und partiell der tumortragenden Niere)?
- Organerhalt
  - Besteht eine imperative Indikation zum Organerhalt?
  - Ist der Patient mit hoher Wahrscheinlichkeit nach einer Nephrektomie der tumortragenden Niere dialysepflichtig? (Dann würde man versuchen die tumortragende Niere unter allen Umständen zu erhalten.)

Für Nierentumoren gibt es verschiedene Einteilungen und Klassifikationen. Zum einen gilt die aktuelle TNM-Klassifikation (▶ Tab. 4.5), zum anderen

Tab. 4.5 Einteilung des Tumorstadiums des Nierenzellkarzinoms nach TNM 2009.

Stadium	Befund
T-Stadium	Tumorausdehnung
Tx	Primärtumor kann nicht beurteilt werden
T0	Kein Primärtumor nachweisbar
T1	Tumor ≤ 7 cm max. Diameter, auf die Niere beschränkt
T1a	Tumor ≤ 4 cm max. Diameter, auf die Niere beschränkt
T1b	Tumor < 4 bis ≤ 7 cm Diameter, auf die Niere beschränkt
T2	Tumor > 7 cm, auf Niere beschränkt
T2a	Tumor > 7 cm bis ≤ 10 cm
T2b	Tumor > 10 cm aber auf Niere beschränkt
T3	Tumorausdehnung in venöse Gefäße, perirenales Gewebe, den Nierensinus, jedoch nicht über die Gerota Faszie hinaus.
T3a	Tumorausdehnung bis in die Nierenvene oder deren Segmentäste, ins perirenale oder hiläre Fettgewebe, nicht über die Gerota Faszie hinaus
T3b	Tumorausdehnung bis in die V. cava, nicht über das Zwerchfell hinaus
T3c	Tumorausdehnung in die V. cava, auch oberhalb des Zwerchfells, die Wand der V. cava infiltrierend.
T4	Tumorausdehnung über die Gerota-Faszie hinaus, auch in die ipsilaterale Nebenniere
N-Stadium	Regionale Lymphknoten
NX	Regionale Lymphknoten können nicht beurteilt werden
N0	Kein Nachweis einer regionalen Lymphknotenmetastase
N1	Metastase in einem singulären Lymphknoten
N2	Mehr als ein regionaler Lymphknoten befallen
M-Stadium	Metastasen
M0	Kein Nachweis von Fernmetastasen
M1	Nachweis von Fernmetastasen

werden die Nierentumoren am histopathologischen Präparat nach Fuhrman bewertet. Dazu werden Zellkern und Nukleoli nach Größe und Beschaffenheit in 4 Grade unterteilt. Das Fuhrman-Grading ist als Prognosefaktor für das Nierenzellkarzinom anerkannt [116], [377]. Nach UICC und TNM-Stadien ist eine Prognoseabschätzung für die 5-Jahres-Überlebensrate möglich (▶ Tab. 4.6).

Merke

Die konventionellen zytotoxischen Chemotherapie-Regime aber auch Hormon- oder Strahlentherapie sind beim Nierenzellkarzinom kaum wirksam und haben nur palliativen Charakter. Daher stellt die operative Therapie die einzig kurative Therapieoption für das lokalisierte Nierenzellkarzinom dar.

In Einzelfällen konnte durch Resektion des Primärtumors bei primär metastasiertem Nierenzellkarzinom im Sinne einer sogenannten „zytoreduktiven" Therapie vor Systemtherapie eine Verlängerung des Gesamtüberlebens erreicht werden.

Im Folgenden sollen die unterschiedlichen operativen Therapieoptionen kurz vorgestellt werden.

Therapie des lokalisierten Nierenzellkarzinoms

Die wesentlichen Ziele der Therapie des lokalisierten Nierenzellkarzinoms sind neben dem bestmöglichen onkologischen Ergebnis (Heilung) der Erhalt der Organfunktion. Nach aktuellen Leitlinien der EAU (EAU: europäische Gesellschaft für Urologie) werden je nach Stadium verschiedene Therapieoptionen empfohlen (▶ Tab. 4.7).

4.2 Nierentumoren

Tab. 4.6 Stadieneinteilung nach UICC und TNM mit prognostizierter 5-Jahres-Überlebensrate (5-JÜR).

Stadium	T-Stadium	Lymphknoten	Fernmetastasen	Prognose (5-JÜR)
I	T 1 T 1a T 1b	N0	M0	70–90 %
II	T 2 T 2a T 2b	N0	M0	50–60 %
III	T 3 T 1/T 2 T 3	N0 N1 N1	M0 M0 M0	30–50 % 20–30 % 10–20 %
IV	T 4 alle T	N0/N1 alle N	M0 M1	0–10 %

Tab. 4.7 Chirurgische Therapie des Nierenzellkarzinoms nach EAU 2010.

OP	Zugangsweg	Empfehlung
Stadium T 1		
organerhaltende Tumorchirurgie	offen-chirurgisch	Standard
	laparoskopisch	Option für erfahrene Zentren
radikale Nephrektomie	laparoskopisch vor offen-chirurgisch	wenn Patient/Tumor sich nicht für einen Organerhalt eignet
Stadium T 2		
radikale Nephrektomie	laparoskopisch	Standard
	offen-chirurgisch	adäquat, aber höhere Morbidität
organerhaltende Tumorchirurgie	offen-chirurgisch	möglich bei ausgesuchten Patienten, in erfahrenen Zentren
Stadium T 3/T 4		
radikale Nephrektomie	offen-chirurgisch	Standard
	laparoskopisch	möglich bei ausgesuchten Patienten, in erfahrenen Zentren

Nierenerhaltende (organerhaltende) Tumorchirurgie

Die organerhaltende Tumorchirurgie der Niere stellt – im Vergleich zur radikalen Nephrektomie – die anspruchsvollere Operation dar.

> **Merke**
>
> Bei der chirurgischen Therapie unterscheidet man die elektive von der imperativen Indikation für ein organerhaltendes Vorgehen.

Bei **imperativer** Indikation für ein organerhaltendes Vorgehen besteht eine anatomische oder funktionelle Einzelniere und es ist mit hoher Wahrscheinlichkeit im Falle einer radikalen Nephrektomie mit einer terminalen Niereninsuffizienz (Dialysepflicht) zu rechnen.

Bei **elektiver** Indikation ist die kontralaterale Niere voll funktionstüchtig und es ist auch im Falle einer Nephrektomie der tumorbefallenen Niere nicht mit einer Dialysepflicht zu rechnen.

Für das lokalisierte Nierenzellkarzinom wird für Tumoren bis zu einem Durchmesser von 7 cm, wenn operationstechnisch möglich, das organerhaltende Vorgehen empfohlen (▶ Abb. 4.5). Neuere Daten zeigen in der Langzeitbeobachtung, dass auch der elektive Organerhalt bei größeren Tumoren operativ und vor allem onkologisch sicher sein kann. Entscheidend ist hier die präoperative Planung des operativen Vorgehens auf Basis der durchgeführten Diagnostik. Zudem scheint der Erhalt einer möglichst guten Nierenfunktion langfristige Vorteile für die kardiovaskuläre Mortalität der Patienten zu haben. Beim Nierenerhalt wer-

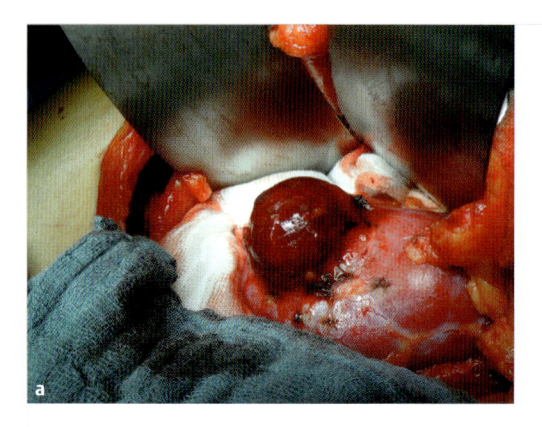

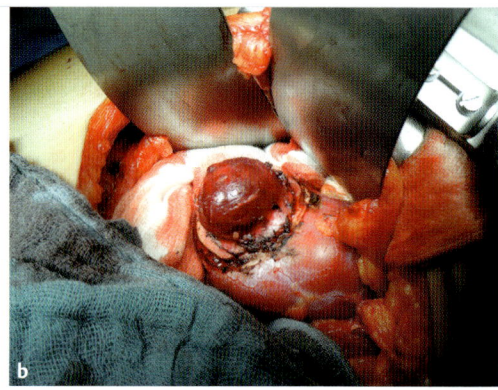

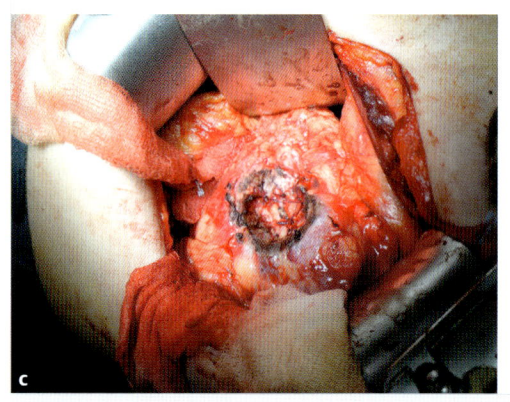

Abb. 4.5 Freigelegter Nierentumor (Mit freundlicher Genehmigung von Prof. Axel Hegele).
a Zustand vor Enukleation.
b Anzeichnung der Resektionsgrenzen.
c Zustand nach Entfernung des Tumors und Naht des Resektionsareals.

den, wie bei der radikalen Nephrektomie auch, zwei **Zugangswege** unterschieden:
- offen-chirurgisch
- laparoskopisch

Bei dem offen-chirurgischen Vorgehen wird der retroperitoneale (lumbale) vom transperitonealen (abdominalen) Zugangsweg unterschieden.

Bei der laparoskopischen Methode kann der transperitoneale oder der retroperitoneoskopische Zugangsweg gewählt werden. Weiterhin kommen laparoskopisch-robotisch gestützte Operationsverfahren immer mehr zum Einsatz. Bei den laparoskopischen Verfahren besteht die Gefahr einer längeren Ischämiezeit und damit einer schlechteren postoperativen Nierenfunktion. Aktuelle Studien zu robotischen Verfahren konnten aber zeigen, dass zumindest die robotisch-gestützten Verfahren die geforderte Ischämiezeit-Obergrenze von 20 Minuten einhalten können, bei gleichzeitig geringerem Blutverlust im Vergleich zur offen-chirurgischen Technik. Da die laparoskopischen Operationsverfahren weniger invasiv und die Patienten schneller rekonvaleszent sind, wird heute prinzipiell ein laparoskopisches Vorgehen, wenn immer möglich, favorisiert. Nach einem aktuellen Update der EAU-Guidelines von August 2013 wird auch die robotisch-gestützte OP als sicher und gut durchführbar für entsprechend erfahrene Zentren eingestuft [242].

Um sicher zu stellen, dass der Tumor komplett entfernt wurde, sollte histologisch die Tumorfreiheit (R0), z. B. mittels Schnellschnitt, intraoperativ gesichert werden; je nach Befund ist dann eine direkte Nachresektion möglich um eine Tumorfreiheit zu erreichen.

Andere ablative Verfahren zur Therapie des Nierenzellkarzinoms wie die minimal-invasive Kryoablation, die Radiofrequenzablation oder der hochfokussierte Ultraschall (HIFU) sind als experimentell zu betrachten, könnten aber Alternativen für ausgesuchte Patienten darstellen, die einer anderen operativen Therapie nicht mehr unterzogen werden können.

Radikale Nephrektomie

Ist aufgrund der Größe bzw. Lage des Tumors eine nierenerhaltende Operation nicht sinnvoll oder machbar, sollte eine radikale Nephrektomie erfolgen.

Die Zugangswege unterscheiden sich bei einer radikalen Nephrektomie nicht von denen einer organerhaltenden Therapie.

Bei ausgedehnten Befunden mit **Kavathrombus** nach kranial (z. B. bis in den rechten Vorhof, ▶ Abb. 4.6) ist ein thorakoabdominaler Zugangsweg indiziert. Hier ist es ratsam – je nach Befund – ein interdisziplinäres Vorgehen mit einem Herz-Thorax- bzw. Gefäßchirurgen im Falle der Notwendigkeit einer Cava-Prothese, Eröffnung des rechten Vorhofs zur Resektion eines supraphrenischen Tumorzapfens oder Thrombus usw. zu planen.

Ist im präoperativen **Staging die Nebenniere** unauffällig, sollte diese – unabhängig von der Nierentumorlokalisation – nicht standardmäßig mit reseziert werden.

Die **regionären Lymphknoten** sind mit hoher Wahrscheinlichkeit im Stadium T1/T2 unauffällig. Es gibt momentan keine Belege für den Vorteil einer standardmäßigen Lymphadenektomie.

Die Grenzen für eine **Lymphadenektomie in höheren Tumorstadien** oder bei suspekten Lymphknoten in der Bildgebung sind für linksseitige Tumoren die paraaortalen Lymphknoten und für rechtsseitige Tumoren die parakavalen Lymphknoten. In beiden Fällen sollten auch die interaortokavalen Lymphknoten mit reseziert werden [54].

Nach der Operation kann nach TNM-Stadium das Metastasierungs- bzw. Rezidivrisiko für die Patienten nach dem Mayo Clinic Score abgeschätzt werden (▶ Tab. 4.8).

Bis dato gibt es jedoch keine Empfehlungen für eine primär adjuvante Therapie. Im Zeitalter der Targeted-Therapie bleiben erste Studienergebnisse

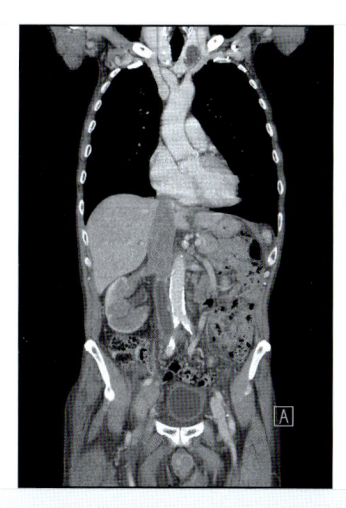

Abb. 4.6 Nierenzellkarzinom mit Tumorthrombus in die V. cava superior bis an den rechten Vorhof heranreichend (Mit freundlicher Genehmigung von Prof. Axel Hegele).

Tab. 4.8 Mayo Clinic Scoring System zur Abschätzung des Metastasierungsrisikos [58].

Risikofaktor	Punkte
T-Stadium	
T1a	1
T1b	2
T2	3
T3/T4	4
Tumorgröße	
< 10 cm	0
> 10 cm	1
Lymphknotenbefall	
pNX/pN0	0
pN1/pN2	1
Grading	
1–2	0
3	1
4	3
Tumornekrose	
keine Nekrose	0
Nekrose vorhanden	1

Risiko-Einteilung	Metastasen nach 3 Jahren	Metastasen nach 10 Jahren
niedrig (0–2 Punkte)	2 %	7,5 %
intermediär (3–5 Punkte)	20 %	36 %
hoch (> 6 Punkte)	63 %	76 %

abzuwarten, um den eventuellen Nutzen einer adjuvanten Therapie beim RCC zukünftig abschätzen zu können.

> **Merke**
>
> Die Nachsorge sollte an das Metastasierungsrisiko angepasst werden.

Prinzipiell werden **Nachsorgeempfehlungen** über einen Zeitraum von 5 Jahren gegeben und bestehen neben der klinischen und laborchemischen Untersuchung aus bildgebenden Verfahren wie Ultraschall und CT bzw. MRT. Für niedriges und intermediäres Risiko alternieren Ultraschall und CT je einmal pro Jahr, für die Patienten in der hohen Risikogruppe wird einmal jährlich ein CT empfohlen.

Fazit

- Therapieziel: chirurgische R0-Resektion und Heilung
- wenn immer möglich und onkologisch sinnvoll → organerhaltende Operation
- offen-chirurgische und laparoskopische Verfahren gleichwertig
- radikale Nephrektomie bei ausgedehnten Befunden, ggf. interdisziplinäres Vorgehen bei Tumorthromben in der V. cava
- andere ablative Verfahren (HIFU, Kryoablation, Radiofrequenzablation) nur für ausgesuchte (für andere operative Verfahren nicht geeignete) Patienten und in erfahrenen Zentren

Therapie des fortgeschrittenen Nierenzellkarzinoms

Das wesentliche Therapieziel des fortgeschrittenen Nierenzellkarzinoms ist die **Tumorkontrolle**:
- Progress verzögern
- Überlebenszeit verlängern
- bestmögliche Lebensqualität

Für die Prognoseabschätzung von Patienten mit metastasiertem Nierenzellkarzinom stellten von Motzer et al. Prognosekriterien auf (▶ Tab. 4.9).

Bei Hirnmetastasen liegt das mittlere Überleben unter 7 Monaten.

Operative Strategien

Bei isochron metastasierten Patienten scheint eine Resektion des Primärtumors im Sinne einer sogenannten „zytoreduktiven" **Nephrektomie** einen Vorteil für die Patienten zu bringen, die mit neueren „Targeted Therapy" Medikamenten behandelt werden. Die Datenlage ist dazu aber noch nicht ausreichend. Die aktuellen EAU-Guidelines empfehlen eine zytoreduktive Nephrektomie, wenn möglich.

Werden solitäre Metastasen festgestellt, sollte immer eruiert werden, ob die Metastasen chirurgisch komplett und onkologisch sinnvoll entfernt werden können. Eine **R0-Resektion der Metastasen** erbringt einen Überlebensvorteil für den Patienten.

Eine weitere Indikation für einen chirurgischen Eingriff bei Patienten mit metastasiertem RCC können ein symptomatischer Lokalbefund (z. B. Hb-relevante Makrohämaturie) und symptomatische Metastasen darstellen (selten).

Systemische Strategien

Bei metastasiertem Befund ist die grundlegende Therapie medikamentös systemisch. Aus zahlreichen Studien ist bekannt, dass eine klassische Chemo- oder Strahlentherapie beim RCC nicht wirksam ist. Jahrzehntelang stellte daher die immunmodulatorische Behandlung mit Interleukin bzw. Interferon (ggf. in Kombination mit 5-FU) die ein-

Tab. 4.9 Prognoseabschätzung für Patienten mit metastasiertem Nierenzellkarzinom [249].

Risikofaktor (wenn vorhanden je 1 Punkt)	Grenzwert
niedriger Karnofsky-Index	< 80 %
hohe LDH	> 1,5-fache des Normwerts
niedriges Hb	niedriger als unterer Normwert
hohes korrigiertes Serumkalzium	> 10 mg/dl
Zeit von Tumornephrektomie bis Metastase	< 1 Jahr
Motzer-Kriterien	**Mittleres Überleben der Patienten**
niedriges Risiko (0 Punkte)	30 Monate
mittleres Risiko (1–2 Punkte)	14 Monate
hohes Risiko (≥ 3 Punkte)	5 Monte

zige wirksame Option dar. Neben seltenen Komplettremissionen war die Ansprechrate jedoch mit 10–12 % sehr gering bei einem ausgeprägten Nebenwirkungsprofil. Durch die Entwicklung der **Targeted Therapy** (TT) in den letzten Jahren stehen jedoch mittlerweile zahlreiche Präparate zur Behandlung des metastasierten Nierenzellkarzinoms zur Verfügung.

Unter TT versteht man das gezielte medikamentöse Eingreifen (Blockade) des VEGF/PDEGF oder auch des mTOR-Pathways der Nierenzellkarzinomzelle. Damit wird neben dem Zellwachstum primär die Neoangiogenese gehemmt.

Die Medikamente der Targeted Therapy gehören zur Gruppe der Tyrosinkinase- oder Multikinaseinhibitoren oder alternativ der mTOR-Inhibitoren (siehe auch Kap. 5.1). Die alleinige Immuntherapie (Interleukin-2 High-Dose, oder INF-alpha) wird mit der weiteren Verbreitung der Targeted Therapeutika, die höhere Ansprechraten und eine bessere Verträglichkeit aufweisen, immer weiter zurückgedrängt und spielt derzeit kaum noch eine Rolle. Allerdings scheint die bei der Immuntherapie mögliche (aber seltene) Langzeit- und Komplettremission mit den TT nicht erreichbar zu sein.

Fazit

- Therapieziel: Tumorkontrolle, Kontrolle der Metastasen, Palliation, Lebensqualität erhalten
- wahrscheinlich Überlebensvorteil durch zytoreduktive Nephrektomie
- Prognose-Scores möglich
- Chemotherapie und Radiatio kaum wirksam
- Targeted Therapy im Sinne von Tyrosinkinase- und mTOR-Inhibitoren statt Immuntherapie

Pharmakologischer Wirkmechanismus der Targeted Therapy

In den sporadischen Nierenzellkarzinomen kommt es durch den Gendefekt im VHL-Gen zur Akkumulation von HIF-1 (Hypoxie-induzierter Faktor 1), der eine Überexpression der Wachstumsfaktoren VEGF und PDGF-β induziert. Beide Faktoren bewirken eine vermehrte Neoangiogenese und Zellwachstum und führen so zum weiteren Wachstum des Nierenzellkarzinoms.

Die gezielte Blockade der Rezeptoren von VEGF und PDGF ist daher eine Blockade des Tumorwachstums.

Der mTOR-Signalweg im Nierenzellkarzinom greift neben der Neoangiogenese auch ins Zellwachstum, -proliferation sowie über die Proteinbiosynthese in die Nährstoffaufnahme und in den Zellmetabolismus ein. Die Blockade des mTOR-Signalwegs greift also an mehreren Stellen an.

Momentan werden die **Tyrosinkinaseinhibitoren** (TKI) für die Erstlinientherapie und die **mTOR-Inhibitoren**, v. a. Everolimus, für die Zweilinientherapie des metastasierten Nierenzellkarzinoms verwendet. Der m-Tor-Inhibitor Temsirolimus hat die Zulassung als Erstlinientherapie bei Patienten mit schlechter Prognose (Poor Prognosis).

Neuere Medikamente wie das **Cabozantinib** kommen aus der Gruppe der sog. Small Molecules und wirken ähnlich der TKI auch auf Kinasen, im Fall von Cabozantinib auf die Tyrosinkinase c-MET und VEGFR-2. Sie wirken selektiver und sollen nebenwirkungsärmer sein, sodass auch eine Kombinationstherapie mit der neuen Generation an Kinaseinhibitoren möglich erscheint.

Eine weitere neue Therapieoption stellt ein gezielter Eingriff in die Immunreaktion des Körpers auf das Nierenzellkarzinom dar. Mit der **Blockade des PD-1-Liganden** (Programmed Death 1 Rezeptor) kann die Unterdrückung der Immunantwort unterbunden werden, die vom Tumor mit der gesteigerten Expression von PD-1 auf seiner Zelloberfläche verursacht wird. Das körpereigene Immunsystem kann dann effektiver gegen die Tumorzellen vorgehen. Zu den letzteren Medikamenten liegen noch keine sicheren Ergebnisse vor, klinische Studien sind initiiert und die klinischen Ergebnisse bleiben abzuwarten.

In der folgenden Tabelle werden die bis dato am häufigsten eingesetzten Medikamente kurz vorgestellt (▶ Tab. 4.10).

Die Nebenwirkungen der älteren Tyrosinkinaseinhibitoren sind vor allem Fatigue, Diarrhö, Übelkeit sowie stomatitische Beschwerden, aber auch das sog. Hand-Fuß-Syndrom (ca. 20 % der Patienten). Zunächst hat man daher eine Kombinationstherapie unterschiedlicher Tyrosinkinase- oder Tyrosinkinase + mTOR-Inhibitoren wegen zum Teil eskalierender Toxizität unterlassen. Die neueren Kinaseinhibitoren zeichnen sich in den ersten klinischen Studien durch eine teils deutlich bessere Verträglichkeit aus; hier erscheinen dann auch Kombinations-Therapieregime für zukünftige Anwendungen denkbar. Diese sind momentan aber noch Gegenstand von Studien.

Tab. 4.10 Übersicht der targeted Therapeutika [231].

Wirkstoff/Gruppe	Inhibition	Indikation	Literatur
Axitinib/TKI seit 2012 zugelassen	VEGF (selektiv Subtypen VEGF-1,-2,-3)	Zweitlinientherapie	Motzer RJ, Escudier B 2013 [252]
Bevacizumab + INF/monoklonaler Antikörper	VEGF	Erstlinie bei hellzelligem RCC und guter Prognose	Escudier 2007 Motzer, Bukowski 2006 [252], [250]
Pazopanib/Kinaseinhibitor	VEGF, PDGF und Tyrosinkinase c-kit	Erst- und Zweitlinientherapie	Motzer, Hutson 2013 [253]
Sorafenib/TKI	Multikinaseinhibitor RAF-Kinase, VEGF, PDGF, KIT, FLT-3 u. a.	Zweitlinientherapie nach Versagen Immuntherapie	Escudier 2007 [252]
Sunitinib/TKI	Multikinaseinhibitor VEGF, PDGF,	Erstlinientherapie	Motzer 2007 [254]
Everolimus/mTOR	mTOR-Pathway	Zweitlinientherapie nach TKI-Therapie	Motzer 2008 [251]
Temsirolimus/mTOR	mTOR-Inhibitor	Erstlinientherapie bei Poor Prognosis	Hudes 2007 [164]

Strahlentherapie

Die **Indikation** für eine Bestrahlung von Metastasen eines Nierenzellkarzinoms ergibt sich in folgenden Fällen:
- symptomatische Knochenmetastasen
- frakturgefährdete Knochenmetastasen
- multiple Hirnfiliae

Bei Auftreten von Knochenmetastasen sollte zusätzlich eine osteoprotektive Therapie (Zoledronsäure, Denosumab) eingesetzt werden.

Supportivtherapie

Als weiterer wesentlicher Faktor in der Therapie der Patienten mit metastasiertem Nierenzellkarzinom ist eine adäquate Schmerztherapie und psychoonkologische Versorgung der Patienten und bei Bedarf auch ihrer Angehörigen anzustreben.

Fazit

- Gendefekt im VHL-Gen lässt HIF-1 ansteigen, Ischämiereiz fördert Zellproliferation und Neoangiogenese → Ansatzpunkt für Kinaseinhibitoren und mTOR-Inhibitoren
- rechtzeitig an adäquate Supportiv- und Schmerztherapie des Patienten denken
- ggf. Radiatio bei Knochen- oder Hirnmetastasen

4.2.4 Nierentumoren im Kindesalter

Der **häufigste maligne Nierentumor** im Kindesalter ist der **Wilms-Tumor** (Synonym **Nephroblastom**), ein embryonaler Nierentumor der ca. 6 % aller kindlichen Malignome ausmacht und eine Inzidenz von ca. 1 pro 100 000 Kindern unter 15 Jahren aufweist. Weniger häufig sind sarkomatoide Nierentumoren (rhabdoider oder Klarzelltyp); eine Abgrenzung zu den Wilms-Tumoren ist aber meist schwierig und die Therapie erfolgt analog zu den Wilms-Tumoren. Insgesamt stellen die malignen Tumoren der Niere im Kindesalter eine genetisch sehr heterogene Gruppe dar. Eine molekulargenetische Untersuchung am Tumormaterial sollte daher immer angestrebt werden.

Der Wilms Tumor tritt etwas häufiger bei Mädchen als bei Jungen auf. Der Altersgipfel liegt zwischen dem 2. und 3. Lebensjahr. Bei bilateralen Tumoren ist der Altersgipfel etwas früher. Bei Erwachsenen ist dieser Tumor eine Rarität.

Pathologie und Genetik

Ursächlich für Wilms-Tumoren ist ein **Funktionsverlust von Tumorsuppressorgenen** (WT 1 und WT 2: Wilms-Tumor-Suppressorgen 1 bzw. 2) sowie **Mutationen im Gen p53**. Meist wird diese Genmutation vererbt; daher ist das Auftreten von Wilmstumoren mit verschiedenen Syndromkom-

4.2 Nierentumoren

Tab. 4.11 Genetische Syndromkomplexe die mit Wilms-Tumoren assoziiert sind. Adaptiert nach [31].

Syndrom	Leitsyndrom/Mutation
WAGR-Syndrom	Wilms-Tumor, Aniridie, urogenitale Fehlbildung, Retardierung/Deletion WT 1
Denys-Drash-Syndrom	Wilms-Tumor (bilateral), nephrotisches Syndrom bis zur Niereninsuffizienz, männlicher Pseudohermaphroditismus, Gonadoblastome autosomal dominant, Punktmutation WT 1
Perlmann-Syndrom	Wilms-Tumor, Makrosomie, Mikrognathie, Hyperinsulinismus, Hydrops fetalis, Agenesie des Corpus callosum, unterbrochener Aortenbogen autosomal rezessiv
Beckwith-Wiedemann-Syndrom	Wilms-Tumor, Hepatoblastom, Gonadoblastom, Hemihypertrophie, Makroglossie, Omphalozele, neonatale Hypoglykämie, Kardiomyopathie autosomal-dominant, Imprinting-Defekt
Simpson-Golabi-Behmel-Syndrom	Wilms-Tumor, Nierenzysten, Makrosmie, Makrozephalus, Hydrozephalus, Hypertelorismus, präaurikuläre Anhängsel, Herzfehler, Zwerchfellhernie, Polysplenie, Skelettfehlbildungen X-chromosomal rezessiv
Sotos-Syndrom	Wilms-Tumor, zerebraler Gigantismus, geistige und statomotorische Retardierung, intestinale Polypen autosomal-dominant

plexen assoziiert (▶ Tab. 4.11). Pathologisch lässt sich beim Wilms-Tumor der klassische Typ als triphasischer Tumor beschreiben mit Inseln metanephritischen Blastems sowie mit variablen epithelartigen und stromalen Anteilen.

Zirka 30 % der Fälle weisen im „gesunden" Restnierengewebe persistierende embryonale Zellnester auf; diese Wilms-Tumoren mit nephrogenen Resten treten häufiger bilateral auf. Ungefähr 10 % der Wilms-Tumoren werden als anaplastisch beschrieben und haben eine schlechte Prognose; hier finden sich starke Kernvergrößerungen mit Hyperchromasie und abnormen mitotischen Teilungsfiguren.

Ungefähr 10 % der Fälle weisen bei Diagnose eine Fernmetastasierung auf. Diese verläuft in Analogie zum Nierenzellkarzinom des Erwachsenen auch in Lunge, Leber und Knochen sowie ZNS.

Klinik

Nicht selten werden die Kinder mit unspezifischen abdominalen Beschwerden vorgestellt. Unter Umständen ist das einzige klinische Symptom ein tastbarer abdomineller Tumor.

Die klinische Untersuchung des Abdomens sollte sehr vorsichtig durchgeführt werden, da die Gefahr einer Tumorruptur besteht. Weiterhin sollte eine Hypertonie ausgeschlossen werden und (▶ Tab. 4.11) nach weiteren urogenitalen Fehlbildungen oder anderen Hinweisen für ein Syndrom wie eine Aniridie gesucht werden.

Jedes Kind mit einer intraabdominellen Raumforderung im Sinne eines Malignoms sollte an ein kinderonkologisches Zentrum überwiesen werden; hier werden dann auch nach der Sonografie weitere bildgebende Verfahren (MRT Abdomen, Röntgen der Lunge zum Ausschluss pulmonaler Metastasen) und laborchemische Untersuchungen durchgeführt.

Therapie

Die primäre Therapie besteht in der (meist transperitonealen) radikalen Tumornephrektomie. Je nach klinischer Einteilung (z. B. nach der Society of Pediatric Oncology, SIOP) erfolgt dann die weitere Therapie (Chemotherapie oder auch Radiatio).

Im Rahmen von klinischen Studien kann auch eine neoadjuvante Chemotherapie erfolgen.

Die Heilungschancen der Patienten sind bei rechtzeitiger Diagnose und adäquater Therapie als gut einzuschätzen.

Tumoren

Fazit ✓

Wilms-Tumor im Kindesalter
- embryonaler Nierentumor mit guter Heilungschance
- Rarität im Erwachsenenalter
- genetisch sehr heterogen, unspezifische Klinik oder mit komplexen Fehlbildungen assoziiert
- Tumornephrektomie/Chemotherapie ggf. neoadjuvante Chemotherapie
- interdisziplinäre Therapie mit Kinderonkologie Behandlung nur an Zentren

4.3 Nebennierentumoren

E. Steiner, A. Haferkamp

4.3.1 Anatomie und Physiologie der Nebennieren

Die Nebennieren sind paarig ausgebildete endokrine Organe, die im Retroperitoneum dem Oberpol der Nieren kappenartig aufliegen. Sie liegen in dorsaler Projektion auf Höhe des Ansatzes der 11. und 12. Rippe, die rechte Nebenniere etwas tiefer. Die arterielle Gefäßversorgung erfolgt aus 3 Anteilen: Die A. suprarenalis superior geht mit 2–3 Ästen aus der A. phrenica inferior hervor, zusätzliche versorgende Äste kommen aus der A. suprarenalis media (aus der Aorta abdominalis) und der A. suprarenalis inferior (aus der A. renalis). Der venöse Abfluss gelangt aus dem dorsalen Hilus über die V. suprarenalis dextra in die V. cava inferior und links über die V. suprarenalis sinistra in die V. renalis (▶ Abb. 4.7).

Die **Nebennierenrinde** ist den Regelmechanismen und der Steuerung durch die übergeordnete Hypothalamus-Hypophysen-Achse unterworfen und besteht aus **3 konzentrischen Anteilen unterschiedlicher Funktion**:
- der äußeren Zona glomerulosa: Produktion von Mineralokortikoiden (Aldosteron)
- der mittleren Zona fasciculata: Produktion von Glukokortikoiden
- der inneren Zona reticularis: Produktion von Androgenen, Östrogen, Gestagen

Das Nebennierenmark entspringt dem ektodermen Keimblatt und ist Teil des sympathischen Nervensystems. Dort werden die Katecholamine Noradrenalin und Adrenalin synthetisiert.

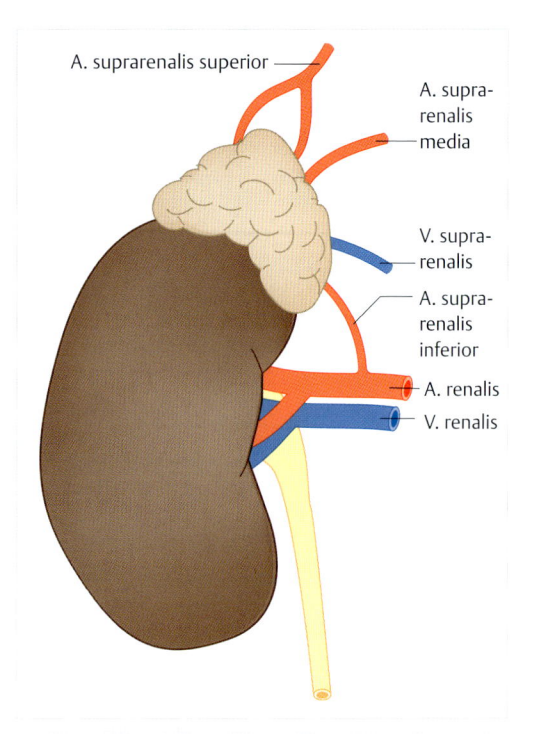

Abb. 4.7 Anatomie der Nebenniere mit Gefäßversorgung.

4.3.2 Tumoren der Nebennierenrinde

Tumoren der Nebenniere werden häufig zufällig im Rahmen einer Bildgebung des Abdomen entdeckt. Die Herausforderung liegt in diesen Fällen darin, **benigne Nebennierentumoren**, bzw. funktionelle von nicht funktionellen Tumoren, Karzinomen und Metastasen zu unterscheiden. Als **Inzidentalom** bezeichnet man einen gutartigen Tumor der Nebenniere, der im Rahmen eines Ultraschall, CT oder MRT zufällig entdeckt wird und daher ohne endokrinologische Symptomatik einhergeht (▶ Abb. 4.8). Bei Nachweis von außerhalb der Norm liegenden Hormonparametern, inhomogener Binnenstruktur, einer Größe über 4 cm oder Größendynamik im Verlauf wird die Indikation zur operativen Freilegung gestellt. Zusätzlich gibt es andere gutartige Raumforderungen der Nebenniere wie **Nebennierenzysten**, **Hämangiome** oder **Myelolipome**.

4.3 Nebennierentumoren

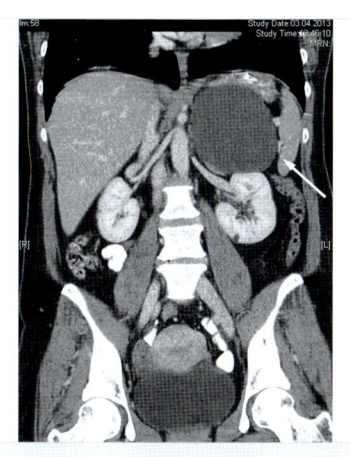

Abb. 4.8 Computertomografie eines großen Nebennierentumors links (Histologie: Zyste). (Mit freundlicher Genehmigung Universitätsklinikum Frankfurt, Klinik für Radiologie)

Differenzialdiagnostisch muss auch an eine **Metastase** eines anderen Primarius gedacht werden, was nicht selten der Fall ist. Eine Metastasierung in die Nebenniere findet sich vor allem bei Nierenzellkarzinom, Melanom, Mammakarzinom und Bronchialkarzinom.

Aldosteronproduzierender Nebennierentumor (Conn-Syndrom)

Die exzessive Aldosteronproduktion kann durch ein Adenom oder auf dem Boden einer bilateralen Hyperplasie der Zona glomerulosa entstehen. Der Erkrankungsgipfel bei Adenomen liegt zwischen dem 3. und 6. Lebensjahrzehnt und betrifft überwiegend das weibliche Geschlecht.

Symptomatik

Als Folgen der überschießenden Aldosteronproduktion finden sich kombinierte Symptome wie Bluthochdruck, Kopfschmerzen, Nykturie, Polydipsie, Müdigkeit, Muskelkrämpfe, Obstipation und Kribbelparästhesien der Extremitäten.
Die Symptome leiten sich aus der Pathophysiologie der metabolischen Veränderungen ab:
- renaler Kaliumverlust führt zur Hypokaliämie (< 3,5 mmol/l)
- renale Natriumreabsorption führt zu Volumenretention (es resultiert keine bleibende Hypernatriämie aufgrund des Escape-Phänomens)
- renaler H$^+$-Ionenverlust führt zur metabolischen Alkalose

> **Praxistipp**
>
> Nur etwa ein Drittel der Patienten mit Hyperaldosteronismus zeigt die klassische Trias: Bluthochdruck – Hypokaliämie – metabolische Alkalose

Diagnostik

- Labordiagnostik
  - Serum-Elektrolyte (K+ und Mg ↓)
  - Plasma-Aldosteron ↑ und Plasma-Renin ↓
  - Aldosteron, Elektrolyte, Urin-pH und Urinosmolarität im 24h-Sammelurin
- Spezialuntersuchungen bei unklaren Befunden
  - verminderte Suppression nach Natriumbelastung
  - Renin- und Aldosteronbestimmung in Ruhe und nach Orthostase
  - Captopril-Test zur Bestimmung des Aldosteron-Renin-Quotienten (↑)

> **Merke**
>
> Typisch beim primären Hyperaldosteronismus ist eine durch die exzessive Aldosteronproduktion unterdrückte und nicht stimulierbare Plasma-Renin-Aktivität!

- Bildgebung
  - Sonografie (bedingt aussagekräftig bei geringer Tumorgröße)
  - Computertomografie
  - Nebennierenszintigrafie (I-19-Cholesterol)

> **Cave**
>
> Auch ein Nebennierenkarzinom kann mit einer Conn-Symptomatik einhergehen.

Therapie

Die kurative Therapie der Adenome besteht in der operativen, meist laparoskopisch durchführbaren Adrenalektomie nach präoperativer Vorbehandlung mit einem Aldosteronantagonisten. 60 % der

Tumoren

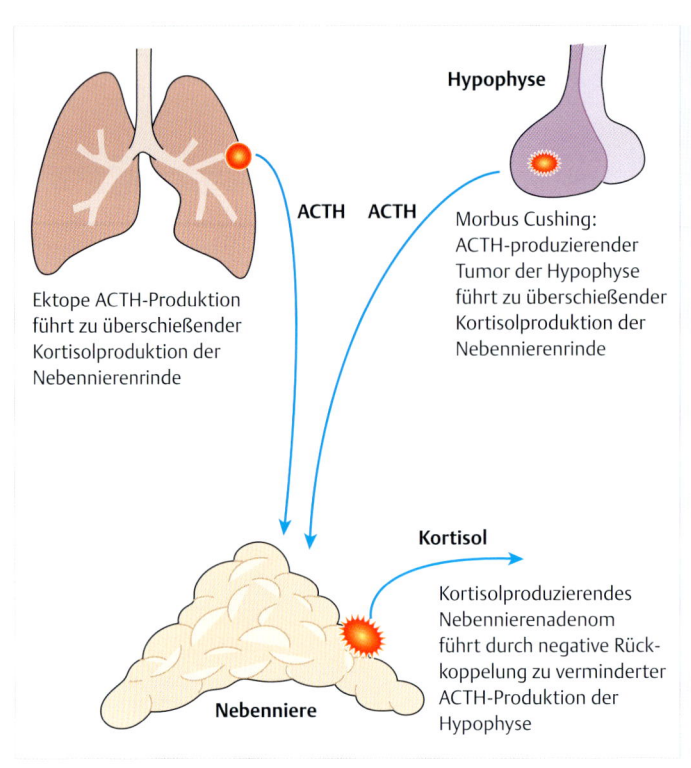

Abb. 4.9 Cushing-Syndrom. Regelwerk und Ursachen.

Hypophyse

ACTH ACTH

Ektope ACTH-Produktion führt zu überschießender Kortisolproduktion der Nebennierenrinde

Morbus Cushing: ACTH-produzierender Tumor der Hypophyse führt zu überschießender Kortisolproduktion der Nebennierenrinde

Kortisol

Nebenniere

Kortisolproduzierendes Nebennierenadenom führt durch negative Rückkopplung zu verminderter ACTH-Produktion der Hypophyse

Patienten werden, nicht selten erst nach Ablauf einiger Monate, nach Entfernung der adenomatösen Nebenniere normotensiv, 40 % zeigen zumindest eine Besserung der Blutdruckwerte. Bei einer bilateralen nodulären Hyperplasie der Nebenniere wird eine medikamentöse Therapie mit Aldosteronantagonisten und bei Bedarf weiteren Antihypertensiva durchgeführt.

ACTH-produzierender Nebennierentumor (Cushing-Syndrom)

Das Cushing-Syndrom ist Folge eines dauerhaften Hyperkortisolismus. Der klassische Morbus Cushing (70 %) geht aus einem adrenokortikotropes Hormon produzierenden Adenom (ACTH-produzierendes Adenom) des Hypophysenvorderlappens hervor. Dadurch kommt es zu einer bilateralen Hyperplasie der Nebennierenrinde. In etwa 10 % liegt die Ursache des Hyperkortisolismus in einer ektopen, meist paraneoplastischen ACTH-Produktion. Dies ist am häufigsten bei Bronchialkarzinomen oder Karzinoiden zu finden. In 20 % liegt eine ACTH-unabhängige Form vor. Dann liegt eine adrenale Ursache zugrunde, also ein gluko-kortikoidproduzierendes Nebennierenadenom oder selten -karzinom (▶ Abb. 4.9). Die Inzidenz liegt bei ca. 0,5/100 000 Einwohner/Jahr, der Erkrankungsgipfel in der 3. und 4. Lebensdekade, Frauen sind häufiger betroffen. Die wichtigste Differenzialdiagnose des Hyperkortisolismus ist jedoch die alimentär bedingte Adipositas.

Symptomatik

Das typische klinische Bild ergibt sich aus den **Effekten des Hyperkortisolismus**:
- Elektrolyt und Wasserhaushalt
  - Natriumretention
  - Hypokaliämie
  - Ödeme
  - Hypertonie
- Kohlenhydratstoffwechsel
  - erhöhte Gluconeogenese durch Proteinkatabolismus
  - verminderte Glucosetoleranz, Steroiddiabetes
- Fettstoffwechsel
  - gesteigerte Lipolyse
  - Fettumverteilung zur Stammfettsucht
  - Hyperlipidämie
  - „Vollmondgesicht und Büffelnacken"

- Eiweißstoffwechsel
  - Katabolismus
  - Muskelatrophie
  - Osteoporose
  - Steroidmyopathie
  - Kortisolhaut
- weiterhin
  - depressive Verstimmung
  - Schlafstörung
  - gelegentlich Hirsutismus
  - Virilisierung
  - Akne
  - Striae rubrae
  - sekundäre Amenorrhö bei erhöhter Androgenproduktion

Bei Hyperkortisolismus infolge eines hormonaktiven Tumors der Nebennierenrinde kommt es in der Regel nur zu einer Überproduktion der Glukokortikoide. Bei sekundären Formen mit vermehrter ACTH-Sekretion und bilateraler Hyperplasie der Nebennierenrinde und insbesondere bei Nebennierenkarzinomen sind häufig zusätzlich auch Androgene vermehrt (▶ Tab. 4.12). Hierdurch erklären sich die androgen bedingten Symptome.

Diagnostik

- endokrinologisch
  - allgemein: Blutbild, Serumelektrolyte, Harnstoff, Blutzucker
  - Bestimmung des freien Kortisol im 24h-Sammelurin ↑
  - Plasma-ACTH-Bestimmung zur Differenzialdiagnose
  - Dexamethason-Hemmtest
- Lokalisationsdiagnostik (erst nach endokrinologischer Diagnostik)
  - Abdomensonografie
  - CT oder MRT des Abdomens und des Schädels
  - Nebennierenszintigrafie bei ektoper ACTH-Produktion
  - Sinus-petrosus-Katheterisierung mit ACTH-Bestimmung

Therapie

Bei der ACTH-unabhängigen Form infolge eines unilateralen Nebennierentumors erfolgt die unilaterale Adrenalektomie. In der Regel ist die kontralaterale Nebenniere durch den chronischen fehlenden ACTH-Stimulus atrophisch, sodass bereits präoperativ und bis zu 2 Jahre postoperativ Glukokortikoide substituiert werden müssen um eine Nebenniereninsuffizienz auszugleichen. Beim Morbus Cushing erfolgt in der Regel die transsphenoidale Resektion des Hypophysentumors. Die Therapie bei ektoper, paraneoplastischer ACTH-Produktion besteht in der Behandlung des Primärtumors.

4.3.3 Tumoren des Nebennierenmarks

Phäochromozytom

Phäochromozytome sind seltene katecholaminproduzierende Tumoren, die aus neuroektodermalem Gewebe hervorgehen. Der Ursprung ist in 90 % unilateral aus den chromaffinen Zellen des Nebennierenmarks. Die restlichen 10 % entspringen extraadrenal aus dem thorakalen oder abdominellen Grenzstrang (▶ Abb. 4.10). Sie sind für weniger als 1 % der Hypertoniefälle verantwortlich und nur ca. 10 % der Phäochromozytome sind maligne. Der Erkrankungsgipfel liegt zwischen der 2. und 5. Lebensdekade. Insbesondere bei jungen Patienten sollte an eine genetische Erkrankung gedacht werden, z. B. multiple endokrine Neoplasie Typ II, von-Hippel-Lindau-Syndrom und Neurofibromatose.

Tab. 4.12 Diagnostik und Ätiologie des Hyperkortisolismus.

Diagnostik	Zentrales Cushing-Syndrom	Ektopes Cushing-Syndrom	Adrenales Cushing-Syndrom
Plasma-ACTH	↑	↑	↓
ACTH-Anstieg nach Stimulation mit CRH	ja	nein	nein
ACTH- Dexamethason-Hemmtest	ACTH erhöht, Kortisol supprimiert	ACTH erhöht, Kortisol nicht supprimiert	ACTH niedrig/normal, Kortisol nicht supprimiert
Diagnostik	MRT der Hypophyse	Primärtumorsuche, Szintigrafie	Sonografie, CT, MRT

(↑ = erhöht, ↓ = erniedrigt)

Tumoren

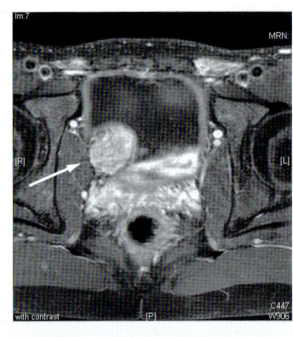

Abb. 4.10 MRT eines der Blasenwand anliegenden Paraglioms. (Mit freundlicher Genehmigung radiomedicum, Frankfurt)

guanidin (MIBG) indiziert sein (dieses wird nicht vom normalen medullären Gewebe der Nebenniere aufgenommen).
- Bei dem seltenen metastasierenden Phäochromozytom finden sich Metastasen in paraaortalen Lymphknoten, Leber, Skelett und Lunge. Hier kann zusätzlich ein PET erforderlich sein.

Therapie

> **Merke**
>
> Je früher die Hypertonie geheilt werden kann, desto niedriger das Risiko irreversibler kardialer und vaskulärer Schäden.

Symptomatik

Die Patienten fallen mit einer Hypertonie auf. Diese kann entweder permanent oder paroxysmal in Form von hypertensiven Krisen mit Blutdruckwerten > 200/100 mmHg vorliegen. Weiterhin treten während der Krisen anfallsweise Kopfschmerzen, Schweißausbrüche, Tachykardie, periorale Blässe, Schwindel, Blässe der Haut und Mydriasis auf. Bei Lokalisation des Tumors in Nähe der Blasenwand kann es zu miktionssynchronen Symptomen wie Synkopen und Blutdruckanstieg kommen.

Diagnostik

Laborbefund
- Katecholamine (Noradrenalin, Adrenalin) im Plasma (im Anfall) ↑
- Metanephrine im Plasma (unter Ruhebedingungen) ↑
- Screening-Test: Metanephrine im 24h Sammelurin (Diagnostische Genauigkeit ca. 95 %) ↑
- Bestätigungstest: fehlende Suppression der Plasmakatecholaminkonzentration im Clonidin-Suppressionstest oder der Glukagon-Provokationstest
- Hämatokrit ↑
- bei Verdacht auf ein malignes Phäochromozytom auch Bestimmung von Dopamin

Bildgebung
- Sonografie des Abdomens
- Computertomografie oder Magnetresonanztomografie
- Wenn die Tumorgröße unter 2 cm liegt oder der Verdacht auf extraadrenale Tumoren besteht, kann eine Szintigrafie mit 123-Meta-Jod-Benzyl-

Der kurative Ansatz ist die operative Exstirpation des Tumors. Im Rahmen der präoperativen Vorbereitungen muss eine Vorbehandlung mit Alpha-Blockern erfolgen, da sonst die Gefahr einer hypertensiven Krise besteht. Es muss außerdem eine sorgfältige perioperative Blut- und Plasmavolumenkontrolle erfolgen, auch um das durch die Vasokonstriktion verminderte intravasale Volumen auszugleichen. Die Operation sollte in „No-touch"-Technik durchgeführt werden, um einen Katecholaminexzess intraoperativ zu vermeiden. Bei Vorliegen einer Arrhythmie sollte zusätzlich ein Beta-Rezeptorblocker verabreicht werden. Nach Entfernung des Tumors kommt es zu einem Abfall des systemischen Blutdrucks unterschiedlicher Ausprägung und Dauer. Da vor allem bei Kindern die Tumoren multipel und von ektopem Charakter sind, wird häufig ein transperitonealer Zugangsweg gewählt. Immer sollte bei der Operation das Retroperitoneum exploriert werden, da dort häufig die postoperativ rezidivierenden Phäochromozytome lokalisiert sind. Heutzutage wird der Eingriff nach Möglichkeit laparoskopisch durchgeführt.

Prognose

Über die Hälfte der Patienten mit Phäochromozytom erlangen nach Operation normotensive Blutdruckwerte, in den übrigen Fällen liegen zusätzlich andere Faktoren für eine Hypertonie vor. Insgesamt sollten bis 5 Jahre nach Operation Kontrolluntersuchungen erfolgen, da eine Rezidivrate bis 15 % beschrieben ist. Zur Therapie maligner Phäochromozytome eignen sich eine Radiojodtherapie und eine Polychemotherapie, die 5-JÜR liegt bei 50 %.

4.3.4 Weitere Tumoren
Nebennierenkarzinom

Das Nebennierenkarzinom ist ein seltener maligner Tumor. Es kann in jedem Lebensalter auftreten, der Erkrankungsgipfel wird jedoch zwischen der 4. und 5. Lebensdekade erreicht. Jährlich werden in Deutschland pro Jahr ca. 100–200 Neuerkrankungen verzeichnet.

Symptomatik

Die Klinik der hormonaktiven Tumoren entspricht je nach Art des produzierten Hormons den bereits o. g. Zeichen des Hormonexzesses. Obwohl bei etwa 80 % der Patienten eine übermäßige Hormonausschüttung nachzuweisen ist, leiden nur etwa 60 % der Patienten unter entsprechenden Symptomen. Die häufigste Hormonstörung ist die unkontrollierte Kortisolproduktion, woraus das o. g. Cushing-Syndrom entsteht. Auch lässt sich häufig eine gesteigerte Sexualsteroidausschüttung nachweisen, die insbesondere bei betroffenen Frauen zu typischen Symptomen (Virilisierung, Hirsutismus, bei Männern Gynäkomastie) führt. 20 % der Tumoren sind hormoninaktiv. Bei hormonell inaktiven Raumforderungen führt in der Regel erst die zunehmende Tumorgröße mit hieraus resultierenden Symptomen zur Diagnose. Leider wird so der Tumor häufig erst in einem fortgeschrittenen Stadium erkannt. Metastasen finden sich v. a. in lokalen Lymphknoten, Leber, Lunge und Knochen.

Praxistipp
Faustregel: Tumoren mit über 6 cm im Durchmesser sind karzinomverdächtig.

Diagnostik
- Endokrine Diagnostik
- Bildgebung/Staging
  - Sonografie
  - Computertomografie und Magnetresonanztomografie
  - optional Fluorodesoxyglukose-PET

Therapie

Als einziger kurativer Ansatz gilt nach wie vor die komplette chirurgische Exstirpation des Tumors. Bei Inoperabilität oder R0-Resektion bei Hochrisikopatienten wird eine Chemotherapie mit Mitotane bzw. Tumorbettbestrahlung empfohlen. Dadurch kann eine vorübergehende Tumor- und Hormonsuppression erreicht werden, bei jedoch nicht unerheblichem Nebenwirkungsprofil der Substanzen. Die Prognose der metastasierten Karzinome ist bei einer durchschnittlichen 5-Jahres-Überlebensrate von unter 15 % schlecht. Für eine Chemotherapie sind unterschiedliche zytostatisch wirksame Substanzen im Rahmen von Studien erforscht worden (aktuell wird entweder eine Kombination von Etoposid, Doxorubicin, Cisplatin und Mitotane oder aber Streptozotozin und Mitotane durchgeführt).

Zusatzinfo
Adrenalektomie

Kleinere Nebennierentumoren können laparoskopisch oder retroperitoneoskopisch operiert werden. Bei großen Nebennierentumoren oder Phäochromozytomen ist häufig ein transperitonealer Zugang zu empfehlen. Auch bilaterale Vorgehensweisen sind beschrieben. Bei Nebennierenkarzinomen gilt die offene Adrenalektomie immer noch als Standardmethode. Eine laparoskopische Operation wird nur im Rahmen von Studien durchgeführt, obwohl zuletzt gezeigt wurde, dass diese bei kleinen Tumoren onkologisch nicht unterlegen ist.
- Präoperative Maßnahmen
  - Bei Phäochromozytomen ist eine präoperative Gabe von Alpha-Blockern obligat, häufig in Kombination mit Beta-Blockern.
  - Bei einem Hyperaldosteronismus ist die Gabe von Aldosteronantagonisten notwendig.
  - Bei Hyperkortisolismus sollte der Elektrolyt- und Stoffwechselhaushalt ausgeglichen sein und der Blutdruck eingestellt werden.
- Postoperative Maßnahmen
  - Prinzipiell kann jeder Patient nach einer Adrenalektomie eine Addison-Krise entwickeln. Unvermeidbar ist die Addison-Krise nach bilateraler Adrenalektomie. Bei einseitiger Adrenalektomie ist die Nebenniere der Gegenseite oft atrophisch und produziert nicht ausreichend Kortisol.

- Substitution von Kortisol (beispielsweise Hydrokortison) während der Operation. Bei beidseitiger Adrenalektomie ist diese lebenslang fortzuführen.
- Komplikationen der Adrenalektomie
  - Neben allgemeinen Operationsrisiken sollten beim Aufklärungsgespräch insbesondere Leber- oder Milzverletzung (Splenektomie), paralytischer Ileus, Darmverletzung, Peritonitis, Pankreasschwanzverletzung mit Ausbildung einer Pankreasfistel, Pneumothorax und Hernien erwähnt werden.

4.4 Nierenbecken- und Harnleitertumoren

K.-D. Sievert, B. Amend

4.4.1 Tumorarten

- Mehr als 90% aller Nierenbeckentumoren entwickeln sich in den oberflächlichen Urothelzellen (Urothelkarzinom, TCC), das sich oftmals an verschiedenen Arealen des oberen Harntrakts gleichzeitig entwickelt (multilokuläres Auftreten).
- Weniger als 10% der Tumoren sind Plattenepithelkarzinome, die häufig mit chronischen Entzündungen der ableitenden Harnwege (z. B. chronisches Steinleiden) assoziiert sind.
- Adenokarzinome, die sich aus den Drüsenzellen entwickeln, sind extrem selten [271], [285].

4.4.2 Inzidenz und Prävalenz

Auf der Datengrundlage der Amerikanischen Krebsgesellschaft (American Cancer Society, ACS) liegt die Inzidenz bei 1–2 Fällen auf 100 000 Personen pro Jahr und findet sich häufiger in der weißen Bevölkerung. Der Altersgipfel befindet sich in der Altersgruppe der 70–80-jährigen, wobei Männer 3-mal häufiger betroffen sind als Frauen [227], [320]. Eine familiäre Assoziation findet sich zum nicht polypösen Rektumkarzinom (Non-Polyposis colorectal Carcinoma, HNPCC) [2], [21], [313]. Die höchste Inzidenz findet sich in den Balkanländern Bosnien-Herzegowina, Bulgarien, Griechenland, Kroatien, Rumänien, Serbien und Slowenien als mögliche Folge der Balkannephropathie. Erst vor wenigen Jahren konnte deren Ursache in der Aufnahme von mit Aristolochiasäuren verunreinigtem Getreide entdeckt werden. Ein ähnlicher Zusammenhang ist für den Konsum bestimmter chinesischer Kräuter beschrieben, die ebenfalls zu einer Nephropathie mit erhöhtem Risiko für Urothelkarzinome des oberen Harntrakts führen können [58], [66], [135], [332].

Beidseitige Tumoren im oberen Harntrakt finden sich in weniger als 2% aller Fälle.

4.4.3 Risikofaktoren

An erster Stelle ist natürlich das Rauchen zu stellen, dass das Risiko um das 2,5–7-fache erhöht [66], [239]. Im Weiteren folgen, wie auch beim Urothelkarzinom der Harnblase, die aromatischen Amine [66], [322]. Nachdem Phenazetin in den 70er Jahren verboten wurde, sind auch die damit assoziierten Tumoren verschwunden. In Gebieten mit gehäufter Nephropathie, wie dem Balkan und China, finden sich die bereits genannten assoziierten Tumoren.

4.4.4 Histologie und Klassifikationen

TNM-Klassifikation

Die Urothelkarzinome sind nach TNM klassifiziert (▶ Tab. 4.13).

Grading

Das Grading von Tumoren im oberen Harntrakt entspricht demjenigen des Urothelkarzinoms in der Harnblase. Es wird im Befund sowohl das Grading nach WHO 1973 (G1, G2, G3), als auch nach WHO 2004 (PUNLUMP: papilläre urotheliale Neoplasie mit niedrig malignem Potenzial; Low-Grade, High-Grade) angegeben.

Darüber hinaus werden morphologische Variationen beschrieben: mikropapillär, klarzellig, neuroendokrin und lymphoepithelial [271], [285].

4.4 Nierenbecken- und Harnleitertumoren

Tab. 4.13 TNM-Klassifikation 2009 für das Urothelkarzinom des oberen Harntrakt [328].

Stadium	Befund
T-Stadium	Tumorausdehnung
Tx	Primärtumor kann nicht beurteilt werden.
T0	kein Primärtumor nachweisbar
Ta	Nicht invasiver papillärer Tumor
Tis	Carcinoma in situ
T1	Tumor infiltriert das subepitheliale Gewebe.
T2	Tumor infiltriert den Muskel.
T3	Nierenbecken: Tumor wächst über die Muskularis hinaus in das peripelvine Fett oder in das renale Parenchym. Ureter: Tumor wächst über die Muskularis in das periureterale Fett.
T4	Tumor infiltriert angrenzende Organe oder durch die Niere das angrenzende Fett.
N-Stadium	Regionale Lymphknoten (LK)
NX	Regionale Lymphknoten können nicht beurteilt werden.
N0	kein Nachweis einer regionalen Lymphknotenmetastase
N1	Metastasen in einem einzelnen LK ≤ 2 cm Durchmesser
N2	Metastasen in einem einzelnen LK > 2 cm bzw. < 5 cm im größten Durchmesser oder mehrere LK, wovon keiner > 5 cm groß ist
N3	Lymphknotenmetastase(n) > 5 cm
M-Stadium	Fernmetastasen
M0	kein Nachweis von Fernmetastasen
M1	Nachweis von Fernmetastasen

4.4.5 Symptome

Symptome treten häufig erst bei fortgeschrittenem Stadium der Erkrankung auf, zu Beginn ist in den meisten Fällen nur eine Mikrohämaturie (80 %) nachweisbar [70], [168]. Zu den klinischen Symptomen zählen:
- Flankenschmerzen (20–40 %)
- tastbarer Tumor im Retroperitoneum (10–20 %) [174], [296].

Ansonsten findet sich eine ausgeprägte tumorassoziierte B-Symptomatik (Gewichtsverlust, Nachtschweiß, Fieber).

4.4.6 Diagnostik

- Zystoskopie zum Ausschluss eines Harnblasentumors
- Computertomografie mit urografischer Phase (▶ Abb. 4.11)
- retrograde Ureteropyelografie mit
- Zytologie (selektiv aus dem entsprechenden oberen Harntrakt)
- Ureterorenoskopie (semirigide/flexibel) mit der Option der Biopsie zur feingeweblichen Sicherung (▶ Abb. 4.12)

Die Computertomografie weißt die höchste Genauigkeit auf, wobei eine Sensitivität von 0,67–1,0 und eine Spezifizität von 0,93–0,99 beschrieben werden [61], [71], [114], [180], [229], [336], [363], [364]. Eine Magnetresonanztomografie ist indiziert, wenn aufgrund von Kontraindikationen (Schilddrüsenüberfunktion, Niereninsuffizienz) eine Computertomografie mit Kontrastmittel nicht möglich ist .

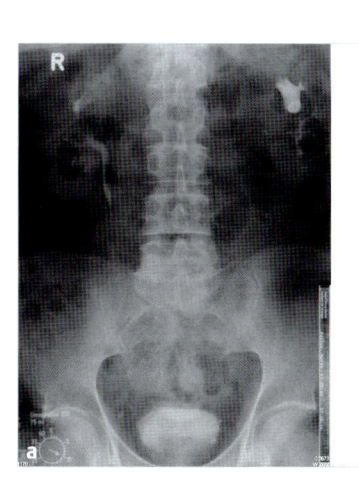

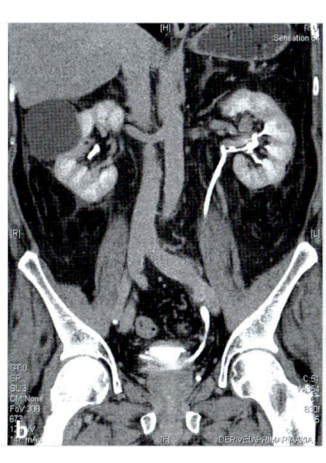

Abb. 4.11 Nierenbeckentumor.
a Ausscheidungsurogramm mit gestauter oberer Kelchgruppe links.
b Computertomografie mit Spätphase (gleicher Patient) mit ausgedehnter Raumforderung im oberen Kelchhals bzw. Nierenbecken.

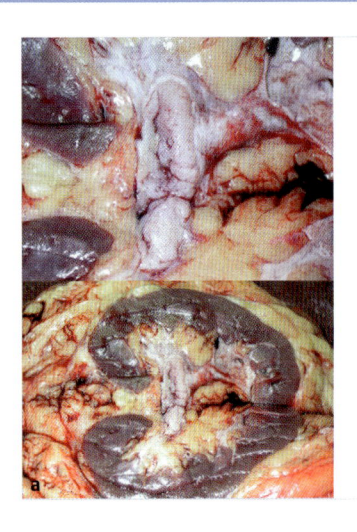

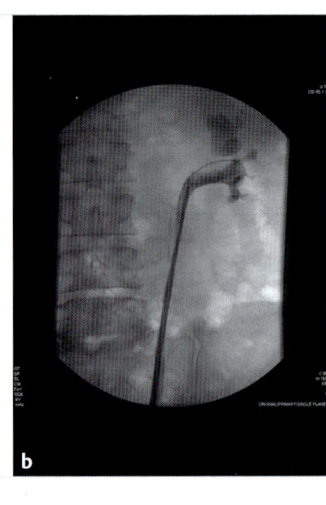

Abb. 4.12 Ureterorenoskopie.
a Nephroureterektomiepräparat mit Darstellung des Tumors
b Biopsie der Raumforderung des Patienten aus ▶ Abb. 4.11.

4.4.7 Prognose

Tumoren, die bereits die Muskularis infiltriert haben, haben eine schlechte Prognose. Das 5-Jahres-Überleben liegt bei pT2–pT3 < 10 % [1], [178].

4.4.8 Therapie

Lokalisierter Tumor

Die **offene Nephroureterektomie** mit Exzision der entsprechenden Blasenwandmanschette und regionaler Lymphadenektomie zur korrekten Einschätzung der Prognose stellt nach wie vor den **Goldstandard** bei unauffälligem oberen Harntrakt der Gegenseite dar [226], [228], [288], [309], [378]. Die Eröffnung des Hohlsystems sollte möglichst vermieden werden. Eine abschließende Beurteilung zur Äquivalenz der laparoskopischen Nephroureterektomie insbesondere hinsichtlich der onkologischen Sicherheit kann aktuell noch nicht getroffen werden. Die verfügbare Datenlage lässt vergleichbare Resultate vermuten [275], [312].

Nierenerhaltende Therapie

Eine chronische Niereninsuffizienz, eine funktionelle oder anatomische Einzelniere oder bilaterale Tumoren des oberen Harntrakts sind Indikationen für eine nierenerhaltende Therapie, sofern dies technisch und onkologisch möglich erscheint. Darüber hinaus kann dies bei unifokalen, Low-Grade Tumoren mit einer Größe ≤ 1 cm ohne Anhalt für Invasion in der Bildgebung (CT) mit dem Patienten diskutiert werden.

Das operative Vorgehen sollte möglichst mit flexibler Ureterorenoskopie mittels Fasszange oder Laserung der Tumoren erfolgen (▶ Abb. 4.13). An die perkutane Resektion muss gedacht werden, wenn durch das Ureterorenoskop nicht alle Areale erreicht bzw. komplett reseziert werden können (▶ Abb. 4.14). Dann kommt neben dem flexiblen auch das rigide Instrument in Betracht.

Instillationstherapie (adjuvant)

Die antegrade BCG- oder Mitomycin-C-Applikation sollte nur nach kompletter Tumorresektion erfolgen [127], [172], [267]. Bei der retrograden Applikation muss darauf geachtet werden, dass der Druck im oberen Hohlsystem das Therapeutikum nicht pyelovenös einschwemmt.

Fortgeschrittene Tumorerkrankung

Bei fortgeschrittener Erkrankung wird in der Nephroureterektomie kein Überlebensvorteil gesehen. Sie kann unter palliativem Aspekt (Schmerzsymptomatik, Blutungsanämie) erwogen werden [226].

Chemotherapie

Ähnlich wie beim Harnblasenkarzinom bieten sich platinbasierte Chemotherapien an. Auf Grund der reduzierten Nierenfunktion muss der Erfolg geringer eingeschätzt werden.

4.4 Nierenbecken- und Harnleitertumoren

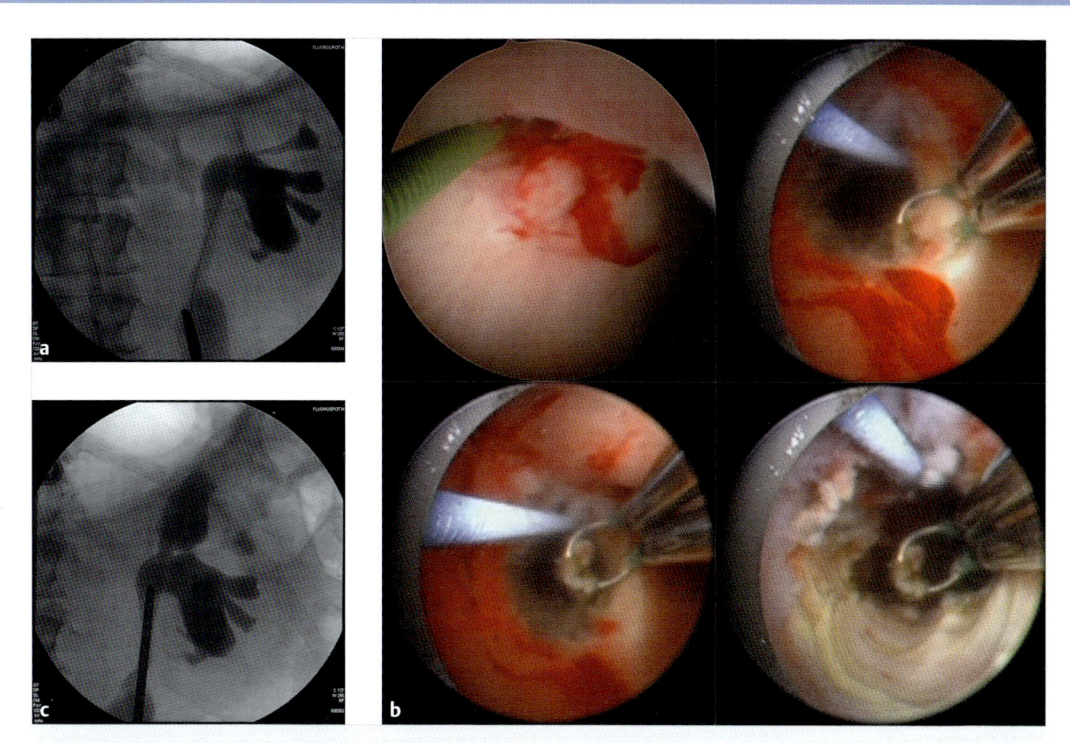

Abb. 4.13 Nierenerhaltende, operative Tumortherapie.
a Retrograde Urografie mit fehlender Darstellung der oberen Kelchgruppe.
b Endoskopische Sicht bei Nierenbeckentumor.
Links oben: Tumor im Übergang mit Darstellung des einliegenden Drahtes.
Rechts oben: Resektionsschaft mit liegendem Guidewire und Resektionsschlinge (Beginn der Resektion des vormals intraluminalen Tumors).
Links unten: Resektion des Tumors und Eröffnung des Lumens.
Rechts unten: komplett resezierter Tumor des Nierenbeckens bis ins Niveau.
c Abschließende Urografie nach Eröffnung der oberen Kelchgruppe.

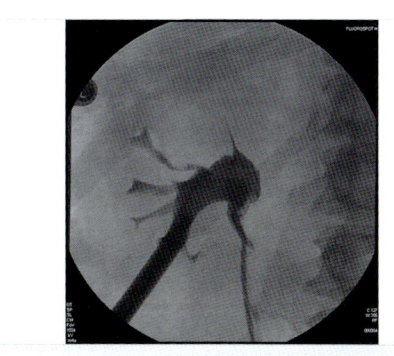

Abb. 4.14 Perkutaner Zugang zur Tumorresektion

Strahlentherapie

Die adjuvante Strahlentherapie kann vor allem in Kombination mit einer Cisplatin-basierten Chemotherapie zur lokalen Kontrolle des Tumors dienen und scheint für das Gesamt- und tumorfreie Überleben von Vorteil zu sein [75].

Nachuntersuchungen (Follow-up)

Nach radikaler Nephroureterektomie ist das Lokalrezidiv selten, dennoch gebietet sich die regelmäßige Nachuntersuchung, besonders in Bezug auf ein mögliches Harnblasenkarzinom. Diese sollte neben der regelmäßigen Zystoskopie auch die Zytologie für mindestens 5 Jahre beinhalten.

Nach nierenerhaltendem operativem Vorgehen, wie der endourologischen Resektion, ist das Wiederauftreten von Tumoren sehr häufig. Daher bedürfen diese Patienten einer sehr engmaschigen Nachsorge inklusive einer regelmäßigen endoskopischen Abklärung des oberen Harntrakts.

Fazit

Tumoren im oberen Harntrakt
- Tumoren im oberen Harntrakt entwickeln sich im ableitenden Harnsystem, das den Urin von den Nieren (Nierenkelche, Nierenbecken) über den Harnleiter zur Harnblase leitet.
- Tumoren des oberen Harntrakts haben einen Anteil von ca. 10 % an allen Nierenraumforderungen.
- Entsprechend des Verhältnisses der Oberfläche des Urothels des oberen Harntrakts zur Harnblase haben Tumoren des oberen Harntrakts einen Anteil von ca. 5 % an allen Urothelkarzinomen.
- Aus der Gesamtheit aller Raumforderungen des Urogenitaltrakts machen Tumoren des oberen Harntrakts weniger als 1 % aus [257], [276], [323].
- Tumoren des oberen Harnsystems sind nicht selten (17 %) mit einem Harnblasenkarzinom assoziiert [68].
- Gegenüber dem Harnblasenkarzinom (15–20 %) sind 60 % der Urothelkarzinome des oberen Harntrakts bereits bei der Diagnose in einem invasiven Stadium [22], [232]. In seltenen Fällen finden sich auch Metastasen anderer Tumoren im oberen Harntrakt (z. B. malignes Melanom).

4.5 Harnblasenkarzinom

F. vom Dorp

4.5.1 Einführung und onkologische Kennzeichen

Das Harnblasenkarzinom ist nach dem Prostatakarzinom der **zweithäufigste urologische Tumor**. Nach den Zahlen des Robert Koch Institutes aus dem Februar 2012, werden als Hochrechnung für das Jahr 2012 bei den Männern 11 500 und bei den Frauen 4 700 Neuerkrankungen erwartet. Es ist ein Tumor des älteren Menschen. Die Inzidenz nimmt nach dem 60. Lebensjahr deutlich zu. **Männer** sind doppelt so häufig betroffen wie Frauen. Die Karzinogenese des Harnblasenkarzinoms ist exzellent untersucht. **Aromatische Amine** gelten als einer der Hauptverursacher des Urothelkarzinoms. Diese sind in der lack- und gummiverarbeitenden Industrie zu finden, machen aber auch einen Großteil des Zigarettenrauchs aus, so dass der Nikotinabusus einer der Hauptrisikofaktoren für das Blasenkarzinom darstellt. Aber auch Medikamente (Phenacetin, Chlornaphazin, Cyclophosphamid), die Bilharziose, chronische Blasenentzündungen (mit und ohne Fremdkörper) und Bestrahlungstherapien steigern das Risiko der Entstehung eines Harnblasenkarzinoms.

Merke

Über 90 % der Tumoren der Harnblase sind Urothelkarzinome, die verbleibenden 10 % entfallen auf Adeno- und Plattenepithelkarzinome.

TNM-Klassifikation

Die TNM-Klassifikation ist in der Tabelle dargestellt (▶ Tab. 4.14). Die regionären Lymphknoten finden sich im pelvinen und iliakalen Bereich. Fernmetastasen siedeln sich vor allem in Lunge, Leber und Knochen an.

Histopathologisches Grading

Die Urothelkarzinome sind formalpathologisch als eine einheitliche Tumorentität zu betrachten. Hinsichtlich der Tumorbiologie und des Progressionsrisikos finden sich jedoch 2 völlig unterschiedliche und gegensätzliche Tumorformen. Dieser tumorbiologischen Trennung trägt die Klassifikation der WHO aus dem Jahre 2004 Rechnung. Aber auch die Klassifikation aus dem Jahre 1973 kommt noch zur Anwendung. Laut Leitlinien der Europäischen Gesellschaft für Urologie (EAU) können beide Klassifikationen noch eingesetzt werden (▶ Tab. 4.15).

Die meisten Urothelkarzinome weisen einen histopathologisch guten Differenzierungsgrad auf. Die Tumorzellen und deren Zellkerne stimmen in hohem Maße mit dem normalen Übergangsepithel überein. Diese **Homogenität** ist kennzeichnend für diesen genetisch stabilen Tumor mit einer nur milden Schichtungsstörung des mehrreihigen Urothels. Als Ausdruck der genetischen Ruhe findet sich zwar eine **hohe Rezidivneigung**, die je nach untersuchtem Kollektiv bis zu 50 % beträgt, andererseits sind diese Low-Grade-Urothelkarzinome

4.5 Harnblasenkarzinom

Tab. 4.14 TNM Klassifikation des Harnblasenkarzinoms.

Stadium	Befund
T-Stadium	**Tumorausdehnung**
Tx	Primärtumor kann nicht beurteilt werden.
T0	kein Primärtumor nachweisbar
Ta	Nicht invasiver papillärer Tumor
Tis	Carcinoma in situ
T1	Tumor infiltriert das subepitheliale Gewebe.
T2	Tumor infiltriert den Muskel.
T2a	Tumor infiltriert die oberflächliche Muskulatur (innere Hälfte).
T2b	Tumor infiltriert die äußere Muskulatur (äußere Hälfte).
T3	Tumor infiltriert das perivesikale Fettgewebe.
T3a	mikroskopisch
T3b	makroskopisch (extravesikaler Tumor)
T4	Tumor infiltriert angrenzende Organe.
T4a	Tumor infiltriert die Prostata oder den Uterus oder die Vagina
T4b	Tumor infiltriert die Becken- oder Bauchwand
N-Stadium	**Regionale Lymphknoten (LK)**
NX	Regionale Lymphknoten können nicht beurteilt werden.
N0	kein Anhalt für regionalen Lymphknotenmetastasen
N1	Metastasen in einem einzelnen LK ≤ 2 cm Durchmesser in größter Ausdehnung
N2	Metastasen in einem einzelnen LK > 2 cm bzw. < 5 cm im größten Durchmesser oder multiple Lymphknoten, wovon keiner > 5 cm groß ist
N3	Metastasen in Lymphknoten mit > 5 cm in größter Ausdehnung
M-Stadium	**Fernmetastasen**
MX	Fernmetastasen können nicht beurteilt werden.
M0	kein Nachweis von Fernmetastasen
M1	Nachweis von Fernmetastasen

Tab. 4.15 Histopathologisches Grading von Urothelkarzinomen.

Stadium	Befund
WHO-Grading-System 1973	
GX	Differenzierungsgrad nicht beurteilbar
G1	gut differenziert
G2	mäßig differenziert
G3	schlecht differenziert
WHO-Grading-System 2004	
PUNLMP	papilläre urotheliale Neoplasie mit niedrig malignem Potenzial
NILGC	„Low-Grade" papilläres Urothelkarzinom
NIHGC	„High-Grade" papilläres Urothelkarzinom

durch eine extrem **seltene Progressionsneigung** gekennzeichnet. Im Essener Harnwegstumorregister sind mehr als 1500 solcher Patienten katalogisiert. Das 5-Jahres-Überleben liegt bei exzellenten 96 %. Entscheidender Punkt ist weiterhin, dass im Falle des Low-Grade-Rezidivs eine Progressionsneigung ein extrem seltenes Ereignis darstellt.

Selbst bei einem Tumorrezidiv bleibt das exzellente 5-Jahres-Überleben weiterhin bei 96 %.

Der Anteil der nicht muskelinvasiven Low-Grade-Urothelkarzinome am Gesamtkollektiv beträgt etwa 70 %.

Etwa **15 % aller Urothelkarzinome** wachsen per se **muskelinfiltrierend**. Diese Karzinome weisen im histopathologischen Bild ein völlig konträres Zell- und Kernmuster als das normale Urothel auf. Als Zeichen dieser Unruhe werden solche Karzinome als **High-Grade-Urothelkarzinome** bezeichnet. Für diese invasiven Tumoren ist die Therapieentscheidung in aller Regel gefallen. Hier wird die radikale Zystektomie als kurative Option empfohlen.

Weitere **15 %** der Patienten weisen Tumoren auf, die durchaus **Problemkarzinome** darstellen. Vom histopathologischen Bild her handelt es sich um genetisch stabile High-Grade-Tumoren, jedoch **ohne Muskelinvasio**n im eigentlichen Sinne. Es handelt sich um das **Carcinoma in situ** und das die **Lamina propria infiltrierende T1 Urothelkarzinom**. Aufgrund der **hohen Progressionsrate** zum invasiven Karzinom von bis zu 50 % je nach Konstellation muss hier besondere Sorgfalt darauf liegen, den Progressionszeitpunkt nicht zu versäumen.

Im Falle des nicht muskelinvasiven High-Grade-Tumors kommt dem Tumorrezidiv im Gegenzug eine erhebliche Bedeutung zu. Wie die Daten des Essener Harnwegstumorregisters zeigen, verringert sich im Falle des Rezidivs die Überlebensrate von 73 % auf 53 % [315]. Eine Zusammenfassung zeigt die Abbildung (▶ Abb. 4.15).

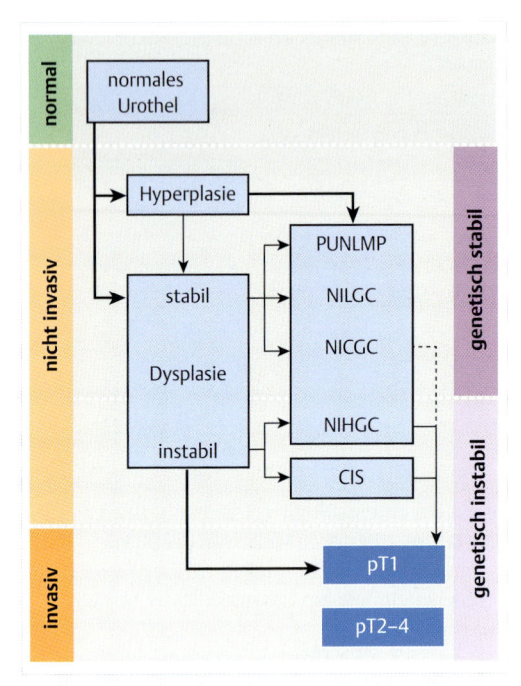

Abb. 4.15 Histopathologisches Grading nach WHO 2004. PUNLMP: papilläre urotheliale Neoplasie mit niedrig malignem Potenzial, NILGC: nicht invasive Low-Grade-Karzinome, NIHGC: nicht invasive High-Grade-Karzinome, CIS: Carcinoma in situ.

Klinik

> **Merke**
>
> Die klassische Symptomatik des Harnblasentumors ist die schmerzlose Makrohämaturie.

Aus diesem Grund muss auch die einmalige **Makrohämaturie** urologisch abgeklärt werden. Therapieresistente **dys- oder auch algurische Beschwerden** können ebenfalls auf einen Harnblasentumor hindeuten, allen voran auf das Carcinoma in situ. Ebenso rezidivierende Harnwegsinfekte. Spätsymptome sind unspezifisch. Fortgeschrittene Harnblasentumoren können zu einer tumorbedingten **B-Symptomatik**, zu einer **Anämie** oder durch ihre Größe mittels Verlegung der Harnleiterostien auch zu **Harntransportstörungen** und damit Flankenschmerzen führen. Metastasen des Harnblasenkarzinoms machen sich wenn, dann oft durch Knochenschmerzen, seltener Husten oder Lymphstau beziehungsweise Ödeme der unteren Extremitäten bemerkbar.

4.5.2 Diagnostik

> **Merke**
>
> Bis zum heutigen Zeitpunkt existieren keine Untersuchungsverfahren zur Früherkennung eines Harnblasenkarzinoms.

In der **körperlichen Untersuchung** zeigen sich nur Auffälligkeiten bei lokal fortgeschrittenen Befunden.

Mittels **Sonografie** können die Nieren nichtinvasiv beurteilt werden: Nierenparenchym, renale Raumforderungen und ein existenter Harnaufstau usw. Je nach Befund kann bei gefüllter Harnblase evtl. der Tumor dargestellt werden. Ebenso können die Leber und das Becken bzgl. einer Metastasierung beurteilt werden.

Eine **Computertomografie** stellt kein Standardverfahren beim Staging eines Blasenkarzinoms dar. Das CT ist in der Lage lokal ausgedehnte Befunde darzustellen und kann hier bei der OP-Planung muskelinvasiver Befunde hilfreich sein. Zum pelvinen Lymphknoten-Staging ist das CT wenig hilfreich. Auch die **Kernspintomografie** ist dem CT nicht überlegen. Ein **PET-CT** hat in den untersuchten Serien bis dato zu keiner diagnostischen Verbesserung geführt.

Zur Abklärung thorakaler Metastasen sollte eine **Thorax-Röntgenuntersuchung** und gegebenenfalls eine CT des Thorax bei muskelinvasiven Stadien erfolgen.

> **Merke**
>
> Standard in der Diagnostik des Harnblasenkarzinoms ist die **Zystoskopie**, die weit über 90 % aller Harnblasentumoren detektiert.

Oftmals ist es möglich, die reine Diagnostik mit einem organerhaltenden Therapiekonzept, der transurethralen Resektion (TUR), zu verknüpfen.

Ein weiteres nicht invasives Diagnostikum ist die Urinzytologie.

Urinzytologische Diagnostik

Die Urinzytologie ist ein Verfahren, das entdifferenzierte **High-Grade-Tumoren** detektieren soll (▶ Abb. 4.16). Hauptindikation für die zytologische Diagnostik ist das klinisch oft schwer zu erkennende Carcinoma in situ, das ein flaches und intraepitheliales Wachstumsmuster aufweist.

> **M!**
> **Merke**
> Für die Detektion dieser High-Grade-Tumoren weist die Urinzytologie eine exzellente Sensitivität von über 90 % auf. Die Spezifität liegt ebenso weit über 90 %.

Erwähnenswert ist im Rahmen der zytologischen Diagnostik die **Störunanfälligkeit** der Untersuchung. Zahlreiche uringebundene Testverfahren versagen in einem relativ normalen urologischen Patientenkollektiv aufgrund der Interaktion mit Leukozyten, Erythrozyten oder Kontrastmittel. Die Arbeitsgruppe um Busch und Kollegen hat dies für die Zytologie geprüft und festgestellt, dass die urinzytologische Diagnostik kein störanfälliges Verfahren ist [50].

Die urinzytologische Untersuchung korreliert mit dem Rezidivrisiko und dem Progressionsrisiko der Patienten.

Fluoreszenzgestützte Diagnostik

Seit vielen Jahren wird untersucht ob durch den Einsatz der fotodynamischen Diagnostik die Detektionsrate urothelialer Neoplasien erhöht bzw. die Rezidivrate verbessert werden kann (▶ Abb. 4.17). Insgesamt ist die Datenlage zur Hexaminolaevulinsäure-gebundenen bzw. zur 5-Aminolaevulinsäure-gebundenen Zystoskopie nicht einheitlich.

Grundsätzlich stellt sich die Frage ob jeder Harnblasentumor einer solchen Diagnostik zugeführt werden muss, eingedenk der Tatsache, dass über 70 % aller Urothelkarzinome keine Progressionsneigung besitzen und ein günstiger Einfluss auf das Progressionsverhalten nur schwer nachzuweisen ist [131], [331].

Ferner muss der Aufwand vor dem Hintergrund hinterfragt werden, dass zunehmend bei kleinen, gut differenzierten Blasentumoren die Frage nach einer Überwachungsstrategie lauter wird. Herr und Kollegen haben ein solches modifiziertes Nachsorgeschema in ihrem Kollektiv geprüft und konnten zeigen, dass Low-Grade-Tumorrezidive mit einer Koagulation ohne Histologiegewinnung onkologisch sicher zu therapieren sind [158], [159].

Die Arbeitsgruppe um Grossman konnte an einem Kollektiv von 230 Patienten mit exophyti-

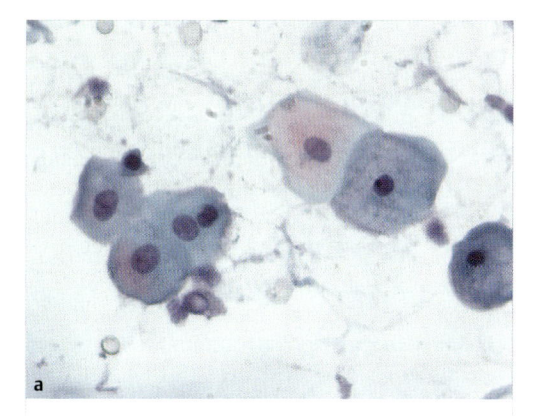

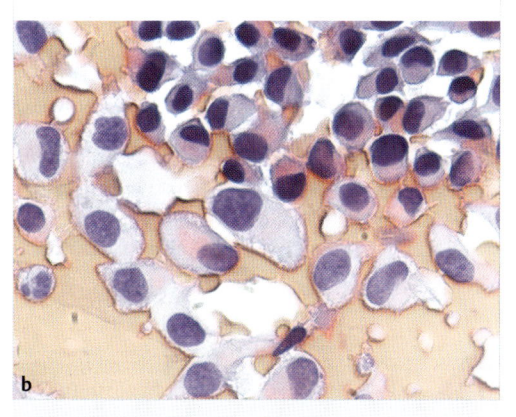

Abb. 4.16 Urinzytologische Befunde.
a Normalbefund.
b Entdifferenziertes Karzinom.

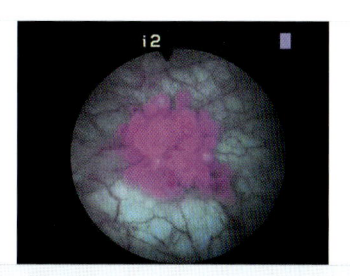

Abb. 4.17 Darstellung eines kleinen Blasentumors mittels fluoreszenzgestützter Zystoskopie. (Mit freundlicher Genehmigung von Prof. Axel Hegele)

schen Ta- und T 1-Tumoren eine gesteigerte Detektionsrate verzeichnen im Vergleich zur Diagnostik mit konventionellen Weißlicht: 95 % versus 83 %. Die erhöhte Trefferquote wird natürlicherweise erkauft über die höhere Rate falsch positiver Ergebnisse im PDD-Arm (PDD = photodynamische Diagnostik) [136]. In einer randomisierten, multizentrischen, doppelblinden und plazebokontrollierten Studie an 359 Patienten konnte für den exophytischen Low-Grade Tumor weder für das Tumorrezidiv noch für die Progression signifikante Unterschiede zugunsten des PDD-Verfahrens gezeigt werden. Die skandinavische Arbeitsgruppe um Schumacher und Kollegen kommt zu dem gleichem Resultat [318].

> **Merke** M!
>
> Hauptindikation der PDD-Diagnostik ist das flache Carcinoma in situ.

In einer Studie der Arbeitsgruppe um Fradet werden von 58 Patienten im konventionellen Weißlichtarm 44 und im PDD-Arm 46 korrekt erkannt. Der Unterschied betrug also 2 Patienten. Bezogen auf die Läsionsdetektion ist jedoch ein Vorteil für das PDD-Verfahren zu verzeichnen [112].

Narrow Band Imaging (NBI)

Das Narrow-Band-Imaging ist wie das PDD-Verfahren ein optisches diagnostisches Mittel, das über eine verbesserte Visualisierung der Blasenschleimhaut eine erhöhte Detektionsrate urothelialer Tumoren ermöglichen soll. Die Datenlage ist insgesamt im Vergleich zur PDD-Diagnostik noch nicht aussagekräftig, da die Studienlage noch nicht ausreichend ist. Die Arbeitsgruppe um Naselli untersuchte 148 Patienten, die randomisiert geprüft wurden. Im Ergebnis war im Vergleich eine reduzierte Rezidivrate nach 1 Jahr zugunsten des Narrow-Band-Imagings zu verzeichnen (32 % versus 51 %) [258].

Abklärung des oberen Harntrakts

Die Wahrscheinlichkeit nach der Erstdiagnose eines Harnblasentumors ein Rezidiv des oberen Harntrakts zu erleiden, ist insgesamt gering. Aus diesem Grunde erfolgt die Abklärung des oberen Harntrakts **risikoadaptiert**. Methode der Wahl ist die **CT-gestützte Urografie**, die ebenso wie die konventionelle retrograde Urografie eine exzellente Detektionsrate von über 90 % aufweist. Die konventionelle Ausscheidungsurografie weist lediglich eine Genauigkeit von 50 % auf und wird immer seltener angewendet.

Das Low-Grade-Urothelkarzinom der Harnblase bedarf auch nach den neuen Leitlinien der europäischen Gesellschaft für Urologie (EAU) keiner Abklärung des oberen Harntrakts.

> **Merke** M!
>
> Signifikante **Risikofaktoren** sind einerseits die ostiennahe Lokalisation, sowie das histopathologische Bild eines High-Grade-Urothelkarzinoms.

Dies führt zu einem Risiko für das Rezidiv des oberen Harntrakts von 4 %. In diesen Fällen sollte der obere Harntrakt einmal pro Jahr untersucht werden.

4.5.3 Therapie

Therapie des nicht muskelinvasiven Urothelkarzinoms

Bei Erstdiagnose weisen Patienten mit Harnblasenkarzinomen in über 80 % der Fälle ein nicht muskelinvasives Urothelkarzinom auf. Bei der weitaus größten Anzahl dieser Patienten korreliert das schleimhautbegrenzte Wachstum mit einem guten Differenzierungsgrad. Nach der WHO-Klassifikation von 2004 als **genetisch stabile Low-Grade Urothelkarzinome** bezeichnete Tumoren neigen zum Tumorrezidiv, aber im Rezidivfall nur extrem selten zu einer Tumorprogression. Damit stellt nicht der tumorbedingte Tod, sondern das Tumorrezidiv innerhalb dieses das Hauptproblem dar. In Anbetracht des geringen Progressionsrisikos, ist die **endoskopische Tumorentfernun**g, die **transurethrale Resektion** (TUR) unter der Maxime des Organerhalts das therapeutische Verfahren der Wahl (▶ Abb. 4.18).

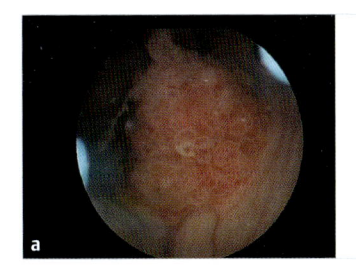

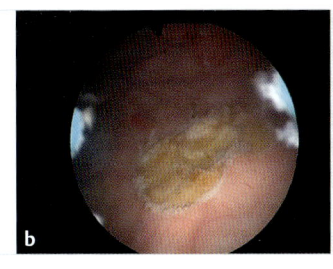

Abb. 4.18 Exophytischer Harnblasentumor. (Mit freundlicher Genehmigung von Prof. Axel Hegele)
a Zystokopischer Befund vor der operativen Therapie.
b Ehemaliges Tumorareal nach fraktionierter Resektion.

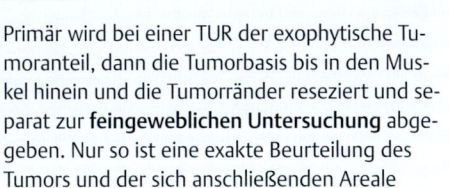

> **Merke**
>
> Primär wird bei einer TUR der exophytische Tumoranteil, dann die Tumorbasis bis in den Muskel hinein und die Tumorränder reseziert und separat zur **feingeweblichen Untersuchung** abgegeben. Nur so ist eine exakte Beurteilung des Tumors und der sich anschließenden Areale möglich.

Mit dieser Therapie erreichen die Patienten eine **exzellente Langzeitprognose** mit einer 5-Jahres-Überlebensrate von über 95 % [315].

Die gute Prognose ist für eine per se maligne Erkrankung entscheidend, immerhin werden 80 % aller Urothelkarzinome **organ- und funktionserhaltend therapiert**. Innerhalb dieser Tumorgruppe gehen die Bestrebungen dahin, die Morbidität noch weiter zu reduzieren. In Anbetracht der extrem seltenen Progression im Tumorrezidiv wird die Frage nach einer aktiven **Überwachungsstrategie** von Low-Grade Urothelkarzinomen immer häufiger diskutiert.

Ein Schritt in diese Richtung beschreibt die Arbeitsgruppe um Herr und Kollegen vom New Yorker Memorial Sloan Kettering Cancer Center. Sie haben in 2 Untersuchungen die Nachsorge von Patienten mit Low-Grade Urothelkarzinomen individueller gestaltet. Im Falle eines Tumorrezidivs wurden Befunde ausschließlich koaguliert, ohne dass eine Histologie durch eine tiefe und fraktionierte Tumorresektion gesichert wurde. Dieses Vorgehen ist möglich, weil papilläre Urothelkarzinome der Harnblase bereits im Rahmen der Zystoskopie hinsichtlich ihres Risikoprofils korrekt eingeschätzt werden können. Die gleiche Arbeitsgruppe hat dies an einem Kollektiv von 144 Rezidivtumoren untersucht. Im Rahmen der Zystoskopie wurden 97 Tumoren als Ta Low-Grade, 47 Befunde als Ta High-Grade bzw. T1 eingestuft. Der zystoskopische Tumoreindruck korrelierte in 93 % mit einem histologischen Ta Low-Grade Befund unter Einbeziehung einer negativen Urinzytologie in 99 % aller Fälle [158].

Herr und Kollegen werteten die Nachsorge von 215 Patienten mit Low-Grade Urothelkarzinomen über einen medianen Zeitraum von 8 Jahren aus. Nach initialer Diagnostik und Therapie wurden die Patienten in 6-monatigem Abstand flexibel zystoskopiert und in der Mehrzahl der Fälle im Tumorrezidiv einer Koagulation unterzogen. 17 Patienten zeigten eine Progression im Tumorgrading und der T-Kategorie, ein Patient verstarb innerhalb des Nachsorgezeitraumes tumorbedingt [159].

Innerhalb der formalpathologisch einheitlichen Gruppe der nicht muskelinvasiven Urothelkarzinome lassen sich jedoch Tumoren und Tumorkonstellationen abgrenzen, die ein weitaus größeres Progressionsrisiko aufweisen. Hier zu nennen sind das intraepithelial wachsende Carcinoma in situ und das die Lamina propria infiltrierende Urothelkarzinom der Kategorie T1. Das Carcinoma in situ weist per definitionem und das T1-Karzinom in der weitaus größten Anzahl einen schlechten Differenzierungsgrad auf. Sie werden als genetisch instabile nicht muskelinvasive High-Grade Urothelkarzinome bezeichnet.

Organerhaltende Therapie des Carcinoma in situ

> **Merke**
>
> Das Carcinoma in situ ist als intraepithelial wachsende, genetisch instabile High-Grade Läsion für den Kliniker wegen der **eingeschränkten Detektierbarkeit** ein Problemtumor.

Die zytologische Diagnostik weist eine hohe Sensitivität auf, ohne eine exakte Lokalisationsdiagnostik zu liefern. Mit der fluoreszenzgestützten Diagnostik konnte die Rate der detektierbaren In-situ-

Läsionen verbessert werden, ohne aber für die Patienten in der Langzeitbeobachtung einen Überlebensvorteil zu erbringen.

Die traditionelle Therapiestrategie basiert auf einer histologischen Sicherung des Befunds, ohne dass eine vollständige Resektion des Schleimhautareals vorausgesetzt werden kann. Beim Carcinoma in situ kommt nicht dem Tumorrezidiv, sondern der **hohen Progressionsneigung** besondere Bedeutung zu. Diese ist für den betroffenen Patienten ein kalkulierbares Risiko. Die Arbeitsgruppe um Chade und Kollegen untersuchte retrospektiv 155 Patienten mit einem isolierten, primären Carcinoma in situ. Alle Patienten erhielten eine **Instillationsbehandlung mit Bacillus Calmette Guerin** (BCG). Unter dieser akzeptierten und leitlinienkonformen Therapiestrategie wurde eine 5-Jahres-Progressionsrate von 45 % in der T-Kategorie des Tumors beobachtet. Bereits in 17 % aller Fälle wurde eine Progression zu einem muskelinvasiven Urothelkarzinom verzeichnet, das per se eine schlechtere onkologische Langzeitprognose aufweist [56]. Unter dieser organerhaltenden Therapiestrategie kommt der **Detektion der Therapieversager** eine große Bedeutung zu, da diese einer aggressiveren Therapie mittels radikaler Zystektomie zugeführt werden sollten. Die **urinzytologische Diagnostik** besitzt auch für die Rezidivdetektion unter BCG-Therapie eine exzellente Treffsicherheit von etwa 80 %. Dies ist insofern von Bedeutung als dass die fluoreszenzgestützte Diagnostik in der Nachsorge dieser Patienten aufgrund der hohen Rate an Artefakten und falsch positiven Ergebnissen nicht zu verwenden ist.

Wird das organerhaltende Therapiekonzept mittels BCG Behandlung gewählt, so scheint bedenklich, dass die therapierten Patienten, wenn sie Therapieversager sind, natürlich eine schlechte Prognose aufweisen. Soloway und Kollegen haben die Ergebnisse BCG-therapierter Patienten zusammengestellt. 152 Patienten gingen in die Analyse ein, wobei 77 Patienten aus der Zeit zwischen 1992 und 2002 und 75 Patienten aus der Zeit zwischen 2003 bis 2007 stammten. Die Autoren konnten zeigen, dass 52 % aus der ersten Gruppe und 43 % aus der zweiten Gruppe ein muskelinvasives Urothelkarzinom (≥ pT 2) aufwiesen. Mehr als 10 % der Patienten wiesen ein lymphknotenpositives Tumorstadium auf [330].

Diese Daten zeigen, dass das bislang verfolgte organerhaltende Primärkonzept mit einem hohen Progressionsrisiko vergesellschaftet ist und für einen nicht unerheblichen Teil der Patienten in ein nicht mehr kuratives Tumorstadium mündet.

Gerade für das Carcinoma in situ ist in bislang keiner Studie geprüft, ob durch die fluoreszenzgestützte Visualisierung des Tumorareals eine komplette Resektion erreicht werden kann. In Analogie zu den Daten für das T 1- und das T 2-Urothelkarzinom scheint die **komplette Resektion des Tumors** die einzige Grundlage für ein organerhaltendes Konzept zu sein.

Organerhaltende Therapie des T 1-Urothelkarzinoms

Das beginnend invasive T 1-Urothelkarzinom ist in den meisten Fällen **schlecht differenziert**. In zahlreichen Publikationen konnte gezeigt werden, dass etwa ein Drittel der Patienten tumorbedingt versterben. Dies geht auch aus den Daten des Essener Harnwegstumorregisters hervor. Nach alleiniger transurethraler Resektion versterben 36 % der Patienten tumorbedingt innerhalb von 5 Jahren nach der Diagnose [315].

Integraler Bestandteil in der korrekten Diagnosefindung ist die **frühe Nachresektion des Tumors**. An die Nachresektion sind hohe Anforderungen geknüpft, die im Wesentlichen auf dem Vorhandensein von **Muskulatur im Resektat** basieren, um zu einer sicheren Diagnose zu kommen. Immer dann, wenn auf die Nachresektion standardisiert verzichtet wird, kommt es zu einem erheblichen Staging-Problem innerhalb der Gruppe der klinisch als T 1 eingestuften Urothelkarzinome. Dies konnte die Arbeitsgruppe um Fritsche und Kollegen 2010 an einer großen retrospektiv angelegten Analyse an über 1000 Patienten zeigen, die allesamt aufgrund eines T 1-High-Grade-Urothelkarzinoms einer radikalen Zystektomie unterzogen wurden. In die Untersuchung gingen 1135 Patienten ein. Alle wurden aufgrund eines vermuteten T 1-Urothelkarzinoms radikal zystektomiert. 50 % der Patienten wiesen tatsächlich im Zystektomiepräparat ein muskelinvasives Tumorstadium auf. 28 % der Patienten zeigten gar lokal fortgeschrittene pT 3- und pT 4-Tumoren und 16 % der untersuchten Patienten wiesen ein lymphknotenpositives Tumorstadium auf [113].

Die Datenlage und das onkologische Ergebnis verbessern sich deutlich, wenn eine qualitativ exzellente transurethrale Nachresektion der Befunde erfolgt. Die Arbeitsgruppe um Dalbagni und Kollegen untersuchten 523 Patienten mit einem T 1-

Urothelkarzinom. In der ersten Resektion fand sich Muskulatur im Resektat lediglich in 242 Fällen (47 %). Die Nachresektion war qualitativ besser und wies in 84 % Muskulatur im Präparat auf.

In 50 % aller Fälle wies das Nachresektat ein Stadium < T 1 auf, in 30 % T 1 und immerhin in 20 % lieferte die Nachresektion bereits das Upstaging zum invasiven Tumor (T 2).

Dies bedeutet, dass in 80 % der untersuchten Patienten tatsächlich ein pT 1-Urothelkarzinom vorliegt. Für dieses Kollektiv ergibt sich unabhängig der Therapiemodalität – BCG oder früher Zystektomie – eine 5-Jahres-Überlebensrate von 92 % für die Patienten mit einem Nachresektat < T 1 und 90 % für die Patienten mit einem Nachresektat pT 1. Dies bedeutet, dass im Kollektiv der „wahren" T 1-Karzinome selbst die frühe radikale Zystektomie kein onkologisch besseres Ergebnis liefert [76].

Anhand dieser Daten könnte man spekulativ schlussfolgern, dass die eingeschränkteren onkologischen Ergebnisse anderer publizierter Serien durch ein schlechteres onkologisches Staging zustande kommen und durch tatsächlich invasive Karzinome verfälscht werden.

Erstaunliches Nebenprodukt der Analyse ist die Erkenntnis, dass die frühe BCG-Therapie keinen Einfluss auf die Überlebensdaten hat.

> **Merke**
>
> Je besser die initiale Diagnostik, desto weniger aggressiv ist die stadienadaptierte Therapie.

Rezidivprophylaxe des Low-Grade-Urothelkarzinoms

Die **intravesikale Chemotherapie** zur Rezidivprophylaxe besitzt eine lange Tradition in der Behandlung des Low-Grade-Urothelkarzinoms. Substanzen zur intravesikalen Therapie sind das **Mitomycin C, Thiotepa, Epirubicin oder Pirarubicin**. Verschiedene Arbeitsgruppen haben es sich zur Aufgabe gemacht, die Studienergebnisse zu dieser Behandlung zu großen Fallzahlen zusammenzutragen, um die Effektivität der Behandlung besser abbilden zu können. Die Arbeitsgruppe der EORTC untersuchte hierzu die klinischen Daten von 1476 Patienten. In der Gruppe der Patienten, die nur eine transurethrale Resektion erhielt, trat in 48 % ein Tumorrezidiv auf. Bei den Patienten, die zusätzlich eine intravesikale Chemotherapie erhielten, war ein Rezidiv in 37 % der Fälle zu verzeichnen. Dieser Unterschied war signifikant und unabhängig von der Substanz, die zur Therapie eingesetzt wurde. Je weniger Tumoren sich in der Harnblase befinden, desto besser ist auch das Ergebnis der intravesikalen Rezidivprophylaxe. Von den Patienten mit einem solitären Tumor zeigten 47 % nach alleiniger Resektion ein Tumorrezidiv, in der Gruppe der zusätzlich intravesikal behandelten Patienten konnte die Rezidivrate auf 36 % gesenkt werden [340].

Die nächste zu klärende Frage war, wie lange bzw. wie oft die intravesikale Therapie durchgeführt werden sollte. Betrachtet man die Ergebnisse, die man mit einer 9-maligen Instillation innerhalb von 6 Monaten erzielt mit dem Effekt nach 15 Instillationen innerhalb von 12 Monaten, so zeigt sich hier kein Unterschied. Eine weitere Steigerung auf 17 Instillationsbehandlungen innerhalb eines 12-monatigen Zeitraums zeigte ebenso keinen Effekt.

> **Merke**
>
> Bei Low-Grade-Urothelkarzinomen ist die Frühinstillation innerhalb von 6 Stunden nach transurethraler Resektion sinnvoll.

Das Zytostatikum sollte für etwa 2 Stunden in der Blase belassen werden. **Nebenwirkungen** sind eine Unverträglichkeitsreaktion, die sich in einer schuppigen aber reversiblen Hautreaktion der Handinnenflächen zeigt sowie zystitische Beschwerden.

Intravesikale Therapie eines High-Grade-Urothelkarzinoms

Bezüglich der intravesikalen Therapie des nicht muskelinvasiven High-Grade-Urothelkarzinoms hat ebenfalls die EORTC Arbeitsgruppe um Richard Sylvester eine große Metaanalyse veröffentlicht. 896 von 4 863 Patienten wiesen ein primäres oder einleitendes Carcinoma in situ auf. Die Behandlung erfolgt in dieser klinischen Konstellation als intravesikale Immuntherapie mit BCG. Innerhalb der analysierten Daten konnte **kein einheitliches Therapieschema** verzeichnet werden. Es kristallisierte sich jedoch ein etwa 4 %iger Vorteil für die immuntherapierten Patienten heraus (Progress 13,8 %

Tumoren

Tab. 4.16 Krankheitsprogress von Patienten nach transurethraler Resektion mit und ohne intravesikale Immuntherapie. Quelle: Sylvester [340].

Patienten	Progess
TUR (n = 2205)	304 (13,8 %)
TUR + BCG (n = 2658)	260 (9,8 %)

versus 9,8 %) (▶ Tab. 4.16). Den größten Nutzen hatten die Patienten, die nicht nur eine 6-wöchige **Induktionsphase** mit dem Präparat erhielten, sondern **zusätzlich** eine Form der **Erhaltungstherapie**, die je nach publizierter Serie zwischen 12 und 36 Monaten durchgeführt wird. Eine weitere Metaanalyse aus dem Jahre 2005 kommt zu ähnlichen Resultaten. Interessanterweise wurde durch eine skandinavische Arbeitsgruppe gezeigt, dass es offensichtlich bei Betrachtung von individuellen Patientendaten zwischen BCG und Mitomycin C in der Behandlung des High-Grade-Urothelkarzinoms weder Unterschiede in der Rezidivrate noch der Progression gibt [230], [339].

Zusatzinfo

Ein einheitlicher Therapiestandard der BCG-Behandlung wurde bislang nicht etabliert.

Viele Studien wurden in den zurückliegenden Jahren zur Thematik der BCG-Behandlung publiziert. Die Daten deuten jedoch daraufhin, dass eine BCG-Therapie, wenn denn durchgeführt, eine Form der Erhaltungstherapie beinhalten sollte. Diese sollte im optimalen Falle bis zu 3 Jahre fortgeführt werden. Die Analyse des New Yorker Memorial Sloan Kettering Cancer Center bestätigt, dass Patienten mit einem isolierten Carcinoma in situ eine Progressionsrate von bis zu 43 % bezogen auf die T-Kategorie des Tumors aufweisen und dies trotz einer zumindest 6-wöchigen BCG-Induktionsbehandlung (s. ▶ Tab. 4.17). Vor dem Hintergrund dieser Daten erscheint der Einsatz des Präparats fraglich [56]. Es konnte weiter durch die Arbeitsgruppe um Soloway und Kollegen gezeigt werden, dass durch die BCG-Therapie die lokale definitive Behandlung um im Mittel 22 Monate nach hinten verschoben wird. 42 % der untersuchten 152 Patienten wiesen in der radikalen Zystektomie dann ein muskelinvasives Urothelkarzinom auf und die 5-Jahres-Mortalität betrug 33 % [330].

Tab. 4.17 Primäres Carcinoma in situ (Chade 2010).

5-Jahres-Progress (%)	43 %
radikale Zystektomie > T 2	34 %

Tab. 4.18 Empfehlungen der Europäischen Gesellschaft für Urologie (EAU) für die Behandlung der Therapie der nicht muskelinvasiven Urothelkarzinome.

Risikogruppe	Definition	Empfehlung
Low Risk	Erstbefund, solitärer Befund, Ta, Low-Grade/G1, < 3 cm, kein CIS	Frühinstillation
Intermediate Risk	alle Kategorien zwischen Low- und High-Risk	Frühinstillation gefolgt von weiteren Instillationen für 1 Jahr (Chemotherapeutikum oder BCG)
High Risk	T 1, High-Grade/ G3, CIS, multiple und große (> 3 cm) und Rezidiv Ta- G1/G2-Tumoren	BCG-Instillationen für 1–3 Jahre oder radikale Zystektomie
Subgruppe: Highest Risk	T 1G3 Tumor mit CIS multilokulärer und großer T 1G3-Tumor T 1G3-Rezidivtumor	Radikale Zystektomie sollte in Betracht gezogen werden.
	BCG-Versager	radikale Zystektomie

Das hohe Progressionsrisiko des High-Grade-Urothelkarzinoms findet ebenso seinen Niederschlag in der aktuellen Leitlinie der Europäischen Gesellschaft für Urologie (EAU). Neben der **BCG-Behandlung** wird als alternative Maßnahme die **frühe radikale Zystektomie als gleichwertiges Therapiekonzept** empfohlen.

Die Empfehlungen der Europäischen Gesellschaft für Urologie (EAU) für die Behandlung der Therapie der nicht muskelinvasiven Urothelkarzinome finden Sie unter www.uroweb.org (s. ▶ Tab. 4.18).

Therapie des muskelinvasiven Urothelkarzinoms

Neoadjuvante Chemotherapie und radikale Zystektomie

Das Outcome der Patienten mit einem muskelinvasiven Urothelkarzinom ist insgesamt heterogen. In Abhängigkeit von der T-Kategorie haben 50 % der Patienten ein kalkulierbares Risiko auch bei einem N0-Status okkulte Metastasen aufzuweisen. Die schlechteste Prognose weisen die Patienten mit einer metastasierten Erkrankung auf. Sie haben ein Langzeitüberleben von weniger als 10 %. In Anbetracht dieses Risikos wird derzeit der Stellenwert einer neoadjuvanten Chemotherapie diskutiert. In der gesamten Literatur gibt es für die **primär systemische Behandlun**g einen robusten **Überlebensvorteil von ca. 6 %**. Dies hat zur Leitlinienempfehlung der Europäischen Gesellschaft für Urologie (EAU) geführt. Dennoch ist die Akzeptanz der neoadjuvanten Chemotherapie europaweit nur sehr gering [49]. Die Gründe hierfür sind offensichtlich. Man weiß von der induktiven Chemotherapie, dass nicht jeder Patient von der Behandlung profitiert. Die Anzahl der Patienten mit einer kompletten Remission ist sehr überschaubar. Aus diesem Grunde hat man die Sorge, dass unter einer Behandlung mit neoadjuvant applizierten 3 Zyklen einer Cisplatin-basierten Kombinationschemotherapie ein nicht unerheblicher Teil von Patienten durch die Verzögerung einer lokalen Therapie bei gleichzeitigem Progress unter der Therapie ein schlechteres Outcome hat [32], [333]. Die zu dieser Fragestellung publizierten Daten sind aus Autorensicht nicht unproblematisch. In vielen Fällen fehlt ein Restaging unter der Therapie im Sinne einer Nachresektion oder einer Bildgebung, es fehlt die Aussage zur TUR-Modalität (diagnostisch oder möglichst umfassend) und die Angaben der Anzahl von transurethralen Resektionen. Surrogatparameter für das bessere Outcome unter der neoadjuvanten Therapie ist die höhere R0-Rate im Zystektomiepräparat nach neoadjuvanter Therapie. Es ist jedoch zu berücksichtigen, dass in jeder Studie auch im Arm ohne Chemotherapie etwa 15 % aller Patienten eine R0-Resektion aufweisen. Da es sich in den publizierten Serien auch um randomisierte Protokolle handelt, dürfen diese im Chemotherapiearm auch angenommen werden und müssten strenggenommen vom erzielten Effekt wieder abgezogen werden. Da jedoch nie eine Re-TUR konsequent durchgeführt wurde ist der gesamte Chemotherapieeffekt fraglich [136], [321].

Schlussendlich bleibt abzuwarten ob die Datenlage für das neoadjuvante Konzept verbessert werden kann.

> **Merke**
>
> Die **radikale Zystektomie mit Harnableitung** ist die akzeptierte lokale Therapieform beim invasiven Harnblasenkarzinom.

Sie beinhaltet beim Mann die Entfernung der Harnblase, der Prostata sowie der Samenblasen und bei der Frau die Harnblase, die Adnexen, Uterus und ggf. eine Vaginalmanschette.

Mit dieser lokalen Therapieform ist eine **exzellente lokale Tumorkontrolle** zu erreichen und die Langzeitergebnisse sind korreliert zur T-Kategorie sehr gut. So zeigt sich in einer großen Zystektomie-Serie der Ulmer Arbeitsgruppe um Hautmann und Kollegen an 788 Patienten ein stadienabhängiges rezidivfreies 5-Jahres-Überleben von 90 % bei pTa/pTis, 72 % im Stadium pT 2, 42 % im Stadium pT 3 und 28 % im Stadium pT 4. Die eingeschränkteste Prognose weisen die Patienten mit einem positiven Lymphknotenstatus auf. Hier liegt das rezidivfreie 5-Jahres-Überleben bei 21 % im Vergleich zu 75 % bei negativem Lymphknotenstatus [142].

Kontrovers und schlussendlich noch nicht abschließend beantwortet ist die Frage nach dem Ausmaß der **Lymphknotendissektion** bei der radikalen Zystektomie. Eine wichtige Arbeit zu dieser Fragestellung wurde von Studer und Kollegen im Jahre 2007 publiziert. Verglichen wurden in der retrospektiv angelegten Untersuchung die Patientenkollektive aus Cleveland, die alle 336 Patienten mit einer eingeschränkten Lymphknotendissektion beinhaltete und das Kollektiv aus Bern, das 322 Patienten umfasste, die alle extendiert lymphadenektomiert wurden. Im Kollektiv der T 2-Tumoren mit lymphknotennegativem Status lag das rezidivfreie 5-Jahres-Überleben bei 77 % in der extendiert operierten Gruppe im Vergleich zu 67 % in der eingeschränkt operierten Gruppe. Im Kollektiv der T 3N0-Patienten war der Unterschied noch deutlicher. 49 % versus 19 % zugunsten der extendiert operierten Patienten war das rezidivfreie 5-Jahres-Überleben verlängert. Dies war statistisch signifikant [91].

Aktuelle Fragestellung ist der Wert des robotergestützten Operierens. Die publizierten Daten zur robotergestützten radikalen Zystektomie sehen für das onkologische Ergebnis keine Vorteile. Insgesamt ist ein geringerer Blutverlust zu verzeichnen bei einer jedoch z. T. erheblich längerer Operationsdauer [52], [264].

Formen der Harnableitung

Es existieren verschiedene Formen der Harnableitung: Man unterscheidet zwischen „nassen" inkontinenten und kontinenten Harnableitungen. Welche Form der Harnableitung im Rahmen einer Zystektomie angelegt wird, muss im Vorfeld mit dem Patienten und den Angehörigen detailliert besprochen werden.

Diese Wahl wird beeinflusst durch
- den Zustand des Patienten selbst (Alter, Komorbiditäten, Compliance usw.),
- das klinische Tumorstadium mit zu erwartender Prognose (kurativ/palliativ, Folgetherapie),
- mögliche Vortherapien (Bestrahlung usw.) und
- den Wunsch des Patienten (individuelle Lebensqualität).

Ureterokutaneostomie

Dies ist die operativ einfachste Form der Harnableitung: Die Harnleiter werden direkt über die Haut ausgeleitet und dort implantiert. Da es häufig zu Stenosierungen im Hautbereich kommt, muss meist eine Dauerversorgung mit Harnleitersplints erfolgen. Die Indikationen sind selten und umfassen z. B. die Zystektomie aus palliativer Intention oder im hohen Alter.

Ileum-Conduit

Etwa 20–30 cm oral der Bauhin-Klappe werden zwischen 10–20 cm distales Ileum aus der Kontinuität ausgeschaltet. Für die Implantation der Harnleiter in das ausgeschaltete Darmstück stehen multiple Techniken zur Verfügung (Seit-zu-Seit, Seit-zu-End, Technik nach Wallace usw.). Die ureteroileale Anastomose wird für 5–14 Tage geschient. Der Darm wird dann über den rechten Bauch ausgeleitet und das Stoma möglichst prominent (um die zukünftige Beutelversorgung zu erleichtern) angelegt. Die Lage des Stomas sollte präoperativ festgelegt werden (Hautfalten, Gürtelsitz usw.) um die postoperative Versorgung zu optimieren.

Kolon-Conduit

Verwendet werden Sigma oder Querkolon. Indikationen sind radiogene Schädigungen des Ileums bzw. Verwachsungen, welche die Anlage eines Ileum-Conduits nicht zulassen. Kontraindikationen sind z. B. chronisch entzündliche Darmerkrankungen oder eine ausgeprägte Divertikulose.

Darmersatzblasen

Darmersatzblasen sind beim geeigneten Patienten als Standard der Harnableitung zu betrachten.

Orthotoper Blasenersatz: Diese Art der Harnableitung kommt den Funktionen einer Harnblase (Speichern/Entleeren) am nächsten. Die Darmersatzblase liegt orthotop, die Harnkontinenz erfolgt durch den externen Sphinkterapparat und die Entleerung durch die abdominelle Druckerhöhung. Heutzutage wird meist eine Ileumneoblase nach Hautmann orthotop angelegt. Da eine Rückresorption von Chlorid über den Darm erfolgt, muss der Säure-Basen-Haushalt kontrolliert und entsprechend mit Medikamenten (z. B. Uralyt U) korrigiert werden.

Ersatzblasen mit kontinentem Stoma: Unterschiedliche Ursachen (z. B. onkologische Gründe bei lokal fortgeschrittenen Tumoren usw.) führen gelegentlich dazu, dass ein orthotoper Blasenersatz nicht sinnvoll oder möglich ist. Erstmals von Kock Ende der 1970er Jahre beschrieben, wurden multiple alternative und modifizierte Op-Techniken vorgestellt. Diese Formen der Harnableitung setzen manuelles Geschick und eine ausreichende Compliance des Patienten voraus, um eine regelmäßige Katheterisierung zu gewährleisten.

Harnableitung in den Dickdarm

Die **Ureterosigmoideostomie** oder **Harnleiter-Dickdarm-Implantation** werden heute selten angewendet. Gründe hierfür sind im Vergleich zu den anderen Formen der Harnableitung nicht unerhebliche Komplikationsraten. Hauptindikation ist die Kontraindikation für ein orthotopes Reservoir, Unmöglichkeit des Selbstkatheterismus und Ablehnung eines Ileum-Conduits – heutzutage seltene Konstellationen. Eine Detubularisierung des Rektumsigmas führt zu einer verbesserten Kontinenz (Mainz-Pouch II) und sollte falls möglich der Ureterosigmoideostomie vorgezogen werden.

Adjuvante Chemotherapie

Die cisplatinbasierte adjuvante Chemotherapie wird nach den aktuellen Leitlinien der European Association of Urology (EAU) Patienten mit einem pT 3/4- und/oder pN+-Befund empfohlen, sofern keine neoadjuvante Chemotherapie durchgeführt wurde [371]. Dies ist der Tatsache geschuldet, dass die aktuell zur Verfügung stehenden Daten in ihrer Aussagekraft nicht ausreichen. Das Medical Research Council initiierte eine Metaanalyse zur Überprüfung der Wertigkeit der adjuvanten Chemotherapie nach radikaler Zystektomie. Ein errechneter 9 % Überlebensvorteil und bei Cisplatinbasierter Therapie ein Überlebensvorteil von 11 % reichte dennoch nicht aus, um das Verfahren zum standardmäßigen Einsatz zu empfehlen. Im Vergleich zur neoadjuvanten Therapie bleibt aus Autorensicht dennoch festzuhalten, dass man betroffenen Patienten eine frühe lokale Therapie zukommen lässt. Ferner umgeht man durch das histopathologische Gutachten des Zystektomiepräparats diagnostische Unsicherheiten durch präoperative Bildgebung und therapiert das validierte definitive Tumorstadium. Es bleibt abzuwarten, ob sich der Stellenwert der adjuvanten, Cisplatin-basierten Chemotherapie in den kommenden Jahren verbessert.

Therapie des metastasierten Urothelkarzinoms

Patienten mit einem metastasierten Urothelkarzinom weisen die eingeschränkteste Prognose auf. Das Langzeitüberleben beträgt weniger als 10 %. In den vergangenen 20 Jahren wurden verschiedene Chemotherapieregime ausgetestet. Es hat sich gezeigt, dass die **Polychemotherapie** der Monotherapie überlegen ist und dass die **Cisplatin-basierte** Chemotherapie die vergleichsweise besten Resultate liefert. Die Arbeitsgruppe um Sternberg und Kollegen publizierte 1989 die Ergebnisse einer Kombinationschemotherapie bestehend aus Cisplatin, Methotrexat, Vinblastin und Adriamycin (MVAC). Die Ergebnisse an 133 Patienten waren vielversprechend, sind aber in Folgestudien in der Weise nicht mehr reproduziert worden. Unter Einsatz des MVAC-Schemas wurde bei 36 % der Patienten eine komplette Remission erreicht. Bei 11 % dieser Patienten wurde die komplette Remission durch eine Residualtumorresektion erreicht. Patienten mit einer kompletten Remission überlebten im Median 38 Monate, Patienten mit einer partiellen Remission 36 Monate. Patienten mit einer schlechten Ansprechrate hatten erwartungsgemäß das schlechteste Outcome mit einem medianen Überleben von 6 Monaten. Die Nebenwirkungen waren jedoch nicht unerheblich. Myelosuppression und Mukositis waren führend mit einer 14 % Rate an neutropenischem Fieber und bei 12 % aller therapierten Patienten trat eine Sepsis auf (▶ Tab. 4.19) [333].

Durch eine Steigerung der MVAC-Intensität konnte eine Verbesserung der Ergebnisse erreicht werden. Die EORTC führte 2006 ein randomisiertes Protokoll zum Vergleich der Hochdosis MVAC-Therapie (n = 134) zum konventionellen MVAC Schema (n = 129) durch. Verbessert wurde das gesamte Ansprechen mit 62 % zu 50 % zugunsten des Hochdosisarmes, was zu einer Verbesserung des progressionsfreien Überlebens von 9,1 Monaten im Vergleich zu 8,2 Monaten zugunsten des Hochdosisprotokolls geführt hat. Dieses Ergebnis war statistisch signifikant. Das Signifikanzniveau wurde jedoch beim Gesamtüberleben nicht mehr erreicht (14,9 Monate MVAC-Standard, 15.1 MVAC-Hochdosis) [334].

Die Arbeitsgruppe um von der Maase untersuchte eine Kombination aus Gemcitabin und Cisplatin im Vergleich zum konventionellen MVAC-Schema. 50 % der Patienten wiesen viszerale Metastasen auf. Das mediane Überleben war vergleichbar mit 14 Monaten für die Kombination aus Gemcitabin und Cisplatin und 15 Monaten für das konventionelle MVAC-Schema. Jedoch war unter der Zweierkombination die Toxizität reduziert. Es konnten signifikant mehr Gemcitabin- und Cisplatin-Zyklen in der vollen Dosis appliziert werden. Diese Konstellation aus onkologischer Gleichwertigkeit und verbessertem Toxizitätsprofil hat zur **standardmäßigen Therapie mit der Zweierkombination** geführt (▶ Tab. 4.20) [359].

Ferner hat die Studie zeigen können, dass es wichtige **prognostische Faktoren** für das Überleben unter einer Chemotherapie gibt. Patienten

Tab. 4.19 Überleben unter MVAC-Therapie. Quelle: [333].

Therapie-Ansprechen	Medianes Überleben (Monate)
komplette Remission	38
partielle Remission	36
schlechtes Ansprechen	6

Tumoren

Tab. 4.20 Prognostische Faktoren unter systemischer Chemotherapie. Quelle: [359].

Charakteristika	Medianes Überleben (Monate)
ohne viszerale Metastasen	18
mit viszeralen Metastasen	10
Karnofsky > 80	16
Karnofsky < 80	8

ohne **viszerale Metastase**n und Patienten mit einem **Karnofsky-Index** von über 80 % hatten signifikant verbesserte Überlebensraten.

Die spanische Arbeitsgruppe um Bellmunt versuchte die Ergebnisse unter Hinzunahme von Paclitaxel zum Gemcitabin und Cisplatin Schema zu verbessern. Insgesamt wurden 626 Patienten behandelt. Das mediane Gesamtüberleben betrug 16 Monate für die Dreierkombination im Vergleich zu 13 Monaten für die Zweierkombination. Die statistische Signifikanz wurde hier nicht erreicht [31].

Derzeitiger Therapiestandard in der **Zweitlinientherapie** ist die Behandlung mit dem Vincaalkaloid **Vinflunin**. Im Rahmen einer randomisierten Phase III Studie wurde Vinflunin plus **Best supportive Care** gegen **Best supportive Care** alleine getestet. Das Gesamtüberleben war mit fast 7 Monaten im Vergleich zu 4,3 Monaten signifikant zugunsten des Vinflunin Armes verschoben. Die vornehmliche Toxizität sind die Obstipation und die Myelosuppression [32].

Insgesamt bleibt für die induktive Chemotherapie des metastasierten Urothelkarzinoms festzuhalten, dass die Ergebnisse trotz intensiver Bemühungen eingeschränkt sind und dass das Urothelkarzinom in diesem Stadium ein sehr traditionell therapiertes Karzinom bleibt.

4.6 Primäres Harnröhrenkarzinom

G. Gakis

4.6.1 Definition

Als **primäre** Harnröhrenkarzinome (primäre Urethralkarzinome, ICD-O3: C.68.0) werden Malignome der Harnröhre bezeichnet, welche als Erstmanifestation einer malignen Erkrankung im Harntrakt diagnostiziert werden. Sie grenzen sich damit von **sekundären** Harnröhrenkarzinomen ab, die am häufigsten nach radikaler Zystektomie bei muskelinvasiven Harnblasenkarzinom berichtet werden [41].

4.6.2 Anatomie der Harnröhre und zugehörigen Lymphabflusswege

Männliche Harnröhre

Die männliche Harnröhre beginnt am Meatus urethrae internus (Blasenhals) und reicht bis zum Meatus urethrae externus. Sie wird in 5 Abschnitte unterteilt (▶ Abb. 4.19) [189]. Dazu zählen:
- prostatische Harnröhre
- membranöse Harnröhre
- bulbäre Harnröhre
- penile Harnröhre
- Fossa navicularis

Zur vorderen (anterioren) Harnröhre gehören die Fossa navicularis und die penobulbäre Harnröhre, wohingegen zum hinteren (posterioren) Harnröhrenabschnitt die membranöse und prostatische Harnröhre zählen [189].

Weibliche Harnröhre

Die weibliche Harnröhre zieht vom Blasenhals zum Vestibulum vaginae und wird ebenfalls in einen anterioren (distales Drittel) und einen posterioren Abschnitt (proximale Zweidrittel) unterteilt [189].

Regionäre Lymphabflusswege

Die primären Lymphabflusswege der männlichen Harnröhre verlaufen wie folgt [189]:
- **anteriore Urethr**a: superfizielle und tiefe inguinale Lymphknotenstationen und weiter in die pelvinen Lymphknoten,
- **posteriore Urethra**: pelvine Lymphknotenstationen (extern, obturatorisch, intern).

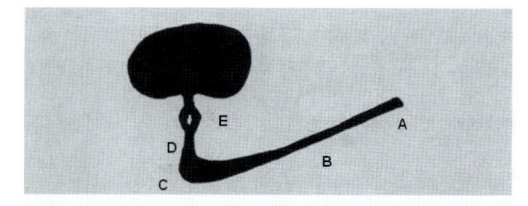

Abb. 4.19 Männliche Harnröhre: Fossa navicularis (A), penile Harnröhre (B), bulbäre Harnröhre (C), membranöse Harnröhre (D), prostatische Harnröhre (E).

Die primären Lymphabflusswege der weiblichen Harnröhre verlaufen wie folgt [189]:
- **distale Zweidrittel**: superfizielle und tiefe inguinale Lymphknotenstationen und weiter in die pelvinen Lymphknoten,
- **proximales Harnröhrendrittel**: pelvine Lymphknotenstationen (extern, obturatorisch, intern).

4.6.3 Epidemiologie

Das primäre Harnröhrenkarzinom zählt zu den seltenen Malignomerkrankungen, welche für weniger als 1 % aller Malignomerkrankungen ursächlich sind [358]. Die Prävalenz primärer Harnröhrenkarzinome betrug in der Europäischen Union für das Jahr 2008 4292 Fälle bei einer geschätzten Neuerkrankungsrate von 655 Fällen/Jahr [358]. Die altersstandardisierte Inzidenz betrug 1,1 Fälle/ 1000000 Einwohner (Männer: 1,6/1000000, Frauen: 0,6/1000000) [358]. Die Inzidenz ist in der Altersgruppe der unter 55-Jährigen am geringsten (0,2 Fälle/1000000) und erreicht in der Altersgruppe der über 75-jährigen ihr Maximum (7,6 Fälle/1000000) [337].

4.6.4 Ätiologie

Es werden folgende Risikofaktoren für die Entwicklung primärer Urethralkarzinome diskutiert:
- kongenital (in Assoziation mit klarzelligen Karzinomen der Harnröhre) [118],
- Harnröhrenstrikturen/nach Urethralplastiken [65], [316], [354],
- Harnröhrendivertikel [4], [346],
- chronische Harnröhrenentzündungen (z. B. durch sterilen Einmalkatheterismus oder durch HPV-16 assoziierte sexuell übertragbare Erkrankungen) [74], [369],
- perkutane Radiotherapie [247],
- rezidivierende Harnwegsinfekte [218].

4.6.5 Histopathologie

Es werden hauptsächlich folgende histologische Subtypen unterschieden [358], [337], [294], [84]:
- Urothelkarzinome (45–78 %),
- Plattenepithelkarzinome (12–22 %),
- Adenokarzinome (5–29 %).

Ferner wird das Auftreten seltener Urethralmalignome berichtet, wie z. B. neuroendokriner Karzinome [11], [278], Lymphome [305], Melanome [95], Metastasen kolorektaler Karzinome [99] oder klarzelliger Nierenzellkarzinome [319].

4.6.6 Stadieneinteilung

TNM-Klassifikation

Primäre Harnröhrenkarzinome werden nach der 7. Ausgabe der TNM-Klassifikation eingeteilt. Für Harnröhrenkarzinome der prostatischen Harnröhre wird ein separates T-Stadium verwendet (▶ Tab. 4.21) [326].

> **Merke**
>
> Für Harnröhrenkarzinome divertikulären Ursprungs ist eine Einstufung in das T2-Stadium nicht anwendbar, da Urethraldivertikeln eine periurethrale Muskelschicht fehlt [132].

Tumorgrad

Urothelkarzinome der Harnröhre werden nach der aktuellem WHO-Grading von 2004 in Low-Grade und High-Grade Karzinome unterteilt (▶ Tab. 4.22). Für nicht urotheliale Karzinome wird weiterhin das 3-gliedrige System des WHO-Grading Systems von 1973 verwendet (▶ Tab. 4.23) [57].

4.6.7 Risikofaktoren für das Überleben

Das 1- und 5-Jahres-Gesamtüberleben bei primären Urethralkarzinomen wird mit 71 % und 54 % [358] und das krebsspezifische Überleben nach 5 und 10 Jahren mit 68 % und 60 % angegeben [337]. Die folgenden klinischen und pathologischen Risikofaktoren konnten mit einem verringerten Überleben in Assoziation gebracht werden:
- Alter bei Diagnosestellung (> 65 Jahre) und ethnische Zugehörigkeit zur schwarzen Bevölkerungsgruppe in der USA [57], [358],
- fortgeschrittenes pT-Stadium (≥ pT3), positives Nodalstadium (pN1–2) und Fernmetastasen (M1) [294],
- hoher Tumorgrad (G3) [294],
- proximale Tumorlokalisation [294],
- histologischer Subtyp (in einzelnen europäischen Studien verbessertes 5-Jahres Gesamtüberleben bei Plattenepithelkarzinomen vs. Urothelkarzinomen vs. Adenokarzinome [57], [84], [358].

Tab. 4.21 7. Ausgabe der TNM-Klassifikation für Urethralkarzinome [194].

Stadium	Befund
A. Primärtumor (T) (Männer und Frauen)	
Tx	Primärtumor nicht evaluierbar
Tis	Carcinoma in situ
T0	kein Anhalt für Primärtumor
Ta	nicht invasives papilläres, polypoides oder verruköses Karzinom
T1	Tumor dringt in das subepitheliale Bindegewebe ein.
T2	Tumor dringt in eine der folgenden Strukturen ein: Corpus spongiosum, Prostata, periurethrale Muskulatur.
T3	Tumor dringt in eine der folgenden Strukturen ein: Corpus cavernosum, Invasion über die Prostatakapsel hinaus, vordere Vaginalwand, Blasenhals.
T4	Tumor dringt in andere Nachbarorgane ein.
B. Primärtumor (T) der prostatischen Harnröhre	
Tx	Primärtumor nicht evaluierbar
Tis pu	Carcinoma in situ der prostatischen Harnröhre
Tis pd	Carcinoma in situ der prostatischen Drüsengänge
T0	kein Anhalt für Primärtumor
T1	Tumor dringt in das subepitheliale Bindegewebe ein.
T2	Tumor dringt in eine der folgenden Strukturen ein: Corpus spongiosum, prostatisches Stroma, periurethrale Muskulatur.
T3	Tumor dringt in eine der folgenden Strukturen ein: Corpus cavernosum, Invasion über die Prostatakapsel hinaus, Blasenhals.
T4	Tumor dringt in andere Nachbarorgane ein.
C. Regionäre Lymphknoten	
Nx	regionäre Lymphknoten nicht evaluierbar
N0	keine regionären Lymphknotenmetastasen
N1	Metastase in einem einzelnen Lymphknoten ≤ 2 cm in maximaler Ausdehnung
N2	Metastase in einem einzelnen Lymphknoten > 2 cm in maximaler Ausdehnung oder in mehreren Lymphknoten
D. Fernmetastasen	
Mx	Fernmetastasen nicht evaluierbar
M0	keine Fernmetastasen
M1	Fernmetastasen vorhanden

Tab. 4.22 Histopathologisches Grading urothelialer Harnröhrenkarzinome (WHO 2004) [61].

Stadium	Befund
PUNLMP	Papilläre urotheliale Neoplasie von niedrigem Malignitätspotenzial
Low-Grade	gut differenziert
High-Grade	schlecht differenziert

Tab. 4.23 Histopathologisches Grading nicht urothelialer Karzinome der Urethra (außer für seltene Urethralmalignome) [63].

Stadium	Befund
Gx	Tumorgrad nicht evaluierbar
G1	Gut differenziert
G2	mäßig differenziert
G3	schlecht differenziert

4.6.8 Diagnostik

Anamnese

Folgende Symptome werden meist (in absteigender Häufigkeit) bei der Erstvorstellung mit einer Harnröhrenkarzinomerkrankung berichtet [57]:
- Makrohämaturie oder blutiger urethraler Ausfluss (62 %),
- palpable (extra)urethrale Raumforderung (52 %),
- irritative oder obstruktive Miktionsbeschwerden (48 %),
- pelvine Schmerzen (33 %),
- urethrokutane Fistelbildung (10 %),
- perineale Abszessbildung (5 %).

> **Merke**
> Wenn bei einem Harnröhrenkarzinom klinische Symptome auftreten, liegt meist bereits ein lokal fortgeschrittenes Tumorstadium (T3/T4) vor [84], [294].

Differenzialdiagnosen

Viele urogenitale Erkrankungen sind als Differenzialdiagnosen zum primären Harnröhrenkarzinom denkbar. Als Beispiele seien im Folgenden mögliche differenzialdiagnostische Erkrankungen aufgeführt:
- Harnröhrenkarunkel,
- Blasentumor,
- Prostatakarzinom,
- Urethralkonkrement,
- Harnröhrenstriktur (nicht maligner Genese),
- gynäkologischer Primärtumor (z. B. Vaginalkarzinom, Zervixkarzinom, Vulvakarzinom) mit möglicher Harnröhrenbeteiligung,
- Rektumkarzinom/Analkarzinom mit möglicher Harnröhrenbeteiligung,
- Fremdkörper,
- akute oder chronische Entzündungen der unteren Harnwege (Urethritis, Zystitis, Prostatitis).

> **Hinweis**
> Aufgrund der niedrigen Inzidenz von primären Harnröhrenkarzinomen werden erste Symptome der Erkrankung meist im Sinne möglicher Differenzialdiagnosen fehlinterpretiert.

Klinische Untersuchung

Die klinische Untersuchung sollte die folgenden Körperregionen erfassen:
- Inspektion des äußeren Genitals auf mögliche Verhärtungen/Raumforderungen (bei Frauen Scheideninspektion im Rahmen einer Spekulumeinstellung),
- digital rektale Untersuchung,
- bimanuelle Untersuchung (ggf. unter Allgemeinanästhesie) zur Erfassung der lokalen Tumorausdehnung,
- bilaterale Palpation der Leistenregionen auf mögliche Lymphknotenvergrößerungen (Beschreibung von Größe, Lokalisation und Verschieblichkeit).

Exfoliative Urinzytologie

Es existieren nur wenige Daten zum Stellenwert der exfoliativen Urinzytologie beim primären Harnröhrenkarzinom. In einer Studie konnte die allgemeine Sensitivität mit lediglich 55–59 % beziffert werden, wobei eine Geschlechtsabhängigkeit in Bezug auf den histologischen Subtyp vorlag (Sensitivität Urothelkarzinom: Männer 80 %, Frauen: 50 %; Sensitivität Plattenepithelkarzinom: Männer 50 %, Frauen 77 %) [347].

Insgesamt betrachtet ist die Durchführung einer exfoliativen Urinzytologie als nicht invasive Maßnahme insbesondere im Hinblick auf eine mögliche konkomitante Karzinomerkrankung der Harnblase oder der oberen Harnwege als sinnvoll zu erachten.

Apparative Diagnostik

Die weiterführende Diagnostik bei Verdacht auf Harnröhrenkarzinom sollte folgende diagnostische Verfahren einschließen:
- diagnostische Urethrozystoskopie mit Biopsie (mittels kalter PE-Zange oder Schlingenresektion unter Allgemeinanästhesie) (▶ Abb. 4.20),
- parakollikuläre Resektion vom Blasenhals entlang der 5- und 7-Uhr bis zur distalen Position des Samenhügels zur Erfassung einer Tumormitbeteiligung der prostatischen Ausführungsgänge bei Karzinomen der prostatischen Harnröhre [98],
- Erfassung der lokalen Tumorausdehnung vorzugsweise per Magnetresonanztomografie (MRT) statt Computertomografie (CT), aufgrund

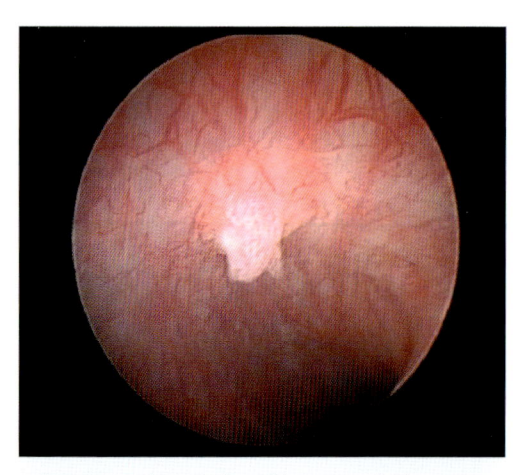

Abb. 4.20 Endoskopisches Bild eines Urethrakarzinoms (papilläres Urothelkarzinom pTaG2) der Harnröhre.

der verbesserten Differenzierbarkeit im Weichgewebe [117],
- Mehrphasen-Computertomografie zur Untersuchung auf Fernmetastasen im Tumorstadium ≥ cT 1N0M0, ggf. mit zusätzlicher CT-Urografie zur Abklärung der oberen Harnwege [117].

4.6.9 Therapie

Therapie des Primärtumors im lokalisierten Stadium

Distale Harnröhrenkarzinome weisen im Vergleich zu proximalen Karzinomen deutlich verbesserte Überlebensraten auf [294]. Zudem konnte gezeigt werden, dass ein minimaler Sicherheitsabstand (< 5 mm) in Hinblick auf das Risiko eines Lokalrezidivs als ausreichend betrachtet werden kann [325]. Zur Optimierung der onkologischen und funktionellen Ergebnisse kann daher bei lokal begrenzten Tumoren des anterioren Harnröhrenabschnittes ein die Urethra erhaltendes Vorgehen erwogen werden, wenn eine pathologische R0-Resektion des Primärtumors erzielt werden kann [117]. Folgende operative Therapieoptionen kommen als grundlegende Alternativen zur radikalen Urethrektomie/Penektomie mit supravesikaler Harnableitung in Betracht [117]:
- transurethrale Tumorresektion (ggf. lasergestützt),
- partielle Urethrektomie/partielle Penektomie,
- bei Frauen: perkutane Strahlentherapie mit ggf. zusätzlicher Brachytherapie als Alternative zum operativen Vorgehen.

Die häufigsten Risiken eines operativen, urethraerhaltenden Vorgehens sind ein Lokalrezidiv und eine sekundäre Belastungsharninkontinenz [95], [96]. Die am häufigsten berichteten Nebenwirkungen/Risiken eines strahlentherapeutischen Vorgehens umfassen: Ausbildung eines Lokalrezidivs, Inkontinenz, Harnröhrenstriktur, Fistelbildung, Nekrosen und radiogene Zystitis [123].

Therapie des Urothelkarzinoms der prostatischen Harnröhre

- Bei Karzinomen der prostatischen Harnröhre im frühen Stadium (pTa/pTis/pT1) kann eine transurethrale Prostataresektion mit nachfolgender intravesikaler BCG-Installation erwogen werden [117].
- Als alternative Therapieoption dient insbesondere bei fehlendem Therapieansprechen auf BCG oder bei extensiver Beteiligung der Drüsenausführungsgänge bzw. prostatischen Stromas eine Zystoprostatovesikulektomie mit lokoregionärer Lymphknotendissektion [117].

Praxistipp

Durch eine vorgeschaltene transurethrale Prostataresektion kann die Effektivität der BCG-Behandlung beim Urothelkarzinom der prostatischen Harnröhre gesteigert werden [117].

Therapie der lokoregionären Lymphknoten

Bei klinisch oder radiologisch suspekten Lymphknoten sollte eine laparoskopisch gestützte oder offene Lymphknotendissektion der betroffenen Regionen erfolgen, da die Prognose der Erkrankung im besonderen Maße vom Lymphknotenstadium abhängt und ein Langzeitüberleben bei geringem Lymphknotenbefall erreicht werden kann [187]. Als Alternativen zum operativen Vorgehen kommen eine perkutane Radiotherapie oder Chemotherapie im Rahmen eines multimodalen Vorgehens in Frage [117].

Therapie im fortgeschrittenen Tumorstadium

Durch den Einsatz multimodaler Therapiekonzepte konnten in den vergangenen Jahren Fortschritte in der Behandlung des lokal fortgeschrittenen Harnröhrenkarzinoms erzielt werden. Diese beruhen meist auf dem Einsatz verschiedener Cisplatin-haltiger Polychemotherapien, wobei die Ansprechraten bei etwa 72 % liegen. Dabei kann durch ein konsolidierendes, (radikal-) chirurgisches Vorgehen eine signifikante Verbesserung des Überlebens im Vergleich zur alleinigen Chemotherapie erzielt werden [81]. Bei Plattenepithelkarzinomen der Harnröhre konnte in einzelnen Serien durch eine perkutane Radiotherapie (45–55 Gy in 25 Fraktionen über 5 Wochen) mit gleichzeitiger radiosensibilisierender Chemotherapie (2 Zyklen 5-Fluorouracil/Mitomycin-C) ein primäres Ansprechen in 83 % der Fälle erreicht werden, wobei auch bei diesem Patientenkollektiv ein konsolidierendes chirurgisches Vorgehen mit einem verbesserten Überleben assoziiert war (72 % vs. 54 %) [64].

Praxistipp

Patienten mit lokal fortgeschrittenem Harnröhrenkarzinom sollten interdisziplinär behandelt werden.

Nachsorge

Aufgrund der geringen Inzidenz der Erkrankung existieren derzeit beim Harnröhrenkarzinom keine evidenzbasierten Nachsorgeschemata. Dennoch erscheint es klinisch sinnvoll, Patienten nach urethraerhaltendem Vorgehen eine intensive Nachsorge mittels Urethrozystoskopie, Urinzytologie und Schnittbildgebung zukommen zu lassen.

4.7 Prostatakarzinom

C.-H. Ohlmann

Definition

Das Prostatakarzinom (PCa) ist eine maligne Entartung primärer Prostatazellen, die in 98 % als Adenokarzinom in der peripheren Zone vom azinären Prostataephithel entsteht. Davon abzugrenzen sind seltene Varianten des PCa als neuroendokrines oder sarkomatoides PCa, die im Vergleich zum Adenokarzinom eine deutlich schlechtere Prognose aufweisen.

4.7.1 Epidemiologie

Das PCa ist der häufigste urologische Tumor und häufigster Tumor des Mannes überhaupt. In Europa werden ca. 2,6 Mio. Neuerkrankungen/Jahr diagnostiziert, in Deutschland wurden für 2012 ca. 68 000 Neuerkrankungen erwartet. An den Folgen eines Prostatakarzinoms sterben in Deutschland etwa 12 000 Patienten jährlich, wobei in den letzten Jahren ein leichter Rückgang der Todesraten zu verzeichnen ist. Die Inzidenz des PCa ist stark altersabhängig, vor dem 50. Lebensjahr tritt es kaum auf. Das Risiko eines 40-jährigen Mannes in den nächsten zehn Jahren daran zu erkranken, liegt bei nur 0,1 %, das eines 70-jährigen hingegen bei 6,6 %.

4.7.2 Ätiologie

Neben dem Alter als wichtigster Risikofaktor sind eine familiäre Häufung und die ethnische Herkunft etabliert. Brüder und Söhne betroffener Patienten haben ein > 2-fach höheres Risiko. Außerdem tritt das PCa ca. 10 Jahre früher auf. Die höchsten geografischen Inzidenzen bestehen in den USA und Nord-Europa. Zudem werden eine genetische Prädisposition, fettreiche Ernährung, ein erhöhter Body-Mass-Index, verminderte Einnahme von Vitaminen (C, E), Karotenoide, Retinoide und Mineralien (Kalzium, Selen) als Ursachen diskutiert. Sonnenlicht (Vitamin D) soll einen protektiven Effekt haben.

4.7.3 Nomenklatur

Es werden verschiedene Manifestationsstadien beim PCa unterschieden:
- manifestes PCa: Primärtumor verursacht Symptome oder ist klinisch diagnostizierbar.
- okkultes PCa: Metastasen werden symptomatisch oder klinisch diagnostizierbar.
- inzidentelles PCa: Wird als Zufallsbefund bei transurethraler Resektion der Prostata entdeckt.
- latentes PCa: Wir als Zufallsbefund bei Obduktion aufgefunden.

4.7.4 Symptome

Typischer Weise hat das Prostatakarzinom keine Frühsymptome. Symptome beim fortgeschrittenen Prostatakarzinom können Blasenentleerungsstörungen (ggf. auch durch eine begleitende BPH), eine Hämatospermie und eine Harnstauung sein. Knochenschmerzen, Lymphödeme oder eine Anämie können Ausdruck eines fortgeschrittenen PCa sein.

4.7.5 Differenzialdiagnosen

- benigne Prostatahyperplasie
- akute/chronische Prostatitis
- Kalzifikationen (Prostatasteine)

4.7.6 Diagnostik

Die meisten PCa werden heute im Rahmen der Früherkennungsuntersuchung diagnostiziert. Diese sollte nach entsprechender Aufklärung des Patienten ab dem 40. Lebensjahr mit einer Lebenserwartung ≥ 10 Jahren die digital-rektale Untersuchung und die Bestimmung des PSA-Wertes umfassen.

Intervalle des PSA-Screenings:
- PSA < 1 ng/ml alle 4 Jahre
- PSA 1–2 ng/ml alle 2 Jahre
- PSA > 2 ng/ml jährlich

Bei Männern ≥ 70 Jahre und einem PSA < 1 ng/ml wird keine weitere PSA-Früherkennung empfohlen.

Digital rektale Untersuchung (DRU)

Mit der Digital-rektalen Untersuchung können PCa getastet werden, da der größte Anteil der Tumoren in der peripheren Zone aufzufinden und somit der Untersuchung zugänglich ist. Die Sensitivität ist jedoch niedrig und die Aussagekraft untersucherabhängig. Zudem kann das lokale Tumorwachstum (klinisches Tumorstadium) orientierend beurteilt werden.

Prostataspezifisches Antigen (PSA)

Das PSA ist eine Serinprotease, die ausschließlich in Prostatazellen gebildet wird. Die Serumwerte sind abhängig von Alter, Rasse und Prostatagröße.

Erhöhte Werte gegenüber den altersspezifischen Normwerten können auftreten bei
- PCa
- Prostatahyperplasie
- akuter/chronischer Prostatitis
- nach digital-rektaler Untersuchung/Stanzbiopsie

Altersstandardisierte Normwerte [3]:
- 40–49 Jahre 0,0–2,5 ng/ml
- 50–59 Jahre 0,0–3,5 ng/ml
- 60–69 Jahre 0,0–4,5 ng/ml
- 70–79 Jahre 0,0–6,5 ng/ml

Transrektaler Ultraschall (TRUS)

Mit dem transrektalen Ultraschall kann neben dem Prostatavolumen auch das T-Stadium ermittelt werden, allerdings mit geringer Zuverlässigkeit. Prostatakarzinome können als echoarme, hypodense Areale imponieren.

Prostatabiopsie

Indikationen zur Prostatabiopsie unter Berücksichtigung von Einflussfaktoren:
- PSA-Wert ≥ 4 ng/ml bei Erstmessung
- auffälliger Befund in der digital rektalen Untersuchung
- Anstieg des PSA-Wertes

Durchführung transrektal unter sonografischer Kontrolle mit Entnahme von mindestens 10–12 systematischen Stanzbiopsien und ggf. zusätzlichen gezielten Biopsien aus auffälligen Arealen (▶ Abb. 4.21). Ein Antibiotikaschutz zur Prävention einer Prostatitis ist erforderlich.

4.7 Prostatakarzinom

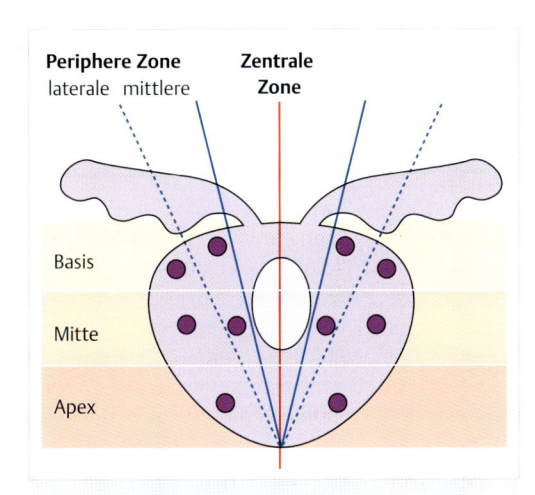

Abb. 4.21 Schematische Darstellung einer systematischen 10-fach-Stanze mit Aussparung der T-Zone.

Tab. 4.24 TNM-Klassifikation des Prostatakarzinoms.

Stadium	Befund
T-Stadium	
T1	weder tast- noch sichtbar (Zufallsbefund)
T1a	Tumoranteile < 5 % des resezierten Gewebes
T1b	Tumoranteile > 5 % des resezierten Gewebes
T1c	Tumordiagnose durch Nadelbiopsie (ein oder beide Lappen)
T2	Tumor begrenzt auf die Prostata
T2a	ein Lappen betroffen ≤ 50 %
T2b	ein Lappen betroffen > 50 %
T2c	beide Lappen betroffen
T3	Tumordurchbruch durch die Prostatakapsel
T3a	uni- oder bilateral
T3b	Tumoreinbruch in die Samenblase
T4	Tumorinfiltration in andere Nachbarstrukturen als Samenblasen: Blasenhals, Sphincter externus, Rektum, Levatormuskel, Beckenwand
N-Stadium	
N1	regionäre Lymphknotenmetastasen
M-Stadium	
M1a	nicht regionäre Lymphknotenmetastasen
M1b	Knochenmetastasen
M1c	andere Organmetastasen

4.7.7 Stadieneinteilung

Die Bestimmung des T-Stadiums erfolgt mittels digital rektaler Untersuchung (DRU) und im transrektalen Ultraschall (TRUS). Weitere Diagnostik ist bei klinischem T 1 und niedrigem Risiko nicht notwendig. Bei Gleason-Score ≥ 8 und/oder klinischem T 3/4 wird eine weitere Diagnostik mittels CT/MRT-Becken empfohlen, zusätzlich bei PSA-Werten ≥ 10 ng/ml auch ein Knochenszintigramm (▶ Tab. 4.24).

Anhand des klinischen Tumorstadiums ist zusammen mit dem PSA-Wert und dem Gleason-Score eine Einteilung in Risikogruppen für ein biochemisches Rezidiv bei klinisch lokal begrenztem PCa möglich.
- niedriges Risiko: PSA ≤ 10 ng/ml und Gleason-Score 6 und cT-Kategorie < 2a.
- intermediäres bzw. mittleres Risiko: PSA > 10–20 ng/ml oder Gleason-Score 7 oder cT-Kategorie 2b.
- hohes Risiko: PSA > 20 ng/ml oder Gleason-Score ≥ 8 oder cT-Kategorie 2c

4.7.8 Therapie

Grundsätzlich stehen verschiedene Therapieoptionen zur Behandlung des lokal begrenzten und lokal fortgeschrittenen PCa zur Verfügung:
- aktive Überwachung (Active Surveillance)
- Watchful Waiting
- radikale Prostatektomie (RPE)
- perkutane Strahlentherapie
- interstitielle Strahlentherapie (High Dose Rate, Low Dose Rate)

Therapiegrundsätze

Die Auswahl des Therapieverfahrens hängt vom Tumorstadium, der Lebenserwartung und vor allem vom Wunsch des Patienten ab. Man spricht auch von **stadienadaptierter Therapie**.

Beim **lokal begrenzten und lokal fortgeschrittenen PCa** sind folgende Therapieformen je nach Stadium möglich:
- **Stadium T 1c, cT 2a**
    - Active Surveillance
    - radikale Prostatektomie (RPE)
    - Strahlentherapie (perkutan, interstitiell)
- **Stadium cT 2b,c cN0 cM0**
    - radikale Prostatektomie
    - Strahlentherapie (perkutan, interstitiell)

- **Stadium cT 3/4 cN0 M0**
  - radikale Prostatektomie, ggf. mit adjuvanter Strahlentherapie ± Hormontherapie
  - Strahlentherapie (perkutan) ± Hormontherapie

- **Stadium cT 1–4 cN1 cM0**
  - radikale Prostatektomie ± Hormontherapie
  - Strahlentherapie (perkutan) ± Hormontherapie
  - Hormontherapie

Beim **metastasierten Prostatakarzinom** werden folgende **Stadien** auf der Basis der Sensitivität gegenüber den verschiedenen Hormontherapien unterschieden:
- hormonsensitiv
- kastrationsresistent
- hormonresistent

Im hormonsensitiven Stadium erfolgt zunächst eine primäre Hormontherapie mit LHRH-Analoga/-Antagonisten bzw. Antiandrogenen. Bei kastrationsresistenten Tumoren kann eine antihormonelle (Abirateron, Enzalutamid), eine zytotoxische (Docetaxel, Cabazitaxel) oder eine Therapie mit Sipuleucel-T erfolgen. Schmerzhafte Knochenmetastasen können lokal bestrahlt oder systemisch mittels Radionuklidtherapie (^{223}Radium oder ^{153}Samarium-Lexidronam) behandelt werden.

Aktive Überwachung (Active Surveillance)

Die Aktive Überwachung gilt als kurative Therapieoption mit dem Ziel der Vermeidung einer der alternativen kurativen Therapieoptionen (RPE oder Strahlentherapie).
Indikationen für die aktive Überwachung sind (nach [2]):
- PSA-Wert ≤ 10 ng/ml;
- Gleason-Score ≤ 6;
- cT 1c und cT 2a;
- Tumor in ≤ 2 Stanzen;
- ≤ 50 % Tumor pro Stanze.

Im Rahmen der Active Surveillance sollte eine PSA-Bestimmung und DRU alle 3 Monate in den ersten 2 Jahren erfolgen. Bleibt der PSA-Wert stabil, kann das Intervall auf 6-monatlich ausgedehnt werden. Re-Biopsien erfolgen in den ersten 3 Jahren alle 12–18 Monate, danach bei stabilem Befund alle 3 Jahre. Beendigung der Active Surveillance bei einer PSA-Verdopplungszeit < 3 Jahre, Gleason-Score > 6 in der Re-Biopsie, Tumor in > 2 von 10–12 Stanzen oder > 50 %Tumor in einer Stanze in der Re-Biopsie. Häufig wird die Active Surveillance auch auf Wunsch des Patienten vorzeitig beendet.

Watchful Waiting

Beim älteren Patienten mit eingeschränkter Lebenserwartung (< 10 Jahre) kann ein „Watchful Waiting" durchgeführt werden. Die Behandlung erfolgt dann erst wenn Symptome auftreten, meist in Form einer Hormontherapie.

Radikale Prostatektomie (RPE)

Die radikale Prostatektomie kann retropubisch (aszendierend oder deszendierend), perineal und laparoskopisch bzw. roboterassistiert durchgeführt werden. Im Rahmen der RPE erfolgt in der Regel eine pelvine Lymphadenektomie (LAD). Bei Patienten mit einem „Low-Risk" PCa kann auf die LAD verzichtet werden. Eine extendierte LAD kann bei Patienten mit intermediärem oder hohem Risiko durchgeführt werden, wobei der Nutzen für das Gesamtüberleben noch nicht klar belegt ist. Auf Wunsch des Patienten kann eine nervschonende OP-Technik zum Erhalt der erektilen Funktion erfolgen, die jedoch mit einem erhöhten Risiko eines R1-Befundes verbunden ist.

Komplikationen der radikalen Prostatektomie sind:
- Mortalität 0–2,1 %
- therapierelevante Blutung 1,0–11,5 %
- Rektumverletzung 0–5,4 %
- tiefe Beinvenenthrombose 0–8,3 %
- Lungenembolie 0,8–7,7 %
- Lymphozele 1,0–3,0 %
- Urin-Leckage, Fistel 0,3–15,4 %
- geringgradige Belastungsharninkontinenz 4,0–50,0 %
- hochgradige Belastungsharninkontinenz 0–15,4 %
- erektile Dysfunktion 29–100 %
- Blasenhalsobstruktion 0,5–14,6 %
- Ureterobstruktion 0–0,7 %
- Urethrastriktur 2,0–9,0 %

Eine **adjuvante Hormontherapi**e kann durchgeführt werden bei
- pT 1–4 pN + .

4.7 Prostatakarzinom

Die **adjuvante (60–64 Gy) oder Salvage-Radiatio (66 Gy)** ist indiziert bei
- pT 2 R1 (kann durchgeführt werden),
- pT 3 R0 + Samenblaseninfiltration,
- pT 3 R1,
- PSA-Persistenz oder Progress nach RPE,
- PSA-Rezidiv (< 0.5 ng/ml) nach RPE.

Bei der **retropubischen aszendierenden radikalen Prostatektomi**e ist folgendes **Vorgehen** üblich (▶ Abb. 4.22, ▶ Abb. 4.23, ▶ Abb. 4.24, ▶ Abb. 4.25, ▶ Abb. 4.26, ▶ Abb. 4.27, ▶ Abb. 4.28):
- pelvine Lymphadenektomie
- Apexpräparation
- Versorgung und Durchtrennung des dorsalen Venenplexus
- Apexpräparation und Durchtrennung der Harnröhre
- aszendierende Prostatektomie, ggf. mit Nervschonung
- Absetzen der Prostata vom Blasenhals
- ggf. Blasenhalsrekonstruktion und vesikourethrale Anastomose

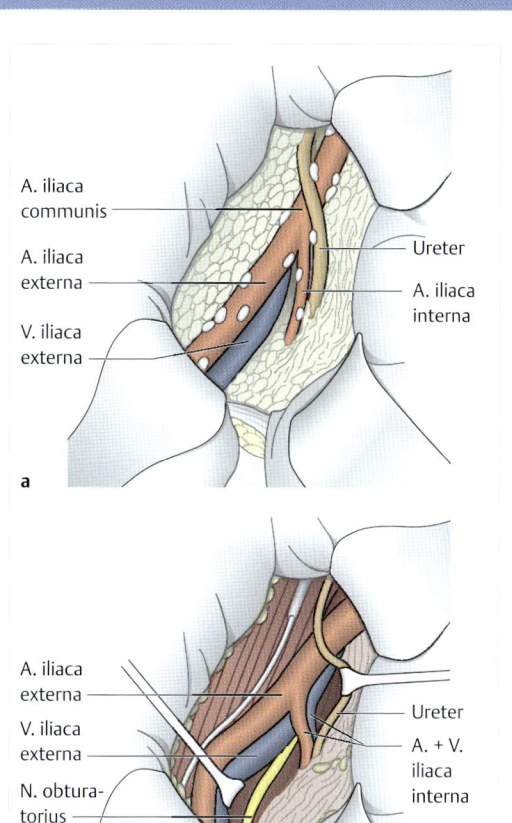

Abb. 4.22 Pelvine Lymphadenektomie (LAD) bei der radikalen Prostatektomie im Bereich der A. iliaca externa und Fossa obturatoria (limitierte LAD) oder zusätzlich A. iliaca communis und A. iliaca interna (extendierte LAD). (Albers P, Heidenreich A. Standardoperation in der Urologie. Stuttgart: Thieme; 2014: 213)

Tumoren

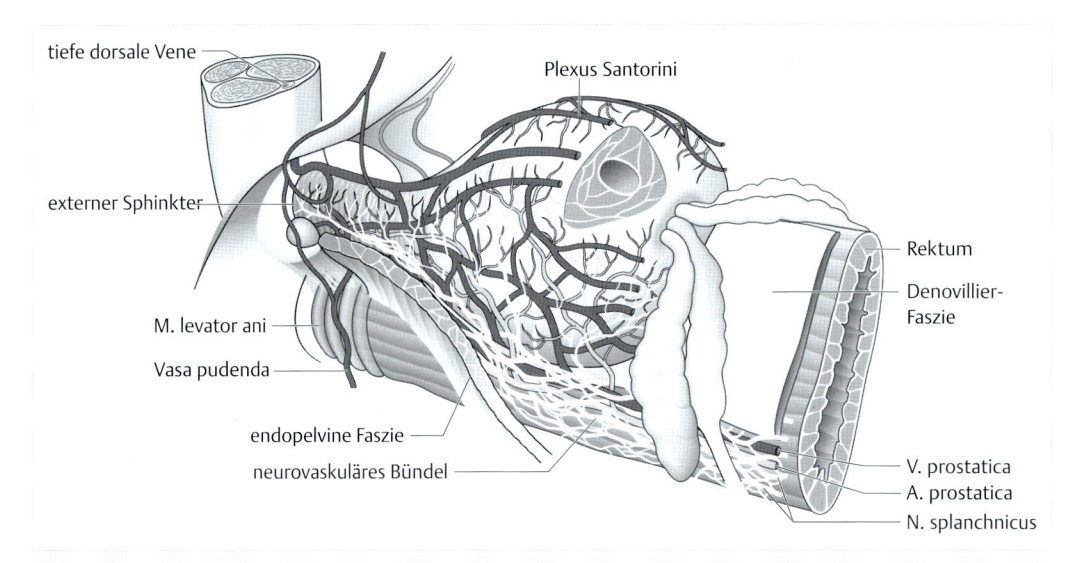

Abb. 4.23 Anatomie der Prostata mit Gefäßversorgung und Nervenplexus. (Albers P, Heidenreich A. Standardoperation in der Urologie. Stuttgart: Thieme; 2014: 214)

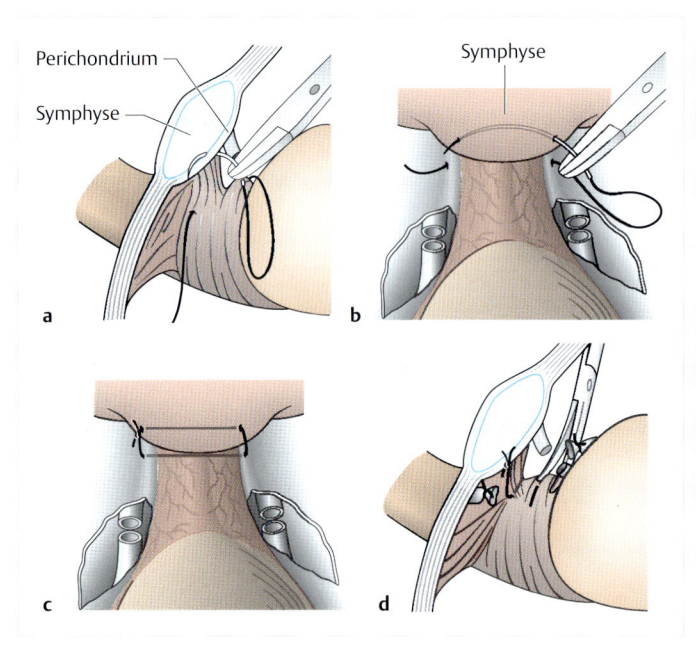

Abb. 4.24 Versorgung des dorsalen Venenplexus und Durchtrennung der Harnröhre. (Albers P, Heidenreich A. Standardoperation in der Urologie. Stuttgart: Thieme; 2014: 216)

4.7 Prostatakarzinom

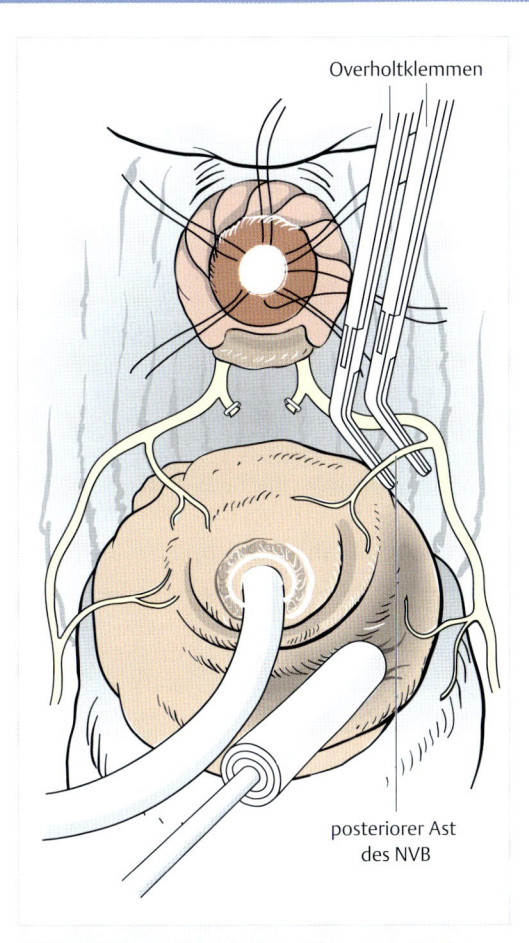

Abb. 4.25 Aszendierende Prostatektomie, ggf. mit Nervschonung. (Albers P, Heidenreich A. Standardoperation in der Urologie. Stuttgart: Thieme; 2014: 223)

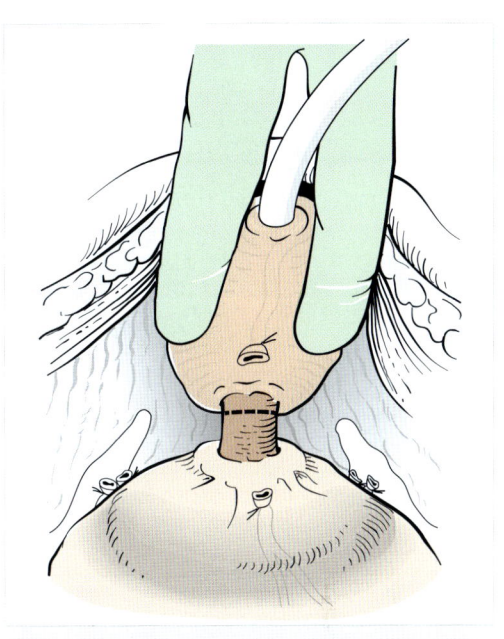

Abb. 4.27 Absetzen der Prostata vom Blasenhals (Albers P, Heidenreich A. Standardoperation in der Urologie. Stuttgart: Thieme; 2014: 224)

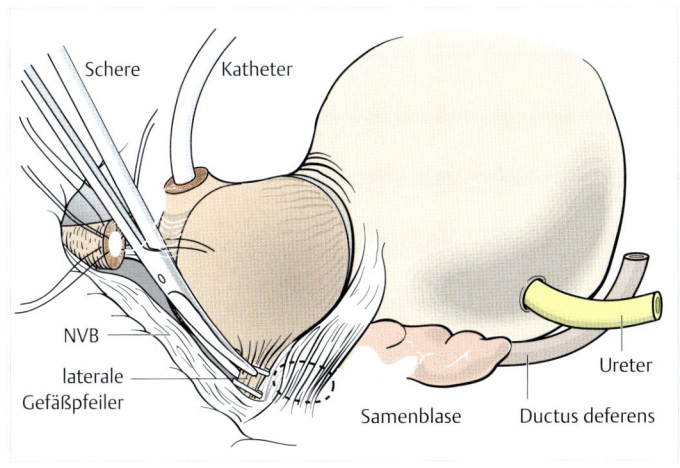

Abb. 4.26 Durchtrennung der Gefäßpfeiler an der Basis der Prostata. (Albers P, Heidenreich A. Standardoperation in der Urologie. Stuttgart: Thieme; 2014: 223)

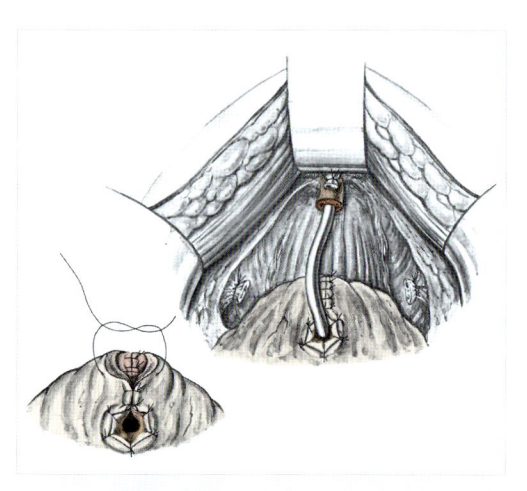

Abb. 4.28 Rekonstruktion des Blasenhalses und Anastomosierung des Blasenhalses mit dem Urethralstumpf über einen liegenden Blasenkatheter. (Albers P, Heidenreich A. Standardoperation in der Urologie. Stuttgart: Thieme; 2014: 225)

Strahlentherapie

Für die **primäre** Strahlentherapie stehen 3 verschiedene Therapieverfahren zur Verfügung:
- perkutane Radiatio
- Low-Dose Rate Brachytherapie (Seed-Implantation)
- High-Dose Rate Brachytherapie (Afterloading)

Die Auswahl des Therapieverfahrens richtet sich nach der Risikogruppe sowie der Größe der Prostata und ggf. bestehenden obstruktiven Miktionsbeschwerden.

Zur **stadienadaptierten Therapie** gehört je nach Stadium
- niedriges Risiko
  - 3-D-geplante, konformale perkutane Strahlentherapie, Dosis 74–80 Gy
  - permanente interstitielle Seed-Implantation mit ^{125}Jod oder ^{103}Palladium
- mittleres Risiko
  - 3-D- oder IMRT-geplante, konformale Strahlentherapie, Dosis 74–80 Gy
  - perkutane Strahlentherapie mit 50 Gy plus interstitiellem Boost mit High-Dose-Rate-^{192}Iridium in Afterloading-Technik 2 × 8–10 Gy (Vorteil: höhere strahlenbiologische Dosis im Tumor bei geringerer Belastung im Bereich der Risikoorgane)
  - ggf. nach Risiko-Score zusätzlich ablative Hormontherapie für 6 Monate adjuvant oder neoadjuvant jeweils 3 Monate vor und nach RTx
- hohes Risiko
  - perkutane RTx der Prostata und evtl. des regionären Lymphabflusses, 50 Gy plus interstitieller Boost mit HDR-^{192}Iridium in Afterloading-Technik 2 × 9–10 Gy
  - perkutane RTx möglichst in IMRT-Technik mit Dosis > 74–80 Gy
  - simultane ablative Hormontherapie über 2–3 Jahre zur Verlängerung des Überlebens
- pT 1–4, pN + -Stadium
  - perkutane Strahlentherapie, ggf. unter Einbeziehung der regionären Lymphknoten + ablative Hormontherapie für 2–3 Jahre

Perkutane Strahlentherapie

Der kurative Effekt der perkutanen Strahlentherapie ist von der Höhe der Dosis abhängig. Je aggressiver der Tumor desto höher ist die nötige Dosis. Die Dosis-Wirkungs-Beziehung konnte in Studien belegt werden: Anstieg des PFS (5 Jahre) um 10 % bei Steigerung der Dosis von 70 auf 80 Gy, allerdings steigen mit der Dosis auch die Nebenwirkungen exponentiell an. Als Standard kann die **intensitätsmodulierte RTx** (**IMRT**) angesehen werden. Vorteil sind die enge Beschränkung des Zielvolumens auf die Prostata und die Verwendung von höheren Dosen > 75 Gy bei gleichzeitig fehlender Steigerung der Toxizität. Zur Verbesserung der täglichen Reproduzierbarkeit bei der Lagerung des Pat. (interfraktionelle Prostataverschiebbarkeit) möglichst bildgestützte Lagerungstechnik unter Einsatz von intraprostatischen Metallmarkern.

Zu den **späten Nebenwirkungen** der Strahlentherapie [19] zählen:
- Strahlenzystitis 5,3 %
- Hämaturie 4,7 %
- Harnröhrenstrikturen 7,1 %
- Harninkontinenz 5,3 %
- Proktitis 8,3 %
- chronische Diarrhöen 3,7 %
- Dünndarmobstruktion 0,5 %
- Lymphödem der Beine 1,5 %
- erektile Dysfunktion ca. 41 % (ohne begleitende Hormontherapie)

Interstitielle Brachytherapie

Für die **interstitielle Brachytherapie** stehen 2 Therapieverfahren zur Verfügung:
- Permanente Seed-Implantation als **alleinige** hochdosierte Brachytherapie in Low-Dose-Rate-Technik.
Hierbei erfolgt eine protrahierte Dosisabgabe mittels transperinealer Implantation von ^{125}Jod- oder ^{103}Palladium-Seeds in die Prostata, die dort belassen werden. Voraussetzung ist ein PCa mit niedrigem Risiko, ein Prostatavolumen < 50–60 ml, fehlende oder geringe obstruktive Miktionsbeschwerden (IPSS-Score 0–8) und eine Lebenserwartung von mindestens 10 Jahren.
- Perkutane Strahlentherapie + Afterloading-Therapie mit High-Dose-Rate-^{192}Iridium-Boost.
Hierbei erfolgt eine kurzzeitige Strahlentherapie über von perineal her implantierten Hohlnadeln, die ferngesteuert mit ^{192}Iridium beschickt werden. Der HDR-Boost erlaubt die Einstrahlung höherer Dosen bei Patienten im intermediären oder hohen Risiko-Stadium.

Nach lokal kurativer Therapie sollten bei asymptomatischen Patienten die **Nachsorgeuntersuchungen** innerhalb der ersten 2 Jahre vierteljährlich, im 3. und 4. Jahr halbjährlich und vom 5. Jahr an in jährlichen Intervallen wiederholt werden. Der PSA-Wert sollte dabei in regelmäßigen Abständen gemessen werden. Bildgebende Verfahren (Sonografie, CT/MRT, Knochenszintigrafie oder PET/CT) sollen nur dann eingesetzt werden, wenn therapeutische Maßnahmen möglich sind bzw. Symptome bestehen. Das PET-CT soll bei PSA-Werten < 1 ng/ml nach radikaler Prostatektomie und < 2 ng/ml nach Strahlentherapie zur Rezidivdiagnostik nicht durchgeführt werden.

Alternative Therapieverfahren

Alternative Verfahren zur Therapie des lokal begrenzten Prostatakarzinom wie der hochintensive fokussierte Ultraschall (HIFU), die Kryotherapie oder eine alleinige Hyperthermie werden aufgrund der Datenlage derzeit nicht empfohlen.

Hormontherapie (HT)

Die Hormontherapie kann chirurgisch als subkapsuläre Orchiektomie oder medikamentös erfolgen. Ziel ist die Senkung des Serum-Testosterons unter 50 ng/ml, nach neueren Empfehlungen auch unter 20 ng/ml.

Indikationen zur Hormontherapie:
- adjuvant bei N + nach RPE
- begleitend zur Strahlentherapie (s. Kap. 4.7.8)
- metastasiertes Prostatakarzinom
  - asymptomatisch: optional
  - symptomatisch: obligat

Formen der medikamentösen antihormonellen Therapie:
- GnRH-Analoga (Goserelin, Leuprorelin, Buserelin) oder GnRH-Antagonisten (Abarelix, Degarelix)
- antiandrogene Therapie mit Bicalutamid 150 mg/d
- **komplette Androgenblockade**: zusätzlich zur LHRH-Therapie mit Cyproteronacetat oder Flutamid
- **intermittierende Androgenblockade**
- Gestagen-Therapie mit Medroxyprogesteronacetat (MPA) oder Kortikoide hauptsächlich symptomatisch zur Schmerzreduktion und Verbesserung des Allgemeinzustands

GnRH-Analoga

GnRH- oder LHRH-Analoga und -Antagonisten bewirken über eine Hemmung der Ausschüttung von LH aus der Hypophyse eine Reduktion der Testosteron-Biosynthese in den Leydig-Zellen der Hoden. Die GnRH-Analoga und -Antagonisten weisen eine kurze Halbwertzeit auf und werden daher als Depotpräparate (1-, 3-, 6- oder 12-Monatsdepot) eingesetzt. Anfänglich kann es unter der Therapie zu einem Testosteron-Flare-up im Serum kommen, so dass bei Patienten mit nachgewiesenen Knochenmetastasen zur Vermeidung einer Schmerzexazerbation eine intial begleitende Therapie mit einem Anti-Androgen empfohlen wird. Das Testosteron fällt unter einer LHRH-Therapie innerhalb von 3–4 Wochen in das Kastrationsniveau von < 50 ng/ml ab.

Antiandrogene

Antiandrogene hemmen kompetitiv die Bindung von Dihydrotestosteron an den Androgenrezeptor. Hierbei werden steroidale Antiandrogene (Cyproteronacetat, Medroxypronacetat) und nicht steroidale Antiandrogene (Flutamid, Nilutamid, Bicalutamid) unterschieden. Die steroidalen Antiandrogene weisen zusätzlich auch einen Effekt auf die

Gonadotropine auf, so dass unter Therapie auch ein Absinken des Serum-Testosterons erfolgt. Die nicht steroidalen Antiandrogene können auch eine aktivierende Wirkung auf den Androgenrezeptor haben, weshalb das Absetzen des Antiandrogens zu einem PSA-Abfall führen kann (Anti-Androgen-Entzug).

Gestagene

Gestagene (Dihydrostilbestrol) bewirken über ein negatives Feedback eine Reduktion der LHRH- und LH-Ausschüttung. Aufgrund von vor allem kardiovaskulären Nebenwirkungen mit thromboembolischen Ereignissen wird die Therapie heute kaum noch eingesetzt.

Nebenwirkungen der antihormonellen Therapien:
- Libido- und Potenzverlust: vor allem unter LHRH-Therapie, geringer ausgeprägt bei Anti-Androgener Therapie
- Osteopenie und Osteoporose: Reduktion der Knochendichte bereits nach kurzzeitiger antihormoneller Therapie nachweisbar. Kontrolle der Knochendichte und ggf. begleitende Therapie mit Denosumab sinnvoll
- Anämie: vor allem unter LHRH-Therapie durch eine Reduktion des Erythropoetins
- Hitzewallungen: periodisch und plötzlich auftretende „Hot Flushes", die von den Patienten als belastend empfunden werden können. Eine begleitende Therapie mit Östrogenen oder Cyproteronacetat kann die Symptomatik reduzieren.

Therapie des metastasierten, kastrationsresistenten Prostatakarzinoms

Definition

Kastrationsresistentes Prostatakarzinom (EAU-Leitlinie)
- Serumtestosteron im Kastrationsniveau (< 50 ng/ml)
- 3 konsekutive PSA-Anstiege, im Abstand von mindestens 1 Woche, mit einem 50 %igen Anstieg des PSA über den PSA-Nadir und einem PSA-Wert > 2 ng/ml
- PSA- oder bildgebender Progress nach primärer Hormontherapie

Im Falle eines Progress nach primärer Hormontherapie kann ein Hormonentzug durch Absetzen des Antiandrogens durchgeführt werden. Dieses sog. „Antiandrogen-Entzugssyndrom", das durch eine aktivierende Wirkung von Antiandrogenen bei mutierten Androgen-Rezeptoren erklärt wird, kann bei ca. 30 % der Patienten einen PSA-Abfall bewirken. Kommt es hiernach zu einem erneuten PSA-Progress, besteht ein kastrationsresistentes Prostatakarzinom. Für sekundäre Hormontherapien mittels Östrogenen, Ketoconazol, Aminoglutethimid oder Glukokortikoiden konnte bisher kein Überlebensvorteil nachgewiesen werden. Mit der Zulassung neuerer antihormoneller Therapien wie Abirateron und Enzalutamid nimmt die Bedeutung der sekundären Hormontherapien ab.

Für die Therapie stehen verschiedene medikamentöse Therapien zur Verfügung. Dazu zählen antihormonelle und zytotoxische Therapien sowie Vakzinetherapien. Zusätzlich können sogenannte „Bone-Targeted"-Therapien (Radionuklide, Bisphosphonate und Denosumab) eingesetzt werden mit dem Ziel der Lebensverlängerung bzw. Prävention skelettaler Komplikationen.

Antihormonelle, medikamentöse Therapie

Kastrationsresistente PCa-Zellen zeichnen sich durch eine intrazelluläre Testosteron-Synthese aus, die mittels Cyp17-Inhibitoren wie Abirateronacetat blockiert werden kann. Neue und potentere Antiandrogene wie das Enzalutamid wirken auch beim kastrationsresistenten PCa. Auch für die Taxane Docetaxel und Cabazitaxel wurde eine Wirkung auf den Androgenstoffwechsel über eine Blockade der für die Translokation des Androgen-Rezeptors in den Zellkern notwendigen Mikrotubuli nachgewiesen (▶ Abb. 4.29).
- Abirateronacetat
  - Hemmung des Cyp17-Enzymsystems
  - Standarddosierung 1 × 1000 mg täglich + 2 × 5 mg Prednison
  - Indikation
    - asymptomatisches oder gering symptomatisches, metastasiertes kastrationsresistentes Prostatakarzinom, bei dem eine Chemotherapie noch nicht klinisch indiziert ist
    - metastasiertes, kastrationsresistentes Prostatakarzinom im Progress während oder nach Docetaxel-basierter Chemotherapie

- Nebenwirkungen (spezifisch)
  - Mineralokortikoid-Exzess mit Hypokaliämie und peripheren Ödemen
  - Anstieg der Lebertransaminasen
- **Enzalutamid**
  - Hemmung der Bindung von Dihydrotestosteron an den Androgen-Rezeptor und dessen Translokation in den Zellkern
  - Standarddosierung 4 × 40 mg täglich
  - Indikation:
    - asymptomatisches oder gering symptomatisches, metastasiertes kastrationsresistentes Prostatakarzinom, bei dem eine Chemotherapie noch nicht klinisch indiziert ist
    - metastasiertes, kastrationsresistentes Prostatakarzinom im Progress während oder nach Docetaxel-basierter Chemotherapie
  - Nebenwirkungen (spezifisch)
    - Krampfanfälle

Chemotherapie

Taxane (Docetaxel, Cabazitaxel) sind die einzigen zytotoxischen Chemotherapien, für die bisher ein Überlebensvorteil nachgewiesen wurde. Daneben kann in palliativer Intention Mitoxantron zum Einsatz kommen. Ein Überlebensvorteil hierfür konnte jedoch bisher nicht nachgewiesen werden.

- **Docetaxel**
  - Hemmung des Tubulins und damit des Aufbaus der Mikrotubuli, die für die Translokation des Androgenrezeptors als auch die Mitosespindel wichtig sind. Zudem ist eine pro-apoptotische Wirkung über die Phosphorylierung von Bcl-2 beschrieben.
  - Standarddosierung 75 mg/m^2 3-wöchentlich, begleitend Prednison 2 × 5 mg
  - Indikation: metastasiertes, kastrationsresistentes Prostatakarzinom
  - Nebenwirkungen
    - Hämatotoxizität

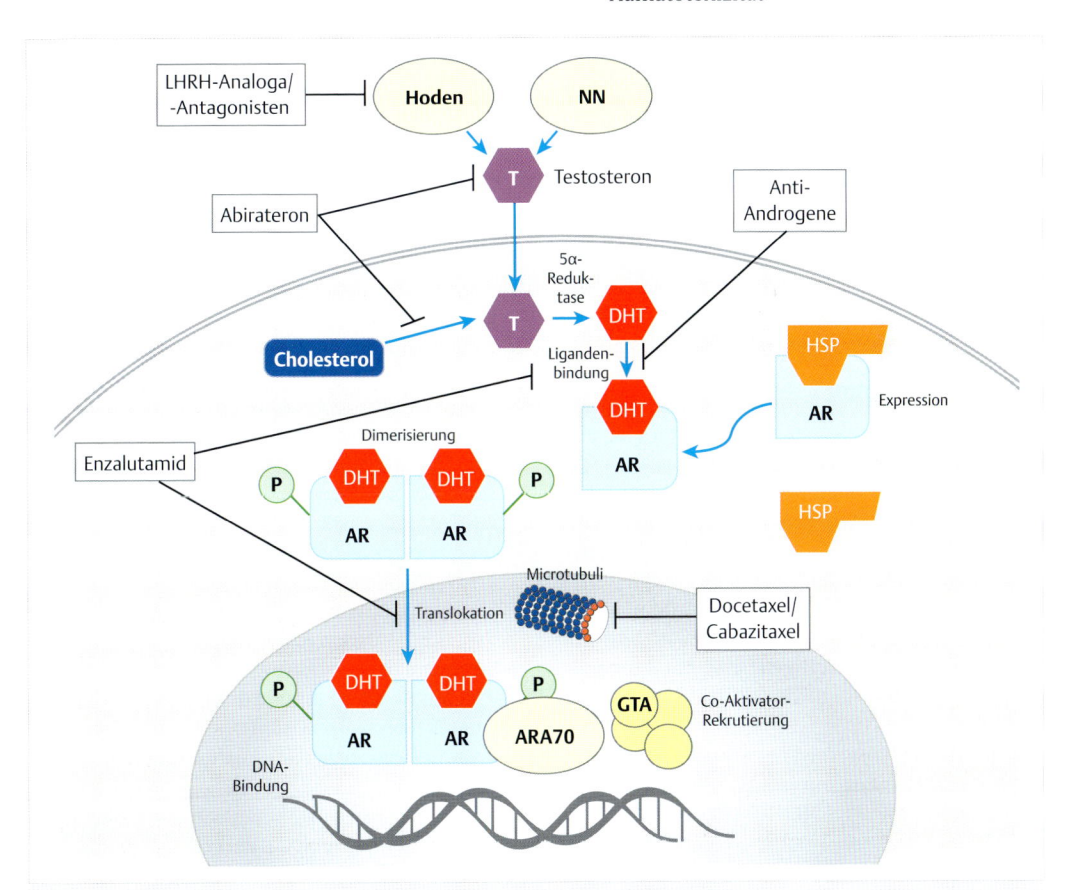

Abb. 4.29 Ansatzpunkte der medikamentösen Therapien im Androgenstoffwechsel.

- Lebertoxizität
- Diarrhöen, Übelkeit, Erbrechen
- Mukositis
- Nagelveränderungen (Oncholyse)
- anaphylaktische Reaktionen
- periphere Neurotoxizität
- **Cabazitaxel**
  - Wirkung vergleichbar mit Docetaxel (s. o.)
  - Standarddosierung 25 mg/m² 3-wöchentlich, begleitend Prednison 2 × 5 mg
  - Indikation: metastasiertes, kastrationsresistentes Prostatakarzinom nach vorheriger Chemotherapie mit Docetaxel
  - Nebenwirkungen
    - Hämatotoxizität
    - Diarrhöen, Übelkeit, Erbrechen
    - Mukositis
    - anaphylaktische Reaktionen
    - periphere Neurotoxizität
- **Mitoxantron**
  - zytotoxische Wirkung über Interkalation der DNA und Hemmung der RNA-Synthese über Blockade der Topoisomerase-II
  - Standarddosierung 12 mg/m² 3-wöchentlich, begleitend 2 × 5 mg Prednison
  - Indikation: metastasiertes, kastrationsresistentes und symptomatisches Prostatakarzinom
  - Nebenwirkungen
    - Übelkeit, Erbrechen
    - Mukositis
    - Hämatotoxizität
    - mögliche Kardiotoxizität

Vakzinetherapien

Als erste und bisher einzige Vakzinetherapie steht das Sipuleucel-T zur Verfügung. Dazu werden den Patienten per Leukapherese mononukleäre Zellen des peripheren Blutes entnommen. Die Zellen werden mit dem Fusionsprotein PA2024 inkubiert und dem Patienten dann wieder infundiert. Das Fusionsprotein PA2024 besteht aus dem Enzym prostataspezifischer saurer Phosphatase (PAP, fungiert dabei als Tumorantigen), das mit humanem Glykoprotein GM-CSF gekoppelt ist.

- **Sipuleucel-T**
  - Stimulation körpereigener T-Zellen durch die Antigen-Präsentation (s. o.)
  - Standarddosierung 50 × 10⁶ CD54 + Zellen/250mL, insgesamt 3mal im Abstand von 2 Wochen

- Indikation: metastasiertes, asymptomatisches oder gering symptomatisches kastrationsresistentes Prostatakarzinom, bei dem eine Chemotherapie noch nicht indiziert ist
- Nebenwirkungen
  - anaphylaktische Reaktion
  - Infektionen
  - kardiovaskuläre und thrombembolische Ereignisse

„Bone-Targeted" Therapien

Die Prädilektion des Knochens als Metastasierungsort macht den Einsatz von Therapien sinnvoll, die einen Einfluss auf den Knochenstoffwechsel haben. Hierzu zählen Bisphosphonate (Zoledronsäure, Clodronsäure) und Denosumab zur Prävention von skelettalen Komplikationen. Dazu zählen pathologische Frakturen, die Notwendigkeit einer chirurgischen Intervention oder Strahlentherapie sowie Spinalkanalstenosen durch Wirbelkörperkompressionen. Darüber hinaus wird Denosumab zur Therapie der Osteoporose unter antihormoneller Therapie eingesetzt.

[223]Radium ist das erste Radioisotop, für das neben einer palliativen Schmerzlinderung auch ein Überlebensvorteil in der Therapie des metastasierten Prostatakarzinoms nachgewiesen werden konnte. Alternativ kann [153]Samarium eingesetzt werden, für das jedoch bisher kein Überlebensvorteil gezeigt werden konnte.

- **Zoledronsäure**
  - Hemmung der Osteoklasten- und Osteoblastenaktivität
  - Standarddosierung 4 mg i. v. alle 3–4 Wochen
  - Indikation: Prävention skelettaler Komplikationen und Behandlung einer tumorinduzierten Hyperkalziämie
  - Nebenwirkungen
    - grippeähnliche Symptome
    - Nephrotoxizität
    - Hypokalziämie
    - Osteonekrosen des Kiefers
- **Denosumab**
  - Hemmung der Bindung des RANK-Liganden an den Rezeptor von Osteoklastenvorläufern und damit Blockierung der Ausreifung der Osteoklasten
  - Standarddosierung: 60 mg s. c. alle 6 Monate (Osteoporoseprophylaxe), 120 mg s. c. alle 4 Wochen (Prophylaxe von Knochenkomplikationen); begleitend Vitamin D und Kalzium

- Indikation: Therapie der Osteoporose unter antihormoneller Therapie und Prävention skelettaler Komplikationen bei Patienten mit Knochenmetastasen
- Nebenwirkungen
  – Hypokalziämien
  – Kieferosteonekrosen
  – Hautinfektionen
  – atypische Femurfrakturen
- **^{223}Radium**
  - Zytotoxische Wirkung als Alphastrahler mit begrenzter Reichweite nach Anlagerung im Knochen
  - Standarddosierung 50 kBq (1,35 Mikrocurie)/kg Körpergewicht, 6-mal in 4-wöchentlichen Intervallen
  - Indikation: metastasiertes, symptomatisches und kastrationsresistentes Prostatakarzinom ohne Nachweis viszeraler Metastasen
  - Nebenwirkungen
    – Hämatotoxizität
    – Übelkeit, Erbrechen
    – Diarrhöen
    – periphere Ödeme

4.7.9 Prognose

Die Prognose des PCa hängt vom Tumorstadium und der gewählten Therapie ab. Die relative 5-Jahres-Überlebensrate liegt bei 92 %. Im kastrationsresistenten Stadium hängt die mittlere Überlebenszeit vom Ansprechen und der Anwendung der verschiedenen Therapieoptionen ab und liegt zwischen 14,9 bis > 27 Monaten.

4.8 Testikuläre Keimzelltumoren

A. Heidenreich, D. Pfister

Der testikuläre Keimzelltumor (KZT) repräsentiert den **häufigsten bösartigen Tumor** in der Altersgruppe der **20- bis 40-jährigen Männer** [60], [166], [293], [310]. Die Altersverteilung des KZT unterscheidet sich von den übrigen soliden Neoplasien des Menschen dahingehend, dass ein erster Altersgipfel zwischen dem 25. und 35. Lebensjahr, ein zweiter geringerer Gipfel nach dem 80. Lebensjahr auftritt.

4.8.1 Epidemiologie

Inzidenz

Die Inzidenz der KZT zeigt eine geografische, ethnische, altersabhängige und sozioökonomische Abhängigkeit mit einer Verdopplung in fast allen industrialisierten Ländern der Erde zwischen den Jahren 1973 bis 2008 [60], [166], [293]. Obwohl der KZT geografisch unabhängig eine seltene Tumorerkrankung darstellt, variieren die altersadaptierten Inzidenzraten signifikant zwischen 1/100 000 in Asien und Afrika bzw. amerikanischen Schwarzafrikanern und 10,3/100 000 und 9,2/100 000 in der Schweiz oder Dänemark – den Ländern mit den weltweit höchsten Hodentumorinzidenzen. Die aktuellen altersadaptierten Inzidenzraten aus 172 Nationen unter Berücksichtigung der GLOBOCAN Datenbank aus dem Jahr 2008 bestätigt die höchste Inzidenz in Westeuropa (7,8 %), Nordeuropa (6,7 %) und Australien (6,5 %) sowie die geringste Inzidenz in Asien und Afrika (< 1,0 %) [310].

Die Ursachen für die signifikante Steigerung der Inzidenz sind bisher weitgehend unklar und erschöpfen sich in noch zu beweisenden Hypothesen. Umweltbelastung, Ernährung und körperliche Aktivität scheinen einen wesentlichen Einfluss auszuüben, wie Kohortenstudien verschiedener Geburtsjahrgänge skandinavischer Länder aus den Jahren 1935–1949 eindrucksvoll belegen [248], [361].

Histologie, Seitenverteilung und Bilateralität

Keimzelltumoren machen ca. 90–95 % aller Hodentumoren aus, dabei stellen Seminome ca. 60 % und Nichtseminome ca. 40 % der malignen KZT [283]. Über den Verlauf der letzten 50 Jahre hat sich die Inzidenz der Seminome unter den 25- bis 64-jährigen signifikant erhöht, während diese unter den 15- bis 24-jährigen nahezu konstant blieb. Die nichtseminomatösen KZT hingegen zeigen ihren Altersgipfel im Alter von 15–24 Jahren und weisen im gleichen Zeitintervall einen Inzidenzanstieg von nahezu 130 % auf.

Die Mehrzahl der KZT entwickelt sich unilateral mit einer leichten Bevorzugung der linken Seite mit 58 % gegenüber der rechten Seite mit 42 % [292]. Aufgrund der umfangreichen Biopsiestudien ist bekannt, dass ca. 5 % der Patienten mit einem unilateralen KZT eine kontralaterale testikuläre intraepitheliale Neoplasie (TIN) aufweisen, die bei 70 % innerhalb der nachfolgenden 7 Jahre zu einem manifesten KZT ausreifen kann [307].

Histologisch findet sich bei den meisten metachron auftretenden bilateralen KZT ein klassisches Seminom im klinischen Stadium I. Das Risiko eines metachronen testikulären Zweittumors hat sich in den Jahren von 1953 bis 1979 im Vergleich zu den Jahren 1980 bis 2007 von 1,9 % auf 3,9 % verdoppelt [16]. Gleichzeitig wird dokumentiert, dass sich das standardisierte Inzidenzverhältnis eines testikulären Zweittumors bei metastasierter Erkrankung in den Jahren 1980 bis 2007 mit 9,8 % gegenüber den früheren Jahren mit 25,3 % als Zeichen der effektiven Cisplatin-basierten systemischen Chemotherapie signifikant reduziert hat.

4.8.2 Risikofaktoren

Zu den gesicherten **Risikofaktoren** in der Entwicklung des testikulären KZT gehören
- Maldescensus testis [130], [338],
- bereits erlebte kontralateraler KZT,
- positive Familienanamnese.

Als weitere wahrscheinliche Risikofaktoren wurden die Subfertilität, zweieiige Zwillingspaare und die Hodenatrophie identifiziert.

> **Merke**
>
> Der **Maldescensus testis** repräsentiert den klassischen Risikofaktor der KZT-Entwicklung und ist mit einem 4,8-fach erhöhten Erkrankungsrisiko, unabhängig von der anatomischen Fehllage des Hodens und dem Alter bei der korrigierenden Orchidopexie, assoziiert [94].

Ungefähr 10 % der Kinder mit einem testikulären Maldescensus werden einen KZT entwickeln.

Obwohl nur ungefähr 1,5 % aller testikulären KZT eine familiäre Häufung aufweisen, konnte in Fallkontroll- und Erfassungsstudien eine familiäre Prädisposition mit einem signifikant erhöhten Erkrankungsrisiko von Brüdern, Söhnen und Zwillingsbrüdern erkrankter Männer attestiert werden.

> **Merke**
>
> Das **Erkrankungsrisiko der erstgradigen Familienmitglieder** ist 4,63-fach (95 %-CI: 2,41–8,87) bei erkrankten Vätern, 8,3-fach (95 %-CI: 3,81–18,10) bei erkrankten Brüdern und 5,23-fach (95 %-CI: 1,35–20,26) bei erkrankten Söhnen erhöht [266].

Die **männliche Subfertilität** wurde in allen großen Studien als Risikofaktor für die Entwicklung eines testikulären KZT identifiziert [176]. Unklar bleibt jedoch, ob die Subfertilität einen eigenständigen kausalen Risikofaktor darstellt oder ob Subfertilität und KZT lediglich eine gemeinsame ätiologische Grundlage im Sinne eines testikulären Dysgenesiesyndroms aufweisen.

Andere in der Vergangenheit diskutierte Parameter wie Vasektomie, skrotales bzw. testikuläres Trauma, inguinale Leistenhernie und Erhöhung der intratestikulären bzw. der skrotalen Temperatur stellen keine Risikofaktoren dar.

Pränatale Risikofaktoren (niedriges Geburtsgewicht < 3 000 g, Frühgeburtlichkeit ≥ 2 Wochen, Erstgebärende versus Mehrfachgebärende, dizygote Zwillinge) werden diskutiert, sind aber wenig bewiesen [69], [304], [367].

Die ethnische Zugehörigkeit stellt einen Risikofaktor dahingehend dar, dass Schwarzafrikaner ein signifikant geringeres Erkrankungsrisiko als Männer kaukasischen Ursprungs aufweisen [124].

Ähnlich anderen hormonell beeinflussten Malignomen, scheint eine **fettreiche Ernährung**, insbesondere die verstärkte Aufnahme von **Milchprodukten**, mit einem signifikant erhöhten Erkrankungsrisiko einherzugehen [119]. Die besondere Relevanz dieser Beobachtung wird dadurch unterstützt, dass die in den vergangenen 50 Jahren steigende KZT-Inzidenz in Entwicklungsländern eng mit der vermehrten Aufnahme von Milchprodukten vergesellschaftet ist [324]. Neben dem reinen Fettgehalt der Milchprodukte könnten auch Kontaminationen mit Östrogenen, Gestagenen und Antibiotika ursächlich in die Tumorentstehung involviert sein.

Bis dato wurde durch die Testicular Cancer Linkage Group eine **genetische Prädisposition** mit dem **Locus Xq27** in Verbindung gebracht [297]. Mehrere genomweite Linkage-Untersuchungen haben Mutationen identifiziert, die zur Entwicklung eines testikulären Keimzelltumors prädisponieren [185], [186], [298]. Diese Mutationen sind überwiegend auf dem chromosomalen Lokus 12p22 innerhalb des KITLG-Gens und innerhalb der Gene SPYR4, BAK1, TERT, DMRT 1 Sowie ATF7IP lokalisiert [350]. Erkrankte weisen für alle Mutationen signifikant höhere Mutationsraten auf als die Kontrollgruppe. Es existieren keine signifikanten Differenzen zwischen Seminomen und Nichtseminomen.

4.8.3 Mortalität

Trotz der signifikanten Steigerung der Inzidenz der testikulären KZT ist die altersabhängige Mortalität in allen industrialisierten Ländern signifikant von 1,4/100 000 in den Jahren 1950–1974 über 1,0/100 000 in der Zeit von 1974–1979 auf aktuell 0,4/100 000 abgesunken. Ursächlich für diese Entwicklung ist die Einführung einer effektiven systemischen Chemotherapie Ende der 1970-er Jahre [310].

4.8.4 Symptome

In der Mehrzahl der Fälle wird der Keimzelltumor durch eine **schmerzlose Vergrößerung des betroffenen Hodens**, teilweise verbunden mit einem ipsilateralen Schweregefühl, auffällig. Bei 30–40 % der Patienten kann eine leichte Schmerzhaftigkeit vorliegen, die zu der oftmals gestellten Fehldiagnose einer Epididymitis führt. Nur bei ca. 10 % der Patienten präsentiert sich der KZT mit einer akut einsetzenden Schmerzsymptomatik durch Einblutungen in den Tumor oder eine begleitende Orchitis bzw. Epididymitis.

> **Cave**
>
> Jede schmerzlose Hodenvergrößerung beim jungen Mann ist prinzipiell tumorverdächtig und bedarf der weiteren Abklärung!

Bis zu 20 % der Patienten präsentieren sich mit Zeichen oder Symptomen einer systemischen Metastasierung.

Trotz der zum Teil eindrücklichen Symptomatik ist die mittlere zeitliche Verzögerung von 8–40 Tagen zwischen dem Erstsymptom und der Erstdiagnose immer wieder überraschend. Dabei korreliert das, meist durch den Patienten verursachte, Verzögerungsintervall durchaus mit dem Ausmaß der Metastasierung: In den klinischen Stadien I, II und III betrug das Intervall 75, 101 und 134 Tage [44]. Während bei seminomatösen KZT durchaus lange und indolente Verläufe beobachtet werden können und das Intervall zwischen Erstsymptom und Diagnose keinen Einfluss auf das Erkrankungsstadium und das tumorspezifische Überleben ausübt, gestaltet sich die Sachlage bei nichtseminomatösen KZT (NSKTZ) anders. Das symptomatische Intervall für NSKZT in den Stadien I–IIB betrug 8,5–9,7 Wochen im Vergleich zu 26,4 Wochen für die Stadien IIC und III. Auch zeigt sich eine Halbierung der tumorspezifischen Mortalität von 16 % auf 8 %, wenn die Therapie innerhalb der ersten 6 symptomatischen Monate aufgenommen wird im Vergleich zu einer späteren Therapie [256], [261].

In einer ähnlichen Untersuchung konnte ein deutlicher Zusammenhang zwischen dem Therapieerfolg und dem zwischen Erstsymptom und Diagnose gelegenen Zeitintervall aufgezeigt werden [272]: Das symptomatische Intervall betrug 2 Monate, 4 Monate bzw. 7 Monate bei Patienten mit einer Langzeitheilung, einem Rezidiv mit nachfolgender erfolgreicher Salvage-Therapie bzw. einer letalen Metastasierung.

4.8.5 Diagnostik

Körperliche Untersuchung

Die **bimanuelle testikuläre Palpation** beginnt immer mit dem vermeintlich nicht betroffenen Gegenhoden. Im Rahmen der vorsichtig durchzuführenden testikulären Palpation fällt eine derbe, nicht druckdolente Raumforderung mit meist unregelmäßiger, knotiger und höckriger Oberflächenkontur des Hodens auf. Die Palpation umfasst ebenfalls die Strukturen des Nebenhodens und des Samenstrangs, nachdem 10–15 % der Patienten eine Infiltration der genannten Strukturen aufweisen können. Das normale Hodenparenchym lässt sich in aller Regel von dem Tumor differenzieren. Nur bei großen, den gesamten Hoden durchsetzenden Tumoren imponiert der tumortragende Hoden als homogene, derbe, nahezu holzharte Tumorformation.

Bei bis zu 30 % der Patienten findet sich eine **begleitende Hydrozele**, die bei starker Ausprägung die testikuläre Palpation unmöglich machen kann, so dass in diesen Fällen auf eine sonografische Diagnostik zurückgegriffen werden muss.

Tumoren

> **Cave**
>
> Die Punktion der Hydrozele zur besseren Palpation des Hodens ist obsolet!

Es schließt sich die **Palpation der inguinalen und der iliakalen Lymphknotenstationen** an, insbesondere bei Patienten mit Voroperationen von Hoden und Nebenhoden, da die klassischen retroperitonealen Lymphabflusswege nicht mehr existent sein können und der Abfluss über die primären Lymphabflusswege des Skrotums nach inguinal und iliakal erfolgt.

Die **Palpation der supraklavikulären** Lymphknoten sollte bei allen Patienten erfolgen, da diese bei bis zu 5% der Patienten als primäres Zeichen einer juxtaregionären Metastasierung an der Mündungsstelle des Ductus thoracicus in den Angulus venosus vergrößert sein können. Die abdominelle Palpation kann nur bei sehr schlanken Patienten mit einer ausgedehnten „Bulky Disease" einen positiven Palpationsbefund erheben.

Die **Inspektion und Untersuchung des Brustdrüsenkörpers** detektiert bei ca. 5% der Patienten eine uni- oder bilaterale Gynäkomastie als Zeichen einer überschießenden Östrogenproduktion oder eines Androgendefizits.

Differenzialdiagnose

Jegliche skrotale Raumforderung sollte bis zum Beweis des Gegenteils als maligner testikulärer Tumor betrachtet werden, auch wenn eine Vielzahl intraskrotaler Erkrankungen differenzialdiagnostisch berücksichtigt werden müssen.

Differenzialdiagnose schmerzhafter intraskrotaler Raumforderungen
- akute Epididymitis
- Hodentorsion, Torsion der Appendix testis
- Leistenhernie
- skrotales Trauma
- Hydrozele, Varikozele
- Orchitis, granulomatöse Orchitis
- neurogene Orchidopathie

Bei ca. 20–30% der Patienten wird der Hodentumor mit einer akuten Epididymitis verwechselt, da sich bei fortgeschrittener Entzündung aufgrund der Ausbildung eines ödematösen, harten, auf den Hoden übergreifenden inflammatorischen Geschehens eine palpatorische Differenzierung nicht mehr vornehmen lässt. Die Samenstrangblockade mit 1% Scandicain erleichtert die testikuläre Palpation; letztendlich hilft in den meisten Fällen jedoch nur die testikuläre Sonografie weiter.

Testikuläre Sonografie

Die testikuläre Sonografie mit einem 7,5–10-MHz-Schallkopf gilt heute als **Standard in der primären lokalen Diagnostik**, die in über 98% der Fälle einen testikulären KZT sicher identifizieren kann [6]. Die Sonografie unterscheidet dabei zwischen **intra- und extratestikulären Raumforderungen** sowie zwischen **soliden und zystischen Tumoren**. In aller Regel stellen sich die Keimzelltumoren als hypodense oder gemischte intratestikuläre Raumforderungen innerhalb der Tunica albuginea dar.

In seltenen Fällen eines **Burned-out-Tumors** sind sonografisch Narben und Verkalkungen im Hoden einzige Hinweise auf das mögliche Vorliegen eines Keimzelltumors. Unter den zystischen Prozessen muss zwischen der benignen Hodenzyste (▶ Abb. 4.30), der Epidermoidzyste und der Epidermiszyste als Variante des maturen Teratoms unterschieden werden. Während die **Hodenzyste** das charakteristische Phänomen der dorsalen Schallverstärkung aufweist, ist die **Epidermoidzyste** durch das Bild einer rundlichen, glatt begrenzten zystischen Raumforderung mit Binnenechos gekennzeichnet (▶ Abb. 4.31) [6]. Die testikuläre Dopplersonografie oder die kontrastmittelgestützte Sonografie leisten keinen signifikanten klinischen Beitrag zur Verbesserung der Differenzialdiagnose benigner oder maligner intratestikulärer Raumforderungen [36], [146].

Als Hinweis auf **Frühformen des Keimzelltumors** im Sinne der testikulären intraepithelialen Neoplasie (TIN) ist das durch intratubuläre Mikroverkalkungen hervorgerufene Bild des „**Schneegestöbers**" zu deuten. Es finden sich kleinherdige, meist diffus über den gesamten Hoden verteilte,

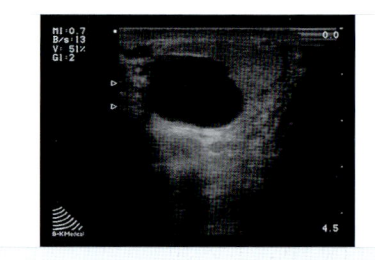

Abb. 4.30 Klassisches Bild einer benignen Hodenzyste.

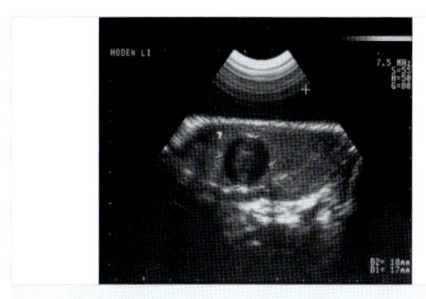

Abb. 4.31 Klassisches Bild einer testikulären Epidermoidzyste.

echoreiche Läsionen ohne dorsalen Schallschatten. Insbesondere bei der Assoziation der Mikroverkalkungen mit einer Sub- oder Infertilität oder einer Hodenatrophie besteht ein hohes Risiko von bis zu 40 % bezüglich des Vorliegens einer TIN, so dass eine Hodenbiopsie angestrebt werden sollte. In aktuellen Untersuchungen inklusive einer Metaanalyse von 33 publizierten Studien zeigt sich kein erhöhtes Erkrankungsrisiko an einem Keimzelltumor für asymptomatische und gesunde Männer mit testikulärer Mikrolithiasis [92], [104], [351]. Bei Männern mit positiver Hodentumoranamnese, Sub- oder Infertilität sowie einem Maldescensus testis in der Vorgeschichte ist das Erkrankungsrisiko für einen Keimzelltumor um den Faktor 8,5 (95 %-CI: 4,5–16,1, $p < 0{,}0001$) erhöht.

Der **kontralaterale Hoden** wird immer in die sonografischen Untersuchungen miteinbezogen, um gerade bei minimalen Veränderungen des intratestikulären Echomusters einen Vergleich vornehmen zu können und einen bei ca. 1 % der Patienten vorkommenden synchronen Zweittumor zu identifizieren.

Tumormarker

Die Bestimmung der Tumormarker **Alpha-Fetoprotein** (AFP), der Beta-Untereinheit des **humanen Choriongonadotropins** (Beta-hCG) und der **Lactatdehydrogenase** (LDH) sind für die Stadienzuordnung, das Therapie-Monitoring und die Verlaufskontrolle wichtig. Ihre Sensitivität hängt von der zugrunde liegenden Histologie des Primärtumors, der Metastasenlast und der Aktivität der Tumorzellen ab [342].

Bei metastasierten Keimzelltumoren ist die Höhe der Tumormarker nach inguinaler Ablatio testis für die **Prognosezuordnung** und damit die Therapieplanung von entscheidender Bedeutung.

Bei der Beurteilung der postoperativen Markerverläufe ist die Halbwertszeit des AFP von 5–7 Tagen und die des Beta-hCG von 24–36 Stunden zu berücksichtigen; ein fehlender halbwertszeitgerechter Abfall präoperativ erhöhter Konzentrationen deutet auch bei negativer bildgebender Staging-Diagnostik auf das Vorliegen von okkulten Mikrometastasen hin. Um adäquate Aussagen bezüglich des halbwertszeitgerechten Markerabfalls treffen zu können, sollten diese ein- bis zweimal präoperativ bestimmt werden.

Eine Erhöhung der Tumormarker AFP und Beta-hCG findet sich bei 80 % der metastasierten und bei 57 % der Nichtseminome im klinischen Stadium I. Eine AFP-Erhöhung deutet immer auf Anteile eines embryonalen Karzinoms, eines Dottersacktumors oder von Mischtumoren hin.

Merke

Reine Seminome und reine Chorionkarzinome produzieren kein AFP.

Eine Erhöhung des Beta-hCG ist bei ca. 20 % der seminomatösen KZT aufgrund von synzytiotrophoblastären Riesenzellen nachweisbar und korreliert nicht mit der Prognose. Eine AFP-Erhöhung deutet auf nichtseminomatöse Tumoranteile hin und findet sich nie bei einem reinen Seminom, so dass in entsprechenden Fällen eine histopathologische Nachbegutachtung des Orchiektomiepräparats notwendig ist. Ungefähr 80 % der embryonalen Karzinome und alle Patienten mit einem Chorionkarzinom zeigen eine Erhöhung der Beta-hCG-Serumspiegel. Die Ursachen einer falsch positiven Erhöhung von AFP oder Beta-hCG sind vielfältig (▶ Tab. 4.25).

Die **LDH** ist ein indirekter und unspezifischer Marker der Tumorzellmasse und weist bei 8 % der Patienten im klinischen Stadium I bei 32 % und bei 81 % der Patienten mit metastasiertem KZT im Stadium IIA-C bzw. III erhöhte Serumkonzentrationen auf.

Die Bestimmung der **plazentaren alkalischen Phosphatase**, die als Marker des Seminoms angesehen wurde, hat sich als nicht valider Parameter in der Diagnostik erwiesen und ist entsprechend der aktuellen Leitlinien der europäischen Konsensusgruppe verzichtbar [197]. Das Gleiche gilt für die neuronenspezifische **Enolase**, die weder in der Primärdiagnostik noch im Follow-up eine Rolle spielt.

Tab. 4.25 Ursachen nicht durch Keimzelltumoren bedingter erhöhter) AFP-, (Beta-)hCG- und LDH-Serumwerte.

AFP-Erhöhung	hCG-Erhöhung	LDH-Erhöhung
Leber-Ca	Kopf- und Halstumoren	kleinzelliges Bronchial-Ca
Magen-Ca	Magen-Darm-Tumoren	Lymphome
Kolon-Ca	Lungen-Ca	Ewing-Sarkom
Pankreas-Ca	gynäkologische Tumoren	osteogenes Sarkom
Lungen-Ca	Nieren-Ca	Prozesse, die Gewebeschäden verursachen
Hepatitis	Blasen-Ca	(Herzinfarkt)
Leberzirrhose	neuroendokrine Tumoren	Hämolyse
Gallengangsobstruktion	Lymphome und Leukämien	
hereditär	Hypogonadismus	
Alkoholabusus	Marihuanaabusus	

Bildgebung und Staging

Primäres Staging

Die Empfehlungen bezüglich der bildgebenden Staging-Untersuchungen basieren aufgrund fehlender prospektiver klinischer Studien auf einem relativ niedrigen Evidenzlevel.

Im klinischen Stadium I stellen die **Computertomografie des Retroperitoneums** und des kleinen Beckens mit der obligaten oralen und intravenösen Kontrastmittelgabe den aktuellen Standard dar [197], [198], [270]. Bei der Interpretation der CT-Befunde muss auch heute noch trotz der modernen Gerätegenerationen berücksichtigt werden, dass aufgrund der üblichen Interpretation der Lymphknoten, die nur Morphologie und Größe beschreibt, bei bis zu 30 % der Patienten falsch negative Befunde erhoben werden. In die Beurteilung der CT-Befunde muss deshalb die Kenntnis der lymphatischen Abflusswege und der primären Landungszonen des tumortragenden Hodens einfließen. In einer retrospektiven Analyse wurde bei 90 Patienten mit einem NSKZT im klinischen Stadium I der pathohistologische Befund resezierter Lymphknoten nach nervschonender RPLA mit der präoperativen bildgebenden Staging-Diagnostik verglichen. Bei Vorliegen von multiplen Lymphknoten < 1 cm in der primären Landungszone, einem embryonalen Karzinom < 30 %, fehlender vaskulärer Invasion sowie einem niedrigen MIB-1 Proliferationsindex wurden 40/41 Patienten korrekt als metastasenfrei klassifiziert [8]. Unter den genannten Parametern könnte eine aktive Surveillance unkritisch vertreten werden.

Merke

Es ist unter den Idealbedingungen eines interdisziplinären Zentrums zu fordern, dass eine gemeinsame Betrachtung der computertomografischen Aufnahmen durch den Urologen und den Radiologen erfolgen sollte.

Die **Magnetresonanztomografie** des Retroperitoneums bietet gegenüber der CT keine diagnostischen Zusatzinformationen, aber den Vorteil der fehlenden Strahlenbelastung, so dass die MRT gerade unter den Bedingungen der aktiven Surveillance als Bildgebung der Wahl vermehrt genutzt werden sollte [329].

Bei den NSKZT wird eine **CT des Thorax** im primären Staging immer inkludiert, bei den seminomatösen KZT kann auf eine thorakale Untersuchung bei unauffälligem retroperitonealen CT-Befund verzichtet werden [244]. Auch wenn sich die CT der Lunge im Vergleich zur klassischen Röntgenaufnahme des Thorax als deutlich sensitiver erwiesen hat, liegen bei pulmonalen Rundherden < 1 cm Durchmesser häufiger falsch positive Befunde vor. Die Interpretation der Befunde muss im Gesamtkontext der Tumorhistologie, der Tumormarker, der Risikofaktoren sowie der Lokalisation und Anzahl der beschriebenen Rundherde erfolgen.

Basierend auf den aktuellen Studienergebnissen konnte für die ^{18}**FDG-PET/CT** im Rahmen des primären Stagings kein diagnostischer Vorteil gegenüber der alleinigen CT erbracht werden [87], [163]. Selbst bei Patienten mit einem NSKZT im klinischen Stadium I und hohem Rezidivrisiko konnte in der TE22-Studie des MRC keine Verbesserung der Früherkennung einer okkulten retroperitonealen Metastasierung erbracht werden [87]. Unter den 111 Patienten, bei denen die ^{18F}FDG-PET/CT Untersuchung 6 Wochen nach Ablatio testis erfolgte, waren 88 (79%) und 23 (21%) Patienten PET-negativ bzw. PET positiv. 87/88 PET-negativen Patienten wurden der aktiven Surveillance zugeführt und 33 (37,9%) entwickelten nach einem Follow-up von nur 12 Monaten ein Rezidiv. Aufgrund dieser hohen Rezidivrate kann das ^{18F}FDG-PET/CT nicht als diagnostische Routinemaßnahme außerhalb klinischer Studien empfohlen werden.

Skelettszintigrafie und Schädel-CT sind nur bei fortgeschrittener Erkrankung („Intermediate" und „Poor Prognosis" nach IGCCCG) oder klinischer Symptomatik indiziert [197], [198], [270].

Bildgebung in der Nachsorge des klinischen Stadiums I

Aufwand, Frequenz, Ziele und Inhalte der Nachuntersuchungen erweitern sich beim **Seminom im CS I** in Abhängigkeit von der postoperativ eingeschlagenen Option. Die zur Detektion eines Erkrankungsrückfalls empfohlenen Zeitintervalle von Kontrollen und die dabei einzusetzenden apparativen Diagnostikverfahren sind noch nicht ausreichend definiert und werden zur Zeit in prospektiven Studien untersucht (z.B. dem „TRISST"-Trial). Sie sollten individualisiert unter Orientierung an der erfolgten Therapiemodalität bzw. Surveillance-Strategie und den für die jeweilige Option spezifischen unterschiedlichen Rückfallmanifestationen erfolgen [197], [198], [240], [270], [273]. So sind nach einer adjuvanten Carboplatin-Therapie Rückfälle in der Mehrzahl retroperitoneal zu erwarten, nach einer Radiotherapie außerhalb der bestrahlten Region im kleinen Becken. Die Entdeckung von sekundären Neoplasien, die Prävention sowie frühzeitige Entdeckung und Behandlung von Tumorerkrankungs- oder Therapie-bedingter physischer und psychischer Morbidität sind wesentliche Aufgaben notwendiger langzeitiger Verlaufskontrollen.

Auch beim **NSKZT im klinischen Stadium I** ist die bildgebende Nachsorgeuntersuchung abhängig vom Risikoprofil des KZT (Low- versus High-Risk) und der durchgeführten Therapie (Surveillance, primäre Chemotherapie). Zumindest für die NSKZT mit niedrigem Risikoprofil konnte in einer prospektiv randomisierten klinischen Studie an 414 Patienten gezeigt werden, dass eine Reduktion der CT-Untersuchungen von 5 (3, 6, 9, 12 und 24 Monate) auf 2 (3 und 12 Monate) nicht zu einer erhöhten Rate fortgeschrittener Rezidive führt [153]. In dieser Studie entwickelten 15% bzw. 20% in dem reduzierten bzw. dem Standardprotokoll Rezidive. In keinem Fall fanden sich Rezidive mit einem Poor-Risk-Profil nach IGCCCG-Kriterien, 0,8% bzw. 0,6% entwickelten Intermediate-Risk-Rezidive und wurden nach adäquater systemischer Chemotherapie kuriert. Basierend auf diesen Resultaten ist die reduzierte bildgebende Nachsorge für Patienten mit einem Low-Risk NSKZT unter aktiver Surveillance unter den Aspekten der Strahlenhygiene zu empfehlen.

Fortgeschrittene Keimzelltumoren

Bei den **NSKZT** bleibt die CT des Retroperitoneums und des Abdomens das bildgebende Verfahren der Wahl, um das therapeutische Ansprechen und die Ausdehnung möglicher Residualtumoren zu beurteilen [197], [198], [270]. Auch das MRT erbringt keine diagnostischen Vorteile gegenüber der CT wie in einer kleinen prospektiven klinischen Studie an 52 Patienten nach abgeschlossener systemischer Chemotherapie gezeigt werden konnte [329]. Die Aussagekraft in Bezug auf die Größe, Anzahl und anatomische Lokalisation residueller Lymphknoten war zwischen den beiden Untersuchungstechniken unter der Voraussetzung identisch, dass das 1,5 T MRT von einem erfahrenen Radiologen beurteilt wurde. Eine MRT ist nur dann indiziert, wenn der Verdacht auf die Beteiligung von V. cava inferior oder Aorta abdominalis besteht [153]. Der Einsatz eines ^{18F}FDG-PET/CT spielt beim NSKZT keine diagnostische Rolle nachdem sich die maturen Teratome aufgrund der geringen Proliferationsaktivität immer negativ im PET/CT darstellen. In einer kleinen prospektiven Studie unter Einschluss von 16 Patienten mit postchemotherapeutischen Residualtumoren wurde eine Sensitivität und Spezifität von nur 39% bzw. 67% für das PET/CT in Bezug auf die Prädiktion von Lymphknoten mit signifikanter Pathohistologie beschrieben [7].

Bei den **Seminomen** mit Residualtumoren > 3 cm ist neben der CT des Retroperitoneums eine bildgebende Zusatzdiagnostik im Sinne des FDG-PET/CT indiziert, um die Indikation zur PC-RPLA absichern zu können (▶ Abb. 4.32) [23],

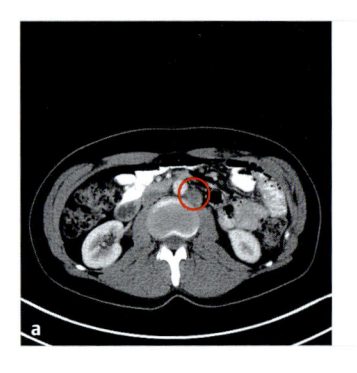

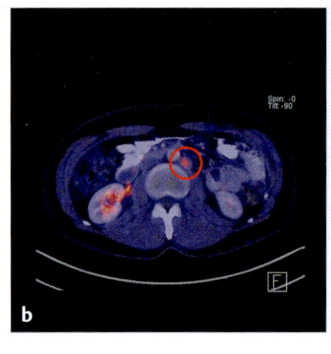

Abb. 4.32 Residualtumor.
a CT des Abdomens mit Nachweis eines 3,5 cm großen Residualtumors paraaortal.
b Deutlich positive Anreicherung von 18^F-Glukose in einem persistierenden paraaortalen Lymphknoten eines klassischen Seminoms nach 4 Zyklen PEB.

[197], [198], [270]. Bei Residualtumoren < 3 cm ist eine weitergehende bildgebende Diagnostik nicht erforderlich, da die Patienten ohne weitere aktive Therapie (Residualtumorresektion, perkutane Radiatio) bei einem Risiko vitaler Residuen < 10 % nachgesorgt werden [23], [197], [198], [270].

Bei Residualtumoren > 3 cm Durchmesser ist in 12–30 % mit vitalen Tumorzellen in den Residuen zu rechnen, so dass prinzipiell eine aktive Therapie diskutiert werden muss [23], [197], [198], [270]. Ein positiver PET/CT Befund ist entsprechend der aktuellen Datenlage ein sensitiver Prädiktor für das Vorliegen vitaler Seminomanteile, sofern die bildgebende Untersuchung 6–8 Wochen nach Tag 21 des letzten Zyklus der systemischen Chemotherapie durchgeführt wurde [23]. Das Timing der Untersuchung ist für die Verlässlichkeit des PET/CT von entscheidender Bedeutung: die Verlängerung des Zeitintervalls von 4 auf 6 Wochen hat die Rate falsch positiver Befunde von 27 % auf 12 % reduziert, nachdem durch das längere Zeitintervall intraläsionale, Chemotherapie-induzierte, inflammatorische Umbauprozesse in ihrer Proliferationsaktivität abgenommen haben und keine 18^F-Glukose mehr anreichern. Bei positivem PET/CT Signal ist in Abhängigkeit von der anatomischen Lage und der Größe des Residualtumors eine histologische Sicherung mittels CT- oder sonografisch gesteuerter Biopsie oder einer operativen Resektion anzuraten. Bei Patienten mit einer progredienten Läsion, sollte das Vorliegen einer Metastase histologisch gesichert und eine Salvage Chemotherapie eingeleitet werden.

Zur Einteilung der Tumoren in das klinische Stadium (CS) beachte auch die Tabelle (▶ Tab. 4.26).

Tab. 4.26 Übersicht zur Einteilung in das klinische Stadium (CS).

Stadium	Befund
I	Hodentumor ohne LK- oder Fernmetastasen (Bildgebend keine Metastasen *und* Tumormarker postoperativ normwertig)
II	Hodentumor mit LK-Metastasen unterhalb des Zwerchfells
IIA	Lymphknoten < 2 cm
IIB	Lymphknoten 2–5 cm
IIC	Lymphknoten > 5 cm
III	Hodentumor mit LK-Metastasen oberhalb des Zwerchfells oder Organmetastasen
IIA	mediastinale Lymphknotenmetastasen
IIIB	pulmonale Metastasen
IIIC	nicht pulmonale viszerale Metastasen (z. B. Leber, Gehirn, Skelett)

4.8.6 Therapie

Primärtherapie des Keimzelltumors

Inguinale Ablatio testis

Die Primärtherapie des Hodentumors besteht in der inguinalen Ablatio testis. Nur bei Patienten, bei denen die systemische Chemotherapie aufgrund lebensbedrohlicher Symptome (Dyspnoe, thyreotoxische Krise) unmittelbar initiiert werden muss und bei denen die Diagnose „Keimzelltumor" aufgrund der Tumormarkerkonstellation oder der Histologie einer Biopsie zweifelsfrei gestellt wird, kann die inguinale Ablatio testis zeitlich verzögert nach Beendigung der systemischen Chemotherapie durchgeführt werden [197], [198], [270].

Die inguinale Ablatio testis ist kein Notfalleingriff und kann immer sicher als **elektive Operation** erfolgen. Dem Patienten sollte Zeit für die Anlage eines Kryodepots (Spermienkonservierung) gegeben werden, wenn gewünscht. Eine zeitliche Verzögerung der Hodentumorentfernung von 2–3 Wochen ist nicht mit einer schlechteren Prognose assoziiert [44], [256], [261].

Bis zu 10 % der Patienten mit einem Hodentumor, insbesondere bei kleinen Befunden oder bei inzidentell im Rahmen der Fertilitätsabklärung detektierten Tumoren, weisen benigne Befunde auf, so dass die direkte Ablatio nur bei absoluter Sicherheit auf Malignität erfolgen sollte. In allen Zweifelsfällen sollte eine **intraoperative Schnellschnittdiagnostik** des enukleierten Tumors erfolgen, die sicher mit hoher Sensitivität und Spezifität zwischen benignen und malignen Befunden differenzieren kann [103].

Skrotale oder inguinale Voroperationen können die Lymphabflusswege des Hodens alterieren, so dass spezifische Maßnahmen zu treffen sind [53], [210]. Eine aktuelle Metaanalyse zeigt, dass mit einer signifikant erhöhten Rate an Lokalrezidiven (2,9 % versus 0,4 %) nach Voroperation zu rechnen ist [53]. Die aktuellen **Empfehlungen nach skrotaler Voroperation** lauten wie folgt:
- Bei Seminomen im klinischen Stadium I und geplanter Radiotherapie sollten die ipsilateralen inguinalen und iliakalen Lymphknoten in das Strahlenfeld einbezogen werden.
- Bei Patienten mit einem Nichtseminom im klinischen Stadium I sollte die skrotale Narbe inklusive des Stumpfes des Samenstranges exzidiert werden.
- Bei allen anderen Patienten sollte nach systemischer Chemotherapie eine Resektion der skrotalen Narbe und des Stumpfes des Samenstrangs im Rahmen der postchemotherapeutischen retroperitonealen Lymphadenektomie erfolgen; eine extensive Dissektion der iliakalen sowie der inguinalen Lymphknoten oder eine Hemiskrotektomie ist aufgrund der geringen Rate von Lymphknotenmetastasen und skrotalen Rezidiven nicht indiziert.

Organerhaltende Hodentumorenukleation

Die organerhaltende Hodentumorchirurgie stellt unter den folgenden **Bedingungen** eine leitlinienkonforme Therapie der Wahl dar [145], [154], [197], [198], [270]:

- benigne Hodentumoren wie Epidermoidzysten, Leydigzelltumoren, Sertolizelltumoren, usw.,
- benigne Nebenhodentumoren wie z. B. Adenomatoidtumoren,
- synchrone bilaterale testikuläre Keimzelltumoren,
- metachrone testikuläre Keimzelltumoren,
- unilaterale testikuläre Keimzelltumoren in einem Einzelhoden.

Zielsetzung der organerhaltenden Hodentumorchirurgie (▶ Abb. 4.33) ist die Aufrechterhaltung der endokrinen Hodenfunktion, der Fertilität sowie der langfristigen Lebensqualität durch die fehlende Notwendigkeit einer Testosteronsubstitution.

Die **Organerhaltung ist sinnvoll bei**
- einem Tumorvolumen ≤ 50 % des Hodenvolumens,
- LH- und Testosteron-Serumkonzentrationen präoperativ im Normbereich,

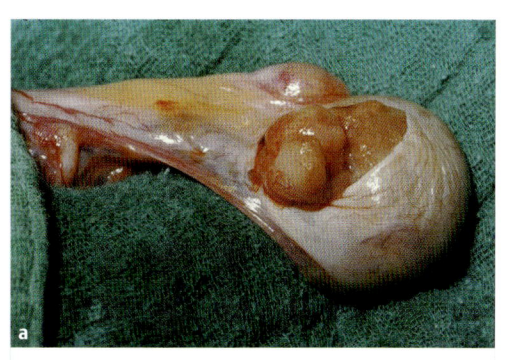

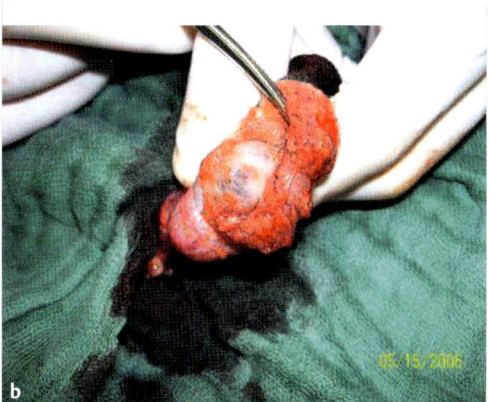

Abb. 4.33 Hodentumorenuklation.
a Intraoperativer Situs.
b Das um den Tumor gelegene Hodenparenchym kann in aller Regel stumpf abgeschoben werden.

Tumoren

- negativen Tumorgrundbiopsien,
- Anbindung an ein Hodentumorzentrum,
- adjuvanter Radiatio mit 20 Gy (TIN in 100 % der Patienten) bei fehlender Fertilität oder abgeschlossener Familienplanung,
- engmaschiger Nachsorge bei Fertilität und Kinderwunsch durch Selbstpalpation und testikuläre Sonografie,
- postoperative Compliance von Patient und Arzt.

Die aktuellen Studien zeigen eine 5-Jahres-Überlebensrate von 99 %, eine lokale Rezidivrate von 5,5 % sowie die Aufrechterhaltung einer physiologischen Testosteronserumkonzentration in 88 % der Patienten nach einer Nachbeobachtungszeit von 78 Monaten [154].

Die **kontralaterale Hodenbiopsie** empfiehlt sich bei allen Patienten mit einer Hodenatrophie < 12 ml und einem Alter < 30 Jahre oder Infertilität, nachdem das Risiko für das Vorliegen einer TIN mit ca. 34 % angegeben werden muss [93], [143]. Die Biopsie wird grundsätzlich als Doppelbiopsie am Ober- und Unterpol durchgeführt [93]. Die Biopsien werden in Bouin-Lösung asserviert, um die Morphologie der TIN Zellen aufrechterhalten zu können (▶ Abb. 4.34). Bei Nachweis einer TIN sollte die Radiatio des betroffenen Hodens mit 20 Gy durchgeführt werden, die alle TIN-Zellen eradiziert, aber auch ein Sertoli-Cell-only-Syndrom induziert. Zumindest bei Patienten mit Kinderwunsch und erhaltener Spermatogenese kann eine aktive Surveillance mit regelmäßiger Selbstpalpation und testikulärer Sonografie erfolgen.

Ungefähr ein Drittel der Patienten mit einem vermeintlich extragonadalen Keimzelltumor zeigen eine uni- oder bilaterale TIN, so dass die Hodenbiopsie bei allen diesen Patienten erfolgen sollte [80]. Das kumulative Risiko der Entwicklung eines metachronen testikulären Keimzelltumors beträgt ca. 10 % und ist bei Nichtseminomen sowie mediastinalen extragonadalen Keimzelltumoren deutlich höher als bei Seminomen. Ist eine Hodenbiopsie geplant, sollte diese vor Einleitung der systemischen Chemotherapie durchgeführt werden.

Postoperative Stadieneinteilung

Die **Therapieplanung** der testikulären Keimzelltumoren richtet sich nach
- der primären Histologie (Seminom versus Nichtseminom),
- der Serumkonzentration der Tumormarker,
- der Lokalisation der Metastasierung [197], [198], [270].

Ein klinisches Stadium I liegt per definitionem bei negativer Bildgebung und postoperativ normalisierten bzw. entsprechend der Halbwertszeit (AFP: 5 Tage, Beta-hCG: 2 Tage) abfallenden Serumzentrationen der Tumormarker vor. Die initiale Höhe der Tumormarker geht in die Beschreibung des klinischen Stadiums ein und stratifiziert primär markernegative von markerpositiven KZT (▶ Tab. 4.27, ▶ Tab. 4.28).

Bei Nachweis einer lymphogenen oder systemischen Metastasierung erfolgt die Klassifikation der KZT entsprechend der IGCCCG-Klassifikation [170], die abhängig von der AFP-, Beta-hCG- und LDH- Serumkonzentration und der Metastasenlokalisation sowohl eine Prognosebeurteilung als auch eine risikoadaptierte Therapie erlaubt (▶ Tab. 4.29).

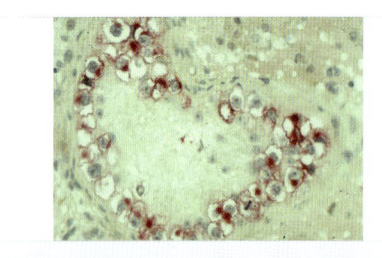

Abb. 4.34 Darstellung einer TIN nach immunhistochemischer Färbung gegen PLAP.

Tab. 4.27 Klassifikation der testikulären KZT im klinischen Stadium unter Berücksichtigung der Serumkonzentrationen der Tumormarker.

Stadium	pT	cN	cM	cS
IA	pT 1	0	0	0
IB	pT 2–pT 4	0	0	0
IS	pT 1–pT 4	0	0	1–3

Tab. 4.28 Angabe der Serumkonzentrationen der Tumormarker AFP, Beta-hCG und LDH für die S-Klassifikation im klinischen Stadium I.

Stadium	LDH (U/l)	AFP (ng/ml)	Beta-hCG (mIU/ml)
S 1	< 1,5 Norm	< 1000	< 5000
S 2	1,5–10,0 x N	1000–10000	5000–50000
S 3	> 10 x N	> 10000	> 50000

Tab. 4.29 Risikofaktoren entsprechend der IGCCCG-Klassifikation [170].

Tumor	Befund	Tumormarker
„Good Prognosis"		
Nichtseminom	• Hoden-/retroperitonealer Tumor und • „Good" Marker und • keine nichtpulmonalen viszeralen Metastasen	„Good" Marker: • AFP < 1000 ng/ml und • hCG < 1000 ng/mg (ca. 5 000 IU/l) und • LDH < 1,5 x N
Seminom	• jede Primärlokalisation und • jeder Marker und • keine nichtpulmonalen viszeralen Metastasen	
„Intermediate Prognosis"		
Nichtseminom	• Hoden-/retroperitonealer Tumor und • „Intermediate" Marker und • keine nichtpulmonalen viszeralen Metastasen	„Intermediate" Marker: • 1000 < AFP < 10 000 ng/ml oder • 1000 < hCG < 10 000 ng/mg (ca. 5 000–50 000 IU/l oder • 1,5 x N < LDH < 10 x N
Seminom	• jede Primärlokalisation und • jeder Marker und • nichtpulmonale viszerale Metastasen (= CS III c)	
„Poor Prognosis"		
Nichtseminom	• primär mediastinaler Tumor oder • Hoden-/retroperitonealer Tumor und • nichtpulmonale viszerale Metastasen (CS = III c) oder • „Poor" Marker	„Poor" Marker: • AFP > 10 000 ng/ml oder • hCG > 10 000 ng/mg (ca. 50 000 IU/l oder • LDH > 10 x N

Therapie des klassischen Seminoms in Stadium I und IIA/B

Das Seminom im klinischen Stadium CS I wird durch die **Orchiektomie** allein bei etwa 80 % der Patienten geheilt [197], [198], [270]. Als adjuvante Therapieoptionen können die perkutane Radiatio sowie die Carboplatin-Therapie diskutiert werden.

Als **individuelle Risikofaktoren**, die mit einem Rezidiv unter aktiver Surveillance korrelieren können, wurden in einer gepoolten retrospektiven Analyse von 638 Patienten eine Tumorgröße von > 4 cm und eine Rete-testis-Infiltration etabliert [365], [366]. Die Empfehlung einer risikoadaptierten Therapie auf diesen beiden Faktoren wird derzeit jedoch sehr zurückhaltend beurteilt, da diese Marker zum einen nie extern bzw. prospektiv validiert wurden. Zum anderen ist auch mit den beiden Markern die Diskriminierung bezüglich einer okkulten Metastasierung selbst bei High-Risk-Patienten mit einer Rezidivfreiheit von 65 % unter aktiver Surveillance nicht möglich. Ein **niedriges Rückfallrisiko** mit einer 5-Jahres-Rezidiv-Wahrscheinlichkeit von 12–16 % wurde bei Seminomen ohne Risikofaktoren, eine 5-Jahres-Rückfall-Wahrscheinlichkeit von 16 % bei Vorliegen eines Parameters und eine 5-Jahres-Rezidiv-Wahrscheinlichkeit von ca. 32 % bei beiden Markern beschrieben.

Aktive Surveillance

Eine Vielzahl von prospektiven klinischen Studien wurden durchgeführt und beschreiben ein generelles Rezidivrisiko von ca. 15 % in nicht selektionierten Patienten [345], [365]. Die paraaortalen Lymphknoten repräsentieren die dominierende Lokalisation des Rezidivs und werden in über 80 % der rezidivierenden Patienten als einzige Lokalisation nachgewiesen. Das mittlere Zeitintervall zwischen Diagnose und Rezidivnachweis variiert zwischen 12 und 18 Monaten, jedoch sind gerade beim Seminom Spätrezidive bis zu 30 Jahre nach Primärtherapie beschrieben.

Adjuvante Radiotherapie

Die frühere Option der adjuvanten Radiatio der paraaortalen Lymphknoten mit 20 Gy stellte über

Jahrzehnte die Therapie der Wahl dar und reduzierte die Rezidivrate auf 0,5–5% [63].

> **Merke**
>
> Aufgrund der erhöhten Rate von Radiotherapie-induzierten Langzeitnebenwirkungen stellt die Radiatio in den aktuellen Leitlinien keine empfohlene Therapieoption mehr dar [197], [198], [270].

Das Sterberisiko für kardiovaskuläre Erkrankungen ist nach Strahlentherapie signifikant erhöht (HR 1,80; 95%-CI: 1,01–2,98) ebenso das Risiko der kardialen Mortalität [25], [348]. Zudem zeigte sich bei den bestrahlten Patienten ein signifikantes erhöhtes Zweitmalignomrisiko in den Organen Pankreas, Niere, Harnblase und Kolon.

Adjuvante Chemotherapie

Die adjuvante Chemotherapie mit 1 Zyklus Carboplatin in der Dosierung AUC 7 stellt eine weitere Therapieoption dar, die in der prospektiv randomisierten MRC-TE19-Studie gegenüber einer adjuvanten Radiotherapie unter Einschluss von 1447 Patienten analysiert wurde [182], [355]. Nach einem mittleren Follow-up von 6,5 Jahren zeigte die 5-Jahres-Rezidivrate mit 4% bzw. 5,3% keine statistisch relevanten Differenzen nach Strahlentherapie bzw. Carboplatintherapie. Zu beachten ist, dass 67% der Rezidive nach Carboplatin in der primären retroperitonealen Landungszone zu beobachten waren, während die Rezidive nach Strahlentherapie klassisch außerhalb des Strahlenfeldes zu finden waren. Unter Carboplatin kam es zu einer signifikanten Absenkung der Entwicklung von metachronen testikulären Zweittumoren (0,54% versus 1,96%). In einer weiteren prospektiv randomisierten Studie konnte die spanische Hodentumorgruppe nach Carboplatingabe bei Patienten mit einem oder 2 Risikofaktoren (Tumorgröße > 4 cm bzw. Rete-testis-Invasion) eine 5-Jahres-Rezidivrate von nur 3,8% beobachten [182]. Auch hier dominierte die retroperitoneale Rezidivlokalisation.

> **Merke**
>
> Zu beachten bei der Carboplatin-Gabe ist die adäquate Berechnung der glomerulären Filtrationsrate über einen 24-Stunden-Sammelurin.

Tritt unter einer Surveillance-Strategie oder nach adjuvanter Carboplatin-Chemotherapie ein begrenzter lokoregionaler Rückfall auf, stehen alternativ eine perkutane Bestrahlungsbehandlung als lokale Therapie oder eine systemische Chemotherapie nach dem PEB-Schema (Cisplatin, Etoposid und Bleomycin) bzw. (bei Verzicht auf Bleomycin aufgrund von pulmonalen Funktionseinschränkungen) dem PE-Schema bei weiterhin kurativem Behandlungsansatz als Therapieoptionen zur Verfügung [197], [198], [270]. Bei einem ausgedehnten lokoregionalen Rückfall oder fortgeschrittener systemischer Tumorausbreitung ist immer eine Kombinationschemotherapie erforderlich.

Seminom CS II A/B

Ungefähr 15–20% der Patienten mit einem klassischen Seminom präsentieren sich im klinischen Stadium IIA/B. Therapeutisch kommen in Abhängigkeit der Lymphknotengröße als wichtigstem Prognosefaktor die perkutane Radiatio der paraaortalen sowie der ipsilateralen iliakalen Lymphknoten mit 25 Gy und einem Boost von zusätzlichen 10 Gy auf die Zielläsion oder die primäre Chemotherapie mit 3 Zyklen PEB in Betracht [197], [198], [270].

Für das Stadium CS IIB erfolgte von der EGCCCG eine Neubewertung der Therapieoptionen [273] unter Berücksichtigung aktueller Ergebnisse der Spanish Germ Cell Cancer Group [35]: Patienten mit einer Metastasengröße ≤ 2 cm sollten aufgrund des guten rezidivfreien 5-Jahres-Überlebens von über 90% der primären Radiotherapie zugeführt werden, während Patienten mit einer Lymphknotengröße um 5 cm aufgrund der hohen Rezidivrate von 50–60% nach Strahlentherapie eine systemische Chemotherapie erhalten sollten. Die Polychemotherapie wird insbesondere empfohlen bei multinodaler lymphogener Metastasierung mit größeren Lymphommanifestationen. Eine Monotherapie mit Carboplatin ist einer Radiotherapie unterlegen und keine Therapiealternative [122].

Eine computertomografische Evaluation des Behandlungsergebnisses und eine Kontrolle der Tumormarker sind 8–12 Wochen nach Chemotherapie erforderlich. Bei Nachweis von Residualtumoren < 3 cm ist eine abwartende Behandlungsstrategie mit regelmäßigen bildgebenden Kontrolluntersuchungen erforderlich (Kap. „Bildgebung und Staging" (S. 268)). Das Risiko vitaler Tumorzellanteile liegt bei < 10 %, so dass prinzipiell keine Residualtumorresektion indiziert ist. Bei Residuen > 3 cm oder fraglicher Progression kann eine FDG-PET/CT-Untersuchung zur Differenzierung vitaler gegenüber nekrotischen Residuen helfen. Ein positiver PET-Befund ist ein sensitiver Prädiktor für vitales Tumorgewebe (Kap. „Bildgebung und Staging" (S. 268)) und erfordert eine weitere histologische Abklärung durch Biopsie bzw. Residualtumorresektion.

Auch wenn die PC-RPLA bei Seminompatienten aufgrund der ausgeprägten desmoplastischen Reaktion zwischen Lymphknoten und großen Gefäßen technisch anspruchsvoll ist und in verschiedenen Studien über eine erhöhte perioperative Morbidität gegenüber der PC-RPLA nichtseminomatöser Keimzelltumoren berichtet wird, können wir keine Differenzen zwischen den Komplikationsraten der beiden Tumorentitäten sehen.

Therapie des nichtseminomatösen Keimzelltumors im Stadium I

Ähnlich der Therapie des Seminoms erfolgt auch die Behandlung des NSKZT im klinischen Stadium I **risikoadaptiert** (EGCCCG). Prinzipiell stehen die
- aktive Surveillance,
- primäre Chemotherapie nach dem PEB-Schema und
- als historisch begründete Option, die nervschonende retroperitoneale Lymphadenektomie zur Verfügung [197], [198], [270], [273].

> **Merke**
>
> Als **valide Risikofaktoren** für ein Rezidiv haben sich in retro- und prospektiven klinischen Studien erwiesen [9], [152]:
> - der Nachweis einer vaskulären Invasion,
> - der prozentuale Anteil embryonalen Karzinoms
> - der MIB-1-Proliferationsindex.

In der Low-Risk-Gruppe (keine vaskuläre Invasion, embryonales Karzinom < 50 %, MIB-1-Proliferationsindex < 70 %) entwickeln nur 13 % der Patienten unter aktiver Surveillance ein Rezidiv, während die Rezidivrate in der High-Risk-Gruppe bei ca. 64 % gelegen ist [77]. Eine exakte quantitative pathohistologische Beurteilung des primären Keimzelltumors kann das Rezidivrisiko genauer einordnen. Eine vaskuläre Invasion in Kombination mit einem prozentualen Anteil des embryonalen Karzinoms < 45 % identifizierte 91,5 % der Patienten korrekt in das pathologische Stadium I [152]. Der Nachweis einer vaskulären Invasion mit einem embryonalen Karzinom > 80 % klassifizierte 88 % der Patienten korrekt in das klinische Stadium IIA/B.

Aktive Surveillance

In der **Low-Risk-Gruppe** ist die aktive Surveillance-Strategie bei identischer Heilungsrate aber geringerer Akut- und Langzeittoxizität im Vergleich zur Systemtherapie oder der RPLA als Therapie der Wahl anzusehen [261].

Bei der Empfehlung zur aktiven Surveillance sind die folgenden Aspekte mit dem Patienten zu diskutieren:
- das Risiko sekundärer Malignome aufgrund der erhöhten Strahlenexposition durch die intensivierte bildgebende Nachsorge
- die intensivere Salvage-Therapie (3–4 Zyklen PEB ± RPLA) als bei primär aktiver Therapie (1 Zyklus PEB)

Verschiedene klinische Studien haben versucht, die Anzahl der zur **frühzeitigen Rezidiverkennung** notwendigen CT-Untersuchungen auf ein Minimum zu reduzieren [20], [314]. In der einzigen prospektiven TE08-Studie des MRC wurden 414 Patienten mit einem Low-Risk-NSKZT in die beiden Arme einer intensivierten und einer weitläufigen bildgebenden Nachsorge randomisiert [314]. Die Patienten erhielten 2 bzw. 5 CT-Untersuchungen zur Nachsorge während der ersten beiden postoperativen Jahre. Nach einem mittleren Follow-up von 40 Monaten erlitten 37 (15 %) bzw. 33 (20 %) der Patienten in der Gruppe mit 2 bzw. 5 durchgeführten CTs ein Rezidiv. Kein Patient hatte ein Rezidiv der ungünstigen Prognosegruppe, 0,8 % bzw. 0,6 % der Patienten erlitten ein Rezidiv mit einer intermediären Prognose. In der Gruppe mit geringer CT-Frequenz wurden 21,6 % der Rezidive durch eine Tumormarkererhöhung detektiert im Vergleich zu 6,1 % in der Kontrollgruppe. Interessanterweise demaskierte sich das Rezidiv bei einem Drittel der Patienten mit einer Markererhöhung, die zum Zeitpunkt der Ablatio testis ein normales Markerprofil aufwiesen. Elf Patienten entwickelten pulmonale Metastasen, von denen wiederum 7 ohne Tumormarkererhöhung einhergingen.

Aus der prospektiven Studie kann für den klinischen Alltag und die **Routinenachsorge** folgende Schlussfolgerung getroffen werden:
- Zwei CTs reduzieren die Strahlenexposition, ohne das onkologische Ergebnis negativ zu beeinflussen.
- Regelmäßige Bestimmungen der Tumormarker AFP, Beta-hCG und LDH sowie ein Röntgen Thorax sind für eine effektive Nachsorge unter aktiver Surveillance notwendig.
- Der Ansatz der reduzierten Bildgebung ist nur für Low-Risk-NSKZT gültig.
- Folgendes Nachsorgeschema kann empfohlen werden: Tumormarker monatlich, Röntgen Thorax 2-monatlich, CT Abdomen/Becken nach 3 und 12 Monaten, dann jährlich. Aufgrund der minimalen Rezidivrate nach 5 Jahren kann ab diesem Zeitpunkt auf eine regelmäßige Nachsorge verzichtet werden.

Die **Rezidivraten** liegen bei Nachbeobachtungszeiten von bis zu 20 Jahren bei 27–30%. 80% der Rezidive entwickeln sich innerhalb der ersten 12 Monate, 90% innerhalb der ersten beiden Jahre und 94% bzw. 97% innerhalb des 3. bzw. 4. postoperativen Jahres [353], so dass die Nachsorgeuntersuchungen engmaschiger und ab dem 3. postoperativen Jahr weitläufiger durchgeführt werden können. 60% der Rezidive entwickeln sich retroperitoneal, 25% pulmonal und ca. 10% der Rezidive werden durch isolierte Markererhöhung detektiert. Im Falle eines Rezidivs unter Überwachung wird der Patient je nach IGCCCG Prognosegruppe für metastasierte KZT mit 3 oder 4 Zyklen Chemotherapie behandelt und bei nachweisbarem Residualtumor auch operiert [197], [198], [270], [273].

Eine Abweichung von dieser Therapieempfehlung ist nur bei Kontraindikationen (z. B. fehlende Compliance) oder bei ausdrücklichem Patientenwunsch zulässig. Lediglich bei dem seltenen reinen maturen Teratom kann die nervschonende RPLA als primäre Therapiemaßnahme diskutiert werden [148], nachdem die Teratome mit Risikofaktoren eine nahezu identische okkulte retroperitoneale Metastasierungsrate aufweisen wie die anderen NSKZT.

In der Vergangenheit haben verschiedene Arbeitsgruppen die onkologische Effektivität der aktiven Surveillance auch bei Patienten mit einem **High-Risk-NSKZT** untersucht. In der größten Serie mit 371 Patienten zeigten Kakiashvili zwar eine Rezidivrate von 49,2% bei den High-Risk- im Vergleich zu nur 18,7% bei den Low-Risk-Patienten auf [184]. Die tumorspezifische 5-Jahresüberlebensrate war in den beiden Gruppen mit 99,2% bzw. 98,2% nahezu identisch. In der High-Risk-Gruppe konnte aber 50% der Patienten eine aktive Therapie ohne onkologischen Nachteil erspart werden.

In einer weiteren Studie wurden 223 Patienten mit einem NSKZT im klinischen Stadium I unabhängig von Risikofaktoren der aktiven Surveillance zugeführt [194]. Eine vaskuläre Invasion war vorhanden, fehlend oder unbekannt bei 66%, 27% bzw. 7% der Patienten. Nach einem mittleren Follow-up von 52 Monaten, entwickelten 59 (26%) Patienten ein Rezidiv, welches in allen Fällen durch eine Salvage Chemotherapie und in 8% durch eine zusätzliche postchemotherapeutische RPLA kuriert wurde. Nur die Hälfte der rezidivierten Patienten hatte eine vaskuläre Invasion in dem Orchiektomiepräparat. Auch in anderen Studien wird die frühere Angabe einer 50%igen Rezidivrate bei Nachweis einer vaskulären Invasion in Frage gestellt. In den zur Verfügung stehenden Arbeiten schwanken die Rezidivraten zwischen 30% und 35% [12], [97].

Fazit

Aktive Surveillance als Behandlungsstrategie
- bei Low-Risk-Patienten
  - Rezidivrate: 15%
- bei High-Risk-Patienten mit einem NSKZT im klinischen Stadium I
  - deutlich erhöhte Rezidivrate: 30–50% intensivere Therapiemaßnahmen

Adjuvante Chemotherapie bei High-Risk-Nichtseminom CS I

Die adjuvante systemische Chemotherapie mit **2 Zyklen PEB** galt als der bisherige **Standard** und wurde bereits bei einer vaskulären Invasion aufgrund des erhöhten Rezidivrisikos als Therapie der Wahl empfohlen [197], [198], [270], [273]. Die Re-

Tab. 4.30 Ergebnisse der adjuvanten systemischen Chemotherapie mit 1 Zyklus PEB beim Nichtseminom im klinischen Stadium I.

Autor	n	Follow-up	Rezidiv	Überleben
Gilbert [128]	22	10,2 Jahre	0 %	100 %
Westermann [368]	44	99 Monate	7,5 %	100 %
Oliver [274]	46		6,5 %	100 %
GTCSG [152]		4,7 Jahre	1,04 %	100 %
SWENTOCA [344]		4,7 Jahre	3,2 %	100 %
Update [12]	450	8 Jahre	2,3 % 3,4 % bei VI 1,3 % ohne VI	99,1 % 98,7 % 99,1 %

zidivraten können damit, unabhängig von der publizierten Studie, auf 2–4 % reduziert werden, letztendlich können alle Patienten durch eine adäquate Salvage-Chemotherapie kuriert werden.

Auch die neueren Studiendaten belegen die **hohe onkologische Effektivität** von 2 Zyklen PEB [26], [343]. Die SWENTOCA-Studiengruppe zeigt ein rezidivfreies Überleben von 97 % gegenüber 55–65 % unter aktiver Surveillance sowie ein Gesamtüberleben von 99 % nach 2 Zyklen PEB [343]. Die griechische Studiengruppe erreicht bei 142 Risikopatienten mit 2 Zyklen PEB nach einem mittleren Follow-up von 79 Monaten ein rezidivfreies Überleben von 99 % [26].

Der **Nachteil** der adjuvanten Chemotherapie liegt in der **Übertherapie** von nahezu 50 % der Patienten, die somit den potenziellen Nebenwirkungen wie Infertilität, Sekundärneoplasien, kardiovaskulären und endokrinologischen Malfunktionen ohne einen onkologischen Nutzen ausgesetzt werden.

In diesem Zusammenhang haben einige Arbeitsgruppen lediglich **1 Zyklus PEB** mit praktisch identischer onkologischer Effektivität im Vergleich zu 2 Zyklen PEB eingesetzt (▶ Tab. 4.30) [128], [274], [344], [368]. Die German Testicular Cancer Study Group hat in einer großen Phase-III-Studie 382 Patienten zwischen RPLA und 1 Zyklus PEB randomisiert [10]. Von den 366 auswertbaren Patienten haben nach einem medianen Follow-up von über 50 Monaten nur 2 (1,12 %) Patienten nach Chemotherapie, aber 14 (7,5 %) Patienten nach RPLA ein Rezidiv erlitten, von denen alle Patienten nach adäquater Salvage-Therapie geheilt werden konnten. Die sehr ungünstigen Daten der RPLA mit einer ungewöhnlich hohen Rate an lokoregionären Rezidiven sind unter anderem auf die fehlende operative Erfahrung vieler beteiligter Zentren zurückzuführen.

In der wohl größten Studie wurden durch die SWENTOCA-Studiengruppe 745 Patienten mit einem NSKZT im klinischen Stadium mit 1 Zyklus PEB therapiert oder der aktiven Surveillance zugeführt [343], [344]. Die Patienten wurden bezüglich des Vorhandenseins oder des Fehlens der vaskulären Invasion stratifiziert. Nach einem mittleren Follow-up von 4,7 Jahren wurden 51 Rezidive beobachtet. 41,7 % bzw. 13,2 % der Patienten mit Nachweis oder Fehlen einer vaskulären Invasion entwickelten ein Rezidiv unter der aktiven Surveillance, während ein solches nur bei 3,2 % bzw. 1,3 % der Patienten nach 1 Zyklus PEB zu beobachten war. In einer aktualisierten Auswertung nach einem mittleren Follow-up von 8 Jahren konnten die Daten reproduziert werden: 2,3 % der Patienten erlitten im Mittel nach 1,2 Jahren ein Rezidiv. Stratifiziert nach dem Vorhandensein oder Fehlen der vaskulären Invasion lag die Rezidivrate bei 3,4 % bzw. 1,3 % bei einer unverändert hohen 5-Jahres-Überlebensrate von 98,7 % bzw. 99,1 %. Das späteste Rezidiv nach systemischer Chemotherapie wurde 3,3 Jahre nach Therapieende beobachtet, so dass eine 5-jährige Nachsorge ausreichend erscheint.

> **Merke**
>
> Basierend auf diesen Daten stellt die Therapie mit 1 Zyklus PEB die Standardtherapie der Nichtseminome im klinischen Stadium I mit dem Risikofaktor vaskuläre Invasion dar.

Nervschonende retroperitoneale Lymphadenektomie

Die retroperitoneale Lymphadenektomie (RPLA) spielt beim NSKZT im klinischen Stadium I, wenn

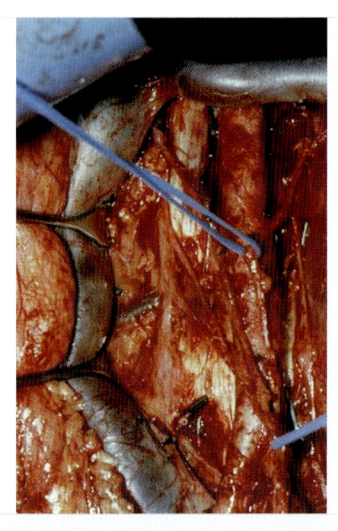

Abb. 4.35 Intraoperativer Situs einer nervschonenden retroperitonealen Lymphadenektomie (RPLA).

überhaupt, nur eine untergeordnete Rolle. Indikationen bestehen nur bei ausdrücklichem Patientenwunsch oder bei dem seltenen **reinen maturen Teratom** mit ungünstigen Prognosefaktoren [148], [295]. Wird die RPLA durchgeführt, muss diese in nervschonender Operationstechnik erfolgen (▶ Abb. 4.35) [144]. Die potenziellen Vorteile der RPLA liegen im sofortigen, korrekten Staging des Retroperitoneums, das in 90 % die primäre Metastasenstation darstellt. Die Nachsorge wird vereinfacht, weil sie sich auf Röntgenuntersuchungen des Thorax beschränken kann. Die German Testicular Cancer Study Group (GTCSG) hat die Komplikationsraten der primären RPLA bei 237 Patienten publiziert, die von 1995–2000 in 7 Zentren operiert wurden [144]. Die antegrade Ejakulation konnte in 93,2 % erhalten werden, nur 0,5 % der Patienten hatten ein Rezidiv im Retroperitoneum und die Gesamtkomplikationsrate lag bei 17 %. Dabei entfielen 3 % auf „Major Complications" (chylöser Aszites, Pulmonalarterienembolie, Dünndarmileus).

Als Alternative zur offenen Operation wurde die diagnostische, **laparoskopische RPLA** (L-RPLA) eingeführt [177]. Aufgrund der aktuellen Datenlage ergeben sich in ausgewiesenen Zentren keine signifikanten Differenzen in den Rezidiv-, Heilungs- und Komplikationsraten zwischen beiden Operationstechniken. Allerdings ist nach den Ergebnissen einer Metaanalyse von Rassweiler et al. an mehr als 800 Patienten festzuhalten, dass mehr als 90 % der Patienten mit positiven Lymphknoten in der L-RPLA Gruppe eine systemische adjuvante Chemotherapie erhielten, während dies nur bei 15–29 % der Patienten nach offener RPLA der Fall war [299]. Die L-RPLA stellt entsprechend der aktuellen Leitlinien keine empfohlene Therapie dar [150], [299]. Die Daten haben für beide Operationstechniken übereinstimmend gezeigt, dass die Operation dann an Qualität gewinnt und die Nebenwirkungsrate sich verringert, wenn sie in Zentren durchgeführt wird, die eine Mindestanzahl dieser Operationen pro Jahr und Operateur (etwa 20 retroperitoneale Operationen einschließlich Residualtumorresektionen) nachweisen können [299].

Therapie des NSKZT im klinischen Stadium IIA/B

Die Therapie des NSKZT im klinischen Stadium IIA wird stratifiziert nach dem Vorliegen oder Fehlen positiver Tumormarker, während die Behandlung im Stadium IIB immer nach den Kriterien der IGCCCG-Klassifikation durch systemische Chemotherapie mit 3 oder 4 Zyklen PEB erfolgt [197], [198], [270], [273].

Beim NSKZT im klinischen **Stadium IIA** und **negativen Tumormarkern** werden entsprechend der EGCCCG folgende Optionen angeboten:
- nervschonende RPLA
- aktive Surveillance mit kurzfristigen bildgebenden Verlaufskontrollen und aktiver Therapie im Falle einer dokumentierten Progression
- histologische Sicherung der Dignität durch CT-gesteuerte Biopsie
- primäre Chemotherapie mit 3 Zyklen PEB

Hintergrund der verschiedenen Therapieoptionen ist die noch immer hohe Falschpositiv-Rate von 20–30 % einer im CT dargestellten retroperitonealen Lymphadenopathie und die identische langfristige Kurationsrate der verschiedenen Therapieoptionen.

Systemische Chemotherapie metastasierter Keimzelltumoren

1997 wurde mit der „International Germ Cell Cancer Consensus Group Classification" (IGCCCG) eine **einheitliche Klassifikation** eingeführt, die Patienten nach Lokalisation des Primärtumors, Höhe der Tumormarker und Vorhandensein nichtpulmonaler viszeraler Metastasen in 3 Prognosegruppen einteilt (▶ Tab. 4.29) [170].

Diese Einteilung in eine „gute", „intermediäre" und „schlechte" Prognosegruppe ist heute international akzeptiert und erlaubt eine einheitliche Interpretation und den Vergleich von Studienergebnissen.

Etwa 60 % aller Patienten mit metastasiertem Keimzelltumor gehören zur **guten Prognosegruppe** mit einer ca. 90 %igen Langzeitüberlebensrate nach Cisplatin-haltiger Chemotherapie.

Die **intermediäre Prognosegruppe** umfasst etwa 20–25 % aller metastasierten Patienten, die eine Langzeitüberlebensrate von etwa 80 % nach Cisplatin-haltiger Primärtherapie aufweisen.

Patienten mit primär mediastinalem Keimzelltumor, extrem hohen Tumormarkern oder nicht-pulmonalen viszeralen Metastasen bilden die **schlechte Prognosegruppe** und erreichen trotz Cisplatin-haltiger Chemotherapie nur unbefriedigende Langzeitüberlebensraten von 40–50 %. Etwa 15–16 % aller Patienten entfallen auf diese Gruppe.

Bereits bei einer intermediären Prognose sollte die Therapie in Absprache mit einem tertiären Referenzzentrum erfolgen.

Therapie bei „Good Prognosis" nach IGCCCG-Klassifikation

Seit Ende der 80er Jahre gilt die **Kombination aus Bleomycin, Cisplatin und Etoposid** (BEP-Regime) als das Standardchemotherapieregime für Patienten mit metastasierten Keimzelltumoren (▶ Tab. 4.31, [150]) und **3 Zyklen** BEP als der Standard für Patienten mit günstigen Prognosekriterien. Diese ausgezeichneten Ergebnisse wurden in einer EORTC-Studie, in der über 800 Patienten mit günstigen Prognosekriterien nach der IGCCG-Klassifikation zu entweder 3 Zyklen BEP oder 3 Zyklen BEP plus ein Zyklus EP randomisiert wurden, bestätigt [88]. Darüber hinaus wurde in einem 2×2 faktoriellen Design zwischen einem 5-Tages-BEP und einem 3-Tage-BEP randomisiert. Es zeigte sich kein Überlebensunterschied zwischen dem 5-Tages- und dem 3-Tages-Regime, allerdings ist das 3-Tages-Regime mit einer höheren Langzeittoxizität, insbesondere Ototoxizität, Neurotoxizität und Raynaud-Syndrom assoziiert [111].

> **Merke**
>
> Als Standardtherapie Patienten mit günstigen Prognosekriterien nach der IGCCCG Klassifikation gelten weiterhin 3 Zyklen des 5-Tages-Regimes mit einer kumulativen Etoposid-Dosis von 1500 mg/m².

Aufgrund der pulmonalen Toxizität wurde der Stellenwert und die Notwendigkeit der Gabe von Bleomycin im PEB-Regime in randomisierten Studien überprüft [73], [90], [222]. In einer Studie der Eastern Cooperative Oncology Group (ECOG) wurden 3 Zyklen PEB mit 3 Zyklen EP verglichen. Sowohl die Ansprechrate als auch das progressionsfreie und das Gesamtüberleben waren unter EP signifikant schlechter, so dass 3 Zyklen EP als eine nicht ausreichende Therapie für „Good-Prognosis"-Patienten gelten [222]. Allerdings können bei „Good-Prognosis"-Patienten mit vorbestehenden Lungenerkrankungen (DLCO < 60 % vor Therapie) unter Verzicht auf Bleomycin anstelle von 3 Zyklen 4 Zyklen PE appliziert werden [195].

Therapie bei „Intermediate Prognosis" nach IGCCCG-Klassifikation

Patienten mit „Intermediate-Prognosis"-Charakteristika erreichen mit **4 Zyklen PEB** eine Langzeitüberlebensrate von etwa 80 %. Da diese Subgruppe von Patienten erst durch die Analyse der IGCCCG 1997 definiert wurde, wurden bisher nur wenige Studien zur Therapieoptimierung durchgeführt und die optimale Behandlungsstrategie für diese Patienten daher bisher nicht eindeutig definiert. Aufgrund seiner Aktivität bei Patienten mit refraktären bzw. rezidivierten Tumoren wurde Paclitaxel in Kombination mit PEB (Tax-PEB) gegen den Standard PEB im Rahmen einer prospektiv randomisierten Phase-III-Studie der EORTC bei Patienten

Tab. 4.31 Standardregime einer PEB-Polychemotherapie des testikulären Keimzelltumor.

PEB-Schema	Dosierung	Tag	Applikation
Cisplatin	20 mg/m²	1–5	i. v. Infusion
Etoposid	100 mg/m²	1–5	i. v. Infusion
Bleomycin	15 mg/m²	1, 8, 15	i. v. Bolusinjektion

mit intermediärer Prognose geprüft [89]. Aufgrund schlechter Rekrutierung wurde die Studie nach 337 Patienten vorzeitig terminiert und nach einem mittleren Follow-up von 5,2 Jahren ausgewertet. Das progressionsfreie 3-Jahres-Überleben war in der T-PEB-Gruppe gegenüber der PEB-Gruppe mit 82,7% versus 70,1% signifikant verbessert (p = 0,03). Allerdings fanden sich keine statistisch signifikanten Differenzen im 3-Jahres-Überleben (94,4% versus 89,7%, p = 0,25). Aufgrund der ebenfalls signifikant erhöhten Rate von Grad-3/4-Toxizitäten im T-PEB-Arm kann diese Kombination nicht als Standard für die Intermediate-Risk-Patienten empfohlen werden.

Bei Kontraindikationen für Bleomycin können alternativ auch 4 Zyklen Etoposid, Ifosfamid und Cisplatin (VIP-Protokoll) gegeben werden [197], [198], [270], [273].

Merke

Vier Zyklen Chemotherapie nach dem BEP Protokoll mit einer Etoposid-Gesamtdosis von 1500 mg/m² pro Zyklus gelten nach wie vor als Standardtherapie für die Intermediate-Prognosis-Patientengruppe.

Therapie bei „Poor Prognosis" nach IGCCCG-Klassifikation

Im Gegensatz zu den Patienten mit „Good" oder „Intermediate Prognosis" weisen Patienten mit „Poor-Prognosis"-Kriterien nach **Standardbehandlung mit 4 Zyklen nach dem BEP-Protokoll** ein deutlich schlechteres Langzeitüberleben von nur etwa 50% auf [80]. Die Therapie mit **4 Zyklen PEI** ist bei einer Progressionsfreiheit und einem Gesamtüberleben nach 5 Jahren mit 41% bzw. 48% onkologisch äquieffektiv, aber mit einer deutlich höheren Hämatotoxizität assoziiert. Lediglich bei Patienten mit bekannter Lungenfunktionseinschränkung kann PEI bevorzugt werden. Patienten mit ausgedehnten Leber-, Lungen- bzw. ZNS-Metastasen sollten einen ersten, dosisreduzierten Zyklus zur Vermeidung eines Tumorlysesyndroms erhalten, bevor eine Systemtherapie mit Standarddosis folgt.

Noch immer kontrovers stellt sich die Frage, ob eine Hochdosis-Chemotherapie (HDCHT) zu diesem Zeitpunkt bessere Kurationsraten erzielt als die konventionelle Salvage-Chemotherapie. Pico et al. analysierten in einer randomisierten Studie den therapeutischen Effekt einer HDCHT (3 Zyklen Cisplatin, Ifosfamid, Etoposid gefolgt von 1 hochdosiertem Zyklus Carboplatin, Etoposid, Cyclophosphamid) gegenüber einer Salvage Chemotherapie mit 4 Zyklen PEI und konnten keine signifikanten Differenzen in Bezug auf progressionsfreies oder Gesamtüberleben feststellen [289].

In 3 prospektiv randomisierten klinischen Studien konnte kein Vorteil der primären Hochdosis-Chemotherapie (HDCHT) gegenüber der Standardtherapie bei „Poor-Risk"-Patienten aufgezeigt werden [109], [236], [255]. Lediglich Patienten mit einem nicht halbwertszeitgerechten Tumormarkerabfall stellen eine Subgruppe der „Poor-Risk"-Patienten mit schlechterer Prognose dar und können von einer dosisintensivierten Chemotherapie profitieren. Ebenso scheinen Patienten mit extragonadalen mediastinalen Keimzelltumoren oder mit viszeralen Metastasen bezüglich der Progressionsfreiheit nach 2 Jahren (75% versus 59%, p = 0,0056) sowie des Gesamtüberlebens nach 2 Jahren (82% versus 71%, p = 0,0186) von einer primären HDCHT zu profitieren, wie eine „Matched-Pair"-Analyse der deutschen Hodentumorgruppe zeigte.

Zwei große randomisierte Studien wurden bisher durchgeführt, eine europäische und eine amerikanische, wobei nur die amerikanische Studie bisher publiziert wurde. In dieser Studie wurden Patienten entweder zu 4 Zyklen Standard-BEP oder 2 Zyklen Standard-BEP gefolgt von 2 Hochdosiszyklen Carboplatin, Etoposid und Cyclophosphamid randomisiert. Die Rate an anhaltenden kompletten Remissionen war mit 49% für Standard-BEP und 56% für den experimentellen Hochdosis-Chemotherapie-Arm nicht signifikant unterschiedlich [255]. Patienten mit verlangsamtem Tumormarkerabfall hatten ein signifikant schlechteres Überleben als Patienten mit Halbwertszeit-gerechtem Abfall.

Merke

Aktuell sollten die Patienten mit ungünstiger Prognose entsprechend der internationalen Leitlinien aufgrund der Komplexität der individuellen Therapieentscheidungen an tertiären Referenzzentren behandelt werden.

Praktische Aspekte der Chemotherapie metastasierter Keimzelltumoren

Chemotherapie für metastasierte Keimzelltumoren sollte **ohne Dosisreduktion in 21 Tagesintervallen** verabreicht werden. Dosisreduktionen sollten unbedingt vermieden werden, da diese die Effektivität beeinträchtigen können. Die Chemotherapie wird unabhängig von der Leukozyten- und Neutrophilenzahl am Tag 1 des nachfolgenden Zyklus weitergeführt. Therapieverzögerungen sollten wann immer möglich, vermieden werden. Therapieverzögerungen um wenige Tage sollten nur dann in Betracht gezogen werden, wenn neutropenes Fieber oder eine Thrombozytopenie von < 100 000/μl am Tag 1 des nächsten Zyklus vorliegen. Derzeit besteht keine Indikation für einen primären prophylaktischen Einsatz von G-CSF beim BEP-Schema. Entwickelt der Patient jedoch neutropenes Fieber oder lang anhaltende Neutropenien, so ist die Verabreichung von G-CSF in den nachfolgenden Zyklen zur Aufrechterhaltung der Dosisintensität dringend empfohlen.

Empfehlungen zur Durchführung der **PEB-Chemotherapie bei testikulärem Keimzelltumor**:
- Therapieverzögerung nur im Falle von neutropenem Fieber oder Thrombozyten < 100 000/μl am Tag 22
- Ist der Patient weiterhin neutropen an Tag 4 des Zyklus, sollte auf Etoposid an Tag 5 verzichtet werden.
- Auf eine Dosisreduktion sollte unbedingt verzichtet werden.
- Es gibt derzeit keine Indikation für den prophylaktischen Einsatz von G-CSF. Im Fällen von neutropenem Fieber sollte G-CSF in allen verbleibenden Zyklen prophylaktisch gegeben werden.

Patienten mit fortgeschrittenen Keimzelltumoren sollten unbedingt an **erfahrenen Zentren** behandelt werden. Mehrere Studien haben eindeutig eine Beziehung zwischen Überlebensrate und Größe und Erfahrung (gemessen an der Zahl behandelter Patienten pro Jahr) des behandelnden Zentrums gezeigt [25], [348].

Rezidivtherapie

Die Rezidivtherapie von Patienten mit Hodentumoren ist im Vergleich zu deren Primärtherapie komplexer und durch Studiendaten in Art und Umfang schlechter abgesichert. Nur etwa 5–10 % aller Patienten mit Hodentumoren und nur etwa 20–30 % der Patienten mit metastasierter Erkrankung bedürfen zu irgendeinem Zeitpunkt ihrer Erkrankung einer **Salvage-Chemotherapie** [197], [198], [270], [273]. Aus diesen Gründen liegen zumeist Daten aus retrospektiven Analysen oder relativ kleinen Phase-II-Studien an heterogenen Patientenkollektiven vor. Schließlich wurde in den vergangenen Jahren die Bedeutung von Prognosefaktoren auch hinsichtlich einer Rezidivchemotherapie zunehmend deutlich [108].

Patienten, die einer Salvage-Chemotherapie bedürfen, sollten entsprechend der internationalen Leitlinien einem **tertiären Referenzzentrum** zugewiesen werden [197], [198], [270], [273], nachdem die Prognose der Patienten in Abhängigkeit der vorliegenden Prognosefaktoren erheblich heterogen ist und eine differenzierte, individualisierte Therapie erforderlich macht (Tabelle 7). In diesem

Tab. 4.32 Bekannte Prognosefaktoren im Rezidiv nach systemischer Chemotherapie metastasierter testikulärer Keimzelltumoren.

	Günstig	Ungünstig
Histologie	Seminom	Nichtseminom
Lokalisation des Primärtumors	alle, außer primär mediastinale Nichtseminome	primär mediastinale Nichtseminome
Ansprechen auf Primärtherapie	CR oder PR mit negativen Tumormarkern	Markerpositive PR oder noch schlechteres Ansprechen
progressionsfreies Intervall	> 6 Monate nach Ende der Primärtherapie	< 6 Monate nach Ende der Primärtherapie
Metastasen im Rezidiv	ausschließlich lymphatische oder pulmonale Metastasen	extrapulmonale Organmetastasen (vor allem ZNS)
Tumormarker im Rezidiv	AFP niedrig (≤ 1000 ng/ml) hCG niedrig (≤ 1000 U/l)	AFP stark erhöht (> 1000 ng/ml) hCG stark erhöht (> 1000 U/l)

Zusammenhang müssen für den klinischen Alltag die von der International Prognostic Factors Study Group definierten Risikofaktoren und -gruppen für eine individuelle Therapieplanung berücksichtigt werden [108]. Abhängig von der Anzahl der vorhandenen Prognosemarker betrug die rezidivfreie 2-Jahres-Überlebensrate 75 % in der sehr niedrigen, 51 % in der niedrigen, 40 % in der intermediären, 26 % in der hohen und 6 % in der sehr hohen Risikogruppe.

Ein schlechtes Ansprechen auf Primärtherapie ohne Erreichen einer kompletten (CR) oder zumindest markernegativen teilweisen Remission (PR), hohe Werte der Tumormarker Alpha-Fetoprotein (AFP) und humanes Choriongonadotropin (hCG) sowie zerebrale Metastasen vor Beginn einer Rezidivchemotherapie weisen nach den vorliegenden Untersuchungen in jedem Fall auf eine ungünstige Prognose hin. Dagegen scheint ein gutes Ansprechen auf Primärtherapie mit kompletter Remission bzw. zumindest tumormarkernegativer partieller Remission sowie ein langes krankheitsfreies Intervall für den Erfolg einer Rezidivchemotherapie günstig zu sein. Ebenso sprechen reine Seminome in der Regel besser auf eine Rezidivchemotherapie an als Nichtseminome.

Der Algorithmus hilft im klinischen Alltag bei der therapeutischen Orientierung (▶ Abb. 4.36).

Prognosefaktoren sind vor allem relevant für die erste Rezidivchemotherapie. Einhorn et al. zeigten, dass die Prognose von Patienten, die eine zweite oder nachfolgende Rezidivtherapie benötigen, in der Regel auch ohne Kenntnis weiterer Prognosefaktoren ungünstig ist. Alle Patienten mit zweitem oder nachfolgendem Rezidiv benötigen daher in jedem Fall eine Hochdosis-Chemotherapie, wenn Heilungen noch erzielt werden sollen. Nach derzeit vorherrschender Meinung steht für diese Patientengruppen der Nutzen einer HDCT außer Frage [197], [198], [270], [273].

Umstritten ist dagegen der Stellenwert der **HDCT als erste Rezidivbehandlung** bei Patienten mit günstigen Prognosemerkmalen. Hier zeigen die Ergebnisse der IT94-Studie ebenso wie die Ergebnisse der Phase II Studien von Motzer et al., dass eine konventionell-dosierte Therapie bei Patienten mit günstigen Prognosefaktoren im Rahmen der ersten Rezidivtherapie mit vergleichbar guten Ergebnissen durchgeführt werden kann [255]. In einer weiteren retrospektiven Studie untersuchten Lorch et al. den therapeutischen Effekt einer primären HDCHT gegenüber einer konventionellen Salvage-Chemotherapie an 1435 Patienten im ersten Rezidiv stratifiziert nach den bereits oben beschriebenen Prognosefaktoren. Außer für die Gruppe der Niedrigrisikopatienten zeigte sich in allen Gruppen ein Nutzen der HDCHT in Bezug auf das progressionsfreie (HR = 0,44; 95 %-CI: 0,39–0,51) und das Gesamtüberleben (HR = 0,60; 95 %-CI: 0,56–0,75). In einer weiteren prospektiv rando-

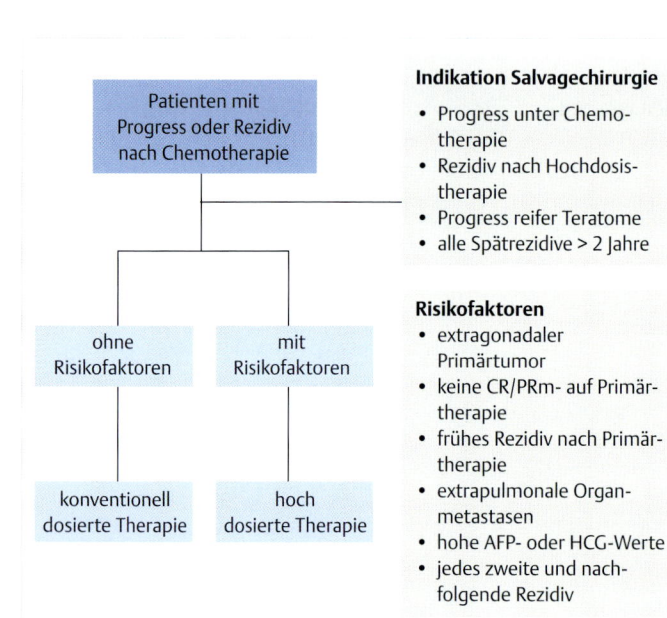

Abb. 4.36 Therapeutischer Algorithmus für Patienten im ersten Rezidiv nach [35].

Indikation Salvagechirurgie
- Progress unter Chemotherapie
- Rezidiv nach Hochdosistherapie
- Progress reifer Teratome
- alle Spätrezidive > 2 Jahre

Risikofaktoren
- extragonadaler Primärtumor
- keine CR/PRm- auf Primärtherapie
- frühes Rezidiv nach Primärtherapie
- extrapulmonale Organmetastasen
- hohe AFP- oder HCG-Werte
- jedes zweite und nachfolgende Rezidiv

misierten Studie wurden 211 Patienten mit einem rezidivierenden KZT in den Therapiearm 1 Zyklus PEI gefolgt von 3 Zyklen HDCHT (Carboplatin, Etposid) bzw. in den Therapiearm 3 Zyklen VIP gefolgt von 1 Zyklus HDCHT randomisiert [223]. Die Studie wurde aufgrund einer signifikant erhöhten therapiebedingten Mortalität im Arm B (14 % versus 4 %, p = 0,01) vorzeitig beendet und zeigte keinen signifikanten Nutzen der sequenziellen gegenüber der 1-Zyklus-HDCHT in Bezug auf das progressionsfreie oder das Gesamtüberleben nach 5 Jahren.

Mehr noch als die Primärtherapie setzt die Therapie von Patienten mit primär refraktärer oder rezidivierter Erkrankung Erfahrung in der Behandlung dieser Patientengruppe voraus.

> **Merke**
>
> Wenn alle Therapiemodalitäten zum richtigen Zeitpunkt und mit der notwendigen Expertise eingesetzt werden, sind Heilungen selbst bei Patienten mit prognostisch ungünstigen Krankheitsmerkmalen möglich.

Dies erfordert dann jedoch interdisziplinäre Vernetzung. Alle Patienten mit Rezidiven sollten deshalb zwingend an einem spezialisierten Zentrum vorgestellt werden.

Residualtumorresektion nach primärer und Salvage-Chemotherapie

Die Residualtumorresektion (RTR) nach systemischer Chemotherapie fortgeschrittener testikulärer Keimzelltumoren (KZT) stellt einen **integralen Bestandteil der multimodalen Therapie mit kurativer Intention** dar, nachdem bei ca. 15 % und 40 % der Patienten mit vitalem Karzinom oder maturen Teratom in den Residuen gerechnet werden muss [35], [197], [198], [270], [314].

Bei **nichtseminomatösem KZT** (NSKZT) ist die Indikation zur RTR prinzipiell bei Residualtumoren > 1 cm im longitudinalen bzw. Querdurchmesser gegeben, sofern sich die Serumkonzentrationen der Tumormarker normalisiert oder ein Plateau erreicht haben. Bei Residuen < 1 cm wird die Vorgehensweise noch kontrovers diskutiert, nachdem in retrospektiven Studien in 20 % bzw. 8 % der Patienten matures Teratom bzw. vitales Karzinom nachgewiesen werden konnte [224]. Das Risiko signifikanter Pathologien steigt insbesondere bei Patienten mit maturem Teratom im Primärtumor an. Aktuell wurde die Frage nach der Indikation zur PC-RPLA bei kleinen Residuen in 3 retrospektiven Studien analysiert [102], [193], [269]. Kollmannsberger et al. analysierten 161/276 (58,3 %) Patienten, die nach systemischer Chemotherapie eine komplette Remission definiert als Residuen < 1 cm Durchmesser erreichten und nur nachgesorgt wurden [193]. Nach einem mittleren Follow-up von 40 (2–128) Monaten entwickelten 6 % der Patienten ein Rezidiv, kein Patient verstarb. 94 % der Patienten gehörten der günstigen Risikogruppe nach IGCCCG an, je 3 % wurden der intermediären und ungünstigen Risikogruppe zugeordnet. In einem ähnlichen Ansatz evaluierten Ehrlich et al. 141 Patienten nach PEB – Chemotherapie und aktiver Surveillance bei Residualtumoren < 1 cm [102]. Nach einem mittleren Follow-up von 15 Jahren entwickelten 9 % der Patienten ein Rezidiv, 3 % verstarben tumorbedingt. Patienten der günstigen Risikogruppe nach IGCCCG zeigten ein rezidivfreies und tumorspezifisches Überleben von 95 % und 99 % während dies bei intermediärer/ schlechter Prognose auf 91 % bzw. 73 % abfiel. Die Deutsche Hodentumorgruppe untersuchte die pathohistologischen Resultate von 392 Patienten nach PC-RPLA in Abhängigkeit von der Größe der Residualtumoren [287]. 9,4 % und 21,8 % der Patienten mit Residualtumoren < 1 cm zeigten vitales Karzinom bzw. matures Teratom, während sich diese Zahlen auf 21 % und 25 % bei Residuen von 1–1,5 cm Größe sowie 36 % und 42 % bei Residuen > 1,5 cm erhöhten. Das Risikoprofil nach IGCCCG korrelierte nicht mit der Histologie, so dass die Gruppe eine PCRPLND für alle Patienten mit sichtbaren Residuen fordert.

Bei **Residuen fortgeschrittener Seminome** ist die Indikation zur **RTR** sehr zurückhaltend zu stellen und prinzipiell nur bei Läsionen mit positiver Anreicherung im 18F-FDG-PET/CT oder dokumentierter Größenprogredienz gegeben, sofern diese nicht einer Radiatio oder Salvage Chemotherapie zugeführt werden können. Bei Residuen > 3 cm ist in 12–30 %, bei Residuen < 3 cm ist in weniger als 10 % der Patienten mit vitalen Seminomanteilen zu rechnen.

Das **FDG-PET/CT** stellt heutzutage die Bildgebung der Wahl bei Residuen > 3 cm dar (zur besonderen Bedeutung des FDG-PET/CT: Kap. „Bildgebung und Staging" (S. 268)).

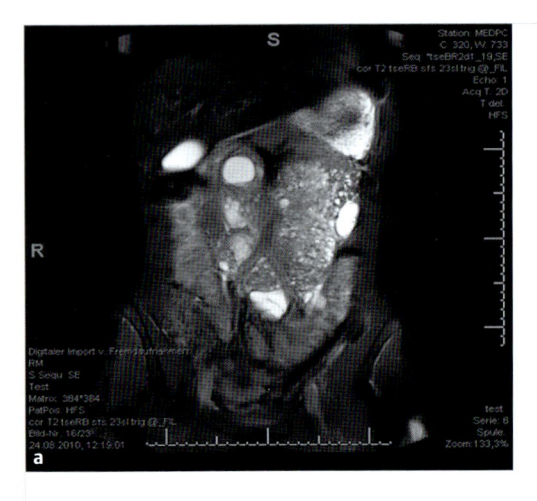

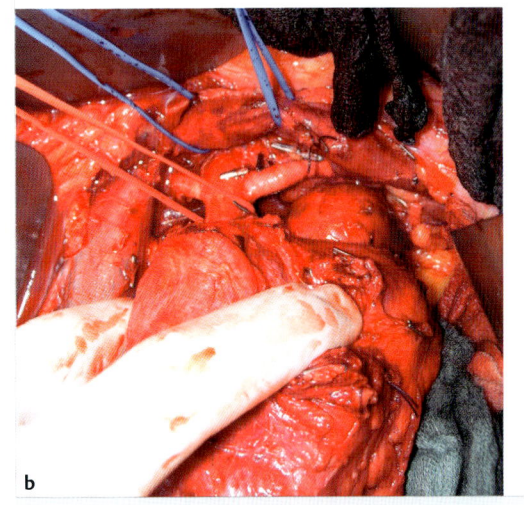

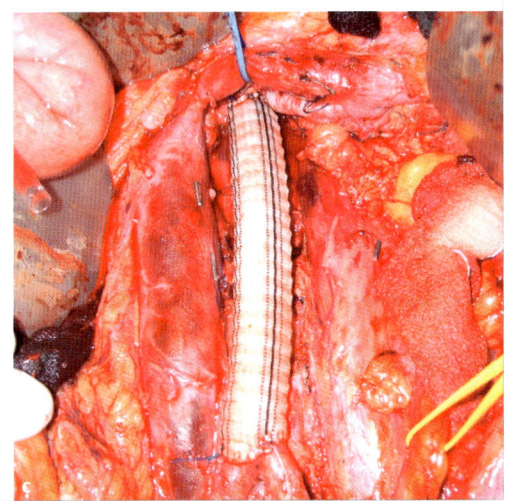

Abb. 4.37 Residualtumorresektion.
a Abdominelles MRT mit Darstellung eines ausgedehnten, teils soliden, teils zystischen Residualtumors, der die Aorta abdominalis vom Nierenhilus bis zu den Iliakalgefäßen ummauert.
b Präparation der infrarenalen Aorta abdominalis; die Nierenarterien und Nierenvene sind angezügelt, ebenso die Aorta oberhalb und unterhalb des Residualtumors.
c Situs nach kompletter Resektion des Tumors, der infrarenalen Aorta und einem portalen Gefäßersatz.

Obwohl der RTR einen Routineeingriff in ausgewiesenen Zentren darstellt, können die operationsassoziierten Komplikationen erheblich sein; bei ca. 25 % der Patienten werden Resektionen benachbarter viszeraler und vaskulärer Organe notwendig (▶ Abb. 4.37) [287], [314].

Nachdem die Indikation zur RTR bei reinen Seminomen nur noch sehr selten gestellt wird, soll im Folgenden auf die Besonderheiten der RTR bei fortgeschrittenen NSKZT eingegangen werden.

Operativer Zugangsweg

Die RTR erfordert aufgrund der Komplexität des Eingriffs detaillierte Kenntnisse der retroperitonealen Anatomie, Vertrautheit mit chirurgischen Techniken zur Versorgung der oftmals beteiligten vaskulären und intestinalen Strukturen sowie eine große Erfahrung in der Therapie fortgeschrittener KZT. Abhängig von der Größe und der Lokalisation der Läsion ist der operative Zugang über eine mediane Laparotomie bei unilateraler und infrahilärer

Lokalisation, eine Chevron-Inzision bei bilateraler und suprahilärer Lage sowie eine thorakoabdominelle Schnittführung bei retrokruraler Lage zu wählen. Extraretroperitoneale Metastasen sollten in Abhängigkeit von der Histologie der retroperitonealen Läsionen, des individuellen Rezidivrisikos, der Lage und des Ausmaßes der Metastasen ein- oder zweizeitig reseziert werden.

Präoperative Diagnostik

Eine komplette bildgebende Diagnostik mittels CT Thorax/Abdomen/Becken, die Bestimmung der Tumormarker und der Lungenfunktion bei Risikopatienten sollten dem operativen Eingriff vorausgehen. Bei unklarer Situation der retroperitonealen Gefäße (Infiltration der Aorten- oder Kavawand, intrakavale Tumorthromben) ist ein MRT unabdingbare Voraussetzung für eine sinnvolle, ggfs. interdisziplinäre Operationsplanung.

Zeitpunkt der RTR

Bei Nachweis metastatischer Residualtumoren sollte der Eingriff in Abhängigkeit von der Regeneration des Patienten innerhalb von 4–8 Wochen nach Abschluss der Chemotherapie erfolgen, um die für eine Kuration notwendige komplette Resektion der Läsionen zu gewährleisten. Es konnte gezeigt werden, dass ein operativer Eingriff bei bildgebendem Nachweis einer Progression nicht nur mit einer signifikant reduzierten Progressionsfreiheit (83% versus 62%), sondern auch mit einer signifikanten Verschlechterung des tumorspezifischen Überlebens (89% versus 56%) einhergeht [78].

Ausdehnung der RTR

Die Ausdehnung der RTR wird seit Jahren kontrovers diskutiert und die **bilaterale radikale retroperitoneale RTR** gilt zumindest in den amerikanischen Zentren aufgrund einer ca. 10%igen Rate kontralateraler, meist teratomatöser Metastasen als Standard [156]. Nachdem die systemische Chemotherapie heutzutage bereits bei kleinem Metastasenvolumen initiiert wird, eine kontralaterale Aussaat praktisch nur von rechts nach links bei ausgedehnter Metastasierung existiert und Fragen der langfristigen Lebensqualität immer mehr in den Vordergrund gerückt werden, stellt sich die Frage, ob eine derartig ausgedehnte RTR bei allen Patienten gerechtfertigt ist.

Aktuelle Serien haben in retrospektiven Analysen zeigen können, dass die unilaterale RTR in den bekannten modifizierten Feldgrenzen bei onkologischer Äquieffektivität durchgeführt werden kann, wenn Läsionen < 5 cm im dem primären Hodentumor zugehörigen Lymphabflussgebiet gelegen sind oder streng parakaval oder -aortal lokalisiert sind [55], [151]. Diese „Heidenreich-Kriterien" wurden kürzlich von einer internationalen Arbeitsgruppe validiert und bestätigt [352]. Die modifizierte RTR führt zu einer signifikanten Reduktion der assoziierten Morbidität, eine antegrade Ejakulation kann bei 85% der Patienten im Gegensatz zu nur 25% bei radikaler RTR aufrechterhalten werden. Bei initial größeren retroperitonealen Lymphomen oder interaortokaval lokalisierten Metastasen ist die radikale bilaterale RTR zu bevorzugen.

Operative Resektion von Lungenmetastasen

Synchrone pulmonale Residualtumoren sollten unabhängig von der Histologie der retroperitonealen Residuen immer einer operativen Resektion zugeführt werden, nachdem sich eine histologische Diskordanz in ca. 35–40% der Patienten zeigt [34]. Zwischen beiden Lungenflügeln hingegen zeigt sich eine Diskordanz nur in 5% der Patienten, so dass mit einer unilateralen Resektion der Lungenmetastasen begonnen werden kann und diese in Abhängigkeit der Histologie (Teratom, vitales Karzinom) auf die kontralaterale Seite ausgedehnt werden muss.

Operative Resektion von Lebermetastasen

Im Falle von Leberresiduen zeigt sich eine > 90%ige Übereinstimmung der Histologie Nekrose zur Histologie Nekrose im Retroperitoneum, so dass auf eine extensive hepatische Metastasenchirurgie verzichtet werden kann. Im Falle von Teratom oder vitalem Tumor im Retroperitoneum sollte soweit möglich eine operative Resektion der hepatischen Herde in Abhängigkeit ihrer Lokalisation durchgeführt werden [175].

RTR nach Salvage-Chemotherapie oder vorausgegangener RPLA

Residualtumoren nach Salvage-Chemotherapie bzw. retroperitoneale Metastasen nach vorausgegangener RPLA stellen ungünstige Risikofaktoren dar, die mit einer Rezidivrate von 12–45 % vergesellschaftet sind. Moderne **Taxan-basierte Chemotherapieprotokolle** haben zu einer signifikanten Reduktion der Rezidivraten geführt und bedingen in Kombination mit einer adäquaten RTR eine tumorspezifische 10-Jahres-Überlebens-Rate von ca. 70 %. Diese Daten belegen im Besonderen die unbedingte Notwendigkeit einer engen interdisziplinären Kooperation zwischen Urologie und Onkologie in jeglicher Rezidivsituation testikulärer KZT [147], [149], [238].

Obwohl selten, finden sich immer wieder Patienten, die aufgrund einer anatomisch nicht korrekten RPLA ein retroperitoneales Rezidiv entwickeln. Leider ist die Überlebensrate dieser Patienten mit 55 % gegenüber 85 % signifikant niedriger als bei Patienten mit adäquater RTR. Ein operativer Eingriff ist aber in jedem Falle indiziert, da die Überlebensraten bei Vorliegen eines maturen Teratoms bei nahezu 100 % und nur bei vitalem Karzinom zwischen 20 % und 45 % liegen. Eine RTR in dieser Situation erfordert bei ca. 25–40 % der Patienten zusätzliche operative Eingriffe an benachbarten Organsystemen und gehört in die Hände erfahrener Operateure und Zentren [149], [238].

Desperation RTR

Der Begriff Desperation RTR beschreibt ein Patientenkollektiv mit persistierend erhöhten oder steigenden Serumkonzentrationen der Tumormarker trotz adäquater Salvage oder Hochdosis-Chemotherapie wegen intrinsischer oder extrinsischer Chemorefraktärität. Eine RTR ist indiziert, wenn alle Metastasenlokalisationen unabhängig von ihrer Lage und Größe chirurgisch komplett saniert werden können. 5-Jahres-Kurationsraten von 45–55 % werden beschrieben, so dass der Eingriff unter den oben genannten Prämissen der kompletten Resektabilität gerechtfertigt ist [28].

Nachsorge

Die Nachsorge der testikulären KZT sollte aufgrund der kürzlich formulierten interdisziplinären Nachsorgeempfehlungen erfolgen [140]. Zur Durchführung einer risikoadaptierten Nachsorge werden die KZT in 3 Gruppen eingeteilt, bei denen unterschieden wird, ob eine lokale Therapie im Retroperitoneum erfolgte oder nicht (Gruppen 1 und 2) bzw. ob im klinischen Stadium I eine aktive Surveillance erfolgte. Die **Gruppe 1** fasst dabei die Patienten mit einem Seminom in den klinischen Stadien I–IIB nach erfolgter retroperitonealer Radiatio sowie die metastasierten Nichtseminome günstiger Prognose nach 3 Zyklen PEB ± Residualtumorresektion zusammen.

In der **Gruppe 2** werden die Patienten ohne Lokaltherapie im Retroperitoneum subsummiert: Seminom im klinischen Stadium I, Seminome in den Stadien IIB–III günstiger Prognose nach 3 Zyklen PEB/4 Zyklen PE, Nichtseminom im klinischen Stadium I nach 1 Zyklus PEB sowie die metastasierten Nichtseminome günstiger Prognose nach alleiniger Chemotherapie ohne Residualtumorresektion.

Die **Gruppe 3** erfasst die Patienten mit einem Seminom oder Nichtseminom ohne vaskuläre Invasion im klinischen Stadium I, die der aktiven Surveillance zugeführt wurden.

Die empfohlenen Nachsorgeintervalle mit den entsprechenden Untersuchungsmodalitäten sind in den Tabellen dargestellt (▶ Tab. 4.33).

Tab. 4.33 Nachsorgeschemata von testikulären Keimzelltumoren nach Gruppen.

Jahr	1	3	4	5	6	≥ 6. Jahr
Gruppe 1						
Nachsorgerhythmus	4	4	2	2	2	1
CT Abdomen	12	24	-	-	-	-
Ultraschall Abdomen (Monat)	6	18	36	48	60	-
Röntgen Thorax[a] (Monat)	6 + 12	18 + 24	36	48	60	-
klinische Untersuchung (RR/BMI/Marker)	4	4	2	2	2	1
erweitertes Labor (Hormone/Lipide)	1x(Jahr)	1x(Jahr)	1x(Jahr)	1x(Jahr)	1x(Jahr)	1x(Jahr)
Gruppe 2						
Nachsorgerhythmus	4	4	2	2	2	1
CT Abdomen	6 + 12	24	-	-	-	-
Ultraschall Abdomen (Monat)	(6[a])	18	36	48	60	-
Röntgen Thorax[a] (Monat)	6 + 12	18 + 24	36	48	60	-
klinische Untersuchung (RR/BMI/Marker)	4	4	2	2	2	1
erweitertes Labor (Hormone/Lipide)	1x(Jahr)	1x(Jahr)	1x(Jahr)	1x(Jahr)	1x(Jahr)	1x(Jahr)
Gruppe 3						
Nachsorgerhythmus	4	4	2	2	2	1
CT Abdomen	6 + 12	24	-	-	-	-
Ultraschall Abdomen (Monat)	3 + 9	15 + 21	30 + 36	48	60	-
Röntgen Thorax (Monat)	6 + 12	18 + 24	36	48	60	-
klinische Untersuchung (RR/BMI/Marker)	4	4	2	2	2	1
erweitertes Labor (Hormone/Lipide)	1x(Jahr)	1x(Jahr)	1x(Jahr)	1x(Jahr)	1x(Jahr)	1x(Jahr)
Gruppe 4						
Nachsorgerhythmus	6	6	4	2	2	1
CT Abdomen	4 + 12	-	-	-	-	-
Ultraschall Abdomen (Monat)	-	24	36	48	60	-
Röntgen Thorax (Monat)	alle 2 Monate	alle 2 Monate	30 + 36	48	60	-
klinische Untersuchung (RR/BMI/Marker)	6	6	4	2	2	1
erweitertes Labor (Hormone/Lipide)	1x(Jahr)	1x(Jahr)	1x(Jahr)	1x(Jahr)	1x(Jahr)	1x(Jahr)

[a]Kein CT im Monat 6 bei Seminom und Nichtseminom Stadium I nach Chemotherapie, dafür Ultraschall Abdomen. [b]Bei Nichtseminom mit initial supradiaphragmalem Befall (Stadium III) anstelle von Thoraxröntgen, CT Thorax; Monate 6, 12 und 24.

4.9 Peniskarzinom

C.M. Naumann, K.-P. Jünemann, C. van der Horst

4.9.1 Epidemiologie

Das Plattenepithelkarzinom des Penis ist in der sogenannten westlichen, zivilisierten Welt ein **seltenes Karzinom** und tritt mit einer Inzidenz von ca. 1 pro 100 000 Männer auf. Die Häufigkeit unterliegt großen geografischen Unterschieden und erreicht in Indien, einigen afrikanischen und südamerikanischen Entwicklungsländern einen Anteil von teilweise mehr als 10–20 % an allen Krebserkrankungen des Mannes.

4.9.2 Risikofaktoren

Als Risikofaktoren gelten:
- Phimose
- Nikotinabusus
- chronisch entzündliche Erkrankungen wie Balanitis xerotica obliterans (Lichen sclerosus et atrophicans)
- genitale Warzen
- multiple Sexualpartner

Hervorzuheben als **prämaligne Läsionen** sind Carcinoma in situ, Erythroplasia de Queyrat und Morbus Bowen, die in ein invasives Karzinom übergehen können.

Durch eine frühe Beschneidung im ersten Lebensjahr reduziert sich das Risiko um das 3- bis 5-fache. Eine Zirkumzision im (jungen) Erwachsenenalter schützt jedoch nicht mehr vor einem Peniskarzinom.

In etwa der Hälfte der Fälle (22,4–66,3 %) kann eine Infektion mit **HP-Viren**, insbesondere mit High-Risk-Papillomaviren, nachgewiesen werden. Karzinome, die mit einer HPV-Infektion assoziiert sind, zeigen einen tendenziell milderen Verlauf mit besserer Prognose. Es werden folglich eine HPV-abhängige sowie eine HPV-unabhängige Pathogenese diskutiert. Studien zur Effektivität von Impfstoffen gegen eine HPV-Infektion zur Vermeidung eines Peniskarzinoms liegen noch nicht vor, Schätzungen gehen von einer Reduktion der Inzidenz um ein Drittel aus. Der quadrivalente Impfstoff ist jedoch beim Mann oder Jungen in Deutschland derzeit nur zur Vermeidung von Genitalwarzen zugelassen.

4.9.3 Pathologie

Das **Plattenepithelkarzinom** des Penis stellt mit mehr als 95 % die häufigste Form aller malignen Penistumoren dar. Die histologische Klassifizierung unterscheidet zwischen typischen und nicht typischen Formen (kondylomatöse, basaloide, sarkomatoide, adenosquamöse oder verruköse Karzinome mit ihren Varianten). Maligne Melanome, Basalzellkarzinome oder Metastasen anderer Tumoren sind seltene maligne Penistumoren.

4.9.4 TNM-Klassifikation

Die neue TNM-Klassifikation aus dem Jahre 2009 enthält Änderungen für das T1-Stadium (▶ Tab. 4.34). Hier fließen als Besonderheit der lymphovaskuläre Invasionsstatus sowie der Differenzierungsgrad des Tumors ein. Weiterhin wird zwischen einem klinischen und einem pathologischen Nodalstatus unterschieden.

Tab. 4.34 TNM Klassifikation des Peniskarzinoms aus dem Jahr 2009.

Stadium	Befund
T-Stadium	Tumorausdehnung
Tx	Primärtumor kann nicht bestimmt werden.
T0	kein Primärtumor nachweisbar
Ta	nicht invasives verruköses Karzinom
T1a	Tumor infiltriert subepitheliales Gewebe ohne lymphovaskuläre Invasion und Tumor gut oder mäßiggradig differenziert (G1–G2).
T1b	Tumor infiltriert subepitheliales Gewebe mit lymphovaskulärer Invasion oder Tumor schlecht bzw. undifferenziert (G3–G4).
T2	Tumor infiltriert das Corpus spongiosum bzw. Corpus cavernosum.
T3	Tumor infiltriert die Urethra.
T4	Tumor infiltriert angrenzende Strukturen.
N-Stadium	Regionale Lymphknoten (LK), klinische Einteilung
Nx	Regionale Lymphknoten können nicht beurteilt werden.
N0	kein palpabler oder visuell vergrößerter Leistenlymphknoten
N1	palpabler, mobiler Leistenlymphknoten unilateral
N2	palpable, mobile, multiple Leistenlymphknoten uni- oder bilateral
N3	fixierte Leistenlymphknoten oder pelvine Lymphadenopathie, uni- oder bilateral
N-Stadium	Regionale Lymphknoten (LK), pathologische Einteilung
Nx	Regionale Lymphknoten können nicht beurteilt werden.
N0	keine Lymphknotenmetastasen
N1	intranodale Metastase in einem einzelnen Lymphknoten
N2	Metastasen in multiplen Leistenlymphknoten, uni- oder bilateral
N3	Metastase(n) in pelvinen Lymphknoten, uni- oder bilateral oder extranodales Wachstum
M-Stadium	Fernmetastasen
M0	kein Nachweis von Fernmetastasen
M1	Nachweis von Fernmetastasen

4.9.5 Diagnostik

Primärtumor

Die Diagnose eines Peniskarzinoms wird in aller Regel per **Blickdiagnose** gestellt (▶ Abb. 4.38). Eine präoperative Biopsie muss nur durchgeführt werden, wenn Zweifel an der Diagnose bestehen (z. B. bei Verdacht auf ein malignes Melanom, Vorliegen einer Metastase eines anderen Primarius) oder Therapieformen zur Anwendung kommen sollen, die ohne eine Histologiegewinnung einhergehen (z. B. Laser- oder Strahlentherapie).

Für die Beschreibung der Tumorlokalisation, Größe, Anzahl, Morphologie und Infiltrationstiefe der Läsion(en) ist die klinische Untersuchung zumeist ausreichend. Eine präoperative Bildgebung (z. B. Magnetresonanztomografie, Sonografie mit artifizieller Erektion) der Primärläsion ist nur in unklaren Fällen indiziert.

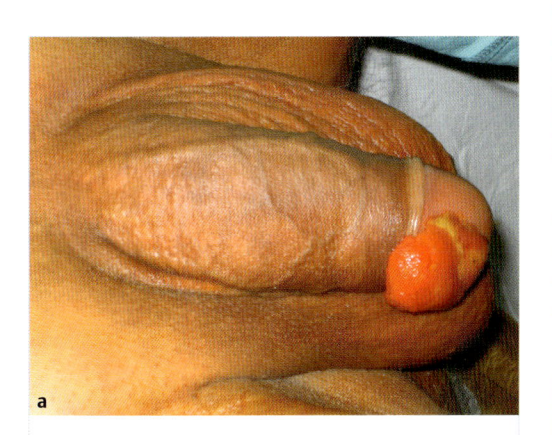

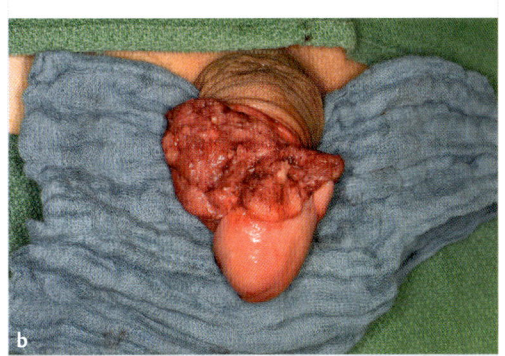

Abb. 4.38 Peniskarzinom.
a Karzinom an der Glans penis.
b Destruierend wachsendes Karzinom, ausgehend vom Sulcus penis.

Regionale Lymphknoten

Das Peniskarzinom metastasiert **primär lymphogen** (▶ Abb. 4.39). Hämatogene Absiedelungen finden sich erst im Endstadium der Erkrankung. Die **Prognose** des Peniskarzinoms wird im Wesentlichen von der möglichen Lymphknotenmetastasierung bestimmt. Während Patienten ohne Metastasen in den Leistenlymphknoten (diese sind die primären Lymphknotenstationen des Penis) ein exzellentes Langzeitüberleben aufweisen, sinkt das Überleben deutlich mit dem Ausmaß der Metastasierung auf bis zu 5 % bei Befall der nachgeschalteten Beckenlymphknoten. Auch kommt dem Zeitpunkt der Entfernung von Lymphknotenmetastasen eine Schlüsselstellung zu: Eine **frühe Entfernung von okkulten Metastasen** führt im Vergleich zu einer verzögerten Entfernung von Metastasen im klinisch evidenten Stadium zu einer Steigerung des Langzeitüberlebens von 35 % auf 84 %.

> **Merke**
>
> Von höchster prognostischer und therapeutischer Relevanz ist ein akkurates Staging der Leistenlymphknoten.

Das diagnostische Vorgehen wird jedoch seit Jahrzehnten kontrovers diskutiert, insbesondere wenn die Leistenlymphknoten klinisch palpatorisch unauffällig sind. Kein bildgebendes Verfahren wie CT,

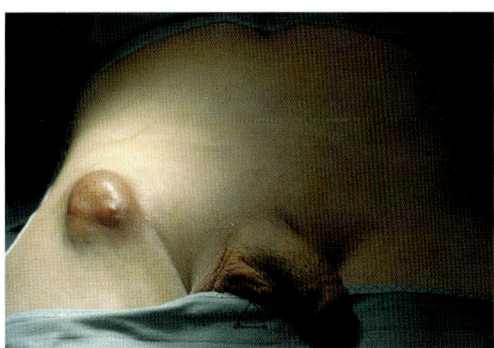

Abb. 4.39 Metachrone inguinale Lymphknotenmetastasen eines pT1aG2L0V0R0-Plattenepithelkarzinoms des Penis im Rahmen einer Surveillance-Strategie. Im Vergleich zu einer frühen operativen Entfernung der Metastasen im noch okkulten Stadium ist das Gesamtüberleben deutlich reduziert und die Morbidität der Lymphadenektomie wesentlich erhöht.

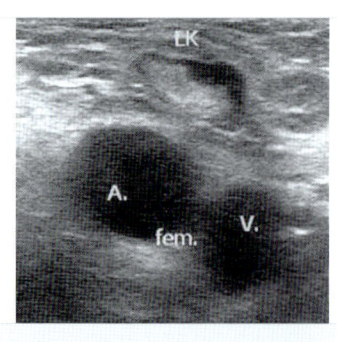

Abb. 4.40 Sonografisch suspekter Lymphknoten (LK) im Bereich der Arteria (A.) und Vena (V.) femoralis mit exzentrischem, hypoechogenem Randsaum.

MRT, PET oder deren Kombination konnte bisher nachweisen, dass es zuverlässig zwischen einer entzündlichen oder tumorösen Veränderung von vergrößerten Lymphknoten unterscheiden oder eine okkulte Metastasierung innerhalb unauffälliger Lymphknoten ausschließen kann. Die Aussagekraft der hochauflösenden Sonografie in der Beurteilung der Leistenlymphknoten beim Peniskarzinom ist bisher in Studien noch nicht untersucht. Jedoch hat sich die **Sonografie** aufgrund des hohen Ortsauflösungsvermögens und der einfachen Anwendung im klinischen Alltag als sehr wertvoll erwiesen (▶ Abb. 4.40).

Prinzipielle inguinale Lymphadenektomie:
- **Vorteile**
  - sichere Festlegung des Nodalstatus
  - möglicher Überlebensvorteil durch eine frühe Entfernung okkulter Lymphknotenmetastasen
- **Nachteile** (auch bei klinisch unauffälligen Leistenlymphknoten):
  - hohe Morbidität des Eingriffes von bis zu 87 % je nach Ausmaß und Technik mit teils lebenslanger Ausprägung (Lymphödeme, -fisteln, langwierige Wundheilungsstörungen, Thrombosen, Embolien usw.)
  - hohe Anzahl von „unnötigen" Eingriffen im Falle von histologisch negativen Lymphknoten (Etwa 50 % aller vergrößerten Lymphknoten bei Erstdiagnose sind entzündlich alteriert und nicht tumorinfiltriert. Nur etwa 20–25 % aller unauffälligen Lymphknoten weisen Metastasen auf.)

Die **dynamische Sentinel-Lymphknotenbiopsie** (Dynamic Sentinel Node Biopsy, DSNB) bietet als **Staging**-Methode derzeit das optimalste Verhältnis zwischen diagnostischer Sicherheit und Morbidität. Seit 2010 ist die DSNB als Staging-Methode der ersten Wahl fest in den Leitlinien der Europäischen Gesellschaft für Urologie (EAU) bei nicht palpablen Lymphknoten verankert. Dennoch ist die Technik in Deutschland noch nicht weit verbreitet und wird vereinzelt aufgrund mittlerweile historischer Ergebnisse noch kritisch betrachtet. Die Technik im Detail wird weiter unten beschrieben.

Nicht palpable Leistenlymphknoten

Bei Patienten mit nicht palpablen Leistenlymphknoten wird in den aktuellen Leitlinien der EAU eine DSNB empfohlen. Wenn diese Technik nicht zur Verfügung steht, sollte alternativ eine ultraschallgesteuerte Feinnadelaspirationszytologie oder ein risikoadaptiertes Vorgehen auf dem Boden von Risikofaktoren des Primärtumors (zumeist histopathologische Parameter) durchgeführt werden.

Diese wurden jedoch wie auch vereinzelte molekulare Marker bisher nur in retrospektiven Studien mit geringen Fallzahlen identifiziert und unterliegen (wie z. B. der Differenzierungsgrad) stärkeren Unsicherheiten bei der histopathologischen Beurteilung.

Die bisherige Risikostratifizierung für die Ausbildung von Lymphknotenmetastasen auf Basis von Tumorstadium und Differenzierungsgrad in Low-, Intermediate- oder High-Risk-Karzinome ist mittlerweile verlassen worden.

Methoden

Durchführung der DSNB

Am Vortag der geplanten Operation erfolgt die intradermale, peritumorale Injektion eines Technetium-markierten Nanokolloids in Lokalanästhesie. Am gleichen Tag werden Lymphabflussszintigrafien sowie SPECT/CT-Aufnahmen der unteren Abdomen- und Beckenregion mit einer Doppelkopf-SPECT/CT-Hybridkamera angefertigt (▶ Abb. 4.41). Abschließend werden die Wächterlymphknoten auf der Haut mit einem Filzstift markiert. Zusätzlich erfolgt kurz vor OP-Beginn die peritumorale, intradermale Injektion von Patentblau. Die Detektion der Sentinel-Lymphknoten erfolgt innerhalb einer Miniinzision sowohl makroskopisch visuell über die Blaufärbung der Lymphknoten als auch mittels Aktivitätsmessung über eine mobile Gammakamera (▶ Abb. 4.42).

4.9 Peniskarzinom

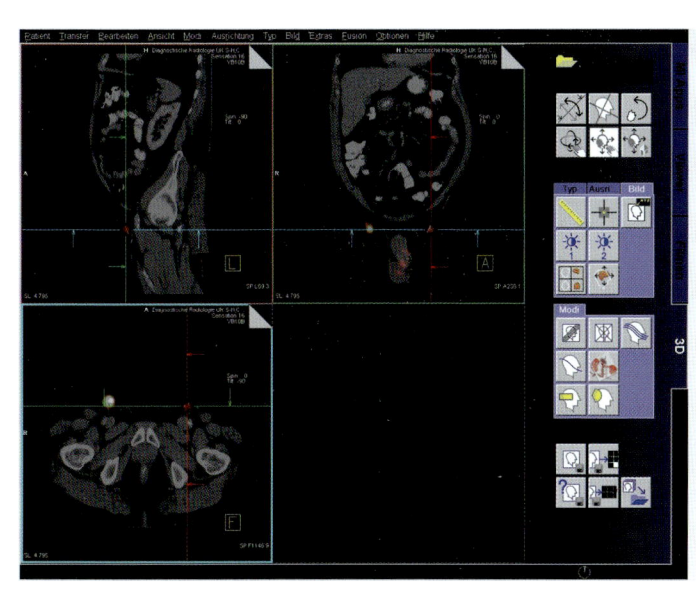

Abb. 4.41 Präoperative Darstellung eines Sentinel-Lymphknotens im SPECT/CT: Fokussiert ist ein „Hotspot" der linken Leiste. Im Bereich der rechten Leiste ebenfalls ein Schildwächterlymphknoten, welcher deutlich mehr Aktivität speichert.

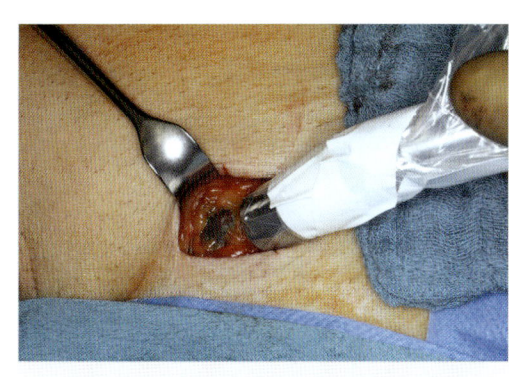

Abb. 4.42 Intraoperative Identifizierung eines Sentinel-Lymphknotens über eine inguinale Mini-Inzision mittels Gamma-Kamera und Blaufärbung mit Patentblau.

Histopathologisch werden die Lymphknoten in 100-Mikrometer-Schnitten vollständig aufgearbeitet und auf metastatischen Befall beurteilt. Durch dieses optimierte Protokoll konnte eine Spezifität von 100 % und eine Sensitivität von 95 % erreicht und die zuvor höhere Anzahl an unzuverlässigen Untersuchungen reduziert werden. Andere Protokolle und ältere Daten zeigen eine geringere Zuverlässigkeit der DSNB.

Ursachen einer **falsch negativen Sentinel-Prozedur:**
- **Tumor Blockage:** Aufgrund einer Blockade des Lymphabflusses einer Leiste durch Tumorzellen werden Sentinel-Lymphknoten **nicht** dargestellt (Non-Visualisierung). Das Verfahren signalisiert somit einen lymphatischen Abfluss des Tumors in nur eine Leiste, Lymphknotenmetastasen in der „blockierten" Leiste werden übersehen.
- **Bypassing:** Das Technetium markierte Nanokolloid erreicht den eigentlichen, befallenen Lymphknoten nicht mehr und wird durch Kollateralgefäße in den sog. **Neo-Sentinel-Lymphknoten** umgeleitet. Ist der so entfernte Neo-Sentinel-Lymphknoten histologisch tumorfrei, führt die Prozedur zu einem falsch negativen Ergebnis.

Das Risiko einer falsch negativen Prozedur kann durch die intraoperative hochauflösende Sonografie minimiert werden.

Palpable Leistenlymphknoten

Bei palpablen Leistenlymphknoten empfehlen die Leitlinien der EAU eine radikale Lymphadenektomie. Sind die Lymphknoten klinisch fixiert und ist eine In-sano-Resektion unwahrscheinlich, sollte die Indikation zu einer neoadjuvanten Chemotherapie geprüft werden.

Pelvine Lymphknoten und Fernmetastasen

Eine Indikation für weitere diagnostische Maßnahmen ergibt sich nur bei befallenen Leistenlymphknoten. In diesen Fällen sollten eine **Schnittbildgebung des Beckens** und, je nach Befundlage sowie symptomorientiert, weitere Untersuchungen veranlasst werden. Eine PET-CT ist kostspielig und wird derzeit nicht von den gesetzlichen Kostenträgern erstattet.

4.9.6 Therapie

Primärtumor

Die **partielle oder komplette Penektomie** mit einem Sicherheitsabstand von 2 cm von der proximalen Tumorausdehnung war der langjährige Goldstandard in der Therapie des Primarius. Die beobachtete Rate an Lokalrezidiven bei diesem radikalen Vorgehen beträgt ca. 5 %. Die partielle Penektomie wird nach den aktuellen Leitlinien der EAU für T2-Karzinome mit Infiltration des Corpus cavernosum, die komplette Penektomie bei T3-Tumoren empfohlen.

Mittlerweile sind verschiedene **organerhaltende Therapieverfahren** beschrieben, die neben der kompletten Entfernung des Primärtumors zum Ziel haben, ein größtmögliches Maß an funktionellem Gewebe zu erhalten und somit die Lebensqualität des Patienten zu steigern (▶ Abb. 4.43). Direkte Vergleiche der verschiedenen Verfahren liegen bisher nicht vor, die einzelnen Studien sind gekennzeichnet durch jeweils geringe Fallzahlen und unterschiedliche Einschlusskriterien.

Als organerhaltende chirurgische Verfahren (**Penile preserving Surgery**) können nach den EAU-Leitlinien eingesetzt werden:
- lokale Exzision (Cis, Ta-, T1a-Karzinome)
- (CO_2- oder Nd:YAG-) Lasertherapie (Cis, Ta-, T1a-Karzinome)
- Glansamputation (T1b-Karzinome oder T2-Karzinome mit isoliertem Befall der Glans)

Das Erreichen von tumorfreien Resektionsrändern spielt bei der organerhaltenden Therapie eine essenzielle Rolle.

Die **Strahlentherapie** – insbesondere die Brachytherapie (für Tumoren < 4 cm) – erreicht in erfahrenen Zentren eine vergleichbare Rate an lokaler Kontrolle. Neben Harnröhrenengen und Fibrosen erschweren jedoch strahleninduzierte Nekrosen, die

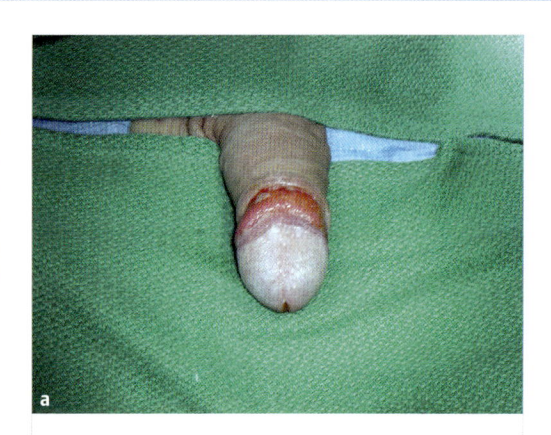

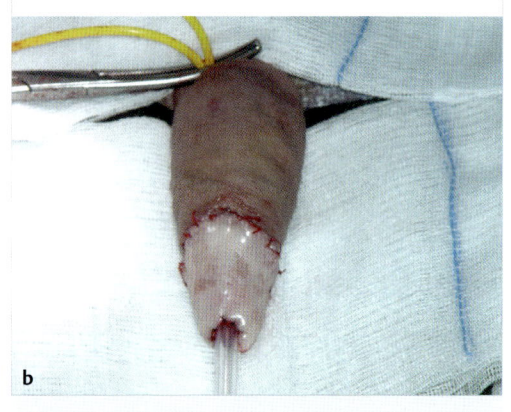

Abb. 4.43 pT1aL0V0G2-Karzinom im Bereich des Sulcus sowie Cis meatusnah.
a Primärbefund.
b Postoperatives Ergebnis nach organerhaltender Therapie durch „Tailored surgical Excision" (maßgeschneiderte Exzision). Es konnte eine sichere R0-Resektion erreicht werden.

zum Ausschluss von Rezidiven wiederholt Biopsien erfordern, das weitere Management der Patienten.

Allen organerhaltenden Verfahren gemeinsam ist eine im Vergleich zum radikalen Vorgehen **erhöhte Rezidivrate**, die auf ca. 27 % (2–42 %) geschätzt werden muss. Ein krankheitsspezifisches 5-Jahres-Überleben von 92 % in Patienten mit einem Lokalrezidiv sowie die einfache und kostengünstige Rezidivdiagnostik lassen jedoch ein organerhaltendes Vorgehen (je nach Tumorlokalisation, -größe und -differenzierung) als vertretbar erscheinen. Eine ausreichende Patienten-Compliance mit der Bereitschaft bzw. Fähigkeit zu Eigenuntersuchungen sowie zu engmaschigen ärztlichen Nachsorgen muss als essentielle Voraussetzung betrachtet werden.

Regionale Lymphknotenmetastasen

Die **inguinale Lymphadenektomie** ist die Therapie der Wahl für Patienten mit Lymphknotenmetastasen der Leisten. Das diagnostische Vorgehen zum Nachweis bzw. größtmöglichem Ausschluss einer lymphogen Metastasierung ist weiter oben beschrieben. Bei einem positiven Nachweis einer Lymphknotenmetastasierung durch eine DNSB, FNAC, Staging-Lymphadenektomie oder bei klinisch evidenten Metastasen ist eine radikale inguinale Lymphadenektomie indiziert. Trotz subtiler Präparationstechniken, perioperativem Management mit prophylaktischer Antibiotikatherapie, früher Mobilisation und Kompressionstherapie wird auch aus erfahrenen Zentren über eine Morbidität dieses Eingriffes von 30–70 % berichtet. Die Komplikationen beinhalten Lymphfisteln, Lymphödeme, Wundinfektionen und Hautnekrosen mit teils langwierigen Krankheitsverläufen.

Eine **pelvine Lymphadenektomie** ist nur indiziert, wenn im inguinalen Lymphadenektomiepräparat 2 oder mehr Metastasen oder ein extranodales Tumorwachstum nachgewiesen wurde Die pelvine Lymphadenektomie kann zweizeitig und auch bei nur einer betroffenen Seite unilateral durchgeführt werden.

Adjuvante Therapie

Es existieren nur wenige retrospektive Studien mit kleinen Fallzahlen und jeweils sehr heterogenen Patientenkollektiven, die den Effekt einer adjuvanten Chemotherapie untersucht haben. In diesen Studien konnten Langzeitüberlebensraten durch **Kombinationschemotherapien** mit Cisplatin/Methotrexat/Bleomycin, Vinblastin/Methotrexat/Bleomycin oder Cisplatin/5-Fluoro-Uracil, jedoch mit teils erheblichen Toxizitäten nachgewiesen werden. Die Kombination von 5-Fluoro-Uracil, Cisplatin und Taxol liefert vergleichsweise vielversprechende Ergebnisse bei akzeptabler Toxizität. Das Therapieprotokoll ist unter www.urologie.uni-rostock.de/peniskarzinom abrufbar. Die Verlaufsdaten können hier auf freiwilliger Basis webbasiert eingegeben und so auf nationaler Ebene einer zentralen Auswertung zugeführt werden.

Die Indikation zu einer adjuvanten Chemotherapie kann **ab einem pN2-Stadium** gestellt werden.

Bisher konnte noch keine Studie einen Vorteil einer adjuvanten Strahlentherapie der Leisten im pN0-Stadium nachweisen, vielmehr führten die strahleninduzierten, fibrotischen Veränderungen zu differenzialdiagnostischen Schwierigkeiten im Rahmen der Nachsorge. Dennoch könnte die adjuvante Strahlentherapie bei ausgedehntem Lymphknotenbefall oder extranodalem Tumorwachstum die lokale Kontrolle verbessern.

Fortgeschrittene Tumorstadien

Die relative Seltenheit des Peniskarzinoms und die damit verbundene limitierte Datenlage haben zur Folge, dass im fortgeschrittenen Stadium des Peniskarzinoms mit fixierten Lymphknotenmetastasen, chirurgisch nicht in sano sanierbaren Primärtumoren oder Fernmetastasen keine klaren Therapieempfehlungen gegeben werden können.

Das Überleben im fortgeschrittenen Stadium ist kurz, eine Heilung durch heroische chirurgische Maßnahmen ist unwahrscheinlich und oft mit destruktiven Maßnahmen verbunden.

Es scheint sich jedoch herauszukristallisieren – mit allen Einschränkungen der Studien zur zytotoxischen Therapie –, dass durch eine neoadjuvante Chemotherapie mit nachfolgender kompletter chirurgischer Konsolidierung auch ein Langzeitüberleben erreicht werden kann.

Nachsorge

Die Nachsorgeintervalle richten sich nach dem primären Management der Primärläsion und dem der regionalen Lymphknoten. Es gibt ein von der **EAU empfohlenes Nachsorgeschema** (▶ Tab. 4.35). Es sei angemerkt, dass sich das Intervall durch ein organerhaltendes Vorgehen, Wait-and-see-Strategie der Leistenlymphknoten im Vergleich zur (partiellen) Penektomie bzw. chirurgischem Lymphknoten-Staging halbiert.

Tab. 4.35 Übersicht der Nachsorgeintervalle in Abhängigkeit des primären Patientenmanagements.

	Nachsorgeintervall Jahr 1 und 2	Nachsorgeintervall Jahr 3–5
Primärtumor		
Organerhaltung	3 Monate	6 Monate
(partielle) Penektomie	6 Monate	1 Jahr
regionale Lymphknoten		
Wait-and-see	3 Monate	6 Monate
pN0	6 Monate	1 Jahr
pN+	3 Monate	6 Monate

Die Untersuchungen beinhalten ärztliche und eigene Untersuchungen durch den Patienten. Die Untersuchungen sollten für 5 Jahre durchgeführt werden.

Literatur

[1] Abouassaly R, Alibhai SM, Shah N et al. Troubling outcomes from population-level analysis of surgery for upper tract urothelial carcinoma. Urology 2010; 76: 895–901

[2] Acher P, Kiela G, Thomas K et al. Towards a rational strategy for the surveillance of patients with Lynch syndrome (hereditary non-polyposis colon cancer) for upper tract transitional cell carcinoma. BJU int 2010; 106: 300–2

[3] Agudo A et al. Impact of cigarette smoking on cancer risk in the European prospective investigation into cancer and nutrition study; J Clin Oncol. 2013; 30: 4550–7

[4] Ahmed K, Dasgupta R, Vats A et al. Urethral diverticular carcinoma: an overview of current trends in diagnosis and management. Int Urol Nephrol 2010; 42: 331–41

[5] Ahn J et al. Vitamin D-related genes, serum vitamin D concentrations and prostate cancer risk. Carcinogenesis 2009; 30: 769–76

[6] Aigner F, De Zordo T, Pallwein-Prettner L et al. Real-time sonoelastography for the evaluation of testicular lesions. Radiology. 2012; 263: 584–9

[7] Akbulut Z, Canda AE, Atmaca AF et al. Is positron emission tomography reliable to predict post-chemotherapy retroperitoneal lymph node involvement in advanced germ cell tumors of the testis? Urol J 2011; 8: 120–6

[8] Albers P, Albrecht W, Algaba F et al.; European Association of Urology. EAU guidelines on testicular cancer: 2011 update. Eur Urol 2011; 60: 304–19

[9] Albers P, Bierhoff E, Neu D, Fimmers R, Wernert N, Muller SC. MIB-1 immunohistochemistry in clinical stage I nonseminomatous testicular germ cell tumors predicts patients at low risk for metastasis. Cancer 1997; 79: 1710–6

[10] Albers P, Siener R, Kliesch S et al. German Testicular Cancer Study Group Risk factors for relapse in clinical stage I nonseminomatous testicular germ cell tumors: results of the German Testicular Cancer Study Group Trial. J Clin Oncol 2003; 21:1505–12

[11] Altintas S, Blockx N, Huizing MT et al. Small-cell carcinoma of the penile urethra: a case report and a short review of the literature. Ann Oncol 2007; 18: 801–4

[12] Al-Tourah AJ, Murray N, Coppin C et al. Minimizing treatment without compromising cure with primary surveillance for clinical stage I embryonal predominant carcinoma noneminomatous testicular cancer: a population based analysis from British Columbia. J Urol 52005; 174: 2209–13

[13] Amaral AF et al. Pancreatic cancer risk and levels of trace elements. Gut 2012; 61: 1583–8

[14] Amaral AF et al. Plasma 25-hydroxyvitamin D(3) and bladder cancer risk according to tumor stage and FGFR3 status: a mechanism-based epidemiological study. J Natl Cancer Inst 2012; 104: 1897–904

[15] Ambrosini GL et al. Fruit, vegetable, vitamin A intakes, and prostate cancer risk. Prostate Cancer Prostatic Dis 2008; 11: 61–6

[16] Andreassen KE, Grotmol T, Cvancarova MS et al. Risk of metachronous contralateral testicular germ cell tumors: a population-based study of 7,102 Norwegian patients (1953–2007). Int J Cancer 2011; 129: 2867–74

[17] Arbeitsgemeinschaft der Wissenschaftlichen Medizinischen Fachgesellschaften (AWMF). S2-Leitlinien zur Behandlung der arteriellen Hypertonie. 2008. www.awmf.org/leitlinien/aktuelle-leitlinien.html

[18] Arbeitsgemeinschaft der Wissenschaftlichen Medizinischen Fachgesellschaften (AWMF). S1 Leitlinie Cushing Syndrom. 2010. www.awmf.org/leitlinien/aktuelle-leitlinien.html

[19] Ataman F, Zurlo A, Artignan X, et al.: Late toxicity following conventional radiotherapy for prostate cancer: Analysis of the eortc trial 22863. Eur J Cancer 2004;40:1674-1681

[20] Atsü N, Eskiçorapçi S, Uner A et al. A novel surveillance protocol for stage I nonseminomatous germ cell testicular tumours. BJU Int 2003; 92: 32–5

[21] Audenet F, Colin P, Yates DR et al. A proportion of hereditary upper urinary tract urothelial carcinomas are misclassified as sporadic according to a multi-institutional database analysis: proposal of patient-specific risk identification tool. BJU int 2012; 110: E583–9

[22] Babjuk M, Oosterlinck W, Sylvester R et al. EAU guidelines on non-muscle-invasive urothelial carcinoma of the bladder, the 2011 update. Eur Urol 2011; 59: 997–1008

[23] Bachner M, Loriot Y, Gross-Goupil M et al. 2–18fluoro-deoxy-D-glucose positron emission tomography (FDG-PET) for postchemotherapy seminoma residual lesions: a retrospective validation of the SEMPET trial. Ann Oncol 2012; 23: 59–64

[24] Backes DM, Kruman RJ, Pimenta JM S et al. Systematic review of human papillomavirus prevalence in invasive penile cancer. Cancer Causes Control 2009; 20: 449–57

[25] Bamberg M, Schmidberger H, Meisner C, etal. Radiotherapy for stage I, IIA/B testicular seminoma. Int J Cancer 1999; 83: 823–7

[26] Bamias A, Aravantinos G, Kastriotis I et al. Report of the long-term efficacy of two cycles of adjuvant bleomycin/etoposide/cisplatin in patients with stage I testicular nonseminomatous germ-cell tumors (NSGCT): A risk adapted protocol of the Hellenic Cooperative Oncology Group. Urol Oncol 2009; [Epub ahead of print]

[27] Barnett CM et al. Serum 25-OH vitamin D levels and risk of developing prostate cancer in older men. Cancer Causes Control 2010; 21: 1297–303

[28] Beck SD, Foster RS, Bihrle R et al. Pathologic findings and therapeutic outcome of desperation post-chemotherapy retroperitoneal lymph node dissection in advanced germ cell cancer. Urol Oncol 2005; 23: 423–30

[29] Beck SD, Foster RS, Bihrle R et al. Is full bilateral retroperitoneal lymph node dissection always necessary for postchemotherapy residual tumor? Cancer 2007; 110: 1235–40

[30] Beilby J et al. Serum levels of folate, lycopene, beta-carotene, retinol and vitamin E and prostate cancer risk. Eur J Clin Nutr 2010; 64: 1235–38

[31] Bellmunt J, von der Maase H, Mead GM et al. Randomized phase III study comparing paclitaxel/gemcitabine/cisplatin and gemcitabin/cisplatin in patients with locally advanced or metastatic urothelial cancer without prior systemci therapy:EORTC intergroup study 30987. J Clin Oncol 2012; 30: 1107–13

[32] Bellmunt J, Theodore C, Demkov T. Phase III trial of vinflunine and best supportive care compared with best supportive care alone after a platinum-containing regimen in pa-

tients with advanced transitional cell carcinoma oft he urothelial tract. J Clin Oncol 2009; 27: 4 454–61
[33] Bertoia M et al. No association between fruit, vegetables, antioxidant nutrients and risk of renal cell carcinoma. Int J Cancer 2010; 126: 1504–12
[34] Besse B, Grunenwald D, Fléchon A et al. Nonseminomatous germ cell tumors: assessing the need for postchemotherapy contralateral pulmonary resection in patients with ipsilateral complete necrosis. J Thorac Cardiovasc Surg 2009; 137: 448–52
[35] Beyer J, Albers P, Altena R et al. Maintaining success, reducing treatment burden, focusing on survivorship: highlights from the third European consensus conference on diagnosis and treatment of germ-cell cancer. Ann Oncol 2013; 24: 878–88
[36] Bhatt S, Jafri SZ, Wasserman N et al. Imaging of non-neoplastic intratesticular masses. Diagn Interv Radiol. 2011; 17: 52–63
[37] Bleys J,Navas-Acien A, Guallar E. Serum selenium levels and all-cause, cancer, and cardiovascular mortality among US adults. Arch Intern Med 2008; 168: 404–10
[38] Blom JHM, van Poppel H, Maréchal JM et al. Genitourinary Tract Cancer Group. Radical nephrectomy with and without lymph-node dissection: final results of European Organization for Research and Treatment of Cancer (EORTC) randomized phase 3 trial 30 881. Eur Urol 2009; 55: 28–34
[39] Boehm K et al. Green tea (Camellia sinensis) for the prevention of cancer. Cochrane Database Syst Rev 3 2009; CD005 004
[40] Boffetta P et al. Occupational exposure to arsenic, cadmium, chromium, lead and nickel, and renal cell carcinoma: a case-control study from Central and Eastern Europe. Occup Environ Med 2011; 723–8, DOI: 10.1136/oem.2 010 056 341
[41] Boorjian SA, Kim SP, Weight CJ et al. Risk factors and outcomes of urethral recurrence following radical cystectomy. Eur Urol 2011; 60: 1266–72
[42] Boscaro M, Arnaldi G. Approach to the patient with possible Cushing`s Syndome. J Clin Endocrinol Metab 2009; 94: 3 121–31
[43] Bosetti C, Filomeno C, Riso P et al. Cruciferous vegetables abd Cancer risk iin a network of case-control studies. Ann Oncol 2012; 23: 2198–203
[44] Bosl GH, Goldman A, Lange PH et al. Impact of delay in diagnosis on clinical stage of testicular cancer. Lancet 1981; 2: 970–3
[45] Brinkman MT et al. Minerals and vitamins and the risk of bladder cancer: results from the New Hampshire Study. Cancer Causes Contro 2010; 21: 609–19
[46] Brock KE et al. Fruit, vegetables, fibre and micronutrients and risk of US renal cell carcinoma. Br J Nutr 2012; 108: 1077–85
[47] Brunt LM. Minimal access adrenal surgery. Surg Endosc 2006; 20: 351–61
[48] Büchner FL et al. Consumption of vegetables and fruit and the risk of bladder cancer in the European Prospective Investigation into Cancer and Nutrition. Int J Cancer 2009; 2643–51, DOI: 10.1002/ijc.24 582
[49] Burger M, Mulders P, Witjes W. use of neoadjuvant chemotherapy for muscle-invasive bladder cancer is low among major European centres: results of a feasibility questionnaire. Eur Uro. 2012; 61: 1070–1

[50] Busch Y, vom Dorp F, Schenck M et al. Effect of disturbing factors on the specifity of exfoliative urinary cytology. Urologe A 2077; 46: 1141–4
[51] Campbell Walsh. Urology. 10. Aufl. Philadelphia: Elsevier Saunders; 2012
[52] Canda AE, Atmaca AF, Altinova S et al. Robotic assisted radical cystectomy with bilateral pelvic lymph node dissection and intracorporal urinary diversion for bladder cancer: initial experience in 27 cases. BJU Int 2011; 110: 434–4
[53] Capelouto C, Clark P, Ransil B and Loughlin K. A review of scrotal violation in testicular cancer: Is adjuvant local therapy necessary? J Urol 1995; 153: 1397–401
[54] Capitanio U, Becker F, Blute ML et al. Lymph node dissection in renal cell carcinoma. Eur Urol 2011; 60: 1212–20
[55] Carver BS, Shayegan B, Eggener S et al. Incidence of metastatic nonseminomatous germ cell tumor outside the boundaries of a modified postchemotherapy retroperitoneal lymph node dissection. J Clin Oncol 2007; 25: 4 365–9
[56] Chade DC, Shariat SF, Adamy A et al. Clinical outcome of primary versus secondary bladder carcinoma in situ. J Urol 2010; 184: 464–9
[57] Champ CE, Hegarty SE, Shen X et al. Prognostic factors and outcomes after definitive treatment of female urethral cancer: a population-based analysis. Urology 2012; 80: 374–81
[58] Chen CH, Dickman KG, Moriya M et al. Aristolochic acid-associated urothelial cancer in Taiwan. Proc Natl Acad Sci USA 2012; 109: 8 241–6
[59] Chen L et al. Genetic variants in the vitamin d receptor are associated with advanced prostate cancer at diagnosis: findings from the prostate testing for cancer and treatment study and a systematic review. Cancer Epidemiol Biomarkers Prev 2009; 18: 2874–81
[60] Chia VM, Quraishi SM, Devesa SS et al. International trends in the incidence of testicular cancer, 1973–2002. Cancer Epidemiol Biomarkers Prev 2010; 19: 1151–9
[61] Chow LC, Kwan SW, Olcott EW et al. Split-bolus MDCT urography with synchronous nephrographic and excretory phase enhancement. AJR 2007; 189: 314–22
[62] Christudoss P et al. Zinc status of patients with benign prostatic hyperplasia and prostate carcinoma. Indian J Urol 2011; 27: 14–18
[63] Chung P, Mayhew LA, Warde P, Winquist E, Lukka H; Genitourinary Cancer Disease Site Group of Cancer Care Ontario's Program in Evidence-based Care. Management of stage I seminomatous testicular cancer: a systematic review. Clin Oncol 2010; 22: 6–16
[64] Cohen MS, Triaca V, Billmeyer B et al. Coordinated chemoradiation therapy with genital preservation for the treatment of primary invasive carcinoma of the male urethra. J Urol 2008; 179: 536–41
[65] Colapinto V, Evans DH. Primary carcinoma of the male urethra developing after urethroplasty for stricture. J Urol 1977; 118: 581–4
[66] Colin P, Koenig P, Ouzzane A et al. Environmental factors involved in carcinogenesis of urothelial cell carcinomas of the upper urinary tract. BJU int 2009; 104: 1436–40
[67] Collette L, Sylvester RJ, Stenning SP et al. Impact of the treating institution on survival of patients with "poor-prognosis" metastatic nonseminoma. European Organization for Research and Treatment of Cancer Genito-Urinary Tract Cancer Collaborative Group and the Medical Research Council Testicular Cancer Working Party. J Natl Cancer Inst 1999; 91: 839–46

[68] Cosentino M, Palou J, Gaya JM et al. Upper urinary tract urothelial cell carcinoma: location as a predictive factor for concomitant bladder carcinoma. World J Urol 2013; 31:141–5

[69] Coupland CAC, Forman D, Chilvers CED et al. Maternal risk factors for testicular cancer: a population-based case control study (UK). Cancer Causes Control 2004; 15: 277–83

[70] Cowan NC. CT urography for hematuria. Nat Rev Urol 2012; 9: 218–26

[71] Cowan NC, Turney BW, Taylor NJ, McCarthy CL, Crew JP. Multidetector computed tomography urography for diagnosing upper urinary tract urothelial tumour. BJU int 2007; 99: 1363–70

[72] Crook J, Ma C, Grimard L. Radiation therapy in the management of the primary penile tumor: an update. Wordl J Urol 2009; 27: 189–96

[73] Culine S, Kerbrat P, Kramar A et al. Refining the optimal chemotherapy regimen for good-risk metastatic nonseminomatous germ-cell tumors: a randomized trial of the Genito-Urinary Group of the French Federation of Cancer Centers (GETUG T 93BP). Ann Oncol 2007; 18: 917–24

[74] Cupp MR, Malek R, Goellner JR et al. Detection of human papillomavirus DNA in primary squamous cell carcinoma of the male urethra. Urology 1996; 48: 551–5

[75] Czito B, Zietman A, Kaufman D et al. Adjuvant radiotherapy with and without concurrent chemotherapy for locally advanced transitional cell carcinoma of the renal pelvis and ureter. J Urol 2004; 172: 1271–5

[76] Dalbagni G, Vora K, Kaag M eta l. Clinical outcome in a contemporary series of restaged patients with clinical T 1 bladder cancer. Eur Urol 2009; 56: 903–10

[77] D'Amico AV, Whittington R, Malkowicz SB et al. Biochemical outcaome after radical prostatectomy, external beam radiation therapy, or interstitial radiation therapy for clinically localized prostate cancer. JAMA 1998; 280: 969–74

[78] Daneshmand S, Albers P, Fosså SD et al. Contemporary management of postchemotherapy testis cancer. Eur Urol 2012; 62: 867–76

[79] Darago A et al. The correlation between zinc and insulin-like growth factor 1 (IGF-1), its binding protein (IGFBP-3) and prostate-specific antigen (PSA) in prostate cancer. Clin Chem Lab Med 2011; 49: 1699–705

[80] Daugaard G, Rørth M, von der Maase H et al. Management of extragonadal germ cell tumors and the significance of bilateral testicular biopsies. Ann Oncol 1992; 3: 283–9

[81] Dayyani F, Pettwaway CA, Kamat AM et al. Retrospective analysis of survival outcomes and the role of cisplatin-based chemotherapy in patients with urethral carcinomas referred to medical oncologists. Urol Oncol 2013; 31: 1171–7

[82] Demark-Wahnefried W et al. Pilot study to explore effects of low-fat, flaxseed-supplemented diet on proliferation of benign prostatic epithelium and prostate-specific antigen. Urology 2004; 63: 900–04

[83] Dennert G et al. Selenium for preventing cancer. Sao Paulo Med J 2012; 130: 67

[84] Derksen JW, Visser O, de la Rivière GB et al. Primary urethral carcinoma in females: an epidemiologic study on demographical factors, histological types, tumour stage and survival. World J Urol 2013; 31: 147–53

[85] Deutsche Gesellschaft für Urologie: Interdisziplinäre Leitlinie der Qualität S 3 zur Früherkennung, Diagnose und Therapie der verschiedenen Stadien des Prostatakarzinoms. www.awmf.org

[86] Deutsche Krebsgesellschaft. www.krebsgesellschaft.de/download/II_f_03.pdf

[87] de Wit M, Brenner W, Hartmann M et al. [18F]-FDG-PET in clinical stage I/II non-seminomatous germ cell tumours: results of the German multicentre trial. Ann Oncol.2008; 19: 1619–23

[88] de Wit R, Roberts JT, Wilkinson P et al. Equivalence of three or four cycles of bleomycin, etoposide, and cisplatin chemotherapy and of a 3- or 5-day schedule in good-prognosis germ cell cancer: a randomized study of the European Organization for Research and Treatment of Cancer Genitourinary Tract Cancer Cooperative Group and the Medical Research Council. J Clin Oncol 2001; 19: 1629–40

[89] de Wit R, Skoneczna I, Daugaard G, De Santis M et al. Randomized phase III study comparing paclitaxel-bleomycin, etoposide, and cisplatin (BEP) to standard BEP in intermediate-prognosis germ-cell cancer: intergroup study EORTC 30 983. J Clin Oncol 2012; 30: 792–9

[90] de Wit R, Stoter G, Kaye SB et al. Importance of bleomycin in combination chemotherapy for good-prognosis testicular nonseminoma: a randomized study of the European Organization for Research and Treatment of Cancer Genitourinary Tract Cancer Cooperative Group. J Clin Oncol 1997; 15: 1837–43

[91] Dhar NB, Klein EA, Reuther AM et al. Outcome after radical cystectomy with limited or extended pelvic lymph node dissection. J Urol 2007; 179: 873–8

[92] Dieckmann KP, Kulejewski M, Heinemann V et al. Testicular biopsy for early cancer detection–objectives, technique and controversies. Int J Androl. 2011; 34: e7–13

[93] Dieckmann KP, Kulejewski M, Pichlmeyer U et al. Diagnosis of contralateral testicular intraepithelial neoplasia (TIN) in patients with testicular germ cell cancer: systematic two-site biopsies are more sensitive than a single random biopsy. Eur Urol 2007; 51: 175–83

[94] Dieckmann KP, Pichlmeier U. Clinical epidemiology of testicular germ cell tumors. World J Urol 2004; 22: 2–14

[95] DiMarco DS, DiMarco CS, Zincke H et al. Outcome of surgical treatment for primary malignant melanoma of the female urethra. J Urol 2004; 171: 765–7

[96] DiMarco DS, DiMarco CS, Zincke H et al. Surgical treatment for local control of female urethral carcinoma. Urol Oncol 2004; 22: 404–9

[97] Divrik RT, Akdogan B, Özen H et al. Outcomes of surveillance protocol of clinical stage I nonseminomatous germ cell tumors – is shift to risk adapted policy justified? J Urol 2006; 176: 1424–30

[98] Donat SM, Wei DC, McGuire MS et al. The efficacy of transurethral biopsy for predicting the long-term clinical impact of prostatic invasive bladder cancer. J Urol 2001; 165: 1580–4

[99] Dougherty KR, Khettry U, Stoffel JT. Rectal adenocarcinoma with metachronous metastases to the urethra. Am Surg 2009; 75: 265–6

[100] Druesne-Pecollo N et al. Beta-carotene supplementation and cancer risk: a systematic review and metaanalysis of randomized controlled trials. Int J Cancer 2010; 172–84, DOI: 10.1002/ijc.25 008

[101] Eble J, Sesterhenn I, Sauter G. WHO Classification of Tumours: Pathology and Genetics of Tumours of the Urinary System and Male Genital Organs In: IARC, Hrsg. WHO Classification of Tumours. Lyon: IARC Press; 2004

[102] Ehrlich Y, Brames M, Beck S et al. Long-term follow-up of cisplatin combination chemotherapy in patients with dis-

[103] Elert A, Olbert P, Hegele A. Accuracy of frozen section examination of testicular tumors of uncertain origin. Eur Urol 2002; 41: 290–3

[104] Elzinga-Tinke JE, Sirre ME, Looijenga LH et al. The predictive value of testicular ultrasound abnormalities for carcinoma in situ of the testis in men at risk for testicular cancer. Int J Androl 2010; 33: 597–603

[105] Erdogan I, Deutschbein T, Jurowich C et al. The role of surgery in the management of recurrent adrenocortical carcinoma. German Adrenocortical Carcinoma Study Group. J Clin Endocrinol Metab 2013; 98: 181–91

[106] Europäische Gesellschaft für Urologie (EAU). www.uroweb.org

[107] European Association of Urology: Guidelines on prostate cancer 2013. www.uroweb.org

[108] Feuer EJ, Sheinfeld J ,Bosl GJ. Does size matter? Association between number of patients treated and patient outcome in metastatic testicular cancer. J Natl Cancer Inst 1999; 91: 816–18

[109] Fizazi K, Culine S, Kramar A et al. Early predicted time to normalization of tumor markers predicts outcome in poor-prognosis nonseminomatous germ cell tumors. J Clin Oncol 2004; 22: 3868–76

[110] Foschi R et al. Citrus fruit and cancer risk in a network of case-control studies. Cancer Causes Control 2010; 237–42, DOI: 10.1007/s10552-009-9454-4

[111] Fossa SD, de Wit R, Roberts JT et al. Quality of life in good prognosis patients with metastatic germ cell cancer: a prospective study of the European Organization for Research and Treatment of Cancer Genitourinary Group/Medical Research Council Testicular Cancer Study Group (30941/TE20). J Clin Oncol 2003; 21: 1107–18

[112] Fradet Y, Grossman HB, Gomella L et al. A comparison of hexaminolevulinate fluorescence cystoscopy and white light cystoscopy for the detection of carcinoma in situ in patients with bladder cancer: a phase III, multicenter study. J Urol 2007; 178: 68–73

[113] Fritsche HM, Burger M, Svatek RS et al. Characteristics and outcomes of patients with clinical T1 grade 3 urothelial carcinoma treated with radical cystectomy: results from a international cohort. Eur Urol 2010; 57: 300–9

[114] Fritz GA, Schoellnast H, Deutschmann HA et al. Multiphasic multidetector-row CT (MDCT) in detection and staging of transitional cell carcinomas of the upper urinary tract. Eur Radiol 2006; 16: 1244–52

[115] Fuchs J, Hamann MF, Schulenburg F et al. Sentinel lymph node biopsy for penile carcinoma: Assessment of reliability. Urologe A 2013; 52: 1447–50

[116] Fuhrman SA, Lasky LC, Limas C. Prognostic significance of morphologic parameters in renal cell carcinoma. Am J Surg Pathol 1982; 6: 655–63

[117] Gakis G, Witjes JA, Comperat E et al. EAU Guidelines on Primary Urethral Carcinoma. Eur Urol 2013; 64: 823–30

[118] Gandhi JS, Khurana A, Tewari A et al. Clear cell adenocarcinoma of the male urethral tract. Indian J Pathol Microbiol 2012; 55: 245–247

[119] Ganmaa D, Li XM, Wang J et al. Incidence and mortality of testicular and prostatic cancers in relation to world dietary practices. Int J Cancer 2002; 98: 262–7

[120] Garcia R et al. High intake of specific carotenoids and flavonoids does not reduce the risk of bladder cancer. Nutr Cancer 1999; 35: 212–14

[121] Garcia-Closas R et al. Intake of specific carotenoids and flavonoids and the risk of lung cancer in women in Barcelona, Spain Nutr Cancer 1998; 32: 154–58

[122] Garcia-del-Muro X, Maroto P, Gumà J et al. Chemotherapy as an alternative to radiotherapy in the treatment of Stage IIA and IIB testicular seminoma: A Spanish Germ Cell Cancer Group Study. J Clin Oncol 2008; 26: 5416–21

[123] Garden AS, Zagars G, Delclos L. Primary carcinoma of the female urethra. Results of radiation therapy. Cancer Res 1993; 71: 3102–8

[124] Garner MJ, Turner MC, Ghadiriam P et al. Epidemiology of testicular cancer: an overview. Int J Cancer 2005; 116: 331–9

[125] Gaziano JM et al. Vitamins E and C in the prevention of prostate and total cancer in men: the Physicians' Health Study II randomized controlled trial. JAMA 2009; 301: 52–62

[126] Gaziano JM et al. Multivitamins in the prevention of cancer in men: the Physicians' Health Study II randomized controlled trial. JAMA. 2012; 308: 1871–80

[127] Giannarini G, Kessler TM, Birkhauser FD, et al. Antegrade perfusion with bacillus Calmette-Guerin in patients with non-muscle-invasive urothelial carcinoma of the upper urinary tract: who may benefit? Eur Urol 2011; 60: 955–60

[128] Gilbert DC, Norman AR, Nicholl J et al. Treating stage I nonseminomatous germ cell tumours with a single cycle of chemotherapy. BJU Int 2006; 98: 67–9

[129] Giovannucci E et al. Intake of carotenoids and retinol in relation to risk of prostate cancer. J Natl Cancer Inst 1995; 87: 1767–76

[130] Giwercman A, Grindsted J, Hansen B et al. Testicular cancer risk in boys with maldescended testis: a cohort study. J Urol 1987; 138: 1214–6

[131] Gofrit ON, Pode D, Lazar A et al. Watchful waiting policy in recurrent TaG1 bladder tumors. Eur Urol 2006; 49: 303–6

[132] Golijanin D, Yossepowitch O, Beck SD et al. Carcinoma in a bladder diverticulum: presentation and treatment outcome. J Urol 2003; 170: 1761–4

[133] Graf N. Kindliche Tumoren. In: Zwergel U, Hrsg. Facharztprüfung Urologie. 1. Aufl. München: Urban Fischer, Elsevier; 2008

[134] Graf N, Tournade MF, de Kraker J et al. The role of perioperative chemotherapy in the mangement of Wilm´s Tumor. Urol Clin North Am 2000; 27: 443–54

[135] Grollman AP, Shibutani S, Moriya M et al. Aristolochic acid and the etiology of endemic (Balkan) nephropathy. Proc Natl Acad Sci USA 2007; 104: 12129–34

[136] Grossman HB, Gomella L, Fradet Y et al. A phase III multicenter comparison of hexaminolevulinate fluorescence cystoscopy and white lightcystoscopy for the detection of superficial papillary lesions in patients with bladder cancer. J Urol 2007;178: 62–7

[137] Grundmark B et al. Serum levels of selenium and smoking habits at age 50 influence long term prostate cancer risk; a 34 year ULSAM follow-up. BMC Cancer 2011; 11: 431

[138] Hakenberg OW, Compérat EM, Minhas S et al. EAU guidelines on penile cancer: 2014 update. Eur Urol 2015; 67: 142–50

[139] Harling M et al. Bladder cancer among hairdressers: a meta-analysis. Occup Environ Med 2010; 351–8, DOI: 10.1136/oem.2009050195

[140] Hartmann M, Krege S, Souchon R et al.; Interdisziplinäre Arbeitsgruppe Hodentumore. Follow-up of testicular germ cell cancer patients: interdisciplinary evidence-based recommendations. Urologe A 2011; 50: 830–5
[141] Hatfield DL, Gladyshe VN. The Outcome of Selenium and Vitamin E Cancer Prevention Trial (SELECT) reveals the need for better understanding of selenium biology. Mol Interv 2009; 9: 18–21
[142] Hautmann R. Urologie. 4. Aufl. Heidelberg: Springer; 2010
[143] Heidenreich A. Contralateral testicular biopsy in testis cancer: current concepts and controversies. BJU Int 2009; 104: 1346–50
[144] Heidenreich A, Albers P, Leon A et al.; German Testicular Cancer Study Group. Complications of primary nerve sparing retroperitoneal lymph node dissection for clinical stage I nonseminomatous germ cell tumors of the testis: experience of the German Testicular Cancer Study Group. J Urol 2003; 169: 1710–4
[145] Heidenreich A, Bonfig R, Derschum W et al. A conservative approach to bilateral testicular germ cell tumors. J Urol 1995; 153: 1147–50
[146] Heidenreich A, Engelmann UH, Vietsch HV et al. Organ preserving surgery in testicular epidermoid cysts. J Urol. 1995;153:1147–50
[147] Heidenreich A, Krege S, Flasshove M. Interdisciplinary cooperation in the treatment of complex patients with advanced testicular germ cell tumor. Urologe A 2004; 43: 1521–30
[148] Heidenreich A, Moul JW, McLeod DG et al. The role of retroperitoneal lymphadenectomy in mature teratoma of the testis. J Urol 1997; 157: 160–3
[149] Heidenreich A, Ohlmann C, Hegele A et al. Repeat retroperitoneal lymphadenectomy in advanced testicular cancer. Eur Urol 2005; 47: 64–71
[150] Heidenreich A, Pfister D. Retroperitoneal lymphadenectomy and resection for testicular cancer: an update on best practice. Ther Adv Urol 2012; 4: 187–205
[151] Heidenreich A, Pfister D, Witthuhn R et al. Postchemotherapy Retroperitoneal Lymph Node Dissection in Advanced Testicular Cancer: Radical or Modified Template Resection. Eur Urol 2009; 55: 217–24
[152] Heidenreich A, Sesterhenn IA, Mostofi FK, Moul JW. Prognostic risk factors that identify patients with clinical stage I nonseminomatous germ cell tumors at low risk and high risk for metastasis. Cancer 1998; 83: 1002–11
[153] Heidenreich A, Thüer D, Polyakov S. Postchemotherapy retroperitoneal lymph node dissection in advanced germ cell tumours of the testis. Eur Urol 2008; 53: 260–72
[154] Heidenreich A, Weißbach L, Höltl W et al. Organ sparing surgery for malignant germ cell tumor of the testis. J Urol 2001; 166: 2161–5
[155] Hemminki K et al. Molecular epidemiology of VHL gene mutations in renal cell carcinoma patients: relation to dietary and other factors. Carcinogenesis 2002; 23: 809–15
[156] Hendry WF, Norman AR, Dearnaley DP et al. Metastatic nonseminomatous germ cell tumors of the testis: results of elective and salvage surgery for patients with residual retroperitoneal masses. Cancer 2002; 94: 1668–76
[157] Herold G. Innere Medizin. Köln: Herold-Verlag; 2012
[158] 5 Herr HW, Donat SM, Dalbagni G. Correlation of cystoscpoy with histology of recurrent papillary tumors of the bladder. J Urol 2002; 168: 978–80
[159] Herr HW, Donat SM, Reuter VE. Management of Low-Grade papillary bladder tumors. J Urol 2007; 178: 1201–5
[160] Ho CK et al. Analysis of prostate cancer association with four single-nucleotide polymorphisms from genome-wide studies and serum phyto-estrogen concentrations. Prostate Cancer Prostatic.Dis 2012; 15: 365–68
[161] Holt SK et al. Vitamin D pathway gene variants and prostate cancer risk. Cancer Epidemiol.Biomarkers Prev 2009; 18: 1929–33
[162] Hotaling JM et al. Long-term use of supplemental vitamins and minerals does not reduce the risk of urothelial cell carcinoma of the bladder in the VITamins And Lifestyle study. J Urol 2011; 185: 1210–15
[163] Huddart RA, O'Doherty MJ, Padhani A et al.; NCRI Testis Tumour Clinical Study Group. 18fluorodeoxyglucose positron emission tomography in the prediction of relapse in patients with high-risk, clinical stage I nonseminomatous germ cell tumors: preliminary report of MRC Trial TE22–the NCRI Testis Tumour Clinical Study Group. J Clin Oncol 2007; 25: 3 090–5
[164] Hudes G, Carducci M, Tomczak P et al. Temsirolimus, interferon alpha, or both for advanced renal-cell carcinoma. N Eng J Med 2007; 356: 2271–81
[165] Hurst R et al. Selenium and prostate cancer: systematic review and meta-analysis. Am J Clin Nutr 2012; 96: 111–22
[166] Huyghe E, Matsuda T, Thonneau P. Increasing incidence of testicular cancer worldwide: a review. J Urol 2003; 170: 5–11
[167] Ilic D et al. Lycopene for the prevention of prostate cancer. Cochrane Database Syst Rev 2011; CD008 007, DOI: 10.1002/14 651 858.CD008 007.pub2
[168] Inman BA, Tran VT, Fradet Y et al. Carcinoma of the upper urinary tract: predictors of survival and competing causes of mortality. Cancer 2009; 115: 2853–62
[169] Interdisziplinäre Leitlinie der Qualität S 3 zur Früherkennung, Diagnose und Therapie der verschiedenen Stadien des Prostatakarzinoms, AWMF-Register-Nummer (043–022OL)
[170] International Germ Cell Cancer Collaborative Group (IGCCCG) The International Germ Cell Consensus Classification: A prognostic factor based staging system for metastatic germ cell cancer. J Clin Oncol 1997; 15: 594–603
[171] International Prognostic Factors Study Group, Lorch A, Beyer J et al. Prognostic factors in patients with metastatic germ cell tumors who experienced treatment failure with cisplatin-based first-line chemotherapy. J Clin Oncol. 2010; 28: 4 906–11
[172] Irie A, Iwamura M, Kadowaki K et al. Intravesical instillation of bacille Calmette-Guerin for carcinoma in situ of the urothelium involving the upper urinary tract using vesicoureteral reflux created by a double-pigtail catheter. Urology 2002; 59: 53–7
[173] Israel GM, Bosniak MA. An update of the Bosniak renal cyst classification system. Urology 2005; 66(3):484–8
[174] Ito Y, Kikuchi E, Tanaka N et al. Preoperative hydronephrosis grade independently predicts worse pathological outcomes in patients undergoing nephroureterectomy for upper tract urothelial carcinoma. J Urol 2011; 185: 1621–6
[175] Jacobsen NE, Beck SD, Jacobson LE et al. Is retroperitoneal histology predictive of liver histology at concurrent postchemotherapy retroperitoneal lymph node dissection and hepatic resection? J Urol 2010; 184: 949–53
[176] Jacobsen R, Bostofte E, Engholm G et al. Risk of testicular cancer in men with abnormal semen characteristics: cohort study. Brit MedJ 2000; 321: 789–92

[177] Janetschek G, Hobisch A, Peschel R et al. Laparoscopic retroperitoneal lymph node dissection for clinical stage I nonseminomatous testicular carcinoma: long-term outcome. J Urol 2000; 163: 1793–6

[178] Jeldres C, Sun M, Isbarn H et al. A population-based assessment of perioperative mortality after nephroureterectomy for upper-tract urothelial carcinoma. Urology 2010; 75: 315–20

[179] Version 2.0 – 1. Aktualisierung 2011 Jiang L et al. Efficacy of antioxidant vitamins and selenium supplement in prostate cancer prevention: a meta-analysis of randomized controlled trials. Nutr.Cancer 2010; 62: 719–27

[180] Jinzaki M, Matsumoto K, Kikuchi E et al. Comparison of CT urography and excretory urography in the detection and localization of urothelial carcinoma of the upper urinary tract. AJR 2011; 196: 1102–9

[181] Johnsen NF et al. Physical activity and risk of prostate cancer in the European Prospective Investigation into Cancer and Nutrition (EPIC) cohort. Int J Cancer. 2009; 902–8, DOI: 10.1002/ijc.24326

[182] Jones WG, Fossa SD, Mead GM et al. Randomized trial of 30 versus 20 Gy in the adjuvant treatment of stage I testicular seminoma: a report on Medical Research Council Trial TE 18, European Organisation for the research and Treatment of Cancer Trial 30942. J Clin Oncol 2005; 23: 1200–8

[183] Jurowich C, Fassnacht M, Kroiss M et al. Is there a role for laparoscopic adrenalectomy in patients with suspected adreocortical carcinoma? A critical appraisal of the literature. Horm Metab Res 2013; 45: 130–6

[184] Kakiashvili DM, Zuniga A, Jewett MA. High risk NSGCT: case for surveillance. World J Urol 2009; 27:441–7

[185] Kanetsky PA, Mitra N, Vardhanabhuti S, et al. Common variation in KITLG and at 5q31.3 predisposes to testicular germ cell cancer. Nat Genet. 2009; 41: 811–5

[186] Kanetsky PA, Mitra N, Vardhanabhuti S et al. A second independent locus within DMRT1 is associated with testicular germ cell tumor susceptibility. Hum Mol Genet 2011; 20: 3109–17

[187] Karnes RJ, Breau RH, Lightner DJ. Surgery for urethral cancer. Urol Clin North Am. 2010; 37: 445–7

[188] Karami S et al. Analysis of SNPs and haplotypes in vitamin D pathway genes and renal cancer risk. PLoS One. 2009; 4: e7013

[189] Kavoussi L, Wein AJ, Novick AC et al. Surgery of penile and urethral carcinoma. In: Campbell SC, Walsh P, Hrsgr. Urology. EDITION. Philadelphia: Saunders Elsevier, 2007: 993–1022

[190] Kirsh VA et al. Supplemental and dietary vitamin E, beta-carotene, and vitamin C intakes and prostate cancer risk. J Natl Cancer Inst 2006; 98: 245–54

[191] Klein EA et al. Vitamin E and the risk of prostate cancer: the Selenium and Vitamin E Cancer Prevention Trial (SELECT). JAMA 2011; 306: 1549–56

[192] Knasmüller et al. Chemoprevention of cancer and DNA-damage by dietary factors. Hoboken: Wiley-Blackwell; 2009

[193] Kollmannsberger C, Daneshmand S, So A et al. Management of disseminated nonseminomatous germ cell tumors with risk-based chemotherapy followed by response-guided postchemotherapy surgery. J Clin Oncol 2010; 28: 537–42

[194] Kollmannsberger C, Moore C, Chi KN et al. Non-risk-adapted surveillance for patients with stage I nonseminomatous testicular germ-cell tumors: diminishing treatment-related morbidity while maintaining efficacy. Ann Oncol 2010; 21: 1296–301

[195] Kondagunta GV, Bacik J, Bajorin D et al. Etoposide and cisplatin chemotherapy for metastatic good-risk germ cell tumors. J Clin Oncol 2005; 23: 9290–4

[196] Kramer BS et al. Use of 5alpha-reductase inhibitors for prostate cancer chemoprevention: American Society of Clinical Oncology/American Urological Association 2008 Clinical Practice Guideline. J Urol 2009; 1642–57, DOI: 10.1016/j.juro.2009.01.071

[197] Krege S, Albers P, Heidenreich A. The role of tumour markers in diagnosis and management of testicular germ cell tumours. Urologe A 2011; 50: 313–2

[198] Krege S, Beyer J, Souchon R et al. European Consensus Conference on Diagnosis and Treatment of Germ Cell Cancer: A Report of the Second Meeting of the European Germ Cell Cancer Consensus group (EGCCCG): Part I. Part I. Eur Urol 2008; 53: 478–96

[199] Krege S, Boergemann C, Baschek R et al. Single agent carboplatin for CS IIA/B testicular seminoma. A phase II study of the German Testicular Cancer Study Group (GTCSG). Ann Oncol 2006; 17: 276–80

[200] Kristal AR et al. Serum lycopene concentration and prostate cancer risk: results from the Prostate Cancer Prevention Trial. Cancer Epidemiol Biomarkers Prev. 2011; 638–46, DOI:10.1158/1055-9965.EPI-10-1221

[201] Kristal AR et al. Diet, supplement use, and prostate cancer risk: results from the prostate cancer prevention trial. Am J Epidemiol 2010; 172: 566–77

[202] Kroon BK, Horenblas S, Deurloo EE et al. Ultrasonography-guided fine-needle aspiration cytology before sentinel node biopsy in patients with penile carcinoma. BJU Int 2005; 95: 517–21

[203] Kroon BK, Horenblas S, Lont AP et al. Patients with penile carcinoma benefit from immediate resection of clinically occult lymph node metastases. J Urol 2005; 173: 816–9

[204] Kurahashi N et al. Plasma isoflavones and subsequent risk of prostate cancer in a nested case-control study: the Japan Public Health Center. J Clin Oncol 2008; 26: 5923–29

[205] Lam, T. K., et al. "Cruciferous vegetable consumption and lung cancer risk: a systematic review." Cancer Epidemiol. Biomarkers Prev. 18.1 (2009): 184–95

[206] Lampe JW. Dairy products and cancer. J Am Coll Nutr. 2011; ;30, Suppl 1: 464S–70S

[207] La Rochelle J, Wood C, Bex A. Refining the use of cytoreductive nephrectomy in metastatic renal cell carcinoma. Sem Oncol 2013; 40: 429–35

[208] Lee JE et al. Intakes of fruit, vegetables, and carotenoids and renal cell cancer risk: a pooled analysis of 13 prospective studies." Cancer Epidemiol.Biomarkers Prev 2009; 18: 1730–39

[209] Leibovich BC, Blute ML, Cheville JC et al. Prediction of progression after radical nephrectomy for patients with clear cell renal cell carcinoma: a stratification tool for prospective clinical trials. Cancer 2003; 97: 1663–71

[210] Leibovitch I, Baniel J, Foster RS, and Donohue JP. The clinical implications of procedural deviations during orchiectomy for nonseminomatous germ cell cancer. J Urol 1995; 154: 935–9

[211] Leibovitch I, Foster RS, Kopecky KK et al. Identification of clinical stage A nonseminomatous testis cancer patients at extremely low risk for metastatic disease: a combined approach using quantitative immunohistochemical, histopa-

[212] Leijte JA, Graafland NM, Valdés Olmos RA et al. Prospective evaluation of hybrid 18F-fluorodeoxyglucose positron emission tomography/computed tomography in staging clinically node-negative patients with penile carcinoma. BJU 2009; 104: 640–4

[213] Leijte JA, Kirrander P, Antonini N et al. Recurrence patterns of squamous cell carcinoma of the penis: recommendations for follow-up based on a two-centre analysis of 700 Patients. Eur Urol 2008; 54: 161–8

[214] Leitzmann MF. Physical activity and genitourinary cancer prevention. Recent Results Cancer Res 2011; 186: 43–71, DOI: 10.1007/978-3-642-04231-7_3

[215] Lenders JW, Eisenhofer G, Mannelli M et al. Phaeochromocytoma. Lancet 2005; 366: 665–675

[216] Li H et al. A prospective study of plasma vitamin D metabolites, vitamin D receptor polymorphisms, and prostate cancer. PLoS Med 2007; 4: e103

[217] Liang D et al. Plasma vitamins E and A and risk of bladder cancer: a case-control analysis. Cancer Causes Control 2008; 19: 981–92

[218] Libby B, Chao D, Schneider BF. Non-surgical treatment of primary female urethral cancer. Rare Tumors 2010; 2: e55

[219] Lippman SM et al. Effect of selenium and vitamin E on risk of prostate cancer and other cancers: the Selenium and Vitamin E Cancer Prevention Trial (SELECT). JAMA 2009; 301: 39–51

[220] Liu Y et al. Does physical activity reduce the risk of prostate cancer? A systematic review and meta-analysis. Eur Urol 2011; 60: 1029–44. DOI: 10.1016/j.eururo.2011.07.007

[221] Ljungberg B, Bensalah K, Bex A, et al. EAU guidelines on renal cell carcinoma. Eur Urol 2010; 58: 398–406

[222] Loehrer-PJ S, Johnson D, Elson P et al. Importance of bleomycin in favorable-prognosis disseminated germ cell tumors: an Eastern Cooperative Oncology Group trial. J Clin Oncol 1995; 13: 470–6

[223] Lorch A, Bascoul-Mollevi C, Kramar A et al. Conventional-dose versus high-dose chemotherapy as first salvage treatment in male patients with metastatic germ cell tumors: evidence from a large international database. J Clin Oncol 2011; 29: 2178–84. DOI: 10.1200/JCO.2010.32.6678

[224] Lorch A, Kleinhans A, Kramar A et al. Sequential versus single high-dose chemotherapy in patients with relapsed or refractory germ cell tumors: long-term results of a prospective randomized trial. J Clin Oncol 2012; 30: 800–5

[225] Lotan Y et al. Evaluation of vitamin E and selenium supplementation for the prevention of bladder cancer in SWOG coordinated SELECT. J Urol 2012; 187: 2005–10

[226] Lughezzani G, Jeldres C, Isbarn H et al. A critical appraisal of the value of lymph node dissection at nephroureterectomy for upper tract urothelial carcinoma. Urology 2010; 75: 118–24

[227] Lughezzani G, Sun M, Perrotte P et al. Gender-related differences in patients with stage I to III upper tract urothelial carcinoma: results from the Surveillance, Epidemiology, and End Results database. Urology. 2010; 75: 321–7

[228] Lughezzani G, Sun M, Perrotte P et al. Should bladder cuff excision remain the standard of care at nephroureterectomy in patients with urothelial carcinoma of the renal pelvis? A population-based study. Eur Urol 2010; 57: 956–62

[229] Maheshwari E, O'Malley ME, Ghai S et al. Split-bolus MDCT urography: Upper tract opacification and performance for upper tract tumors in patients with hematuria. AJR 2010; 194: 453–8

[230] Malmström PU, Sylvester RJ, Crawford DE et al. An individual patient data meta-analysis oft he long-term outcome of randomised studies comparing intravesical mitomycin C versus bacillus Calmette Guerin for non-muscle-invasive bladder cancer. Eur Urol 2009; 56: 247–56

[231] Manski D. Urologielehrbuch.de. www.urologielehrbuch.de. Deutschland: Eigenverlag; 2013

[232] Margulis V, Shariat SF, Matin SF et al. Outcomes of radical nephroureterectomy: a series from the Upper Tract Urothelial Carcinoma Collaboration. Cancer 2009; 115: 1224–33

[233] Marshall JR et al. Phase III trial of selenium to prevent prostate cancer in men with high-grade prostatic intraepithelial neoplasia: SWOG S9917. Cancer Prev Res 2011; 4: 1761–69

[234] Marshall DT et al. Vitamin D3 supplementation at 4000 international units per day for one year results in a decrease of positive cores at repeat biopsy in subjects with low-risk prostate cancer under active surveillance. J Clin Endocrinol Metab 2012; 97: 2315–24

[235] Mazdak H et al. The comparative study of serum iron, copper, and zinc levels between bladder cancer patients and a control group. Int Urol Nephrol 2010; 42: 89–93

[236] Mazumdar M, Bajorin DF, Bacik J et al. Predicting outcome to chemotherapy in patients with germ cell tumors: the value of the rate of decline of human chorionic gonadotrophin and alpha-fetoprotein during therapy. J Clin Oncol 2001; 19: 2534–41

[237] McDougal WS, Kirchner FK Jr, Edwards RH et al. Treatment of carcinoma of the penis: the case for primary lymphadenectomy. J Urol 1986; 136: 38–41

[238] McKiernan JM, Motzer RJ, Bajorin DF et al. Reoperative retroperitoneal surgery for nonseminomatous germ cell tumor: clinical presentation, patterns of recurrence, and outcome. Urology 2003; 62: 732–6

[239] McLaughlin JK, Silverman DT, Hsing AW et al. Cigarette smoking and cancers of the renal pelvis and ureter. Cancer Res 1992; 52: 254–7

[240] Mead GM, Fossa SD, Oliver RT et al.; MRC/EORTC seminoma trial collaborators. Randomized trials in 2466 patients with stage I seminoma: patterns of relapse and follow-up. J Natl Cancer Inst 2011; 103: 241–9

[241] Meplan C et al. Polymorphisms in thioredoxin reductase and selenoprotein K genes and selenium status modulate risk of prostate cancer. PLoS One. 2012; 7: e48709

[242] Merseburger A, Herrmann TR, Shariat SF et al. EAU guidelines on robotic and single-site surgery in urology. Eur Urol 2013; 64: 277–91

[243] Merseburger AS, Nagele U, Herrmann TRW et al. The EAU guidelines on robotic- and single-site surgery in urology. Eur Urol 2013; 64: 277–91

[244] Meyer CA, Conces DJ. Imaging of intrathoracic metastases of nonseminomatous germ cell tumors. Chest Surg Clin N Am 2002; 12: 717–38

[245] Meyer F et al. Antioxidant vitamin and mineral supplementation and prostate cancer prevention in the SU.VI.MAX trial. Int J Cancer 2005; 116: 182–86

[246] Mian C, Lodde M, Comploj E et al. The value of ImmunoCyt/uCyt+ test in the detection anf follow up of carcinoma in situ of the urinary bladder. Anticancer Res 2005; 25: 3641–4

[247] Mohan H BA, Punia RP et al. Squamous cell carcinoma of the prostate. Int J Urol 2003; 10: 114–6

[248] Moller H, Jorgensen N, Fordham D. Trends in incidence of testicular cancer in boys and adolescent men. Int J Cancer 1995; 61: 761–4
[249] Motzer RJ, Bacik J, Schwartz LH et al. Prognostic factors for survival in previously treated patients with metastatic renal cell carcinoma. J Clin Oncol 2004; 22: 454–63.
[250] Motzer RJ, Bukowski RM et al. Targeted therapy for metastatic renal cell carcinoma. J Clin Oncol 2006; 35: 5 601-08
[251] Motzer RJ, Escudier B, Oudard S et al. RECORD-1 Study Group. Efficacy of everolimus in advanced renal cell carcinoma: a double-blind, randomised, placebo-controlled phase III trial. Lancet 2008; 372: 449–56
[252] Motzer RJ, Escudier B, Tomczak P et al. Axitinib versus sorafenib as second-line treatment for advanced renal cell carcinoma: overall survival analysis and updated results from a randomized phase 3 trial. Lancet Oncol 2013; 14: 552–62
[253] Motzer RJ, Hutson TE, Cella D et al. Pazopanib versus sunitinib in metastatic renal-cell carcinoma. N Engl J Med 2013; 369: 722–31
[254] Motzer RJ, Hutson TE, Tomczak P et al. Sunitinib versus interferon alfa im metastatic renal-cell carcinoma. N Engl J Med 2007; 356: 115–24
[255] Motzer RJ, Nichols CJ, Margolin KA et al. Phase III randomized trial of conventional-dose chemotherapy with or without high-dose chemotherapy and autologous hematopoietic stem-cell rescue as first-line treatment for patients with poor-prognosis metastatic germ cell tumors. J Clin Oncol 2007; 25: 247–56
[256] Moul JW, Paulson DF, Dodge RK et al. Delay in diagnostic and survival in testicular cancer: impact of effective therapy and changes during 18 years. J Urol 1990; 143: 520–3
[257] Munoz JJ, Ellison LM. Upper tract urothelial neoplasms: incidence and survival during the last 2 decades. The J Urol 2000; 164: 1523–5
[258] Naselli A, Introini C, Timossi L et al. A randomized prospective trial to assess the impact of transurethral resection in narrow band imaging modality on non muscle invasive bladder cancer recurrence. Eur Urol 2012; 61: 908–13
[259] Naumann CM, Alkatout I, Hamann MF et al. Interobserver variation in grading and staging of squamous cell carcinoma of the penis in relation to the clinical outcome. BJU Int 2009; 103: 1660–5
[260] Neuhouser ML et al. Dietary supplement use and prostate cancer risk in the Carotene and Retinol Efficacy Trial. Cancer Epidemiol Biomarkers Prev 2009; 2202–6 DOI: 10.1158/1055 9 965.EPI-09-0013
[261] Nikzas S, Champion AE, Fox M Germ cell tumors of testis: prognostic factors and results. Eur Urol 1990; 18: 242
[262] Nguyen MM et al. Randomized, double-blind, placebo-controlled trial of polyphenon E in prostate cancer patients before prostatectomy: evaluation of potenzial chemopreventive activities. Cancer Prev Res 2012; 290–8, DOI:10.1158/1940-6 207.CAPR-11-0306
[263] Nieman LK. Approach to the patient with an adrenal incidentaloma. J Clin Endocrinol Metab 2010; 95: 4 106–13
[264] Nix J, smitz A, Kurpad R et al. Prospective randomized controlled trial of robotic versus radical cystectomy for bladder cancer: perioperative and pathologic results. Eur urol 2010; 57: 196–201
[265] Nkondjock A. Coffee consumption and the risk of cancer: an overview. Cancer Lett 2009; 121–5, DOI: 10.1016/j.canlet.2008.08.022

[266] Nordsborg RB, Meliker JR, Wohlfahrt J et al. Cancer in first-degree relatives and risk of testicular cancer in Denmark. Int J Cancer 2011; 129: 2485–91
[267] O'Brien T, Ray E, Singh R et al. Prevention of bladder tumours after nephroureterectomy for primary upper urinary tract urothelial carcinoma: a prospective, multicentre, randomised clinical trial of a single postoperative intravesical dose of mitomycin C (the ODMIT-C Trial). Eur Urol 2011; 60: 703–10
[268] Oesterling JE, Jacobsen SJ, Chute C et al. Serum prostate-specific antigen in a community-based population of healthy men. Establishment of age-specific reference ranges. JAMA 1993; 270: 864
[269] Oldenburg J, Alfsen G, Lien H et al. Postchemotherapy Retroperitoneal Surgery Remains Necessary in Patients With Nonseminomatous Testicular Cancer and Minimal Residual Tumor Masses. J Clin Oncol 2003; 21: 3 310–7
[270] Oldenburg J, Fosså SD, Nuver J et al. Testicular seminoma and non-seminoma: ESMO Clinical Practice Guidelines for diagnosis, treatment and follow-up. Ann Oncol 2013;24 Suppl 6: vi125–32
[271] Olgac S, Mazumdar M, Dalbagni G, Reuter VE. Urothelial carcinoma of the renal pelvis: a clinicopathological study of 130 cases. Amer J surg Pathol 2004; 28: 1545–52
[272] Oliver RTD. Factors contributing to delay in diagnosis of testicular tumors. Brit Med J 1985; 290: 356
[273] Oliver RT, Mead GM, Rustin GJ et al. Randomized trial of carboplatin versus radiotherapy for stage I seminoma: mature results on relapse and contralateral testis cancer rates in MRC TE19/EORTC 30 982 study (ISRCTN27 163 214). J Clin Oncol 2011; 29: 957–62
[274] Oliver RT, Raja MA, Ong J et al. Pilot study to evaluate impact of a policy of adjuvant chemotherapy for high risk stage 1 malignant teratoma on overall relapse rate of stage 1 cancer patients. J Urol 1992; 148:1453–5
[275] Ong AM, Bhayani SB, Pavlovich CP. Trocar site recurrence after laparoscopic nephroureterectomy. J Urol 2003; 170: 1301
[276] Oosterlinck W, Solsona E, van der Meijden AP et al. EAU guidelines on diagnosis and treatment of upper urinary tract transitional cell carcinoma. Eur Urol 2004; 46: 147–54
[277] Pacak K, Eisenhofer G, Ahlman H et al. Pheochromocytoma: recommendations for clinical practice from the First International Symposium October 2005. Nat Clin Pract Endocrinol Metabol 2007; 3: 92–102
[278] Parekh DJ, Jung C, Roberts R et al. Primary neuroendocrine carcinoma of the urethra. Urology 2002; 60: 1111
[279] Park SY et al. Urinary phytoestrogen excretion and prostate cancer risk: a nested case-control study in the Multiethnic Cohort. Br.J.Cancer 2009; 101: 185–91
[280] Park CH et al. Coffee consumption and risk of prostate cancer: a meta-analysis of epidemiological studies. BJU Int 2010; 762–9, DOI: 10.1111/j.1464-410X.2 010 09 493.x
[281] Park SY. et al. Plasma 25-hydroxyvitamin D and prostate cancer risk: the multiethnic cohort. Eur J Cancer 2010; 46: 932–36
[282] Parkin DM, Boyd L. Cancers attributable to overweight and obesity in the UK in 2010, Br J Cancer 2011; 105; S 34–S 37
[283] Parkin DM, Shanmugarathnam K, Sobin L et al. Histological groups for comparative studies. Lyon: IARC Press; 1998
[284] Penney K L et al. Selenoprotein P genetic variants and mrna expression, circulating selenium, and prostate cancer risk and survival. Prostate 2013; 73: 700–05

[285] Perez-Montiel D, Wakely PE, Hes O et al. High-grade urothelial carcinoma of the renal pelvis: clinicopathologic study of 108 cases with emphasis on unusual morphologic variants. Mod Pathol 2006; 19: 494–503
[286] Peters U et al. Vitamin E and selenium supplementation and risk of prostate cancer in the Vitamins and lifestyle (VITAL) study cohort. Cancer Causes Control 2008; 19: 75–87
[287] Pfister D, Busch J, Winter C et al. Pathohistological findings in patients with nonseminomatous germ cell tumours who undergo postchemotherapy retroperitoneal lymph node dissection for small tumours. J Urol 2011, AUA Abstract 830
[288] Phe V, Cussenot O, Bitker MO et al. Does the surgical technique for management of the distal ureter influence the outcome after nephroureterectomy? BJU int 2011; 108: 130–8
[289] Pico JL, Rosti G, Kramar A et al. A randomised trial of high-dose chemotherapy in the salvage treatment of patients failing first-line platinum chemotherapy for advanced germ cell tumours. Annals of Oncology 2005; 16: 1152–9
[290] Pizzocaro G, Algaba F, Horemblas S et al. European Association of Urology (EAU) Guidelines Group on Penile Cancer. EAU penile cancer guidelines. Eur Urol 2010; 57: 1002–12
[291] Pizzocaro G, Nicolai N, Milani A. Taxanes in combination with cisplatin and fluorouracil for advanced penile cancer: preliminary results. Eur Urol 2009; 55: 546–51
[292] Pottern LM, Brown LM, Hoover RN, Javadpour N, O'Connell KJ, Stutzman RE, Blattner WA (1985) Testicular cancer risk among young men: reole of cryptorchidism and inguinal hernia. J Natl Cancer Inst 1985; 74: 377–81
[293] Purdue MP, Devesa SS, Sigurdson AJet al. International patterns and trends in testis cancer incidence. Int J Cancer 2005; 115: 822–7
[294] Rabbani F. Prognostic factors in male urethral cancer. Cancer Res 2011; 117: 2426–34
[295] Rabbani F, Farivar-Mohseni H, Leon A et al. Clinical outcome after retroperitoneal lymphadenectomy of patients with pure testicular teratoma. Urology 2003; 62: 1092–6
[296] Raman JD, Shariat SF, Karakiewicz PI et al. Does preoperative symptom classification impact prognosis in patients with clinically localized upper-tract urothelial carcinoma managed by radical nephroureterectomy? Urol Oncol 2011; 29(6): 716–23
[297] Rapley EA, Crockford GP, Teare D et al. Localisation to Xq27 of a susceptibility gene for testicular germ-cell tumors. Nat Genet 2000; 24: 197–200
[298] Rapley EA, Turnbull C, Al Olama AA et al. A genome-wide association study of testicular germ cell tumor. Nat Genet 2009; 41: 807–10
[299] Rassweiler JJ, Scheitlin W, Heidenreich A et al. Laparoscopic retroperitoneal lymph node dissection: does it still have a role in the management of clinical stage I nonseminomatous testis cancer? A European perspective. Eur Urol 2008; 54: 1004–15
[300] Read G, Stenning SP, Cullen MH et al. Medical Research Council prospective study of surveillance for stage I testicular teratoma. Medical Research Council Testicular Tumors Working Party. J Clin Oncol 1992; 10: 1762–8
[301] Redman MW et al. Finasteride does not increase the risk of high-grade prostate cancer: a bias-adjusted modeling approach. Cancer Prev Res 2008; 174–81, DOI: 10.1158/1940-6207.CAPR-08-0092
[302] Reed AB et al. The utility of 5-alpha reductase inhibitors in the prevention and diagnosis of prostate cancer. Curr Opin Urol 2009; 238–42, DOI: 10.1097/MOU.0b013e328 329eb29
[303] Reiter RJ et al. Light at night, chronodisruption, melatonin suppression, and cancer risk: a review. Crit Rev Oncog 2007; 13: 303–28
[304] Richiardi L, Askling J, Granath F et al. Body size at birth and adulthood and the risk for germ-cell testicular cancer. Cancer Epidemiol Biomarkers Prev 2003; 12: 669–73
[305] Richter LA, Hedge P, Taylor LA. Primary non-Hodgkin's B-cell lymphoma of the male urethra presenting as stricture disease. Urology 2007; 70: 1008.e11–2
[306] Robert Koch-Institut und die Gesellschaft der epidemiologischen Krebsregister in Deutschland e. V., Hrsg. Krebs in Deutschland 2007/2008. 2012
[307] Rorth M, Rajpert-De Meyts E et al. Carcinoma in situ in the testis. Scand J Urol Nephrol 2000; Suppl: 166–86
[308] Ros M M et al. Plasma carotenoids and vitamin C concentrations and risk of urothelial cell carcinoma in the European Prospective Investigation into Cancer and Nutrition. Am J Clin Nutr 2012; 96: 902–10
[309] Roscigno M, Brausi M, Heidenreich A et al. Lymphadenectomy at the time of nephroureterectomy for upper tract urothelial cancer. Eur Urol 2011; 60: 776–83
[310] Rosen A, Jayram G, Drazer M et al. Global trends in testicular cancer incidence and mortality. Eur Urol 2011; 60: 374–9
[311] Roswall N et al. Micronutrient intake and risk of urothelial carcinoma in a prospective Danish cohort. Eur Urol 2009; 56: 764–70
[312] Roupret M, Smyth G, Irani J, Guy L, Davin JL, Saint F, et al. Oncological risk of laparoscopic surgery in urothelial carcinomas. World J Urol 2009; 27: 81–8
[313] Roupret M, Yates DR, Comperat E, Cussenot O. Upper urinary tract urothelial cell carcinomas and other urological malignancies involved in the hereditary nonpolyposis colorectal cancer (lynch syndrome) tumor spectrum. Eur Urol 2008; 54: 1226–36
[314] Rustin GJ, Mead GM, Stenning SP et al.; National Cancer Research Institute Testis Cancer Clinical Studies Group. Randomized trial of two or five computed tomography scans in the surveillance of patients with stage I nonseminomatous germ cell tumors of the testis: Medical Research Council Trial TE08, ISRCTN56 475 197–the National Cancer Research Institute Testis Cancer Clinical Studies Group. J Clin Oncol 2007; 25: 1310–5
[315] RUTT (Registry of Urinary Tract Tumors). Essener Harnwegstumorregister. Jahresbericht 1985
[316] Sawczuk I, Acosta R, Grant D et al. Post urethroplasty squamous cell carcinoma. N Y State J Med 1986; 86: 261–3
[317] Schmelz HU, Sparwasser C, Weidner W. Facharztwissen Urologie. 2. Aufl. Berlin, Heidelberg, New York: Springer; 2014
[318] Schumacher MC, Holmäng S, Davidsson T et al. Transurethral resection of non muscle invasive bladder transitional cell cancers with or without 5-aminolevulinic acid under visible and fluorescent light: results of a prospective, randomised multicenter study. Eur Urol 2009; 57: 293–9
[319] Senzaki H, Okamura T, Tatsura H et al. Urethral metastasis from renal cell carcinoma. Int J Urol 2003; 10: 661–3
[320] Shariat SF, Favaretto RL, Gupta A et al. Gender differences in radical nephroureterectomy for upper tract urothelial carcinoma. World J Urol 2011; 29: 481–6
[321] Sherif A, Holmberg L, Rintala E et al. Neoadjuvant cisplatinum based combination chemotherapy in patients with in-

vasive bladder cancer: a combined analysis of two Nordic studies. Eur Urol 2004; 45: 297–303
[322] Shinka T, Miyai M, Sawada Y et al. Factors affecting the occurrence of urothelial tumors in dye workers exposed to aromatic amines. Int J Urol 1995; 2: 243–8
[323] Siegel R, Naishadham D, Jemal A. Cancer statistics, 2012. CA: a cancer journal for clinicians 2012; 62: 10–29
[324] Sigurdson AJ, Chang S, Annegers JF et al. A case-control study of diet and testicular carcinoma. Nutr Cancer 1999; 34: 20–6
[325] Smith Y, Hadway P, Ahmed S et al. Penile-preserving surgery for male distal urethral carcinoma. BJU Int 2007; 100: 82–7
[326] Sobin LH, Gospodariwicz M, Wittekind C. Urethral carcinoma. 7. Aufl. New York: Wiley-Blackwell; 2009
[327] Sobin LH, Gospodarowicz M, Wittekind C. TNM Classification of Malignant Tumours. Urological Tumours. Renal Pelvis and Ureter. 7. Aufl. Oxford: Wiley-Blackwell, UICC; 2009: 239–42
[328] Sobin LH, Gospodarowicz M, Wittekind C. TNM Classification of Malignant Tumours. Urological Tumours. Renal Pelvis and Ureter. 7. Aufl. Oxford: Wiley-Blackwell, UICC; 2009: 258–61
[329] Sohaib SA, Koh DM, Barbachano Y et al. Prospective assessment of MRI for imaging retroperitoneal metastases from testicular germ cell tumours. Clin Radiol. 2009; 64: 362–7
[330] Soloway MS, Hepps D, Katkoori D et al. Radical cystectomy for BCG failure: has the timing improved in recent years? BJU Int 2011; 108: 182–5
[331] Soloway MS, Bzruch DS, Kim SS. Expectant management of small recurrent, noninvasive papillary bladder tumors. J Urol 2003; 170: 112–4
[332] Staneva R, Rukova B, Hadjidekova S et al. Whole genome methylation array analysis reveals new aspects in Balkan endemic nephropathy etiology. BMC Nephrol 2013; 14: 225
[333] Sternberg CN, Yagoda A, Scher HI et al. Methotrexate, vinblastin, doxorubicin and cisplatin for advanced transitional cell carcinoma oft he urothelium: efficacy and patterns of response and relapse. Cancer 1989; 64: 2448–58
[334] Sternberg CN, de Mulder PH, Schornagel JH et al. Seven year update of an EORTC phase III trial of high-dose intensity M-VAC chemotherapy and G-CSF versus classic M-VAC in advanced urothelial tumours. Eur J Cancer 2006; 42: 50–4
[335] Stratton J et al. The effect of supplemental vitamins and minerals on the development of prostate cancer: a systematic review and meta-analysis. Fam Pract 2011; 243–52, DOI: 10.1093/fampra/cmq115
[336] Sudakoff GS, Dunn DP, Guralnick ML et al. Multidetector computerized tomography urography as the primary imaging modality for detecting urinary tract neoplasms in patients with asymptomatic hematuria. J Urol 2008; 179: 862–7, discussion 7
[337] Swartz MA, Porter PM, Lin DW et al. Incidence of primary urethral carcinoma in the United States. Urology 2006; 68: 1164–8
[338] Swerdlow AJ, Higgins CD, Pike MC. Risk of testicular in a cohort of boys with cryptorchidism. Brit Med J 1997; 314: 1507–11
[339] Sylvester RJ, van der Meijden AP, Lamm DL. Intravesical bacillus calmette guerin reduces the risk of progression in patients with superficial bladder cancer: a meta-analysis of published results of randomized clinical trials. J Urol 2002; 168: 1964–70
[340] Sylvester RJ, Oosterlinck W, van cer Meijden AP. A single immediate postoperative instillation of chemotherapy decreases the risk of recurrence in patients with stage Ta T1 bladder cancer: a meta-analysis of published results of randomized clinical trials. J Urol 2004; 171: 2186–90
[341] Takkouche B et al: Risk of cancer among hairdressers and related workers: a meta-analysis. Int J Epidemiol. 2009; 1512–31, DOI: 10.1093/ije/dyp283
[342] Tan IB, Ang KK, Ching BC et al. Testicular microlithiasis predicts concurrent testicular germ cell tumors and intratubular germ cell neoplasia of unclassified type in adults: a meta-analysis and systematic review. Cancer. 2010; 116: 4520–32
[343] Tandstad T, Cohn-Cedermark G, Dahl O et al. Long-term follow-up after risk-adapted treatment in clinical stage 1 (CS 1) nonseminomatous germ-cell testicular cancer (NSGCT) implementing adjuvant CVB chemotherapy. A SWENOTECA study. Ann Oncol 2010; 21: 1858–63
[344] Tandstad T, Dahl O, Cohn-Cedermark G et al. Risk-adapted treatment in clinical stage I nonseminomatous germ cell testicular cancer: the SWENOTECA management program. J Clin Oncol 2009; 27: 2122–8
[345] Tandstad T, Smaaland R, Solberg A, et al. Management of seminomatous testicular cancer: a binational prospective population-based study from the Swedish norwegian testicular cancer study group. J Clin Oncol 2011; 29: 719–25
[346] Thomas AA, Rackley RR, Lee U et al. Urethral diverticula in 90 female patients: a study with emphasis on neoplastic alterations. J Urol 2008; 180: 2463–7
[347] Touijer AK, Dalbagni G. Role of voided urine cytology in diagnosing primary urethral carcinoma. Urology 2004; 63: 33–5
[348] Travis LB, Fosså SD, Schonfeld SJ et al. Second cancers among 40,576 testicular cancer patients: focus on long-term survivors. J Natl Cancer Inst 2005; 97: 1354–65
[349] Travis RC et al. Plasma phyto-oestrogens and prostate cancer in the European Prospective Investigation into Cancer and Nutrition. Br J Cancer 2009; 100: 1817–23
[350] Turnbull C, Rapley EA, Seal S et al. Variants near DMRT 1, TERT and ATF7IP are associated with testicular germ cell cancer. Nat Genet 2010; 42: 604–7
[351] Valentino M, Bertolotto M, Derchi L et al. Role of contrast enhanced ultrasound in acute scrotal diseases. Eur Radiol. 2011; 21: 1831–40
[352] Vallier C, Savoie PH, Delpero JR et al. External validation of the Heidenreich criteria for patient selection for unilateral or bilateral retroperitoneal lymph node dissection for postchemotherapy residual masses of testicular cancer. World J Urol 2014 Jan 20. [Epub ahead of print]
[353] van As NJ, Gilbert DC, Money-Kyrle J et al. Evidence-based pragmatic guidelines for the follow-up of testicular cancer: optimising the detection of relapse. Br J Cancer 2008; 98: 1894–902
[354] Van de Voorde W Meertens B, Baert L et al. Urethral squamous cell carcinoma associated with urethral stricture and urethroplasty. Eur J Surg Oncol 1994; 20: 478–83
[355] van den Belt-Dusebout AW, de Wit R, Gietema JA et al. Treatment-specific risks of second malignancies and cardiovascular disease in 5-year survivors of testicular cancer. J Clin Oncol 2007; 25: 4370–8
[356] van Dijk BA et al. Carotenoid and vitamin intake, von Hippel-Lindau gene mutations and sporadic renal cell carcinoma. Cancer Causes Control 2008; 19: 125–34
[357] van Howe RS. A cost-utility analysis of neonatal circumcision. med Decis Making 2004; 24: 584–601

[358] Visser O, Adolfsson J, Rossi S et al. The RARECARE working group. Incidence and survival of rare urogenital cancers in Europe. Eur J Cancer 2012; 48: 456–64

[359] Von der Maase H, Hansen SW, Roberts JT et al. Gemcitabine and cisplatin versus methotrexate,, vinblastin, doxorubicin and cisplatin in advanced or metastatic bladder cancer: results of a large, randomized, multinational, multicenter phase III study. J Clin Oncol 2000; 18: 3068–77

[360] Walsh TJ et al. Prepubertal orchiopexy for cryptorchidism may be associated with lower risk of testicular cancer. J Urol. 2007; 178: 1440–6; discussion 1446. Epub 2007 Aug 16

[361] Wanderas EH, Tretli S, Fossa SD. Trends in incidence of testicular cancer in Norway 1955–1992. Eur Urol 1995; 31A: 2044–8

[362] Wang LG et al. Prostate cancer chemopreventive activity of phenethyl isothiocyanate throughepigenetic regulation (review). Int J Oncol 2010; 37: 533–9

[363] Wang LJ, Wong YC, Chuang CK et al. Diagnostic accuracy of transitional cell carcinoma on multidetector computerized tomography urography in patients with gross hematuria. J Urol 2009; 181: 524–31, discussion 31

[364] Wang LJ, Wong YC, Huang CC et al. Multidetector computerized tomography urography is more accurate than excretory urography for diagnosing transitional cell carcinoma of the upper urinary tract in adults with hematuria. J Urol 2010; 183: 48–55

[365] Warde P, Huddart R, Bolton D et al. Management of localized seminoma, stage I-II: SIU/ICUD Consensus Meeting on Germ Cell Tumors (GCT), Shanghai 2009. Urology 2011; 78: S435–43

[366] Warde P, Specht L, Horwich A et al. Prognostic factors for relapse in stage I seminoma managed by surveillance. J Clin Oncol 2002; 20: 4448–52

[367] Weir HK, Marrett LD, Kreiger N et al. Prenatal and perinatal exposures and risk of testicular germ cell cancer. Int J Cancer 2000; 87: 438–43

[368] Westermann DH, Schefer H, Thalmann GN et al. Long-term followup results of 1 cycle of adjuvant bleomycin, etoposide and cisplatin chemotherapy for high risk clinical stage I nonseminomatous germ cell tumors of the testis. J Urol 2008;179: 163–6

[369] Wiener JS, Liu ET, Walther PJ. Oncogenic human papillomavirus type 16 is associated with squamous cell cancer of the male urethra. Cancer Res 1992; 52: 5018–23

[370] Williams SD, Birch R, Einhorn LH et al. Treatment of disseminated germ-cell tumors with cisplatin, bleomycin, and either vinblastine or etoposide. N Engl J Med 1987; 316: 1435–40

[371] Witjes JA, Compérat E, Cowan NC et al. Guidelines on Muscle-invasive and Metastatic Bladder Cancer. European Association of Urology 2015; http://uroweb.org/guideline/bladder-cancer-muscle-invasive-and-metastatic/

[372] Wilt TJ et al. Five-alpha-reductase Inhibitors for prostate cancer prevention. Cochrane Database Syst Rev 2008; CD007091, DOI: 10.1002/14651858.CD007091

[373] Wood HM et al. Cryptorchidism and testicular cancer: separating fact from fiction. J Urol 2009; 452–61, DOI: 10.1016/j.juro.2008.10.074

[374] Wright ME et al. Association of variants in two vitamin e transport genes with circulating vitamin e concentrations and prostate cancer risk. Cancer Res 2009; 69: 1429–38

[375] Yin L et al. Meta-analysis: longitudinal studies of serum vitamin D and colorectal cancer risk. Aliment Pharmacol Ther 2009; 30: 113–25

[376] Zheng J et al. Green tea and black tea consumption and prostate cancer risk: an exploratory meta-analysis of observational studies." Nutr Cancer 2011; 63: 663–72

[377] Zhou M. Pathology of renal cell carcinomas. In: Rini BI, Campbell SC, Hrsgs. Renal cell carcinoma, Shelton (CT). USA: People's Medical Publishing House; 2009: 1–14

[378] Zigeuner R, Pummer K. Urothelial carcinoma of the upper urinary tract: surgical approach and prognostic factors. Eur Urol 2008; 53: 720–31

[379] Zwergel U. Facharztprüfung Urologie in Fällen Fragen und Antworten. 1. Aufl. München: Urban Fischer; 2008

[380] Zu K et al. Smoking and aggressive prostate cancer: a review of the epidemiologic evidence. Cancer Causes Control. 2009;20(10): 1799–810. DOI: 10.1007/s10552–009–9387-y

Kapitel 5

Medikamentöse Tumortherapie und Supportivtherapie

5.1	Medikamentöse Tumortherapie	*306*
5.2	Supportivtherapie	*318*

5 Medikamentöse Tumortherapie und Supportivtherapie

5.1 Medikamentöse Tumortherapie

M.-O. Grimm

Die medikamentöse Tumortherapie in der Uroonkologie umfasst ein breites Spektrum von Prinzipien einschließlich der Hormontherapie, Chemotherapie und der Targeted Therapy. Neben der palliativen Behandlung sind – derzeit mit Ausnahme des Nierenzellkarzinoms – adjuvante bzw. neoadjuvante Therapiekonzepte etabliert.

Vor allem beim Prostata- und Nierenzellkarzinom hat sich die Therapie in den letzten Jahren durch zahlreiche neu zugelassene Medikamente erheblich verändert. Dadurch haben sich auch Veränderungen im Therapiemanagement ergeben, die vor allem die Prophylaxe und Therapie von (teils neuen) Nebenwirkungen sowie das Monitoring betreffen.

Die nachfolgenden Abschnitte fassen die „Essentials" der medikamentösen Tumortherapie für die häufigen urologischen Tumoren in Ergänzung zu den Organtumorkapiteln zusammen. Dies beinhaltet u. a. die verschiedenen Indikationen für eine medikamentöse Tumortherapie, die Therapieschemata, Hinweise zum Nebenwirkungsmanagement und zum Therapiemonitoring. Die medikamentöse Therapie des metastasierten Hodentumors ist umfassend in Kap. 4.8.6 dargestellt.

5.1.1 Nierenzellkarzinom

> **Merke**
>
> Das fortgeschrittene und metastasierte Nierenzellkarzinom gilt als resistent gegenüber einer konventionellen Chemotherapie und Strahlenbehandlung.

Bis 2006 war die unspezifische Immuntherapie mit **Interferon-2-alpha** und/oder **Interleukin-2** (je nach Schema kombiniert mit dem Zytostatikum **5-Fluoruracil**) die Standardbehandlung des metastasierten Nierenzellkarzinoms. Dabei waren die Behandlungserfolge limitiert, insbesondere, wenn man die nicht unerheblichen Nebenwirkungen berücksichtigt. Allerdings wurden unter der Immuntherapie mit Interleukin-2 vereinzelt lang anhaltende Remissionen berichtet.

Seit 2006 sind eine ganze Reihe von neuen Medikamenten zugelassen worden. Diese hemmen die Signalweitergabe in bestimmten Signalkaskaden der Zelle und damit z. B. die Proliferation oder Tumor induzierte Neoangiogenese:

- Zu den Substanzen, die die Gefäßneubildung hemmen, gehört der monoklonale Antikörper **Bevacizumab**. Dieser bindet und inaktiviert den Vascular Endothelial Growth Factor (VEGF), so dass dieser nicht den entsprechenden Rezeptor (VEGF-R) aktivieren kann.
- Weitere Angiogenesehemmstoffe sind **Axitinib**, **Pazopanib**, **Sorafenib** und **Sunitinib**. Diese oral verfügbaren Multikinaseinhibitoren besitzen ein ähnliches, aber nicht identisches Spektrum molekularer Zielmoleküle. Dazu zählen VEGF-Rezeptor (VEGF-R 1–3), Platelet-derived Growth Factor Receptor-beta (PDGFR-beta), FMS-like Tyrosinkinase 3 (Flt-3) und c-kit. Sorafenib interagiert darüber hinaus mit der Signalkaskade des Mitogen-activated-Proteinkinase-(MAPK-)Signalwegs durch Hemmung der Serin-Threonin-Kinase Raf.
- Der mTOR-Signalweg (mammalian Target of Rapamycin) spielt eine wichtige Rolle in nachgeschalteten Signalkaskaden und beeinflusst die Regulation von Zellzyklus, Proliferation und Apoptose. **Temsirolimus** und dessen oral verfügbares Derivat **Everolimus** inhibieren diese Serin-Threonin-Proteinkinase und sind ebenfalls für die Behandlung des fortgeschrittenen bzw. metastasierten Nierenzellkarzinoms zugelassen.

Die Zulassung dieser Substanzen hat die Behandlung des metastasierten Nierenzellkarzinoms durchgreifend verändert. Derzeit sind 7 Medikamente verfügbar, aus denen sich zahlreiche Möglichkeiten der Therapiesequenz ergeben. Dabei gibt es bereits in den Leitlinien der einzelnen Fachgesellschaften (z. B. EAU, DGHO, NICE) teils unterschiedliche Empfehlungen, welche Substanz in welcher Therapielinie bevorzugt eingesetzt werden sollte. Insofern ist unabhängig von den Leitlinien die genaue Indikation der einzelnen Medikamente nach Zulassungstext zu berücksichtigen bzw. eine entsprechende Dokumentation zu empfehlen.

Basierend auf retrospektiven Auswertungen von Patienten mit metastasiertem Nierenzellkarzinom, die mit einer unspezifischen Immuntherapie behandelt wurden, haben Motzer und Mitarbeiter Risikofaktoren identifiziert, die 3 Kategorien definieren (sog. **MSKCC-Risikogruppen**, ▶ Tab. 5.1). Diese Risikokategorien wurden als Einschlusskriterium und für die Stratifizierung in den Zulassungsstudien der **VEGF-Rezeptor-Tyrosinkinaseinhibitoren (VEGF-R-TKI)** verwendet. Ein weiteres Eingangskriterium in den meisten Studien war, dass ein klarzelliges Nierenzellkarzinom bzw. ein Überwiegen der klarzelligen Komponente vorliegen musste. Auch bei nicht klarzelligen Nierenzellkarzinomen gelten die VEGF-R-TKI als wirksam, allerdings in geringerem Ausmaß als bei vorwiegend klarzelligen Tumoren.

Palliative Therapie beim klarzelligen Nierenzellkarzinom

Erstlinientherapie

Siehe ▶ Tab. 5.2.

Für bisher unbehandelte Patienten kommen in Abhängigkeit von der MSKCC-Risikogruppe folgende Substanzen in Betracht:
- gute und intermediäre Risikogruppe: Pazopanib und Sunitinib sowie die Kombination von Bevacizumab und Interferon-alpha
- alternativ Sorafenib (gutes/intermediäres Risiko, Patient ungeeignet für Zytokine)
- hohes Risiko: Temsirolimus, alternativ Sunitinib

Pazopanib, Sorafenib und Sunitinib werden oral, Bevacizumab und Temsirolimus intravenös verabreicht. Für die Wahl zwischen den o. g. oral verfügbaren Substanzen ist außer der Risikogruppe vor allem das Nebenwirkungsprofil entscheidend.

Pazopanib und **Sunitinib** wurden in einer Nichtunterlegenheitsstudie sowie in einer Patientenpräferenzstudie miteinander verglichen. Dabei

Tab. 5.1 Prognoseabschätzung für Patienten mit metastasiertem Nierenzellkarzinom [37].

Risikofaktor (wenn vorhanden je 1 Punkt)	Grenzwert
niedriger Karnofsky-Index	< 80 %
hohe LDH	> 1,5-Faches des Normwerts
niedriges Hb	niedriger als unterer Normwert
hohes korrigiertes Serumkalzium	> 10 mg/dl
Zeit von Tumornephrektomie bis Metastase	< 1 Jahr
Motzer-Kriterien	**mittleres Überleben der Patienten**
niedriges Risiko (0 Punkte)	30 Monate
mittleres Risiko (1–2 Punkte)	14 Monate
hohes Risiko (≥ 3 Punkte)	5 Monate

Tab. 5.2 Medikamentöse Therapie des metastasierten Nierenzellkarzinoms nach Phase-3-Daten.

	Setting	Empfehlung nach Phase-3-Daten
Erstlinie	geringes und intermediäres Risiko*	• Sunitinib • Bevacizumab and Interferon-alpha • Pazopanib
	hohes Risiko**	• Temsirolimus • Sunitinib
	nach Zytokinen	• Axitinib • Pazopanib • Sorafenib • Sunitinib
Zweitlinie	nach VEGF-R-TKI	• Axitinib • Everolimus • Sorafenib
	Temsirolimus	?

* nach MSKCC-Kriterien [37]
** mindestens 3 Faktoren aus MSKCC-Kriterien bzw. Metastasen in multiplen Organen

waren die onkologischen Ergebnisse vergleichbar; es ergaben sich aber Vorteile in Bezug auf das Nebenwirkungsspektrum, die Lebensqualität und die Patientenpräferenz zugunsten von Pazopanib. Inwieweit diese Vorteile für Pazopanib auf das jeweils gewählte Studiendesign zurückzuführen sind, ist Gegenstand kontroverser Diskussion.

Letztlich unterscheiden sich Pazopanib und Sunitinib in ihrem **Nebenwirkungsspektrum:**
- **Pazopanib:** häufig(er) Leberwertveränderungen und Veränderungen der Haarfarbe
- **Sunitinib:** häufig(er) Hand-Fuß-Syndrom, Mukositis, Fatigue und Blutbildveränderungen

Die Kombination von **Bevacizumab** und **Interferon** hat, möglicherweise wegen der intravenösen Applikationsform und der zusätzlichen s. c. Gabe von Interferon, nur eine geringe Verbreitung gefunden.

Sorafenib ist wegen des relativ günstigen Nebenwirkungsprofils eine Alternative bei Patienten, die insgesamt weniger gut für eine systemische Therapie geeignet erscheinen. Möglicherweise ist Sorafenib aber weniger effektiv, was zu einer kürzeren progressionsfreien Zeit im Vergleich zu anderen Substanzen führt.

Für Patienten mit hohem Risiko kommt nach Studienlage vor allem **Temsirolimus** in Betracht; dieses wird in einer Dosierung von 25 mg i. v. über einen Zeitraum von 30–60 Minuten in wöchentlichen Abständen verabreicht. Die Notwendigkeit der intravenösen Applikation, eine nur geringe Remissionsrate und Vorteile für die Angiogenesehemmstoffe in vergleichenden Studien zwischen mTOR- und VEGF-R-TKI sind mögliche Ursachen dafür, dass statt Temsirolimus z. B. auch Sunitinib nicht selten bei Patienten mit hohem Risiko eingesetzt wird.

Zweitlinientherapie

Siehe ▶ Tab. 5.2.

Trotz der Effektivität der Targeted Therapy beim metastasierten Nierenzellkarzinom finden sich nur selten lang anhaltende Remissionen. Dementsprechend erhalten viele Patienten eine Zweit- und Drittlinientherapie. Daten aus der Versorgungsforschung sowie Sequenztherapiestudien legen aber nahe, dass von Linie zu Linie jeweils etwa die Hälfte der Patienten „verlorengehen". Insofern wird kontrovers diskutiert, ob bereits bei der Festlegung der initialen Therapie eine Sequenz „geplant" werden sollte oder ob die Wahl des Erstlinienmedikaments von entscheidender Bedeutung ist. Mehrere Studien haben verschiedene Sequenzen miteinander verglichen, ohne dass sich daraus eine eindeutig zu favorisierende Sequenz ableiten ließe. Aus der Record-3-Studie (Everolimus gefolgt von Sunitinib vs. Sunitinib gefolgt von Everolimus) lässt sich aber immerhin ableiten, dass der mTOR-Inhibitor Everolimus nicht in der Erstlinie gegeben werden sollte. [38]

Nach vorausgegangener Erstlinientherapie mit einem VEGF-R-TKI gibt es in der Zweitlinie folgende Optionen:
- Axitinib, alternativ Sorafenib (jeweils gleiches Wirkprinzip wie in der Erstlinie!)
- Everolimus („Mode-of-Action"-Wechsel)

Diese Optionen sind gut durch klinische Studien abgesichert. **Axitinib** und **Sorafenib** wurden in der AXIS-Studie miteinander verglichen. Dabei zeigte sich ein signifikanter Vorteil für Axitinib in Bezug auf den primären Studienendpunkt progressionsfreies Überleben, allerdings nicht in Bezug auf das Gesamtüberleben. Deshalb wird Sorafenib in einigen (aber nicht allen) Leitlinien weiterhin als Alternative zu Axitinib angesehen.

Aufgrund der zulassungsrelevanten Studie kann **Everolimus** sowohl in der zweiten als auch in der dritten Linie eingesetzt werden.

Nach Zytokin-Erstlinientherapie (heute eine Rarität) kommen die Substanzen Axitinib, Pazopanib, Sorafenib und Sunitinib als Therapieoptionen in Betracht.

Nebenwirkungsmanagement

Zu den häufigen Nebenwirkungen der Therapie mit VEGF-R-TKI beim Nierenzellkarzinom gehören Fatigue, arterielle Hypertonie, Hand-Fuß-Syndrom und Diarrhö. Darüber hinaus hat jede Substanz mehr oder minder charakteristische Nebenwirkungen; eine Übersicht über häufige schwere Nebenwirkungen einschließlich der Laborwertveränderungen findet sich in ▶ Tab. 5.3.

Das Nebenwirkungsmanagement fängt bereits vor Einleitung der Therapie mit prophylaktischen Maßnahmen an:
- **arterielle Hypertonie:** Blutdruckkontrolle, ggf. Optimierung der Hypertoniemedikation, Verordnung eines Blutdruckmessgeräts für die regelmäßige Selbstkontrolle
- **Hand-Fuß-Syndrom** (▶ Abb. 5.1): Reduktion der mechanischen Belastung von Händen und Füßen, deshalb „bequemes" Schuhwerk tragen, mechanische Belastungen der Hände vermeiden;

Tab. 5.3 Nebenwirkungen bei medikamentöser Therapie des Nierenzellkarzinoms.

Substanz	Schwere Nebenwirkungen (Grad 3–4) mit Häufigkeit	
	Allgemein	Laborwerte
Axitinib	• Hypertonie 16 % • Diarrhö 11 % • Fatigue 11 %	• Lipaseanstieg 5 % • Lymphopenie 3 % • Hypophosphatämie 2 %
Bevacizumab	• Fatigue 12–37 % • Hypertonie 3–11 % • Appetitlosigkeit 3–17 %	• Proteinurie 7–15 % • Neutropenie 4–9 %
Pazopanib	• Hypertonie 4 % • Diarrhö 3 % • Asthenie 3 %	• Alanintransferase (ALT) 12 % • Aspartataminotransferase (AST) 8 % • Hyperglykämie < 1 % (G1–4: 41 %)
Sorafenib	• Hand-Fuß-Syndrom 6–16 % • Hypertonie 4–11 % • Atemnot 4 % • Fatigue 3–5 %	• Lipaseanstieg 15 % • Anämie 4 % • Lymphopenie 4 %
Sunitinib	• Hypertonie 12 % • Fatigue 11 % • Diarrhö 9 % • Hand-Fuß-Syndrom 9 %	• Neutropenie 18 % • Lymphopenie 18 % • Erhöhte Lipase 18 % • Harnsäureanstieg 14 %
Everolimus	• Fatigue 5 % • Stomatitis 4 % • Pneumonitis 4 %	• Lymphopenie 18 % • Anämie 13 % • Hyperglykämie 12 %
Temsirolimus	• Fatigue 11 % • Hautausschlag 4 % • Appetitlosigkeit 3 % • Übelkeit 2 %	• Anämie 20 % • Hyperglykämie 11 % • Neutropenie 3 %

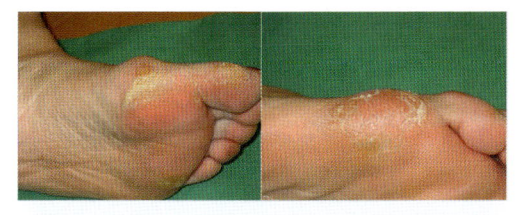

Abb. 5.1 Hand-Fuß-Syndrom unter Sorafenib.

Verordnung einer lipophilen Harnstoffcreme zur prophylaktischen Anwendung
- **Diarrhö:** ausgewogene, „gesunde" Ernährung; Verordnung von Loperamid zur Bedarfseigenmedikation

Grundsätzlich sollte die Therapie bei schwerwiegenden Nebenwirkungen (Grad 3/4) unterbrochen werden. Bei Grad 3 kann unter Umständen wieder mit der gleichen Dosis (ggf. einschleichend) fortgesetzt werden. Bei lebensbedrohlichen (Grad 4) Nebenwirkungen ist in der Regel eine dauerhafte Dosisreduktion empfehlenswert. Die Therapie kann wieder aufgenommen werden, wenn die nichthämatologische Toxizität einem Grad ≤ 1 und die hämatologische Toxizität bzw. Laborwertveränderungen einem Grad ≤ 2 nach Common Toxicity Criteria entsprechen.

Geringgradige (Grad 1–2) Nebenwirkungen sollten, wenn möglich, ohne Dosisreduktion gemanagt werden.

Praxistipp

Häufige Nebenwirkungen unter VEGF-R-TKI- bzw. mTOR-Inhibitor-Therapie mit Hinweisen zum Management

Hämatologische Nebenwirkungen
- **Anämie:** vor allem bei Sunitinib, Bevacizumab, Sorafenib und den mTOR-Inhibitoren
- **Thrombozytopenie:** vor allem bei Sunitinib (Grad 3/4: 9 %)
- **Thrombosen:** Venöse bzw. arterielle Thrombosen finden sich gehäuft bei Bevacizumab (venöse thrombotische Ereignisse Grad 3/4: 6 %), Sunitinib, Sorafenib und Pazopanib (arterielle Thrombosen Grad 3/4: 1–3 %)

Nichthämatologische Toxizität
- **Diarrhö:** vor allem bei Sunitinib, Axitinib und Sorafenib
- **Übelkeit:** vor allem bei Sunitinib und Bevacizumab
- **Leberwertveränderungen bzw. Lebertoxizität:** Pazopanib
- **Bluthochdruck:** unter Therapie scheint mit einem guten Ansprechen von Sunitinib, Bevacizumab und Axitinib korreliert zu sein. Regelmäßige Blutdruckkontrollen (siehe oben).
- **Herzinsuffizienz:** trat in der Zulassungsstudie für Sunitinib bei 13 % der Patienten auf, kann aber auch bei anderen VEGFR-TKI auftreten. Insofern sollten insbesondere bei kardial vorbelasteten Patienten Echokardiografien vor Therapieeinleitung und im Verlauf erwogen werden. Für die mTOR-Inhibitoren wurde keine kardiale Toxizität berichtet.
- **Hand-Fuß-Haut-Syndrom:** tritt häufig innerhalb der ersten 45 Tage nach Behandlungsbeginn auf und betrifft vor allem Sorafenib, Sunitinib und Axitinib.
- **Stomatitis:** über alle Grade bei 30–44 % der mit Sunitinib, Temsirolimus oder Everolimus behandelten Patienten
- **Alopezie:** häufig (27–53 %) bei Patienten unter Sorafenib und Sunitinib. Eine Haardepigmentierung findet sich vor allem bei Pazopanib (38–43 %).
- **Hypophosphatämie:** findet sich mit all den genannten Medikamenten und sollte ggf. substituiert werden.
- **Proteinurie:** tritt vor allem unter Bevacizumab und Axitinib auf und muss nur bei klinischer Symptomatik (z. B. Ödeme) bzw. nephrotischem Syndrom ausgeglichen werden.
- **Hypothyreose:** wurde bei 14 % der Patienten unter Sunitinib beschrieben; wegen des 4 Wochen „On"-, 2 Wochen „Off"-Schemas ändern sich die Schilddrüsenwerte auch während eines Zyklus, und eine Einstellung ist schwierig. Möglicherweise wird die Häufigkeit der Hypothyreose aber auch unterschätzt. Insofern sollten die Schilddrüsenhormone (insbesondere TSH) kontrolliert werden; andererseits sollte eine Substitution von der klinischen Symptomatik abhängig gemacht werden.
- **metabolische Veränderungen:** finden sich vor allem bei Temsirolimus. Bei diesen Substanzen treten häufig eine **Hyperglykämie** (wöchentliche Blutzuckerkontrollen zu Behandlungsbeginn) und ggf. eine **Hyperlipidämie** auf.
- **interstitielle, nichtinfektiöse Pneumonitis:** findet sich in 2–14 % (alle Grade) unter mTOR-Inhibitor-Therapie. Insofern sollte bei Dyspnoe bzw. Husten eine entsprechende Bildgebung veranlasst werden. Die Therapie erfolgt mit Steroiden (z. B. Prednison 50 mg p. o. 2 × tägl. für 3–7 Tage) sowie gleichzeitiger Dosisreduktion oder Therapieunterbrechung.

Tumornephrektomie

Die Rolle der Tumornephrektomie bei Patienten mit synchroner Metastasierung wird immer wieder kontrovers diskutiert. Für die früher eingesetzte **unspezifische Immuntherapie** konnten 2 prospektiv randomisierte Studien einen Überlebensvorteil für Patienten zeigen, die mit Tumornephrektomie und Immuntherapie (gegenüber einer alleinigen Immuntherapie) behandelt wurden [19]. Dementsprechend waren in den Zulassungsstudien für die neuen Substanzen jeweils ca. 90 % der Patienten (Tumor-)nephrektomiert. Daten aus dem Expanded Access Programm für Sunitinib legen ebenfalls nahe, dass Patienten mit einer vorausgegangenen Nephrektomie bezüglich objektiver Remissionsrate, progressionsfreiem Überleben und Gesamtüberleben einen Vorteil gegenüber einer alleinigen Sunitinibtherapie haben. Ähnliche Ergebnisse finden sich im Expanded Access Programm von Sorafenib.

Fazit

Die Tumornephrektomie vor der Einleitung einer VEGF-R-TKI-Therapie bleibt der Therapiestandard für Patienten mit synchroner Metastasierung (Best Evidence).

Möglicherweise ist der positive Einfluss der Tumornephrektomie auf die Patientengruppe mit geringem und intermediärem Risiko beschränkt. Dies legen auch die Daten der Zulassungsstudie für Temsirolimus nahe, in der sich kein Vorteil für die Subgruppe der nephrektomierten Patienten fand.

Neoadjuvante Therapie

Zahlreiche retrospektive Auswertungen haben sich mit dem neoadjuvanten Einsatz von VEGF-Rezeptor-Tyrosinkinaseinhibitoren (VEGF-R-TKI) beschäftigt. Dies geht u. a. auf initiale Fallberichte zurück, bei denen durch die neoadjuvante Behandlung ein bis in den rechten Vorhof reichender Tumorthrombus erheblich verkleinert werden konnte, wodurch eine spätere Tumornephrektomie erheblich erleichtert wurde. Neoadjuvant werden zumeist Angiogenesehemmstoffe mit vergleichsweise hoher Remissionsrate (Sunitinib, Pazopanib) zur Verkleinerung lokal fortgeschrittener Tumoren eingesetzt. Dabei ist zu berücksichtigen, dass die Remissionsraten zwischen 25 % und 31 % und die Progressionsrate bei 17–19 % in der metastasierten Situation liegen (COMPARZ-Studie) [40]. Bei einem neoadjuvanten Therapiekonzept könnte also auch eine Verschlechterung gegenüber einer sofortigen, potenziell kurativen Operation eintreten. Die derzeit vorliegenden retrospektiven Auswertungen von Fallserien, bei denen erst nach neoadjuvanter Behandlung operiert wurde, ergeben ein uneinheitliches Bild. Letztlich muss die Entscheidung über eine neoadjuvante Behandlung bis zum Vorliegen prospektiv randomisierter Studien individuell getroffen werden.

Adjuvante Therapie

Ob eine adjuvante Behandlung bei Patienten mit hohem Rezidivrisiko nach kurativ intendierter Operation einen Vorteil bringt, ist derzeit ebenfalls unklar. Klinische Studien zur adjuvanten unspezifischen Immuntherapie waren jeweils alle negativ. Lediglich eine Studie mit einer autologen Tumorzellvakzine konnte einen Vorteil für eine adjuvante Therapie zeigen (Daten reichten aber für die Zulassung nicht aus) [25].

Zu den neuen Substanzen laufen derzeit mehrere randomisierte Studien mit der Frage, ob das krankheitsfreie Intervall durch eine adjuvante Therapie verlängert werden kann. Dies betrifft die Substanzen Sorafenib, Sunitinib und auch Pazopanib, die über einen Zeitraum von einem Jahr, in einer Studie sogar 3 Jahre, als adjuvante Behandlung placebokontrolliert verabreicht werden. Die Ergebnisse dieser Studien werden frühestens für 2016 erwartet.

5.1.2 Harnblasenkarzinom

> **Merke**
>
> Die platinhaltige Chemotherapie wird beim Urothelkarzinom der Harnblase neoadjuvant und adjuvant in kurativer Intention sowie bei lokal fortgeschrittenen bzw. metastasierten Tumoren palliativ eingesetzt.

Das De-facto-Standardregime ist heute die Chemotherapie mit **Gemcitabin** und **Cisplatin** (▶ Tab. 5.4). Diese Kombination führte in einer Vergleichsstudie zu weniger schweren Nebenwirkungen, insbesondere weniger Neutropenien bzw. febrilen Neutropenien, gegenüber dem früheren Standard MVAC (▶ Tab. 5.5); das Gesamtüberleben und das progressionsfreie Überleben waren vergleichbar.

Abgeleitet aus den Ergebnissen in der palliativen (metastasierten) Situation wird das Gemcitabin-Cisplatin-(GC-)Schema auch in der neoadjuvanten und adjuvanten Situation standardmäßig einge-

Tab. 5.4 Therapieschemata beim metastasierten Urothelkarzinom.

Zytostatikum	Dosis	Zyklustage
MVAC-Schema [60]		
Methotrexat	30 mg/m² KO	1, 15, 22
Vinblastin	3 mg/m² KO	2, 15, 22
Doxorubicin	30 mg/m² KO	2
Cisplatin	70 mg/m² KO	2
		Zyklusdauer: 28 Tage
GC-Schema [64]		
Gemcitabin	1000 mg/m² KO	1, 8, 15
Cisplatin	70 mg/m² KO*	2
		Zyklusdauer 28 Tage
Gem/Carbo-Schema [15]		
Gemcitabin	1000 mg/m² KO	1, 8
Carboplatin	AUC 4,5**	1
		Zyklusdauer 21 Tage

* Für Patienten mit GFR 50–60 ml/min – Cisplatin 35 mg/m² KO an Tag 1 und 2
** Carboplatin-Dosiskalkulation: 4,5 × (25 + GFR [ml/min])

Tab. 5.5 Häufige Toxizitäten Grad 3 und 4 beim MVAC- und GC-Schema (nach [63]).

Toxizität (CTC-Grad)	GC-Schema		MVAC-Schema	
	3	4	3	4
Anämie*	23,5	3,5	15,5	2,1
Thrombozytopenie	28,5	28,5	7,7	12,9
Neutropenie	41,2	29,9	17,1	65,2
neutropenes Fieber	2%		14%	
neutropene Sepsis	1%		12%	
Mukositis	1,0	0	17,7	4,2
Übelkeit/Erbrechen**	22,0	0	19,2	1,6
Alopezie	10,5	0	19,2	1,6
Infektion	2,0	0,5	9,9	5,2
Diarrhö	3,0	0	7,8	0,5

* kein Unterschied in der Transfusionsrate zwischen GC und MVAC
** antiemetische Therapie ohne NK_1-Rezeptor-Antagonist!

setzt, ohne dass entsprechende Studiendaten vorliegen.

Palliative Chemotherapie beim metastasierten Harnblasenkarzinom

Bei der Entscheidung über die Indikation, den Zeitpunkt und die Art der Chemotherapie sind vor allem Patienten-, Tumor- und Verlaufsparameter zu beachten. Dabei sollten der palliative Charakter der Chemotherapie und die nicht unerhebliche Nebenwirkungsrate berücksichtigt werden. Häufig schränken Alter, Allgemeinzustand und Komorbiditäten (z. B. eingeschränkte Nierenfunktion) die Möglichkeiten der Chemotherapie ein.

Bei fehlender Symptomatik (z. B. Rezidivnachweis im Rahmen der Nachsorge) kann auch ein initial abwartendes Verhalten sinnvoll sein, sofern sich der Patient entsprechend führen lässt. Andererseits kann eine klinische Symptomatik bei nur mäßigem Allgemeinzustand die Wahl in Richtung der Cisplatin-basierten Polychemotherapie mit höherer Remissionsrate gegenüber z. B. einer Kombination mit Carboplatin beeinflussen (z. B. bei grenzwertiger Nierenfunktion für eine Cisplatingabe, s. u.).

Mit den sogenannten **Bajorin-Kriterien** kann die Prognose der Patienten eingeschätzt werden:
- Performance-Status (Karnofsky-Index ≤ 70) und
- viszerale Metastasen (Lunge, Leber, Knochen)

stellen ungünstige prognostische Faktoren dar. Die mediane Überlebenszeit von Patienten mit MVAC-Polychemotherapie mit 2, 1 bzw. ohne Risikofaktoren liegt bei 9, 13 und 33 Monaten. Dies impliziert auch, dass Patienten mit alleinigem (z. B. retroperitonealem) Lymphknotenrezidiv eine vergleichsweise gute Prognose unter Chemotherapie haben.

Insgesamt liegt die **Überlebenszeit bei unbehandelten Patienten** mit metastasiertem Blasenkarzinom bei nur 6–7 Monaten. Bei einer Cisplatin-basierten Polychemotherapie findet sich eine objektive Ansprechrate von ca. 50%. Wegen der nicht unerheblichen Nebenwirkungen der Chemotherapie sollten engmaschige bildgebende Kontrollen – jeweils nach 2 Zyklen – erfolgen. Die progressionsfreie Zeit mit Polychemotherapie liegt im median bei 8 Monaten, das Gesamtüberleben wird mit ca. 14 Monaten immerhin verdoppelt. In Studien leben etwa 10% der Patienten nach 5 Jahren.

Als **Erstlinientherapie** wird in der Regel nach dem **GC-Schema** behandelt. Dies setzt eine adäquate Nierenfunktion mit einer GFR > 60 ml/min voraus. Bei Patienten mit einer GFR von 50–60 ml/min kann die Cisplatindosis jeweils in halber Dosierung (35 mg/m² KO) über 2 Tage verabreicht werden. Alternativ (aber weniger effektiv) kann bei eingeschränkter Nierenfunktion (GFR < 60 ml/min) das Gemcitabin-Carboplatin-Schema eingesetzt werden (▶ Tab. 5.4).

Bei Progress unter oder nach Erstlinientherapie schränkt häufig bereits der Allgemeinzustand die Möglichkeiten einer **Zweitlinienbehandlung** erheblich ein. Auch der zeitliche Verlauf sollte in die Therapieentscheidung bezüglich einer weiteren Therapie mit einbezogen werden: Die Erfolgsaussichten einer Second-Line-Chemotherapie sind bei einem Progress im Intervall nach Chemotherapie im Allgemeinen besser als bei einem initial oder rasch refraktären Tumor. Die einzige in dieser Situation zugelassene Substanz ist **Vinflunin** alle 3 Wochen in einer Dosierung von 320 mg/m^2 KO oder 280 mg/m^2 KO bei eingeschränktem Performance-Status (ECOG 1) bzw. vorausgegangener Beckenbestrahlung. Die objektive Ansprechrate ist mit 9 % allerdings gering. Die progressionsfreie Zeit liegt bei 3 Monaten (gegenüber 1,5 Monaten bei „Best Supportive Care" allein), die Überlebenszeit wird von 4,3 auf 6,9 Monate verlängert. Die hämatologische Toxizität von Vinflunin ist mit 50 % Grad-3/4-Neutropenien und 19,1 % Grad-3/4-Anämien allerdings nicht unerheblich.

Insbesondere bei Patienten mit gutem Performancestatus bzw. längerer rezidivfreier Zeit nach Erstlinientherapie stellt sich daher die Frage, ob nicht auch in der Zweitlinie ein Polychemotherapie-Regime verabreicht werden sollte. Dabei kommen z. B. in Betracht:
- erneute GC-Gabe (längere rezidivfreie Zeit, gutes Ansprechen initial)
- Gemcitabin (2500–3 000 mg/m^2 KO)/Paclitaxel
- MVAC

Die zu diesen und anderen Schemata verfügbare Datenlage in der Zweitlinie beschränkt sich allerdings auf Phase-2-Studien mit begrenzter Patientenzahl. Wegen der zu erwartenden Toxizität sollte eine derartige Therapie nur nach sorgfältiger Patientenselektion und bei entsprechender Erfahrung eingesetzt werden.

Neoadjuvante und adjuvante Polychemotherapie

Beim lokal fortgeschrittenen und lymphogen metastasierten Urothelkarzinom der Harnblase kommt häufig eine multimodale Therapie aus Operation und Polychemotherapie zum Einsatz. Die Vor- und Nachteile sowie die Quantität und Qualität der Datenlage der neoadjuvanten bzw. adjuvanten Therapie sind dabei Gegenstand einer seit Jahren geführten kontroversen Diskussion.

Potenzielle Vorteile einer neoadjuvanten Strategie sind:
- eine umfangreiche Datenlage,
- die Durchführung der Chemotherapie zum frühestmöglichen Zeitpunkt (Mikrometastasierung),
- eine bessere Tolerierung durch die Patienten vor der Zystektomie,
- keine Verzögerung der Therapie im Gefolge evtl. OP-Komplikationen.

Gegen ein neoadjuvantes bzw. für ein adjuvantes Vorgehen sprechen:
- die häufige Fehleinschätzung des lokalen Tumorstadiums in der Bildgebung (nach initialer TUR-Blase nur geringe „Accuracy" von CT bzw. MRT),
- damit häufige „Überbehandlung" (hohe Überlebensrate organbegrenzter Tumoren nach Zystektomie allein),
- adjuvant Möglichkeit der risikoadaptierten Therapie auf Basis der postoperativen Histologie,
- Verzögerung der Zystektomie bei primär chemotherapieresistenten Tumoren.

In mehreren großen Studien mit teils sehr langer Nachbeobachtungszeit wurde die neoadjuvante Chemotherapie plus lokale Therapie (Zystektomie oder lokale Strahlenbehandlung) im Vergleich zu lokaler Therapie allein bei Patienten mit muskelinvasiven Harnblasenkarzinomen ($\geq$ pT 2) ohne Lymphknotenmetastasen untersucht [23]. Dabei zeigt sich für die cisplatinbasierte Polychemotherapie ein signifikanter Überlebensvorteil von 6 % nach 10 Jahren (Gesamtüberleben 36 % vs. 30 %). Patienten, bei denen im Zystektomiepräparat nach neoadjuvanter Chemotherapie kein Tumor mehr nachweisbar ist (pT 0, ca. 30 % der Fälle), haben eine besonders günstige Prognose.

In Metaanalysen findet sich für die adjuvante Therapie ein zur neoadjuvanten Strategie vergleichbarer Einfluss auf das Gesamtüberleben [30]. Allerdings liegen in der adjuvanten Situation deutlich weniger Daten und zum Teil auch widersprüchliche Studien vor. Die Patientenkollektive waren u. a. aufgrund von vorzeitigen Studienabbrüchen relativ klein.

Auf der Basis der verfügbaren Daten wird die neoadjuvante Cisplatin-basierte Polychemotherapie durch die Leitlinie der European Association of Urology (EAU) im Stadium T 2–T 4a cN0 cM0 empfohlen. Dagegen wird die Durchführung einer adjuvanten Polychemotherapie von der EAU nur im Rahmen klinischer Studien gesehen. Unklar ist die Situation für Patienten mit bereits präoperativ erkennbaren Lymphknotenmetastasen. Diese Patienten waren nicht Gegenstand der Studien zur neoadjuvanten Therapie. Demgegenüber scheinen Patienten im Stadium pN+ besonders von einer adju-

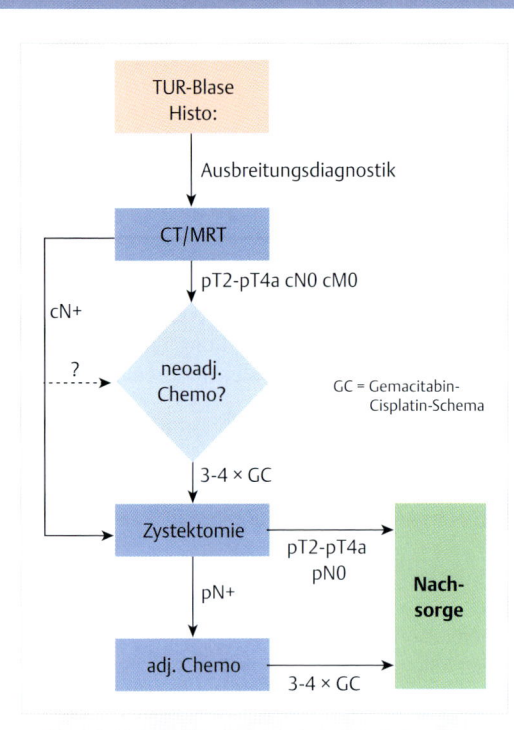

Medikamentöse Tumortherapie und Supportivtherapie

Abb. 5.2 Multimodale Therapie beim muskelinvasiven Harnblasenkarzinom in Abhängigkeit vom Ergebnis der Ausbreitungsdiagnostik. GC: Gemcitabin-Cisplatin-Schema.

vanten Therapie zu profitieren (▶ Abb. 5.2). Der Stellenwert der adjuvanten Therapie bei pT 3 pN0 Tumoren ist dagegen umstritten.

Insgesamt wird in Deutschland nach wie vor überwiegend postoperativ die Indikation für eine adjuvante Therapiemaßnahme getroffen. Auf der Basis der Leitlinienempfehlung hat die neoadjuvante Therapie in den letzten Jahren aber doch einen größeren Stellenwert bekommen und sollte den Patienten vor einer Zystektomie angeboten werden.

In den neoadjuvanten und adjuvanten Studien erhielten die Patienten in der Regel 3 oder 4 Zyklen einer Cisplatin-basierten Polychemotherapie. Nur in einer adjuvanten Studie wurden 2 Zyklen nach dem GC-Schema verabreicht (negativ) [23], [30]. Da heute auch neo-/adjuvant überwiegend nach dem **GC-Schema** behandelt wird, sollten mindestens 3, besser 4 Zyklen angestrebt werden. In der neoadjuvanten Situation ist dabei eine Reevaluation nach 2 Zyklen zu empfehlen.

5.1.3 Prostatakarzinom

Die medikamentöse Therapie des metastasierten Prostatakarzinoms hat sich durch aktuelle Studien und zahlreiche Neuzulassungen in jüngster Zeit durchgreifend geändert.

Bis 2011 war **Docetaxel** das einzige Zytostatikum, das aufgrund einer Verlängerung des Überlebens gegenüber dem früher vorwiegend zur Schmerzreduktion eingesetzten **Mitoxantron** beim hormonrefraktären Prostatakarzinom zugelassen war. Der Einsatz neuer Substanzen in dieser Indikation richtet sich nach dem Vorliegen einer Symptomatik bzw. einer vorausgegangenen Docetaxel-Chemotherapie. Dies betrifft die Hormonpräparate der 2. Generation **Abirateron** und **Enzalutamid**, den Alphastrahler **Alpharadin** sowie das Taxan **Cabazitaxel**.

Die einzelnen Substanzen und ihre Wirkmechanismen wurden bereits in Kap. 4.7.8 dargestellt. Nachfolgend soll vor allem konkretisiert werden, in welcher Indikation die einzelnen Substanzen eingesetzt werden können. Durch die Vielzahl an verfügbaren Medikamenten ergeben sich zahlreiche mögliche Therapiesequenzen. Derzeit gibt es keine klinischen Daten, die für oder gegen eine bestimmte Sequenz sprechen; es ist bisher auch wenig über Resistenzmechanismen bekannt, aus denen sich eine Rationale für eine bestimmte Sequenz ableiten ließe.

Metastasiertes hormonnaives Prostatakarzinom

Durch die 2014 erstmals vorgestellten Ergebnisse der „CHARTED-Studie" ist die Hormontherapie nicht mehr der alleinige Therapiestandard bei Patienten mit metastasiertem hormonnaivem Prostatakarzinom. Zusätzlich zur Hormontherapie sollte geeigneten Patienten mit adäquater Organfunktion und gutem Performance-Status 6 Zyklen einer Docetaxel-Chemotherapie (Dosierung 75 mg/m^2 KO alle 3 Wochen) angeboten werden. In der zitierten Studie wurde mit der Therapie innerhalb von 120 Tagen nach Einleitung der Androgendeprivation begonnen [61]. Dies führt zu einer erheblichen Zunahme der Überlebenszeit (ca. 14 Monate). Dabei profitieren insbesondere Patienten mit ausgedehnter Metastasierung, d.h. mit viszeralen Metastasen und/oder mindestens 4 ossären Metastasen (mind. 1 davon außerhalb des Achsenskeletts/Beckens). Es gibt dagegen keine Daten

5.1 Medikamentöse Tumortherapie

zu dem besser verträglichen Docetaxel-Schema mit 50 mg/m² KO alle 2 Wochen (s. u.) in dieser Situation. Zumindest für Patienten, die weniger gut für eine Chemotherapie geeignet erscheinen, ist dieses Schema beim hormonnaiven Prostatakarzinom aber eine Option.

Hormonrefraktäres Prostatakarzinom

Einen Überblick über die Therapiesequenz in Anlehnung an die S3-Leitlinie Prostatakarzinom (Stand 2014) gibt ▶ Abb. 5.3. Diese Sequenz orientiert sich am Vorliegen von Metastasen, Symptomen und einer vorausgegangenen Docetaxel-Chemotherapie. Es ist derzeit unklar, wo Patienten eingeordnet werden sollten, die bereits mit Einleitung der Hormontherapie eine Docetaxel-Chemotherapie erhalten haben.

Bei Patienten mit alleinigem PSA-Progress ohne nachgewiesene Metastasen (z. B. Patienten nach radikaler Prostatektomie und nach Hormontherapie wegen PSA-Rezidiv) wird ein zunächst abwartendes Verhalten empfohlen. Dies ist gerechtfertigt, da nur ca. ein Drittel dieser Patienten innerhalb von 2 Jahren ein durch Skelettszintigrafie bzw. Computertomografie nachweisbares Rezidiv entwickeln. Derzeit werden Studien mit neuen Androgenrezeptorblockern (ähnlich dem Enzalutamid) mit der Frage durchgeführt, ob diese das Auftreten von Metastasen in dieser Situation verzögern können.

Asymptomatische und gering symptomatische chemonaive Patienten

Bei chemonaiven metastasierten Patienten ohne bzw. mit nur geringen Symptomen wurde eine lebensverlängernde Wirkung für **Abirateron** und **Enzalutamid** nachgewiesen (▶ Tab. 5.6). Bei beiden Substanzen sollte eine „Basis-Androgendeprivation" mit einem GnRH-Agonisten oder -Antagonisten kontinuierlich weitergeführt werden.

Bei Abirateron handelt es sich um einen CYP17-Alpha-Hydroxylase-Inhibitor, so dass die Synthese von Androgenen, aber auch der Glukokortikoide blockiert wird. Deshalb muss hier zusätzlich ein Kortisonpräparat (z. B. Prednison 2 × 5 mg/d) verabreicht werden; gleichzeitig ist mit einer erhöhten Mineralokortikoidbildung (Aldosteron) einhergehend mit Hyperkaliämie, Hypertonie und Ödembildung zu rechnen (▶ Abb. 5.4).

Sipuleucel-T ist eine autologe zelluläre Immuntherapie. Das Präparat wird aus Monozyten des Patienten, die durch eine Leukapherese gewonnen werden, durch Inkubation mit einem Fusionsprotein (PA2024) aus prostataspezifischer saurer Phosphatase als Tumorantigen und GM-CSF als Immunstimulans hergestellt. In der „IMPACT-Studie" wurde eine Verlängerung der Überlebenszeit bei

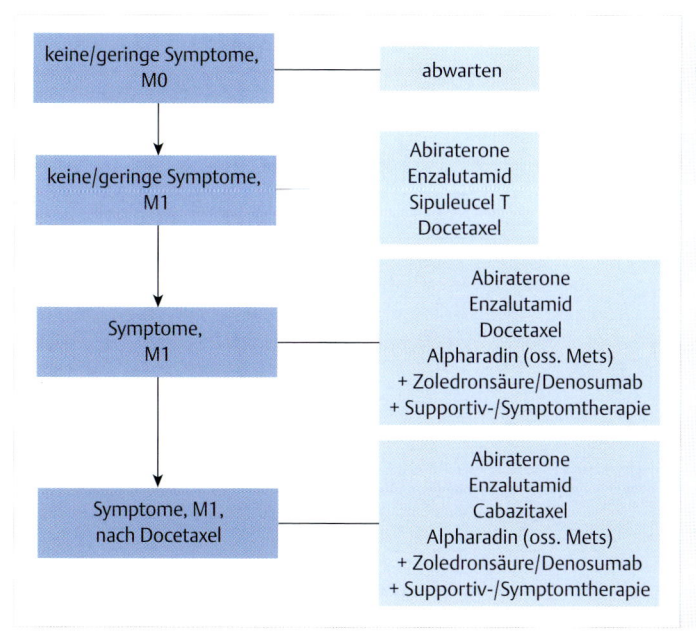

Abb. 5.3 Therapiesequenz kastrationsrefraktäres Prostatakarzinom (nach S3-Leitlinie).

Symptome	Therapie
keine/geringe Symptome, M0	abwarten
keine/geringe Symptome, M1	Abiraterone, Enzalutamid, Sipuleucel T, Docetaxel
Symptome, M1	Abiraterone, Enzalutamid, Docetaxel, Alpharadin (oss. Mets) + Zoledronsäure/Denosumab + Supportiv-/Symptomtherapie
Symptome, M1, nach Docetaxel	Abiraterone, Enzalutamid, Cabazitaxel, Alpharadin (oss. Mets) + Zoledronsäure/Denosumab + Supportiv-/Symptomtherapie

Medikamentöse Tumortherapie und Supportivtherapie

Tab. 5.6 Zusammenfassung der Zulassungsstudien beim kastrationsrefraktären Prostatakarzinom.

Indikation	Studie	Therapieregime	HR	N	Überleben (Monate)	Delta (Monate)
chemonaiv	TAX 327	Docetaxel/Prednison vs. Mitoxantron/Prednison	0,76	1006	18,9 vs. 16,5	2,4
chemonaiv, keine/geringe Symptome	COUGAR 302	Abirateron/Prednison vs. Placebo/Prednison	0,79	1088	35,3 vs. 30,1	5,2
chemonaiv, keine/geringe Symptome	PREVAIL	Enzalutamid vs. Placebo	0,706	1717	32,4 vs. 30,2	2,2
prä/post Docetaxel, keine/geringe Symptome	IMPACT	Sipuleucel-T vs. Placebo	0,78	512	25,8 vs. 21,7	4,1
prä/post Docetaxel, symptomatisch, ossäre Metastasen	ALSYMPCA	Alpharadin vs. Placebo	0,695	809	14,0 vs. 11,2	3,6
post Docetaxel	TROPIC	Cabazitaxel/Prednison vs. Mitoxantron/Prednison	0,70	755	15,1 vs. 12,7	2,4
post Docetaxel	COUGAR 301	Abirateron/Prednison vs. Prednison	0,64	1195	14,8 vs. 10,9	3,9
post Docetaxel	AFFIRM	Enzalutamid vs. Placebo	0,63	1199	18,4 vs. 13,6	4,8

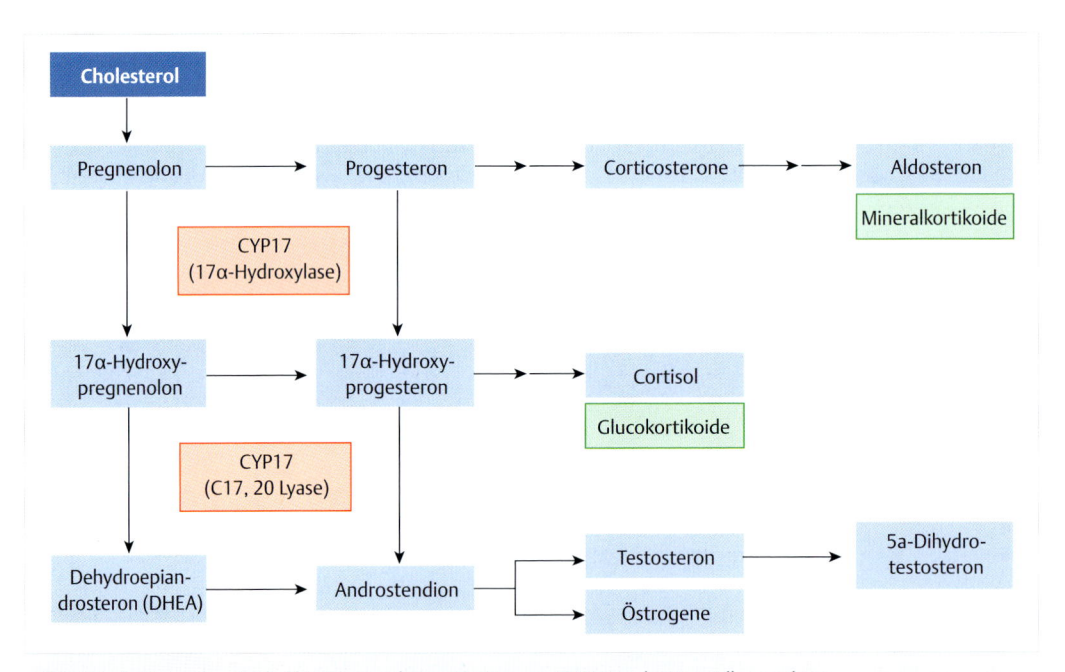

Abb. 5.4 Funktion des durch Abirateron gehemmten Enzyms CYP17 in der Steroidbiosynthese.

asymptomatischen oder gering symptomatischen Patienten mit metastasiertem kastrationsrefraktärem Prostatakarzinom nachgewiesen; in die Studie wurden in einem geringen Anteil (15 bzw. 20 %) auch Patienten nach Chemotherapie eingeschlossen [26]. Ein Einfluss auf die Krankheitsprogression konnte allerdings nicht nachgewiesen werden. An Nebenwirkungen werden vor allem Schüttelfrost, Fieber und Kopfschmerzen beobachtet. Nach einer Subgruppenanalyse der „IMPACT-Studie" profitieren vor allem Patienten mit niedrigem PSA-Wert (< 50 ng/ml) von Sipuleucel-T.

Alternativ zu Abirateron, Enzalutamid und Sipuleucel-T kann bei asymptomatischen oder gering symptomatischen Patienten auch eine Chemotherapie durchgeführt werden. Besonders in dieser Situation ist die Indikation allerdings wegen der Nebenwirkungen von Docetaxel kritisch zu stellen. Vor allem bei Patienten mit raschem PSA-Anstieg (z. B. PSA-Verdoppelungszeit < 3 Monate) und einer Progression in der Bildgebung sollte eine Docetaxel-Chemotherapie statt einem Zweitgeneration-Hormonpräparat erwogen werden.

Symptomatische, chemonaive Patienten

Bei symptomatischen, chemonaiven Patienten liegen Daten nur für Docetaxel bzw. Alpharadin bei ossärer Metastasierung (ohne Nachweis von viszeralen Metastasen) vor; der Einsatz von Abirateron und Enzalutamid ist also nur bei nicht bzw. gering symptomatischen Patienten zulassungskonform.

Docetaxel wird in der Regel in einer Dosierung von 75 mg/m^2 KO alle 3 Wochen verabreicht. In der TAX327-Studie konnte ein Überlebensvorteil von 2,9 Monaten gegenüber Mitoxantron nachgewiesen werden [62]. Zu den schweren Nebenwirkungen der Docetaxel-Chemotherapie gehören Alopezie, Fatigue, Übelkeit/Erbrechen, Neutropenie, Diarrhö, sensorische Neuropathie und Onychodystrophie. Gegenüber Mitoxantron konnte eine Verbesserung der Lebensqualität nachgewiesen werden.

In einer neueren Studie wurde Docetaxel in einer Dosierung von 50 mg/m^2 KO alle 2 Wochen (1 Therapiezyklus = 4 Wochen) mit der höheren Dosierung (75 mg/m^2 KO) verglichen [27]. Dabei wurden eine längere Überlebenszeit und eine geringere Nebenwirkungsrate für das 4-wöchentliche Schema festgestellt; insbesondere die hämatologischen Nebenwirkungen waren mit 53 % vs. 36 % schweren Neutropenien und 14 % vs. 4 % febrilen Neutropenien deutlich geringer. Dem entsprechend wird das 4-wöchentliche Schema zunehmend bevorzugt.

Bei Patienten mit ossären Metastasen, bei denen keine viszeralen Metastasen nachgewiesen wurden, kommt auch **Alpharadin** als Therapieoption in Betracht. Alpharadin oder Radium-223 wirkt als Kalziummimetikum und wird als solches in die neu gebildete Knochensubstanz mit eingebaut; als Alphastrahler hat es eine lokalisierte (Tumor-)Zellzerstörung zur Folge. Alpharadin wird in 4-wöchentlichen Abständen 6 × appliziert. In der zulassungsrelevanten „ALYSMPCA-Studie" wurden eine Verlängerung der Überlebenszeit und der Zeit bis zur ersten symptomatischen skelettassoziierten Komplikation gezeigt [42]. Die lebensverlängernde Wirkung ist unabhängig von einer vorhergehenden Docetaxel-Chemotherapie. Die hämatologischen Nebenwirkungen waren mit einer Rate schwerer Neutropenien von 2 % und Thrombozytopenien von 6 % in der Studie gering; des Weiteren tritt gehäuft eine Diarrhö auf (aber nur 2 % Grad 3 oder 4).

Patienten nach Docetaxel-Chemotherapie

Als Therapieoption nach Docetaxel kommen neben **Alpharadin** (s. o.) die bereits erwähnten Substanzen **Abirateron** und **Enzalutamid** in Betracht. Die placebokontrollierten Zulassungsstudien sind in ▶ Tab. 5.6 zusammengefasst.

Eine weitere Möglichkeit ist eine Zweitlinien-Chemotherapie mit dem Taxan **Cabazitaxel**. Im Gegensatz zu den Hormonpräparaten der 2. Generation, die im Vergleich zu einem Placebo geprüft wurden, wurde für Cabazitaxel eine lebensverlängernde Wirkung gegenüber dem Zytostatikum Mitoxantron nachgewiesen. Cabazitaxel wird in einer Dosierung von 25 mg/m^2 KO alle 3 Wochen (mit Prednison) verabreicht. Cabazitaxel ist mit einer hohen Rate schwerer Neutropenien und febrilen Neutropenien (7,5 % in der Zulassungsstudie) bei den meist fortgeschritten metastasierten Patienten vergesellschaftet. Deshalb sollte eine primäre Neutropenieprophylaxe mit (lang wirksamen) Granulozyten-Kolonie-stimulierenden Faktoren (z. B. Pegfilgrastim oder Lipefilgrastim am Tag nach der Chemotherapie-Applikation) großzügig erwogen werden. Des Weiteren kann eine schwere Diarrhö, die bei ca. 6 % der Patienten auftritt, zu einer Dehydrierung der Patienten führen; dies sollte ggf. frühzeitig mit Flüssigkeitssubstitution behandelt werden.

Therapiemonitoring

Durch die große Zahl verfügbarer neuer Medikamente hat sich auch das Therapiemonitoring verändert. Bei den Hormonpräparaten der 2. Generation zeigt sich gelegentlich ein PSA-„Flare-up", also ein initialer Anstieg des PSA-Wertes. Das bisher meist praktizierte Vorgehen, einen Therapiewechsel allein aufgrund eines PSA-Anstiegs vorzunehmen, ist insbesondere mit den Hormonpräparaten der 2. Generation damit nicht mehr adäquat.

Vor jedem Therapiewechsel sind neben einer Basislabordiagnostik und PSA-Bestimmung auch eine Bildgebung mittels Thorax-Röntgen (oder -CT), Abdomen-CT oder -MRT sowie eine Knochenszintigrafie erforderlich. Die Laborparameter sollten dabei entsprechend dem Nebenwirkungsspektrum des verabreichten Medikaments angepasst werden (z. B. Alkalische Phospatase als Verlaufsparameter bei Alpharadin). Aufgrund des zeitlichen Verlaufs eines evtl. „Flare-up" sollten innerhalb der ersten 3 Monate nur bei klinischer Verschlechterung trotz supportiver Maßnahmen eine weitergehende Diagnostik bzw. ein Therapiewechsel/-abbruch erfolgen.

Ob bereits nach 3 Monaten zwingend eine erneute Bildgebung indiziert ist, wird kontrovers diskutiert. Ansonsten werden folgende Verlaufskontrollen empfohlen:
- klinische und laborchemische Verlaufskontrollen alle 3 Monate
- bei klinischer Verschlechterung oder PSA-Progress erneute Bildgebung
- nach 6–12 Monaten Thorax-Röntgen (oder -CT), Abdomen-CT oder -MRT sowie Knochenszintigrafie

Ein Therapiewechsel ist in der Regel indiziert in folgenden Situationen:
- Progress in der Bildgebung und biochemisch
- Progress in der Bildgebung und klinisch
- nicht tolerable therapiebedingte Nebenwirkungen

5.2 Supportivtherapie

A. Stula

Definition

Die Supportivtherapie ist ein interdisziplinäres Konzept zur Vorbeugung und Behandlung therapieassoziierter Komplikationen bei Patienten mit malignen Erkrankungen. Sie umfasst die Linderung unerwünschter Arzneimittelwirkungen (UAW) unter Chemotherapie ebenso wie das Management von Symptomen durch die Tumorerkrankung selbst.

5.2.1 Gastrointestinaltrakt

Nausea und Emesis

Übelkeit und Erbrechen sind häufige und bei Patienten gefürchtete Begleiterscheinungen medikamentöser Tumortherapien. In der Pathophysiologie der Chemotherapie-induzierten Nausea und Emesis spielt das Brechfunktionszentrum in der Medulla oblongata eine entscheidende Rolle. Es empfängt Informationen von zentralen und peripheren Nervenbahnen und aus der Chemotherapie-Trigger-Zone (CTZ) der Area postrema am Boden des 4. Ventrikels, in der es keine Blut-Hirn-Schranke gibt. Wichtige Transmitter sind Serotonin (5-Hydroxtryptamin) und Substanz P (Neurokinin-1).

Drei Arten der Übelkeit werden unterschieden:
- Die **Akutform** setzt am 1. Tag der Chemotherapie ein und wird hauptsächlich durch Serotonin am 5-HT 3-Rezeptor vermittelt.
- Die **verzögerte Übelkeit** tritt einige Tage nach bzw. im weiteren Verlauf der Chemotherapie ein und wird durch Substanz P (Neurokonin-1) vermittelt.
- Die **antizipatorische Übelkeit** ist ein Vertreter der klassischen Konditionierung und äußert sich nach der Chemotherapie, wenn diese von Übelkeit und Erbrechen begleitet war, im Auftreten der Symptome beim bloßen Denken an die nächste Applikation oder auch beim Betreten des Krankenhauses.

▶ Tab. 5.7 gibt die Einteilung der Schweregrade nach „Common Terminology Criteria for Adverse Events Version 4.0" (CTCAE 4.0) wieder.

5.2 Supportivtherapie

Tab. 5.7 Schweregrad von Übelkeit und Erbrechen nach CTCAE 4.0.

Schweregrad	Symptome bei Nausea	Symptome bei Emesis
Grad 1	Appetitverlust ohne Veränderungen der Essensgewohnheiten	1–2 Episoden* innerhalb von 24 h
Grad 2	orale Nahrungsaufnahme reduziert, jedoch noch kein Gewichtsverlust oder Mangelernährung	3–5 Episoden* innerhalb von 24 h
Grad 3	inadäquate Kalorien- und Flüssigkeitszufuhr	≥ 6 Episoden*
	Ernährung über Magensonde oder Krankenhauseinweisung notwendig	
Grad 4	lebensbedrohlicher Zustand, sofortige Intervention notwendig	
Grad 5	Tod	

* im Abstand von mind. 5 min
CTCAE: Common Terminology Criteria for Adverse Events

Tab. 5.8 Antiemetische Präparate und ihre Wirksamkeit.

Wirkmechanismus	Präparat	Wirksamkeit
5-HT 3-Antagonisten	Setrone, z. B. Granisetron (Kevatril), Ondansetron (Zofran), Palonosetron (Aloxi)	hoch
NK_1-Rezeptor-Antagonisten	Aprepitant (Emend)	hoch bis mittel
Kortikosteroide	Dexamethason	mittel
substituierte Benzamine	Metoclopramid (MCP)	gering
Antihistaminika	Dimenhydrinat (Vomex)	gering

Tab. 5.9 Therapierichtlinien gemäß aktuellen Konsensusempfehlungen nach ASCO/MASCC-Guidelines [28], [48].

Emetisches Risiko	Substanzen	Akute Emesis (Tag 1)	Verzögerte Emesis (ab Tag 2 und nach Chemotherapie)
hoch	• Cisplatin	Setron + Aprepitant + Dexamethason	Dexamethason + Aprepitant
moderat	• Carboplatin • Ifosfamid • Methotrexat • Mitoxantron	Setron + Dexamethason	Dexamethason; alternativ Setron
gering	• Docetaxel • Etoposid • 5-FU • Gemcitabin • Paclitaxel	Einzelsubstanzen nach Bedarf	keine Routineprophylaxe
minimal	• Bevacizumab • Bleomycin • Vincaalkaloide	keine Routineprophylaxe	keine Routineprophylaxe

ASCO: American Society of Clinical Oncology; 5-FU: 5-Fluoruracil; MASCC: Multinational Association of Supportive Care in Cancer

Die antizipatorische Übelkeit ist medikamentös schwer zu beeinflussen, eine Prophylaxe von Beginn der Chemotherapie an ist daher unabdingbar. Alternativ können Benzodiazepine und Verhaltenstherapien versucht werden. ▶ Tab. 5.8 und ▶ Tab. 5.9 geben eine Übersicht über die Prophylaxe der Chemotherapie-induzierten Nausea und Emesis. Benzamine und Antihistaminika spielen in der Prophylaxe und Therapie eine untergeordnete Rolle. Sie können jedoch als „Rescue-Präparate" beim Versagen der Standardmedikation versucht werden.

> **Merke**
>
> Immer antiemetische Therapie vor Beginn der Chemotherapie gemäß dem emetogenen Potenzial der Substanzen einsetzen.

Diarrhö

Diarrhöen unter systemischer Therapie werden häufig durch Darmschleimhautentzündungen bzw. Chemotherapie-induzierte Epithelschädigungen ausgelöst. Es kommt zu einer Störung der intestinalen Flüssigkeitsresorption mit breiigen bis wässrigen Stuhlgängen. ▶ Tab. 5.10 gibt die Schweregradeinteilung gemäß CTCAE 4.0 wieder. Immerhin 30–50 % der Patienten, die einen Tyrosinkinase- oder mTOR-Inhibitor bei metastasiertem Nierenzellkarzinom erhalten, entwickeln Diarrhöen, nicht selten im Ausmaß einer Grad-3/4-Toxizität [22], [39].

Nach Ausschluss einer infektiösen Ursache der Diarrhö (bakteriell, parasitär, Clostridium-difficile-Infektion, CMV-Infektion), die ursächlich behandelt werden muss, greift ein Stufenschema in Abhängigkeit von der Schwere der Diarrhö (▶ Tab. 5.11). Patienten werden angehalten, auf würzige, alkohol- und koffeinhaltige, fettige, ballaststoffreiche und motilitätsfördernde Nahrungsmittel zu verzichten. Auf ausreichende Flüssigkeitssubstitution ist zu achten [22], [39], [59], [65].

Obstipation

Vincaalkaloide, wie das beim metastasierten Urothelkarzinom in der Second-Line-Option verwendete **Vinflunin**, können eine erhebliche Obstipation verursachen. Patienten werden daher angehalten, an den Tagen –1 bis +1 der Chemotherapie weichmachende Substanzen einzunehmen, z. B. Macrogol (Movicol). Auf eine ausreichende Flüssigkeitszufuhr ist zu achten.

Tumorkachexie

Mukositis, Nausea und Fatigue können zu einer deutlich verminderten Aufnahme von Kalorien und Flüssigkeit führen. Emesis und Diarrhöen gehen einher mit einem teils erheblichen Verlust an Flüssigkeit und Elektrolyten. Diese Faktoren können eine Tumorkachexie (Auszehrung) und Mangelernährung verursachen und die Lebensqualität des Patienten in allen Bereich des täglichen Lebens massiv einschränken. Neben der Prophylaxe und Therapie o. g. Nebenwirkungen der Chemo-/Targeted-Therapie kommt der Supportivtherapie eine große Bedeutung zu.

Gemäß den Leitlinien der Deutschen Gesellschaft für Ernährungsmedizin ist eine zusätzliche künstliche Ernährung von Tumorpatienten indiziert, wenn die tägliche Kalorienzufuhr für mindestens 7 Tage unter 500 kcal liegt oder weniger als 60–80 % des errechneten Bedarfs an Nahrung über einen Zeitraum von 2 Wochen aufgenommen

Tab. 5.10 Schweregrad der Diarrhö nach CTCAE 4.0.

Schweregrad	Symptome
Grad 1	Zunahme von < 4 Stuhlgängen/Tag über die Norm
Grad 2	Zunahme von 4–6 Stuhlgängen/Tag über die Norm
Grad 3	Zunahme von ≥ 7 Stuhlgängen/Tag über die Norm, Inkontinenz, Einschränkungen im täglichen Leben, Krankenhausaufenthalt notwendig.
Grad 4	Lebensbedrohliche Beeinträchtigungen, sofortige Interventionen notwendig.
Grad 5	Tod.

Tab. 5.11 Medikamentöse Therapie der nichtinfektiösen Diarrhö unter Chemotherapie.

Therapiestufe	Präparat	Dosierung
Level 1	Loperamid (Opioid, Imodium)	2 Tbl. initial, dann 1 Tbl. nach jedem flüssigen Stuhlgang
Level 2	Opiumtinktur	3 × 15 Tropfen
Level 3	Octreotid (Somatostatinanalogon)	3 × 50 µg s. c. oder 1 × 150 µg s. c.

begleitend: Anticholinergika (z. B. 4 × 10 mg Scopolamin p. o.), Adstringenzien (z. B. 12 × 0,5 g Tannalbin p. o.) und Absorbenzien (z. B. 4 × 1 g Carbontabletten p. o.)

werden [2]. Solange der Gastrointestinaltrakt der Patienten noch einigermaßen intakt ist, sollte die orale künstliche Ernährung der intravenösen vorgezogen werden. Die Zusammensetzung ist an die jeweilige Situation der Patienten anzupassen.

5.2.2 Haut und Schleimhäute

Hand-Fuß-Syndrom

Die palmoplantare Erythrodysästhesie (PPE) ist eine weitere unerwünschte Wirkung antineoplastischer Substanzen. Zu nennen sind vor allem **Docetaxel**, **5-Fluoruracil (5-FU)** sowie die Tyrosinkinaseinhibitoren **Sunitinib** und **Sorafenib**. An den Handinnenflächen und Fußsohlen treten schmerzhafte Rötungen und Schwielen auf, Kribbeln und Taubheitsgefühle verstärken die Missempfindungen. Im schlimmsten Falle lösen sich die betroffenen Hautareale ab und geben die vulnerablen tieferliegenden Hautschichten frei. Docetaxel verursacht Nagelveränderungen mit Quer- und Längsstreifen und Farbveränderungen [24].

Prophylaktisch sind den Patienten bequemes Schuhwerk (keine neuen Schuhe!), das Abnehmen von Fingerringen und das Vermeiden von manuellen Tätigkeiten, die mit einer erhöhten Verletzungsgefahr oder Schwielenbildung einhergehen, zu empfehlen, ebenso regelmäßige Anwendung von Pflegeprodukten, z.B. Urea-haltigen Handcremes. Helfen diese Maßnahmen nicht aus, um ein Hand-Fuß-Syndrom zu vermeiden oder zu verbessern, so sollte eine Dosisreduktion oder ein Absetzen der auslösenden Substanzen erwogen werden.

Mukositis

Entzündliche oder ulzerative Läsionen kennzeichnen die Mukositis, die oropharyngeal und gastrointestinal auftreten kann. Neben perkutaner Radiatio und Immunschwäche ist die Hauptursache die hochdosierte Antitumortherapie in Form der klassischen Chemotherapie oder der in den letzten Jahren etablierten Targeted Therapy (Kap. 5.1). Die durch DNA-Schädigungen des Epithels oder opportunistische Infektionen verursachten Läsionen sind oft schmerzhaft und führen zur verminderten bis unmöglichen Nahrungsaufnahme mit Mangelernährung und Exsikkose, ebenso wie anhaltenden Diarrhöen.

Tab. 5.12 Schweregrad der oralen Mukositis nach CTCAE 4.0.

Schweregrad	Symptome
Grad 1	asymptomatisch oder nur milde Symptome, keine Intervention notwendig
Grad 2	moderate Schmerzen, orale Nahrungsaufnahme nicht beeinträchtigt, modifizierte Ernährung empfohlen
Grad 3	starke Schmerzen, orale Nahrungsaufnahme beeinträchtigt
Grad 4	lebensbedrohliche Beeinträchtigungen, sofortige Interventionen notwendig
Grad 5	Tod

▶ **Symptome.** Einige Tage nach Beginn der Chemotherapie, vor allem mit den Präparaten **Etoposid**, **Docetaxel** und **5-Fluoruracil**, bemerken die Patienten ein erstes Brennen im Mund. Der Schmerzsensation folgen dann Erytheme, Erosionen, Ulzerationen und Schleimhautblutungen. Die Nahrungsaufnahme wird nun erheblich beeinträchtigt (▶ Tab. 5.12). In der Regel heilt die Mukositis 1–2 Wochen nach Beendigung der Chemotherapie aus.

▶ **Risikofaktoren**
- Mukosa-toxische Präparate (s.o., zusätzlich Tyrosinkinaseinhibitoren, mTOR-Inhibitoren)
- geschwächtes Immunsystem und opportunistische Infektionen (bakteriell, viral, fungal)
- mangelhafte Mundhygiene und schlechter Zahnstatus

▶ **Prävention und Therapie.** Zuverlässige Daten bezüglich einer wirkungsvollen Prävention und zuverlässigen Therapie der Mukositis liegen nicht vor. Erfahrungsgemäß ist eine sorgfältige Mundhygiene die wichtigste Maßnahme. Mundspülungen zur lokalen Befeuchtung und Desinfektion der Schleimhäute werden ebenso empfohlen wie das Lutschen gefrorener Ananasstückchen oder Eiswürfel. Das in der Ananas enthaltene Bromelain wirkt antiinflammatorisch und abschwellend, die Wirkung des Eises kommt einer lokalen Kryotherapie gleich. Lokalanästhetika können die lokalen Schmerzen lindern [44].

5.2.3 Hämatopoetisches System inkl. febrile Neutropenie

Neutropenie

Definition

Als **Neutropenie** wird ein Abfall der segmentkernigen neutrophilen Granulozyten < 1000/μl (1,0 G/l) bezeichnet, als schwere Neutropenie ein Abfall < 500/μl (0,5 G/l).

Patienten sind in dieser Situation extrem gefährdet für opportunistische Infektionen. Eine generelle antibiotische Prophylaxe wird nicht empfohlen, wohl aber bei einer erwarteten Neutropeniedauer über 5 Tagen (z. B. bei PEB, PEI oder MVAC) oder febrilen Komplikationen im vorangegangenen Therapiezyklus. Als Medikamente zur antibiotischen Prophylaxe werden dann Levofloxacin, 500 **mg/d**, oder Cotrim und Cilastin bei Chinolonunverträglichkeit empfohlen.

Definition

Von einer **febrilen Neutropenie (FN)** spricht man, wenn die oral gemessene Körpertemperatur 38,5 °C übersteigt oder zweimal über 38,0 °C über 2 Stunden beträgt, verbunden mit einer absoluten Neutrophilenzahl unter 500/μl (0,5 G/l) bzw. einem erwarteten Abfall unter 500/μl (0,5 G/l).

Die febrile Neutropenie ist eine gefürchtete Komplikation während einer antineoplastischen Therapie. In den letzten Jahren hat ein Shift im Bakteriennachweis von gramnegativen zu grampositiven Bakterien stattgefunden. Besonders problematisch sind multiresistente Keime wie methicillinresistenter Staphylococcus aureus (MRSA), Extended-Beta-Lactamase-bildende gramnegative Keime (ESBL) und vancomycinresistente Enterokokken (VRE).

Stellt sich ein Patient mit febriler Neutropenie vor, so ist eine rasche Risikoeinschätzung nach dem **Multinational Association for Supportive Care (MASCC) Index** vorzunehmen (▶ Tab. 5.13), um eine risikoadaptierte antibiotische Therapie einzuleiten. Patienten mit einem Score > 21 haben ein niedriges Komplikationsrisiko und können, sofern es die klinische Einschätzung des Arztes zulässt, zunächst mit oralen Antibiotika versorgt werden. Hochrisikopatienten erhalten unverzüglich eine intravenöse Antibiotikatherapie.

Die Wahl des Antibiotikums richtet sich nach der lokalen Resistenzlage, nach vorangegangenen Infektionen des Patienten und dem erwarteten Keimspektrum in Abhängigkeit von der Art und Lokalisation des Infekts. Ist ein Patient Chinolon-naiv, so ist bei niedrigem Risiko z. B. Levofloxacin oral oder eine Kombination aus Levofloxacin und Amoxicillin/Clavulansäure indiziert. Bei Hochrisiko-Konstellationen kommen z. B. i. v. Piperacillin/Tazobactam oder Carbapeneme zum Einsatz. Bei anhaltendem Fieber sollte der zusätzliche Einsatz von antifungalen Präparaten erwogen werden. Die Dauer der Therapie richtet sich nach dem Verlauf der febrilen Neutropenie.

Anämie

Die Anämie ist definiert als Abfall der Hämoglobinwerte < 12 g/dl bei Frauen und < 14 g/dl bei

Tab. 5.13 The Multinational Association for Supportive Care (MASCC) Index zur Risikoabschätzung bei febriler Neutropenie.

Charakteristika	Score
keine oder geringe Infektzeichen	5
keine Hypotension (RR$_{sys}$ > 90 mmHg)	5
keine COPD	4
solider Tumor oder hämatologische Neoplasie ohne vorangegangene Pilzinfektion	4
keine Dehydrierung	3
mäßige Infektzeichen	3
ambulanter Patient	3
Alter < 60 Jahre	2

Score > 21: niedriges Komplikationsrisiko

5.2 Supportivtherapie

Tab. 5.14 Ursachen der tumorbedingten Anämie [3].

Anämieform	Pathogenese
ACE (Anämie bei chronischer Erkrankung)	Eisenverwertungsstörung, reduzierte Empfindlichkeit gegenüber Erythropoetin, verkürzte Erythrozytenlebenszeit
Eisenmangelanämie	chronische Blutung
mikroangiopathische Anämie	Knochenmarkinfiltration durch Tumor
renale Anämie	verminderte EPO-Produktion bei Niereninsuffizienz
Therapie-assoziierte Anämie	Myelosuppression durch Chemotherapie und Radiatio; therapieinduziertes MDS

Männern. Ein Großteil der Tumorpatienten entwickelt eine Anämie mit der Folge einer reduzierten Lebensqualität aufgrund von Abgeschlagenheit, Fatigue und verminderter körperlicher Aktivität. Differenzialdiagnostisch kommen die in ▶ Tab. 5.14 genannten Ursachen in Frage.

Diagnostisch werden alle Erythrozyten-, Leukozyten- und Thrombozytenparameter sowie Retikulozyten, LDH, Ferritin und BSG/CRP bestimmt. Eine Knochenmarkpunktion erfolgt bei Verdacht auf karzinogene Infiltration oder myelodysplastisches Syndrom.

Erythrozytenkonzentrate sollten bei laborchemischer Anämie und Symptomen wie Dyspnoe, körperlicher Schwäche und Tachykardie verabreicht werden. Bei Tumorpatienten sollte die Indikation bereits ab Werten < 10 g/dl geprüft werden, bei nicht tumorbedingter Anämie in der Regel bei Werten < 8 g/dl in Abhängigkeit der Risikokonstellation (Alter des Patienten, kardiale Vorerkrankungen).

Merke

500 ml Erythrozytenkonzentrat enthalten 200–250 mg Eisen! Ab 50 Konserven wird der Körpergrenzwert von 1 kg Eisen erreicht. Es droht eine Hämochromatose!

Thrombopenie

Definition

Eine Thrombopenie liegt bei Thrombozytenzahlen < 150 000/µl vor.

Erste klinische Anzeichen sind petechiale Hautblutungen, verlängertes Nasenbluten oder Hämatomneigung.

Eine Substitution mit Thrombozytenkonzentraten sollte bei schwerwiegenden Blutungen oder Operationen und Thrombozyten < 50 000/µl, neurochirurgischen Eingriffen und Thrombozyten < 80 000/µl sowie Patienten unter Chemotherapie mit Thrombozyten < 20 000/µl erfolgen [8].

Hämatopoetische Wachstumsfaktoren

Erythropoesestimulierende Agenzien (ESA)

Die Bildung von Erythrozyten wird durch den Wachstumsfaktor Erythropoetin (EPO) stimuliert. Rekombinante EPO-Varianten wie **Erythropoetin** und **Darbepoetin** können bei tumorbedingter Anämie die Transfusionspflichtigkeit reduzieren oder gar aufheben und somit die Lebensqualität der Patienten verbessern. Jedoch geht die Anwendung mit einem erhöhten Risiko thromboembolischer Ereignisse einher, besonders wenn Patienten einen Hb-Wert > 12 g/dl aufweisen und parallel keine Chemotherapie erhalten. Indiziert sind ESA bei einem Hb-Wert < 10 g/dl unter Chemotherapie.

Die Applikation sollte beendet werden, wenn sich die Transfusionspflichtigkeit nicht verbessert hat, der Hb-Wert nicht um 1–2 g/dl gestiegen ist oder der Ziel-Hb-Wert von 12 g/dl erreicht ist. Die Dosierung ist präparate- und gewichtsabhängig.

Merke

Indikation für EPO: Hb-Wert < 10 g/dl unter Chemotherapie.

Koloniestimulierende Faktoren

Rekombinante myelopoetische Wachstumsfaktoren werden eingesetzt, um die Dauer und Frequenz neutropener Phasen unter Chemotherapie zu reduzieren, febrile Episoden zu verhindern und vor allem dosisintensive kurative Protokolle einzuhalten. Die G-CSF-(Granulozyten-Colony-Stimulating-Factor)-Derivate **Filgrastim**, **Pegfilgrastim** und **Lenograstim** werden am häufigsten verwendet.

Die urologischen Therapieregimes MVAC, PEB und PEI weisen ein ca. 20 %iges Risiko für eine febrile Neutropenie auf. Abhängig von den patientenspezifischen Charakteristika kann hier eine primärprophylaktische Gabe erwogen werden. Eine Sekundärprophylaxe empfiehlt sich bei Patienten, die im vorangegangenen Therapiezyklus eine neutropene Komplikation zeigten, und wenn eine Dosisreduktion oder Verzögerung aufgrund eines kurativen Therapieansatzes nicht toleriert werden kann (z. B. Hodentumorpatienten) [10], [13].

5.2.4 Skelettsystem

Urologische Malignome, allen voran das Nierenzell- und das Prostatakarzinom, können im fortgeschrittenen Stadium ossäre Metastasen bilden. Knochenschmerzen, Stabilitätsgefährdung bis hin zur pathologischen Fraktur des betroffenen Knochens und eine Hyperkalzämie durch die erhöhte Osteoklastenaktivität sind ernstzunehmende Komplikationen.

Paraneoplastische Faktoren wie das Parathormon-related Peptide (PTHrP) beim Nierenzellkarzinom heben zusätzlich den Serumkalziumspiegel durch Osteoklastenaktivierung und verminderte Urinexkretion an.

Patienten mit Prostatakarzinom unter antiandrogener Therapie zeigen durch die fehlende Testosteronwirkung einen signifikanten Knochenabbau und eine erhöhte Rate an Osteoporose mit einer daraus resultierenden erhöhten Frakturgefahr [26; 28–30].

Frakturgefährdung und Knochenschmerzen

Osteolytische Knochenmetastasen können durch die Zerstörung der Kortikalis den betroffenen Knochen derart destabilisieren, dass dieser schon bei geringsten Belastungen oder Bagatelltraumata frakturiert. Größenprogrediente Knochenmetastasen (osteolytisch oder osteoblastisch) können starke Schmerzen verursachen, die die Patienten vor allem in Ruhe quälen und zur zusätzlichen Reduktion der Lebensqualität beitragen.

Ist eine konservative Schmerztherapie nicht mehr ausreichend oder wird der frakturgefährdete Knochen rechtzeitig entdeckt, kann eine gezielte perkutane Radiatio der betroffenen Region einen analgetischen Effekt erzielen und den Knochen dauerhaft stabilisieren. Frakturierte oder frakturgefährdete Knochen wie Humerus oder Femur sollten unter Berücksichtigung der Gesamtsituation des Patienten und seiner Lebensqualität einer operativen Versorgung mit anschließender Radiatio zugeführt werden.

Osteoprotektive Therapie

Allen Patienten mit ossären Metastasen und Patienten mit Prostatakarzinom unter antiandrogener Therapie mit und ohne Knochenmetastasen (nur bei nachgewiesener Reduktion der Knochendichte) sollte eine osteoprotektive Therapie mit einem Bisphosphonat der 3. Generation oder einem RANK-Ligand-Inhibitor verordnet werden [55].

Aufgrund des erhöhten Risikos einer Kieferosteonekrose (Osteonecrosis of the Jaw, ONJ) [54] unter osteoprotektiver Therapie muss vor Therapiebeginn eine zahnärztliche Untersuchung erfolgen. Der Patient ist über eine sorgsame Zahnhygiene aufzuklären.

Begleitend sollten alle Patienten ein **Kombinationsprodukt aus Vitamin D und Kalzium** einnehmen, da unter der osteoprotektiven Therapie, insbesondere mit Denosumab, gefährliche Hypokalzämien auftreten können (Rote-Hand-Brief vom 03.09.2012, Amgen).

Zoledronsäure als stickstoffhaltiges Bisphosphonat der 3. Generation konnte in Studien die Rate an skelettbezogenen Komplikationen (Skeletal Related Events, SREs) bei Patienten mit Prostata- und Nierenzellkarzinom signifikant senken, das Auftreten von SREs verzögern und die Schmerzintensität reduzieren [32], [51], [52]. Es bindet an Hydroxylapatit im Knochen, akkumuliert dort und inhibiert die Osteoklastenaktivität.

Es gibt außerdem Hinweise, dass Bisphosphonate auch das Eindringen von Tumorzellen in den Knochen selbst hemmen und somit eine Antitumoraktivität besitzen könnten. Dies ist aktuell Gegenstand von Studien. Bisphosphonate sind zusätzlich für die Behandlung einer tumorinduzierten Hyperkalzämie zugelassen.

5.2 Supportivtherapie

> **Merke**
>
> Zoledronsäure 4 **mg** als Kurzinfusion i. v. über 15–30 min alle 4 Wochen bei ossären Metastasen.
> Cave: Dosisanpassung bei Niereninsuffizienz, grippeähnliche Nebenwirkungen, Gefahr der ONJ.

Alternativ zur Zoledronsäure findet der Receptor-Activator-of-NF-κB-(RANK-)Ligand-Inhibitor **Denosumab** Anwendung. Der monoklonale Antikörper bindet den RANK-Liganden und unterbricht somit die Signalkaskade zur Aktivierung der Osteoklasten. Denosumab wird im vierwöchentlichen Rhythmus in einer Dosis von 120 **mg** s. c. gespritzt. Eine Dosisanpassung bei Niereninsuffizienz und bei alten Patienten ist nicht notwendig. Zwar traten in den Zulassungsstudien numerisch mehr ONJ unter Denosumab auf, der Unterschied war jedoch nicht signifikant. Hinsichtlich der Anwendung beim Prostatakarzinom konnte Denosumab das Auftreten von SREs im Vergleich zu Zoledronsäure weiter verzögern [9].

> **Merke**
>
> Denosumab 120 **mg** s. c. alle 4 Wochen bei ossären Metastasen.
> Cave: Gefahr der ONJ und Hypokalzämie. Keine Dosisanpassung bei Niereninsuffizienz.

Tumorinduzierte Hyperkalzämie

Eine ausgedehnte osteolytische Metastasierung oder eine Exkretion von PTHrP kann eine mitunter lebensgefährliche Hyperkalzämie auslösen. Patienten fallen mit neurologischen Symptomen wie Konzentrationsstörungen, Delir bis hin zum Koma auf. Begleitend kann es zu Niereninsuffizienz, Polyurie, Übelkeit und Erbrechen kommen.

Laborchemisch sind das ionisierte freie Kalzium und der Albuminspiegel zu messen, da eine Hypalbuminämie die Stärke der Hyperkalzämie verschleiern kann. Die zu ergreifenden Maßnahmen bei tumorinduzierter Hyperkalzämie sind ▶ Tab. 5.15 zu entnehmen.

> **Merke**
>
> Ionisiertes korrigiertes Kalzium (mmol/l) = Gesamtkalzium (mmol/l) − [0,025 × Albumin (g/l)]

Tab. 5.15 Maßnahmen bei Hyperkalzämie.

Maßnahme	Effekt
Kalzium < 2,8 mmol/l + asymptomatischer Patient:	
kalziumarme Kost	-
erhöhte Flüssigkeitsaufnahme	erhöhte Kalziumausscheidung im Urin
Absetzen von bestimmten Medikamenten: Thiazide, Lithium, Theophyllin, übermäßige Vitamin-D-Substitution; Digitalispräparate (Gefahr von Herzrhythmusstörungen)	-
Kalzium < 2,8 mmol/l + symptomatischer Patient oder Kalzium > 3,5 mmol/l, zusätzlich:	
forcierte Diurese mit Schleifendiuretika	erhöhte Kalziumausscheidung im Urin
Bisphosphonate (z. B. Zoledronsäure 4 **mg** i. v.)	Hemmung der Osteoklasten und damit verminderte Kalziumfreisetzung aus dem Knochen
Kalzitonin (4 **IU/kg** alle 12 h s. c.)	erhöhte Kalziumausscheidung im Urin; verminderte Kalziumfreisetzung aus dem Knochen
Glukokortikoide (Prednisolon 40 **mg/d**)	verminderte intestinale Kalziumresorption; 1,25-Dihydroxycholecalciferol-Produktion wird gehemmt
Mithramycin (25 **µg/kg** einmalig)	Hemmung der Osteoklasten
Dialyse	Verwendung eines kalziumfreien Dialysats

5.2.5 Neuropsychiatrie

Chemotherapie-induzierte Neuropathie (CIN)

Die in der urologischen Tumortherapie verwendeten **Taxane** (**Docetaxel, Paclitaxel**) und **Platinsalze** (**Carboplatin, Cisplatin**) können eine schmerzhafte, Chemotherapie-induzierte periphere Polyneuropathie (CIN) auslösen. Taxane verursachen axonale Schäden an peripheren Nerven, Platinsalze führen meist zu Ganglionopathien der Spinalganglien. 20–40 % der Patienten, die eine neurotoxische Substanz erhalten, sind betroffen.

Drei Eigenschaften kennzeichnen diese Form der Neuropathie:
- vorwiegend sensorische Störungen, weniger motorische Beeinträchtigungen
- längenabhängig, d. h. betroffen sind vor allem Hände und Füße
- symmetrisch

Die Symptome umfassen Parästhesien, Dysästhesie mit Brennen und Schmerzen und treten meist erst nach mehreren Gaben des Präparats auf. Platinsalze können zusätzlich ototoxisch wirken und eine verminderte Hörleistung verursachen. Die Einteilung in Schweregrade erfolgt nach CTCAE Version 4.0 (▶ Tab. 5.16). Zwar ist die Symptomatik bei den meisten Patienten nach Beendigung der Chemotherapie reversibel, die Zeit bis dahin kann jedoch Wochen und Monate dauern und schränkt die Patienten aufgrund der Beschwerden oft massiv ein.

Eine kausale Therapie der CIN existiert noch nicht. Das Kühlen von Händen und Füßen während der Applikation der Taxane ist zu empfehlen. Bei ersten Anzeichen einer neuaufgetretenen CIN unter Therapie sollte eine Dosisreduktion erfolgen, bei schweren Polyneuropathien (Grad 3/4) ist meist das Absetzen der Substanz erforderlich.

Supportive Maßnahmen umfassen das Tragen bequemer Schuhe, eine adäquate Schmerztherapie und die begleitende Medikation mit antikonvulsiven und antidepressiven Substanzen. Neuere Studien bei Patienten mit CIN deuten auf einen Therapieerfolg des Antidepressivums Duloxetin (60 **mg** tgl.) i. S. einer signifikanten Schmerzreduktion hin [20], [29], [62].

Cancer-Related Fatigue (CRF)

Schätzungsweise 70–100 % der Tumorpatienten unter systemischer Therapie leiden an einer tumorassoziierten Fatigue. Ermüdung, Müdigkeit, Erschöpfung und völlige Abgeschlagenheit sind kennzeichnend und treten unter Therapie auf, können aber auch noch lange nach Abschluss der Tumortherapie präsent sein. Für die Erhebung der subjektiv wahrgenommenen Fatigue eignen sich validierte Fragebögen wie der FACT-F (Functional Assessment of Cancer Therapy Fatigue) oder der FAQ (Fatigue Assessment Questionnaire).

In der Prophylaxe und Therapie der CRF ist es wichtig, zunächst spezifische Ursachen wie Anämie, Kachexie und Schlafstörungen zu beheben. In einem zweiten Schritt ist den Patienten abhängig von der Ausprägung der Krankheit und dem Allgemeinzustand des Patienten ein moderates körperliches Training zu empfehlen. Dieses hat einen nachgewiesenen positiven Effekt auf die Ausprägung der Fatigue [66]. Für die Anwendung von Antidepressiva konnte bisher kein eindeutiger Effekt auf die Fatigue nachgewiesen werden [35].

> **Merke**
>
> Insgesamt stellt die CRF meist eine wesentliche Einschränkung der Lebensqualität der Patienten dar. Gleichzeitig erweist sich die Therapie als äußerst schwierig, und die Behandlungsstrategien können häufig frustran verlaufen.

Tab. 5.16 Schweregrade der peripheren Neuropathie nach CTCAE Version 4.0.

Schweregrad	Symptome
Grad 1	asymptomatisch, Verlust der tiefen Sehnenreflexe, Parästhesien
Grad 2	moderate Symptome, die der Patient subjektiv als Einschränkung wahrnimmt
Grad 3	schwere Symptome, die das alltägliche Leben beeinträchtigen
Grad 4	lebensbedrohliche Beeinträchtigungen, sofortige Interventionen notwendig
Grad 5	Tod

5.2.6 Paravasate

Definition

Ein Paravasat bezeichnet das Auslaufen einer Flüssigkeit aus dem venösen oder arteriellen Infusionssystem in das umgebende subkutane oder subdermale Gewebe. Im Hinblick auf Chemotherapeutika unterscheidet man nekrotisierende, reizende und nicht bzw. gering gewebeschädigende Substanzen.

Paravasate sind seltene, jedoch mitunter folgenschwere Komplikationen einer intravenösen oder intraarteriellen Chemotherapie. Die in der urologischen Tumortherapie verwendeten Substanzen und ihr Gefahrenpotenzial sind in ▶ Tab. 5.17 aufgeführt.

Wichtig ist die Abgrenzung zu einer **Thrombophlebitis** und zu einer lokalen Hypersensibilitätsreaktion. Die Thrombophlebitis ist eine lokale Infektion und meist Folge unsterilen Arbeitens. Nach Abklingen der akuten Entzündungsreaktion mit Schmerzen, Erythem und Schwellung kann die betroffene Vene als derber Strang tastbar bleiben und eine Hyperpigmentierung zeigen.

Die immunologisch vermittelte **lokale kutane Hypersensibilitätsreaktion** durch Cisplatin und Bleomycin äußert sich durch das zeitnahe Auftreten von Erythem, Pruritus und Urtikaria im Verlauf der Vene. Die Veränderungen sind reversibel und lassen sich durch ausreichende Spülung vor und nach der Applikation vermeiden.

Zytostatika-Paravasate verursachen meist unspezifische Symptome wie Erytheme, Schmerzen und Ödeme in der betroffenen Region, auch asymptomatische Verläufe sind bekannt. Wichtig ist die kontinuierliche **Überwachung**, um später auftretende Symptome wie Blasenbildung und Gewebsnekrosen frühzeitig zu detektieren.

Merke

Paravasatreaktion von Thrombophlebitis und lokaler kutaner Hypersensibilitätsreaktion abgrenzen!

Substanzen mit hohem ulzerativen Risiko können das Gewebe im betroffenen Areal derart schädigen, dass operative Eingriffe bis zur Amputation der betroffenen Extremität notwendig werden können. Narbenbildung, Kontrakturen und Funktionsverlust sind weitere Spätkomplikationen. Wichtig ist daher zum einen das Vermeiden, andererseits das frühzeitige Erkennen eines Paravasats, gefolgt von einem schnellen Handeln.

Die Patienten sollten vor Beginn einer jeden Chemotherapie ausführlich über die Möglichkeit und die Symptome von Paravasaten aufgeklärt werden. Ebenso ist eine regelmäßige Schulung von Ärzten und Pflegepersonal im Umgang mit Paravasaten erforderlich. ▶ Abb. 5.5 zeigt das Vorgehen bei Paravasation. In ▶ Tab. 5.18 sind substanzspezifische Maßnahmen aufgelistet. Ein komplettes und funktionstüchtiges Paravasate-Set (▶ Tab. 5.19) muss in Reichweite gelagert werden, der Inhalt ist regelmäßig auf Vollständigkeit zu überprüfen.

Besonders rasch und effizient ist vorzugehen, wenn der Verdacht einer Paravasation aus einem zentralvenösen System (juguläres Portkathetersystem, zentraler Venenkatheter) besteht. Die potenziell nekrotisierende Substanz kann dann in die Thoraxhöhle oder das Mediastinum auslaufen und lebensbedrohliche Komplikationen auslösen. Im Zweifel ist eine sofortige Computertomografie des Thorax durchzuführen, um das Ausmaß der Schädigung aufzuzeigen und das weitere Vorgehen zu planen.

Tab. 5.17 In der Urologie verwendete Zytostatika nach Risiko für Ulzerationen.

Vesikans (hohes ulzeratives Risiko)	Irritans (gewebereizend; selten nekrotisierend)	Nicht/gering gewebeschädigende Substanzen
• Cisplatin (>0,4 mg/ml) • Mitoxantron • Paclitaxel • Vincaalkaloide (Vinblastin, Vincristin, Vinflunin*)	• Carboplatin • Cisplatin (<0,4mg/ml) • Docetaxel • Etoposid • Gemcitabin	• Bevacizumab* • Bleomycin • 5-Fluorouracil • Ifosfamid • Methotrexat • Zytokine

* nach Angaben des Herstellers

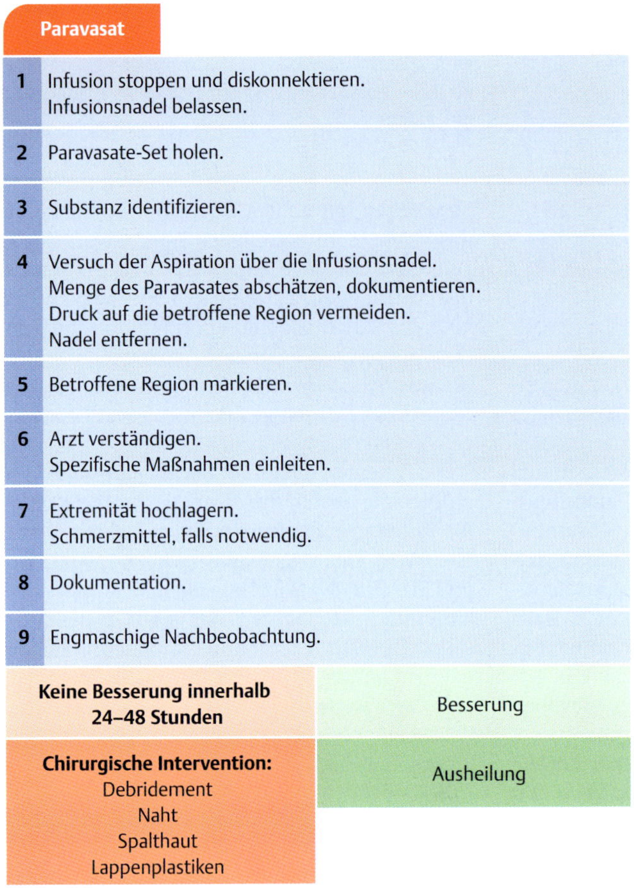

Medikamentöse Tumortherapie und Supportivtherapie

	Paravasat
1	Infusion stoppen und diskonnektieren. Infusionsnadel belassen.
2	Paravasate-Set holen.
3	Substanz identifizieren.
4	Versuch der Aspiration über die Infusionsnadel. Menge des Paravasates abschätzen, dokumentieren. Druck auf die betroffene Region vermeiden. Nadel entfernen.
5	Betroffene Region markieren.
6	Arzt verständigen. Spezifische Maßnahmen einleiten.
7	Extremität hochlagern. Schmerzmittel, falls notwendig.
8	Dokumentation.
9	Engmaschige Nachbeobachtung.

- Keine Besserung innerhalb 24–48 Stunden → Chirurgische Intervention: Debridement, Naht, Spalthaut, Lappenplastiken
- Besserung → Ausheilung

Abb. 5.5 Vorgehen bei Zytostatikaparavasaten (nach ESMO-Guidelines [43]).

Tab. 5.18 Spezifische Sofortmaßnahmen bei Zytostatikaparavasaten.

Zytostatikum	Schädigungstyp	Spezifische Maßnahmen
Cisplatin (> 0,4 mg/ml)	Vesikans	trockene Kälte + DMSO topisch
Mitoxantron	Vesikans	trockene Kälte + DMSO topisch
Paclitaxel	Vesikans	trockene Kälte + Hyaluronidase s. c.
Vincaalkaloide	Vesikans	trockene Wärme + Hyaluronidase s. c.
Carboplatin	Irritans	fakultativ trockene Kälte + DMSO topisch
Docetaxel	Irritans	trockene Kälte
Gemcitabin	Irritans	trockene Kälte

trockene Kälte: initial 60 min, dann mehrfach tägl. 15 min
trockene Wärme: 4 × tägl. 20 min
DMSO: 99%iges Dimethylsulfoxid bewirkt eine Vasodilatation und damit eine schnellere Verteilung des Paravasats. Mit Tupfer alle 6–8 h auftragen und an der Luft trocknen lassen.
Hyaluronidase: Durch den enzymatischen Abbau von u. a. Hyaluronsäure und Chondroitinsäure wird die systemische Aufnahme des Paravasats erleichtert. 1500 IE auf 10 ml Aqua s. c. periläsional. Cave: schmerzhaft!

Tab. 5.19 Empfohlene Zusammensetzung eines Paravasate-Sets.

Listen und Bögen	Materialien und Medikamente
• Wirkstoffliste • Liste der allgemeinen Maßnahmen nach den 3 Kategorien geordnet (nekrotisierend, reizend, nicht/gering gewebeschädigend) • Liste der substanzspezifischen Maßnahmen mit Anleitung • Liste der einzelnen Bestandteile des Paravasate-Sets • Dokumentationsbögen, Aufklärungsbögen für Patienten	• Einmalspritzen (1 ml, 2 ml und 5 ml) • Einmalkanülen 18 G (rosa) und 26 G (braun) • Kälte- und Wärmepackung (Kältepackung bereits bei 2–8 °C vorgekühlt) • sterile Tupfer und Kompressen • Fixierpflaster • sterile Handschuhe (S, M und L) • geeignete Schutzhandschuhe • NaCl 0,9 % Ampullen je 10 ml • Aqua dest. Ampullen je 10 ml • Hyaluronidase 1500 IE (gekühlt lagern!) + Lösungsmittel zur Verdünnung • DMSO 3 Ampullen je 10 ml • Dexrazoxane (Antidot für Anthrazyklin-Paravasate)

Aus: „Standards für das Gebrauchsfertigmachen, die Applikation und die Entsorgung von Zytostatika" des Bundesministeriums für Gesundheit (BMG-20 100/0024-III/3/2011)

Weitere Informationen

http://www.esmo.org/Guidelines-Practice/Clinical-Practice-Guidelines/Supportive-Care/Management-of-Chemotherapy-Extravasation [43]

5.2.7 Palliativmedizin

Definition

Die Palliativmedizin hat eine „(...) bestmögliche medizinische, pflegerische, psychosoziale und spirituelle Behandlung und Begleitung schwerstkranker und sterbender Menschen sowie ihrer Angehörigen" zum Ziel (Dt. Gesellschaft für Palliativmedizin).

Ist die Heilung eines Tumorleidens nicht mehr möglich und können auch nichtkurative Chemotherapie und Targeted Therapy das Fortschreiten der Erkrankung nicht mehr aufhalten, so steht fortan einzig die Lebensqualität des Patienten im Fokus. Palliative und supportive Therapiekonzepte zielen auf eine Verbesserung der Lebensqualität, eine Linderung der Symptome durch die Tumorerkrankung und den Erhalt größtmöglicher Selbstbestimmung bis zum Schluss.

Ein Kernaspekt der Palliativbewegung ist es, dem Patienten ein würdevolles Sterben in einer für ihn möglichst vertrauten und angenehmen Umgebung zu ermöglichen, sei es Zuhause oder in einem Hospiz. Die „Spezialisierte Ambulante Palliativversorgung" (SAPV), die seit dem 1. April 2007 im Sozialgesetzbuch V verankert ist, ermöglicht diese intensive Betreuung schwerstkranker Menschen im häuslichen Umfeld. Eine flächendeckende Versorgung ist jedoch noch nicht erreicht (Stand Dezember 2013) und bedarf weiterer Bemühungen.

Weitere Informationen

http://www.dgpalliativmedizin.de (Deutsche Gesellschaft für Palliativmedizin)

http://www.dhpv.de (Deutscher Hospiz- und Palliativverband)

5.2.8 Urologische Aspekte der Supportivtherapie

Urologische Tumoren können zu einer Reihe von vorübergehenden oder endgültigen Komplikationen führen. Retroperitoneale Tumormassen, sei es beispielsweise die „Bulky Disease" eines metastasierten Hodentumors vor der Chemotherapie oder eine ausgeprägte Lymphadenopathie eines Patienten mit Nierenzellkarzinom, können zu einer ein- oder beidseitigen Ureterobstruktion mit nachfolgender Harnstauung führen. Abhängig vom Stand der Erkrankung und vom Allgemeinzustand des Patienten ist dann eine Entlastung der Harnstauungsnieren mittels Ureterenkathetern oder perkutanen Nephrostomien indiziert.

Fortgeschrittene Blasen- und Prostatakarzinome können rezidivierende, Hb-relevante Makrohämaturien verursachen, die selbst im Rahmen einer ambulanten Palliativversorgung Patienten, Angehörige und betreuende Pflegekräfte an den Rand des Zumutbaren bringen. Die Anlage von Blasenkathetern mit der Möglichkeit einer transurethralen Blasenspülung zur Vermeidung einer Blasentamponade und eine palliative transurethrale Resektion/Laserung von Blase oder Prostata mit dem Ziel der Blutstillung sind mögliche Therapiewege.

Blasenentleerungsstörungen durch ein lokal fortgeschrittenes Prostatakarzinom können durch die Anlage eines transurethralen oder suprapubischen Blasenkatheters behoben werden.

Literatur

[1] Alasker A, Meskawi M, Sun M et al. A contemporary update on rates and management of toxicities of targeted therapies for metastatic renal cell carcinoma. Cancer Treat Rev 2013; 39 (4): 388–401

[2] Arends J, Zürcher G, Fietkau R et al. DGEM-Leitlinie Enterale Ernährung. Onkologie. Aktuel Ernaehr Med 2003; 28: 61–68

[3] AWMF. Interdisziplinäre Leitlinie der Qualität S 3 zur Früherkennung, Diagnose und Therapie der verschiedenen Stadien des Prostatakarzinoms. AWMF-Register-Nr. 034/022OL, Vers. 2.2 – 2. Aktual. 2014

[4] Beer TM, Armstrong AJ, Rathkopf DE et al. Enzalutamide in metastatic prostate cancer before chemotherapy. N Engl J Med 2014; 371 (5): 424–433

[5] Bellmunt J, Fougeray R, Rosenberg JE et al. Long-term survival results of a randomized phase III trial of vinflunine plus best supportive care versus best supportive care alone in advanced urothelial carcinoma patients after failure of platinum-based chemotherapy. Ann Oncol 2013; 24 (6): 1466–1472

[6] Boyle WJ, Simonet WS, Lacey DL. Osteoclast differentiation and activation. Nature 2003; 423 (6937): 337–342

[7] Brommer M, Kull M. Supportivtherapie bei Urogenitaltumoren. Urologe 2009; 48: 1273–1282

[8] Bundesärztekammer – Vorstand und Wissenschaftlicher Beirat, Hrsg. Leitlinie zur Therapie mit Blutkomponenten und Plasmaderivaten. 3. Aufl. 2003

[9] Cleeland CS et al. Effects of denosumab vs. zoledronic acid on pain in patients with advanced cancer and bone metastases: an integrated analysis of 3 pivotal trials. Ann Oncol 2010; 21 (Suppl 8) Abstract P 1248

[10] Crawford J, Caserta C, Roila F on behalf of the ESMO Guidelines Working Groups. Haematopoietic Growth Factors: ESMO Clinical Practice Guideline. Ann Oncol 2010; 21 (Suppl 5): 248–251

[11] De Bono JS, Logothetis CJ, Molina A et al. Abiraterone and increased survival in metastatic prostate cancer. N Engl J Med 2011; 364 (21): 1995–2005

[12] De Bono JS, Oudard S, Ozguroglu M et al. Prednisone plus cabazitaxel or mitoxantrone for metastatic castration-resistant prostate cancer progressing after docetaxel treatment: a randomised open-label trial. Lancet 2010; 376 (9747): 1147–1154

[13] de Naurois J, Novitzky-Basso I, Gill MJ et al. Management of Febrile Neutropenia: ESMO Clinical Practice Guidelines. Ann Oncol 2010; 21 (Suppl 5): 252–256

[14] Denosumab HALT Prostate Cancer Study Group. Denosumab in Men Receiving Androgen-Deprivation Therapy for Prostate Cancer. N Engl J Med 2009; 361: 745–755

[15] De Santis M, Bellmunt J, Mead G et al. Randomized phase II/III trial assessing gemcitabine/carboplatin and methotrexate/carboplatin/vinblastine in patients with advanced urothelial cancer who are unfit for cisplatin-based chemotherapy: EORTC study 30 986. J Clin Oncol 2012; 30 (2): 191–199

[16] Escudier B, Eisen T, Stadler WM et al. Sorafenib in advanced clear-cell renal-cell carcinoma. N Engl J Med 2007; 356 (2): 125–134. Erratum in: N Engl J Med 2007; 357 (2): 203

[17] Escudier B, Pluzanska A, Koralewski P et al. Bevacizumab plus interferon alfa-2a for treatment of metastatic renal cell carcinoma: a randomised, double-blind phase III trial. Lancet 2007; 370 (9605): 2103–2111

[18] Escudier B, Porta C, Bono P et al. Randomized, controlled, double-blind, cross-over trial assessing treatment preference for pazopanib versus sunitinib in patients with metastatic renal cell carcinoma: PISCES Study. J Clin Oncol 2014; 32 (14): 1412–1418

[19] Flanigan R, Mickisch G, Sylvester R et al. Cytoreductive Nephrectomy in Patients With Metastatic Renal Cancer: A Combined Analysis. J Urology 2004; 171(3): 1071–1076

[20] http://www.aerztezeitung.at/fileadmin/PDF/2007_Verlinkungen/2007-22_DFP_OnkologiePolyneuropathie.pdf

[21] Hudes G, Carducci M, Tomczak P et al. Temsirolimus, interferon alfa, or both for advanced renal-cell carcinoma. N Engl J Med 2007; 356 (22): 2271–2281

[22] Hutson TE, Figlin RA, Kuhn JG, Motzer RJ. Targeted therapies for metastatic renal cell carcinoma: an overview of toxicity and dosing strategies. Oncologist 2008; 13 (10): 1084–1096

[23] International Collaboration of Trialists; Medical Research Council Advanced Bladder Cancer Working Party (now the National Cancer Research Institute Bladder Cancer Clinical Studies Group); European Organisation for Research and Treatment of Cancer Genito-Urinary Tract Cancer Group et al. International phase III trial assessing neoadjuvant cisplatin, methotrexate, and vinblastine chemotherapy for muscle-invasive bladder cancer: long-term results of the BA06 30894 trial. J Clin Oncol 2014; 29(16): 2171–2177

[24] Janusch M, Fischer M, Marsch WCh et al. The hand-foot syndrome – a frequent secondary manifestation in antineoplastic chemotherapy. Eur J Dermatol 2006; 16 (5): 494–499

[25] Jocham D, Richter A, Hoffmann L et al. Adjuvant autologous renal tumour cell vaccine and risk of tumour progression in patients with renal-cell carcinoma after radical nephrectomy: phase III, randomised controlled trial. Lancet 2004; 363 (9409): 594–599

[26] Kantoff PW, Higano CS, Shore ND et al. Sipuleucel-T immunotherapy for castration-resistant prostate cancer. N Engl J Med 2010; 363 (5): 411–422

[27] Kellokumpu-Lehtinen PL, Harmenberg U, Joensuu T et al. 2-Weekly versus 3-weekly docetaxel to treat castration-resistant advanced prostate cancer: a randomised phase 3 trial. Lancet Oncol 2013; 14(2): 117-124

[28] Kris MG, Hesketh PJ, Somerfield MR et al. American Society of Clinical Oncology guideline for antiemetics in oncology: update 2006. J Clin Oncol 2006; 24: 2932–2947

[29] Lavoie Smith EM et al. for the Alliance for Clinical Trials in Oncology. Effect of Duloxetine on Pain, Function, and Quality of Life Among Patients With Chemotherapy-Induced Painful Peripheral NeuropathyA Randomized Clinical Trial FREE. JAMA 2013; 309 (13): 1359–1367

[30] Leow JJ, Martin-Doyle W, Rajagopal PS et al. Adjuvant chemotherapy for invasive bladder cancer: a 2013 updated systematic review and meta-analysis of randomized trials. Eur Urol 2014; 66(1): 42–54

[31] Link H, Bokemeyer C, Feyer P, Hrsg. Supportivtherapie bei malignen Erkrankungen. ASORS (Arbeitsgemeinschaft supportive Maßnahmen in der Onkologie, Rehabilitation und Sozialmedizin der Deutschen Krebsgesellschaft). Online-Buch (Update), letzte Änderung: 15.04.2013
[32] Lipton A, Zheng M, Seaman J. Zoledronic acid delays the onset of skeletal-related events and progression of skeletal disease in patients with advanced renal cell carcinoma. Cancer 2003; 98 (5): 962–969
[33] Ljungberg B, Bensalah K, Bex A et al. EAU-Guidelines on renal cell carcinoma, Version 2014; www.uroweb.org
[34] MASCC/ISOO Mucositis Guidelines. http://www.mascc.org/mucositis-guidelines
[35] Morrow GR et al. Differential effects of paroxetine on fatigue and depression: a randomized, double-blind trial from the University of Rochester Cancer Center Community Clinical Oncology Program. J Clin Oncol 2003; 21 (24): 4635–4641
[36] Mottet N, Bastian PJ, Bellmunt J et al. EAU-Guidelines on Prostate Cancer. Eur Urol 2014; 65 (2): 467–479
[37] Motzer RJ, Bacik J, Murphy BA et al. Interferon-alfa as a comparative treatment for clinical trials of new therapies against advanced renal cell carcinoma. J Clin Oncol 2002; 20(1): 289–296
[38] Motzer RJ, Barrios CH, Kim TM et al. Phase II randomized trial comparing sequential first-line everolimus and second-line sunitinib versus first-line sunitinib and second-line everolimus in patients with metastatic renal cell carcinoma. J Clin Oncol 2014; 32(25): 2765–2772
[39] Motzer RJ, Escudier B, Oudard S et al. Efficacy of everolimus in advanced renal cell carcinoma: a double-blind, randomised, placebo-controlled phase III trial. Lancet 2008; 372 (9637): 449–456
[40] Motzer RJ, Hutson TE, Cella D et al. Pazopanib versus sunitinib in metastatic renal-cell carcinoma. N Engl J Med 2013; 369 (8): 722–731
[41] Motzer RJ, Hutson TE, Tomczak P et al. Sunitinib versus interferon alfa in metastatic renal-cell carcinoma. N Engl J Med 2007; 356 (2): 115–124
[42] Parker C, Nilsson S, Heinrich D et al. Alpha emitter radium-223 and survival in metastatic prostate cancer. N Engl J Med 2013; 369 (3): 213–223
[43] Pérez Fidalgo JA et al. Management of Chemotherapy Extravasation: ESMO Clinical Practice Guidelines. Ann Oncol 2012; Suppl 7: 167–173
[44] Peterson DE, Bensadoun RJ, Roila F on behalf of the ESMO Guideline working group. Management of Oral and Gastrointestinal Mucositis: ESMO Clinical Practice Guidelines. Ann Oncol 2011; 22 (Suppl 6): 78–84
[45] Polascik TJ, Mouraviev V. Zoledronic acid in the management of metastatic bone disease. Ther Clin Risk Manag 2008; 4 (1): 261–268
[46] Rini BI, Escudier B, Tomczak P et al. Comparative effectiveness of axitinib versus sorafenib in advanced renal cell carcinoma (AXIS): a randomised phase 3 trial. Lancet 2011; 378 (9807): 1931–1939
[47] Roberts JT, von der Maase H, Sengeløv L et al. Long-term survival results of a randomized trial comparing gemcitabine/cisplatin and methotrexate/vinblastine/doxorubicin/cisplatin in patients with locally advanced and metastatic bladder cancer. Ann Oncol 2006; 17 Suppl 5: 118–122
[48] Roila F, Hesketh PJ, Herrstedt J. Prevention of chemotherapy-and radiotherapy-induced emesis: results of the 2004 Perugia International Antiemetic Consensus Conference. Ann Oncol 2006; 17: 20–28
[49] Roila F et al. on behalf of the ESMO/MASCC Guidelines Working Group. Prevention of Chemotherapy and Radiotherapy-Induced Nausea and Vomiting: ESMO Clinical Practice Guidelines. Ann Oncol 2010; 21 (Suppl 5): 232–243
[50] Roodman GD. Mechanisms of Bone Metastasis. N Engl J Med 2004; 350: 1655–1664
[51] Rosen LS, Gordon D, Tchekmedyian NS et al. Long-term efficacy and safety of zoledronic acid in the treatment of skeletal metastases in patients with non-small cell lung carcinoma and other solid tumors: a randomized phase III double-blind, placebo-controlled trial. Cancer 2004; 100: 2613–2621
[52] Ryan CW, Huo D, Demers LM et al. Zoledronic acid initiated during the first year of androgen deprivation therapy increases bone mineral density in patients with prostate cancer. J Urol 2006; 176: 972–978
[53] Ryan CJ, Smith MR, de Bono JS et al. Abiraterone in metastatic prostate cancer without previous chemotherapy. N Engl J Med 2013; 368 (2): 138–148
[54] Saad F, Brown JE, van Poznack C et al. Incidence, risk factors and outcomes of osteonecrosis of the jaw: integrated analysis from three blinded active-contolled phase III trials in cancer patients with bone metastases. Ann Oncol 2012; 23 (5): 1341–1347
[55] Saad F, Gleason DM, Murray R et al. A randomized, placebo-controlled trial of zoledronic acid in patients with hormone-refractory metastatic prostate carcinoma. J Natl Cancer Inst 2002; 94: 1458–1468
[56] Saad F, Gleason DM, Murray R et al. Long-term efficacy of zoledronic acid for the prevention of skeletal complications in patients with metastatic hormone-refractory prostate cancer. J Natl Cancer Inst 2004; 96: 879–882
[57] Saad F, Lipton A. Zoledronic acid is effective in preventing and delaying skeletal events in patients with bone metastases secondary to genitourinary cancers. BJU Internat 2005; 96: 964–969
[58] Scher HI, Fizazi K, Saad F et al. Increased survival with enzalutamide in prostate cancer after chemotherapy. N Engl J Med 2012; 367 (13): 1187–1197
[59] Stein A. Chemotherapy-induced diarrhea: pathophysiology, frequency and guideline-based management. Ther Adv Med Oncol 2010; 2 (1): 51–63
[60] Sternberg CN, Yagoda A, Scher HI et al. M-VAC (methotrexate, vinblastine, doxorubicin, and cisplatin) for advanced transitional cell carcinoma of the urothelium. J Urol 1988; 139(3): 461-469
[61] Sweeney C, Chen Y, Carducci MA et al. Impact on overall survival (OS) with chemohormonal therapy versus hormonal therapy for hormone-sensitive newly metastatic prostate cancer (mPrCa) An ECOG-led phase III randomized trial. J Clin Oncol 2014; 32:5s (suppl; abstr LBA2)
[62] Tannock IF, de Wit R, Berry WR et al. Docetaxel plus prednisone or mitoxantrone plus prednisone for advanced prostate cancer. N Engl J Med 2004; 351 (15): 1502–1512
[63] von der Maase H, Hansen SW, Roberts JT et al. Gemcitabine and cisplatin versus methotrexate, vinblastine, doxorubicin, and cisplatin in advanced or metastatic bladder cancer: results of a large, randomized, multinational, multicenter, phase III study. J Clin Oncol 2000; 18(17): 3068–3077
[64] von der Maase H, Sengelov L, Roberts JT et al. Long-term survival results of a randomized trial comparing gemcitabine plus cisplatin, with methotrexate, vinblastine, doxorubicin, plus cisplatin in patients with bladder cancer. J Clin Oncol 2005; 23(21): 4602–4608

[65] Wasserman E, Hidalgo M, Hornedo J, Cortes-Funes H. Octreotide (SMS 201-995) for hematopoietic support-dependent high-dose chemotherapy (HSD-HDC)-related diarrhoea: dose finding study and evaluation of efficacy. Bone Marrow Transplant 1997; 20: 711–714

[66] Watson T, Mock V. Exercise as an Intervention for Cancer-Related Fatigue. Phys Ther 2004; 84: 736–743

[67] Witjes JA, Compérat E, Cowan NC et al. EAU-Guidelines on Muscle-invasive and Metastatic Bladder Cancer. Eur Urol 2014; 65 (4): 778–792

Kapitel 6

Urolithiasis

6.1	Epidemiologie	334
6.2	Klassifikationsmöglichkeiten von Harnsteinen	334
6.3	Ätiologie	335
6.4	Symptome	336
6.5	Differenzialdiagnosen	337
6.6	Diagnostik	337
6.7	Therapie	340
6.8	Metabolische Diagnostik und Metaphylaxe	349

6 Urolithiasis

J. Dlugosch, T. Knoll

Definition
Die Bildung bzw. das Vorkommen von Konkrementen (Harnsteinen) in den ableitenden Harnwegen bezeichnet man als Urolithiasis.

6.1 Epidemiologie

Die Urolithiasis ist eine weltweit häufig vorkommende Erkrankung. Die Prävalenz in den westlichen Industrienationen liegt zwischen 5–10 %, wobei das Männer-Frauen-Verhältnis 1,5:1 beträgt.

6.2 Klassifikationsmöglichkeiten von Harnsteinen

Harnsteine werden klassifiziert nach:
- Steingröße (ein oder zweidimensional ausgemessen)
- Steinlokalisation nach anatomischer Lokalisation:
  - Ober-, Mittel- und Unterkelch
  - Nierenbecken
  - proximaler, mittlerer und distaler Harnleiter (▶ Abb. 6.1)
  - Harnblase
- Röntgen-Eigenschaften (röntgendichte, nicht röntgendichte Steine; abhängig von der Steinzusammensetzung, ▶ Tab. 6.1)
- Ätiologie
  - nicht infektassoziiert
    - Kalziumoxalat
    - Kalziumphosphat, -brushit und carbonapatit
    - Harnsäure
  - infektassoziiert
    - Magnesiumammoniumphosphat
    - Carbonatapatit
    - Ammoniumurat
  - genetisch bedingt
    - Zystin
    - Xanthin
    - 2,8-Dihydroxyadenin
  - medikamentenassoziiert

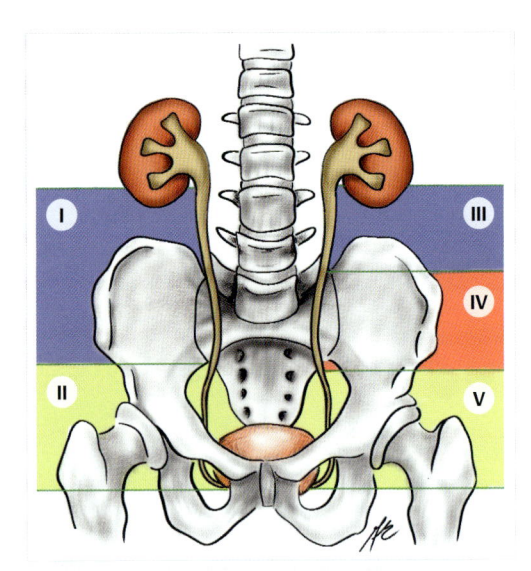

Abb. 6.1 Einteilung der Harnleiterabschnitte. I + III: proximaler Harnleiter, IV: mittlerer Harnleiter, II + V: distaler Harnleiter (Mit freundlicher Genehmigung von P. Honeck, Sindelfingen.)

Tab. 6.1 Röntgeneigenschaften von Harnsteinen.

röntgendicht	schwach schattengebend	nicht röntgendicht
Kalziumoxalatdihydrat	Magnesiumammoniumphosphat	Harnsäure
Kalziumoxalatmonohydrat	Apatit	Ammoniumnitrat
Brushit	Zystin	Xanthine
		2,8-Dihydroxyadenin

- Steinzusammensetzung (wichtigste Harnsteinarten, ▶ Tab. 6.2). Vereinfacht ist die Verteilung der Steinzusammensetzung wie folgt:
  - Kalzium-Oxalat ca. 70–80 %
  - Kalzium-Phosphat ca. 10–30 %
  - Harnsäuresteine ca. 5–15 %
  - Infektsteine ca. 5–10 %
  - Zystinsteine ca. 1 %

Tab. 6.2 Häufigste Steinzusammensetzung.

Chemischer Name	Mineralname	Summenformel
Kalziumoxalate-Monohydrat	Whewellit	$CaC_2O_4\ H_2O$
Kalziumoxalate-Dihydrat	Wheddelit	$CaC_2O_4\ 2H_2O$
Kalziumphosphat	Apatit	$Ca_{10}(PO_4)_6(OH)_2$
Kalziumhydroxylphosphat	Hydroxylapatit	$Ca_5(PO_3)_3(OH)$
Carbonatapatitphosphat	Dahllit	$Ca_5(PO_4)_3OH$
Kalziumhydrogenphosphat	Brushit	$CaHPO_4\ 2H_2O$
Kalziumcarbonat	Aragonit	$CaCO_3$
Harnsäure-Dihydrat	Uricit	$C_5H_4N_4O_3$
Ammoniumurat		$NH_4C_5H_3N_4O_3$
Natriumurat		$NaC_5H_3N_4O_3\ H_2O$
Magnesiumammoniumphosphat	Struvit	$MgNH_4PO_4\ 6H_2O$
Magnesiumhydrogenphosphat	Newberyit	$MgHPO_4\ 3H_2O$
Zystin		$[SCH_2CH(NH_2)COOH]_2$
Xanthin		
2,8-Dihydroxyadenin		

> **Merke**
>
> Bis zu 90 % aller Harnsteine bestehen in den Industrienationen aus **Kalziumoxalat** und **Kalziumphosphat**. Regionale Abweichungen basieren auf verschiedenen Faktoren (Genetik, Ernährung).

6.3 Ätiologie

Es gibt kein allgemein gültiges Pathogenesemodel, das die komplexe Entstehung aller Arten von Harnleitersteinen ausreichend erklären kann. Man unterscheidet **2 Theorien der Harnsteinbildung**, wobei die Pathogenese wahrscheinlich eine Kombination aus beiden Theorien darstellt:

- Kristallisationstheorie
  - Übersättigung des Urins mit steinbildenden Substanzen (= Promotoren): Kalzium, Oxalsäure, Phosphat, Harnsäure und Zystin
  - Kristallisation von Konkrementen, wenn Löslichkeitsprodukt und Ionenaktivitätsprodukt der steinbildenden Substanzen überschritten sind
  - Verhinderung weiterer Kristallisation durch Inhibitoren im Urin: Citrat, Magnesium, Peptide, Pyrophosphat
  - weitere den Kristallisationsprozess beeinflussende Faktoren:
    - Urin-pH – beeinflusst die Löslichkeit von steinbildenden Substanzen
    - Urin-Volumen – beeinflusst den Sättigungsgrad des Harns
- Matrixtheorie
  - Anlagerung von Harnsalzen an im Harn befindliche Substanzen (z. B. pathologisch veränderte Zellen, Makromoleküle, Proteine, Fremdkörper).

▶ **Risikofaktoren.** Erhöhte Gefahr für die Entstehung einer Urolithiasis besteht bei:
- Übergewicht
- Immobilisation (Knochenumbau/Hyperkalzurie)
- Harnstau
- Harnwegsinfekte (Struvitsteine)
- Dehydratation (Klima, Exsikkose, Lebensgewohnheiten, Darmerkrankungen)
- Diät (Zufuhr an harnsteinbildenden Substanzen, z. B. purinreiche Kost bei Harnsäuresteinen)
- anatomische Gegebenheiten:
  - Markschwammniere
  - Kelchdivertikel
  - Harnleiterabgangsstenosen/Harnleiterstenosen (erworben und angeboren)
  - Hufeisennieren
  - Ureterozelen
  - vesikoureteraler Reflux
  - subvesikale Obstruktionen

Tab. 6.3 Eine Urolithiasis verursachende bzw. auslösende Medikamente.

Auskristallisierung im Urin	Zusammensetzung des Urins beeinflussend
Amoxicillin	Allopurinol
Allopurinol	Kalzium
Ceftriaxon	Vitamin D
Chinolone	Furosemid
Indinavir	Ascorbinsäure
Ephendrin	Laxativa
Sulfonamide	Methoxyfluran
Triamteren	Topimarat
Zonisamid	

- genetische bzw. metabolische Erkrankungen (= veränderte Harnzusammensetzung, s. auch Kap. 6.8):
  - Hyperparathyreoidismus (HPT)
  - renal-tubuläre Azidose Typ I (RTA I)
  - primäre Hyperoxalurie
  - Zystinurie
  - Xanthurie
  - gastrointestinale Erkrankungen
  - weitere
- medikamentenassoziiert (▶ Tab. 6.3):
  - Auskristallisierung eines Medikamentes im Urin
  - Medikamente, die die Zusammensetzung des Urins beeinflussen

6.4 Symptome

- **asymptomatisch** („stumme Steine")
  - ruhende Nierenkelchsteine
  - Parenchymverkalkungen
  - ruhende Ausgusssteine
- **symptomatisch** (Kolik auslösend)
  - frei bewegliche Konkremente in Nierenbecken und Harnleiter

Als **Kolik** werden stärkste, bewegungsunabhängige, wellenförmige, wehenartige Schmerzen der abdominellen Hohlorgane bezeichnet. Die Schmerzen beginnen plötzlich und sind in ihrer Intensität nicht von der Größe des Konkrements abhängig. Vielmehr entstehen sie durch die harnstauungsbedingte Distension des proximal vom Stein gelegenen Hohlsystems. Die Schmerzen sind einseitig und die Schmerzausstrahlung ist von der Lokalisation des Steines abhängig (▶ Abb. 6.2). Bei distaler Steinlokalisation können sie bis in das äußere Genital ausstrahlen (Hoden bzw. Labien). **Begleitende Symptome** können sein:

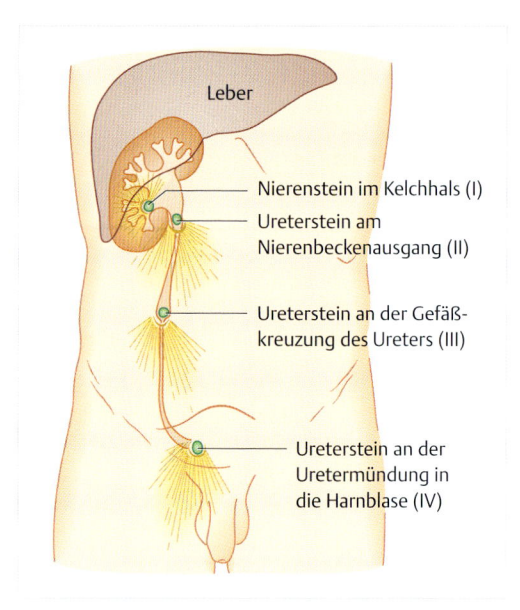

Abb. 6.2 Schmerzausstrahlung bei einer Harnsteinkolik. Die Schmerzen bei einer Kolik strahlen je nach Sitz des Harnsteins in die Nierengegend („Kreuzschmerzen") oder in den Harnleiterverlauf aus.

Leber
Nierenstein im Kelchhals (I)
Ureterstein am Nierenbeckenausgang (II)
Ureterstein an der Gefäßkreuzung des Ureters (III)
Ureterstein an der Uretermündung in die Harnblase (IV)

- dysurische Beschwerden,
- Übelkeit,
- Erbrechen,
- Darmparese mit Meteorismus,
- Hämaturie (Mikrohämaturie),
- Druck- und Klopfempfindlichkeit im betroffenen Nierenlager.

> **Merke**
>
> **Differenzierung Kolik- und Peritonitisschmerz**
> Der Kolikpatient ist unruhig, läuft umher – der Peritonitispatient liegt ruhig in Schonhaltung mit angezogenen Beinen. Eine peritonitische Abwehrspannung ist kein Symptom einer Urolithiasis.

▶ Komplikationen
- Hydronephrose
- Fornixruptur
- Harnwegsinfekt
- Urosepsis
- Nierenversagen

Merke

Liegen gleichzeitig eine Harnabflussstörung (Harnstau), Infektzeichen im Urin und Fieber vor, besteht die Gefahr einer Urosepsis. Die betroffene Niere muss unmittelbar abgeleitet und eine Antibiotikumtherapie begonnen werden.

6.5 Differenzialdiagnosen

- je nach **Lokalisation**
  - Gallensteinkolik
  - Cholezystitis
  - Appendizitis
  - Pankreatitis
  - Sigmadivertikulitis
  - Adnexitis
  - stielgedrehte Ovarialzyste
  - Tubargravidität
  - Hodentorsion
  - Aortenaneurysma
  - Niereninfarkt
  - kostovertebrale Schmerzen
  - Milzinfarkt

6.6 Diagnostik

- Anamnese
- Klinische Untersuchung
- Urin- und Blutlabor
- Bildgebung

6.6.1 Anamnese

- Schmerzcharakter
- Schmerzausstrahlung
- Steinanamnese (frühere Steinereignisse, Nephrokalzinose)
- Risikofaktoren (vorherige Operationen, Anatomie, Medikamente usw.)

6.6.2 Klinik

- Druck- und Klopfempfindlichkeit im betroffenen Nierenlager
- ggf. Hämaturie

6.6.3 Labor

- Urinstatus (Leukozyten, Erythrozyten, Nitrit), ggf. Urinkultur
- klinische Chemie: Nierenfunktion (Kreatinin), Infektparameter (Leukozyten, CRP), metabolische Parameter (Kalzium, Harnsäure), Gerinnung (INR, PTT)

Merke

Das Fehlen einer Mikrohämaturie schließt eine Urolithiasis nicht aus.

6.6.4 Bildgebung

Hinweis und Nachweis einer Urolithiasis liefern neben klinischen Symptomen (typischer Kolikschmerz) und laborchemischen Untersuchungen (Mikrohämaturie, Entzündungsparameter, Nierenretentionsparameter) vor allem bildgebende Verfahren (Hydronephrose, direkter Steinnachweis). Dabei unterscheiden sich die einzelnen bildgebenden Verfahren sowohl in Ihrer Sensitivität und Spezifizität, als auch in Ihrer Strahlenbelastung und Verfügbarkeit (Notfall vs. elektive Therapieplanung).

Ultraschall

- **Vorteile**
  - schnelle und kostengünstige Methode
  - keine Strahlenbelastung
  - dynamische Darstellung des Harntrakts
  - geeignet zur Notfalldiagnostik, Verlaufskontrolle und Nachsorge
- **Nachteile**
  - in der Regel nur Darstellung des erweiterten Ureters möglich
  - untersucherabhängig
- für den weiteren Behandlungsalgorithmus richtungsweisende zu klärende **Fragen**:
  - Ektasie der Nieren oder des Harnleiters?
  - direkter Steinnachweis (auch röntgennegativer Steine!): Lage? Größe?
  - Ausschluss von Differenzialdiagnosen (Nierenvenenthrombose, Aortenaneurysma, Nierentumor usw.)

Harnsteine stellen sich im Ultraschall als echoreiche Strukturen dar, die einen echofreien Schall-

Urolithiasis

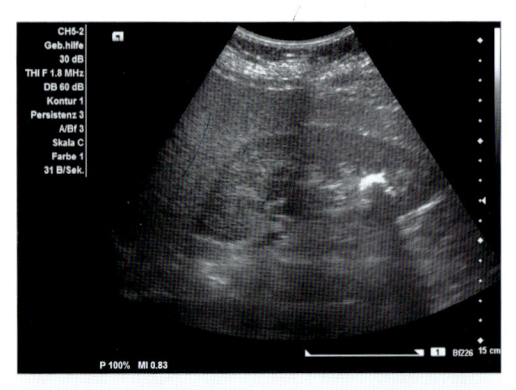

Abb. 6.3 Nierenstein in der unteren Kelchgruppe. Der Stein kommt echoreich zur Darstellung mit einem dorsalen Schallschatten.

Tab. 6.4 Gradeinteilung der Nierenbeckenkelchektasie.

Grad der Ektasie	Befund
Grad I	Nierenbecken echofrei erweitert ohne Erweiterung der Nierenkelche. Normale Parenchymdicke und deutliches zentrales Reflexband
Grad II	Nierenbecken, Kelchhälse und Nierenkelche echofrei erweitert. Abgeschwächtes zentrales Reflexband.
Grad III	Nierenbecken und Kelche massiv echofrei erweitert. Zentrales Reflexband fehlt/marginal vorhanden.
Grad IV	Gesamtes Nierenbeckenkelchsystem ist echofrei erweitert mit kompletter Atrophie des Nierenparenchyms

Tab. 6.5 Strahlenbelastung durch unterschiedliche Bildgebungstechniken.

Technik	Strahlenbelastung (mSv)
Abdomenleeraufnahme	0,5–1
Ausscheidungsurogramm	1,3–3,5
Standard-CT, nativ	4,5–5
Low-Dose-CT, nativ	0,97–1,9
CT mit Kontrastmittel	25–35

schatten besitzen. Dabei spielt die chemische Zusammensetzung bei der Detektion und Darstellung der Steine im Ultraschall keine Rolle, so dass der Ultraschall eine geeignete Methode ist, auch röntgennegative Steine darzustellen. Die **Sensitivität** des Ultraschalls beim Harnleitersteinnachweis liegt bei 61–93 % und die **Spezifität** bei 95–100 %.

Merke
Es sollten bei jeder Ultraschalluntersuchung der Nieren auf eine mögliche Nierenbeckenkelchektasie, Nierensteine, Form, Lage, Größe und Parenchymdicke der Nieren, Raumforderungen und die Nierenperfusion geachtet werden.

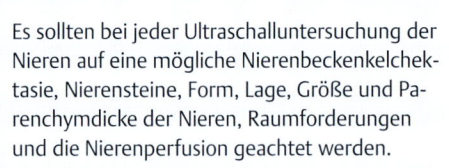

Die Nierenbeckenkelchektasie wird in verschiedene Schweregrade eingeteilt (▶ Tab. 6.4).

Merke
Bei einer Erweiterung des Nierenbeckenkelchsystems spricht man von Ektasie und nicht von Harnstau, da die konventionelle Ultraschalluntersuchung nur eine statische Untersuchung ist und keine funktionelle Beurteilung erlaubt.

Konventionelle Röntgenuntersuchungen

Die bei der Diagnostik der Urolithiasis verwendeten konventionellen radiologischen Untersuchungsverfahren verwenden ionisierende Strahlungen. Generell sollte das Untersuchungsverfahren mit der niedrigsten Strahlenbelastung und höchsten Aussagekraft verwendet werden (▶ Tab. 6.5).

Konventionelles Röntgen

Definition
- Abdomenübersichtsaufnahme
- Abbildung des gesamten Harntrakts
- Sensitivität 60–70 %
- Spezifität 70–80 %

- Nachteile
    - ionisierende Strahlung
    - Kontraindikation: Schwangerschaft
    - Qualität stark abhängig von den Untersuchungsbedingungen (Darmgas, Adipositas usw.)
    - Qualität stark abhängig von der technischen Ausstattung

- Zuordnung von röntgendichten Verkalkungen zum Harntrakt oft schwierig bis unmöglich (z. B. Phlebolithen, Arteriosklerose, Gallensteine)
- Nichterkennen möglicher Obstruktionen des Harntrakts
- Nachweis nur von röntgendichten Steinen (= ca. 90 %)

Ausscheidungsurogramm

Definition

- Nachweis von röntgendichten und röntgennegativen Steinen
- Abbildung der Harntraktmorphologie mit funktioneller Aussage
- Sensitivität 92–98 %
- Spezifität 59–100 %
- abgelöster Goldstandard der Steindiagnostik

Beim Ausscheidungsurogramm (AUG) wird zunächst eine Abdomenübersichtsaufnahme angefertigt. Anschließend werden nach Gabe von Kontrastmittel (KM) nach zeitlich standardisierten Zeitpunkten (5 Minuten, 10 Minuten) weitere Abdomenübersichtsaufnahmen angefertigt. Bei Ausscheidungsverzögerung sind Spätaufnahmen (30, 60 Minuten, evtl. bis 24 Stunden) erforderlich. Die zu verabreichende Menge des Kontrastmittels richtet sich dabei nach dem Körpergewicht des Patienten. Bei einem **AUG** ist zu achten auf:

- Symmetrie der Nierenkontrastierung (zeitgerecht, seitengleich)
- Nierenkontur
- mögliche avaskuläre Bereiche
- Form, Lage, Größe der Nieren
- Beurteilung des Nierenbeckens und des Ureters
- Verkalkungen und deren spätere eventuelle Zuordnung zum Harntrakt
- Harnsteine, KM-Aussparungen und tumorverdächtige Strukturen
- knöchernes Skelett, Psoas-Schatten
- **Kontraindikationen**
  - akute Kolik (Gefahr der Fornixruptur aufgrund gesteigerter osmotischer Diurese. oder Verstärkung bzw. Auslösung einer Kolik)
  - Schwangerschaft
  - Niereninsuffizienz (**eGFR < 45 ml/min/1,73m³**)
  - Metformin-Einnahme
  - Kontrastmittelallergie

Tab. 6.6 Schweregrade der anaphylaktischen Reaktion

Stadium der anaphylaktischen Reaktion	Klinische Reaktion
0.	lokal begrenzte kutane Reaktion
I	Hautreaktionen (Urtikaria, Juckreiz, Flush) Allgemeinsymptome (Schwindel, Kopfschmerz)
II	Blutdruckabfall, Tachykardie, GI-Symptome (Übelkeit, Erbrechen), Dyspnoe
III	Bronchospasmus (Asthmaanfall), Schock
IV	Atem- und Kreislaufstillstand

- Plasmozytom (Myelom, Morbus Kahler)
- unbehandelte Hyperthyreose

Cave

Eine **anaphylaktische Reaktion** (▶ Tab. 6.6) kann bei einem AUG jederzeit auftreten! Sie muss umgehend erkannt und behandelt werden.

▶ **Akuttherapie bei anaphylaktischem Schock ab Schweregrad III**
- weitere Antigenzufuhr stoppen!
  - evtl. liegenden i. v.-Zugang belassen (= sicherer Zugang!)
  - mindestens 2 großlumige venöse Zugänge legen
- Patient in Schocklage (flach liegend, Beine hoch)
- Glukokortikoid, z. B. Prednisolon **250–500 mg i. v.**
- Histaminantagonisten
  - H1-Antagonist z. B. Ranitidin **50 mg i. v.**
  - H2-Antagonisten z. B. Clemastin **2 mg i. v.**
- Volumensubstitution (wenn kardial suffizienter Patient **2000–3000 ml** in 30 min)
- Adrenalin: **1 mg in 9 ml NaCl (= 1:10 verdünnt)** je nach Wirkung in **1-ml**-Schritten geben
- Bei Bronchospasmus: **2–4 Hübe** eines rasch wirksamen β2-Sympathomimetikums zum Inhalieren z. B. Salbutamol, ggf. Koniotomie als Ultima Ratio
- kardiopulmonale Reanimation bei Kreislaufstillstand
- Patienten mindestens 24 h stationär überwachen

> **Merke**
>
> Bei den **Schweregraden I und II** gilt die Faustregel:
> **1 Ampulle** Ranitidin (z. B. Ranitic) und **1 Ampulle** Dimetinden (z. B. Fenistil) langsam i. v. spritzen und anschließend **100–250 mg** eines Glukokortikoids (z. B. Decortin) als Kurzinfusion geben.

Computertomografie (CT)

- **Goldstandard in der Notfalldiagnostik**: Nativ-CT in Low-Dose-Technik
- besitz bei vergleichbarer oder sogar niedriger Strahlenbelastung (▶ Tab. 6.5) gegenüber allen anderen konventionellen radiologischen Verfahren die höchste Sensitivität (94–100 %) und Spezifität 92–100 %
- Nachweis röntgendichter und röntgennegativer Steine
- Nachweis anderer Pathologien und Differenzialdiagnosen der Nieren und des Abdomens (z. B. Tumore, Appendizitis, Cholezystitis usw.)
- Differenzierung zwischen kalziumhaltigen Steinen und Harnsäuresteinen mittels Dichtemessung (Hounsfield-Einheiten-HU):
  - **> 1400 HU** weisen auf einen Kalziumoxalatstein oder Brushitstein hin.
  - Harnsäuresteine haben durchschnittlich **400 HU**.
  - erlaubt eine Einschätzung des Outcomes einer ESWL (s. Kap. „Extrakorporale Stoßwellentherapie (ESWL)" (S. 344))
- Therapieplanung und Detektion von Reststeinen: CT mit Kontrastmittel und Ablaufphase (CT-Urogramm)

▶ **Kontraindikationen**
- BMI > 30 kg/m^2
- Schwangerschaft
- Kinder (relativ)
- zusätzlich bei KM-CT:
  - bekannte KM-Allergie
  - Hyperthyreose
  - Niereninsuffizienz

Weitere bildgebende Verfahren

Andere bildgebende Verfahren als die oben genannten spielen in der Harnsteindiagnostik nur eine untergeordnete Rolle und sind speziellen Situationen vorbehalten.

Die Magnetresonanztomografie (MRT) hat eine niedrige Sensitivität (50–96 %) bei der Steindetektion (indirekter Steinnachweis) und eine hohe Sensitivität für sekundäre Obstruktionszeichen. Sie wird in Situationen eingesetzt, in denen ionisierende Strahlen kontraindiziert sind, z. B. bei Schwangeren und Kindern. Auch aufgrund der längeren Untersuchungsdauer im Vergleich zu anderen bildgebenden Verfahren, den höheren Kosten und der geringeren Verfügbarkeit wird das MRT in der Diagnostik der Urolithiasis selten angewandt.

6.7 Therapie

> **Merke**
>
> Die Durchführung von bildgebenden Verfahren darf die akute Schmerztherapie nicht hinauszögern.

Für die Therapie der Urolithiasis kommen folgende **Strategien** in Betracht:
- konservative Therapie (= kontrolliertes Abwarten)
- medikamentös-expulsive Therapie (MET)/begleiteter Spontanabgang
- Chemolitholyse (= Steinauflösung)
- extrakorporale Stoßwellenlithotripsie (ESWL)
- operative Therapie:
  - Ureterorenoskopie (URS)
  - perkutane Nephrolithotomie (PCNL)

> **Merke**
>
> Das Ziel jeder Steintherapie ist die komplette Steinsanierung, um einer erneuten Steinbildung in Zukunft vorzubeugen.

Das geeignete Therapieverfahren wird gemeinsam mit dem Patienten ausgewählt und richtet sich nach Steincharakteristika (Steingröße, Steinzusammensetzung, Steinanzahl, Steinlokalisation), Anatomie, Symptomatik (Nierenfunktion, Infekt, Schmerzen), Kenntnisse über Komorbiditäten und dem Wunsch des Patienten.

Dabei muss zunächst die Frage geklärt werden, ob der Harnstein spontan abgangsfähig ist oder ob eine interventionelle Therapie zur vollständigen Steinsanierung notwendig ist.

6.7.1 Behandlung der akuten Nierenkolik

Den ersten Schritt in der Behandlung einer Nierenkolik stellt die medikamentöse Schmerztherapie nach WHO-Stufenschema dar. Gemäß den EAU-Guidelines sollte dabei mit der Gabe eines nicht steroidalen Antirheumatikums (NSAR) begonnen werden. NSAR (z. B. Diclofenac, Ibuprofen) wirken entzündungshemmend und reduzieren die Anzahl rezidivierender Koliken. Sie sind in der Behandlung der Kolik effektiver als Opioide.

Wenn die Analgesie mittels NSAR nicht ausreicht, werden zusätzlich niedrigpotente Opioidanalgetika (z. B. Tramadol, Hydromorphin) und Nichtopioide (z. B. Metamizol) verabreicht.

> **Merke**
>
> **Behandlung der akuten Kolik**
> - Analgetika der ersten Wahl: NSAR z. B. Diclofenac oder Ibuprofen
> - Analgetika bei persistierenden Schmerzen: niederpotente Opioidanalgetika z. B. Tramadol, Hydromorphin oder Nichtopioide z. B. Metamizol
> - bei Übelkeit oder Erbrechen: Metoclopramid
> - Reduktion rezidivierender Koliken und Verbesserung der Steinabgangsrate: Alphablocker z. B. Tamsulosin (CAVE: keine Zulassung für diese Indikation: Off-Label-Use)

Bei therapieresistenten Schmerzen muss eine Deobstruktion mittels Harnableitung (Nephrostomie, Ureterschienung) oder eine primäre aktive Steinentfernung erfolgen.

6.7.2 Konservative Therapie Harnleitersteine

> **Definition**
>
> Unter konservativer Therapie versteht man das kontrollierte Abwarten auf den Spontanabgang eines Harnsteins.

Tab. 6.7 Wahrscheinlichkeit eines Spontanabgangs.

Steingröße	Zeit bis Spontanabgang	Erfolgreicher Spontanabgang in %
< 5 mm		68 %
> 5 mm		47 %
< 2 mm	31 Tage	
2–4 mm	40 Tage	
4–6 mm	39 Tage	

Für ein konservatives Vorgehen müssen folgende **Bedingungen** erfüllt sein:
- tolerable Schmerzsymptomatik
- ausreichende Nierenfunktion
- Fehlen von Sepsiszeichen
- spontanabgangsfähiger Harnstein. Die Steingröße sollte dabei laut EAU-Guideline ≤ 10 mm sein. Dabei sind die zum Teil sehr lange Zeitspanne und die je nach Lokalisation und Größe geringe Spontanabgangsrate zu beachten. Aufgrund der Datenlage gibt es bisher keine befriedigende Definition, was als spontanabgangsfähiger Stein anzusehen ist (▶ Tab. 6.7).

> **Merke**
>
> Mit zunehmender Größe und proximaler Lage wird ein Steinabgang unwahrscheinlicher.

Nierensteine

Bei asymptomatischen Nierensteinen existiert keine einheitliche Empfehlung für eine Therapie. Es ist unklar, ob eine jährliche Kontrolle von seit 6 Monaten unveränderten Nierensteinen ausreicht.
- **Indikation** zur Behandlung von Nierensteinen
  - Steinwachstum
  - Obstruktion
  - Infektion
  - symptomatischen Steinen (akuter oder chronischer Schmerzsymptomatik, Hämaturie)
  - Steingröße > 15 mm
  - Patientenwunsch
  - berufliche Situation (z. B. Pilot)
  - > 2–3 Jahre bestehende Steine

Medikamentös-expulsive Therapie (MET)

Definition

Ziel der medikamentös-expulsiven Therapie (MET) ist der begleitete Spontanabgang. Dabei soll medikamentös der durch den Stein hervorgerufene Entzündungsreiz gehemmt und die Steinpassagerate erhöht werden.

Erreicht wird dies durch die Kombination von NSAR, die neben ihrer analgetischen Wirkung auch entzündungshemmend wirken und Alphablockern z. B. Tamsulosin.
- **Wirkung** der Alphablocker
  - kürzere Steinpassagezeit
  - höhere Steinpassagerate
  - Reduktion von Kolikepisoden
  - geringerer Analgetikabedarf

Dabei ist zu beachten, dass Alphablocker hier „Off-Label" angewandt werden (der Patient muss hierüber schriftlich aufgeklärt werden!).
- **Nebenwirkungen**
  - Hypotonie mit Schwindel, Herzfrequenzzunahme, Kopfschmerzen, Palpitationen, Synkopen
  - retrograde Ejakulation
- **Indikation**
  - bei symptomatischem, spontanabgangsfähigem Harnstein (Kap. 6.7.2)
- **Kontraindikationen**
  - siehe Bedingungen für konservative Therapie (Kap. „Harnleitersteine" (S. 341))
  - Schwangerschaft und Stillzeit
  - Kinder

Bei Patienten unter konservativer Therapie oder MET sollen die Steinlokalisation und der Grad der Hydronephrose kontrolliert werden.

6.7.3 Interventionelle Therapie der Urolithiasis

- Ureterorenoskopie (URS)
- perkutane Nephrolithotomie (PCNL)
- extrakorporale Stoßwellenlithotripsie (ESWL)
- laparoskopische oder offen chirurgische Therapien

Laparoskopische und offene chirurgische Therapien sind nur in Ausnahmesituationen indiziert (z. B. bei gleichzeitig vorliegender Nierenbeckenabgangsenge).

Indikationen bei Nierensteinen

Nachdem die ESWL jahrzehntelang das Verfahren der Wahl für die meisten Harnsteine darstellte, zeigt sich in den letzten Jahren ein Trend hin zu einer häufigeren endourologischen Therapie.

Asymptomatische Nierensteine werden in der Regel als Zufallsbefund diagnostiziert. Es ist fraglich, ob diese Steine einer Therapie zugeführt werden müssen, zumal der Vorteil einer prophylaktischen Therapie nicht belegt ist (Indikationen, Kap. „Nierensteine" (S. 341)). Bei symptomatischen Nierensteinen kommen alle interventionellen Verfahren zum Einsatz. Zur Wahl des Verfahrens s. u.

Indikationen bei Harnleitersteinen

Eine **Indikation zur Intervention** (▶ Tab. 6.8) besteht bei
- therapieresistenten Schmerzen,
- Infektion mit Obstruktion (Gefahr der Urosepsis),
- Niereninsuffizienz,
- Einzelniere,
- unwahrscheinlichem Steinabgang.

Tab. 6.8 Indikationen zur aktiven Intervention.

Harnleitersteine	Nierensteine
geringe Wahrscheinlichkeit eines Spontanabgangs (Steingröße > 7–8 mm, proximale Lokalisation)	Größenzunahme
persistierende Schmerzen unter adäquater Medikation	Hochrisikopatienten für Steinerkrankung
persistierende Obstruktion	Obstruktion durch Stein
Niereninsuffizienz (Einzelniere, bilaterale Obstruktion)	Infektion
Infektion bzw. Obstruktion	Steine > 15 mm
	Steine < 15 mm, wenn Beobachtung nicht in Frage kommt
	Patientenpräferenz

6.7 Therapie

Spezielle Situationen

Urosepsisgefahr

Bei gleichzeitigem Vorliegen einer Harnabflussstörung (Harnstau), Infektzeichen im Urin und Fieber besteht die Gefahr einer Urosepsis. Neben dem Anlegen einer Urinkultur und ggf. einer Blutkultur sowie dem Beginn einer empirischen Antibiotikatherapie (z. B. Ceftriaxon 2 g i. v. 1–0–0) muss die betroffene Niere entlastet werden. Dies geschieht primär mittels DJ-Katheter oder perkutaner Nephrostomie (PCN). Eine Steinsanierung wird nach Infektausheilung empfohlen.

> **Cave**
> Eine Harnabflussstörung mit Infektzeichen und Fieber bedeuten eine Urosepsisgefahr! Umgehende Therapie ist erforderlich!

Antikoagulation

Bei interventionellen Eingriffen soll eine Antikoagulation mit Acetylsalicylsäure in niedriger Dosierung fortgesetzt werden. Alle anderen medikamentösen Antikoagulationen sollten, falls möglich, abgesetzt oder durch kurzwirksame Präparate ersetzt werden. Lediglich die Ureterorenoskopie (URS) ist – bei erhöhtem Blutungsrisiko – unter Antikoagulation möglich.

Steinzusammensetzung

Wenn die Steinzusammensetzung bekannt ist und Steine aus Kalziumoxalat-Monohydrat, Brushit oder homogenes Zystin vorliegen, sollte die Therapie primär endourologisch erfolgen, da diese Steinzusammensetzungen schlecht auf eine ESWL-Behandlung ansprechen (Kap. „Extrakorporale Stoßwellentherapie (ESWL)" (S. 344)).

Tab. 6.9 Therapie einer Steinstraße.

Asymptomatisch	Symptomatisch	Symptomatik und Fieber
1. Supportiv Medikation	1. URS	1. PCN
2. ESWL oder URS	2. ESWL	2. DJ Schiene
	3. PCN oder DJ Schiene	

Steinstraße

Eine Obstruktion des Harnleiters durch multiple Steinfragmente bezeichnet man als Steinstraße. Sie tritt z. B. nach der ESWL auf und wird bei fehlenden Symptomen konservativ therapiert. Eine MET hat sich dabei als sinnvoll erwiesen. Zur Therapie symptomatischer Steinstraßen werden ESWL oder URS verwendet. Dabei sind beide Verfahren gleichwertig, allerdings führt die URS zu einer schnelleren Steinfreiheit (▶ Tab. 6.9).

Wahl der interventionellen Methode

Eine Entscheidungshilfe bei der Auswahl der **geeigneten Technik** bieten die Algorithmen (▶ Abb. 6.4, ▶ Abb. 6.5, ▶ Abb. 6.6) Dabei werden folgende Punkte berücksichtigt:
- Steinlokalisation
- Steingröße
- Steinzusammensetzung
- Art und Intensität von Symptomen
- Anatomie
- Patientenpräferenz

Nierensteine

Bei der Behandlung von Nierensteinen unterscheidet man 2 Gruppen:
- Unterkelchsteine

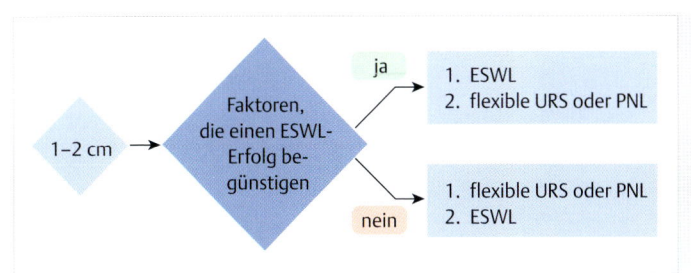

Abb. 6.4 Behandlungsalgorithmus für Unterpolsteine.

Urolithiasis

- Nicht-Unterkelchsteine (Steine im Nierenbecken oder der oberen bzw. mittleren Kelchgruppe)

Bei Unterkelchsteinen ist die Therapie der 1. Wahl die URS, die bei Steinen bis 10 mm Durchmesser Steinfreiheitsraten von bis zu 90 % erreicht. Größere Harnsteine werden primär mittels PCNL behandelt. Als Alternative kommt die ESWL zum Einsatz. Allerdings ist die Steinfreiheitsrate bei gleicher Steindesintegrationsrate im Vergleich zu Ober- und Mittelkelchsteinen – bedingt durch die anatomische Lage – niedriger (▶ Abb. 6.4).

Bei Steinen bis 20 mm Durchmesser im Nierenbecken oder der oberen bzw. mittleren Kelchgruppen sind ESWL und endourologische Techniken gleichwertig. Bei großen Steinen > 20 mm oder sehr großer Steinmasse ist die PCNL die Methode der Wahl (▶ Abb. 6.5).

Harnleitersteine

Da die URS unabhängig von der Steinlokalisation im Harnleiter die höchste Steinfreiheitsrate bietet, ist sie oftmals die Methode der ersten Wahl bei der Therapie von Harnleitersteinen (▶ Abb. 6.6). Lediglich bei Steinen < 10 mm im distalen oder proximalen Harnleiter ist die ESWL mit URS gleichwertig. Dabei erreicht die URS die Steinfreiheit in der Regel schneller, allerdings bei höherer Komplikationsrate gegenüber der ESWL.

Extrakorporale Stoßwellentherapie (ESWL)

Definition

Bei der ESWL sollen Harnsteine durch außerhalb des Körpers erzeugte Stoßwellen zertrümmert werden. Stoßwellen sind akustische Druckwellen.

Stoßwellen können durch verschiedene **Techniken** erzeugt werden:
- **elektrohydraulische** Stoßwellenquellen
  - älteste Methode zur Erzeugung von Schockwellen
  - Stoßwellenerzeugung: Zündung einer Unterwasserelektrode → Welle mit punktförmigem Ursprung → Fokussierung durch Halbellipsoid

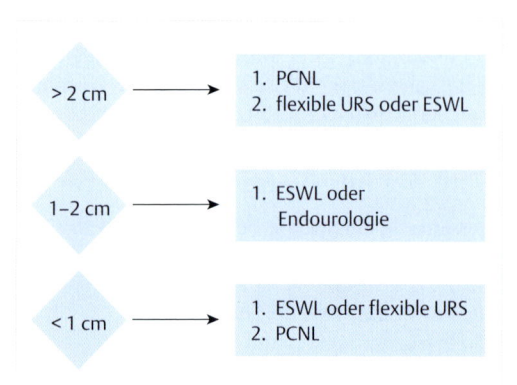

Abb. 6.5 Behandlungsalgorithmus für Nierenbecken-, und Ober-/Mittelpolsteine.

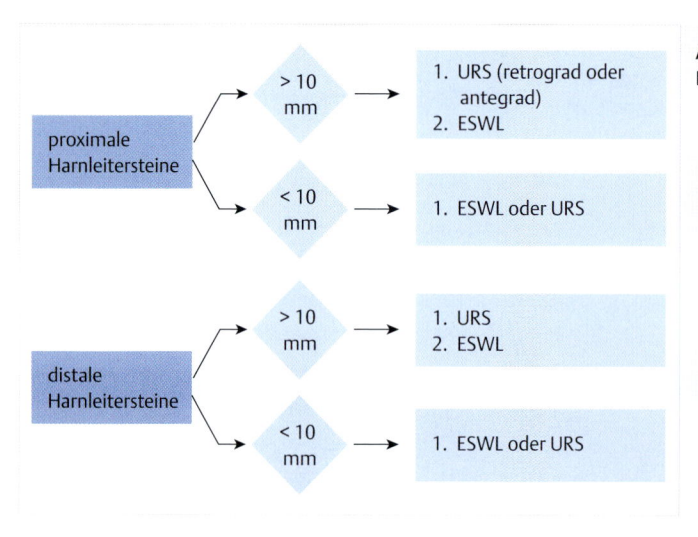

Abb. 6.6 Behandlungsalgorithmus für Harnleitersteine.

- **elektromagnetische** Stoßwellenquellen
  - häufigstes Verfahren der Lithotripsie
  - Stoßwellenerzeugung: elektromagnetische Induktion einer Spule → Schwingen einer isolierten Membran (Prinzip wie beim Lautsprecher) → zylindrische Welle → je nach System ggf. Fokussierung durch akustische Linse oder ein Paraboloidreflektor
- **piezoelektrische** Stoßwellenquellen
  - Stoßwellenerzeugung: simultane Schwingung sphärisch angeordneter piezokeramischer Elemente → keine Fokussierung nötig

Voraussetzung für eine ESWL ist die Möglichkeit der Steinortung mittels Röntgen oder Ultraschall.
Der **Erfolg** der ESWL hängt ab von:
- genauer Applikation der Stoßwellen
- Steingröße
- Steinlokalisation (Unterpolsteine vs. andere Steinlokalisation; Kap. „Nierensteine" (S. 343))
- Habitus des Patienten (Adipositas senkt die Erfolgsrate einer ESWL bzw. PCNL und erhöht das anästhesiologische Risiko).
- Steinhärte
  - Bestimmung der Hounsfield-Einheiten (HU) zur Unterscheidung von harten und „weichen" Steinen (Kap. „Computertomografie (CT)" (S. 340)).
  - geringere Wahrscheinlichkeit einer Fragmentierung durch ESWL bei Steinen mit einer durchschnittlichen Dichte von > 1000 HU
- **Indikationen** (neben den oben genannten)
  - elektive ESWL von Nierensteinen bis 1,5 cm
  - (Notfall)-ESWL von Harnleitersteinen
  - ESWL von Reststeinen nach PCNL

▶ **Vorgehen**
- Applikation der Stoßwellen unter ausreichender Analgesie und regelmäßiger Ortungskontrolle. Eine gute Analgesie ist wichtig, damit der Patient ruhig liegt und die Atemverschieblichkeit der Niere minimiert wird. Die Intensität von Schmerzreizen bei der ESWL hängt vom Lithotriptorsystem, der Steinlokalisation und dem individuellen Schmerzempfinden des Patienten ab.
- Rücken- oder Bauchlagerung (je nach Gerät und Steinlokalisation)
- Ankopplung des Geräts mit Ultraschallgel oder Wasser
- Ortung des Steines in 2 Ebenen (Röntgen oder Ultraschall)
- Fokussierung des Steines

- Applikation der Stoßwellen:
  - Es sollte mit niedriger Stoßwellenenergie angefangen und die Energiezufuhr langsam erhöht werden (sog. „Ramping"). Die dadurch hervorgerufene Vasokonstriktion verringert die Wahrscheinlichkeit einer Nierenverletzung, verbessert die Fragmentation und die Wahrscheinlichkeit einer Steinfreiheit steigt.
  - Stoßwellenzahl ca. 2.500–4000 (je nach Lokalisation, Gerät und Ansprechen), Stoßwellenfrequenz 1 Hz
  - MET (beschleunigt den Abgang der Fragmente und erhöht die Steinfreiheitsrate)
- Eine Antibiotikaprophylaxe sollte erfolgen bei einer wahrscheinlichen bakteriellen Besiedlung, z.B. von bereits liegenden Kathetern, DJ-Schienen, Nephrostoma oder Infektsteinen.
- Die Einlage von Ureterschienen vor oder nach ESWL erhöht nicht die Steinfreiheitsrate und verringert nicht das Auftreten von Steinstraßen. Da Patienten nach Einlage einer Ureterschiene oft über Pollakisurie, Dysurie und Schmerzen klagen, sollte sie im Rahmen einer ESWL nur in Fällen mit möglicher septischer Komplikation eingelegt werden.
- **Kontraindikationen**
  - Schwangerschaft
  - Blutungsanamnese
  - ausgeprägte Wirbelsäulenveränderungen
  - Adipositas per magna
  - Körpergröße < 120 cm (Kinder)
  - arterielle Aneurysmen im Bereich der Stoßwelle
  - anatomische Engen oder Hindernisse
  - akute Infektionen bzw. unbehandelter HWI

> **Merke**
>
> Ein Herzschrittmacher ist **keine** Kontraindikation für eine ESWL.

- **Komplikationen**
  - Hämaturie, Hautläsionen (Ekchymosen) ca. 5–35%
  - erneute Urolithiasis durch Wachstum von Restfragmenten 21–59%
  - Hämatom, symptomatisch < 1%
  - Hämatom, asymptomatisch < 4–19%
  - Infektion (Urosepsis < 1%)
  - Kolik bei Steinfragmentabgängen 2–4%
  - Steinstraße ca. 4–7% abhängig von Steingröße

Urolithiasis

○ gastrointestinale Blutungen, Kolonperforation und Duodenalerosion ca. 1,8 % (bei modernen Geräten deutlich niedriger).

Ureterorenoskopie

Definition

Bei der Ureterorenoskopie wird die Steintherapie über ein transurethral eingeführtes Ureteroskop durchgeführt. Mittels semirigider und flexibler Ureterorenoskopie kann theoretisch jeder Punkt im Harntrakt erreicht werden, um Konkremente zu fragmentieren und entfernen. Bei der endourologischen Lithotripsie ist der Holmium:YAG-Laser der Goldstandard (Kap. „Intrakorporale Lithotripsie" (S. 348)).

Die URS ist eine komplikationsarme Form der Steintherapie mit hoher Steinfreiheitsrate und stellt in vielen Fällen die erste Wahl der Steintherapie dar. Dabei ist die Erfolgsrate von der Lage und Größe des Harnsteines abhängig (▶ Tab. 6.10, ▶ Tab. 6.11). Die semirigide Ureterorenoskopie wird für den gesamten Harnleiter verwendet. Die flexible Ureterorenoskopie wird für die gesamte Niere und ggf. den proximalen Teil des Harnleiters angewandt.

Eine Besonderheit stellt die **antegrade URS** als Behandlungsmöglichkeit von großen, impaktierten, proximalen Harnleitersteinen dar.

- **Kontraindikation**
  ○ akute Harnwegsinfektion
  ○ Blutungsneigung bzw. Antikoagulation (relativ) s. o.
- **Vorgehen semirigide URS**
  ○ Steinschnittlage
  ○ Urethrozystoskopie
  ○ retrograde Ureteropyelografie, falls zuvor kein AUG oder KM-CT durchgeführt wurde
  ○ Steinlokalisation und Suche nach sonstigen Auffälligkeiten (z. B. Kontrastmittelaussparungen, Paravasate)
  ○ Vorlegen eines Sicherheitsdrahts
  ○ Einführen des semirigiden URS-Geräts zur Inspektion des Harnleiters neben dem Sicherheitsdraht, in schwierigen Fällen Vorschub

Tab. 6.10 Erfolgsrate der URS in Abhängigkeit von der Steinlokalisation im Harnleiter.

Steingröße und Lokalisation	Patienten (n)	Steinfreiheitsraten [%]
distaler Harnleiter	10 372	93
≤ 10 mm	2013	97
> 10 mm	668	93
mittlerer Harnleiter	1140	87
≤ 10 mm	116	93
> 10 mm	110	79
proximaler Harnleiter	2448	82
≤ 10 mm	318	84
> 10 mm	338	81

Tab. 6.11 Steinfreiheitsraten URS bei Harnleiterkonkrementen.

Steinlokalisation	Patienten (n)	Steinfreiheitsrate in % (inkl. Zweiteingriff)
obere Kelchgruppenkonkremente	58	90 (97)
mittlere Kelchgruppenkonkremente	30	90 (93)
untere Kelchgruppenkonkremente	103	79 (85)
Nierenbecken	37	78 (95)
gesamt	228	81 (90)

eines zweiten Führungsdrahts über das Instrument
- Identifikation des Konkrements, Desintegration, sofern erforderlich, und Extraktion mit einem Dormia-Körbchen oder einer Steinfasszange
- Inspektion des Harnleiters (Steinfreiheit, Läsionen)
- retrograde Darstellung zum Ausschluss einer Harnleiterperforation
- ggf. Einlage eines DJ-Katheters (s. u.)
- **Vorgehen flexible URS**
  - Steinschnittlage
  - Urethrozystoskopie
  - Vorlegen eines Sicherheitsdrahts
  - optional: Inspektion des Harnleiters mit dem semirigiden URS-Gerät (Pathologien? Konkremente?); Vereinfachung des Eingriffs gerade bei Harnleiter ohne Stent durch eine optisch kontrollierte Dilatation mit dem URS-Gerät
  - Vorlegen eines Führungsdrahts
  - Einspiegeln mit dem flexiblen Ureterorenoskop (entweder über den Führungsdraht oder mittels Harnleiterschleuse; Vorteile einer Harnleiterschleuse: Erleichterung des retrograden Zugangs, verbessert die intraoperative Sicht, Reduktion des intrarenalen Drucks und der Operationszeit)
  - Inspektion des kompletten Nierenbeckenkelchsystems
  - Identifikation des Konkrements, ggf. Desintegration (Goldstandard: Ho:Yag-Laser), Extraktion mittels Nitinol-Körbchen
  - Inspektion des NBKS und des Harnleiters (Steinfreiheit, Läsionen)
  - ggf. Einlage eines DJ-Katheters (s. u.)

Eine kurzzeitige antibiotische Behandlung (z. B. Ciprofloxacin 500 mg 1-0-1, beginnend 1 Tag präoperativ und bis 3 Tage postoperativ) wird empfohlen, scheint jedoch nicht in allen Fällen erforderlich zu sein. Wenn keine Risikofaktoren vorliegen und der Urin steril ist, wird in unserer Praxis bei unkomplizierten Eingriffen mit kurzer OP Zeit keine routinemäßige Antibiotikaprophylaxe durchgeführt.

> **Merke**
>
> Eine **primäre URS** ist **nicht** immer **möglich**. Gelingt es nicht, den Ureter mit dem Ureteroskop zu intubieren, wird eine Harnleiterschiene eingelegt, die den Harnleiter dilatiert. Ein erneuter URS-Versuch erfolgt dann nach 7–14 Tagen. Eine Bougierung des Harnleiters mit Ballon- oder Kunststoffdilatatoren wird in vielen Kliniken – vor allem im angloamerikanischen Raum – zwar durchgeführt, die zweizeitige Durchführung des Eingriffs nach DJ-Schienung scheint jedoch das sicherere Vorgehen darzustellen.

- **Komplikationen**
  - Harnleiterperforationen (ca. 1,7 %)
  - Harnleiterabriss (ca. 0,1 %)
  - Fieber oder Sepsis (ca. 1,1 %)
  - Hämaturie (ca. 2 %)
  - Nierenkolik (ca. 2,2 %)
  - Harnleiterstriktur (ca. 0,1 %)
  - vesikoureteraler Reflux (ca. 0,1 %)

Harnleiterschiene (Doppel-J-Katheter)

Die Frage, ob nach einer unkomplizierten URS ein DJ eingelegt werden muss, wird kontrovers diskutiert. Es gibt keine Definition, was eine unkomplizierte URS ist, vielmehr ist die Einschätzung, ob eine URS unkompliziert ist Erfahrungssache und nicht objektivierbar. Im Zweifel sollte immer ein DJ-Katheter eingelegt werden. Die ideale Verweildauer des Katheters ist ebenfalls unbekannt. Die meisten Urologen entfernen den DJ-Katheter nach 1–2 Wochen.

In folgenden Situationen ist die **Einlage** eines Doppel-J-Katheters **empfohlen**:
- signifikante Restfragmente
- Harnleitertraumatisierung (Schleimhautarrosion, Perforation, Dilatation)
- ödematöses Steinbett
- Hämaturie
- Schwangerschaft
- Harnwegsinfektion
- komplizierte URS (Lange OP-Zeit, aufwendige Laserlithotripsie)

> **Merke**
>
> Harnleiterschienen können zu einer irritativen Symptomatik mit dsyurischen Beschwerden führen. Die Gabe eines Alphablockers (z. B. Tamsulosin 0,4 mg 0–0–1) kann diese verhindern bzw. reduzieren.

Intrakorporale Lithotripsie

- **elektrohydraulische** Lithotripsie
  - Prinzip: Entladung einer Kondensatorspannung an der Spitze der Sonde → Hitze → Kavitationsblase → Stoßwelle
  - effektiv bei allen Steinarten
  - flexible elektrohydraulische Sonden in verschiedenen Größen für semirigide und flexible Instrumente
  - Nachteil: ungerichtete Aussendung der Hitze → erhöhtes Verletzungsrisiko des umliegenden Gewebes → keine First-Line-Technik mehr
- **pneumatische** Lithotripsie
  - hohe Fragmentationsrate > 90 %
  - gute Kosten-Nutzen-Relation (keine Einmalsonden)
  - geringes Risiko einer Gewebeschädigung
  - Gefahr der Steinmigration nach proximal. Möglicherweise erniedrigte Steinfreiheitsrate → Die Verwendung von Steinkörbchen oder speziellen Steinsammelgeräten, z. B. Steintrichter, kann dies verhindern
  - Verwendung in (semi-)rigiden Endoskopen
  - Flexible Sonden schränken die Beweglichkeit flexibler Instrumentes ein.
- **Ultraschall-basierte** Lithotripsie
  - Prinzip: Hochfrequente Schwingungen der Lithotripsiesonde → Ultraschallwellen (23 000–27 000 Hz) → Vibration der Sonde → Lithotripsie bei Steinkontakt.
  - Anwendung: (semi-)rigide URS und PCNL
  - **Holmium-Laser**-Lithotripsie (2100 nm)
  - Goldstandard der intrakorporalen Lithotripsie
  - effektiv bei allen Steinarten
  - geringeres Risiko der Steinmigration
  - Steinkontakt zur Lithotripsie erforderlich
  - Perforation des Ureters möglich
  - keine erhöhte Strikturrate
  - Es existieren 365 µm Fasern für (semi-)rigide Geräte und 220 µm für flexible Geräte.

Perkutane Nephrolitholapaxie (PCNL)

Definition

Die PCNL ist ein minimal-invasives Verfahren zur Entfernung größerer Nierensteine. Neben der Standard-PCNL mit einem Schaftdurchmesser von 24–30 Ch, gibt es eine als Mini-PCNL oder minimal-invasive PCNL bezeichnete Methode, die reduzierte Schaftdurchmesser von 11–18 Ch verwendet.

Die Vorteile der Mini-PCNL (geringeres Gewebetrauma und ein geringerer Blutverlust) werden kontrovers diskutiert. Nachteil einer Mini-PCNL ist eine verlängerte OP-Dauer bei größeren Steinmassen.

- **Indikationen**
  - Ausgusssteine
  - Nierenbeckensteine > 2 cm
  - Unterkelchsteine ab 1–1,5 cm
  - ESWL/URS-refraktäre Steine (z. B. Zystinsteine)
  - Kelchhalsdivertikelsteine
  - Anatomie, die einen Steinabgang nach ESWL unwahrscheinlich macht (z. B. Kelchhalsstenosen, Harnleiterabgangsstenosen)
- **Kontraindikationen**
  - unbehandelte Harnwegsinfekte
  - unbehandelte Blutgerinnungsstörungen sowie laufende Therapie mit Antikoagulanzien.
  - Tumoren der Niere
  - Tumor im Bereich des Punktionsweges
  - Nieren- oder Skelettanomalien, welche keine sichere Punktion ohne Verletzung der Nachbarorgane erlauben.
  - Schwangerschaft

▶ **Durchführung**
- Eingriff in Intubationsnarkose (selten in Periduralanästhesie oder Lokalanästhesie mit zusätzlicher Analgosedierung)
- Steinschnittlagerung und retrograde Ureteropyelografie mit Einlage eines Ureterkatheters oder eines **Ballon-Okklusions-Ureterkatheters** am pyeloureteralen Übergang
  - Punktion in ein dilatiertes und kontrastiertes Hohlsystem durch retrograde Füllung mittels Kontrastmittel möglich

- Verhinderung der Migration von Konkrementen in den proximalen Harnleiter während der Desintegration
- Umlagerung des Patienten zur Punktion in Bauch- oder Rückenlage bzw. modifizierte Steinschnittlage
- **Punktion**
  - zumeist unter simultaner sonografischer und röntgenologischer Bildgebung zur Visualisierung des Hohlsystems und benachbarter Strukturen (deutschsprachiger Raum) oder unter Durchleuchtung, allerdings mit höherer Rate an Verletzungen von Nachbarorganen, z. B. Kolon, Pleura (angloamerikanischer Raum)
  - über einen unteren Kelch, wenn als Zugang zum Stein sinnvoll (geringste Dichte an Segmentarterien); Ziel: achsengerechte, transpapilläre Punktion ohne Verletzung der am Kelchinfundibulum verlaufenden Arterien
  - Vorlage eines Führungsdrahts, ggf. Einlage eines Sicherheitsdrahts unter Verwendung eines Doppellumenkatheters
- **Aufbougierung** des Punktionskanals je nach verwendetem System bis maximal 30 Ch; Verfahren je nach PCNL-System: Teleskop Bougies, Amplatz Bougies, Ballon Bougies, Single Step Bougies (In der Literatur konnte bislang kein klarer Vorteil für eines der Verfahren nachgewiesen werden, wenn gleich die Teleskopbougies tendenziell zu geringerem Blutverlust zu führen scheinen.)
- Einbringen eines Amplatz oder **Nephroskopschafts** über den Dilatator. Nephroskopie: Inspektion des Hohlsystems mit dem Nephroskop unter kontinuierlicher Niederdruckspülung
- **Desintegration** des Steines (Kap. „Intrakorporale Lithotripsie" (S. 348)) und Extraktion der Fragmente mit einer Fasszange oder Körbchen, bei der Mini-PCNL oft auch durch passive Spülung
- Überprüfung der Steinfreiheit und Integrität des Hohlsystems mittels rigider und, sofern erforderlich, flexibler Nephroskopie sowie Pyelografie
- ggf. Einlage einer perkutanen Nephrostomie (PCN) oder antegrade Einlage einer DJ-Schiene
- ggf. Verzicht auf die Einlage einer Nephrostomie (sog. „**Tubeless-PCNL**") unter Berücksichtigung folgender Faktoren:
  - Steinfreiheit
  - Urin bzw. Kontrastmittel Extravasat
  - intraoperativer Blutverlust bzw. relevante Blutung
  - V. a. oder Nachweis einer Ureterenge oder -verschlusses
  - Einzelniere
  - unkomplizierte Operation (Erfahrungswert!)
- **Komplikationen**
  - Blutungen (intra- und postoperativ)
  - Bluttransfusionen 7 %
  - Embolie 0,4 %
  - Urinom 0,2 %
  - postoperatives Fieber 10,8 %
  - Urosepsis 0,5 %
  - thorakale Komplikationen 1,5 %
  - Verletzungen benachbarter Organe 0,4 %
  - Nierenbeckenabgangsstenose
  - Perforation des Nierenbeckens

6.8 Metabolische Diagnostik und Metaphylaxe

Nach einem Steinereignis sollte bei jedem Patienten überprüft werden ob
- ein erhöhtes Risiko für ein Harnsteinrezidiv besteht
- eine erweiterte Diagnostik nötig ist
- eine pharmakologische Metaphylaxe nötig wird

Dazu werden die Patienten entweder in eine Hochrisiko- oder eine Niedrigrisikogruppe eingeteilt.

Während bei der Niedrigrisikogruppe die Empfehlung der allgemeinen Metaphylaxemaßnahmen ausreicht, benötigt die Hochrisikogruppe eine erweiterte Diagnostik und ggf. eine steinartspezifische Metaphylaxe.

Die Einteilung in **Hochrisiko- oder Niedrigrisikogruppe** erfolgt anhand
- der Harnsteinanalyse mittels Infarotspektrospie oder Röntgendiffraktion,
- einer Basisdiagnostik zur Identifikation von metabolischen oder organischen Störungen.

Faktoren, die zur Zuordnung zur **Hochrisikogruppe der Harnsteinbildner** gehören:
- hochrezidivierende Harnsteinbildung (≥ 3 Steine in 3 Jahren)
- residuale Steinfragmente (3 Monate nach Steintherapie)
- infektbedingte Steine
- Harnsäure- und Uratsteinbildung (Gicht)
- Kinder und Jugendliche
- Brushitsteinbildung
- Hyperparathyreoidismus

- gastrointestinale Erkrankungen (Morbus Crohn, Malabsorption, Kolitis)
- Nephrokalzinose
- bilaterale große Steinmasse
- positive Familienanamnese
- Einzelniere
- genetisch determinierte Steinbildung
  - Zystinurie
  - primäre Hyperoxalurie
  - RTA Typ I
  - zystische Fibrose
  - Xanthinurie
  - weitere

6.8.1 Harnsteinanalyse

- beim ersten Steinereignis
- bei Patienten unter metaphylaktischer Pharmatherapie
- bei häufig rezidivierender Harnsteinbildung
- bei frühen Harnsteinrezidiven nach initialer Steinfreiheit
- bei späten Harnsteinrezidiven nach langem steinfreiem Intervall (Frage: Änderung der Steinzusammensetzung?)

6.8.2 Basisdiagnostik

- **Anamnese**
  - Steinanamnese (Steinereignisse, Nephrokalzinose)
  - Ernährungsgewohnheiten
  - Familienanamnese
  - Medikamentenanamnese
- **klinische Untersuchung**
  - körperliche Untersuchung
  - Sonografie
- **Labor** (▶ Tab. 6.12)
  - Kreatinin
  - Kalzium (ionisiertes Kalzium oder Gesamtkalzium + Albumin)
  - Harnsäure
  - Natrium
  - Kalium
- **Urin**
  - Urinstatus (Leukozyten, Erythrozyten, Nitrit, Eiweiß, pH, Harndichte)
  - Urinkultur (Urease bildende Bakterien?)

Tab. 6.12 Normwerte von für die Urolithiasis relevanten Blutwerten.

Parameter Blutanalyse		Normbereiche
Kreatinin		20–100 µmol/l
Kalzium	Kalzium, gesamt	2,0–2,5 mmol/l
	Kalzium, ionisiert	1,12–1,32 mmol/l
Harnsäure		119–380 µmol/l
Phosphat		0,81–1,45 mmol/l
BGA	pH	7,35–7,45
	pO_2	80–90 mmHg
	pCO_2	35–45 mmHg
	HCO_3	22–26 mmol/l
	BE	±2 mmol

6.8.3 Allgemeine Metaphylaxe

- Anpassung der Flüssigkeitszufuhr auf > 2 l/d
- über den Tag verteiltes trinken
- Anpassung der Ernährung
  - kochsalzarm (4–5 g/Tag)
  - kein Übermäßiger Konsum von tierischem Eiweiß (0,8–1,0 g/kg/d)
  - normale Kalziumzufuhr (1000–1200 mg/d)
  - Verminderung der Oxalat- und Purinzufuhr
  - Gewichtsreduktion, Ziel BMI 18–25 kg/m2

6.8.4 Erweiterte metabolische Abklärung

Je nach Ergebnis der Steinanalyse bzw. Basisdiagnostik ist eine erweiterte steinartspezifische metabolische Abklärung erforderlich. Dazu verwendet man zwei **24-h-Sammelurine**:
- 2 separat gewonnene 24-h-Sammelurine
- Lagerung bei 8 °C
- Konservierung des Urins durch 5 %iges Thymol mit Isopropanol (10 ml für 2-l-Gefäß) oder Borsäure (10 g pro 2-l-Gefäß)
- Parameter (▶ Tab. 6.13)
  - Urinvolumen
  - Urin-pH
  - spezifisches Gewicht
  - Kalzium
  - Oxalat
  - Harnsäure
  - Natrium
  - Magnesium
  - Zitrat

6.8 Metabolische Diagnostik und Metaphylaxe

Tab. 6.13 Norm- und Referenzwerte für die Urolithiasis relevanter Laborparameter.

Parameter Urinanalyse	Normbereiche und Grenzwerte zur Metaphylaxe	Hinweis auf
pH	konstant > 5,8 konstant > 7,0 konstant ≤ 5,8	RTA Harnwegsinfektion Säurestarre
spezifisches Gewicht	> 1010	unzureichende Therapie
Kreatinin	7–13 mmol/l Frauen 13–18 mmol/l Männer	Störung der Nierenfunktion, Sammelfehler
Kalzium	> 5,0 mmol/d ≥ 8,0 mmol/d	Metaphylaxe gerechtfertigt manifeste Hyperkalziurie
Oxalat	> 0,5 mmol/d 0,45–0,85 mmol/d ≥ 1,0 mmol/d	Hyperoxalurie milde Hyperoxalurie primäre Hyperoxalurie wahrscheinlich
Harnsäure	> 4,0 mmol/d	Hyperuricosurie
Zitrat	< 1,7 mmol/d	Hypozitraturie
Magnesium	< 3,0 mmol/d	Hypomagnesurie
anorganisches Phosphat	> 35 mmol/d	Hyperphosphaturie
Ammonium	> 50 mmol/d	Hyperammonurie
Zystin	> 0,8 mmol/d	Zystinurie

6.8.5 Steinartspezifische Diagnostik und Metaphylaxe

Kalziumoxalat

Die Diagnostik von Kalziumoxalatsteinen umfasst neben der Basisdiagnostik noch weitere Untersuchungen (▶ Tab. 6.14).

▶ **Interpretation der Ergebnisse**
- Kalziumserumwerte erhöht → V. a. Hyperparathyreoidismus → Diagnosesicherung durch Bestimmung des Parathormons
- Urin-ph konstant < 6,0 (Hypozitraturie?) → „Säurestarre" führt zur Kristallisation von Kalziumoxalat und Harnsäure
- Hyperurikämie → Kristallisation von Kalziumoxalat
- Urin-pH konstant > 5,8 → Infekt oder renal-tubuläre Azidose Typ I (RTA) → Diagnosesicherung mittels Blutgasanalyse und **Ammoniumchloridbelastungstest**:
  - Bestimmung des Urin-pH nach Gabe von 0,1 g/kgKG Ammoniumchlorid (NH_4Cl)
  - Ausschluss RTA durch Urin-pH < 5,4
  - Urin-pH > 5,4 + Bikarbonat normal: inkomplette RTA
  - Urin pH > 5,4 + Bikarbonat erniedrigt: komplette RTA

Tab. 6.14 Weitere Diagnostik bei Kalziumoxalatsteinen.

Blut	Urin (24-h-Sammelurin)
Natrium Kalium Chlorid Kalzium Parathormon (falls Kalzium erhöht ist)	Urinvolumen Urin-pH spezifisches Gewicht Kalzium Oxalat Harnsäure Magnesium Zitrat

- Hyperoxalurie (> 0,5 mmol/l/d) → Diagnostik und Therapie in spezialisierten Zentren (Mutationsanalyse der betroffenen Gene oder Leberbiopsie), Unterscheidung von 3 Typen:
  - primäre Hyperoxalurie: genetisch bedingt, Oxalaturie > 1 mmol/d
  - sekundäre Hyperoxalurie: vermehrte Resorption oder Zufuhr von Oxalat, Oxalaturie 0,5–0,99 mmol/l, z. B. Morbus Crohn, ablative Darmchirurgie
  - milde Hyperoxalurie: idiopathisch, Oxalurie 0,45–0,85 mmol/d

▶ **Indikation und Metaphylaxe**
- ▶ Tab. 6.15

Tab. 6.15 Indikation und Metaphylaxe bei Kalziumoxalatsteinen.

Pathologiemechanismus	Indikation zur Metaphylaxe	Metaphylaxe
Hyperkalziurie	Kalziumausscheidung 5–8 mmol/d	Alkalizitrat 9–12 g/d oder Natriumbikarbonat
	> 8 mmol/d	Hydrochlorthiazid, initial 25 mg/d, Steigerung bis 50 mg/d
Hypozitraturie	Zitratausscheidung < 1,7 mmol/d	Alkalizitrat 9–12 g/d, Urin-pH < 7
sekundäre Hyperoxalurie	Oxalatausscheidung > 0,5 mmol/d	oxalatarme Ernährung Kalzium > 500 mg/d, Magnesium 200–400 mg/d
primäre Hyperoxalurie	Oxalatausscheidung > 1,0 mmol/d	Pyridoxine, initial 5 mg/kg/d, Steigerung bis zu 20 mg/kg/d
Hypomagnesurie	Magnesiumausscheidung < 3 mmol/d	Magnesium 200–400 mg/d
Hyperurikosurie	Harnsäureausscheidung > 4 mmol/d	purinarme Ernährung, Alkalizitrate 9–12 g/d oder Natriumbikarbonat 3 × 1,5 g/d zusammen mit Allopurinol 100 mg/d
	Hyperurikosurie und Hyperurikämie > 380 µmol	Alkalizitrate 9–12 g/d zusammen mit Allopurinonol 100–300 mg/d

Kalziumphosphat

Liegen Kalziumphosphatsteine vor, müssen
- Hyperparathyreoidismus (s. u.)
- RTA (s. u.)
- Harnwegsinfekte (U-Stix und U-Kultur)

ausgeschlossen werden. Die Diagnostik von Kalziumphosphatsteinen umfasst neben der Basisdiagnostik noch weitere Untersuchungen (▶ Tab. 6.16).

Man unterscheidet 2 verschiedene Mineralformen des Kalziumphosphats (▶ Tab. 6.17).

- **Metaphylaxe**
  - Urin-pH konstant > 6,2 → L-Methionin 200–500 mg 3/d, Ziel-pH Urin 5,8–6,2
  - Hyperkalzurie > 8 mmol/d → Hydrochlorthiazide initial 25 mg/d, Steigerung bis 50 mg/d
  - infektassoziierter Karbonatapatitstein (Kap. „Infektstein" (S. 354))
  - Hyperparathyreoidismus s. u.
  - renal-tubuläre Azidose s. u.

Hyperparathyreoidismus (HPT)

- primärer HPT → Epithelkörperchenadenom
- sekundärer HPT → Reaktion auf Hypokalziämie z. B. chronische Niereninsuffizienz → Hyperplasie der Epithelkörperchen
- tertiärer HPT → autonome sekundäre Form
- Pseudohyperparathyreoidismus → paraneoplastisches Syndrom z. B. Mammakarzinom oder Lungenkarzinom

Tab. 6.16 Weitere Untersuchungen bei Kalziumphosphatsteinen.

Blut	Urin (24-h-Sammelurin)
Natrium	Urinvolumen
Kalium	Urin pH
Chlorid	Spezifisches Gewicht
Kalzium	Kalzium
Parathormon (falls Kalzium erhöht ist)	Oxalat
	Harnsäure
	Phosphat
	Zitrat

Tab. 6.17 Mineralformen von Kalziumphosphat.

Mineralform	Brushit	Karbonatapatit
Kristallisations-Urin-pH	6,5–6,8	≥ 6,8
infektassoziiert	nein	ja
Besonderheiten	Kristallisation bei hohen Kalzium- (> 8 mmol/d) und Phosphatkonzentrationen (> 35 mmol/d)	kann Bestandteil von Kalziumoxalatsteinen sein

- in Kombination im Rahmen einer Multiplen endokrinen Neoplasie (MEN)

▶ **Klinik**
- bedingt durch Hyperkalzämie
- Symptomtrias
  - Urolithiasis (Kalziumsteine)
  - Osteoporose und Knochenschmerzen
  - gastrointestinale Symptome (Ulzera des Magens bzw. Duodenums, Übelkeit, Erbrechen)

> **Merke**
>
> Symptomtrias des Hyperparathyreoidismus: Stein-, Bein-, und Magenpein

▶ **Diagnostik**
- Anamnese und klinische Untersuchung
- Labor
  - primäre Form: Serumkalzium erhöht, Hyperkalziurie, Parathormon erhöht (**Norm 10–65 pg/ml**), Phosphatkonzentration normal
  - sekundäre Form: Hypo -Normo- oder Hyperkalziämie, Parathormon erhöht, Phosphatkonzentration stark erhöht
- Lokalisationsdiagnostik: Sonografie, 99mTC-MIBI-Szintigrafie mit Früh- und Spätaufnahme. Zuverlässigste Lokalisationsdiagnostik ist intraoperativ.

▶ **Therapie**
- primärer Hyperparathyreoidismus: operative Entfernung des betroffenen Epithelkörperchens (solitäres Adenom) oder Entfernung aller Epithelkörperchen mit autologer Transplantation in die Unterarmmuskulatur
- sekundärer Hyperparathyreoidismus: zunächst Versuch der Therapie der Ursache (Niereninsuffizienz oder intestinale Malabsorption), bei Erfolglosigkeit analog des primären Hyperparathyreoidismus

Renal-tubuläre Azidose (RTA)

Man unterscheidet 4 Typen, von denen lediglich die **RTA Typ I** mit Nephrokalzinose bzw. Nephrolithiasis (Kalziumphosphatsteine) verbunden ist:
- hyperchlorämische metabolische Azidose
- Urin-pH kann nicht unter **5,5** gesenkt werden.

▶ **Symptome.** Nephrokalzinose bzw. -lithiasis (Kalziumphosphatsteine), Hypokaliämie, Hypozitraturie, Hyperkalzurie und Osteomalazie (Vitamin-D-resistent)

▶ **Klinik**
- Manifestation äußerst variabel!
- autosomal dominante Form: Beginn im Säuglingsalter, Wachstums- und Entwicklungshemmung, Niereninsuffizienz, systemische Azidose
- autosomal rezessive Form: Symptome meist erst im Erwachsenenalter, oft weniger ausgeprägt als die autosomal dominante Form

▶ **Pathophysiologie**
- häufigste autosomal-rezessive Form: Mutation der H+-ATPase-Protonenpumpe der Alphazellen des kortikalen Sammelrohres → verminderte H+-Ionen-Ausscheidung → führt neben o. g. Symptomen zum (frühkindlichen) sensoneuralen Hörverlust
- autosomal-dominante Form: Mutation des Chloridbikarbonat-Austauschers → fehlerhafte zelluläre Lokalisation des Anionenaustauschers (apikale statt basolaterale Zellmembran) → Bikarbonatexkretion in den Urin statt ins Blut → spät auftretender Hörverlust
- Zur Pufferung der metabolischen Azidose wird Kalzium aus den Knochen freigesetzt → Hyperkalziurie und Hypozitraturie → Kalziumphosphatsteine

▶ **Diagnostik**
- Ammoniumchloridtest s. o.: Urin-pH sinkt nicht unter 5,5 bei Vorliegen einer RTA

▶ **Therapie**
- alkalische Präparate z. B. Bicanorm **1–3 mmol/kg/d** in mehreren über den Tag verteilten Dosen; ggf. Ausgleich einer trotz Therapie bestehenden Hyperkaliämie

Primäre Hyperoxalurie (PA)

Die Therapie und Diagnose der primären Hyperoxalurie sollte an einem Zentrum durch ein interdisziplinäres Team durchgeführt werden.

▶ **Pathogenese**
- Genetische Defekte von am Leberstoffwechsel beteiligten Enzymen führen zu einer Steigerung der endogenen Oxalatprodukte.

▶ Diagnostik
- 24-h-Sammelurin. Als pathologisch sind Werte von:
  - Oxalat ≥ 50 mg/1,73 m² Körperoberfläche/d oder > 0,8 mmL/d
  - Glykolat ≥ 70 mg/1,73 m² Körperoberfläche/d
- ggf. Leberbiopsie bei Anurie mit Mutationsanalyse der betroffenen Gene oder Messung der Enzymaktivität von AGAT

▶ Therapie
- Steigerung der Trinkmenge auf > 3,5 l/d
- Pyridoxin bei PA Typ I: **5–20 mg/kg/d** mit regelmäßigen Urin-Oxalat-Messungen und je nach Verträglichkeit der Therapie
- Alkalizitrate **9–12 g/d**
- Magnesium **200–400 mg/d**, Kontraindikation: Niereninsuffizienz
- bei terminalem Nierenversagen Leber- bzw. Nierentransplantation

Infektstein

Zu den infektassoziierten Steinen zählen folgende Mineralformen:
- Struvit
- Karbonatapatit
- Ammoniumurat

▶ Pathogenese
- ureasebildende Bakterien spalten Harnstoff in Ammonium und Bikarbonat → alkalischer Urin-pH → Kristallisation von Magnesiumammoniumnitrat und Karbonatapatit

▶ Diagnostik
- Urin-pH-Tagesprofil, mindestens 4 Messungen (alkalischer Urin)
- Urinkultur (ureasebildende Bakterien)

▶ Metaphylaxe
- komplette Steinsanierung (Reststeine bzw. -fragmente tragen oft noch Bakteriennester und können Nukleus eines Rezidivsteins sein.)
- testgerechte antibiotische Eradikation des Harnwegsinfekts
- bei Urin-pH > **6,5** Ansäuern des Urins mit L-Methionin (**200–500 mg** verteilt über den Tag), Ziel-Urin-pH: **5,8–6,2**

Harnsäure- und Uratsteine

Die Diagnostik von Harnsäure- und Uratsteinen umfasst neben der Basisdiagnostik zwei 24-h-Sammelurine mit der Bestimmung von
- Urinvolumen,
- Urin-pH,
- spezifischem Gewicht,
- Harnsäure.

Eine Hyperurikosurie liegt vor bei einer Harnsäureexkretion von > 4 mmol/d.

▶ Pathogenese
- Bei saurem Urin-pH < 6,0 (sog. Säurestarre) kommt es zu vermehrter Harnsäurekristallisation. Die meisten Harnsäuresteine entstehen ernährungsbedingt (purin- und proteinreiche Nahrung, Fasten)

▶ Therapie
- ▶ Tab. 6.18

- Chemolitholyse bei Harnsäuresteinen, Urin-Ziel-pH zwischen **7,0 und 7,2** (Harnsäure kann aus der kristallinen Form bei Alkalisierung des Urins wieder in Lösung übergehen.)

Tab. 6.18 Therapie von Harnsäure- und Uratsteinen. Quelle: [1].

Lithogene Risikofaktoren	Indikation zur Metaphylaxe	Spezifische Metaphylaxe
Urin-pH	Urin-pH ≤ 6	Natriumbikarbonat oder Alkalizitrate; Urin-Ziel-pH: 6,5–6,8
Hyperurikämie	Harnsäureexkretion > 4 mmol/d	purinarme Ernährung plus Allopurinol 100 mg/d
	Harnsäureexkretion > 4 mmol/d und Hyperurikämie > 380 μmol	Allopurinol 300 mg/d

6.8 Metabolische Diagnostik und Metaphylaxe

> **Merke** Ⓜ️
>
> Ammoniumuratsteine entstehen bei einem alkalischen Urin (pH > 6,5) bei gleichzeitig hoher Harnsäurekonzentration! Sie sind assoziiert mit Harnwegsinfekten, Malabsorption oder Malnutrition und eignen sich nicht zur Chemolitholyse.

Zystinsteine

Die Diagnostik von Zystinsteinen umfasst neben der Basisdiagnostik zwei 24-h-Sammelurine mit der Bestimmung von
- Urinvolumen,
- Urin-pH,
- spezifischem Gewicht,
- Zystin.

▶ **Pathogenese**
- Aufgrund eines genetischen Defekts der tubulären Transportproteine für dibasische Aminosäuren kommt es zu einer verstärkten Zystinurie. Überschreitet die Zystinexkretion 0,8 mmol/d, kommt es zu Kristallisationsprozessen im Urin.

▶ **Therapie**
- Steigerung der Trinkmenge auf **> 3,5 l/d** über den Tag verteilt (Zieldiurese **> 2,5 l**).
- Einstellung des Urin-pH auf **7,5–8,5** mittels Alkalizitrat oder Natriumbikarbonat
- Bei Zystinausscheidung **> 3 mmol/d** ist eine Therapie mit Tiopronin (**250 mg/d–2000 mg/d**) zur Reduktion der freien Zystinkonzentration indiziert.
- Fakultativ kann Tiopronin auch bei einer Zystinausscheidung von **< 3 mmol/d** abhängig von eventuellen Harnsteinrezidiven gegeben werden.
- Die Rezidivraten von Zystinsteinen korrelieren oft nicht mit der Zystinausscheidung.

Literaturverzeichnis

[1] DGU-Leitlinien 2009, http://www.awmf.org/leitlinien/detail/II/043-025.html
[2] EAU-Guidelines 2013, http://www.uroweb.org/gls/pdf/21_Urolithiasis_LRV4.pdf
[3] Jocham D, Miller K. Praxis der Urologie. 3.Aufl. Stuttgart: Thieme; 2007
[4] Knoll T, Pearle M.S. Clinical Management of Urolithiasis. 1. Aufl. Berlin Heidelberg: Springer; 2013
[5] Rassweiler J, Knoll T et al. Shock wave technology and application: an update. Eur Urol 2011; 59: 784–96
[6] Sökeland J, Rübben H. Taschenlehrbuch Urologie. 14 Aufl. Stuttgart: Thieme; 2008

Kapitel 7

Gynäkologische Urologie

7.1	Besondere Aspekte der weiblichen Harnwegsinfekte	358
7.2	Urologische Probleme in der Schwangerschaft	360
7.3	Urologische Komplikationen bei gynäkologischen Erkrankungen	363
7.4	Speicherfunktionsstörung der weiblichen Harnblase	369
7.5	Entleerungsstörungen der weiblichen Harnblase	373
7.6	Erkrankungen der weiblichen Harnröhre	373
7.7	Exenteration und Harnableitung bei gynäkologischen Erkrankungen	375

7 Gynäkologische Urologie

Z. Varga, I. Plamper

Definition

Gynäkologische Urologie

Weitere Synonyme für gynäkologische Urologie sind urologische Gynäkologie, Urologie der Frau oder Urogynäkologie. Es fehlt eine klare Definition der Erkrankungen der Frau, die unter diesem Teilgebiet subsumiert werden. Der Übergang zwischen urologischer und gynäkologischer Zuständigkeit ist fließend und häufig überlappend. Die gynäkologische Urologie ist weder in der Weiterbildungsordnungen zum Urologen noch zum Gynäkologen genau definiert.

Tab. 7.1 Erregerspektrum der weiblichen unkomplizierten Zystitis – Ergebnisse der ARESC-Studie für Deutschland [14].

Keim	Anzahl	Prozentualer Anteil
Escherichia coli	243	76,7
Staphylokokken	30	9,5
Proteus mirabilis	15	4,7
Klebsiella pneumoniae	8	2,5
Enterococcus spp.	8	2,5
andere Enterobakterien	5	1,6
Enterobacter spp.	4	1,3
Citrobacter spp.	2	0,6
Streptococcus spp.	2	0,6

Ziel dieses Kapitels ist es, einen Überblick über die Besonderheiten urologischer Probleme bei Frauen zu geben. Bei thematischen Überlagerung mit anderen urologischen Themen im Buch finden sich im Text Verweise zu weiterführenden Kapiteln.

7.1 Besondere Aspekte der weiblichen Harnwegsinfekte

7.1.1 Epidemiologie

Die Prävalenz bakterieller Harnwegsinfekte im Erwachsenenalter liegt bei 2,5 %. Das Verhältnis der Geschlechtsverteilung liegt bei 1:50 zu Ungunsten der Frauen. Begünstigt wird diese Häufung neben anatomischen Ursachen durch eine Vielzahl weiterer **Risikofaktoren**:
- anatomische bzw. physiologische Ursache
- kurze weibliche Harnröhre
- Nähe des Meatus urethrae zu Vagina und Analregion
- postmenopausale Atrophie der Urethralschleimhaut (Hormonstatus)
- sexuelle Aktivität mit mechanischem Keimtransfer („Flitterwochenzystitis")
  - Benutzung von Kondomen, Diaphragmen, Nuvaringen und spermiziden Substanzen
  - zeitlich verzögertes Wasserlassen nach dem Geschlechtsverkehr
- Hygieneverhalten (u. a. „Wischrichtung" nach Stuhlgang, übertriebene Genitalhygiene)
- vorausgegangene Antibiotikagabe bei Harnwegsinfekt

Laut S 3-Leitlinien und der World Health Organisation (WHO) sind 2 Episoden pro Halbjahr oder 3 Episoden pro Jahr bei sexuell aktiven Frauen als normal anzusehen [11]. In der Schwangerschaft sind Frauen besonders gefährdet. In dieser Zeit kann sich aus einer ansonsten harmlosen Keimbesiedlung der Harnblase leicht eine gefährliche aszendierende Pyelonephritis entwickeln.

7.1.2 Ätiologie

Harnwegsinfektionen bei Frauen entstehen in der Regel durch **endogene Infektionen** mit uropathogenen Bakterien (▶ Tab. 7.1).

7.1.3 Nomenklatur

Eine Entzündung der Harnblase (Zystitis) wird entsprechend dem zugrunde liegenden Erreger (z. B. bakterielle Zystitis), der auslösenden Noxe (z. B. radiogene Zystitis) oder auch sozialer Komponenten, wie die sogenannte „Honeymoon-Zystitis", benannt.

Die **Unterscheidung in einen komplizierten oder unkomplizierten Harnwegsinfekt** ist nach den S 3-Leitlinien von bestimmten Faktoren abhängig:
- unkomplizierter Harnwegsinfekt
  - Immunkompetenz
  - keine relevante Komorbidität
  - keine Harntraktanomalien
  - keine Schwangerschaft
  - Prämenopausal
- komplizierter Harnwegsinfekt
  - anamnestisch Harnwegsinfekte in der Kindheit
  - eingeschränktes Immunsystem

- Postmenopause
- Schwangerschaft
- Stoffwechselkrankheit (v. a. Diabetes mellitus)
- funktionelle und strukturelle Auffälligkeiten im Harntrakt (z. B. vesikoureterorenaler Reflux, Urolithiasis, Katheter, neurogene Störungen u. a.)

In diesem Kapitel wird auf die speziellen Aspekte der „typisch" bakteriellen Zystitis bei Frauen eingegangen.

7.1.4 Symptome

Kardinalsymptome eines bakteriellen Harnwegsinfekts sind
- Dys- und Pollakisurie,
- imperativer Harndrang,
- Mikro- oder Makrohämaturie (bis zu 40 % hämorrhagische Zystitis).

Grundsätzlich können zur Einschätzung des diagnostischen und therapeutischen Aufwands **3 Risikogruppen** gebildet werden.
- Gruppe I: gesunde, nicht schwangere Frauen in der Prämenopause
- Gruppe II: gesunde schwangere Frauen
- Gruppe III: gesunde, postmenopausale

Ist in Gruppe I aufgrund der Anamnese eine komplizierte Harnwegsinfektion (aszendierender Infekt, Bakteriämie) unwahrscheinlich, kann bei typischem Beschwerdebild eine unkomplizierte akute Zystitis auch ohne weiterführende Untersuchung (Urin, Bildgebung, Labor) angenommen werden. Bei Erstmanifestation oder mehr als 3 Harnwegsinfekten im Jahr sollte eine symptombezogene Diagnostik zum Ausschluss kausaler Ursachen erfolgen [11].

> **Cave**
> Dys- und Pollakisurie, Makrohämaturie, imperativer Harndrang oder rezidivierende Harnwegsinfekte können auch Symptome eines Urothelkarzinoms der Harnblase sein!

7.1.5 Diagnostik

- **unkomplizierter** Harnwegsinfekt
  - typische Anamnese (imperativer Harndrang, Dys- und Algurie, ggf. Hämaturie)

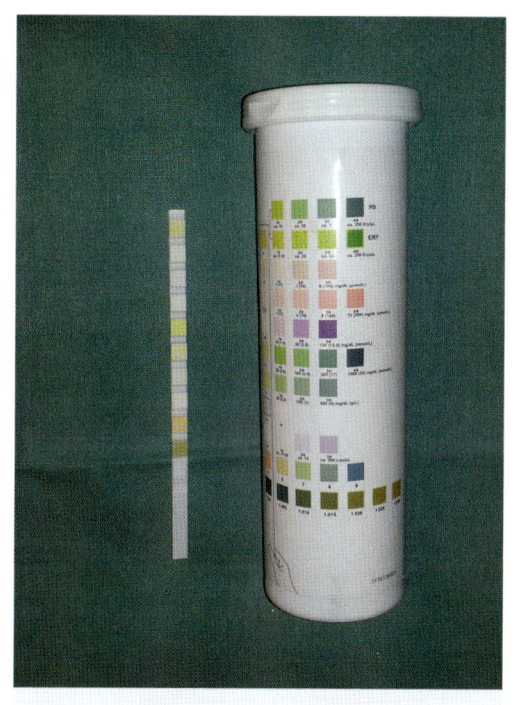

Abb. 7.1 Nur bei adäquater Testdurchführung sind verlässliche Testergebnisse zu erzielen (siehe jeweilige Herstelleranleitung). Zum Erhalt des Befundes werden die Reagenzzonen zum angegebenen Zeitpunkt mit der entsprechenden Farbtabelle auf dem Dosenetikett verglichen. Die Ergebnisse können unter verschiedenen Umständen (erhöhte Konzentrationen einer Substanz, Beeinflussung von Stoffwechselwegen), falsch positiv oder falsch negativ ausfallen.

  - wenigstens orientierende körperliche Untersuchung (Nierenlager, Abdomen)
  - Sonografie von Blase und Nieren
  - Urinanalyse mittels kommerziellen Urinteststreifen (▶ Abb. 7.1) im Mittelstrahl
- **komplizierter** Harnwegsinfekt (keine typische Klinik, Fieber, Klopfschmerz Niere)
  - Labor mit Nierenwerten, Leukozyten, CRP
  - Einmalkatheterismus bei pathologischem Urinbefund

> **Merke**
> Nur ein nicht pathogener Mittelstrahlurin bei Frauen ist diagnostisch sicher verwertbar. Im Zweifel und bei klinischer Relevanz sollte immer ein steriler Einmalkatheterismus durchgeführt werden!

7.1.6 Therapie

Eine signifikante asymptomatische Bakteriurie ist außerhalb einer Schwangerschaft nicht mittels Antibiotika zu behandeln. Bei einem unkomplizierten bakteriellen Harnwegsinfekt besteht unter forcierter Diurese und physikalischen Maßnahmen (Wärme) eine **Spontanheilungsrate** von 25–50 % innerhalb einer Woche [6]. Dementsprechend wird die Notwendigkeit einer unmittelbaren antibiotischen Therapie kontrovers diskutiert und sollte letztlich mit dem Hinweis auf die Spontanheilungsrate individuell von der betroffenen Patientin entschieden werden.

Die **Wahl des Antibiotikums** erfolgt idealerweise nach der regionalen Resistenzsituation. Eine orale empirische Kurzzeittherapie ist einer längerfristigen oder gar parenteralen Therapie der Vorzug zu geben (▶ Tab. 7.2). Aktuell wird insbesondere die Einmalgabe von Fosfomycin 3 g empfohlen. Neben Nitrofurantoin sind bei Kenntnis der lokalen Resistenzsituation (E.-coli-Resistenz unter 20 %) auch Cotrimoxazol und Trimethoprim (2 × 1 für 3 bzw. 5 Tage) als empirische Erstlinientherapie einsetzbar.

7.1.7 Prophylaxe

Auch wenn unkomplizierte bakterielle Harnwegsinfekte kein großes gesundheitliches Risiko bedeuten, stellen sie bei häufigen Rezidiven durchaus eine ernsthafte Einschränkung der Lebensqualität dar. Da der vaginale Geschlechtsverkehr ein wesentliches Risiko darstellt, kann es bei Frauen nach diesem nahezu regelhaft zu Beschwerden im Sinne eines Harnwegsinfekts kommen. Vielfach sind dann Vermeidungsstrategien eine Belastung für eine Partnerschaft. Häufige antibiotische Therapien können zur pathologischen Überwucherung der Scheidenflora bis hin zu einer mykotischen Kolpitis führen. Eine suffiziente Rezidivprophylaxe stellt in diesem Kontext einen wünschenswerten therapeutischen Ansatz dar. Neben den üblichen Verhaltensmaßnahmen stehen hierzu auch phytotherapeutische und medikamentöse Therapieansätze zur Verfügung.

Möglichkeiten der **Prophylaxe bei rezidivierenden Harnwegsinfekten**:
- Protektion durch erhöhte Diurese (> 1500 ml/Tag)
- Kälteexposition im Beckenbereich vermeiden
- Vermeidung der Verschleppung endogener Darmkeime („von vorne nach hinten wischen")
- Vermeidung übertriebener Sexualhygiene
- Verzicht auf Diaphragma oder Spermiziden in der Antikonzeption
- Ausgleich lokaler Östrogendefizite (Vagina)
- Regeneration einer fehlenden physiologischen Vaginalflora
- Miktion unmittelbar nach dem Koitus
- postkoitale „Single-Shot"-Antibiotikagabe
- Einnahme von großfrüchtigen Moosbeeren (englisch Cranberry), Preisel- und Blaubeeren
  - Effekt unsicher, ggf. nur Plazeboeffekt (schadet aber auch nicht)
- Immuntherapie (Immunisierung)
  - Stro-Vac (multiple Keime)
  - Uro-Vaxom (nur gegen E. coli)

7.2 Urologische Probleme in der Schwangerschaft

Durch die hormonelle Umstellung (v. a. Östrogen und Progesteron) in der Gravidität werden **funktionelle und morphologische Veränderungen** im Körper der Frau unter Einbeziehung des Harntakts induziert.

Tab. 7.2 Aktuell Empfohlene empirische Kurzzeittherapie der unkomplizierten weiblichen Zystitis [11].

Substanz	Tagesdosierung (mg)	Therapiedauer (Tage)	Mittel der Wahl
Fosfomycintrometamol	1 × 3 000	1	1
Nitrofurantoin	4 × 50	7	1
Nitrofurantoin RT	2 × 100	5	1
Ciprofloxacin	2 × 250	3	2
Levofloxacin	1 × 250	3	2
Norfloxacin	2 × 400	3	2
Ofloxacin	2 × 200	3	2
Cefpodoximproxetil	2 × 100	3	2

7.2 Urologische Probleme in der Schwangerschaft

- Vergrößerung des Nierenvolumens bedingt durch die vermehrte Durchblutung um bis zu 30 %
- niedrigerer Hämatokrit (Blutfluss ↑)
- geringere Plasmaproteinkonzentration (kolloidosmotischer Druck ↓)
- erhöhtes Herzzeitvolumen
- gesteigerte glomeruläre Filtrationsrate (bis SSW 32 um 50 %)
- Anstieg der Diurese einschließlich der Ausscheidung harnpflichtiger Substanzen (Kreatinin, Harnstoff u. a.)
- erhöhte Miktionsfrequenz
- vermehrte Glukosurie (> 0,1 g/d)
- vermehrte Proteinurie (< 2 g/d)
- Verdünnung infektionsinhibierender Substanzen im Urin
- Senkung des Muskeltonus am Ureter (Progesteroneinfluss)
- Ureterkompression (mechanisch durch Kinds- und Uteruslage)
- Lageveränderung der Harnblase (mechanisch durch Kinds- und Uteruslage)

Die urologische Diagnostik und Behandlung stellt in der Schwangerschaft eine besondere Herausforderung dar. Neben Harnwegsinfektionen, Harnsteinbildung und Harntransportstörungen können Miktionsstörungen bis hin zu einer Harninkontinenz auftreten.

> **Merke**
>
> Zur Interpretation der Nierenfunktion in der Schwangerschaft müssen die physiologisch erniedrigten Nierenretentionsparameter beachtet werden.

7.2.1 Harnwegsinfektion

Durch Protein- und Glukosurie kommt es im Bereich der Harnblase zu einem für Bakterien günstigeren Milieu mit konsekutiv erhöhtem Risiko für Harnwegsinfektionen. Zusätzlich erleichtert der hypotone Ureter die Aszension der Keime in den oberen Harntrakt mit dem Risiko der Ausbildung einer „Schwangerschafts-Pyelonephritis" (Pyelitis gravidarum). In der Schwangerschaft ist die Häufigkeit einer asymptomatischen Bakteriurie vergleichbar zu nicht schwangeren prämenopausalen Frauen (4–7 %). Die Inzidenz, eine **akute Pyelonephritis** zu entwickeln, ist mit 30 % gegenüber nicht graviden Frauen jedoch deutlich erhöht. Im 3. Trimenon ist die Gefahr am größten.

Jede **asymptomatische Bakteriurie** sollte daher testgerecht nach Antibiogramm behandelt werden. Neben der signifikanten Senkung der Rate von Pyelonephritiden (um 77 %) kann wahrscheinlich auch die Gefahr von Frühgeburten gemindert werden. Nach Abschluss der Therapie sollte die Keimfreiheit mittels erneuter Urinkultur überprüft werden [11].

▶ **Antibiotikatherapie**
- sorgfältige Risiko-Nutzen-Abwägung (teratogene Nebenwirkungen!)
- Antibiotika der 1. Wahl
  - Pivmecillinam (nur in Österreich)
  - Amoxicillin oral (evtl. in Kombination mit Clavulansäure)
  - orale Cephalosporine (2. und 3. Generation)
  - Fosfomycin (Einmalgabe)
- Therapiedauer: 5–7 Tage
- alternative Antibiotika (▶ Tab. 7.3)
  - bei vitaler Indikation
  - bei entsprechender Resistenzlage

Tab. 7.3 Alternative Antibiotika bei Harnwegsinfektionen und vitaler Gefährdung in der Schwangerschaft und Versagen oder Resistenz der Primärtherapie.

Wirkstoff	Risiko
Aminoglykoside	nur bei vitalen Indikationen und unter Kontrolle der Serumspiegel aufgrund der Oto- und Nephrotoxizität
Fluorchinolone	tierexperimentelle Hinweise auf potenzielle Knorpelschädigung
Nitrofurantoin	Anwendung im letzten Trimenon mit der Gefahr einer hämolytischen Anämie beim Neugeborenen
Sulfonamide	Applikation kurz vor Entbindung kann zu erhöhten Bilirubinwerten beim Neugeborenen führen (Vermeidung daher im 3. Trimenon)
Tetrazykline	ab der 16. SSW kontraindiziert (Störungen der Zahnschmelz- und Knochenentwicklung)
Trimethoprim	potenzielle Induktion eines fetalen Folsäuremangels (Vermeidung daher im 1. Trimenon)

> **Merke**
>
> Die asymptomatische Bakteriurie muss bei Schwangeren zur Prophylaxe klinisch relevanter aszendierender Infektionen testgerecht antibiotisch behandelt und der Therapieerfolg überprüft werden.

7.2.2 Harnstauungsniere

Eine „physiologische" Dilatation des oberen Harntrakts findet sich bei 70–90 % der Schwangeren bevorzugt im 3. Trimenon. In der Regel bildet sich die Harnstauung asymmetrisch, bevorzugt auf der rechten Seite aus. Von diesem physiologischen Phänomen müssen therapiebedürftige klinisch symptomatische Ursachen abgegrenzt werden.

Ursache für dieses Phänomen ist eine Kombination aus
- mechanischer Obstruktion (vergrößerter Uterus, Schutz des linken Ureters durch das Sigma),
- glattmuskulärer Relaxation des Ureters (Progesteroneinfluss),
- vermehrter Diurese.

7.2.3 Urolithiasis

- gleich wahrscheinlich wie bei nicht schwangeren Frauen (1:1500)
- vorzugsweise in der 2. Schwangerschaftshälfte
- typische Symptome der Steinpassage: Nierenkolik, Flankenschmerzen, ggf. Hämaturie
- Diagnostik: 1. Wahl Sonografie, eingeschränkt Röntgen
- Therapie: je nach Klinik, kontraindiziert
- eingeschränkte Medikamentenauswahl, ESWL kontraindiziert

Die **Applikation von Röntgenstrahlen** sollte in der Schwangerschaft prinzipiell vermieden werden, ist aber insbesondere nach dem 1. Trimenon nicht grundsätzlich kontraindiziert. Die Schwellendosis für eine fetale Schädigung wird bis zur 10.SSW mit 50–100 mS und danach mit 300 mS (Fehlentwicklung Gehirn) angegeben. Die Strahlenbelastung für eine konventionelle Beckenaufnahme wird mit 1–3 mS und für ein Becken-CT mit 15–30 mS angegeben [2].

> **Cave**
>
> Bevor aus falsch verstandener Strahlenhygiene die Patientin (und Kind) gefährdet wird (z. B. Fehllage der Ureterschiene), sind insbesondere eine Röntgenuntersuchung und Durchleuchtung zur Therapieplanung oder zur Anlage einer inneren Harnleiterschiene oder perkutanen Nephrostomie das geringere Risiko.

▶ Therapie
- primäre konservativ (in 70–80 % der Frauen Spontanabgang des Konkrements begünstigt durch den dilatierten Ureter)
- Einlage einer Harnableitung bei fehlender Steinpassage bzw. Hinweisen auf Infektion und definitive Steintherapie nach der Geburt
  - perkutane Nephrostomie (PCN)
  - Doppel-J-Katheter (DJ) (innere Harnleiterschienung)
- alternativ invasive Therapie mittels ureterorenoskopischer Steinextraktion
- medikamentös
  - 1. Wahl: Paracetamol, Ibuprofen (bis zur 30. SSW)
  - Reservemittel: Diclofenac, Kodein in Kombination mit Paracetamol, erprobte Opioide (z. B. Tramadol bei akuter Nierenkolik)
  - bei Versagen Rücksprache mit dem Gynäkologen

In einer Literaturübersicht der von 1990 bis 2011 publizierten Eingriffe bei Schwangeren (n = 116) von Laing et al. fanden sich als ernst zu nehmende Komplikationen einer ureterorenoskopischen Steinextraktion Ureterperforation und eine vorzeitige Wehentätigkeit, so dass bei einer Steinfreiheitsrate von 86 % die Autoren von einer sicheren und effektiven Therapiealternative ausgehen [7].

> **Merke**
>
> Die Extrakorporale Stoßwellenbehandlung ist in der Schwangerschaft kontraindiziert!

7.2.4 Vena-ovarica-Syndrom

Der Vollständigkeit halber sei das V.-ovarica-Syndrom aufgeführt. Die klinische Relevanz und insbesondere eine Therapiebedürftigkeit sind zweifelhaft. Dieses Syndrom wird bedingt durch die Ektasie der direkt in die V. cava inferior einmündenden V. ovarica dextra. Hierdurch kommt es gegenüber der linken Vene mit Einstrom in die V. renalis sinistra in der Gravidität zu einer deutlichen Volumenzunahme des Gefäßkonvoluts. Da die V. ovarica dextra in der gleichen Gewebsscheide wie der Ureter verläuft kann hierdurch eine Harnleiterkompression verursacht werden. Durch Beckenvenenthrombose, Entzündungsreaktionen und Insuffizienz der Venenklappen kann sich die Ektasie der Venen weiter ausprägen. Daher sind insbesondere Frauen nach mehreren Schwangerschaften betroffen. Eine urodynamisch relevante Abflussbehinderung, die eine invasive Therapie rechtfertigt, tritt sehr selten auf [12].

7.3 Urologische Komplikationen bei gynäkologischen Erkrankungen

Die anatomische Nähe des inneren weiblichen Genitales und des Harntrakts bedingt eine Einbeziehung der urologischen Organe durch primär gynäkologische Erkrankungen (Entzündung, Malignom) oder deren Therapie (z. B. iatrogene Verletzungen, postradiogene Veränderungen).

7.3.1 Endometriose im Harntrakt

Definition
Benignes Wachstum von Korpusendometrium außerhalb der Uterusschleimhaut wird als heterotope Endometriose bezeichnet.

- zweithäufigste gynäkologische Erkrankung nach dem Uterusmyom (5–15 % der gebärfähigen Frauen)
- geschlechtsreife Frauen ab dem 35. Lebensjahr
- **Lokalisation**: 95 % Uterus und Tuben, 5 % seltene extragenitale Endometriose, ubiquitär an Peritoneum, Darm, Ureter und Harnblase
  - Harntrakt 1–2 % davon 85 % Harnblase
- **Ursache** umstritten:
  - Verschleppung von Endometriumzellen und sekundäre Implantation (Tuben, OP, hämatogen, lymphogen)
  - heterotope Entstehung durch undifferenzierte Stammzellen

▶ **Klinik**
- im Harntrakt häufig asymptomatisch
- Leitsymptome für die Beteiligung des Harntrakts: zyklusabhängigen Schmerzen in Kombination mit einer Mikro- oder Makrohämaturie
- erschwerte Nachweis bzw. Identifikation der Hämaturie durch die parallel stattfindende Regelblutung

Merke
Zu den Leitsymptomen der Endometriose gehören Schmerzen bei oder mit primärer- oder sekundärer Dysmenorrhö.

▶ **Allgemeine und spezielle Symptome der Endometriose**
- Dysmenorrhö
- prolongierte und verstärkte Menstruation
- Dyspareunie
- Darmsymptome
- Infertilität
- Unterbauch- und Rückenschmerzen
- Symptome (zyklusabhängig) bei Beteiligung des Harntrakts
- Mikro- oder Makrohämaturie
- Flankenschmerzen
- Dysurie
- Harnwegsinfektionen
- Harnstau

▶ **Diagnostik**
- primär meist durch Gynäkologen
- **Leitsymptome** für eine urologische Vorstellung: Hämaturie, Harnstauungsnieren
- **spezifische urologische** Diagnostik:
  - primär symptomorientiert mittels Ultraschall und Endoskopie (Zystoskopie, ggf. Ureterorenoskopie)
  - bei auffälligen Schleimhautbefunden: Biopsie oder vollständige transurethrale Resektion
  - MRT-Untersuchung des Beckens zur Darstellung der Infiltrationstiefe von mittleren und größeren Endometriumherden in Harnblase bzw. Ureter

Gynäkologische Urologie

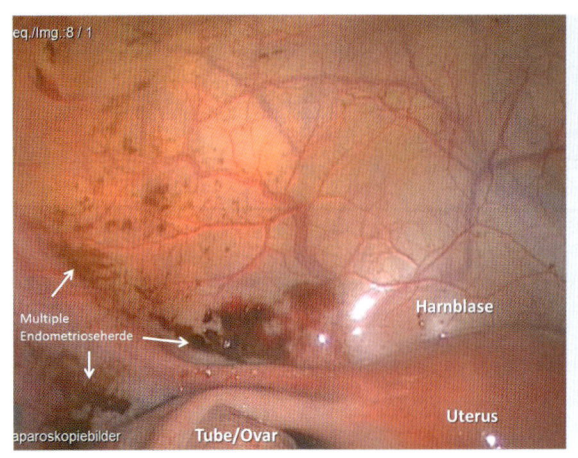

Abb. 7.2 Laparoskopischer Befund von disseminierten Endometrioseherden am Beckenperitoneum. Mit freundlicher Genehmigung von Dr. E. Schelble, Sigmaringen.

- Laparoskopie zur Diagnose der extragenitalen Endometriose mittels histologischer Sicherung und ggf. vollständiger Resektion (▶ Abb. 7.2).

> **Merke**
>
> Bei hoher Prävalenz von asymptomatischen Endometrioseherden muss im Zweifel eine weiterführende differenzialdiagnostische Erwägung der beklagten Beschwerden erfolgen.

▶ **Therapie**
- **medikamentöse** Therapie
  - bei schmerzhafter Endometriose, wenn chirurgische Intervention nicht gewünscht oder die Kontrazeption durch die Hormontherapie erwünscht (5-Jahres-Rezidiv-Rate einer reinen Hormontherapie 75 %)
- **operative Therapie** bei symptomatischer Endometriose (Schmerzen, Infertilität)
  - als Alternative
  - in Kombination mit der medikamentösen Therapie
  - bei asymptomatischer extragenitaler Endometriose mit Harnstau

▶ **Operatives Vorgehen**
- Endometriumherde an der **Harnblase**
  - Resektion im Gesunden
  - tief infiltrierende Befunde: Sanierung mittels Harnblasenteilresektion
- Endometriumherde am **Harnleiter**
  - oberflächlichen: Entfernung soweit möglich unter Erhalt der Ureterkontinuität
  - tief: vollständige Resektion mit dem Uretersegment

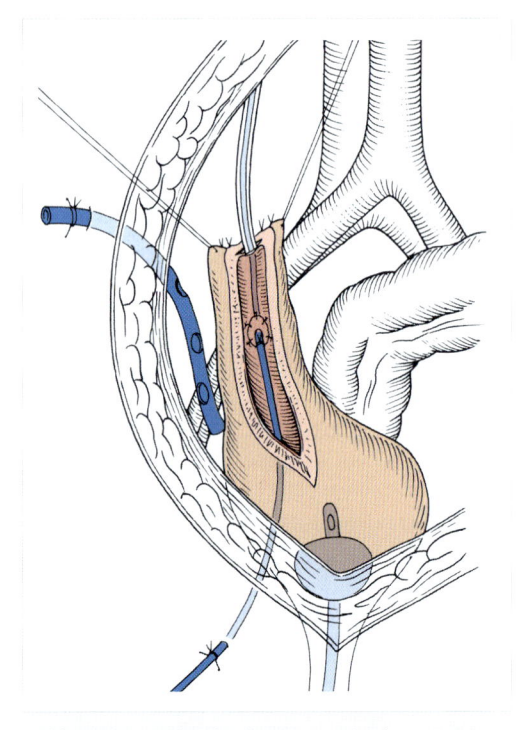

Abb. 7.3 Ersatz des distalen Ureters durch Neueinpflanzung in einen nach lateral geschwenkten Harnblasenlappen. Der Blasenlappen wird namengebend für diese OP-Technik zusätzlich am M. psoas zur Vermeidung einer Spannung auf der Ureterozystoneostomie mit Nähten fixiert (Psoas-Hitch-Technik). (Jocham d, Miller K. Praxis der Urologie Bd. 2. 3. Aufl. Stuttgart: Thieme; 2007: 413)

- Kontinuitätsherstellung je nach Lokalisation und Länge des Defekts meist mittels Psoas-Hitch, seltener durch End-zu-End-Anastomose oder Harnleiterersatz mit Darm.

7.3.2 Iatrogene Verletzungen des Harntrakts im Rahmen gynäkologischer Eingriffe

Verletzungen von Harnleiter und Harnblase treten zwar selten aber typischer Weise während der Operation im Bereich des Beckens auf und sind aufklärungspflichtig. Die sofortige intraoperative Diagnose und Korrektur kann schwerwiegendere Komplikationen im weiteren Verlauf vermeiden. Lee at al. untersuchten im Zeitraum von 2007 bis 2011 retrospektiv 47 318 geburtshilfliche und gynäkologische Operationen auf intraoperative urologische Komplikationen [8]. Bei den 97 identifizierten Fällen (0,2 %) handelte es sich um 69 Harnblasen- und 23 Harnleiterverletzungen, um jeweils 2 Fälle einer vesikovaginalen und ureterovaginalen Fistel sowie um einen Fall mit einer intraoperativen Nierenschädigung. Die höchste Inzidenz fand sich bei der laparoskopischen Hysterektomie (3,1 %) gefolgt von der abdominellen radikalen Hysterektomie (2,8 %). Alle 69 Fälle mit Blasenverletzung wurden intraoperativ bemerkt und mittels primärer Naht verschlossen, nach Dauerableitung für 14 Tage traten keine weiteren Komplikationen auf. 14 Fälle (60,9 %) mit Ureterläsion wurden intraoperativ bemerkt und unmittelbar versorgt. Von den verzögert diagnostizierten und sekundär versorgten 9 Harnleiterläsionen zeigten 2 (22,2 %) eine Komplikation mit der Notwendigkeit eines weiteren operativen Eingriffs.

> **Merke**
>
> Intraoperative Verletzungen von Harnleiter und Harnblase sind aufklärungspflichtig. Schwerwiegende Komplikationen werden durch sofortige intraoperative Diagnose und Korrektur vermieden.

Harnleiterläsion

Intraoperative Ureterläsionen kommen außerhalb von urologischen Operationen v. a.
- bei gynäkologischen Eingriffen (50–66 %) am inneren weiblichen Genitale
- in der Kolorektalchirurgie (15–30 %)
- seltener in der Gefäßchirurgie (5–10 %) vor.
- Risikofaktoren: erschwerter OP-Situs durch Entzündung, Tumorausdehnung oder nach Bestrahlung
- Prävention: präoperative Harnleiterschienung, intraoperative Darstellung.
- Verletzungsarten: Schnitt (partiell, vollständig), Ligatur, thermische (Elektrokauter-) Läsion, verzögert als Folge nutritiver Minderversorgung

Die Problematik der Ureterläsion liegt in der zarten Struktur und dem anatomischen Verlauf im Becken entlang des Peritoneums. In einer prospektiven finnischen Studie wurden 5 279 Hysterektomien (vaginal, abdominal, laparoskopisch) ausgewertet [1]. Die Problematik der Erkennung der Ureterläsion zeigt sich in den Ergebnissen: Während 89 % der Blasenverletzungen intraoperativ erkannt und versorgt wurden, konnte die Ureterläsion nur in 10 % der Fälle unmittelbar bemerkt werden (▶ Tab. 7.4).

▶ **Klinik und Diagnostik.** Die Symptomatik einer intraoperativ übersehenen oder sekundären Ureterläsion ist vielfältig und untypisch:
- klinische Symptome
  - paralytischer Ileus
  - Flankenschmerzen
  - Fieber
  - Anstieg Serum-Kreatinin und -harnstoff (peritoneale Rückresorption)
  - Anurie
  - Hämaturie (unsicher nur in 40–50 % der Fälle)

Tab. 7.4 Häufigkeit intraoperativer Harnblasen- und Harnleiterverletzungen bei der Hysterektomie[1].

OP-Technik	Organ	n	Gesamt	Intraoperativ erkannt
vaginal	Blase	17	0,6 %	100 %
(n = 2345)	Ureter	1	0,04 %	0 %
laparoskopisch	Blase	17	1,0 %	82,4 %
(n = 1679)	Ureter	5	0,3 %	0 %
abdominell	Blase	11	0,9 %	81,8 %
(n = 1255)	Ureter	4	0,3 %	25,0 %
gesamt	Blase	45	0,85 %	88,9 %
(n = 5 279)	Ureter	10	0,19 %	10,0 %

- Untersuchung
  - Sonografie (Harnstau, Urinom?)
  - Kreatininbestimmung in Wunddrainagen
  - Urethrozystoskopie mit retrograder Ureteropyelografie (ggf. simultane Schienung des Ureters)
  - CT oder Ausscheidungsurogramm

Daher sollte bei einem auffälligen Verlauf nach beckenchirurgischer Intervention eine intraoperative Ureterläsion differenzialdiagnostisch in Betracht gezogen werden. Die Risiken einer prolongierten Ureterschädigung sind ernst und gehen bis zum Verlust der Niere oder gar bis zur Ausbildung einer potenziell letalen Urosepsis (▶ Abb. 7.4).

▶ **Therapie bei unmittelbarer Diagnose**
- kurzstreckige Läsion (< Hälfte des Ureterzirkumferenz): DJ-Katheter und Übernähung
- langstreckige Läsion bzw. vollständige Durchtrennung: tangentiale Resektion und Spatulierung mit End-zu-End-Anastomose (▶ Abb. 7.5)
  - distales Ureterdrittel: Ureterozystoneostomie in Psoas-Hitch-Technik
  - kranialer Ureter und ausreichendes Blasenvolumen: Boari-Technik (▶ Abb. 7.6)
  - kranialer Ureter bei geringem Blasenvolumen (Schrumpfblase, Verwachsungen): Transureteroureterostomie (TUU), Harnleiterersatz mit Darm, Nephrektomie (Ultima Ratio)
  - wenn genannte Verfahren nicht möglich sind: extraanatomische subkutane Harnumleitung (Detour-System) statt Dauerversorgung mit Nephrostomie oder Harnleiterschiene.

Vor einer Nephrektomie sollten die Optionen einer Ureterokutaneostomie oder Ureterligatur mit dauerhafter perkutaner Fistelableitung (PCN) geprüft werden. Bei der TUU wird der proximale Ureteranteil der geschädigten Seite zur Harndrainage über den intakten Ureter in einer End-zu-Seit-Technik anastomosiert. Eine technisch etwas aufwendigere aber sehr elegante und erfolgreiche Methode des Ureterersatzes ist die Verwendung von Darmsegmenten. Mit dieser Technik ist ein kompletter Ureterersatz von Pyelon bis Harnblase möglich (▶ Abb. 7.7).

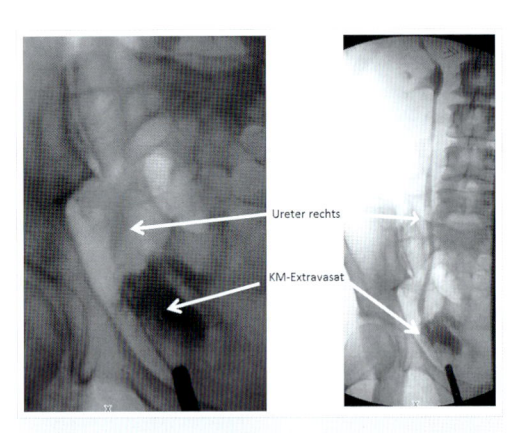

Abb. 7.4 Bei der Patientin lag eine vaginale Urinextravasation 11 Tage nach abdomineller Hysterektomie vor. In der Zystoskopie und dem Zystogramm war keine Läsion darstellbar. Bei der retrograden Darstellung zeigte sich eine Ureterläsion rechts mit einer Fistelung zum Vaginalstumpf. Eine innere Harnleiterschiene wurde in gleicher Sitzung eingelegt. Versorgung der Läsion nach 12 Wochen mit einer Psoas-Hitch-OP.

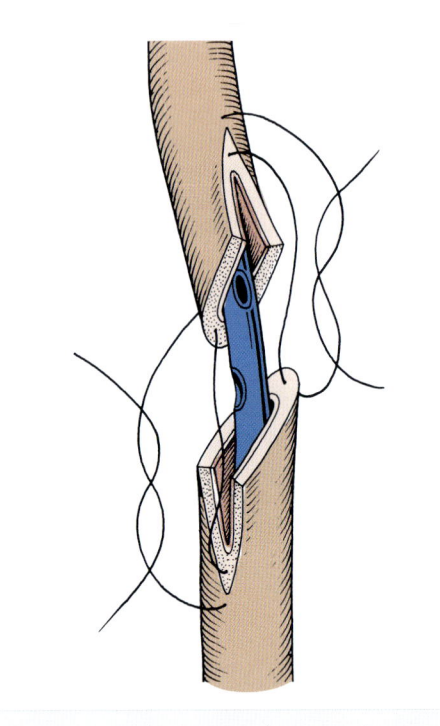

Abb. 7.5 Kurzstreckige Läsionen können in dieser Technik rekonstruiert werden. Zur Vermeidung von postoperativen Ureterstrikturen erfolgt die Anschrägung und Spatulierung der Ureterenden. Eine simultane Schienung ist empfehlenswert. Bei Bedarf können auch vitale Anteile des Omentum majus um die Nahtstelle platziert werden. (Jocham d, Miller K. Praxis der Urologie Bd. 2. 3. Aufl. Stuttgart: Thieme; 2007: 413)

7.3 Urologische Komplikationen bei gynäkologischen Erkrankungen

▶ **Therapie bei verzögerter Diagnose.** Nach wenigen Stunden finden sich im OP-Gebiet entzündlich, ödematöse Veränderungen, die den Erfolg der Rekonstruktion schmälern können.
- Vorgehen abhängig von klinischer Gesamtsituation und zeitlichem Abstand zur Primär-OP
- suffiziente Urindrainage
  - Ureterschienung
  - perkutane Nephrostomie ggf. mit separater Drainage eines Urinoms unter Antibiose
- bei Symptomrückgang und Rekonvaleszenz
  - Abwarten der kompletten Abheilung des OP-Gebiets
  - Rekonstruktion nach ca. 12 Wochen

Harnblasenläsion

▶ **Vorgehen bei unmittelbarer Diagnose**
- sofortiger Verschluss durch Naht
- prolongierte postoperative Katheterableitung der Harnblase je nach Läsionsgröße und Gewebeverhältnissen
- Dokumentation der Ausheilung mittels Zystogramm in 2 Ebenen vor Katheterentfernung

> **Merke**
>
> Die Dauer der Katheterableitung liegt natürlich im Ermessen des Operateurs, ist aber auch bei größeren Läsionen selten über 5–7 Tage erforderlich.

▶ **Vorgehen bei verzögerter Diagnose**
- orientierende Sonografie
- Darstellung von Lokalisation und Ausdehnung mittels Zystoskopie und Zystogramm
- bei intraperitonealer Läsion unmittelbare OP
- bei extraperitonealer Urinextravasation temporäre Katheterableitung je nach Läsionsgröße möglich

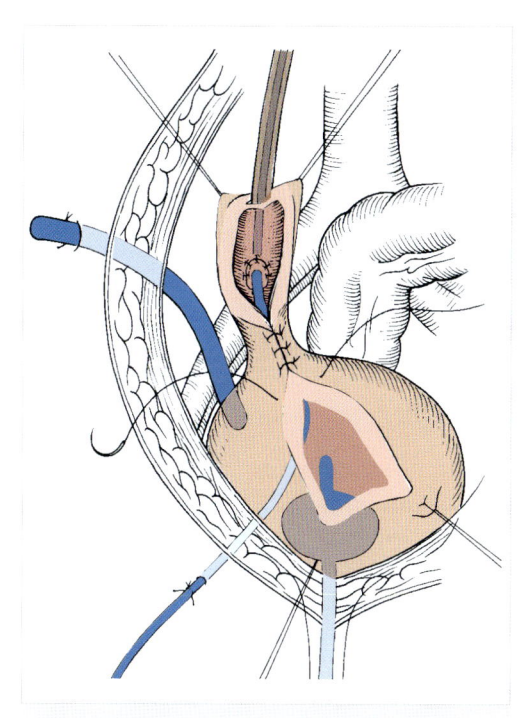

Abb. 7.6 Die Variante der Ureterozystoneostomie nach Boari lässt den Ersatz noch längerer distaler Ureterdefekte durch die Bildung eines Rohres aus der Blasenwand zu. Bei der Präparation muss der Lappen ausreichend weit (Cave: Einengung) und gut durchblutet sein. (Jocham D, Miller K. Praxis der Urologie Bd. 2. 3. Aufl. Stuttgart: Thieme; 2007: 413)

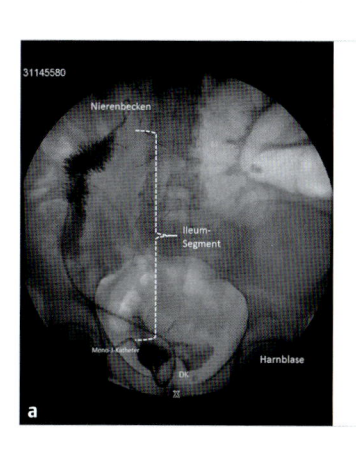

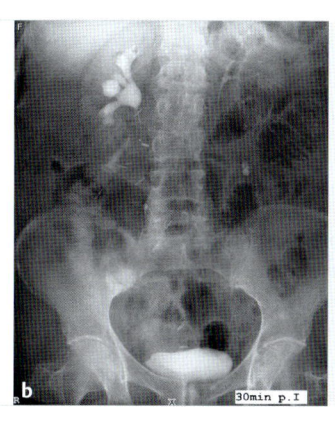

Abb. 7.7 69-jährige Frau mit Ileum-Harnleiterersatz nach Harnleiterresektion bei tumoröser Ummauerung des mittleren Harnleiters.
a Retrograde Füllung des Ileumsegments über den liegenden Mono-J-Katheter am 10. postoperativen Tag.
b Gute Abflussverhältnisse bei noch leichter funktioneller Weitstellung des rechten Nierenbeckenkelchsystems im Ausscheidungsurogramm am 14. postoperativen Tag.

Chronische Harnfistel

Definition
Die Harnfistel ist ein fehlerhaft angelegter Urinausgang ausgehend von Ureter, Harnblase oder Harnröhre. Sie mündet meist nicht direkt an der Körperoberfläche (vesikokutane Fistel), sondern führt in die Vagina, seltener in Uterus oder Zervix (urethrovaginale, vesikovaginale, ureterovaginale oder seltener vesikouterine, vesikozervikale Fistel).

▶ **Symptome**
- kontinuierlicher Urinverlust tags und nachts

▶ **Ursachen**
- Malignome
- Entzündung (Abszess)
- iatrogen (postoperativ, v. a. Hysterektomie)
- postradiogen
- Geburtstrauma (am häufigsten, v. a. Afrika, Südostasien mangels Geburtshilfe und Kaiserschnitt)
- Trauma (Pfählungsverletzung)

▶ **Diagnose**
- Anamnese
- körperliche Untersuchung
- Betrachtung möglichst nah an Ursprung (z. B. Blase) und Mündungsstelle (z. B. Scheide)
- Feststellung von Größe und Gewebsverhältnissen (Nekrose, Narbe, Entzündung, ▶ Abb. 7.8)

▶ **Weiteres Vorgehen**
- Therapieplanung anhand von CT, MRT mit Fisteldarstellung und Beurteilung des umliegenden Gewebes
- Erfassung entzündlicher Veränderungen (Harnwegsinfekt, Kolpitis)
- Beginn der medikamentösen Therapie vor geplanter Rekonstruktion nach Antibiogramm

▶ **Therapie.** Valide Ergebnisse oder verwertbare Algorithmen für die konservative Therapie liegen nicht vor. In einer größeren Serie mit 1716 geburtshilflichen Fisteln aus einer nigerianischen Klinik konnten 15,4 % der Fisteln durch eine Katheterableitung zur Ausheilung gebracht werden [19].

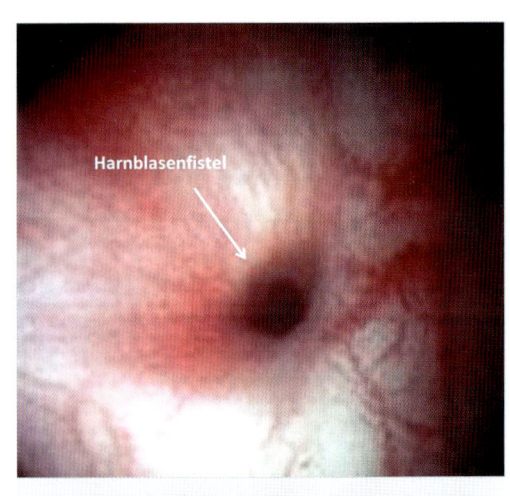

Abb. 7.8 Areaktive, kleinlumige vesikovaginale Fistel nach abdomineller Hysterektomie an „typischer Stelle" im Übergang Blasenboden zur Blasenhinterwand in Folge einer durchgestochenen Naht beim Verschluss der Vagina.

- konservative Therapie
  - Urinableitung der Fistel abhängig von Lage, Größe und Gewebeverhältnissen
  - Harnleiterschienung (DJ-Katheter) vesikoureteraler Fisteln < 5 mm mit initial zusätzlichem Harnblasenkatheter („Nulldruckableitung")
  - Bei narbiger Abheilung der Fistel mit Ureterstriktur ist die Harnleiterneueinpflanzung in die Blase erforderlich.
  - Übergang zu operativer Therapie nach 4–6 Wochen frustraner, konservativer Therapie ohne Reduktion der Fistelmenge
- operative Therapie (Grundprinzipien)
  - abdominelle, vaginale und seltener kombinierte abdominovaginale OP-Strategien möglich
  - kompletten Fistelexzision einschließlich avitaler Gewebeumgebung
  - mehrschichtiger Verschluss mit versetzten Nahtreihen
  - Interposition möglichst gut durchbluteter Gewebelappen (Omentum majus, Muskel, Fettgewebe) (▶ Abb. 7.9)
  - primäre Erfolgsrate: > 90 % ohne komplizierende Risiken (aktives Malignom, Bestrahlung, große Fistel)
  - Zystektomie mit Harnableitung bei Bestrahlung, Schrumpfblase, nach erfolgloser Fistelchirurgie

7.4 Speicherfunktionsstörung der weiblichen Harnblase

Die Speicherung von Urin in der Harnblase ermöglicht den Zeitpunkt und den Ort des Wasserlassens selbst zu bestimmen. Störungen der Speicherfunktion führen zwangsläufig zu individuellen psychischen und sozialen Problemen. Das vorherrschende Symptom der Speicherstörung ist der unwillkürliche, unfreiwillige Harnverlust (Harninkontinenz) mit Harndrang (Drangharninkontinenz) oder ohne Harndrang (Belastungsharninkontinenz). Aber auch eine Harnblasenüberaktivität (OAB-Syndrom, interstitielle Zystitis) zählt zu den Speicherstörungen und muss nicht zwangsläufig mit einer Harninkontinenz verbunden sein. Mischharninkontinenz (Drang- und Belastungsharninkontinenz) aber auch Kombinationen mit Blasenentleerungsstörungen (z. B. Quetschhahn-Phänomen bei Deszensus) sind nicht selten. Die belastende und somit therapiebedürftige Harninkontinenz nimmt mit dem Alter signifikant zu (▶ Tab. 7.5).

7.4.1 Belastungsharninkontinenz

Definition

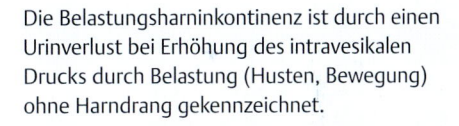

Die Belastungsharninkontinenz ist durch einen Urinverlust bei Erhöhung des intravesikalen Drucks durch Belastung (Husten, Bewegung) ohne Harndrang gekennzeichnet.

Die Diagnostik erfolgt durch gründliche Anamnese und Untersuchung. Bei einer unkomplizierten reinen Belastungsharninkontinenz ist die Durchführung einer Urodynamik und Zystoskopie entbehrlich. Neben der primären konservativen Therapie mit u. a. Beckenbodengymnastik und „Lifestyle-Änderung" (Gewichtreduktion, Sport u.v.m.) kommen operative Behandlungskonzepte zum Einsatz.

▶ Diagnostik
- allgemeine und spezielle Anamnese
- validierter Fragebogen zur Quantifizierung der Intensität der Beschwerden
- Miktionstagebuch
- Vorlagentest zur Quantifizierung der Inkontinenz

Abb. 7.9 Die Interposition von gestielten und gut durchbluteten Gewebslappen spielt für den Erfolg einer operativen Fistelversorgung eine zentrale Rolle.
a Bei einem abdominellen Zugang kann ein Omentum-majus-Lappen eingesetzt werden. (Albers P, Heidenreich A. Standardoperation in der Urologie. Stuttgart: Thieme; 2014: 399)
b Bei vaginalem Vorgehen kann subkutanes Fettgewebe aus der großen Labie (Martius-Lappen) interponiert werden. (Albers P, Heidenreich A. Standardoperation in der Urologie. Stuttgart: Thieme; 2014: 403)

Tab. 7.5 In der norwegischen EPINCONT-Studie war jede vierte befragte Frau von einer Harninkontinenz betroffen. 7 % der Betroffenen über alle Altersgruppen (Spanne von 1,7 % bei bis 24-jährigen bis 16,2 % bei über 85-jährigen) gaben eine belastende Inkontinenz an. Der Anteil der jeweils schwerwiegend Betroffenen an den von den einzelnen Inkontinenzformen betroffenen Frauen ist nach Alter und Typen der Inkontinenz aufgeführt [4].

Alter	Belastungsinkontinenz	Dranginkontinenz	Misch-Inkontinenz
25–44 Jahre	10 %	8 %	19 %
45–60 Jahre	15 %	18 %	33 %
über 60 Jahre	33 %	45 %	53 %
gesamt	17 %	28 %	38 %

- urologische und gynäkologische Untersuchung einschließlich vaginaler Einstellung, Stresstest
- orientierende neurologische Untersuchung
- Laboruntersuchungen (Urinsediment, Urinkultur, Serum-Kreatinin)
- Sonografie Niere, Harnblase (Restharnbestimmung, Messung Detrusordicke)
- Zystoskopie (Ausschluss von Harnblasentumor, chronische Harnblasenentzündung, Fremdkörper)
- Uroflow
- Urodynamik (Indikation und Durchführung siehe auch Kap. 1.8 „Urodynamik")

▶ Therapie
- konservativ
  - Beckenbodengymnastik
  - Lifestyle-Änderung (Gewichtsreduktion, Sport u.v.m.)
- operativ (s. Kap. 12 „Harninkontinenz")

7.4.2 Drangharninkontinenz

Definition

Die Drangharninkontinenz zeichnet sich durch einen nicht unterdrückbaren imperativen Harndrang mit Urinverlust aus. Die Miktionsfrequenz liegt bei mindestens 8 Miktionen in 24 h.

Bei Frauen nimmt mit zunehmendem Lebensalter der Anteil der reinen Belastungsharninkontinenz ab und der Anteil der Drang- und Mischharninkontinenz zu. Der Übergang zum OAB-Syndrom ist fließend.

▶ Ursachen
- chronische Entzündungen
- Diabetes
- Deszensus
- neurologische Erkrankungen (z. B. Morbus Parkinson)

▶ Therapie
- Verhaltenstraining
- spasmolytische Therapie
- Korrektur eines Deszensus (Zystozele)

7.4.3 Mischharninkontinenz

Definition

Die Mischinkontinenz wird als Harninkontinenz mit einer Belastungs- und Drangkomponente definiert. Häufig findet sich eine der Komponenten in der Symptomatik führend.

Bei einer operativen Korrektur der Belastungsharninkontinenz kann sich die begleitende Drangkomponente verbessern, unbeeinflusst bleiben oder sogar verschlechtern. Frauen mit einer führenden Drangsymptomatik und urodynamisch nachgewiesenen Detrusorkontraktionen haben eine niedrigere postoperative Zufriedenheitsrate. Dieses Wissen sollte bei fehlender Behandlungsalternative zumindest in die präoperative Aufklärung einfließen.

7.4.4 Extraanatomische Harninkontinenz

Definition

Die extraanatomische Urininkontinenz beschreibt einen nicht urethralen Urinabgang durch angeborene Fehlbildungen (z. B. ektop mündender Ureter) oder Fistelbildung (z. B. postoperative vesikovaginale Fistel).

Die Diagnostik und Therapie ist abhängig von der zugrundeliegenden Ursache (Kap. 7.3.2 „Chronische Harnfistel").

7.4.5 Überaktive Harnblase (Overactive-Bladder-Syndrom/OAB)

Definition

Das OAB-Syndrom (engl. Overactive Bladder) ist keine eigenständige Erkrankung, sondern ein Symptomkomplex mit Pollakisurie (> 8x/24 h), Nykturie, Drangsymptomatik mit (wet) und ohne (dry) Harninkontinenz.

Differenzialdiagnostisch in Frage kommende Erkrankungen (u. a. Harnblasentumor, Harninfektion, neurologische Erkrankungen) müssen vor Diagnose eines OAB-Syndroms ausgeschlossen werden.

▶ **Ursachen sind nicht geklärt.** Diskutiert werden:
- Schädigung der urothelialen GAG-Schicht in der Harnblase mit konsekutiver Verstärkung der Afferenzen zum ZNS
- mangelnde zentralnervöse Hemmung
- Blasenwandveränderungen auf neuromuskulärer und zellulärer Ebene [15]

▶ **Therapie**
- **Ziel**: Linderung der Drangsymptomatik mittels spasmolytischer Medikation (nach Ausschluss anderer zugrunde liegender Erkrankungen, wie Tumor, Deszensus, neurologische Erkrankung u. a.)
- **Erstlinientherapie**:
  - Medikamente angepasst an individuelle Kriterien (Alter, Begleiterkrankungen)
  - bei Ineffektivität bzw. Nebenwirkungen Modifikation innerhalb der verschiedenen Wirkstoffgruppen möglich
- **Zweitlinientherapie**:
  - bei Unverträglichkeit bzw. Wirkungslosigkeit der Erstlinientherapie
  - transurethrale Botulinumtoxin-A-Injektion in den M. detrusor vesicae (seit 2013 in Deutschland für die OAB nach langem Off-Label-Use zugelassen)

7.4.6 Interstitielle Zystitis (IC) auch Bladder Pain Syndrome (BPS)

Definition

Diese spezielle Form einer abakteriellen, nicht granulierenden, nicht eitrigen und chronisch verlaufenden Entzündung wird ausgelöst durch weitgehend unbekannte Initiatoren und Promotoren. Gekennzeichnet ist diese überwiegend Frauen (> 90 %) betreffende Erkrankung von einer sehr vulnerablen Blasenschleimhaut mit einer ausgeprägten Drangsymptomatik und Schmerzen im Bereich des Beckens und der Harnblase.

Nach Schätzungen leiden ungeachtet einer nicht quantifizierbaren Dunkelziffer etwa 25 000 Frauen in Deutschland unter dieser Erkrankung [5]. Bei einem Drittel der Betroffenen beginnt die Krankheit bereits vor dem 30. Lebensjahr, der Gipfel der klinischen Manifestation liegt im 4. Lebensjahrzehnt.

▶ **Diagnostik.** Die Diagnosesicherung ist sicherlich eine Herausforderung, da sie teilweise zu großzügig gestellt wird, andererseits diese seltene Erkrankung nicht in die Differenzialdiagnostik einbezogen wird. Letztlich ist die Diagnostik eine **Ausschlussdiagnostik**, da infektiöse und tumoröse Prozesse in der Harnblase mit identischen Symptomen einhergehen. Als Orientierung können die Kriterien zur Diagnostik des „National Institute of Diabetes, Digestive and Kidney Diseases (NIDDK)" dienen [10]. Einen pathognomonischen Befund der Histologie nach Blasenwandbiopsie gibt es nicht, bei der IC werden in der Regel Mastzelleninfiltration der Harnblasenwand, lymphozytäres Infiltrat, ulzeröse Epitheldefekte und subepitheliale Hämorrhagien gefunden. Die histologische Evaluation ist jedoch zum Ausschluss anderer Ursachen (z. B. Carcinoma in situ der Harnblase) evidenter Bestandteil der Diagnostik.

NIDDK-Kriterien zur Diagnostik der interstitiellen Zystitis [10]:
- Sicher zu erfüllende Kriterien:
  - Schmerzen der Harnblase und/oder Drangsymptomatik
  - Glomerulationen (punktförmige Schleimhautblutungen) oder Hunner-Ulzera bei der Zystoskopie/ Hydrodistension (▶ Abb. 7.10)

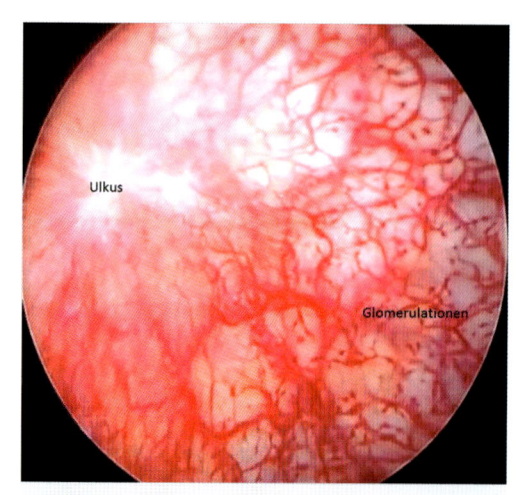

Abb. 7.10 Schleimhautbefund bei interstitieller Zystitis mit den typischen punktförmigen Granulationen und einem Hunner-Ulkus. Beim weiteren Auffüllen der Harnblase kommt es durch die Hydrodistension noch zu typischen schlierenartigen Blutungen, die wasserfallartig die Harnblasenwand hinunterfließen

- Ausschlusskriterien für die Diagnose der IC:
  - Harnblasenkapazität > 350 ml (Wachzustand)
  - Fehlen starken Harndrangs bei rascher Füllung der Harnblase über 150 ml (30–100 ml/min)
  - autonome Detrusorkontraktionen in der Urodynamik
  - keine Nykturie
  - Miktionsfrequenz unter 8 Miktionen in 24 Std.
  - Symptomdauer unter 9 Monate
  - Alter unter 18 Jahren
  - urogenitale Infekte (Prostatitis, Vulvitis, Vaginitis, Herpes genitalis)
  - Zystitis anderer Ätiologie (postradiogen, chemisch, infektiös)
  - Malignome (Harnblase, Uterus, Zervix, Vagina, Urethra)
  - distaler Ureter- oder Harnblasenstein
  - Harnröhrendivertikel

▶ **Therapie**
- ▶ Tab. 7.6 (therapeutische Ansätze teils symptomatischer [Analgesie, Verhaltens- und Entspannungstraining] teils vermeintlich kausaler Natur [Aufbau der GAG-Schicht])
- Ultima Ratio: subtotale oder totale Zystektomie mit Harnblasenaugmentation bzw. Harnableitung
- Fortbestehen der Schmerzsymptomatik nach vollständiger Entfernung der Harnblase bei ca. 20–30 % der Patienten

Tab. 7.6 Therapieansätze bei interstitieller Zystitis [3], [9], [10].

Therapieform	Maßnahmen

medikamentös	• oral
	  ○ Pentosanpolysulfat (SP-54): soll die Permeabilität der Blasenschleimhaut vermindern, Therapieansprechen erst nach ca. 6 Monaten zu erwarten, keine gesicherte Evidenz über Ansprechrate (Interstitial Cystitis clinical Trial Group)
	  ○ Antidepressiva (Amitriptylin)
	  ○ Antihistaminika (Hydroxyzine)
	  ○ Immunsuppressiva (Cyclosporin A)
	• intravesikal (ggf. mit vorheriger Lidocain-Instillation)
	  ○ Pentosanpolysulfat (Cyst-u-ron) auch intravesikal applizierbar
	  ○ Hyaluronsäure (Cystistat) kommt physiologischerweise in allen Wandschichten der Blasenwand vor (auch GAG-Schicht). Durch die direkte Instillation erfolgt ein vorübergehender Ersatz der natürlichen GAG-Schicht.
	  ○ Chondroitinsulfat (Gepan-Instill) ist ein Hauptbestandteil der GAG-Schicht, wirkt analog der Hyaluronsäure.
	  ○ Natriumchondroitinsulfat (Uropol)
	  ○ Hyaluronsäure mit Chondroitinsulfat (Thelosan)
	  ○ Dimethylsulfoxid (DMSO) soll über eine entzündungshemmende Wirkung schmerzlindernd sein.
	  ○ Botulinumtoxininjektion (Botox) zeigt einen vielversprechenden Ansatz, eine Beurteilung ist aufgrund der geringen Evidenz nicht möglich.

physikalisch	• Hydrodistension der Harnblase (Erzeugung eines intravesikalen Drucks von 100 cmH$_2$O mit Wasser in Narkose für 5–8 min. Effekt ist eine kurzfristige Linderung der Schmerzen bei etwa 20 %. Wirkungsweise ist unklar. • EMDA-Iontophorese und Elektrophorese sollen ein tieferes Eindringen in die Harnblasenwand ermöglichen.
konservativ	• Beckenbodengymnastik mit Beckenbodenentspannungsübungen • Biofeedback • psycho- und psychosomatische Therapie • Ernährungsberatung • Alternativ- und Naturheilverfahren
operativ	• transurethrale Resektion • transurethrale Koagulation • Laserung (nur bei Hunner-Ulzera empfohlen)

Tab. 7.7 Medikamentöse Therapieoptionen der weiblichen Harnblasenentleerungsstörung.

Medikamentengruppe	Wirkung	Ursache
Cholinergika (Myocholine u. a.)	Tonus M. detrusor ↑	Detrusorhypotonie
uroselektive Alphablocker (Tamsulosin u. a.)	Blasenauslasswiderstand ↓	Detrusor-Blasenhals-Dysfunktion
Spasmolytika (Butylscopolamin, Tetrazepam u. a.)	Tonus der quergestreiften Muskulatur ↓	Beckenbodenspastik, Detrusor-Sphinkter-Dysfunktion

Cave

Die Problematik der Therapieempfehlung für die interstitielle Zystitis liegt in der fehlenden Qualität zugrunde liegender Studien. Nach Fall et al. gibt es lediglich für Pentosanpolysulfat (oral und intravesikale Applikation), Amitriptylin, Hydroxyzine, Cyclosporin A, intravesikale DMSO-Applikation, transurethrale Resektion sichtbarer Läsionen und die Zystektomie (subtotale, totale) ausreichend Daten für eine valide Therapieempfehlung [3].

7.5 Entleerungsstörungen der weiblichen Harnblase

Die Harnblasenentleerungsstörung bei Frauen ist im Vergleich zu Männern mit der häufig auftretenden subvesikalen Obstruktion durch ein benignes Prostatasyndrom (BPS) insgesamt selten. Die Ursachen können mechanischer und funktioneller Genese sein.

7.5.1 Mechanische Obstruktion

Bei der seltenen mechanischen Obstruktion herrscht ein hoher intravesikaler Druck.

▶ Ursachen
- primär
  - Urethra- bzw. Meatusstenose
  - Blasenhalssklerose
  - Zystozele durch Abklemmen der Urethra (Quetschhahnphänomen)
- sekundär
  - Überkorrektur durch Harninkontinenzoperationen (Faszienzügelplastik u. a.)
  - Kompression von außen bei Malignomen des kleinen Beckens

▶ Therapie
- operative Desobstruktion (z. B. Meatoplastik)
- Quetschhahnphänomen: Korrektur des Deszensus (Zystozele)
  - Demaskierung einer larvierten Belastungsharninkontinenz möglich
  - bei Ablehnung oder Kontraindikationen : Pessar

7.5.2 Funktionelle Obstruktion

Für die physiologische Entleerung der Harnblase ist neben der Detrusoraktivität auch eine koordinierte Relaxation des Schließmuskels und des Blasenhalses erforderlich.

▶ Ursachen
- Detrusor-Blasenhals-Dysfunktion (glattmuskulärer Sphinktermechanismus)
- Detrusor-Sphinkter-Dysfunktion (quergestreifter Sphinktermechanismus)

▶ Therapie
- Eigenkatheterismus (ISEK, IC)
  - bei hohen Restharnmengen (> 50 % der funktionellen Blasenkapazität)
  - Frequenz nicht über 500 ml (Blasendistorsion)
- konservativ
  - medikamentös (▶ Tab. 7.7)
  - Miktionstraining (Miktion nach der Uhr, Double-Voiding)
  - Beckenbodenspannung unter Biofeedback-Kontrolle

7.6 Erkrankungen der weiblichen Harnröhre

Die weibliche Harnröhre ist deutlich kürzer als die männliche (etwa 2,5–4 cm) und mündet mit dem Ostium urethrae externum unmittelbar vor bzw. über dem Scheideneingang (Introitus) unterhalb der Klitoris. Diese Anatomie begünstigt häufigere Harnwegsinfektionen und das höhere Risiko der Harninkontinenz im Vergleich zu Männern.

Isolierte Erkrankungen der weiblichen Harnröhre mit klinischer Relevanz sind insgesamt selten, sie betreffen
- angeborene oder erworbene Stenosen,
- Aussackung (Divertikel)
- Schleimhautveränderungen

7.6.1 Meatusstenose

Die Urethra entwickelt sich unter Einfluss von Östrogen aus dem Sinus urogenitalis. Ein fibrotischer Ring kann als **Residuum der urogenitalen Membran** entstehen. Die Harnröhrenweite bei neugeborenen Mädchen liegt bei 14–16 Charr. In der Pubertät kommt es unter den steigenden Östrogenwerten zu einer weiteren Urethraweitung. Diese **Östrogenabhängigkeit** kann auch in der Menopause ursächlich für eine fibrotische Schrumpfung mit Ausbildung einer Meatusenge sein.

Der **Krankheitswert** einer Meatusstenose ist weiterhin in der Diskussion. Neben rezidivierenden Harnwegsinfekten kann offensichtlich auch eine Harnblasenüberaktivität ausgelöst oder unterhalten werden. Bei Mädchen mit simultanem vesikoureterorenalem Reflux und Meatusenge sistiert der Reflux in 40 % nach Meatotomie [16].

▶ **Diagnostik**
- Zystoskopie
- Bougie à Boule (▶ Abb. 7.11)
    ○ zur Weitenbestimmung Positionierung der olivenartigen Bougie am distalen (fibrotischen) Meatus
    ○ Ausschluss einer funktionellen (spastischen) infravesikalen Obstruktion
- Miktionszysturethrogramm: unsicher, kein Ersatz für Harnröhrenkalibrierung

▶ **Therapie**
- Chirurgie der 1. Wahl: offene Durchtrennung (**Urethrotomia externa**) des narbigen Rings
    ○ Inzision bei 6 Uhr (bei lateraler distaler Urethrotomie 3 Uhr + bei Bedarf 9 Uhr)
    ○ Inzision auf eingelegtem, nach distal eleviertem Bougie
    ○ Inzision ausreichend tief zur kompletten Durchtrennung der fibrotischen Anteile
    ○ transversale, evertierende Naht der Mukosa mit schnell resorbierbarem Material (z. B. Vicryl rapid)
    ○ Erfolgsrate: 70–80 % bei rezidivierenden Harnwegsinfekten, 80 % zur Reduktion der Symptomatik einer überaktiven Harnblase [16]

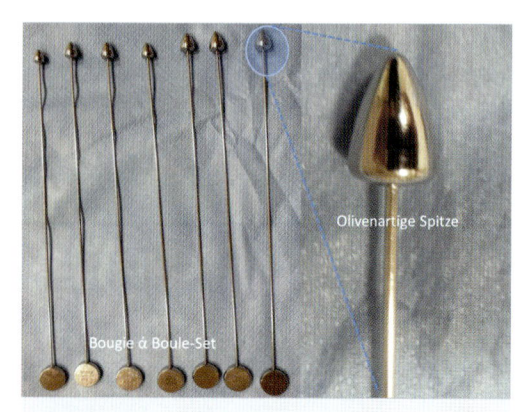

Abb. 7.11 Bougie-à-Boule-Set mit typischer olivenartiger Spitze zur Kalibrierung der weiblichen Harnröhre. Die externe Urethrotomie erfolgt bei über dem Bougie ausgespannter Harnröhre.

   ○ geringe OP-Risiken: Nachblutung, Rezidiv
- Chirurgie der 2. Wahl: Otis-Urethrotomie (**Urethrotomia interna** (Cave: Sphinkterverletzung)

7.6.2 Periurethrale Zysten und Urethradivertikel

Die Ausstülpungen der weiblichen Harnröhre (Urethradivertikel) können **angeboren und erworben** sein.

Die **Inzidenz** bei asymptomatischen Frauen liegt zwischen 0,6 und 8 % und steigt auf 40 % bei chronisch symptomatischen Frauen (Miktionsbeschwerden, Harnwegsinfekte) an.

Die Diskussion über die **Genese** reicht von entzündeten periurethralen Drüsen der distalen Urethra bis zu einer angeborenen Wandschwäche der Harnröhre. Periurethrale Raumforderungen gehen bei einer zystischen Ausbildung auf Reste des Gartner-Gangs zurück oder sind entzündliche Residuen von Skene-Drüsen. Solide Raumforderungen können Myomen entsprechen. Maligne Raumforderungen sind selten.

▶ **Symptome**
- stark variabel in unterschiedlicher Intensität
- irritativ: Pollakisurie, Dysurie
- obstruktiv: Harnstrahl ↓
- rezidivierende Harnwegsinfekte
- pathognomisch: Nachträufeln bei Divertikeln (Cave: DD Harninkontinenz) [18]

▶ **Diagnostik**
- Tastbefund: vaginale Raumforderung
- Introitussonografie
- zur Diagnoseabsicherung:
  - Miktionszysturethrografie (Sensitivität 17–100 %, abhängig von urethraler Divertikelöffnung)
  - Doppelballonurethrografie (Cave: Qualität untersucherabhängig, Spezialkatheter erforderlich)
- Becken-MRT: ergänzend zur Sonografie zur Darstellung der Anatomie

▶ **Therapie**
- symptomatische paraurethrale Prozesse bzw. Divertikel: chirurgische Resektion
  - wasserdichter Verschluss der Urethra
  - schichtweiser Verschluss von Diaphragma urogenitale und Vaginalwand
  - bei größeren Befunden und Narben: Interposition eines Martiuslappens (Fettlappen)
  - OP-Risiken: Harninkontinenz, narbige Strikturen, urethrogavinale Fistel
- nicht symptomatische, kleine Befunde: selten

7.6.3 Urethralpolyp, -karunkel, -prolaps

Urethralkarunkel, -polypen und -prolaps zeigen neben einem ähnlichen makroskopischen Erscheinungsbild (tumorartigen Vorwölbung am Meatus urethrae externus) auch eine analoge klinische Symptomatologie mit Dysurie und Kontaktblutung.

▶ **Pathogenese**
- Urethralkarunkel: reaktive Schleimhauthyperplasie durch chronisch-entzündliche Prozesse der Skenedrüsen (Prolaps gestielt bis vor den Meatus externus möglich)
- Urethrapolyp: benigner Schleimhauttumor (Prolaps gestielt bis vor den Meatus externus möglich)
- Urethralprolaps: zirkulärer Vorfall der Urethralschleimhaut. Ursache: (postmenopausal) verminderte Elastizität des Bindegewebes der Lamina propria, Blasen- oder Stuhlentleerungsstörungen mit vermehrtem Einsatz der Bauchpresse [17].

▶ **Therapie**
- Resektion und Schleimhautnaht
- histologische Untersuchung des resezierten Gewebes zum Ausschluss des seltenen primären Urethrakarzinoms

7.7 Exenteration und Harnableitung bei gynäkologischen Erkrankungen

Bei malignen aber auch benignen gynäkologischen Erkrankungen kann eine **Resektion unter Beteiligung der Harnblase** mit der Notwendigkeit einer **Harnableitung** indiziert sein (▶ Tab. 7.8). Nicht immer wird die Option einer erweiterten chirurgischen Therapie bei der Betrachtung der Therapiemöglichkeiten durch die Gynäkologen einbezogen. Häufig kommen die Patientinnen erst in Folge von Komplikationen (Harnaufstau, Fistelbildung, Makrohämaturie etc.) zur urologischen Vorstellung.

Die **Exenteration des Beckens** stellt angesichts verbesserter Anästhesie- und OP-Verfahren eine ernstzunehmende Alternative bei der Behandlung von lokal fortgeschrittenen oder rezidivierenden Tumoren im kleinen Becken dar. Durch die Interposition von Omentum-majus-Lappen und Verhinderung eines unmittelbaren Darmkontakts kann eine postoperative Bestrahlung risikoärmer und ggf. zielgenauer durchgeführt werden. Auch in der Palliativsituation sollte bei belastenden Symptomen durch den Tumor oder vorangegangene Behandlung (OP, Bestrahlung) die Indikation zur OP nicht unberücksichtigt bleiben. Die interdisziplinäre Indikationsstellung, -Therapieplanung und Patientenselektion sind neben der operativen Erfahrung der Schlüssel zu einem Behandlungserfolg. Häufig lassen sich jedoch nur intraoperativ die de-

Tab. 7.8 Indikation zur vorderen oder vollständigen Exenteration und Harnableitung.

Benigne Krankheiten ohne organerhaltende Therapiealternative	Maligne gynäkologische Tumoren
Harninkontinenz	kurativ • lokal fortgeschritten mit Organinfiltration (Blase, Rektum) • Rezidivtumor nach Primärtherapie
Harnfistel	palliativ • tumorbedingt (Blutung, Harnstau, Fistel, Kloake, Schmerz u. a.) • therapiebedingt (OP, Bestrahlung → Fistel, Kloake, Harnstau, Schrumpfblase u. a.)
Schrumpfblase (postradiogen)	

Tab. 7.9 Bei der gynäkologischen Exenterationschirurgie in Frage kommende Harnableitungen.

Inkontinent	Kontinent
Ileum- bzw. Kolonkonduit	orthotope Ersatzblase
Ureterokutaneostomie, Transureteroureterokutaneostomie (TUUC)	Pouch mit Nabelstoma
	Harnleiter-Darm-Implantation
	Main-Pouch-II

finitiven Resektionsgrenzen und die Notwendigkeit sowie Art der Harnableitung festlegen. Der urologische Operateur sollte neben Erfahrung in der onkologischen Beckenchirurgie über ein Repertoire an potenziellen Harnableitungen verfügen (▶ Tab. 7.9).

Aufgrund der lokalen Problematik im Becken kommt in der Regel eine orthotope Harnableitung mittels Neoblase nicht oder sehr selten in Frage. Bei vorbestrahltem Darm ist die Verwendung von außerhalb des Strahlenfelds gelegenen Kolonsegmenten zu erwägen. Bei einer kompletten Exenteration mit Anlage eines Anus praeter kann so auch eine zusätzliche Darmanastomose vermieden werden. In Abhängigkeit von Patientenwünschen und Gewebsverhältnissen sollte auch die Anlage eines kontinenten (katheterisierbaren) Pouches als Alternative möglich sein. Insbesondere in der Palliativsituation kann eine Minimierung des OP-Risikos durch Vermeidung eines Darmeingriffs im Vordergrund stehen und sich hier die Anlage einer Harnleiter-Haut-Fistel (Ureterokutaneostomie) anbieten. Die Schaffung einer kloakalen Situation mit Implantation der Ureteren in stuhlführende Darmsegmente ist aufgrund der häufigen metabolischen Probleme (Azidose) und aszendierenden Nierenbeckeninfektionen kritisch zu sehen.

Literatur

[1] Brummer TH, Jalkanen J, Fraser J et al. FINHYST, a prospective study of 5279 hysterectomies: complications and their risk factors. Hum Reprod 2011;26: 1741–51

[2] Bundesamt für Strahlenschutz – Informationsbroschüre Strahlenthemen – Schwangerschaft und Strahlenschutz. www.bfs.de. Januar 2014

[3] Fall M, Oberpenning F, Peeker R. Treatment of bladder pain syndrome/interstitial cystitis 2008: can we make evidence-based decisions? Eur Urol 2008; 54: 65–75

[4] Hannestad YS, Rortveit G, Sandvik H et al. A community-based epidemiological survey of female urinary incontinence: The Norwegian EPINCONT Study. J Clin Epidemiol 2000; 53: 1150–7

[5] ICA Deutschland e. V., Förderverein für interstitielle Zystitis. Übersicht aktueller Behandlungsmöglichkeiten. www.ica-ev.de. Stand Mai 2011

[6] Knottnerus BJ, Geerlings SE, Moll van Charante EP, ter Riet G. Women with symptoms of uncomplicated urinary tract infection are often willing to delay antibiotic treatment: a prospective cohort study. BMC Fam Pract. 2013 May 31;14:71

[7] Laing KA, Lam TB, McClinton S et al. Outcomes of ureteroscopy for stone Disease in pregnancy: results from a systematic review of the literature. Urol Int. 2012;89(4):380–6

[8] Lee JS, Choe JH, Lee HS, Seo JT. Urologic complications following obstetric and gynecologic surgery. Korean J Urol 2012; 53: 795–9

[9] Mangera A, Apostolidis A, Andersson KE. An Updated Systematic Review and Statistical Comparison of Standardised Mean Outcomes for the Use of Botulinum Toxin in the Management of Lower Urinary Tract Disorders. Eur Urol 2013 Nov 1. pii: S0302–2838(13)01109–3. [Epub ahead of print]

[10] Moutzouris DA, Falagas ME. Interstitial cystitis: an unsolved enigma. Clin J Am Soc Nephrol 2009; 4: 1844–57

[11] Naber KG, Vahlensieck W, Wagenlehner FME et al. S-3 Leitlinie Harnwegsinfektionen der DGU-Epidemiologie, Diagnostik, Therapie und Management unkomplizierter bakterieller ambulant erworbener Harnwegsinfektionen bei erwachsenen Patienten. AWMF, 2010, Register-Nr. 043/044

[12] Petri E, Hutschenreiter G. Extraureterale Abflussstörungen. In: Petri E, Kölbl H, Hrsg. Gynäkologische Urologie. 4. Aufl. Stuttgart: Thieme; 2013: 215–26

[13] Rajaei Isfahani M, Haghighat M. Measurable changes in hydronephrosis during pregnancy induced by positional changes: ultrasonic assessment and its diagnostic implication. Urol J 2005; 2: 97–101

[14] Schito GC, Naber KG, Botto H et al. The ARESC study: an international survey on the antimicrobial resistance of pathogens involved in uncomplicated urinary tract infections. Int J Antimicrob Agents 2009; 34: 407–13

[15] S2-Leitliniegruppe. Die Überaktive Blase (ÜAB). Stand Juni 2010, gültig bis 2015. http://www.awmf.org/uploads/tx_szleitlinien/015–007l_S2k_Ueberaktive_Blase.pdf. Online Jan 2014

[16] Schrey A, Heidler H. Die Meatusstenose der Frau – Faktum oder Mythos? J Urol Urogynäkol 2009; 16: 30–4

[17] Thüroff JW. Urethralkarunkel, Polypen und Prolaps. In: Jocham D, Miller K, Hrsg. Praxis der Urologie. 3. Aufl. Stuttgart: Thieme; 2007: 391

[18] Tunn R und Peruccini D. Paraurethrale Raumforderungen und Urethradivertikel. In: Tunn R, Hanzal EL, Peruccini D, Fischer W, Hrsg. Urogynäkologie in Praxis und Klinik. 2. Aufl. Berlin: de Gruyter; 2010: 323–27

[19] Waaldijk K. The immediate management of fresh obstetric fistulas. Am J Obstet Gynecol. 2004; 191: 795–9

Kapitel 8

Kinderurologie

8.1	Harnwegsinfektionen bei Kindern	378
8.2	Ureteropelvine Stenosen	381
8.3	Doppelnieren	387
8.4	Vesikoureteraler Reflux	391
8.5	Sekundärer vesikorenaler Reflux	396
8.6	Primärer Megaureter	396
8.7	Sekundärer Megaureter	399
8.8	Urethralklappen	399
8.9	Enuresis	402
8.10	Kindliche Harninkontinenz	404
8.11	Neurogene Blasen- und Sphinkterdysfunktion	406
8.12	Phimose	411
8.13	Hodenhochstand	414
8.14	Kindliche Leistenhernie	418
8.15	Hydrozele	420
8.16	Varikozele	421
8.17	Hypospadie	422

8 Kinderurologie

R. Stein, A. Großmann, P. Rubenwolf

8.1 Harnwegsinfektionen bei Kindern

Definition

Harnwegsinfektion
Die Besiedlung des Harntrakts mit Keimen wird als Harnwegsinfektion (HWI) bezeichnet. Sie kann mit einer lokalen und/oder systemischen Entzündungsreaktion einhergehen.

8.1.1 Epidemiologie und Ätiologie

- eine der häufigsten bakteriellen Infektionskrankheiten im frühen Kindesalter
- bis zu 30 % **Rezidive** innerhalb von 12 Monaten nach Erstereignis
- **Inzidenz** in den ersten 6 Lebensjahren: Mädchen ca. 7 %, Jungen ca. 1,6 %
- in den ersten 12 Lebensmonaten häufiger bei Jungen, danach bei Mädchen

8.1.2 Klassifikationen

Die Klassifikation der HWI erfolgt nach
- Lokalisation,
- zeitlicher Abfolge,
- klinischen Symptomen,
- komplizierenden Faktoren.

Bei der **Lokalisation** wird zwischen dem unteren und oberen Harntrakt unterschieden:
- Urethritis
  - bei Kindern sehr selten, in der Pubertät zunehmend häufiger
  - Ursache: meist Chlamydien oder Mykoplasmen
- Zystitis
  - Symptome: Dysurie, Pollakisurie, imperativer Harndrang, Inkontinenz, übel riechender Urin, schmerzhafter Hämaturie, suprapubische Schmerzen
  - Cave: bei Neugeborenen und Säuglingen Symptome anamnestisch nicht zu erfragen!

Bei der **zeitlichen Abfolge** wird unterschieden:
- erste HWI
- rezidivierende HWI
  - Rezidiv- bzw. Reinfektion (Erreger unterscheidet sich z. B. serotypisch von dem vorangegangenem Erreger)
  - Wiederauftreten bzw. persistierende Infektion mit demselben Erreger

Bei den **Symptomen** wird unterschieden:
- symptomatische HWI
- asymptomatische Bakteriurie (ABU)
  - keine inflammatorischen oder klinischen Symptome bei durch lokale Abwehrmaßnahmen abgeschwächten uropathogenen Keimen
  - Besiedlung der Harnblase mit nicht virulenten Keimen möglich
  - symptomlose Leukozyturie (Cave: Tuberkulose bei isolierter und persistierender Leukozyturie ohne Keimnachweise möglich!)
  - schwierige DD zwischen symptomatischer HWI und ABU bei neurogener Blasenentleerungsstörung (fehlenden Sensibilität)

Merke

Bei allen Patienten mit morphologisch und funktionell unauffälligem Harntrakt, normaler Nierenfunktion und kompetentem Immunsystem handelt es sich in der Regel um eine unkomplizierte HWI.
  Eine komplizierter HWI liegt bei allen Neugeborenen, allen Patienten mit Anomalien des Harntrakts (bekannter Reflux, Dilatation des oberen Harntrakts bzw. Obstruktion), Patienten mit neurogener Blasenfunktionsstörung, Niereninsuffizienz, Z. n. Nierentransplantation oder inkompetentem Immunsystem vor.

8.1.3 Klinik

- Fieber bei Kleinkindern häufig einziger Hinweis auf HWI
- v. a. Neugeborene mit Pyelonephritis oder Urosepsis: u. U. unspezifische Symptome wie Trinkschwäche, Erbrechen, Berührungsempfindlichkeit, Ikterus, Lethargie, Hyponatriämie bzw.

8.1 Harnwegsinfektionen bei Kindern

Elektrolytentgleisung oder grau-blasses Hautkolorit
- selten bei Neugeborenen fehlende febrile Reaktion trotz parenchymatöser Infektion
- im Kleinkindalter ausgeprägte Hyponatriämie sowie Hyperkaliämie im Sinne eines passageren Pseudohypaldosteronismus bei Pyelonephritis möglich

> **Merke**
>
> Liegen keine komplizierenden Faktoren wie z. B. eine Obstruktion der oberen Harnwege vor, ist ein septischer Schock bei Säuglingen eher selten.

8.1.4 Diagnostik

- Anamnese
  - Lokalisation
  - vorangegangene HWI
  - klassische HWI-Symptomen
  - komplizierende Faktoren
  - bekannte Anomalien des Harntrakts
  - auffällige prä- oder postnatale Ultraschallbefunde
  - vorangegangene Operationen am Urogenitaltrakt
  - Blasen- und Darmfunktionsstörungen
  - bei Jugendlichen: Sexualanamnese
- komplette körperliche Untersuchung (andere Fieberursachen bedenken!)
  - Untersuchung des äußeren Genitale: Phimose, Labiensynechie, Vulvitis oder Epididymorchitis
  - Körpertemperatur rektal bzw. im Ohr
- Urindiagnostik
  - vor Antibiotikatherapie
  - Cave: Beeinflussung der Kontaminationsrate bei Säuglingen und Kleinkindern durch die angewandte Entnahmetechnik
  - Beurteilung des Ergebnisses unter Berücksichtigung der Entnahmetechnik
  - Gewinnungsmethoden bei nicht vorhandener Blasenkontrolle: Beutelurin, suprapubische Punktion, Katheterisierung, „Clean-Catch"-Urin
- Blutuntersuchung bei fieberhaften HWI
  - Blutbild (Leukozyten, Thrombozyten)
  - Elektrolyte im Serum
  - Kreatinin (ggf. Cystatin C)
  - Procalcitonin (Werte > 0,5 ng/ml) zur Diagnose einer Pyelonephritis
  - CRP: relativ niedrige Spezifität zur Diagnose der Pyelonephritis

- Ultraschall
  - zum Ausschluss komplizierender Faktoren (z. B. Obstruktion der oberen Harnwege) bei v. a. fieberhaften HWI oder Urosepsis zwingend erforderlich (sofort)

Uringewinnungstechniken

Es werden 4 Techniken zur Uringewinnung bei nicht urinkontinenten Kindern unterschieden:
- Beutelurin
- Clean-Catch-Urin
- suprapubische Blasenpunktion
- Katheterisierung

Der **Beutelurin** kommt sehr oft zuerst zur Anwendung, wobei nach Reinigung und Abtrocknen des Genitales ein selbstklebender Plastikbeutel aufgebracht und der Urin aufgefangen wird. Eine HWI kann mit dieser Methode nur ausgeschlossen werden, wenn sich beim Urinteststreifen kein Hinweis auf Nitrit und Leukozyten (negative Leukozytenesterasereaktion) zeigt oder die Mikroskopie negativ für Leukozyten oder Bakterien ist. Auf die Anlage einer Urinkultur kann nur in diesen Fällen verzichtet werden. Ist die Urinkultur negativ, so ist eine HWI ausgeschlossen. Aufgrund der hohen Kontaminationsrate bei dieser Technik muss zur Verifizierung einer echten HWI der Urin mittels suprapubischer Punktion oder durch einen Katheter gewonnen werden.

Beim sogenannten „**Clean-Catch**"-**Urin** wird das Kind bzw. Säugling nach Verabreichung einer größeren Trinkmenge auf dem Schoß gehalten, die spontane Miktion abgewartet und in einem sterilen Gefäß aufgefangen.

Die **suprapubische Blasenpunktion** ist die sensitivste Methode, um einen nicht kontaminierten Urin zu erhalten. Die Beurteilung des Füllungszustands der Blase mittels Ultraschall vor der Punktion erleichtert die Urinaspiration. Zur Schmerzreduktion sollte EMLA-Creme (Euthectic Mixture of local Anesthetic) verwendet werden. Die suprapubische Blasenpunktion ist die Methode der Wahl zur zügigen Uringewinnung bei Säuglingen oder Kleinkindern mit Fieber und V. a. auf Infektionen des oberen Harntrakts (Pyelonephritis) bzw. Urosepsis vor Einleitung einer antibiotischen Therapie.

Die Gewinnung des Urins mittels eines **Katheters** stellt eine Alternative zu der suprapubischen Blasenpunktion dar.

Bei urinkontinenten Kindern kann nach Reinigung des Genitales ein **Mittelstrahlurin** gewonnen werden.

> **Merke**
>
> Die suprapubische Blasenpunktion ist die sensitivste Methode, um einen nicht kontaminierten Urin zu erhalten.

Urinuntersuchungsmethoden

Methoden zur Urinuntersuchung:
- Teststreifen
- Mikroskopie
- Kultur

Zur Urinuntersuchung wird meist der **Urinteststreifen** eingesetzt. Beim Test auf Nitrit wird die Fähigkeit bestimmter Bakterien ausgenutzt, Nitrat zu Nitrit zu reduzieren. Bei Säuglingen mit einer hohen Miktionsfrequenz kann die Zeit zur Reduktion von Nitrat u. U. nicht ausreichen, sodass die Urinprobe trotz der Besiedelung der Blase mit nitratreduzierenden Bakterien falsch-negativ bleibt. Leukozyten setzen Indoxylesterasen frei. Die Leukozytenesterase-Aktivität (LE) lässt sich mittels Urinteststreifen nachweisen. Ist der Urinteststreifen für LE und Nitrit positiv, so besteht eine hohe Sensitivität für das Vorliegen einer HWI.

Bei der ebenfalls häufig eingesetzten **Urinmikroskopie** wird der frische, nicht zentrifugierte Urin in einer Zählkammer auf zelluläre Elemente (Bakterien, Leukozyten, Erythrozyten) hin untersucht, wobei die reine Bakteriurie eine höhere Sensitivität als die ausschließliche Leukozyturie hat. Finden sich sowohl Leukozyten als auch Bakterien, so besteht eine hohe Wahrscheinlichkeit für eine HWI.

Ergibt sich bei einer oder beiden Untersuchungsmethoden der V. a. auf eine HWI, dann ist die Anlage einer **Urinkultur** vor der ersten Antibiotikagabe zwingend erforderlich. Zeigt sich jedoch im Urinteststreifen oder der Urinmikroskopie kein Hinweis auf eine HWI, kann auf die Urinkultur verzichtet werden, insbesondere dann, wenn eine andere Ursache für das Fieber wahrscheinlich ist.

Die zur Diagnose einer HWI **notwendige Anzahl der KBE pro Milliliter** (koloniebildenden Einheiten, KBE/ml) ist abhängig von der Art der Uringewinnung, der Diurese, sowie der Lagerungstemperatur und Zeitdauer bis zur Anlage einer Urinkultur. Dies muss bei der Interpretation der Keimzahl berücksichtigt werden, wobei in den verschiedenen Leitlinien, die Signifikanz der Keimzahl unterschiedlich gehandhabt wird. So wird beispielsweise in den 2011 veröffentlichten Leitlinien der American Academy of Pediatric eine HWI diagnostiziert, wenn die Leukozyturie in Verbindung mit dem Nachweis von mindestens 50 000 KBE/ml in der durch eine suprapubische Punktion gewonnen Urinkultur vorliegt [1]. Kritisch muss man hierbei bedenken, dass trotz geringerer Keimzahl eine signifikante HWI vorliegen kann. In den EAU-Leitlinien wird der Art der Uringewinnung Rechnung getragen. So wird eine Keimzahl von 1000–50 000 KBE/ml für den Katheterurin und jede Keimzahl (bei mindestens 10 gleichen Kolonien) für den mittels suprapubischer Punktion gewonnenen Urin als positiv angesehen (▶ Tab. 8.1) [38]. Werden verschiedene Keime nachgewiesen, sollte der Urin als kontaminiert angesehen werden.

Tab. 8.1 Anzahl der koloniebildenden Einheiten (KBE) im Rahmen einer Urinkultur zur Diagnose einer HWI in Abhängigkeit von der Methode der Uringewinnung [38].

Gewinnungsmethode	KBE
suprapubische Blasenpunktion	jede Keimzahl, mindestens jedoch 10 identische Kolonien
Katheterurin	≥ 1.000–50.000 KBE/mL
Mittelstrahlurin	≥ 10^4 KBE/ml bei symptomatischer HWI ≥ 10^5 KBE/ml bei asymptomatischer HWI

8.1.5 Therapie

> **Merke**
>
> Bevor eine antibiotische Therapie begonnen wird, muss eine adäquat gewonnene Urinprobe zur Urinanalyse und Urinkultur vorliegen.

- fiebernde Kinder mit dringendem V. a. HWI
  - frühe empirische Antibiose
  - Ziele: Verminderung bzw. Vermeidung von: Bakteriämie oder Urosepsis, Beteiligung des Nierenparenchyms, späteren Parenchymnarben, Symptombeseitigung
- ABU
  - keine antibiotische Therapie, Ausnahme: geplante Manipulation oder operative Intervention am Harntrakt

- unkomplizierte Zystitis (nach 3. Lebensmonat)
  - orale Therapie über mindestens 3–4 Tage (ist kürzerer Therapie überlegen!)
- fieberhafte HWI, Applikationsweise der antibakteriellen Therapie (oral versus i. v.) abhängig von
  - Alter (2.–3. Lebensmonat parenteral wegen erhöhter Inzidenz von Urosepsis, Bakteriämie, schwerer Pyelonephritis, Hyponatriämie, Hyperkaliämie [1])
  - Allgemeinzustand,
  - Verweigerung von Nahrungs- bzw. Flüssigkeitsaufnahme,
  - V. a. eine Urosepsis,
  - Compliance von Kind und Eltern,
  - zusätzlicher Diarrhö oder Erbrechen,
  - weiteren komplizierenden Faktoren.
- Wahl der Antibiotika, Dosierung, Dauer der Applikation
  - gemäß Leitlinien [16], [38]
  - nach regionaler Resistenzlage (teilweise sehr unterschiedlich!)
  - ggf. Anpassung nach Erhalt der Urinkultur
- Mädchen mit Reflux, Kinder mit Blasenfunktionsstörung
  - antibakterielle Prophylaxe vorteilhaft
- Prävention/Prophylaxe
  - Antibiose v. a. bei Mädchen mit Reflux bzw. Kindern mit Blasenfunktionsstörung [11], [40]
  - Cranberry-Produkte
  - bei Jungen mit rezidivierenden HWI oder komplizierenden Faktoren frühzeitige Therapie einer Phimose
- Blasen- bzw. Darmfunktionsstörungen („Bladder and Bowel Dysfunction", BBD)
  - wesentlicher Risikofaktur für HWI
  - Senkung der HWI-Rate durch Therapie der Funktionsstörung
  - antibakterielle Prophylaxe von Rezidivinfektionen bis zur erfolgreichen Therapie der Funktionsstörung vorteilhaft

8.1.6 Weiterführende bildgebende Verfahren

- Ultraschall von Niere und Blase
  - Ausschluss einer Obstruktion des oberen oder unteren Harntrakts
  - sehr zeitnahe Kontrolluntersuchung bei auffälligen Befunden (ca. 15 % der Fälle) dann ggf.:
  - weitere Intervention (Abklärung, ggf. Harnableitung) oder operative Intervention (1–2 % der Fälle)
  - weitere Untersuchungen (MCU/DMSA) zum Refluxausschluss bei Risikopatienten (Cave: dilatierender Reflux allein durch Sonografie in 24–33 % nicht erkannt!)
- statische Nierenszintigrafie (99mTc-DMSA-Scan)
  - zur Detektion von Parenchymnarben erste Wahl
  - „Top-down-Approach": DMSA-Scan als Primäruntersuchung aufgrund guter Korrelation von Speicherdefekten und dilatierenden VUR, bei Hinweisen auf Parenchymspeicherdefekt MCU
- Miktionszysturethrogramm (MCU)
  - Goldstandard zum Refluxnachweis
  - niedrigere Strahlenbelastung (0,1–0,55 mSv bei Kindern < 10 Jahre) durch verbesserte Durchleuchtungstechnik („Grid-controlled variable-Rate pulsed Fluoroscopy")
  - Inzidenz und Grad des VUR unabhängig von Untersuchungszeitpunkt
  - Durchführung bei sterilem Urin nach Infektbehandlung

8.2 Ureteropelvine Stenosen

Definition

Ureterpelvine Stenose
Synonyme für die ureteropelvine Stenose (UPS) sind die Harnleiterabgangsstenose und die subpelvine Stenose. Sie können mit sehr unterschiedlichen Konfigurationen des Nierenbecken-Kelch-Systems einhergehen (▶ Abb. 8.1). Jede passagere oder permanente Aufweitung von Nierenbecken bzw. -kelchsystem stellt unabhängig von der Genese eine **Nierenbecken-(kelch-)dilatation** dar. Im englischsprachigen Raum wird der Begriff „Hydronephrosis" hierfür synonym verwendet. Im deutschsprachigen Raum wird unter dem Begriff **Hydronephrose** die pathologisch-anatomische Bezeichnung für eine Harnstauung mit einhergehender degenerativer Veränderung des Nierenparenchyms verstanden. Stenose ist die pathologisch-anatomische Bezeichnung für eine Einengung eines Lumens, wie sie z. B. am ureteropelvinen Übergang vorliegen kann. Eine Harntransportstörung infolge einer Stenose führt zur **Obstruktion**, welche die Entwicklung der Niere einschränkt (konnatale Obstruktion) bzw. später zu einer Reduzierung der Nierenfunktion führen kann (erworbene Obstruktion).

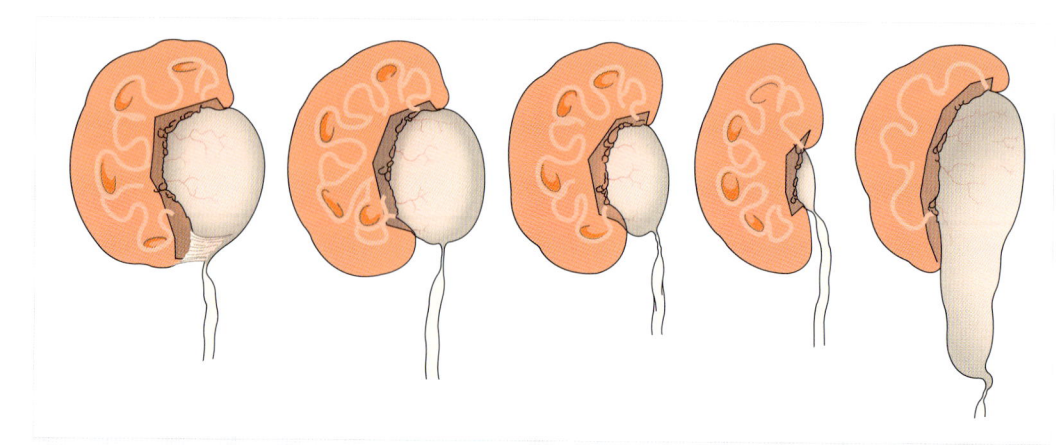

Abb. 8.1 Variationen der Lokalisation der ureteropelvinen Stenose (UPS). (Stein R, Beetz R, Thüroff JW. Kinderurologie in Klinik und Praxis. 3. Aufl. Stuttgart: Thieme; 2012)

8.2.1 Epidemiologie

- Inzidenz: ca. 2–8/1000 Neugeborene (abhängig von der Definition der subpelvinen Stenose und der untersuchten Population)
- postnatale **Nierenbeckenkelchdilatationen**: ca. 50 % auf eine UPS zurückzuführen
- Seitenverhältnis links/rechts 60:40, 10–25 % bilateral
- Jungen/Mädchen 3:1
- multizystische Niere der kontralateralen Seite: ca. 0,5–4 %
- **kontralaterale Nierenagenesie**: bis 5 %
- **ipsilateraler Reflux**: ca. 5–10 %
- primäre bzw. intrinsische UPS wahrscheinlicher im frühen Kindesalter
- sekundäre bzw. extrinsische UPS mit zunehmendem Alter

8.2.2 Ätiologie

- 2 Theorien:
  - UPS am proximalen Ende durch unvollständige Rekanalisation des Ureterlumens nach passagerer kompletter Obliteration um den 42. Gestationstag (embryologische Untersuchungen von Ruano-Gil, 1975)
  - passagerer Ureterkollaps nach Beendigung der Urinproduktion durch das Mesonephros und vor der dann einsetzenden Urinproduktion aus der Nachniere (Metanephros) (muskuläre und innervative Defizite in diesem Bereich in histologischen und immunhistochemischen Untersuchungen)
- Art der Abflussbehinderung
  - **intrinsisch**: strukturelle Wandveränderungen
  - extrinsisch: durch ein den Ureter kreuzendes Gefäß (ca. 10–15 %, ▶ Abb. 8.2), retroperitoneale Entzündungen, posttraumatische Folgezustände, sehr selten Tumoren
  - **kombiniert**: intrinsische und extrinsische Enge
  - primär
  - **sekundär**: Abknicken des Harnleiters durch starke Mäanderbildung bei **hochgradigem Reflux** oder ausgeprägtem Megaureter

8.2.3 Klinik

> **Merke**
>
> Bei mehr als 80 % der Säuglinge handelt es sich um einen asymptomatischen sonografischen Zufallsbefund.

- im **Säuglingsalter** uncharakteristische Symptomatik: Gedeihstörung, Inappetenz, rezidivierendem Erbrechen, Hämaturie, sehr selten tastbarer Oberbauchtumor
- **ältere Kinder** und **Erwachsene**: rezidivierende Oberbauchbeschwerden, kolikartige Flankenschmerzen insbesondere nach größeren Trinkmengen
- Komplikationen bzw. Folgen der UPS
  - Pyelonephritis, Pyonephrose, Urosepsis (können erste Symptome der UPS sein)

8.2 Ureteropelvine Stenosen

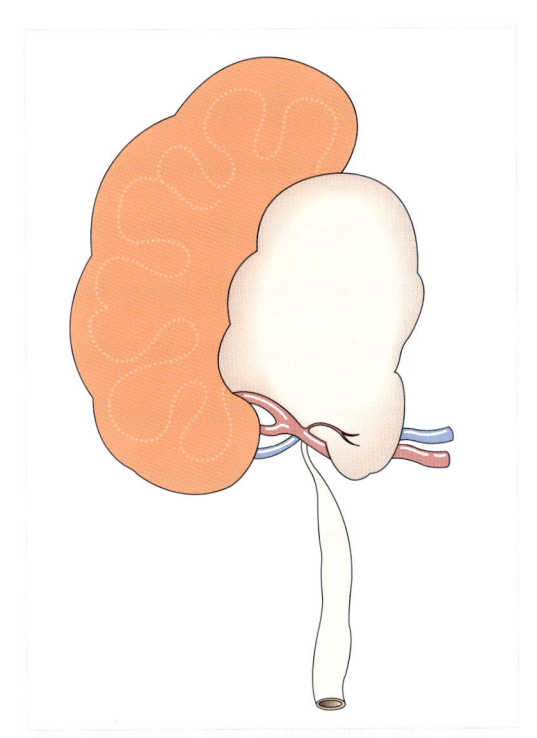

Abb. 8.2 Schematische Darstellung: ein unteres Polgefäß kreuzt den Harnleiter ventral. (Stein R, Beetz R, Thüroff JW. Kinderurologie in Klinik und Praxis. 3. Aufl. Stuttgart: Thieme; 2012)

- Nephrolithiasis: 1 % der Kinder, 14 % der Erwachsenen
- Raritäten: traumatische Ruptur, arterielle Hypertonie als Erstsymptome

8.2.4 Diagnostik

Ziel der Diagnostik ist das Erkennen einer relevanten Harntransportstörung.

- **Ultraschall**
  - Nachweis einer ausgeprägten Nierenbeckendilatation ab der 12./15. SSW möglich
  - frühzeitige Planung des postpartalen Managements v. a. bei beidseitiger Nierenbeckendilatation (Vorbereitung der Eltern)
  - erste postpartale Untersuchung: 3.–4. Lebenstag („physiologische" Oligurie postpartal)
  - sofortige postpartale Untersuchung bei: V. a. Urethralklappe, Oligohydramnion, Einzelniere mit Nierenbeckenkelchdilatation, sehr stark ausgeprägter Dilatation, postpartalen klinischen Symptomen einer Sepsis, Oligurie, Anurie
  - Beurteilung der Befunddynamik mit Vergleichsuntersuchungen bei möglichst ähnlicher oraler Hydrierung (z. B. nach dem Trinken)
- **Furosemidsonografie**
  - zur Beurteilung der urodynamischen Relevanz einer UPS
  - Furosemidbelastung: max. 40 mg; Säuglinge und bei eingeschränkter Nierenfunktion: 1 mg/kgKG, Kleinkinder: 0,5 mg/kgKG
  - Messung von Zunahme und Rückgang der Nierenbeckenkelchdilatation innerhalb von 60 min nach Furosemidgabe
  - pathologischer Befund: kein Rückgang der Dilatation auf die Ausgangsweite 60–90 min nach Furosemidgabe
  - Vorteile: keine Strahlenbelastung
  - Nachteile: relativ hoher Zeit- und Personalaufwand, keine validierten Normwerte für Kinder und Erwachsene
- **Dopplersonografie**
  - häufiger durchgeführt als Furosemidsonografie
  - Messung des renalen arteriellen Gefäßwiderstands als Resistance-Index $(V_{maxsyst} - V_{enddiast}) / V_{maxsyst}$
  - Normwerte altersabhängig: Säuglinge: 0,66 ± 0,46, ältere Kinder: 0,57 ± 0,057
  - pathologischer Befund: Anstieg bei relevanter ureteropelviner Obstruktion (> 0,2 über Norm) oder bei Furosemidbelastung
  - Nachteile: relativ hoher Zeit- und Personalaufwand, keine validierten Normwerte für Kinder und Erwachsene
- **Diureseszintigrafie mit MAG-III** (^{99m}Tc-Mercaptoacetyltriglycerin)
  - Goldstandard zur Beurteilung der seitengetrennten Funktion und Relevanz einer Harnabflussstörung bei UPS
  - Durchführung nur in Ausnahmefällen vor der 5.–6. Lebenswoche, bei Frühgeborenen korrigiertes Alter berücksichtigen (Aufgrund der Reifung und Ansprechrate der Nierentubuli auf Furosemid ist das Diureseverhalten vorher nicht mit dem von Kleinkindern vergleichbar.)
  - Hydrierung notwendig; nur bei hochgradigem vesikorenalem Reflux Einlage eines transurethralen Katheters
  - Aktivitätsmessung über den Nieren für mind. 20 min. nach Applikation des Radiopharmakons; in den ersten 90–120 s Bestimmung der seitengetrennten Funktion (typische Kurvenverläufe: O'Reilly, 1996, ▶ Abb. 8.3)

Kinderurologie

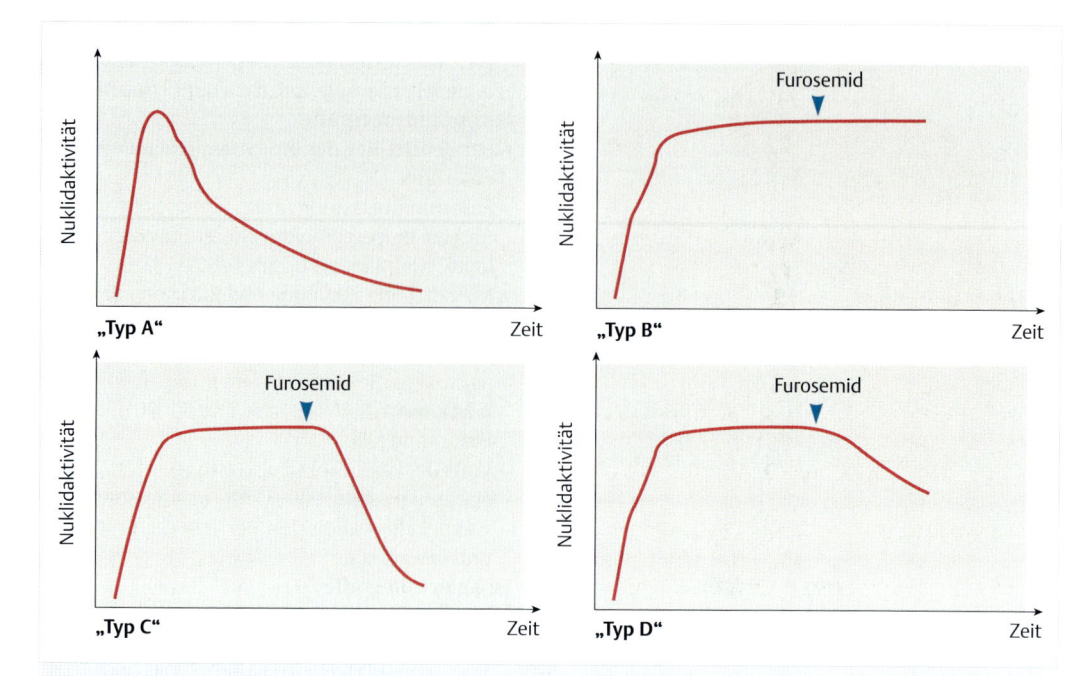

Abb. 8.3 Kurvenbeschreibung im Diureseszintigramm nach O'Reilly et al. 1996. Typ A: Prompte Elimimierung des Isotops innerhalb 20 Min. nach Applikation. Typ B: Anstieg der Nuklidaktivität unbeeinflusst von der Furosemidapplikation. Typ C: Prompte, weitgehende Elimination des Isotops unmittelbar nach der Furosemidapplikation. Typ D: Verzögerter Nuklidabfluss nach Furosemidapplikation. (Stein R, Beetz R, Thüroff JW. Kinderurologie in Klinik und Praxis. 3. Aufl. Stuttgart: Thieme; 2012)

- bei nicht ausreichendem Abfluss aus der Niere nach 20 min (< 50 % der initialen Aktivität) Gabe von Furosemid (Dosierung siehe Furosemidsonografie)
- pathologischer Befund: Abnahme der maximalen Aktivität im Nierenbeckenkelchsystem ≤ 50 % innerhalb der ersten 20 min nach Furosemidgabe
- Vorteile: Beurteilung der seitengetrennten Funktion in jedem Alter durch Abhängigkeit von der Durchblutung und nicht von der Tubulusfunktion
- **intravenöses Urogramm**
  - keine Indikationen mehr
  - bei Befunden, die sonografisch nicht sicher beurteilbar sind, besser nicht strahlenbelastende MR-Urografie einsetzen
- **ultraschnelle MRT-Techniken**
  - Beurteilung der Nierenperfusion, seitengetrennten GFR, anatomischen Verhältnisse der Harnwege (MR-Urogramm)
  - Vorteile: gleichzeitige Beurteilung von Funktion und Anatomie, keine Strahlenbelastung
  - Nachteile: Sedierung, mangelnde Verfügbarkeit für Kinder, zu hoher Aufwand
- **Miktionszysturethrografie (MCU)**
  - Durchführung nur noch bei dringendem V. a. dilatierenden Reflux (ansonsten keine Änderungen des Behandlungskonzepts durch den Befund)

> **Merke**
>
> Für intravenöse Urogramme (IVU) besteht heutzutage durch die reproduzierbaren Befunde in der Sonografie und Diureseszintigrafie bei Kindern keine Indikation mehr.

8.2.5 Differenzialdiagnosen

- **multizystische Niere**
  - Sonografie: bei Säuglingen schwierige Differenzierung zur ureteropelvinen Stenose
  - seitengetrennte Diureseszintigrafie: kein Funktionsanteil der multizystischen Niere

- **Polymegakalikose**
  - Dilatation des Kelchsystems aufgrund einer Papillenfehlbildung mit Unterentwicklung der Medulla und kurzen Sammelrohren ohne Obstruktion
  - Sonografie: erhöhte Anzahl an stark dilatierten Kelchen in Assoziation mit einem kaum erweiterten Nierenbecken
  - MAG III: verzögerter Abfluss in der Diureseszintigrafie
  - MR: Urografie hilfreich wegen besserer anatomischer Darstellung
- **retrokavaler Ureter**
  - Ursache: fehlende Atrophie der ventral gelegenen rechten subkardinalen Vene, aus der sich die V. cava inferior entwickelt → retrokavaler rechter Ureter
  - Sonografie: deutlich dilatierter proximaler Ureter der nicht weiter zu verfolgen ist
  - MR-Urogramm: Erweiterung von Nierenbeckenkelchsystem und proximalem Ureter; S-förmiger Ureterverlauf
- **Ureterklappen**
  - Obstruktion durch Ureterklappen aus überschüssiger Schleimhaut mit glatter Muskulatur möglich
  - Vorkommen: in jedem Ureterabschnitt
  - Sonografie/MR-Urogramm: Vortäuschung einer ureteropelvinen Stenose bei proximalen Ureterklappen möglich
  - Diagnose: MR-Urogramm oder retrograde Urografie hilfreich, aber nicht beweisend

8.2.6 Therapie

Die Therapie bei der UPS ist immer individuell und orientiert sich an
- Klinik,
- Morphologie (Sonografie),
- Funktion (MAG-III-Clearance),
- Verlaufsuntersuchungen.

Das 2001 in einem Konsensusartikel erstellte Diagramm stellt einen Vorschlag zum Vorgehen bei unilateralerer Nierenbeckenkelchdilatation dar (▶ Abb. 8.4).

Ziel der Diagnostik ist das Erkennen einer relevanten Harntransportstörung und **Ziel der Therapie** ist die Beseitigung der Obstruktion, bevor es zu einer (weiteren) Einschränkung der ipsilateralen Nierenfunktion kommt.

▶ **Diagnostisches Dilemma:**
- keine Testmethode für sichere Vorhersage verfügbar, welche Niere einen Funktionsverlust entwickeln wird und welche nicht (Eine bereits pränatal diagnostizierte, deutliche Aufweitung des NBKS kann sich ohne operative Intervention komplett zurückbilden.)
- Im Blasenurin gemessene Marker der funktionellen Auswirkung einer Obstruktion sind bei unilateraler Schädigung nicht repräsentativ:
  - Beta-2-Mikroglobulin
  - Alpha-1-Mikroglobulin
  - TGF-beta-1
  - MCP1/CCL 2
  - EGF
  - N-Acetyl-Beta-D-Glucosaminidase (NAG)
- Spätzeichen einer therapiebedürftigen Obstruktion
  - progrediente Nierenfunktionsverminderung
  - Entwicklung einer kompensatorischen Hypertrophie der kontralateralen Seite
  - konsekutives Ausbleiben der altersentsprechenden Nierenfunktionsentwicklung der betroffenen Seite

▶ **Konservative Therapie**
- engmaschige Überwachung, klinisch, sonografisch, Diurese szintigrafisch
- Indikationen zur konservativen Therapie bei
  - szintigrafisch nicht relevanter Harnabflussbehinderung (Abfluss nach Furosemidgabe > 50 % 20 min nach Furosemidgabe)
  - zweifelhaftem Ergebnis der Diureseszintigrafie (dekompensierte Harnabflussstörung bei sonografisch nur geringer Nierenbeckenkelchdilatation)
  - asymptomatischem Patienten ohne relevante Obstruktion
- bei zunehmender oder persistierender Abflussbehinderung Option der operativen Korrektur anhand Klinik, Sonografie und MAG-III-Clearance (▶ Abb. 8.4) mit Familie bzw. Patient besprechen
- antibakterielle Prophylaxe
  - bei sonografisch ausgeprägter Nierenbeckenkelchdilatation während des 1. Lebensjahrs (kontrovers diskutiert: eher nicht bei einseitiger, asymptomatischer UPS)
  - langfristige Verlaufskontrollen bei persistierender Nierenbeckenkelchdilatation

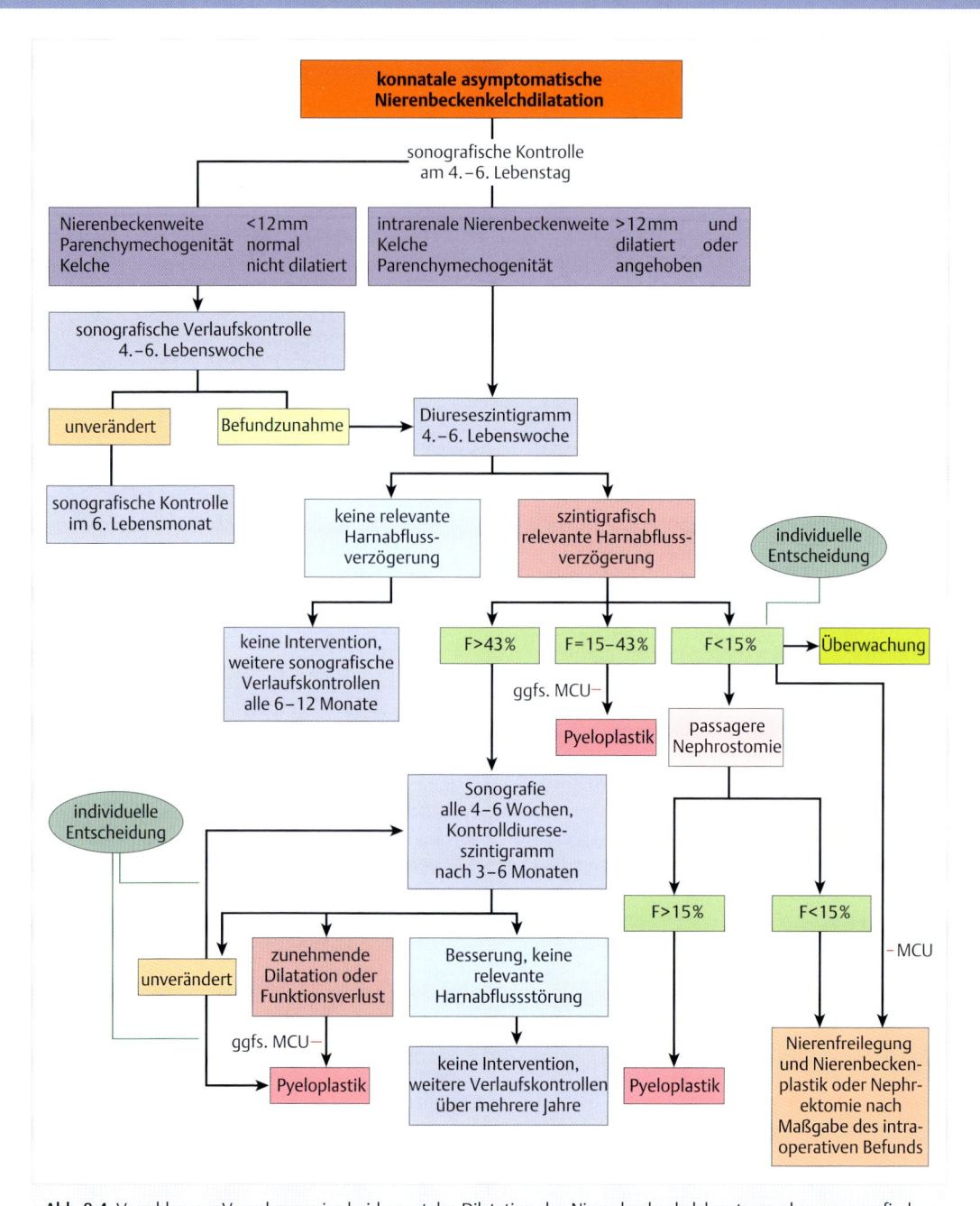

Abb. 8.4 Vorschlag zur Vorgehensweise bei konnataler Dilatation des Nierenbeckenkelchsystems ohne sonografisch erkennbare Erweiterung des Harnleiters (Untersuchung mit voller und entleerter Blase) bei Verdacht auf ureteropelvine Stenose (nach Beetz et al. 2001). (Stein R, Beetz R, Thüroff JW. Kinderurologie in Klinik und Praxis. 3. Aufl. Stuttgart: Thieme; 2012)

- **komplizierte Pyelonephritis** (Pyonephrose)
  - sofortige parenterale Antibiose
  - bei Nichtansprechen sofortige Entlastung des gestauten Hohlraumsystems mittels ultraschallgesteuerter perkutaner Nephrostomie
  - enge Überwachung im Säuglingsalter wegen Urosepsisgefahr mit Elektrolytentgleisungen
  - weiterführende Diagnostik und operative Intervention (Nierenbeckenplastik oder bei funktionsloser Niere die Nephrektomie) nach der Notfalltherapie

▶ **Operative Therapie**
- **Operative Techniken** zur Korrektur der UPS:
  - Nierenbeckenplastik nach Anderson und Hynes (Standardtechnik)
  - Nierenbeckenlappenpyeloplastik (Culp-De-Weerd bzw. Modifikation nach Scardino)
  - Y-V-Plastik nach Foley
- alle offenen OP-Techniken auch minimal-invasiv möglich (laparoskopisch bzw. robotisch-assistiert), Einsatz im Säuglings- und Kleinkindalter nicht beurteilbar
- perkutane intraluminale Techniken nicht im Kindesalter (geringe Erfolgsrate < 70 %)
- frühzeitige Operation (Vorzug vor passagerer Harnableitung mittels Nephrostomie oder Harnleiterschienung)
- **sekundäre UPS**
  - bei Abknicken des proximalen Ureters im Bereich des pyeloureteralen Übergangs mit extrinsischer und teilweise auch intrinsischer Narbenbildung bei hochgradigem vesikorenalem Reflux oder obstruktivem Megaureter
  - Sanierung von „oben nach unten": zuerst Nierenbeckenplastik und 3 Monate später Sanierung des unteren Harntrakts (ggf. Ureterozystoneostomie)
- **Rezidivnierenbeckenplastik**
  - selten
  - gleiches Prinzip wie Primär-OP
  - Durchführung: Mobilisation von Niere und Harnleiter über Flankenschnitt zur Gewährleistung einer spannungsfreien, weiten Anastomose, Prophylaxe einer erneuten Vernarbung im Bereich des Musculus psoas durch Ummantelung der Anastomose mit gut durchbluteten Omentum majus

Merke

Die Nierenbeckenplastik nach Anderson und Hynes mit einer Erfolgsrate von > 95 % gilt bis heute ohne Altersbeschränkung als Standardverfahren zur operativen Korrektur einer UPS.

8.2.7 Postoperative Nachsorge

- nach komplikationslosem postoperativem Verlauf: sonografische Verlaufskontrollen bis zur deutlichen Rückbildung der Dilatation
- bei unklaren Befunden: MAG-III-Clearance frühestens 3 Monate postoperativ

8.3 Doppelnieren

Definition

Ureter duplex, fissus, bifidus
Bei kompletter Doppelbildung der oberen Harnwege liegt ein Ureter duplex vor.
   Von einem Ureter fissus oder bifidus spricht man, wenn sich beide Ureteren auf dem Weg zur Blase vereinigen. Laut Meyer-Weigert-Regel mündet der zum oberen Nierenanteil gehörende Harnleiter weiter kaudal und der zum unteren Nierenanteil gehörende Ureter weiter kranial und lateral in die Blase. Entsprechend dieser Regel ergeben sich auch die möglichen Pathologien. So ist ein vesikoureteraler Reflux meist mit dem unteren Nierenanteil und eine Obstruktion bzw. Ektopie mit dem oberen Anteil assoziiert (▶ Abb. 8.5).

Definition

Ektoper Harnleiter
Von einem ektopen Harnleiter spricht man, wenn das Ostium außerhalb der Blase lokalisiert ist. Hierbei besteht ein geschlechtsspezifischer Unterschied. Bei den Jungen mündet der Ureter in Derivate des Wolff'schen Ganges (prostatische Harnröhre, Samenblasen, Ductus deferens), was bedeutet, dass beim männlichen Geschlecht aufgrund des ektopen Ureters keine extraureterale Inkontinenz vorliegen kann. Im Gegensatz dazu kann die ektope Mündung beim Mädchen im Bereich des Blasenhalses, der Urethra, am Meatus/Introitus, der Vagina, dem Uterus oder auch im Rektum lokalisiert sein (▶ Abb. 8.6).

Kinderurologie

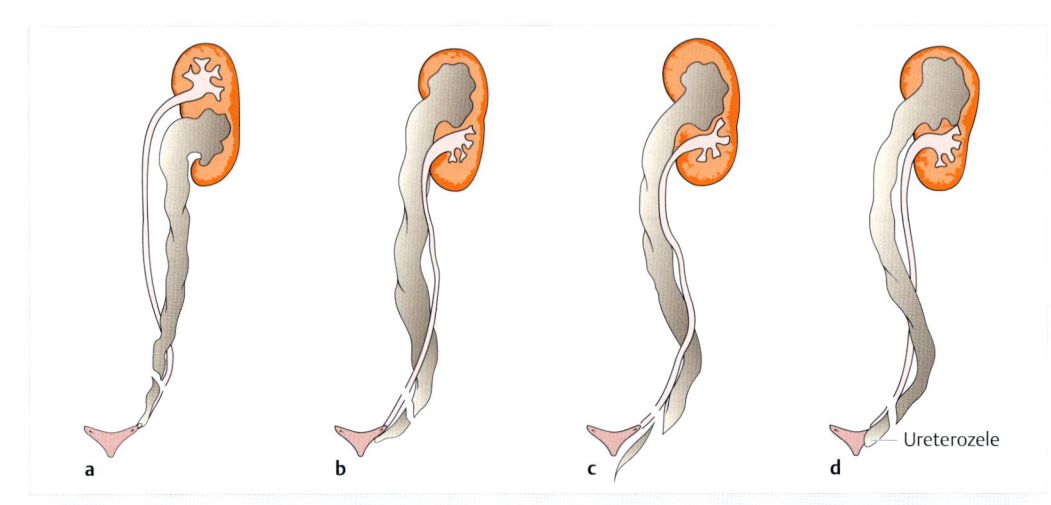

Abb. 8.5 Pathologie bei Ureter duplex. (Stein R, Beetz R, Thüroff JW. Kinderurologie in Klinik und Praxis. 3. Aufl. Stuttgart: Thieme; 2012)
a Reflux in den unteren Nierenanteil.
b Obstruktion des oberen Nierenanteils.
c Ektope Mündung des zum oberen Nierenanteil gehörenden Harnleiters.
d Ureterozele des zum oberen Nierenanteil gehörigen Harnleiters.

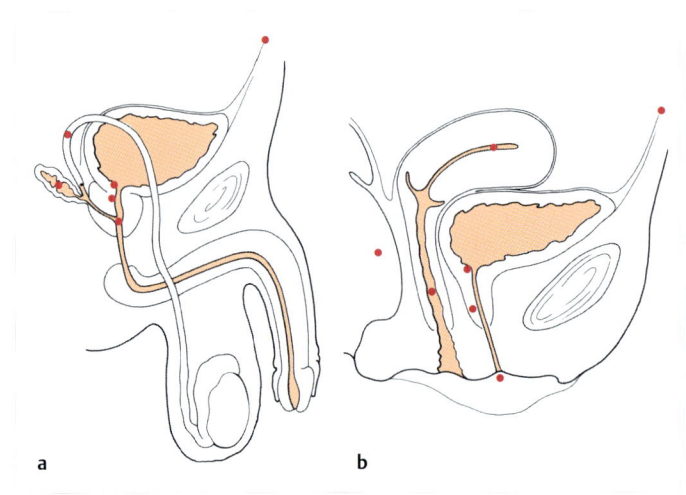

Abb. 8.6 Mögliche Lokalisation der ektopen Harnleitermündung. a Beim Knaben. b Beim Mädchen. (Stein R, Beetz R, Thüroff JW. Kinderurologie in Klinik und Praxis. 3. Aufl. Stuttgart: Thieme; 2012)

Definition

Ureterozele
Eine zystische Erweiterung des intravesikalen submukösen Harnleitersegments wird als Ureterozele bezeichnet, wobei hier zwischen der orthotopen (innerhalb der Blase an orthotoper Stelle) und ektopen Ureterozele unterschieden wird (▶ Abb. 8.7). Die ektope Ureterozele ist häufig mit einer Doppelniere vergesellschaftet wobei die Anzahl der anatomischen Variationen groß ist.

8.3.1 Epidemiologie

- Doppelniere
  - Inzidenz: 0,8–4 %
  - familiäre Häufung
  - Männer:Frauen 2:1
  - keine Seitenpräferenz
  - in ¼ der Fälle in Verbindung mit Pathologie (Reflux, Obstruktion, Ektopie)
- Ureterektopie
  - Inzidenz: ca. 1:1900 in einer Autopsieserie

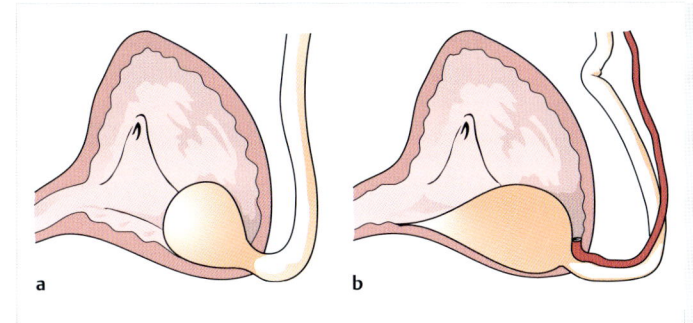

Abb. 8.7 Intravesikale (orthotope) und extravesikale (ektope) Ureterozele.
a Die intravesikale Ureterozele wölbt sich wie ein Ballon in die Blase vor, wo sie der Blasenwand aufsitzt. **b** Die extravesikale Ureterozele imponiert wie eine blasige Auftreibung des ektopen Ureters ohne Trennschicht zur darunter liegenden reduzierten Blasenmuskulatur. (Stein R, Beetz R, Thüroff JW. Kinderurologie in Klinik und Praxis. 3. Aufl. Stuttgart: Thieme; 2012)

- in 90 % der Fälle mit Doppelniere vergesellschaftet
- Mädchen häufiger als Jungen
- Ureterozele
  - Inzidenz: ca. 1:4 000 in Autopsieserien, 1:5 000 und 1:12 000 im allgemeinen pädiatrischen Patientengut
  - Mädchen 4–7-mal häufiger als Jungen
  - in 80 % der Fälle Assoziation mit dem Oberpol von Doppelnieren
  - in 20 % bei einem Einzelsystem
  - 10 % bilateral
  - 80 % ektop bzw. extravesikal

8.3.2 Ätiologie und Pathogenese

- Ureterknospe
  - Entwicklung in der 4. Gestationswoche aus dem Wolff-Gang (Mesonephros)
  - Interaktion mit metanephrogenem Blastem: spätere Entwicklung von Nephronen, Sammelrohren, proximalen und distalen Tubuli, Glomeruli
  - Lokalisation entspricht später dem Ostium
  - Lokalisation bei Ureterektopie des Ostiums bei Mädchen: 35 % Blasenhals bis Meatus, 34 % Vestibulum, 25 % Vagina oder Tuben, selten im Uterus
  - Lokalisation des ektopen Ureterostiums bei Jungen: immer oberhalb des externen Sphinkters; Uretermündung 47 % in posteriore Urethra, 10 % in Utriculus prostaticus, 33 % in Samenblasen, ca. 10 % in Ductus ejaculatorius
- Ureter duplex
  - 2 Ureterknospen
  - kaudale Ureterknospe: Verschmelzung mit dem Sinus urogenitalis (mögliche Assoziation mit kürzerem submukösen Tunnel mit inkompletter Entwicklung der Trigonummuskulatur → Reflux)
  - kraniale Ureterknospe: Ursprung des zum Oberpol gehörenden Ureters mit Ostium näher am Blasenhals (Ureterozele, ektoper Ureter, obstruktiver Megaureter)
- **Ureter triplex**: 3 Ureterknospen (sehr selten)
- **Ureter fissus**: Spaltung der einzigen Ureterknospe
- Ureterozele
  - unklare Ätiologie
  - Theorie: Persistenz der Chwalla-Membran zwischen Ureterknospe und dem Sinus urogenitalis → Teile der Ureterozele in Blasenhals oder Urethra: ektope (extravesikale) Ureterozele mit sehr engem Ostium in der Blase oder Blasenhals
  - meist Dilatation des zur ektopen Ureterozele gehörenden Ureters
  - häufig dysplastische Veränderungen des Nierenanteils (beim Einzelsystem auch der Niere)
  - Lokalisation der intravesikalen bzw. orthotopen Ureterozele komplett in der Blase (meist mit Einzelsystem assoziiert, meist normale Nierenfunktion)

8.3.3 Klinik

- symptomlos, meist Zufallsbefund
- Symptome durch assoziierte Fehlbildungen möglich, Diagnose kann bereits intrauterin oder postpartal in der Sonografie erkannt werden
- klinische Symptome
  - fieberhafte HWI
  - bei Obstruktion Entwicklung einer Urosepsis
  - große Ureterozelen: Obstruktion des Blasenauslasses und bei Mädchen Prolaps vor den Meatus urethrae möglich
  - permanenter vaginaler Ausfluss beim älteren Mädchen (ektoper Ureter)
  - ektoper Ureter bei Säuglingen: permanente Urinsekretion, Pyurie bzw. Pyelonephritis
  - bei Jungen: rezidivierende Epididymitiden

Kinderurologie

> **Merke**
> Leitsymptom der ektopen Uretermündung beim Mädchen ist die primäre kontinuierliche Harninkontinenz.

8.3.4 Diagnostik

- **Sonografie**
  - Methode der ersten Wal
  - meist gute Darstellung der assoziierten Pathologie (Dilatation des Hohlraumsystems, Ureterozele)
- **MRT**
  - in Zweifelsfällen Absicherung der sonografischen Verdachtsdiagnose
- **Miktionszysturethrogramm** (MCU)
  - bei Verdacht auf Reflux mit entsprechender Klinik
- **DMSA-Szintigrafie**
  - Beurteilung der Nierenfunktion, Parenchymnarben
- **MAG-III-Szintigrafie**
  - Beurteilung der Abflussverhältnisse
  - getrennte Messung der Funktion des oberen und unteren Anteils (Region of Interest), besser mit der DMSA zu beurteilen

8.3.5 Therapie

- sonografischer Zufallsbefund ohne signifikante Pathologie: keine Therapie der Doppelniere
- assoziierten Pathologien: Therapie je nach Befunden und klinischer Symptomatik
- **Reflux in unteren oder beide Doppelnierenanteile**: sämtliche Therapieoptionen diskutieren, in Abhängigkeit von Befund und Klinik:
  - konservativ
  - endoskopisch
  - operativ

▶ **Reflux**
- konservative Therapie
  - niedrigere Maturationsrate unter antibakterieller Prophylaxe bei Doppelnieren im Vergleich zum primären Reflux (insbesondere bei höhergradigem Reflux)
  - im ersten Lebensjahr Prophylaxe
  - ab dem zweiten Lebensjahr bei Jungen mit Symptomen; bei Mädchen mit persistierendem Reflux operative Therapie möglich/diskutieren
- endoskopische Therapie
  - Ergebnisse bei Doppelsystemen signifikant schlechter als bei Einzelsystemen: kritischer Einsatz
  - höhere Erfolgsraten bei geringgradigem Reflux
- operative Therapie
  - **Antirefluxplastiken** (gleich gute Ergebnisse wie bei Einzelsystemen)

▶ **Ektoper Ureter**
- laparoskopische Nephrektomie
  - Therapie der Wahl bei Einzelsystemen mit funktionsloser/-armer Niere und Symptomen
- operative Therapie
  - Doppelniere mit funktionslosem Oberpol: Heminephrektomie (offen oder laparoskopisch/roboterassistiert)
  - Doppelniere mit erhaltenswertem Funktionsanteil: Ureterreimplantation, Ureter-Ureterostomie/Ureteropyelostomie

▶ **Ureterozele bei Einzelsystem**
- keine Therapie bei asymptomatischer orthotoper Ureterozele ohne Harntransportstörung
- operative Therapie
  - im Erwachsenenalter bei Steinen: Inzision, ggf. konsekutive Ureterneueinpflanzung. Bei Harntransportstörung primäre Inzision.

▶ **Ureterozele beim Doppelsystem.** Die verschiedenen Optionen werden sehr kontrovers diskutiert. Die Therapieentscheidung sollte eine individuelle sein und sich an der Klinik, am Alter des Patienten, der Funktion des Oberpols, dem Vorhandensein eines Refluxes bzw. einer Obstruktion, der Lage der Ureterozele (intra- vs. extravesikal) und nicht zuletzt an der Präferenz der Eltern und der Erfahrung des Operateurs orientieren.
- konservative Therapie
  - antibakterielle Prophylaxe: bei asymptomatischen Kindern im ersten Lebensjahr mit afunktionellem Oberpol oder reduzierter Funktion des Oberpols ohne wesentliche Obstruktion
- endoskopische Therapie
  - Dekompression: frühzeitige (Säuglingsalter) Inzision oder Punktion bei fieberhafter Harnwegsinfektion bzw. signifikanter Obstruktion
  - langfristige Erfolgsrate: 25 bis >> 50 % insbesondere bei den orthotopen Ureterozelen mit Symptomatik
  - Zweiteingriff bei Kindern nach ektoper Ureterozele: ca. 50–80 %

- operative Therapie
  - individuelle Verfahrensauswahl
  - Ureterreimplantation
  - Heminephrektomie
  - komplette primäre Rekonstruktion (Heminephrektomie des oberen Anteils, Ureterreimplantation des unteren Anteils, Resektion der Ureterozele und Rekonstruktion des Trigonums)
- Nachsorge
  - Orientierung an der zugrunde liegenden assoziierten Pathologie und dem gewählten Behandlungsverfahren
  - sonografische Verlaufskontrollen und Urinuntersuchungen bei allen Pathologien

8.4 Vesikoureteraler Reflux

Definition

Vesikoureteraler, vesikorenaler Reflux
Unter einem vesikoureteralen Reflux (VUR) bzw. vesikorenalen Reflux (VRR) wird das unphysiologische Zurückfließen von Urin aus der Blase in den Ureter bzw. in das Nierenbeckenkelchsystem (NBKS) verstanden.
- primärer VUR
  - meist fehlerhafter Aufbau des terminalen Ureters/Trigonums
  - mangelhafte Verankerung des distalen Harnleitersegment in der Blase
  - Lageanomalie des Ureterostiums
- sekundärer VUR
  - infravesikale Obstruktion (z. B. Harnröhrenklappen/Urethrastriktur)
  - andere Harnwegsfehlbildungen (z. B. paraureterales Blasendivertikel)
  - funktionelle Störung (z. B. neurogene oder nicht neurogene Blasenfunktions- bzw. -entleerungsstörung)
  - iatrogene Schädigung des ureterovesikalen Übergangs (z. B. Ureterozeleninzision, Ureterdilatation bzw. transurethrale Resektion über das Ostium hinweg)

8.4.1 Inzidenz und Epidemiologie

- Prävalenz
  - gesunde Säuglinge und Kleinkinder: 0,4–1,8 % (im ersten Lebensjahr Jungen häufiger als Mädchen diagnostiziert)
  - bei pränatal bekannter Nierenbeckenkelchdilatation (NBKD): ca. 16 % (7–35 %)
  - bei fieberhafter HWI ca. 30 %: Säuglinge bis 70 %, 5–15-Jährige ca. 15 %, Erwachsene nach Pyelonephritis ca. 5 %
- Inzidenz
  - Geschwister eines Refluxpatienten: ca. 27 % (3–51 %)
  - ein Elternteil mit VUR: ca. 36 % (21–61 %)
- Screening
  - Vorteil: Therapiemöglichkeit vor Ausbildung einer Pyelonephritis
  - Nachteil: unnötige Diagnostik, weil Geschwisterkinder meist nur niedriggradigen VUR aufweisen ohne klinische Relevanz (Aufklärung der Eltern über erhöhtes Risiko des asymptomatischen Geschwisterkinds aber sinnvoll)

8.4.2 Pathogenese

- Begünstigung der Keimaszension in das NBKS durch VUR
- Begünstigung der Keimaszension über refluxive Nierenpapillen (intrarenale VUR) ins Parenchym
- primäre Nierendysplasie (konnatale Refluxnephropathie)
  - Verbindung von dystoper Ureterknospe mit weniger differenzierten Arealen des metanephrogenen Blastems (sog. Nachniere)
  - Modell von Mackie und Stephens: Erklärung der Korrelation zwischen hochgradigem Reflux (laterales Ostium) und dysplastischer Niere
  - neugeborene Jungen: höherer Refluxgrad (IV–V) und höhere Inzidenz an dysplastischen Nieren als neugeborene Mädchen

> **Merke**
>
> Bei ca. 5–10 % der Patienten lassen sich persistierende Nierenparenchymnarben nach einer Pyelonephritis nachweisen.

8.4.3 Klinik

- Asymptomatischer Reflux: Diagnose im Rahmen der weiteren Abklärung einer fieberhaften HWI (siehe Kap. 8.1)
- Pyelonephritis: Flankenschmerzen (mit Fieber und Erhöhung des CRP's und des Procalcitonins) als Zeichen einer parenchymatösen Beteiligung

- asymptomatischer Reflux meist unerkannt; Verschwinden im Laufe der Entwicklung, ohne Behandlungsbedürftigkeit
- Diagnose im Rahmen einer Abklärung von Blasen- und Darmfunktions- bzw. -entleerungsstörungen (Bladder-Bowel-Dysfunction = BBD): in der Regel sekundärer Reflux (Therapie Behandlung der zugrunde liegenden Ursache!)

8.4.4 Diagnostik

Basisdiagnostik

- **ausführliche Anamnese**
  - Fragen nach vorangegangenen HWI und komplizierenden Faktoren
  - Erfassung einer evtl. familiären Disposition
  - ab dem 3.–4. Lebensjahr: ausführliche Miktions- und Stuhlanamnese (Blasen- und Darmfunktions- bzw. -entleerungsstörungen in Kombination mit einem VUR wesentlicher Risikofaktor)
  - bei Auffälligkeiten in der Miktionsanamnese Uroflow oder besser Flow-EMG
- **körperliche Untersuchung**
  - Allgemeine körperliche Unersuchung inkl. Untersuchung des äußeren Genitale
  - Blutdruckmessung
  - Urinstatus
  - Routinelabor: harnpflichtige Substanzen, Elektrolyte ggf. Cystatin C

Refluxdiagnostik

Die Indikation zur Refluxdiagnostik muss zuerst eindeutig gestellt und mit den Eltern besprochen werden, bevor eine weiterführende invasive Diagnostik eingeleitet wird. So können sich z. B. bei Kindern mit einem refluxiven Megaureter andere Konsequenzen ergeben als bei einem asymptomatischen nicht dilatierenden Reflux.

- **Sonografie**
  - Beurteilung von Form, Lage, Größe, Parenchymstruktur der Niere
  - bei voller Blase: Beurteilung eines ggf. visualisierbaren retrovesikalen Ureters und Restharnbildung (Restharnbestimmung auch bei kleinen Kindern, die tagsüber schon zur Toilette gehen möglich)
- **Miktionsurosonografie (MUS)**
  - Einbringen von sonografisch nachweisbarem Kontrastmittel (KM) wie beim Miktionszystourethrogramm (MCU) in die Blase

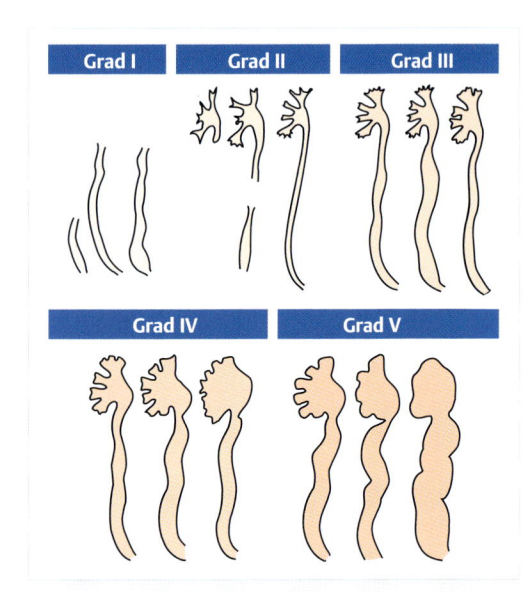

Abb. 8.8 Schematische Darstellung unterschiedlicher Refluxgrade im Miktionszysturethrogramm (MCU) analog der Klassifikation der International Reflux Study Group. Der Refluxgrad wird durch die römische Ziffer angegeben. (Stein R, Beetz R, Thüroff JW. Kinderurologie in Klinik und Praxis. 3. Aufl. Stuttgart: Thieme; 2012)

  - sonografischer Nachweis des KM in Nieren und Ureteren
  - Vorteile: keine Strahlenbelastung, längerer Untersuchungszeitraum zur Detektion eines intermittierenden Refluxes
  - Nachteile: Untersucherabhängigkeit, keine Darstellung der Urethra
  - Eignung zur Verlaufsbeurteilung und Therapiekontrolle
- **radiologisch durchgeführtes Miktionszystourethrogramm**
  - Goldstandard zum Nachweis bzw. Ausschluss eines Refluxes
  - Refluxklassifikation in 5 Grade nach dem Schema der „International Reflux Study Group" (▶ Abb. 8.8)
  - Beurteilung der Blasenkonfiguration (z. B. Divertikel, neurogene Blasenkonfiguration)
  - Darstellung der Urethra
  - Ausschluss bzw. Nachweis einer infravesikalen Obstruktion (z. B. Urethralklappe, Urethrastriktur)
  - Beurteilung der Blasenentleerung (z. B. Restharn, Anspannung des Beckenbodens, „Spinning top Urethra")

8.4 Vesikoureteraler Reflux

> **Merke**
>
> Das **radiologisch durchgeführte MCU** ist nach wie vor der „Goldstandard" um einen Reflux zu beweisen bzw. auszuschließen.

- **Radionuklidzystogramm**
  - Applikation der radioaktiven Substanz (z. B. ^{99m}mTc-Mercaptoacetyltriglycin (MAG III) zusammen mit körperwarmer 0,9%iger NaCl-Lösung mittels Katheter oder Punktion in die Blase analog zum MCU oder MSU
  - Erfassung eines Refluxes mit der Gammakamera
- **statische Nierenszintigrafie mit** ^{99m}**Tc-Dimercaptobernsteinsäure (DMSA-Scan)**
  - Verfahren der Wahl zum Nachweis von Parenchymnarben
  - Speicherung des Tracers in den proximalen Nierentubuli: Hinweise auf Parenchymnarben (lokale oder multiple hypoperfundierte Areale)
  - Cave: eindeutiger Nachweis von Parenchymnarben erst 4–6 Monate nach einer Pyelonephritis möglich (In den ersten Monaten nach einer Pyelonephritis können sich hypoperfundierte Areale wieder zurückbilden.)!
- **Nierensequenzszintigrafie mit** ^{99m}**Tc-Mercaptoacetyltriglycin (MAG-III)**
  - Indikation: zusätzlicher Ausschluss einer Obstruktion
  - Bestimmung der seitengetrennten Nierenfunktion 45–120 s nach Injektion des radioaktiv markierten Radiopharmakons
  - Beurteilung des seitengetrennten Abflusses (Auswaschphase) aus der Niere in den nächsten 30 min
  - Furosemid bei Verdacht auf eine relevante Harnabflussstörung (z. B. Ausschluss bzw. Bestätigung einer durch den VUR hervorgerufenen sekundären subpelvinen Stenose)
  - nicht geeignet zur Diagnose von Parenchymnarben (deutlich schlechtere Darstellung im Vergleich zur DMSA-Clearance)
- **i. v. Pyelogramm**
  - keine Indikation in der Kinderurologie
  - MR-Urografie: detaillierter, topografischer Überblick. Bei entsprechender Ausstattung Bestimmung der seitengetrennten Nierenfunktion und auch bzw. quantitativen Abfluss im MRT möglich. Allerdings: hohe logistische Anforderung, fehlende Standards und hohe Kosten

- **Urethrozystoskopie**
  - bei Verdacht auf anatomische infravesikale Obstruktion im Rahmen des MCU
- **Positioned Instillation of Contrast (PIC)**
  - bei Patienten mit rezidivierenden Pyelonephritiden und Parenchymnarben auf der betroffenen Seite ohne VUR in der konventionellen Refluxdiagnostik
  - Positionierung des Spülstrahls mit dem Kontrastmittel vor dem Ostium im Rahmen der Zystoskopie
  - bei Reflux in der Durchleuchtung: endoskopische Refluxtherapie in der gleichen Narkose

Gehen die Kinder schon tagsüber auf Toilette, sollte zumindest sonografisch der Restharn bestimmt und bei Auffälligkeiten in der Miktionsanamnese ein Uroflow – besser ein Flow-EMG – durchgeführt werden. Ergeben sich Hinweise auf eine neurogene Blasenentleerungsstörung, sollte eine neuropädiatrische Abklärung erfolgen und bei Bestätigung einer neurogenen Blasenentleerungsstörung eine Videourodynamik erfolgen.

8.4.5 Therapie

> **Merke**
>
> **Ziele der Refluxtherapie** sind die Reduzierung, idealerweise Verhinderung fieberhafter HWI und konsekutiver Parenchymnarben, einer Schädigung der renalen Funktion oder einer Progression bereits vorhandener Parenchymnarben.

- **Therapieoptionen**
  - konservative Therapie (Surveillance mit oder ohne antibakterielle Langzeitprophylaxe)
  - operative Behandlungsstrategie (endoskopisch, offen, laparoskopisch oder robotisch-assistiert)
- **individualisierte Therapie** des VUR, orientiert am Risikoprofil des Patienten → Vermeidung von „Over-" bzw. „Under-Treatment"
- **unwahrscheinliche Bildung von Parenchymnarben** ohne HWI und Funktionsstörungen des unteren Harntrakts
- **Risikofaktoren für Parenchymnarben**
  - Parenchymnarben: wesentlichen Risikofaktoren solange die zugrunde liegende Pathologie fortbesteht
  - rezidivierende febrile HWI: gute Korrelation mit Schwere und Anzahl febriler HWI → entsprechend der individuellen Umstände zeit-

nahe Durchführung der erfolgversprechendsten Therapie
- Säuglinge mit dilatierendem VUR: höheres Risiko für Nierenschädigungen als ohne NBK-Dilatation.
- Blasen- und Darmfunktionsstörungen bzw. -entleerungsstörungen: wesentliches Problem bei rezidivierenden HWI bzw. Refluxpersistenz unter oder nach Therapie → immer mitbehandeln!
- Geschlecht: Infektionsbereitschaft für HWI nach dem ersten Lebensjahr bei Mädchen deutlich höher als bei Jungen (Mädchen zumindest teilweise höheres Risiko für erworbene Parenchymdefekte, Jungen eher „kongenitale Refluxnephropathien")
- Phimose: nichtzirkumzidierte Jungen haben ein höheres Risiko für HWI → Diskussion der Phimosentherapie mit den Eltern
- Compliance: Berücksichtigung der Compliance von Kindern und Eltern bei der Therapieentscheidung

Konservative Therapie

Das *konservative Therapiekonzept* basiert auf der spontanen Rückbildungstendenz des VUR. Insbesondere im 1. Lebensjahr ist die Maturationsrate hoch. So zeigte eine Metaanalyse, dass es bei Refluxgrad I und II in bis zu 80 % und 30–50 % bei Refluxgrad III–V der Reflux innerhalb der nächsten 5 Jahre sistiert. Die Maturation ist, neben dem Refluxgrad, vor allem vom Alter des Kindes bei Diagnosestellung, dem Vorhandensein einer assoziierten Blasen- und Darmfunktionsstörung und nicht zuletzt von vorbestehenden, ipsilateralen Nierenparenchymschäden abhängig. Das konservative Therapiekonzept umfasst:
- Beobachtung (Watchful Waiting)
- Antibiotika bei HWI
- **kontinuierliche antibakterielle Prophylaxe**
  - Nitrofurantoin, Trimethoprim, Cephalosporine (in Deutschland bevorzugte Antibiotika)
  - im ersten Lebensjahr Empfehlung unabhängig von Refluxgrad, Parenchymnarben oder Symptomen (deutliche erhöhtes Risiko für Parenchymnarben im Säuglingsalter!) (schwedische Refluxstudie, RIVUR-Studie)
  - nach dem 1.–2. Lebensjahr: Absetzen der Prophylaxe bei niedriggradigem VUR (Grad I–II) und guter Compliance von Kind und Eltern möglich
  - Refluxkontrollen: keine validierten Empfehlungen (bei Jungen und langfristig asymptomatischen Mädchen mit niedriggradigem VUR u. U. nicht notwendig)
  - Absetzen der Therapie individuell nach Refluxgrad, Dauer des infektfreien Intervalls, Parenchymdefekten bzw. von noch vorhandenen Blasen- und Darmfunktionsstörungen oder anderen prädisponierenden Faktoren
  - EAU-Guidelines: Empfehlung zur Fortführung bis Kind selbständig regelmäßig ohne Blasenfunktionsstörung zur Toilette geht
  - schwedische Refluxstudie: bei 1–2-jährigen Mädchen mit VUR Grad III–IV eindeutiger Vorteil gegenüber Watchful Waiting
  - RIVUR-Studie (2014): klare Reduktion der HWI bei Kindern im Vergleich zu Plazebo;
- bei Jungen: Zirkumzision bzw. lokal-topische Therapie der Phimose (auch im Rahmen der operativen Therapie als Zusatzmaßnahme)

Operative Therapie

- **Indikationen**
  - fieberhaften Durchbruchsinfektionen unter einer antibakteriellen Prophylaxe
  - erneute Pyelonephritiden nach dem Absetzen einer antibakteriellen Prophylaxe
  - Persistenz eines höhergradigen, dilatierenden VUR im weiteren Verlauf bei Mädchen
  - einem Reflux Grad IV und V mit rezidivierenden, febrilen HWI
  - suboptimaler Compliance von Eltern und Kind während der kontinuierlichen antibakteriellen Prophylaxe
  - bei Kindern mit zusätzlichen Malformationen wie einer Doppelniere, Divertikel an der Uretermündung (Hutch-Divertikel) oder ektoper Uretermündung (Chance auf ein Sistieren des Refluxes ohne OP eher gering)
- operative **Vorgehensweisen**
  - endoskopische Verfahren (Unterspritzung des Ureterostiums)
  - verschiedene Antirefluxplastiken: offen, laparoskopisch, robotischassistiert

▶ **Endoskopische Refluxtherapie**
- Einsatz als „Bulking Agents": Dextranomer-Hyaluronsäure-Copolymer, Polyacrylat/Polyalkohol-Copolymer, Polydimethylsiloxane

- Erfolgsrate abhängig vom Refluxgrad: Grad I–II: 80–90 %, Grad III: 70 %, hochgradige dilatierende Grade: deutlich geringer
- Rezidivreflux nach initial erfolgreicher Unterspritzung in bis zu 25 %
- revisionspflichtige Obstruktionen möglich (sehr selten)
- langfristige Verlaufskontrollen
- Alternative zur langfristigen antibakteriellen Prophylaxe

▶ **Antirefluxplastik**
- Indikation
  - u. a. bei persistierendem hochgradigem Reflux (Grad IV und V) insbesondere bei Mädchen
  - zusätzliche Malformationen (Hutch-Divertikel, Ureter duplex, ektop mündender Ureter)
  - nicht erfolgreiche endoskopische Therapie
- ausführliche Information der Eltern über Vor- und Nachteile der verschiedenen Therapieverfahren
- relative **Kontraindikation**
  - Partialfunktion der betroffenen Niere < 15 % (keine Funktionsverbesserung durch OP) bei rezidivierenden Infektionen Nephroureterektomie, vorzugsweise in laparoskopischer Technik
- Vorgehensweise
  - Ziel: Verlängerung des intravesikalen Harnleiteranteils mittels submuköser Tunnelung
  - Zugangswege: extravesikal, intravesikal, kombiniert
  - Durchführung aller offenen Techniken auch laparoskopisch oder roboterassistiert (nur in wenigen Zentren) möglich
  - Vorteile transperitonealer oder teils auch transvesikal durchgeführter Operationstechniken im Kindesalter gegenüber den offenen extraperitonealen operativen Techniken derzeit nicht geklärt

> **Merke**
> Die durchschnittliche Erfolgsrate der offenen Antirefluxplastiken liegt bei über 90 %.

- Erfolg der offenen Techniken im Gegensatz zu endoskopischen Techniken relativ unabhängig vom Refluxgrad
- **Operationstechniken** (und ihre zahlreichen technischen Variationen)
  - rein **extravesikale Antirefluxplastik nach Lich-Grégoire**: bei unkomplizierten VUR im Kindesalter; Nachteil: bei einzeitiger bilateraler Durchführung selten Blasenentleerungsstörungen möglich
  - **intravesikales Verfahren nach Politano-Leadbetter**: bei unkomplizierten VUR im Kindesalter; gute Erfolgsrate, selten Probleme im Langzeitverlauf, einzeitige bilaterale Durchführung möglich, bei hochgradigem VRR geringere Erfolgsrate
  - **intravesikales Verfahren nach Cohen**: bei unkomplizierten VUR im Kindesalter; gute Erfolgsrate, selten Probleme im Langzeitverlauf, einzeitige bilaterale Durchführung möglich, bei Reflux IV geringere Erfolgsrate
  - **kombinierte intra- und extravesikale Psoas-Hitch-Ureterozystoneostomie**: bei Pathologie des distalen Ureters; Erfolgsrate > 97 %
- postoperative antibakterielle Prophylaxe
  - je nach sonografischem Befund (ggf. noch persistierende Harntraktdilatation)
  - je nach präoperativer Symptomatik (ausgeprägte Anfälligkeit für HWI, Vorliegen einer Blasen- Darmfunktionsstörung)
  - Dauer: 4–6 Wochen

> **Merke**
> Eine MCU, MSU oder Nuklidzystogramm nach einer Antirefluxplastik, bei unauffälliger Klinik und unauffälligem sonografischem Befund, ist angesichts der hohen Erfolgsraten (> 95 % bei den offenen Verfahren) nicht indiziert.

- Nachsorge
  - **Refluxkontrolle** nur nach einem eindeutigen fieberhaften HWI bei den offen operativen Techniken indiziert
  - jährliche Kontrolle von Blutdruck (renaler Hochdruck), Urin (Proteinurie/Nephropathie) bis weit ins Erwachsenenalter
  - erhöhte Infektanfälligkeit (HWI bei 50 % der Patientinnen im Langzeitverlauf [70 % afebrile Infektionen] – Hinweis auf verminderte urotheliale Abwehr bei Refluxpatienten)
  - Schwangerschaft: Blutdruck- und Urinkontrolle (20 % symptomatische HWI bei normalem Fehlgeburtrisiko; erhöhte Komplikationsrate für Mutter und Fetus bei Nephropathie und Einschränkung der Nierenfunktion)

8.5 Sekundärer vesikorenaler Reflux

8.5.1 Ätiologie und Pathogenese

- chronisch erhöhter Blaseninnendruck während der Miktion
  - anatomische subvesikale Obstruktion (Urethralklappe, Urethrastriktur)
  - funktionelle subvesikale Obstruktion (neurogene Blase, Detrusor-Sphinkter-Dyskoordination)
- iatrogene Schädigungen des ureterovesikalen Übergangs
  - Ureterozelenschlitzung
  - Dilatationen des Ureterostiums im Rahmen endourologischer Maßnahmen wie Ureterorenoskopie oder transurethrale Resektion des Ostiums im Rahmen einer TUR-B

8.5.2 Therapie

- Beseitigung der auslösenden Ursache
- bei persistierendem Reflux nach erfolgreicher Therapie der infravesikalen Obstruktion weiterführende Behandlung nach den gleichen Grundsätzen wie beim primären Reflux

> **Merke**
>
> Eine, meist funktionell bedingte, primär übersehene infravesikale Obstruktion ist häufig Ursache einer fehlgeschlagenen Antirefluxoperation.

8.6 Primärer Megaureter

> **Definition**
>
> **Megaureter**
> Beträgt der Durchmesser eines prävesikalen kindlichen Harnleiters mehr als 6 mm wird er definitionsgemäß als Megaureter bezeichnet.
>
> Derzeit gibt es keine klare Grenze zwischen einer physiologischen und pathologischen Harnleiterweite. Unterschieden wird:
> - **primärer** (kongenitaler) und **sekundärer** (erworbener) Megaureter,
> - obstruktiver und nicht obstruktiver Megaureter,
> - refluxiver und nicht refluxiver Megaureter.

Der Terminus refluxiver obstruktiver (beides zugleich) Megaureter sollte nur dann verwendet werden, wenn sich ein enges distales Uretersegment darstellt bzw. nachweisen lässt.

8.6.1 Epidemiologie

- Inzidenz: 0,29–0,36 Säuglinge/1000 Geburten
- zweithäufigste Ursache einer kindlichen Harnabflussstörung nach der ureteropelvinen Stenose (UPS)
- Jungen häufiger als Mädchen
- links häufiger als rechts

8.6.2 Ätiologie

Es werden verschiedene Hypothesen zur Ätiologie diskutiert.
- mögliche **Ursachen**
  - inkomplette Rekanalisierung des Harnleiters am 42. Gestationstag analog zur UPS
  - verspätete Reabsorption der Chwalla-Membran am ureterovesikalen Übergang zwischen dem 37. und 47. Gestationstag
  - segmentale embryonale Entwicklungsstörung der distalen Uretermuskulatur

Folgen der strukturellen Wandveränderungen im prävesikalen Segment des Megaureters
- Unterbrechung der Harnleiterperistaltik
- zunächst ausreichend weites Lumen im „stenotischen" Anteil des prävesikalen Ureters (ähnlich dem Lumen eines altersentsprechenden Ureters)
- Harntransportstörung mit zunehmender Dilatation des oberen Harntrakts (Nierenparenchym durch die Windkesselfunktion des Ureters geschützt)
- im Verlauf steigender Gehalt an Kollagen und Reduktion der Uretermuskulatur → ggf. operationswürdiger Befund
- bei zu tiefer Aussprossung der Ureterknospe: Lateralisierung des Ureterostiums und damit refluxiver Megaureter.
- **Differenzialdiagnosen**
  - dilatierender Reflux Grad IV bzw. V (im MCU bei reinem Reflux meist breiter ureterovesikaler Übergang)
  - Urethralklappe (kann zu sekundären Megaureteren führen, die zunächst der Therapie der zugrundeliegenden Pathologie bedürfen)

8.6.3 Klinik

> **Merke**
>
> In > 80 % sind die Megaureteren **asymptomatisch** und stellen kontrollwürdige sonografische Zufallsbefunde dar.

- selten fieberhafte HWI bis hin zur Urosepsis (besonders im Säuglingsalter)
- Symptome bei Jugendlichen und Erwachsenen
  - kolikartige Flankenschmerzen (ähnlich UPS)
  - Urolithiasis
  - Hämaturie
  - Harnwegsinfektionen

8.6.4 Diagnostik

- **Sonografie**
  - prävesikal dilatierter Ureter
  - richtungsweisende Darstellung des terminalen engen Segments
  - unveränderte Darstellung der dilatierten obstruktiven Ureteren auch bei entleerter Blase (DD dilatierender Reflux)
  - deutliche Peristaltik proximal des terminalen, engen Segmentes (normaler oder verengter Ureterdurchmesser)
  - Infektion: partielle bis komplette Paralyse der Uretermuskulatur durch Endotoxine, „Sludge-Bildung" im Ureter
  - Verlaufskontrollen wesentlich für Therapiefindung (konservativ oder operativ)
  - DD obstruktiv-refluxiver und rein obstruktiver Megaureter: Ausschluss eines vesikorenalen Refluxes
- **Diureseszintigrafie**
  - vorzugsweise mittels MAG-III-Nierenfunktionsszintigrafie (99mTc-Mercaptoacetyltriglycerin)
  - seitengetrennte Beurteilung der Nierenfunktion (u. a. wichtiges Kriterium zur Therapieentscheidung)
  - seitengetrennte Funktion von ≤ 43 %: Hinweis auf Funktionseinschränkung der Niere
  - Nuklidabfluss < 50 % der Aktivität 20 min nach Furosemid aus Nierenbecken und Ureter: Hinweis auf urodynamisch relevante Harntransportstörung (ähnlich UPS)
  - Bestimmung der Aktivität auch nach/während Entleerung der Blase
  - insbesondere bei Reflux: Einlage eines Blasenkatheters zur Beurteilung des Abflusses aus dem dilatierten Hohlraumsystem
  - Untersuchung auch des Abflusses aus dem Harnleiter („Region of Interest", ROI)
  - ggf. getrennte Beurteilung der Abflussverhältnisse für Niere und Ureter
- **intravenöses Urogramm**
  - obsolet
  - in Zweifelsfällen MR-Urografie
- **ultraschnelle MRT-Techniken**
  - gleiche Aussagen wie zur UPS.

8.6.5 Therapie

Konservative Therapie

> **Merke**
>
> Die primäre Therapie des Megaureters ist zunächst konservativ und bleibt auch in > 80 % konservativ.

Durch die steigende Anzahl von Ultraschalluntersuchungen werden Pädiater, Kinderurologen, Kinderchirurgen und Urologen mit einer steigenden Anzahl von asymptomatischen Patienten mit einem Megaureter konfrontiert (sonografische Diagnose: Dilatation des Harnleiters). In der Mehrzahl der Fälle (> 80 %) kommt es im Zuge des Längenwachstums des Kindes zur Streckung des Harnleiters und zur Rückbildung der Dilatation. Das Längenwachstum ist während des ersten Lebensjahres am stärksten, sodass aus dem zunächst deutlich dilatierten Hohlraumsystem des primär obstruktiven Megaureters im weiteren Verlauf eine **segmentale terminale Dilatation** resultieren kann.

> **Merke**
>
> Der Weite des distalen Ureters kommt eine prognostische Bedeutung zu. Bei den meisten Harnleitern, die während des Verlaufszeitraums einen Rückgang der Dilatation zeigten, war im initialen Ultraschall ein Durchmesser < 10 mm zu beobachten, während ⅔ der Megaureteren, die später operativ korrigiert wurden, eine Weite von > 10 mm aufwiesen

- **primär nicht obstruktiver, nicht refluxiver Megaureter** mit normaler ipsilateraler Nierenfunktion
  - antibakterielle Infektionsprophylaxe (in der Regel nicht zwingend notwendig)
  - 4–8-wöchentliche sonografische Kontrolle der Dilatation
  - Überprüfung der Nierenfunktion ggf. nach 6 Monaten
  - Verzicht auf MAG-III-Clearance bei sonografischem Rückgang der Dilatation
  - deutlich Zunahme der Dilatation: obstruktiver Megaureter
- **primär obstruktiver, nicht refluxiver Megaureter** mit normaler ipsilateraler Nierenfunktion
  - antibakterielle Infektionsprophylaxe zumindest im 1. Lebensjahr sinnvoll
  - 4–8-wöchentliche sonografische Kontrolle der Dilatation
  - abhängig von erster MAG III und Sonografie zweite MAG III im Alter von ca. 12 Monaten
  - bei deutlicher Zunahme der Dilatation bzw. Abnahme der ipsilateralen Nierenfunktion bzw. fieberhaften HWI: operative Korrektur
- **primär refluxiver Megaureter mit normaler oder eingeschränkter Nierenfunktion**
  - antibakterielle Infektionsprophylaxe (geringe Chance auf Maturation des Refluxes)
  - Anstreben einer operativen Korrektur Ende des ersten bzw. im Verlaufe des 2. Lebensjahrs, abhängig von Klinik und Refluxgrad
  - Funktionsanteil von < 10 % in seitengetrennter Funktion: Nephroureterektomie bei klinischer Symptomatik möglich
- **Nachsorge**
  - engmaschige sonografische Kontrollen
  - regelmäßige, mindestens jährliche Blutdruckkontrollen bis ins Erwachsenenalter (renaler Hochdruck)
  - Urinkontrollen (HWI, Proteinurie)

Operative Therapie

- **primär nicht obstruktiver, nicht refluxiver Megaureter**
  - keine Indikation zur operativen Intervention, außer Änderung der Diagnose
- **primär obstruktiver, nicht refluxiver Megaureter**
  - Bei ca. 20 % kommt es zu einer operativen Intervention
  - Indikationen: fieberhafte Durchbruchsinfektion, Abnahme der ipsilateralen Nierenfunktion, Zunahme der Dilatation des Harntrakts im Verlauf
- **primärer nicht obstruktiver, refluxiver Megaureter**
  - Indikationen zur OP: persistierender, höhergradiger Reflux, fieberhafte Durchbruchsinfektion, Abnahme der ipsilateralen Nierenfunktion
- **obstruktiver und refluxiver Megaureter**
  - Indikationen zur OP: persistierender, höhergradiger Reflux, fieberhafte Durchbruchsinfektion, Abnahme der ipsilateralen Nierenfunktion

▶ Operative Verfahren

- **perkutaner, ultraschallgesteuerter Nephrostomie** (rasche passagere Harnableitung bei Notfallindikation)
  - Indikation: Urosepsis, therapierefraktäre Pyelonephrose
  - Messung der intrapelvinen Druckverhältnisse und der antegraden Dokumentation des Harnabflusses nach Sanierung des Infektes
  - Vorteil: Beurteilung der Verbesserung des Harnabflusses im Verlauf → u. U. Verzicht auf weitere operative Intervention
  - Nachteil: Pflege der Nephrostomie im Säuglings- und Kleinkindesalter, bei längerfristiger Harnableitung Wechsel der Nephrostomie in Narkose bzw. tiefer Sedierung (bessere Versorgung mittels Pyelo- oder Ureterokutaneostomie)
- **Pyelokutaneostomie** oder **hohe Ureterokutaneostomie** (langfristig passagere Harnableitung)
  - Vorteil: mehr oder weniger direkter Harnabfluss aus der Niere (Niederdrucksystem)
  - Nachteil. bei Persistenz der Pathologie (Obstruktion, Reflux): im Rahmen der Rückverlagerung Ureterozystoneostomie erst in einer zweiten Sitzung (nach 3 Monaten) möglich (sonst Gefährdung der ureteralen Blutversorgung)
- **tiefe Ureterokutaneostomie** (langfristige passagere Harnableitung)
  - Vorteil: Ureterozystoneostomie im Rahmen der Rückverlagerung einzeitig mit der Reimplantation des Ureters
  - Nachteil: mögliches Fortbestehen der Obstruktion im meist stark geschlängelten Verlauf des proximalen Ureters
- **Rückverlagerung**
  - nach Erholung der Nierenfunktion
  - nie vor Ende des ersten Lebensjahrs (Streckung des Ureters durch das Längenwachstum des Kindes)

- vorherige Überprüfung der Abflussverhältnisse: MAG-III-Clearance, antegrade Darstellung des Ureters
- in einigen Fällen Verzicht auf Ureterozystoneostomie möglich
- **Ureterozystoneostomie**
  - Indikation: klinische Symptomatik, persistierende ausgeprägte Obstruktion in der MAG-III-Clearance (Abfluss < 50 % nach Furosemid), Abnahme der ipsilateralen Nierenfunktion (> 5 %)
  - definitive Korrektur frühestens im 2. Lebenshalbjahr
  - erhöhte Komplikationsrate früherer Korrektur (in den ersten 6 Lebensmonaten zu kleines Blasen-Harnleitervolumen-Verhältnis → erschwerte Bildung eines ausreichend langen und weiten Tunnels)
  - Psoas-Hitch-Verfahren: selten „Tapering" des Ureters notwendig
  - Modifikation nach Politano-Leadbetter: häufiger Uretermodellage (erhöhtes Risiko einer Harnleiterischämie bzw. -nekrose)
- **Nachsorge**
  - Weiterführung einer antibakteriellen Prophylaxe für 4–12 Wochen, abhängig von sonografischem Befund und HWI-Anfälligkeit des Kindes
  - regelmäßige, mindestens jährliche Blutdruckkontrollen bis ins Erwachsenenalter (renaler Hochdruck)
  - Urinkontrollen (HWI, Proteinurie)

8.7 Sekundärer Megaureter

8.7.1 Ätiologie

- **Ursachen**: anatomische oder funktionelle infravesikale Obstruktion
  - Urethralklappe
  - Meatusstenose, Urethrastenose
  - Prune-Belly-Syndrom
  - neurogene Blasenfunktionsstörung
  - Detrusorhypertrophie: distalen Ureterstenose → Drucksteigerung, Dilatation und ggf. kompensatorisches Wachstum des Ureters mit ausgeprägter Schlängelung des Ureters (teilweise mehr als beim primären obstruktiven Megaureter)

8.7.2 Klinik

Siehe Kap. 8.6

8.7.3 Diagnostik und Therapie

- **Diagnostik**
  - Ultraschall
  - MCU: bei Verdacht auf eine infravesikale Obstruktion zwingend
  - MAG-III-Clearance: Funktion und Abfluss
- **Therapie**
  - therapeutische Eingriffe abhängig von der jeweiligen Ursache

8.8 Urethralklappen

Definition

Urethralklappen
Bereits 1919 beschrieb Hugh Hampton Young anhand von Obduktionsergebnissen und endoskopischen Befunden 3 Typen von Urethralklappen.

- **Typ I**
  - obstruktiv
  - häufigste (90–95 %)
  - Membran: Verlauf vom Veromontanum nach vorne im Bereich des bulbomembranösen Übergangs, Fusionierung bei 12 Uhr in der Mittellinie, kleine Öffnung auf der dorsalen Seite
  - Fusionierung der Membranen nicht immer an der Vorderseite → unterschiedliche Größe der Öffnung
  - Aufspannen der Membran wie ein Segel während der Miktion
  - Unterscheidung von Typ I und Typ III fraglich
- **Typ II**
  - eher nicht obstruktive Schleimhautfalte
- **Typ III**
  - obstruktiv
  - Membran: zirkumferent von der Urethra ausgehend mit kleiner Öffnung in der Mitte
  - Unterscheidung von Typ I und Typ III fraglich

Trotz vielfacher Versuche andere Klassifikationen bzw. eine andere Terminologie einzuführen, wie z. B. die Bezeichnung „Congenital obstructive posterior urethral Membrane (COPUM)" hat sich die Klassifikation von Young etabliert.

8.8.1 Epidemiologie

> **Merke**
>
> Die Urethralklappe ist auch heutzutage noch eine der wenigen, lebensbedrohlichen kongenitalen Uropathien.

- minimale Form bis hin zu schwersten, mit dem Leben nicht mehr vereinbaren Formen (Potter-Syndrom)
- Niereninsuffizienz bei 10–47 % im Langzeitverlauf (trotz optimaler Therapie)
- früher pränataler Ultraschall: 1:1 250 Föten Verdacht auf Urethralklappe
- Schwangerschaftsabbruch oder Totgeburt bei bis zu 46 % der Föten mit V. a. auf Urethralklappe
- Inzidenz bei männlichen Neugeborenen: 1:5 000–12 500

8.8.2 Ätiologie

- genaue Ätiologie der hinteren Harnröhrenklappen unbekannt
- embryonale Entstehung
  - nicht eindeutig geklärt
  - vermutlich u. a. Zusammenhang mit abnormaler Insertion des mesonephrischen Ganges in die fötale Kloake
- häufige Vergesellschaftung der hinteren Harnröhrenklappe mit Nierendysplasie

8.8.3 Klinik

- pränatal
  - Diagnose im Ultraschall
  - Oligohydramnion: häufiger schlechteres Outcome
  - 40–60 % pränatal bekannt
- postpartal
  - fehlende Miktion bei prallgefüllter Blase
  - sonografischer Nachweis schwerer Veränderungen des Harntakts
  - im Säuglings- und Kleinkindesalter obstruktive Miktion

8.8.4 Diagnose

> **Merke**
>
> Jede Obstruktion der Urethra kann im Bereich des gesamten Harntrakts zu Veränderungen führen.

- **Obstruktionszeichen** im Harntrakt im Ultraschall bzw. MCU
  - Dilatation der prostatischen Urethra
  - Erweiterung der Ductus ejaculatorii
  - Hypertrophie des Blasenhalses (später relativ rigide)
  - Hypertrophie des Detrusors meist mit multiplen Divertikeln
  - Dilatation des oberen Harntrakts, sekundärer vesikorenaler Reflux
- **pränataler Ultraschall**
  - prall gefüllte Blase mit bilateraler Hydronephrose
  - teilweise dilatierte prostatische Urethra
  - Nachweis hyperechogener Nieren mit multiplen kleinen Zysten (aufgrund der renalen Dysplasie)
  - Oligohydramnion bei eingeschränkter Nierenfunktion → pulmonale Hypoplasie
- **Miktionszysturethrogramm**
  - nach Bestätigung der Befunde im unmittelbaren postnatalen Ultraschall
  - Darstellen der infravesikalen Obstruktion
  - ca. 50 % sekundärer Reflux meist mit Assoziation einer ipsilateralen Nierenfunktionseinschränkung
  - Kriterien, die für eine Urethralklappe im MCU sprechen: dilatierte und elongierte hintere Urethra, ausgeprägter Kalibersprung im Bereich der prostatischen Urethra, sekundäre Blasenhalsenge, Blasendivertikel, ggf. der sekundäre vesikorenale Reflux
- **Nierenszintigrafie (MAG-III/DMSA-Clearance)**
  - Überprüfung der seitengetrennten Nierenfunktion (MAG III), Abflussverhältnisse
- **Laboruntersuchungen**
  - regelmäßige Kreatinin- und Elektrolytkontrollen (bei Neugeborenen mit Urethralklappe kann es schnell zu Elektrolytentgleisungen kommen)
  - prognostisch ungünstig: Kreatinin-Nadir < 0,8 mg/dl

8.8.5 Therapie

Antenatale Therapie

- ▶ **frühzeitige Intervention**
- wird kontrovers diskutiert
- **vesikoamnialer Shunt**
  - positive Wirkung auf Oligohydramnion und (drohende) pulmonale Hypoplasie
  - vorherige Identifikation der Föten mit guter renaler Funktion (bessere Prognose): Na < 100 mm/l, Cl < 90 mmol/l, Urinosmolarität < 200 mOsmol/l in 3 verschiedenen fötalen Punktionsurinen
  - Komplikationsrate insgesamt 21–59 %
  - Dislokation des Shunts 44 %
  - Mortalität 33–43 %
  - PLUTO-Studie: kein wesentlicher Unterschied im Langzeit-Outcome durch vesikoamnialen Shunt
- andere intrauterine Behandlungsformen (z. B. Klappeninzision) derzeit rein experimentell

Postnatale Therapie

- Drainage der Blase nach postnataler sonografischer Verdachtsdiagnose
  - vorzugsweise suprapubische Zystostomie
  - alternativ Katheterisierung mit 3,5–5 Charr (Ernährungssonde, Ballonkatheter in dieser Größe nicht erhältlich)
  - MCU nach Kathetereinlage
  - Belassen des Katheters bis zur endoskopischen Klappeninzision oder -resektion
- Klappeninzision/-resektion bei Stabilität des Kindes
  - ausgeglichener Elektrolythaushalt
  - sinkender Kreatininwert: Cave: in den ersten 24–48 h noch mütterliche Werte!
- Laserinzision und elektrische Klappenresektion
  - höhere Komplikationsraten: Urethrastrikturen, Sphinkterverletzungen
- **kalte Sichturethrotomie**
  - Therapie der Wahl
  - Kalibrierung der Urethra in Narkose vor der Resektion (Kinderinstrumente 7,5–8 Charr): OP erst bei ausreichender Weite
  - Inzision mit Sichelmesser bei 4–5, 7–8 oder 12 Uhr oder an allen 3 Positionen (abhängig vom intraoperativen Befund)
  - vorsichtige Lösung der Vorhaut/Phimose während der OP (Vermeidung einer narbigen Phimose)
  - Zirkumzision, wenn Lösung nicht möglich (vorherige Aufklärung der Eltern)
  - MCU zur Erfolgskontrolle innerhalb der nächsten 3 Monate (vorzugsweise nach 6 Wochen, alternativ auch Urethrozystoskopie)
  - erneute Urethrozystoskopie bei weiterhin stark dilatierter posteriorer Urethra, schlechtem Harnstrahl
- **temporäre Vesikostomie**
  - bei mittelfristig instabilen oder zu kleinen Säuglingen
  - vorzugsweise Technik nach Blocksom
  - suprapubischer Blasenkatheter für max. 6–12 Wochen (Wechsel alle 6 Wochen)
- **supravesikale Harnableitung**
  - Indikation in extrem seltenen Fällen: keine Verbesserung der Dilatation des oberen Harntrakts unter Blasendrainage, Zunahme der Dilatation bzw. Pyelonephritis, weiterer Anstieg des Kreatinins
  - hohe oder tiefe Ureterokutaneostomie bzw. Pyelokutaneostomie (Vor- und Nachteile, Kap. 8.6.5)
  - Zurückverlegung möglichst erst nach maximaler Erholung des oberen Harntrakts
- **Probleme**
  - vesikoureteraler Reflux (bis zu 70 %, bilateral 30 %): antibakterielle Prophylaxe zumindest im 1. Lebensjahr
  - Phimose: Therapie der Phimose
  - Reflux in funktionslose Niere: Nephroureterektomie erst bei Symptomen, evtl. Verwendung des Ureters zur späteren Ureterozystoplastik möglich

Nachsorge

- lebenslange Nachsorge unabdingbar
- häufig **Blasenfunktionsstörungen**
  - Ursachen: verminderte Sensibilität bzw. Compliance der Blase, Detrusorinstabilität, Polyurie (besonders nachts aufgrund der Niereninsuffizienz) oder Kombination der Faktoren
- **Detrusorinstabilität** (Over active Bladder, OAB)
  - anticholinerge Medikation (Cave: Restharn)
  - Restharnkontrollen, urodynamische Kontrolluntersuchungen (frühzeitiges Erkennen eines myogenen Versagens der Blase)
  - frühzeitig selektive Alphablocker bei Restharn

- terminale Niereninsuffizienz
  - 10–47 % terminale Niereninsuffizienz im Langzeitverlauf trotz max. Therapie
  - Risikofaktoren: v. a. hoher Kreatinin-Nadir im 1. Lebensjahr, Blasenfunktionsstörungen
- Nierentransplantation
  - gleich gute Erfolgsraten wie ohne kongenitale Malformation bei guter Blasenfunktion bzw. nach Rekonstruktion des unteren Harntrakts
  - Transplantatversagen v. a. bei unbehandelter Blasenfunktionsstörung

8.9 Enuresis

Definition

Enuresis
- jegliches Einnässen im Schlaf nach dem 5. Lebensjahr
- Synonyme: nächtliche Harninkontinenz, Enuresis nocturna
- monosymptomatische Enuresis
  - Einnässen in mindestens 2 Nächten im Monat nach dem 5. Lebensjahr
  - keine Symptome tagsüber
- nicht monosymptomatische Enuresis
  - Tagessymptomatik z. B. eine Drangsymptomatik
  - keinerlei Inkontinenz tagsüber (streng genommen kindliche Harninkontinenz)

8.9.1 Epidemiologie

- Bis zu 85 % aller Kinder weltweit im Alter von 5 Jahren tags und nachts trocken
- zunehmender Prozentsatz an Kindern mit Tagessymptomatik (Daytime LUT Condition, Literatur: Inzidenz bis zu 20 %)
  - Ursache: unterschiedliche Definitionen bzw. zunehmende Beachtung der Harninkontinenz in unserer Gesellschaft
- 5–15 % der Kinder im Alter von 7 Jahren
- jährliche Maturationsrate ca. 15 %
- adulte Enuresis: Persistenz über das 18. Lebensjahr hinaus

8.9.2 Ätiologie

- nicht vollständig geklärt
- wahrscheinlich Kombination einer Entwicklungsverzögerung der zentralnervösen Blasenkontrolle und der Regulation der Urinproduktion
- Maturationsverzögerungen auf verschiedenen Ebenen der Blasenkontrolle
- familiäre Veranlagung (genetische Disposition)
- Aufwachstörungen
- psychosomatische Faktoren (nur bei der sekundären Enuresis)
- abnorme Schlaftiefe mit Verminderung der Perzeption von Blasenreizen
- pathologische Rhythmik der zirkadianen ADH-Sekretion
- gestörtes Trinkverhalten (> 25 ml/kgKG bzw. > 25 % des Trinkvolumens nach 17 Uhr)
- multifaktorielle Genese

8.9.3 Diagnostik

- ausführliche **Anamnese**
  - Familienanamnese
  - Ess- und Trinkgewohnheiten
  - Zeitdauer des Einnässens
  - frühere Harnwegsinfektionen
  - Stuhlgewohnheiten
- **Blasentagebuch** über mindestens 48 h
  - Trinkmengen
  - Miktionsmengen
  - Urinverlust (Wiegen der Windel für nächtlichen Urinverlust) (▶ Abb. 8.9)
- **Urinuntersuchung mittels Teststreifen**
  - Anhalt über das spezifische Gewicht (Polyurie, Diabetes insipidus)
  - Ausschluss HWI
- **Ultraschall** des oberen und unteren Harntrakts
  - bei monosymptomatischer Enuresis nicht obligat, aber sinnvoll

8.9.4 Therapie

> **Merke**
>
> Am Anfang jeglicher therapeutischer Intervention steht die Verhaltenstherapie bzw. Urotherapie.

8.9 Enuresis

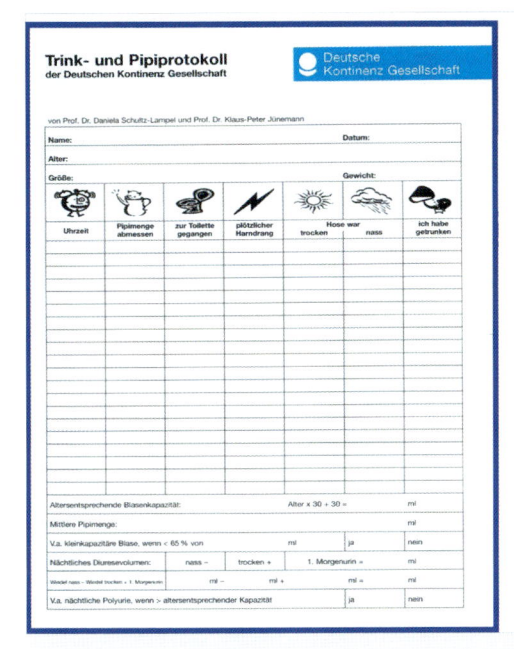

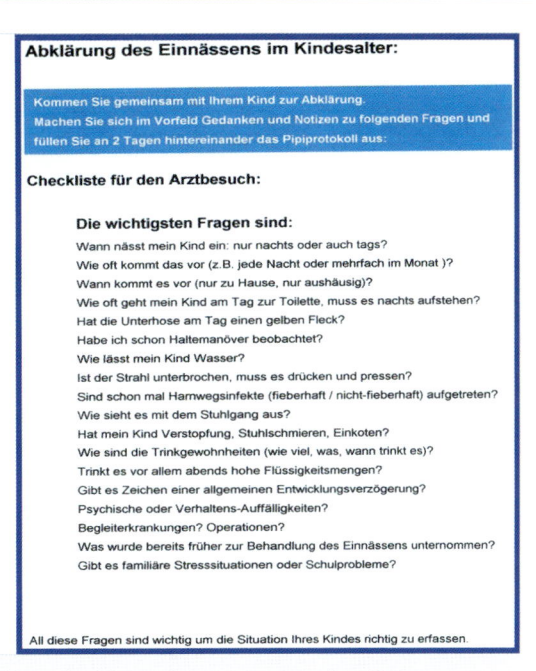

Abb. 8.9 Trink- und Miktionsprotokoll (Pipiprotokoll), Vorder- und Rückseite. (Stein R, Beetz R, Thüroff JW. Kinderurologie in Klinik und Praxis. 3. Aufl. Stuttgart: Thieme; 2012)

▶ **Verhaltens bzw. Urotherapie**
- Aufklärung von Eltern und Kind über die Ursachen
  - Entmystifizierung des Einnässens
  - Was ist „normal"? Was ist bei ihrem Kind/dir gestört? Was ist sinnvoll?
- regelmäßige Ess- und Trinkgewohnheiten einführen
- Notwendigkeit einer regelmäßigen, nicht übermäßigen Flüssigkeitszufuhr erklären
- Dokumentation im Blasentagebuch
  - positiver Effekt bei vielen Kindern durch Regulation der Flüssigkeitszufuhr und regelmäßige Kontrollen mittels des Blasentagebuchs
  - Bestärkung Unterstützung der Kinder in ihren Erfolgen
- regelmäßige Miktion auf der Toilette in entspannter Position (kleiner Schemel unter den Füßen, angepasster Toilettensitz)
- Vermeiden von Haltemanövern
- bei ausbleibendem Erfolg Kombination mit Pharmako- bzw. Alarmtherapie

▶ **Alarmtherapie**
- insbesondere bei Patienten mit altersentsprechender Blasenkapazität
- Erfolg in bis zu 80 %

▶ **Pharmakotherapie**
- **Desmopressin (DDAVP)**
  - täglich abends
  - Tabletten (Desmopressin 0,1 – max. 0,4 mg)
  - sublinguales Lyophilisat (120–240 µg)
  - Nasenspray (Cave: Überdosierungsgefahr! Sollte nicht mehr angewendet werden.)
  - Erfolgsrate von bis zu 70 % (v. a. bei Patienten mit erhöhter nächtlicher Urinproduktion)
  - Rückfallrate bei abruptem Absetzen deutlich höher, als bei langsamem Ausschleichen über Wochen
- **Antimuskarinika**
  - bei geringer Blasenkapazität OAB
- **Imipramin**
  - nicht selektiver Monoamin-Reuptake-Inhibitor
  - Erfolgsrate ca. 50 %
  - Cave: potenziell kardiotoxisch! Sollte nicht mehr angewendet werden.

8.10 Kindliche Harninkontinenz

Definition

Kindliche Harninkontinenz
- Einnässen tagsüber nach dem 5. Lebensjahr
- nächtliches Einnässen mit zusätzlichen Symptomen: u. a. imperativer Harndrang, Pollakisurie, Haltemanöver, Miktionsaufschub, Stakkatomiktion
- Synonyme: Blasendysfunktion, „Daytime lower urinary Tract Condition" (nach der internationalen Nomenklatur: LUTS)
- **nicht organische** Harninkontinenz
- **organische** Harninkontinenz
  - bei anatomischen angeborenen Störungen, extraurethraler Harninkontinenz, neurogener Blasenfunktionsstörung, Polyurie bei Nierenerkrankungen, Diabetes mellitus, Diabetes insipidus

Merke

Der Begriff Enuresis diurna sollte heute nicht mehr verwendet werden.

8.10.1 Ätiologie

Ein normales Miktionsverhalten setzt eine ausreichende Blasenkapazität bei niedrigem Füllungsdruck sowie eine anhaltende Detrusorkontraktion bei gleichzeitiger Relaxation des urethralen Schließmuskels voraus. Die Urinspeicherung und -entleerung wird von einem komplexen Zusammenwirken des zentralen und peripheren Nervensystems gesteuert.

Aufgrund dieses komplexen Zusammenwirkens ist es verständlich, dass Reifungsprozesse verzögert sein können. **Blasenfunktionsstörungen** sind häufig Folge einer **verzögerten Maturation dieses komplexen Systems**. Tagsüber werden die Kinder meist im Alter von 2–3 Jahren trocken, nächtliche Kontinenz wird hingegen meist erst im Alter von 3–7 Jahren erreicht. Blasenfunktionsstörungen können in Störungen der Füllungs- bzw. Speicherungsphase und Störungen der Entleerungsphase unterteilt werden.

▶ **Störungen der Füllungs-/Speicherungsphase**
- kindlich überaktive Blase im Vordergrund (Overactive Bladder, OAB; klinisch Urge-Symptomatik)
  - wahrscheinlich Retardierungs-/Entwicklungsverzögerung auf der Stufe der frühkindlichen Reflexblase
  - Reifung der hemmenden Bahnen ab dem 6. Lebensmonat → Hinauszögern der Miktionsintervalle
  - Wahrnehmung der Blasenfüllung ab dem 18.–30. Lebensmonat
  - willkürliche Verzögerung der Miktion ab dem 4. Lebensjahr
- Giggle-Inkontinenz
  - Triggerung des Miktionsreflexes mit konsekutiver Blasenentleerung durch Lachen
  - Pathomechanismus unbekannt
  - v. a. Mädchen zwischen 8 und 12 Jahren, Sistieren meist nach der Pubertät
- großkapazitäre Blase (Underactive Bladder, UAB)
  - Leitsymptom: habituelle Harnretention infolge von Haltemanövern (früher „Lazy Voider")

▶ **Störungen der Entleerungsphase**
- dyskoordinierte Miktion (englisch Dysfunctional Voiding)
  - funktionelle Störung mit pathologischer Anspannung des Beckenbodens während der Miktion
  - erlerntes Fehlverhalten im Sinne eines zu frühen und evtl. zu rigorosen Toilettentrainings
  - unterschiedliche Ausprägung: abgeschwächter Harnstrahl bis intermittierende (stotternde) Miktion mit längeren Intervallen zwischen der Miktion
  - häufig Restharnbildung
  - häufig Harnwegsinfektionen
  - anamnestisch meistens Obstipation, teilweise auch Stuhlschmieren als Ausdruck einer Überlaufinkontinenz
  - Trabekularisierung und Divertikelbildung der Blase sowie sekundärer vesikorenaler Reflux möglich

8.10.2 Diagnostik

- umfangreicher als bei der monosymptomatischen Enuresis
- **Basisdiagnostik**
  - ausführliches Gespräch
  - Führen eines Blasentagebuchs

Name:________, ________ Datum:________

	Wochentag. Datum	Einnässen tagsüber	Einnässen nachts Bett / Windel	nächtliche Blasen-entleerung auf der Toilette	Stuhl-entleerung	Stuhl-schmieren	Einkoten
1							
2							
3							
4							
5							
6							
7							
8							
9							
10							
11							
12							
13							
14							

Abb. 8.10 14-Tage-Ausscheidungsprotokoll. (Stein R, Beetz R, Thüroff JW. Kinderurologie in Klinik und Praxis. 3. Aufl. Stuttgart: Thieme; 2012)

  - 14-tägiges Ausscheidungsprotokoll (Stuhlentleerung sowie Erfassung von Harn- und Stuhlinkontinenz, ▶ Abb. 8.10)
  - körperliche Untersuchung: Inspektion des äußeren Genitales, Hinweise auf neurogene Ursache, Deformitäten der Extremitäten
- **Urindiagnostik**
- **Sonografie** des oberen und unteren Harntrakts
  - Uroflowmetrie
  - mindestens 2 Wiederholungen
- **weitergehende Diagnostik**
  - bei Hinweisen auf neurogene Blase (siehe Kap. 8.11)
  - komplette Re-Evaluation bei fehlender Verbesserung der Symptomatik unter maximaler Therapie
  - Videourodynamik
- **invasive Diagnostik**
  - **Zystoskopie** Indikation nur in Ausnahmefällen: ggf. bei Verdacht auf anatomische infravesikale Obstruktion (gleichzeitige Anlage eines suprapubischen Messkatheters möglich)

8.10.3 Therapie

▶ **Urotherapie**
- Kap. 8.9.4

▶ **Therapie einer Stuhlentleerungsstörung**
- bei Hinweisen vordringlich
- mögliche Verbesserung einer Blasenentleerungsstörung
- Therapie der Blasenentleerungsstörung bei persistierender Stuhlentleerungsstörung meist nicht erfolgreich

▶ **Physiotherapie**
- Ziel: entspannte Miktion
- Biofeedbackmaßnahmen
  - insbesondere bei dyskoordinierter Miktion
  - langwierige Therapie
  - akustische oder visuelle Signale
  - Voraussetzung: hohe Motivation des Kindes

▶ **Alarmtherapie**
- Klingelhosen, -matten, Weckapparate
- Voraussetzung: hohe Motivation und Durchhaltevermögen
- bleibender Erfolg bei mindestens 50 % der Kinder

▶ **Neurostimulation**
- zunehmende Erfolge
- nur bei therapieresistentem Einnässen
- nur an spezialisierten Zentren

▶ **Pharmakotherapie**
- **Anticholinergika/Antimuskarinika**
  - kleinkapazitäre Blase
  - Evidenzgrad in der Literatur relativ gering, trotzdem in Leitlinien empfohlen
  - häufig Erzielen zumindest eines positiven Effekts
  - in Deutschland bei Kindern nur Oxybutinin und Propiverin zugelassen
  - ab dem 12. Lebensjahr Trospiumchlorid zugelassen
  - alle anderen Antimuskarinika nach Aufklärung und altersentsprechender Dosierung „Off-Label" möglich
  - bei Giggle-Inkontinenz alternativ zu Methylphenydaten
- **Botulinumtoxin**
  - bei therapierefraktärer OAB
  - in einigen spezialisierten Zentren (gilt als experimentell, da die meisten Kinder nach Re-

8

Kinderurologie

Evaluation und Re-Edukation der therapeutischen Maßnahmen kontinent werden)
- **Alphablocker**
  - selten bei dyskoordinierter Miktion eingesetzt
  - bei Patienten nach Urethralklappenbehandlung (Kap. 8.8)
- **Methylphenydate**
  - bei Giggle-Inkontinenz (alternativ auch Antimuskarinikum möglich)

8.11 Neurogene Blasen- und Sphinkterdysfunktion

8.11.1 Epidemiologie und Prävalenz

- im Kindesalter häufig durch dysraphische Störungen bedingt
- andere Ursachen eher selten (z. B. entzündliche Ursachen, Trauma oder Tumoren)
- Prävalenz dysraphischer Hemmungsfehlbildungen
  - regional unterschiedlich: z. B. Seattle (USA) 0,5/10 000 Geburten, England und Wales 3/10 000 Geburten, Schweden 6,4/10 000 Geburten, Sachsen-Anhalt 7,41/10 000 Geburten
  - Reduktion in den letzten 30 Jahren durch Ultraschall-Screening, Bestimmung von Alpha-Fetoprotein, perikonzeptionelle Einnahme von Folsäure

8.11.2 Ätiologie und Lokalisation

- Verschluss der Neuralrinne zum Neuralrohr: Beginn zwischen 16. und 20. Schwangerschaftstag, Abschluss in SSW 4
- häufigste Defekte
  - Spina bifida
  - Anenzephalus
  - Meningomyelozele (MMC) häufigste Form der spinalen Dysraphie (> 90 %), Vergesellschaftung in bis 85 % der Fälle mit Arnold-Chiari Malformation

8.11.3 Klinik

- keine feste Korrelation zwischen Höhe der knöchernen Läsion und Höhe der neurologischen Symptomatik
- Änderung des Typs der neurogenen Blasenfunktionsstörung während der Wachstumsphase

- bei bis 80 % Veränderungen des oberen und unteren Harntrakts ohne Therapie in den ersten 2 Lebensjahren
- urologische Probleme u. a.
  - Harnwegsinfektionen
  - Pyelonephritiden,
  - vesikoureteraler Reflux
  - Dilatation des oberen Harntrakts bis zur Einschränkung der renalen Funktion
- keine feste Korrelation zwischen urologischen Problemen und neurologischen bzw. orthopädischen Problemen

8.11.4 Diagnostik

> **Merke**
>
> In den aktuellen Leitlinien werden insbesondere in den ersten 2 Lebensjahren bei Patienten mit neurogenen Blasenfunktionsstörungen sehr engmaschige Untersuchungen empfohlen (▶ Tab. 8.2).

Die Anzahl der Kontrollen kann bei unkompliziertem klinischem Verlauf und Inkontinenz ohne Restharnbildung in Folge eines unteraktiven Sphinkters individuell modifiziert werden. Zwischen dem 6. Lebensjahr bis zum Beginn der Pubertät treten seltener Veränderungen des Harntrakts auf. Während der Pubertät bis zum Erwachsenenalter sind dann engmaschigere Kontrollen (mindestens jährlich) wieder sinnvoll.

▶ **urologische Anamnese**
- Häufigkeit des Windelwechsels
- bei älteren Kindern Trink- und Miktionstagebuch/Kathetertagebuch
  - Miktionsfrequenz (Dokumentation über 24–48 h)
  - Miktionsvolumina (Dokumentation über 24–48 h)
  - Häufigkeit und Volumen des unwillkürlichen Harnverlusts (wenn möglich, Dokumentation über 48 h, z. B. durch Wiegen der Windeln bzw. Vorlagen)
  - Trockenintervalle
- Häufigkeit und Zeitpunkte des Einmalkatheterismus, entleerte Urinmenge beim IC (24-h-Protokoll)
- Einlage eines Katheters über Nacht

8.11 Neurogene Blasen- und Sphinkterdysfunktion

Tab. 8.2 Empfohlene Untersuchungen und Untersuchungszeitpunkte.

	Neugeborene	6–12 Wochen	6 Monate	9 Monate	12 Monate	6-monatlich bis Einschulung	jährlich nach Einschulung
urologische Anamnese		x	x	x	x	x	x
Urinstatus	x	x	x	x	x	x	x
Sonografie (Nieren, Blase, Restharn)	x	x	x	(x)	x	x	x
Labor (Kreatinin, Cystatin C, GFR)		x			x		x
orientierende Zystomanometrie*		x	x		x		x
Videourodynamik inkl. MCU*		x			(x*)		(x*)
Blutdruck				x		x	x
Szintigramm (MAG III/DMSA)	optional bei V. a. Harntransportstörung bzw. Nierenparenchymschädigung						

* Eine Zystomanometrie und ein MCU (separat oder als videourodynamische Untersuchung durchgeführt) sollte als Basisdiagnostik innerhalb des 1. Lebensjahrs – vorzugsweise in den ersten 3 Lebensmonaten – angestrebt werden. Eine orientierende Zystomanometrie kann zur Verlaufskontrolle dienen.

- Harnwegsinfektionen (asymptomatisch/symptomatisch, febril/afebril/Nachweismethode)
- aktuelle Medikation
- Änderungen des neurologischen Befundmusters
- Gewichtsveränderungen

▶ **Urindiagnostik**
- mittels Katheterurin
  - Kreatinin (Cave: überschätzt die Nierenfunktion!)
  - Cystatin C: Beurteilung der Gesamtnierenfunktion bei MMC (unabhängig von Geschlecht, Muskelmasse, verwertbar nach dem 1. Lebensjahr)
  - GFR

▶ **Ultraschalluntersuchung**
- Anhalt über Morphologie des oberen und unteren Harntrakts
- möglichst standardisierte Untersuchung
- wertvoll zur Dokumentation von Veränderungen im Verlauf

▶ **Nierensequenzszintigrafie**
- **Diureseszintigrafie mit ^{99m}Tc-MAG-3**
  - Ausschluss von relevanten Harntransportstörungen bei älteren Kindern und Erwachsenen mit Skoliose (erschwerte Beurteilung in der Sonografie)
  - Dokumentation der seitengetrennten Nierenfunktion, insbesondere bei V. a. Harntraktdilatation im Ultraschall
- **statische Nierenszintigrafie (DMSA-Scan)**
  - Erfassung von Parenchymnarben

▶ **urodynamische Funktionsdiagnostik**
- kindgerechte Durchführung
- frühzeitiger Einsatz (6.–12. Lebenswoche)
- zentraler Stellenwert in der urologischen Diagnostik
- spezifische Durchführung und mögliche Fehlerquellen: siehe in den entsprechenden Lehrbüchern bzw. Leitlinien
- Unterscheidung von **4 Typen der Detrusor- und Sphinkterdysfunktion** (▶ Abb. 8.11)
  - Typ 1: Detrusorunteraktivität und Sphinkterunteraktivität
  - Typ 2: Detrusorunteraktivität und Sphinkterüberaktivität
  - Typ 3: Detrusorüberaktivität und Sphinkterunteraktivität
  - Typ 4: Detrusorüberaktivität und Sphinkterüberaktivität (Detrusor-Sphinkter-Dyssynergie)

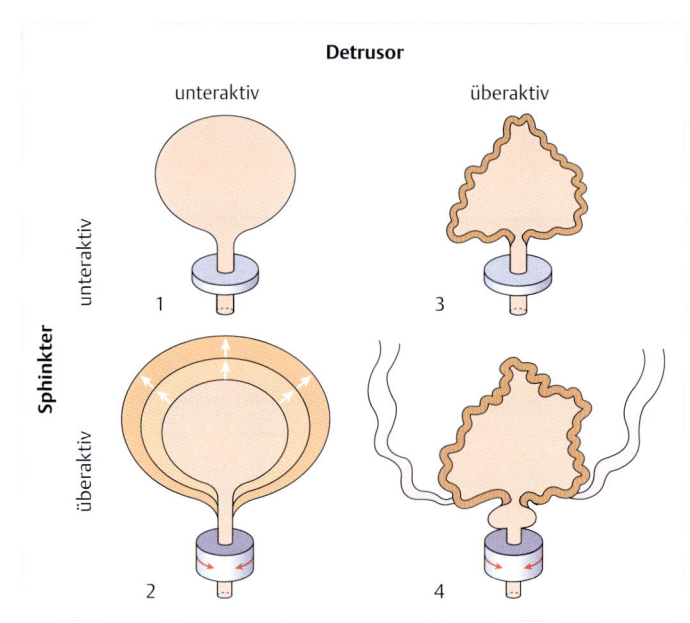

Abb. 8.11 : Die 4 Typen der neurogenen Detrusor- und Sphinkterdysfunktion in Abhängigkeit von der Pathologie des Sphinkters und der Blase. Eine normale Funktion des Sphinkters bzw. der Blase wird bewusst nicht berücksichtigt, da hier keine weitere Therapie notwendig ist. (Stein R, Beetz R, Thüroff JW. Kinderurologie in Klinik und Praxis. 3. Aufl. Stuttgart: Thieme; 2012)

8.11.5 Therapie

> **Merke**
>
> Die Therapie wird in konservative und operative Optionen unterteilt. Es sollte sich immer um eine Therapieeskalation handeln.

- therapeutische Ziele
  - Protektion bzw. Verbesserung der Nierenfunktion,
  - die Optimierung der Blasenentleerung und
  - die Therapie der Harninkontinenz.
- Orientierung der Therapie an der Pathogenese der 4 verschiedenen Typen der Detrusor- und Sphinkterdysfunktion
- Unterscheidung Primärstrategie und Sekundärstrategie (▶ Tab. 8.3)
- individuelle Anpassung von Therapie inkl. Therapieeskalation
  - Primärtherapie: Orientierung am Typ der Blasenentleerungsstörung
  - Sekundärtherapie: Orientierung an therapeutischen Zielen (▶ Tab. 8.4)
- Hochdruckblase (überaktiver Detrusor/Low-Compliance-Blase)

Tab. 8.3 Typen der Detrusor- und Sphinkterdysfunktion und primäre bzw. sekundäre Therapieziele.

Typ	Primärstrategie(n)	Sekundärstrategie(n)
Typ 1 Detrusor unteraktiv Sphinkter unteraktiv	Blasenentleerung ↑	Auslasswiderstand ↑
Typ 2 Detrusor unteraktiv Sphinkter überaktiv	Blasenentleerung ↑	
Typ 3 Detrusor überaktiv Sphinkter unteraktiv	Blasendruck ↓	Blasenkapazität ↑ Compliance ↑ Auslasswiderstand ↑
Typ 4 Detrusor überaktiv Sphinkter überaktiv	Blasendruck ↓ Blasenentleerung ↑	Blasenkapazität ↑ Compliance ↑

8.11 Neurogene Blasen- und Sphinkterdysfunktion

Tab. 8.4 Typen der Detrusor- und Sphinkterdysfunktion, Ziele und primäre bzw. sekundäre Therapieoptionen.

Typ	Primärstrategie	Primärtherapie	Sekundärstrategie	Sekundärtherapie/Therapieeskalation
Typ 1 Detrusor unteraktiv Sphinkter unteraktiv	Blasenentleerung ↑	IC	Auslasswiderstand ↑	Duloxetin bei Erwachsenen? Bulking Agents? FZP, AUS ± kontinente Vesikostomie/Mitrofanoff-Stoma
Typ 2 Detrusor unteraktiv Sphinkter überaktiv	Blasenentleerung ↑	IC		
Typ 3 Detrusor überaktiv Sphinkter unteraktiv	Blasendruck ↓	Antimuskarinika	Blasenkapazität ↑ Compliance ↑ Auslasswiderstand ↑	Botulinum-A-Toxin-Detrusor Blasenaugmentation ± FZP/AUS Harnableitung
Typ 4 Detrusor überaktiv Sphinkter überaktiv	Blasendruck ↓ Blasenentleerung ↑	Antimuskarinika IC	Blasenkapazität ↑ Compliance ↑	Botulinum-A-Toxin-Detrusor/ Blasenaugmentation s. Sphinkter/Sphinkterotomie Harnableitung

AUS = Artificial urinary Sphincter, FZP = Faszienzügelplastik, IC = Intermittent Catheterization.

- Senkung des Blasendrucks deutlich unter 30–40 cmH$_2$O (niedrigeres Risiko einer Verschlechterung der Nierenfunktion)
- Steigerung von Blasenkapazität und Compliance

Konservative Therapie

- **Antimuskarinika, Anticholinergika**
  - Verminderung der Detrusorüberaktivität
  - Senkung des Blasendrucks
  - im Säuglingsalter als initiale Therapie
  - größte Erfahrungen im Kindesalter mit Oxybutynin und Propiverin
  - Oxybutynin: bei symptomatischen Nebenwirkungen Wechsel von oraler auf intravesikale Therapie
  - alle anderen Antimuskarinika nach Aufklärung und altersentsprechender Dosierung „Off-Label" möglich
- **selektive Alphablocker**
  - bei neurogenen funktionellen subvesikalen Obstruktionen
  - Senkung des Leak Point Pressure (LPP)
  - für Kinder nur Phenoxybenzamin zugelassen
  - alle anderen – deutlich nebenwirkungsärmeren – selektiven Alphablocker (z. B. Alfuzosin, Doxazosin, Tamsulosin) nach Aufklärung und altersentsprechender Dosierung „Off-Label" möglich
- **Urethradilatation**
  - bei Versagen der konservativen Therapie zur Reduktion des intravesikalen Druckes
  - bei Kindern < 6 Jahren in sehr ausgewählten Fällen
  - vorübergehende Lösung
  - Stellenwert anhand Literatur nicht zu beurteilen
- **Clostridium botulinum Toxin Typ A**
  - Indikationen: Versagen der konservativen Therapie, ausgeprägte Nebenwirkungen der anticholinergen Therapie
  - Injektion in den Detrusor
  - keine Zulassung bisher für Kinder (in Studien aber gute Wirkung)
- **hygienischer (sauberer) intermittierender Katheterismus (SIK)**; gebräuchlicher als CIS (clean intermittend catheterisation) bezeichnet
  - praktikable Alternative zum sterilen (aseptischen) Katheterismus
  - Ausführung durch Patienten selbst oder Fremdperson
- **Nachtkatheter:** verhindert in der 2. Nachthälfte den Druckanstieg und hat sich auch zur Vermeidung von aufsteigenden Infektionen bewährt; die Blasenentleerung mittels Crédé- oder Valsalva-Manöver ist obsolet

- **Detrusor-Sphinkter-Dyssynergie:** frühestmöglicher Beginn des CIC in Kombination mit Antimuskarinikum; Vorteil: frühe Gewöhnung an den CIC, erleichterte Durchführung von Kontrollurodynamiken
- **Urotherapie**
  - wertvoller Bestandteil des therapeutischen Prozesses
  - Inhalte: Anleitungen zum CIC, Anwendung von Arzneimitteln (z. B. Antimuskarinika), Anleitung zur Darmentleerung (sog. Bowel Management)

Operative Therapie

- **Blasenaugmentation/Blasensubstitution**
  - Indikation: Versagen der konservativen Therapie bei überaktiver bzw. Low-Compliance-Blase mit unauffälligem oberem Harntrakt
  - Voraussetzung: altersentsprechende Nierenfunktion oder vor geplanter Nierentransplantation
  - Verwendung von Dünndarm- bzw. Dickdarmsegmenten zur Augmentation
  - Reimplantation des Ureters in die augmentierte Blase bei ausgeprägter Pathologie (hochgradiger Reflux oder Stauung)
  - Komplikationsrate: bis zu 36 % revisionsbedürftig im Langzeitverlauf; Risiko persistierender Harninkontinenz
  - inkompetenter Sphinktermechanismus: evtl. Anlage eines artifiziellen Sphinkters, einer Faszienzügel- oder Blasenhalsplastik, alternativ Blasenhalsverschluss mit Anlage eines kontinenten kutanen Stomas
  - suburethrale Bänder erst nach Abschluss des Längenwachstums (bei neurogener Blase und regelmäßigem CIC sehr kritisch zu sehen!)
- **kontinentes umbilikales Stoma**
  - für an den Rollstuhl gebundene Patienten
  - Erleichterung im täglichen Leben (transurethraler CIC eher problematisch)
- **kontinente kutane Harnableitung**
  - für an den Rollstuhl gebundene Patienten
  - gleichzeitig irreparables Sphinkterdefizit bzw. fibrotischer Umbau der Blase (Blasenerhalt nicht sinnvoll)
- **inkontinente Harnableitung**
  - bei unmöglicher selbstständiger Katheterisierung aufgrund nicht ausreichender neurologischer Voraussetzungen (mentale Retardierung/feinmotorische Störungen)
  - bei Niereninsuffizienz
  - mangelnde Compliance
  - problematische CIC bei Kleinkindern (v. a. Jungen): temporäre Vesikostomie nach Blocksom (unkomplizierter späterer Verschluss)
- **Niederdruckblase (unteraktiver Detrusor)**
  - Entleerung mittels CIC
  - sonst keinerlei spezifische Therapie
  - bei gleichzeitiger Sphinkterinkompetenz Therapie abhängig von Alter und Compliance
- **Sphinkterinkompetenz**
  - Voraussetzung für operative Korrektur: Niederdrucksituation der Blase mit ausreichender Blasenkapazität
  - engmaschige Kontrollen nach Erhöhung des Blasenauslasswiderstands (Vermeidung sekundärer Hochdruck)
  - latexfreie Kondomurinale, wenn keine operative Lösung gewünscht
  - Injektion von „Bulking Agents" nicht bewährt
  - **Fazienzügelplastik**
    - bei Jungen deutlich schwieriger und komplikationsträchtiger
    - Erektionsfähigkeit in Studien meist erhalten
    - postoperative CIC meist unabdingbar
  - **artifizieller Sphinkter** (z. B. AMS 800)
    - Voraussetzung: normale Compliance und Blasenkapazität, Fähigkeit zur Bedienung des Sphinktermechanismus
    - hohe Kontinenzraten
  - **Blasenhalsplastik**
    - Verlängerung der Urethra → Erhöhung des Auslasswiderstands
    - Indikation kritisch stellen
    - häufiger in Kombination mit Blasenaugmentation
    - relativ hohe Reoperationsraten (bis zu 40 %)
    - Schwierigkeiten beim CIC
    - mäßige Kontinenzraten (ca. 70 %)
    - bei ausgewählten Patienten Alternative zu artifiziellem Sphinkter bzw. Blasenhalsverschluss
- **vesikorenaler Reflux**
  - Sistieren des sekundären Refluxes in > 50 %
  - Ureterreimplantation, abhängig von rezidivierenden Infektionen, Dauer und Grad des Refluxes (z. B. im Rahmen der Blasenaugmentation/-substitution)
  - endoskopische Refluxkorrektur mittels Unterspritzung des Ostiums: schlechtere Ergebnisse als bei primärem vesikorenalem Reflux

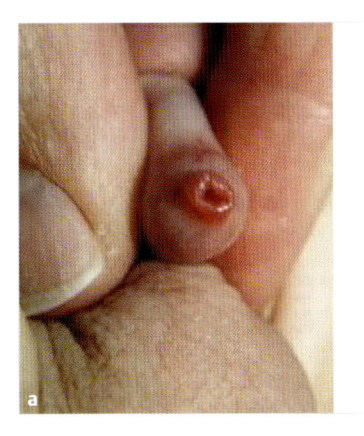

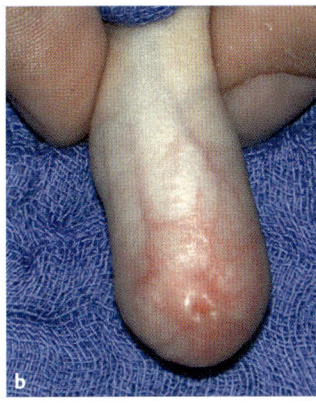

Abb. 8.12 Phimose.
a Nicht behandlungsbedürftige Phimose.
b Narbige Phimose (therapierefraktär nach Therapie mit Betamethason).

> **Merke**
>
> Patienten mit einer neurogenen Blasenentleerungsstörung bedürfen einer lebenslangen interdisziplinären Versorgung, da es in jedem Lebensalter zu einer Verschlechterung des urologischen Status kommen kann.

8.12 Phimose

Definition

Phimose
Als Phimose wird eine rüsselartige Verlängerung und Verengung der Vorhaut bezeichnet, die das normale Zurückstreifen unmöglich macht oder behindert (▶ Abb. 8.12).

8.12.1 Ätiologie

- Ausbildung der Vorhautanlage ab der 12. SSW als dorsale Falte auf dem Genitaltuberkel
- Bildung der Raphe nach der 22. SSW durch die ventrale Fusion der Raphe
  - Verschmelzung von innerem Vorhautblatt und Glans (▶ Abb. 8.13a)
  - Meatus urethrae als Apertur sichtbar
- Trennung von Glans und Präputium nur durch ein Septum aus Plattenepithel
- Separation von innerem Vorhautblatt und Eichel durch Akkumulation von abgeschilferten epithelialen Zellen

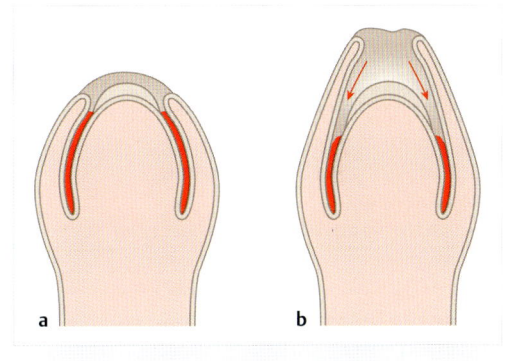

Abb. 8.13 Entwicklung der Vorhaut.
a In der Embryonalzeit ist zunächst das innere Vorhautblatt mit der Eichel verschmolzen.
b Ab der 24. SSW kommt es durch Akkumulation von Epithelzellen zur Separation.

- Zurückstreifbarkeit der Vorhaut
  - mit 6 Monaten bei 20 %
  - mit 1 Jahr bei 50 %
  - mit 3 Jahren bei knapp 90 %
  - Pubertät 97–99 %
- narbige Phimose aus Rhagaden und Fissuren (▶ Abb. 8.12b)
  - Ursache z. B.: forcierte Retraktionsversuche bei verengter Vorhaut
- Folgen einer Vorhautverengung
  - Balanitis
  - Balanoposthitis
  - Harnwegsobstruktion mit Ballonierung der Vorhaut
- immer häufigere Vergesellschaftung mit Lichen sclerosus der Vorhaut bzw. Eichel

8.12.2 Therapie

- physiologische, primäre Phimose
  - nicht behandlungsbedürftig, wenn symptomlos
  - Möglichkeit einer ausreichenden Genitalhygiene bei Schuleintritt
- **absolute Therapieindikationen**
  - rezidivierende Balanitiden bzw. Balanoposthitiden
  - narbige bzw. sekundäre Phimose
- **relative Therapieindikationen**
  - rezidivierende fieberhafte Harnwegsinfektionen (insbesondere in Kombination mit vesikorenalem Reflux oder Megaureter)
  - starke Ballonierung der Vorhaut bei der Miktion
  - persistierender Schnürring, der u. U. zur Paraphimose führt
- bei neurogener Blase und extrem langer Vorhaut erschwerter Einmalkatheterismus → einfache Durchführung nach Beschneidung
- **Beschneidung**
  - nicht bei Frühgeborenen wegen erhöhter Septikämierate
  - Benötigung der Vorhaut zur Rekonstruktion bei kongenitalen Anomalien wie Hypospadie oder Epispadie
  - sehr strenge Indikation zur operativen Therapie bei ausgeprägter Blutungsdiathese

> **Merke**
> Indikationen zu einer Therapieeinleitung stellen rezidivierende Balanitiden bzw. Balanoposthitiden oder eine narbige bzw. sekundäre Phimose dar.

Konservative Therapie

▶ **Salbentherapie**
- Indikation: nicht narbige Phimose
- lokale Applikation einer kortisonhaltigen Salbe vorzugsweise Betamethason 0,1 %
- Applikation: 2 x tgl. über 4–8 Wochen lokal auf die so weit wie möglich zurückgestreifte Vorhaut
- Erfolgsrate 70–80 %
- bis zu 40 % Rezidive (u. U. Ansprechen auf erneute Salbentherapie)

Chirurgische Therapie

▶ **Zirkumzision**
- präoperativ schriftliche Aufklärung der Kinder und Eltern über alle Behandlungsmethoden
- **Vorgehensweise**
  - zunächst Lösung von Verklebungen zwischen Präputium und Glans
  - Umschneidung beider Vorhautblätter in Höhe des Sulcus coronarius (▶ Abb. 8.14b)
  - Anlage eines Kompressionsverbands über 12–24 h → Vermeidung bzw. Reduktion des postoperativen Ödems (nicht zu fest →Cave: Durchblutung der Eichel!) (▶ Abb. 8.15)
- **besondere Techniken**
  - Präputialplastik (vorhauterhaltende Methode): Cave: narbige Rezidivphimose
  - Triple Incision: Durchführung bei ausgeprägtem Schnürring (▶ Abb. 8.14a)
- **Komplikationen** (meist geringfügig, > 1 % der Fälle)
  - leichte Nachblutungen bzw. ausgeprägte Schwellung (Kompressionsverband, s. o.)
  - Infektionen: sehr ausgeprägt bis zu einem Erysipel möglich (▶ Abb. 8.16)
  - urethrale Fisteln: extrem selten (▶ Abb. 8.17)
  - chirurgische Glansamputation: sehr selten, insbesondere bei der neonatalen Beschneidung mittels Mogan-Klemme, Gomco-Klemme oder Plastibell-Methode
  - Meatusstenose: nicht ganz seltene (1–2 %), späte Komplikation nach medizinisch indizierter Zirkumzision → operative Therapie (Meatotomie) notwendig

8.12 Phimose

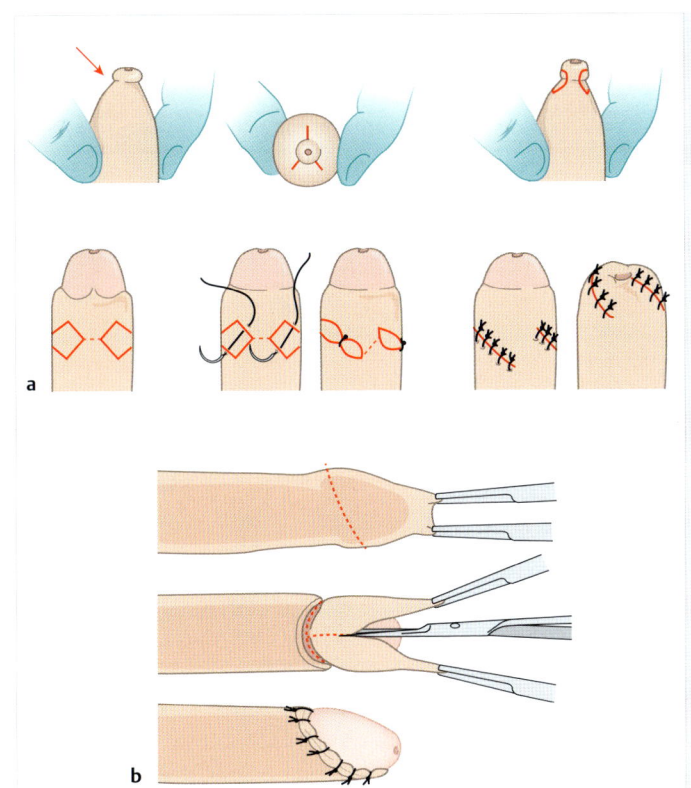

Abb. 8.14 Zirkumzision.
a Tripple-Inzision. Schräge Längsinzision am Schnürring und quere Vernähung zur Gewinnung eines größeren Umfangs.
b Konventionelle Zirkumzision, vorzugsweise mit dem Messer, schnell resorbierbares Nahtmaterial. (Albers P, Heidenreich A. Standardoperationen in der Urologie. Stuttgart: Thieme; 2006)

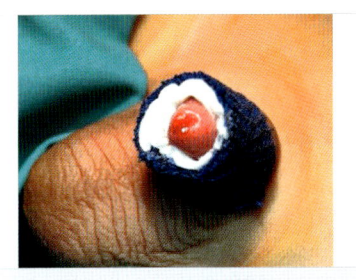

Abb. 8.15 Kompressionsverband mittels Melonin und PeHa Haft.

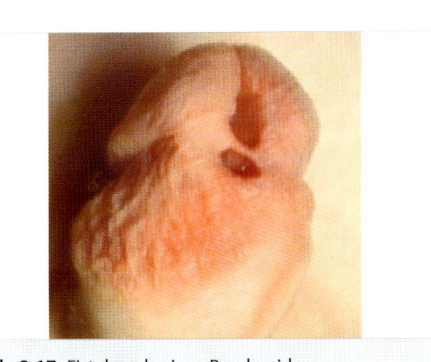

Abb. 8.17 Fistel nach einer Beschneidung.

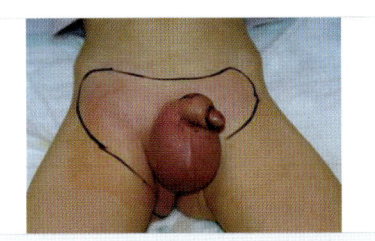

Abb. 8.16 Beginnendes Erysipel nach einer Beschneidung.

8.13 Hodenhochstand

Definition

Formen des Hodenhochstands
Hodenretention (Retentio testis): Der Hoden bleibt auf dem Weg seines physiologischen Deszensus dystop liegen, bei der Hodenektopie liegt er außerhalb dieses Weges (▶ Abb. 8.18).

Kryptorchismus: Der Hoden ist nicht tastbar (verborgener Hoden). Hierunter kann sich eine Hodendystopie, ein „Vanishing Testis" oder auch eine Hodenagenesie verbergen.

Bauchhoden (Retentio testis abdominalis): Der Hoden liegt intraabdominell und ist nicht tastbar (Kryptorchismus).

Leistenhoden (Retentio testis inguinalis): Der Hoden liegt in der Leiste und kann nicht in das Skrotum luxiert werden.

Gleithoden (Retentio testis praescrotalis): Der Hoden liegt oberhalb des Skrotums vor dem äußeren Leistenring. Er kann zwar in das Skrotum luxiert werden, aber aufgrund eines zu kurzen Funiculus spermaticus gleitet er sofort zurück.

Pendelhoden: Der Funiculus spermaticus ist ausreichend lang; der Hoden liegt spontan im Skrotum oder auf dem Wege dahin. Der Hoden lässt sich an den tiefsten Punkt im Skrotum verlagern und bleibt zunächst im Skrotum liegen. Ein überschießender Kremasterreflex, ausgelöst z. B. durch Kälte, Stress oder Angst, verlagert den Hoden wieder nach kranial.

Hodenektopie: Das Gubernaculum testis inseriert außerhalb des Skrotums: inguinal-epifaszial, penil (an der Peniswurzel), femoral, umbilikal und perineal.

Sekundärer Aszensus: Dieser muss vom primären Hodenhochstand abgegrenzt werden. Bei zunehmendem Längenwachstum kommt es sekundär zu einer Fehllage des primär im Skrotum gelegenen Hodens.

Sekundärer Hodenhochstand: Meist iatrogen entstanden und tritt als Komplikation nach Leisteneingriffen im Säuglingsalter auf.

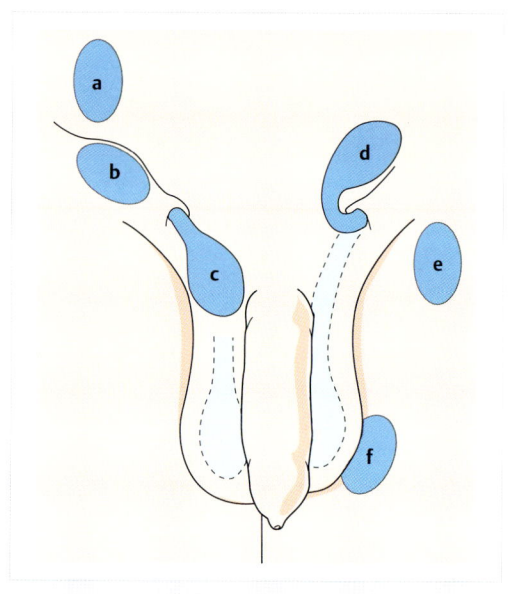

Abb. 8.18 Hodendystopie und -ektopie.
a Der Hoden verharrt auf der Strecke seines physiologischen Deszensus abdominal,
b im Leistenkanal oder
c vor dem äußeren Leistenring.
d Hodenektopie: inguinal-epifaszial,
e femoral oder
f perineal. (Stein R, Beetz R, Thüroff JW. Kinderurologie in Klinik und Praxis. 3. Aufl. Stuttgart: Thieme; 2012)

8.13.1 Ätiologie und Epidemiologie

▶ **Entwicklung der Hoden**
- Einleitung der Hodenentwicklung aus den primär undifferenzierten Gonadenanlagen unter dem Einfluss des SRY-Gens
- ca. ab 8. SSW: Differenzierung der Sertolizellen unter dem Einfluss von SRY, WT-1, SF-1, SOX9, Fgf9 und Dax1; Produzieren das Anti-Müller-Hormons (AMH/Müllarian inhibiting Substance) → Regression der Strukturen des Müller'schen Ganges
- ab der 10.SSW: nachweisbare Leydigzellen, die Testosteron und Insulin-like-3-Hormon (INSL-3) sezernieren (beide wichtig für Deszensus).

▶ **Deszensus**
- bei gegebenen anatomischen Voraussetzungen
- in entsprechenden hormonellem Milieu (intakte Hypothalamus-Hypophysen-Gonaden-Achse)

8.13 Hodenhochstand

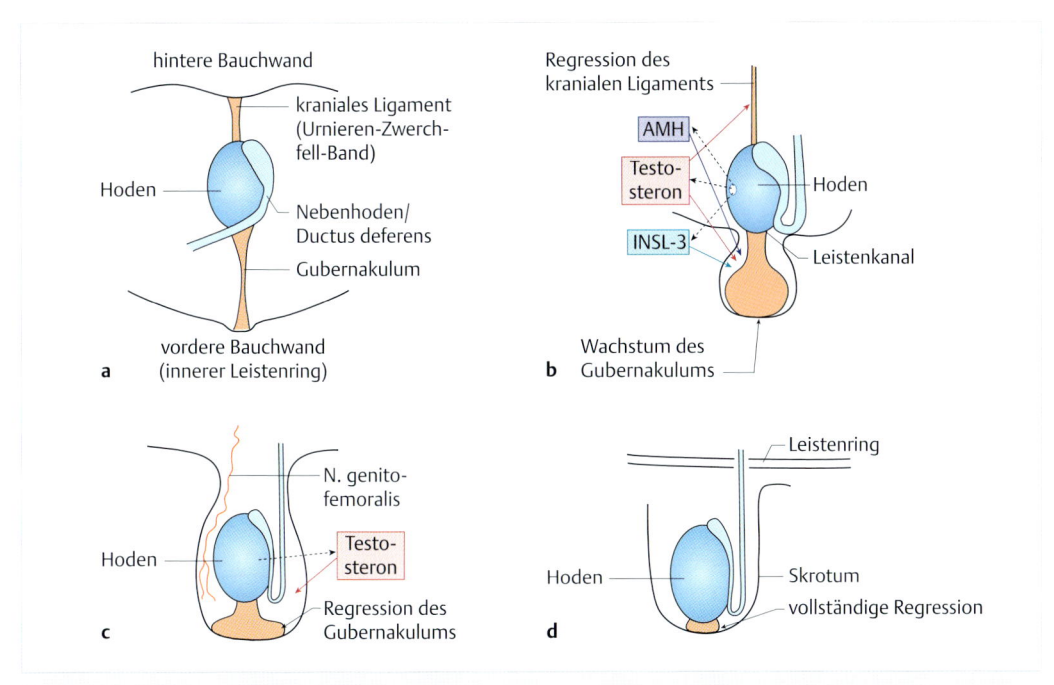

Abb. 8.19 Deszensus des Hodens (modifiziert nach Virtanen et al. 2007). (Stein R, Beetz R, Thüroff JW. Kinderurologie in Klinik und Praxis. 3. Aufl. Stuttgart: Thieme; 2012)
a Die Gonade wird vom Urnieren-Zwerchfell-Band an der hinteren, vom Gubernakulum an der vorderen Bauchwand fixiert.
b Die 1. Phase des Deszensus steht unter dem Einfluss von INSL 3 (Anschwellen des Gubernakulums). Das von den Leydig-Zellen sezernierte Testosteron beeinflusst u. a. die Regression des kranialen Ligaments.
c Das Gubernakulum steht unter dem Einfluss von Testosteron und dem vom N. genitofemoralis freigesetzten „Calcitonin Gene related Peptide" (CGRP).
d Ist der Hoden deszendiert, schrumpft das Gubernakulum zu einem fibrösen Band.

- Ablauf in **2 Phasen** (▶ Abb. 8.19).
- 1. Phase 10.–23. SSW unter Einfluss von INSL-3
  - Fixierung des Hodens im Bereich des inneren Leistenrings durch das Gubernaculum testis
  - Aszensus der Niere nach kranial und Rückbildung des kranialen Ligaments der Gonadenanlage
  - bis 24. SSW: Volumenzunahme des Gubernakulums durch Proliferation von Fibroblasten und hydrophiler extrazellulärer Matrix
  - teilweise Ausbildung des Leistenkanals um das Gubernakulum herum
  - Inhalt des Leistenkanals vor dem Deszensus: offener Processus vaginalis, Kremaster, Gubernakulum
- 2. Phase (androgenabhängig) 26. SSW bis zur Geburt
  - Deszensus des Hodens vom Eingang des inneren Leistenrings in das Skrotum (Erleichterung durch das Gubernakulum)
  - Kofaktoren: offener Processus vaginalis, intraabdomineller Druck

▶ **Differenzierung der Keimzellen**
- 8.–12. SSW: ausgeprägte Proliferation der Keimzellen
- 10.–15. SSW: Differenzierung der fötalen Gonozyten zu Spermatogonien
- erste adulte Spermatogonien bereits in den ersten Lebensmonaten nachweisbar
- Verschwinden der Gonozyten bis zum Ende des 1. Lebensjahrs
- parallel zur Keimzelldifferenzierung. Anstieg von LH, Testosteron, AMH, zunehmende Proliferation der Leydigzellen
- 3.–5. Lebensjahr. Transformation der adulten Spermatogonien in primäre Spermatozyten
- Pubertät: Spermiogenese
- Aszension des Hodens: 1,5 % der Knaben

Kinderurologie

- erhöhtes Risiko für sekundären Aszensus bei Kindern mit Pendelhoden
- histologische Veränderungen des aszendierten Hodens ähnlich denen des primären Hodenhochstands → operative Sanierung

> **Merke**
>
> Der Hodenhochstand bzw. Kryptorchismus ist eine der häufigsten kongenitalen Anomalien bei Neugeborenen. Zwischen 2 und 8 %, durchschnittlich 3 % der zum Termin geborenen Säuglinge sind betroffen.

8.13.2 Diagnostik

- **körperliche Untersuchung**
  - in warmer und stressfreier Umgebung
  - Streichen mit der einen Hand von der Spina iliaca anterior superior in Richtung Os pubis
  - Versuch mit der zweiten Hand den Hoden zu tasten (ggf. mit diesem Manöver Tasten bzw. Verlagerung intraabdomineller Hoden in den Leistenkanal)
  - Unterscheidung zwischen Leisten-, Gleit- oder Pendelhoden: bei Kleinkindern und Säuglingen Wiederholung der Untersuchung im Schneidersitz
  - primär nicht behandlungsbedürftiger Pendelhoden: Verbleiben des Hodens im Skrotum nach Reposition (DD Gleithoden: sofortiges Zurückgleiten des Hodens nach oben)
- **Nachweis testosteronproduzierenden Hodengewebes**
  - hCG-Stimulationstest
  - Bestimmung von Inhibin B (sensitiver Marker für die Funktion der Sertolizellen)
  - Indikation: beidseits Kryptorchismus
  - laparoskopische Abklärung erforderlich (wegen falsch negativer Befund in sehr seltenen Fällen)
- **hochauflösende Sonografie** (≥ 7,5 MHz)
  - Indikation: nicht tastbarer Hoden
  - Bestimmung der Hodenlage in bis zu 80 % durch erfahrenen Untersucher
- **MRT-Untersuchung**
  - Sedierung oder Narkotisierung des Kleinkindes bzw. Säuglings erforderlich
  - in der primären Diagnostik kein Stellwert
- **Laparoskopie**
  - zur Diagnosefindung bei Kryptorchismus
  - zum Ausschluss eines intraabdominal gelegenen Hodens (dann gleichzeitig Therapie)
  - Beurteilung der Morphologie der Gonaden
  - Identifikation und Biopsie persistierender Müller-Strukturen bei Störungen der sexuellen Differenzierung, Entfernung primär nur bei Tumor
- **Hodenbiopsie**
  - Indikationen. V. a. Hodentumor, Ovotestis, Gonadendysgenesie
  - Durchführung zur Bestimmung des Fertilitätsindices nur bei wissenschaftlichen Fragestellungen

> **Merke**
>
> Die Laparoskopie ist die Methode der Wahl, wenn der Hoden auch in Narkose nicht tastbar und sonografisch nicht eindeutig darstellbar ist.

8.13.3 Therapie

- Empfehlung der **aktuellen Leitlinie der AWMF**
  - Abschluss der Lagekorrektur des Hodens Ende des 1. Lebensjahres (▶ Abb. 8.20)
  - Frühgeborenen Berechnung nach korrigierten Lebensalter
- **Pendelhoden**
  - primär keine OP-Indikation
  - jährliche Kontrolle der Hodenlage wegen Gefahr der sekundären Aszension

| 0 | 1 | 2 | 3 | 4 | 5 | 6 | 7 | 8 | 9 | 10 | 11 | 12 Monate |

Warten auf spontanen Deszensus — Hormontherapie und/oder Operation — Behandlung beendet

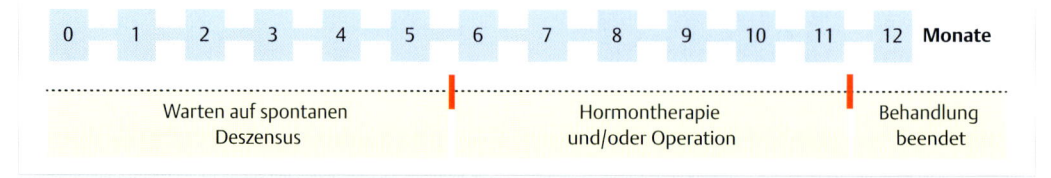

Abb. 8.20 Therapieplanung. Innerhalb der ersten 6 Monate kann auf einen spontanen Deszensus gewartet werden. Zwischen dem 6. und 12. Lebensmonat sollte dann die Therapie erfolgen (z. B. Hormontherapie über 4 Wochen (insbesondere beim bilateralen Hodenhochstand) und anschließend die operative Korrektur).

8.13 Hodenhochstand

Hormontherapie

Nur im ersten Lebensjahr indiziert.
- **Ziele**
  - Anregung des Deszensus des Hodens
  - Stimulation der Reifung bzw. Proliferation der Keimzellen
- präoperative **Applikation**
  - nasal LH-RH-Analoga (in Deutschland Kryptokur Nasenspray 3 × 400 µg/d über 4 Wochen)
  - Injektion von hCG (z. B. Primogonyl oder Pregnyl 1 × 500 IE/Woche über 3 Wochen) (in Deutschland derzeit nicht in Apotheken erhältlich)
- Deszensus in 20 % der Fälle
- Rezidivrate ca. 25 %
- Begünstigung der Umwandlung der Gonozyten in dunkle, adulte Spermatogonien (adulter Keimzellpool) → Risiko der Fertilitätseinschränkung (z. B. bei bilateralem Hodenhochstand)
- Information der Eltern über Risiko der Hormontherapie
- **unerwünschte Wirkungen**
  - verstärkte Virilisierung
  - Peniswachstum
  - Schmerzen im Genitale
  - Schmerzen an der Injektionsstelle (nur bei hCG)
  - aggressives Verhalten (bei hCG ausgeprägter als bei LH-RH-Analoga)

Operative Therapie

Bei meist ausreichend langem Gefäßstiel wird der hochskrotal, inguinal oder am inneren Leistenring lokalisierte Hoden mittels Funikolyse und Orchidopexie sicher im Skrotum fixiert bzw. in eine subkutane Tasche verlagert und der gerade bei kleinen Kindern häufig assoziierte offene Processus vaginalis verschlossen.

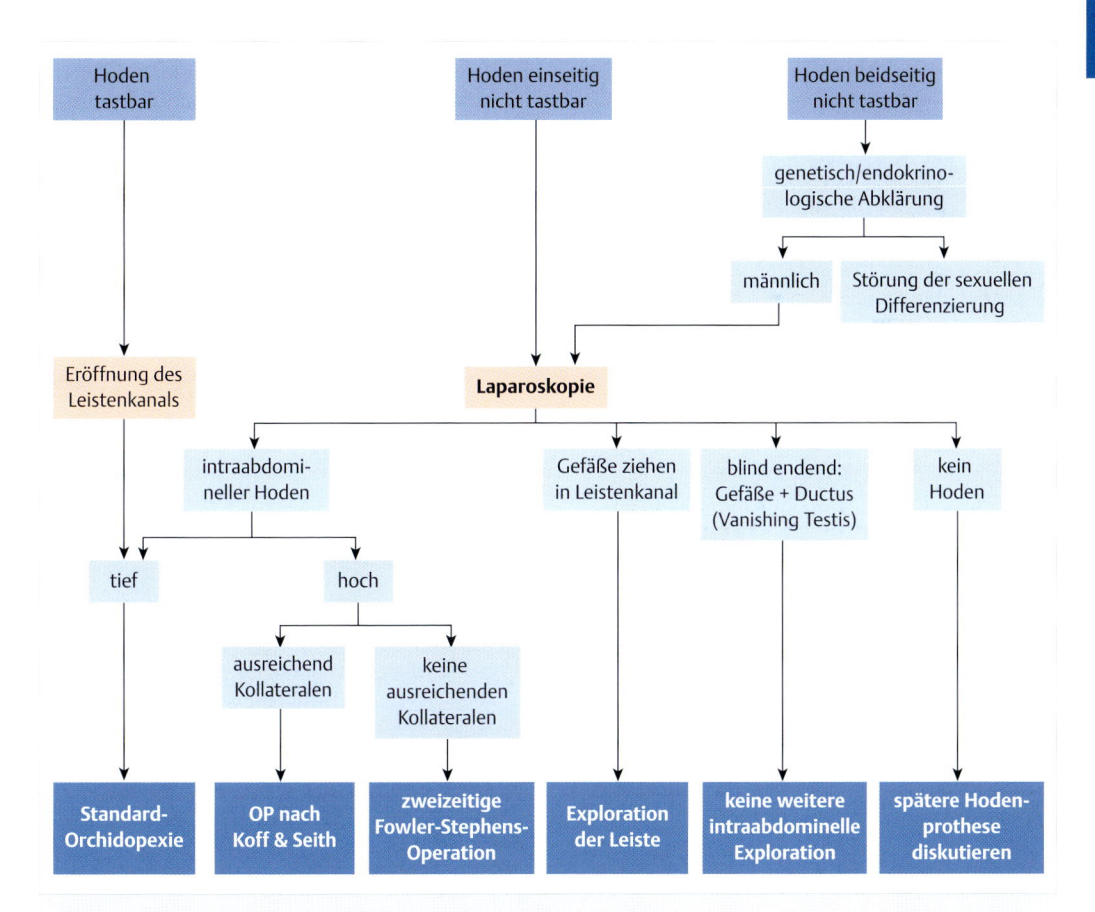

Abb. 8.21 Algorithmus zur operativen Therapie des Hodenhochstands.

▶ **Kryptorchismus**
- Untersuchung des Kindes in Narkose
- bei nicht tastbarem Hoden laparoskopische Suche
  - 50 % erhaltungswürdiger, intraabdomineller Hoden
  - 45 % atrophischer Hoden (Vanishing Testis) oder kein Hoden
  - 5 % Hoden im Leistenkanal (obwohl nicht tastbar)

▶ **hoch abdominal gelegener Hoden**
- frühzeitig Operation nach **Fowler-Stephens** bedenken
  - Durchtrennung der testikulären Gefäße bei sicherer Schonung der Gefäße des Ductus deferens
  - Orchidopexie ein- oder zweizeitig
  - bei einzeitiger Orchidopexie keine Zeit zur Ausbildung von Kollateralkreisläufen
- einzeitiges Verfahren nach **Koff und Sethi**
  - Durchtrennung der Testikulargefäße unmittelbar vor dem Eintritt in den Hoden nach Abgang der Kollateralgefäße zum Nebenhoden

8.13.4 Nachsorge

- postoperativen Kontrollen im 1. Jahr
  - Erfassung eines Rezidivhodenhochstand
  - Erfassung einer sich als Operationsfolge entwickelnden Atrophie
  - Reoperation bei nicht akzeptabler Position des Hodens nach 6 Monaten postoperativ
- Fertilität
  - Azoospermie bei Ausbleiben der Transformation zu adulten Spermatogonien zumindest beim bilateralen Hodenhochstand
  - Oligospermie bei unilateralem Hodenhochstand
  - deutliche Reduktion der Vaterschaftsrate nur bei Z. n. bilateralem Hodenhochstand
  - normale Vaterschaftsrate bei Z. n. einseitiger Orchidopexie
  - Möglichkeit von TESE mit nachfolgender ICSI bei unerfülltem Kinderwunsch nach Orchidopexie
- Malignom
  - Hodenhochstand bei 5–10 % der Patienten mit Hodentumor
  - höchstes Risiko bei intraabdominal gelegenen Hoden
  - verstärkender Einfluss: dystope Lage und Verweildauer
  - Entfernung eines erst im Erwachsenenalter diagnostizierten intraabdominellen Hodens (hohes Tumorrisiko bei fehlender Spermatogenese des Hodens)
  - Anleitung zur Selbstuntersuchung ab dem 15. Lebensjahr bei allen Patienten mit erhöhtem Tumorrisiko

In einer Studie bei fast 17 000 Männern mit einem operativ versorgten Hodenhochstand und mehr als 200 000 Jahren Nachbeobachtungszeit wurde bei insgesamt 56 Patienten ein Hodentumor diagnostiziert. Wurde die Orchidopexie vor dem 13. Lebensjahr durchgeführt, so war das Risiko um das 2,2 fache (1,58–3,06), erfolgte sie danach so war das Risiko um das 5,4 fache (3,2–8,5) gegenüber der Normalbevölkerung erhöht.

> **Merke**
>
> Das Risiko für einen Hodentumor ist bei Männern mit einem operierten Hodenhochstand zwischen 2,75- und 8-fach gegenüber einem Mann ohne Hodenhochstand in der Vorgeschichte erhöht.

8.14 Kindliche Leistenhernie

Definition

Leistenhernien
Hernie (griechisch hernios = Knospe): Ausstülpung des parietalen Peritoneums durch angeborene oder erworbene Lücken (Bruchpforten) in der Bauchwand. Sie besteht aus dem Bruchsack und Bruchinhalt.
Im Bereich der Leiste erfolgt die Einteilung
- **direkte Leistenhernien:** auch mediale Leistenhernie genannt. Sie ist eine erworbene Hernie. Die Bruchpforte liegt medial der Plica umbilicalis lateralis mit den epigastrischen Gefäßen.
- **indirekte Leistenhernien:** Bruchpforte lateral der epigastrischen Gefäße. Durch den offenen Processus vaginalis (siehe auch ▶ Abb. 8.22b) kommt es zur temporären Verlagerung von intraabdominellen Organen bzw. dem Omentum majus in den Bruchsack.

8.14 Kindliche Leistenhernie

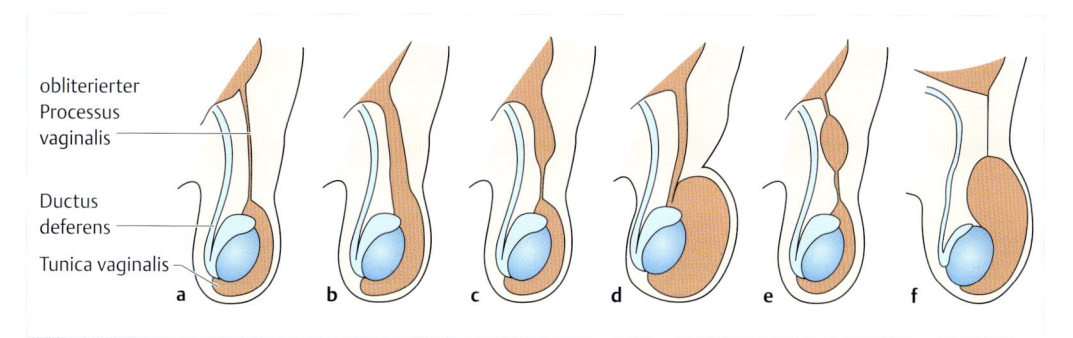

Abb. 8.22 Leistenhernien. (Stein R, Beetz R, Thüroff JW. Kinderurologie in Klinik und Praxis. 3. Aufl. Stuttgart: Thieme; 2012)
a Der Processus vaginalis ist bei Geburt obliteriert (Normalzustand).
b Bleibt er weit offen, liegt eine indirekte Leistenhernie (Skrotalhernie) vor.
c In einigen Fällen kommt es zu einer partiellen Obliteration, die Bruchpforte ist jedoch weit und es liegt eine Leistenhernie vor.
d Hat der Processus nur noch ein sehr kleines Volumen, besteht eine kommunizierende Hydrozele (offener Processus vaginalis). Eine Inkarzeration von Darmanteilen ist weitgehend ausgeschlossen.
e Obliteriert der Processus kranial und kaudal, entsteht die Hydrozele funiculi spermatici.
f Persistiert eine Flüssigkeitsansammlung in den peritonealen Hodenhüllen, liegt eine Hydrozele testis vor.

- **Hydrozele:** Ansammlung von Flüssigkeit um den Hoden.
- **kommunizierenden Hydrozele:** Processus vaginalis noch offen, aber für den Vorfall von Darmschlingen zu enge Bruchpforte (▶ Abb. 8.22d).

8.14.1 Prävalenz und Ätiologie

- eine angeborene indirekte Hernie bzw. kommunizierende Hydrozele bei 4 % der Neugeborenen
- Frühgeborene höhere Prävalenz
- häufiger rechts als links
- Jungen öfter als Mädchen
- zusätzliche Risikofaktoren
  - Bindegewebsdefekte (z. B. Ehlers-Danos-Syndrom oder Hunter-Hurler-Syndrom)
  - chronisch respiratorische Insuffizienz (z. B. Zystischer Fibrose)
  - ventrikuloperitonealer Shunt
  - Blasenekstrophie
  - Hodenhochstand
  - Peritonealdialyse
- Anatomie und Pathogenese bei Jungen (Kap. 8.13.1)
- Anatomie und Pathogenese bei Mädchen
  - Durchzug des Ligamentum teres uteri durch Leistenkanal bis in die großen Schamlippen
  - Rückbildung des Processus vaginalis (Nuck-Kanal) im Laufe der Entwicklung
  - bei vollständiger oder teilweiser Persistenz des Processus vaginalis: weibliche Hydrozele, Nuck-Zyste, Nuck-Divertikel

8.14.2 Klinik und Diagnostik

- **asymptomatische Leistenhernie**
  - passagere Schwellung im Bereich der Leiste (kann bis in Skrotum bzw. Labien reichen)
- **kommunizierende Hydrozele**
  - zunehmende Schwellung des Skrotums: insbesondere tagsüber, bei körperlicher Aktivität, bei Fieber
  - Entleerung des Flüssigkeitsinhalt meist unter leichten Druck in das Abdomen möglich
- **Symptome**
  - 15 % der Leistenhernien bei Kindern symptomatisch
  - Unwohlsein, Schmerzen, Erbrechen bis zum Ileus
- **körperliche Untersuchung**
  - Inspektion: Vorwölbung der Leiste insbesondere beim Schreien oder bei abdomineller Anspannung
  - Palpation: gelegentlich Darm als Bruchinhalt

> **Cave**
>
> Ein unauffälliger Befund bei der klinischen Untersuchung schließt eine Hernie nicht aus; hier ist die Anamnese führend.

- **hochauflösende Sonografie**
  - sichere Darstellung einer Hydrozele
  - Identifikation von Darm oder Omentum majus
  - Dokumentation von Lage bzw. Vorhandensein eines Hodens
  - Darstellung eines Flüssigkeitssaums im Leistenkanal (bei indirekter Hernie häufig; bei kommunizierender Hydrozele manchmal schmale Persistenz des offenen Processus vaginalis darstellbar)

8.14.3 Therapie

konservative Therapie

- Abwarten bei kommunizierenden Hydrozelen mit einem noch offenen Processus vaginalis (kann bis Ende des 2. Lebensjahres obliterieren)

operative Therapie

- **Indikation**
  - Persistenz einer kommunizierenden Hydrozele über das 2. Lebensjahr hinaus (insbesondere bei großen kommunizierenden Hydrozelen)
  - Leistenhernie zu späterem Zeitpunkt
- **Operationstechnik**
  - offen über einen Leistenschnitt (1–2 cm)
  - laparoskopisch
- **symptomatische Leistenhernie**
  - bei stabilem Säugling oder Kleinkind Reposition des Bruchs, ansonsten Notfalleingriff
  - spätere Versorgung im Intervall
- **Komplikationsrate**
  - bei verzögerter Freilegung deutlich geringer als bei akuter
  - Gefahr der erneuten Einklemmung bei nicht zeitnaher operativer Versorgung

8.15 Hydrozele

Definition

Hydrozele

Es wird zwischen der Hydrozele beim offenen Processus vaginalis peritonei (Kap. 8.14) und der sekundären Hydrozele des Kindes unterschieden. Durch ein Ungleichgewicht zwischen sekretorischer und absorptiver Funktion der Tunica vaginalis testis kommt es zur Flüssigkeitsansammlung zwischen dem viszeralen und dem parietalen Blatt der Tunica vaginalis.

8.15.1 Prävalenz und Ätiologie

- sekundäre, erworbene Hydrozelen im Kindesalter selten
- meist Folge von
  - Trauma
  - Hodentorsion/Hydatidentorsion
  - Epidydimitis
  - Hernie
  - sehr selten eine Begleithydrozele bei Tumor

8.15.2 Diagnostik

- **Anamnese**
  - Dauer der Hydrozele
  - mögliche Ursachen der Hydrozele
- **körperliche Untersuchung**
  - urologische Untersuchung
  - Untersuchung des Abdomens
- **hochauflösende Sonografie**
  - zum Ausschluss einer weiteren Pathologie
  - exakte Diagnose mit Sensitivität von nahezu 100 %
- **Dopplersonografie**
  - fakultativ
  - Begleithydrozele bei Epididymitis: im Seitenvergleich hyperperfundierter ipsilateraler Nebenhoden
  - Hodentorsion: eher hypoechoger und hypoperfundierter Hoden

> **Cave**
>
> Ein normaler Doppler-Befund schließt eine Torsion nicht aus. Im Zweifel ist immer die notfallmäßige operative Freilegung indiziert.

8.15.3 Therapie

Konservative Therapie

- **primäre kindlichen Hydrozele** (offener Processus vaginalis)
  - Abwarten bis zum vollendeten 2. Lebensjahr möglich
  - häufig spontane Rückbildungstendenz (Kap. 8.14.3).

Operative Therapie

- **Vorgehen**
  - Zugang über Skrotalinzision bei sekundären, nicht kommunizierenden Hydrozelen
  - Isolation der Hydrozele
  - nach Eröffnung Anschluss an das skrotale Lymphabflusssystem durch Resektion oder Marsupialisation
- **Operationstechniken**
  - Technik nach Winkelmann: Umschlagen und dorsales Vernähen der Hydrozelenwand bei nicht sehr ausgeprägter Hydrozele
  - Technik nach Lord: Faltung der Hydrozelenwand
  - Technik nach von Bergmann: Resektion und Rändelung der Hydrozelenwand mit fortlaufender Naht bei großen, entzündlichen Häuten
- Sklerosierung bei Kindern kontraindiziert wegen offenem Processus vaginalis

8.16 Varikozele

Definition

Varikozele
Eine tast- und sichtbare Dilatation der im Samenstrang verlaufenden Venen des Plexus pampiniformis wird als Varikozele bezeichnet und kann nach klinischen Gesichtspunkten in 3 Grade eingeteilt werden:
- subklinisch
  - inspektorisch und palpatorisch kein Nachweis
  - dopplersonografisch venöser Reflux
- Grad I
  - unter Valsalvamanöver tastbar, aber nicht sichtbar
- Grad II
  - unter Ruhebedingungen tastbar, aber nicht sichtbar
- Grad III
  - bereits unter Ruhebedingungen sichtbar (und tastbar)

8.16.1 Epidemiologie

- extrem selten vor dem 10. Lebensjahr
- danach schwankende Inzidenz zwischen 8 und 25 %, abhängig von der untersuchten Population
- Vorkommen bei 25–40 % der Männer in einer infertilen Beziehung
- Lage
  - > 90 % liegt nur linksseitig
  - ca. 8 % bilateral
  - rechtsseitige Varikozele: Rarität

8.16.2 Klinik

- in der Regel asymptomatisch
- gelegentlich **Symptome**
  - Ziehen in der Leiste bzw. Skrotum
  - Schwere- oder Druckgefühl

8.16.3 Ätiologie

- **linksseitige primäre Varikozele**
  - retrograder Blutfluss aus der in die linke V. renalis einmündenden V. testicularis sinistra in den Plexus pampiniformis: hämodynamisch ungünstige nahezu rechtwinklige Einmündung der linken V. testicularis → Begünstigung eines retrograden Blutflusses
  - Fehlen von Venenklappen
  - unklarer Einfluss möglicher Folgen der venösen Stase bzw. des retrograden Blutflusses: Hyperthermie, Hypoxie bzw. Anreicherung von schädigenden Metaboliten → Schädigung des Hodengewebes und Einschränkung der Fertilität
- **sekundäre Varikozele**
  - durch renale, retroperitoneale oder pelvine Raumforderungen, die eine Stase des venösen Abstroms bedingen
  - immer Ausschließen, z. B. mittels Sonografie

8.16.4 Diagnostik

- **körperliche Untersuchung**
  - Inspektion und Palpation des Skrotums
- **farbkodierte Dopplersonografie**
  - Dokumentation des venöses Rückflusses
- **Sonografie**
  - Bestimmung des Hodenvolumens (wertvoller Parameter im Verlauf)
  - Ausschluss sekundärer Varikozele aufgrund eines Tumors

> **Merke**
>
> Eine Volumendifferenz von mehr als 2 ml wird als pathologisch angesehen.

- **Spermiogramm**
    - mit einsetzender Pubertät
    - Abschätzung des Potenzials für Fertilität
    - Bei Jugendlichen bedenken, dass mit Normwerten von erwachsenen Männern verglichen wird! (deutlich mehr Spermien im Ejakulat als z. B. bei einem 40-Jährigen)
- **Hormonanalyse**
    - Bestimmung von FSH, LH, Testosteron
    - mit einsetzender Pubertät: Abschätzung des Potenzials für Fertilität
    - erhöhte FSH-Werte: Schädigung der Spermiogenese
    - hohe LH-Spiegel: Funktionsstörung der Leydigzellen
- **MRT**
    - Ausschluss einer sekundären Varikozele bei sonografischem Verdacht

8.16.5 Therapie

- Erwägung einer therapeutischen Intervention bei älteren Kindern bzw. Adoleszenten zur eventuellen Prävention einer späteren Fertilitätsstörung
    - bei deutlicher seitendifferenter Hodengröße, im Verlauf zunehmend
    - bei pathologischem Spermiogramm
    - bei Symptomen
    - bei kosmetisch sehr störenden Varikozelen
- **therapeutisches Prinzip: Ligatur bzw. Okklusion der V. spermatica**
    - Technik nach **Palomo**: hohe retroperitoneale Ligatur von A. und V. testicularis oberhalb der Abzweigung des Ductus deferens (offen oder laparoskopisch)
    - Technik nach **Bernardi**: Durchtrennung nur der V. testicularis (offen oder laparoskopisch)
    - Technik nach **Ivanissevich**: Ligierung sämtlicher Venen in Höhe des Leistenrings über einen inguinalen Zugang (vorzugsweise mikrochirurgische Technik unter Schonung der Lymphgefäße)
- **antegrade Sklerosierung**
    - zunächst phlebografischer Nachweis des korrekten Abflusses über die V. testicularis interna links in die V. renalis bzw. rechts in die V. cava
    - dann Einbringen einer sklerosierenden Substanz über einen skrotalen Zugang
    - retrograde Verteilung mittels Valsalva Manöver
- **perkutane retrograde Sklerosierung oder Embolisation**
    - transfemoraler Zugang
    - Darstellung der V. spermatica interna
    - Embolisation

> **Merke**
>
> Bei Kindern und Jugendlichen haben sich die inguinalen und laparoskopischen Techniken bewährt.

- **Komplikationen**
    - Hydrozelen in 7 % der Fälle
    - postoperative Hodenatrophie < 1 % der Fälle
    - Varikozelenpersistenz bzw. Varikozelenrezidiv in bis zu 30 % der Fälle
    - keine signifikant unterschiedliche Baby-take-Home-Rate bei behandelten und nicht behandelten Varikozelenträgern

8.17 Hypospadie

Definition

Hypospadie
Kongenitale Fehlbildung mit Gewebedefizit bzw. -hypoplasie auf der ventralen Seite des Penis (▶ Abb. 8.23).
Die Hypospadie ist häufig mit 3 Anomalien des Penis assoziiert:
- dorsale Vorhautschürze in Assoziation mit ventralem Vorhautdefizit
- ventral-dystope Position des Meatus urethrae, der an jeder Stelle zwischen Glans und Perineum liegen kann
- ventrale Deviation des Penisschafts

Sonderformen der Hypospadie, bei denen nicht alle 3 Merkmale zusammentreffen:
- „Hypospadia sine Hypospadia": orthotoper Meatus, ausgeprägte Deviation des Penisschafts, mehr oder minder ausgeprägte dorsale Vorhautschürze
- **Megalomeatus**: koronar gelegener Meatus mit klaffender Fossa navicularis und meist intaktem Präputium

8.17 Hypospadie

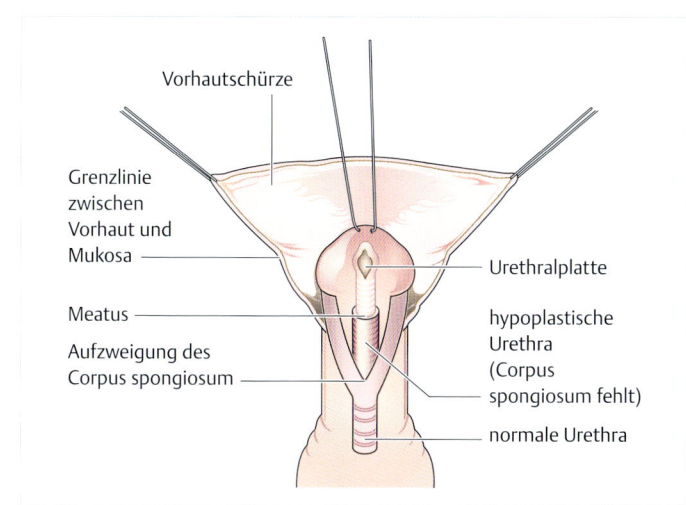

Abb. 8.23 Schematische Darstellung einer Hypospadie mit unvollständig entwickelter Urethra, dorsaler Vorhautschürze, fehlentwickeltem Corpus spongiosum und hypospadem Meatus. (Stein R, Beetz R, Thüroff JW. Kinderurologie in Klinik und Praxis. 3. Aufl. Stuttgart: Thieme; 2012)

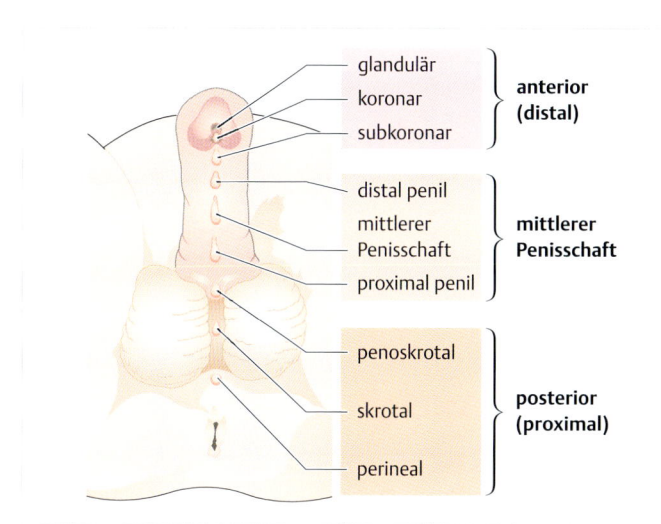

Abb. 8.24 Klassifikation der Hypospadien. (Stein R, Beetz R, Thüroff JW. Kinderurologie in Klinik und Praxis. 3. Aufl. Stuttgart: Thieme; 2012)

Die Hypospadien werden allgemein wie folgt eingeteilt:
- distale (glandulär, koronar, subkoronar), 70–80 %
- mittlere (distal-penil, mittlerer Penisschaft bzw. Midshaft-Penil und Proximal-Penil), 15–20 %
- proximale (skrotal, perineal), sehr selten (▶ Abb. 8.24)

Das Ausmaß der Hypospadie wird von einer Reihe von Faktoren bestimmt:
- Lage des Meatus
- Qualität von Urethralplatte, Corpus spongiosum und Corpora cavernosa
- Größe der Eichel und zusätzliche Fehlbildungen, z. B. penoskrotale Transposition

8.17.1 Embryologie

Zwischen der 9. und 14. SSW verschließt sich die Urethralrinne zur Urethra. Kommt es jedoch zum vorzeitigen Stillstand des Verschlusses, so kann der Meatus an jeder Stelle zwischen der Glans und dem Perineum zu liegen kommen. Von dem Arrest sind Vorhaut, Penisschafthaut, Raphe und Urethralplatte teils sehr unterschiedlich betroffen (▶ Abb. 8.23).
- assoziierte Fehlbildungen
  - offener Processus vaginalis, ca. 9–16 %
  - Hodenhochstand, 7–9 % (bei proximalen Hypospadien bis zu 12 %)
  - bei unilateralem Kryptorchismus und Hypospadie; bei bis zu 30 % Anzeichen einer Störung der sexuellen Differenzierung

- bei bilateralem Kryptorchismus: bei fast 50 % Anzeichen einer Störung der sexuellen Differenzierung

8.17.2 Prävalenz, Ätiologie, Epidemiologie

- einer von 200–300 Knaben
- relativ konstante Inzidenz in den letzten 20 Jahren, trotz zunehmender Umwelteinflüsse
- genetischer Hintergrund möglich (geringe familiäre Häufung)
  - betroffener Vater: 6–8 % der Söhne mit Hypospadie
  - betroffene Geschwisterkindern: 14 % der Brüder
  - bei monozygoten Zwillingen häufiger das Kind mit einem geringeren Geburtsgewicht (Odds Ratio: 8,5)
- mögliche **Ursachen**
  - Unterbrechung in der Entwicklung der Urethra (Theorie von Mettauer vor mehr als 150 Jahren)
  - Seit Mitte der 50er Jahre wird eine multifaktorielle Genese angenommen; hieran hat sich bis heute nichts geändert

8.17.3 Diagnostik

- **körperliche Untersuchung** mit Dokumentation von:
  - Position des Meatus
  - Konfiguration der Vorhaut und der Glans
  - Beschaffenheit der Urethralplatte
  - Vorhandensein einer Penisschaftdeviation bzw. -torsion
  - Lage der Hoden
  - bei **Kryptorchismus**: weitere Zeichen einer Störung der sexuellen Differenzierung, Einleitung der weiteren Abklärung

8.17.4 Therapie

- **Indikationen**
  - funktionell: Miktion im Stehen mit nach vorne gerichtetem Strahl, prospektiv befriedigender Geschlechtsverkehr und Zeugungsfähigkeit
  - ästhetisch: Lage des Meatus zunehmend subjektiv wichtiges Kriterium; kritische Indikationsstellung und explizite Aufklärung der Eltern über Risiken

- **Zeitpunkt** der operativen Korrektur bei Kindern
  - keine evidenzbasierten Daten
  - Empfehlung American Academy of Pediatrics (1996): Operation am äußeren Genitale zwischen 6. und 12. Lebensmonat
  - Empfehlung Psychologen: psychologisches Fenster zwischen 6. und 18. Lebensmonat
  - Von Kinderurologen und Kinderchirurgen häufig präferiert: Abschluss der Korrekturen zwischen 15. und 18. Lebensmonat
  - praktischer Gesichtspunkt: leichtere postoperative Versorgung (Katheter/Verband) bei Kindern, die noch gewickelt werden
- Hypospadieoperationen bei **Adoleszenten und Erwachsenen**
  - deutlich höhere Komplikationsrate
  - zufriedenstellendes Ergebnis inkl. einer orthotopen Lage des Meatus meist wichtiger als Anzahl der Operationen
- **präoperative hormonelle Stimulation**
  - am ehesten Kinder bei Kindern mit Mikropenis, kleiner Glans bzw. unzureichenden Hautverhältnissen
  - lokale Anwendung von Dihydrotestosteron über ca. 3 Monate, Absetzen etwa 3 Monate vor der Operation aufgrund des möglichen negativen Einflusses auf die Wundheilung, alternativ: systemische Stimulation
- **operative Technik**
  - Hypospadiekorrekturen seit mehr als 100 Jahren durchgeführt
  - heutige Techniken meist Variationen oder Modifikationen der damaligen Ideen
  - deutliche Verbesserung der Resultate aufgrund modernerer Nahtmaterialien, Verwendung von Lupenbrillen, Antibiotika, Sterilität, Katheter- und Verbandsmaterial, besseren Verständnisses des Gewebes, größerer Fallzahlen.
- Ziele der Hypospadiekorrektur
  - Gliedaufrichtung
  - Urethrarekonstruktion
  - Glansrekonstruktion
  - plastische Korrektur des Penisaspekts

Gliedaufrichtung

- Degloving des Penis
- Erektionsprüfung zur Beurteilung des Ausmaßes der Deviation
- Ursache: **häutige Chorda**
  - Aufrichtung durch Abpräparieren der Haut

8.17 Hypospadie

- **Ursache: Fehlbildung des Corpus spongiosum oder der Buck- und Colle-Faszie**
  - vollständige Resektion der beindegewebigen, leicht derben Platte distal und lateral des Meatus ohne Gefährdung der Integrität der Urethralplatte (Chordektomie)
- **Ursache: Pathologie der Schwellkörper oder verkürzte Urethra** („Short Urethra")
  - Vorgehen abhängig vom Ausmaß der Penisverkrümmung, der Qualität der Urethralplatte und der Penisgröße
  - Korrektur durch Längsinzision der Tunica albuginea mit nachfolgender Quervernähung, sog. Raffnähte oder Plikation, Inzision oder Exzision eines kleinen Fensters der Tunica albuginea in verschiedenen Variationen
  - Vermeidung einer Penisverkürzung bei kleinem Penis und ausgeprägter Deviation durch ventrales Einnähen eines Korium-, Faszien- oder Tunica vaginalis-Patch nach Inzision der Tunica
  - zweizeitige Rekonstruktion der Urethra

Operative Techniken

▶ **Korrekturen einer glandulären bzw. sehr distalen Hypospadie ohne gleichzeitige Deviation**
- Eruierung der elterlichen Erwartungen in ausführlichem Gespräch
- ausführliche Aufklärung über mögliche Komplikationen inkl. kosmetisch unschönem Ergebnis
- dorsale Meatotomie nach dem Heineke-Mikulicz Prinzip
- „Meatal Advancement and Glanduloplasty" (MAGPI-Technik und ihre unzähligen Variationen)
- komplette Mobilisation der distalen Urethra und Verlagerung des Meatus nach Beck und Hacker
- Rekonstruktion der Urethra durch Tubularisierung
  - erste Beschreibung von Thiersch und Duplay vor mehr als 140 Jahren
  - Modifikation der Methode, TIP-Procedure („Tubularized incised Plate") heute bevorzugte Methode
- gestielte Lappen („Flaps")
  - Alternative zur Tubularisierung
  - Mathieu-Verfahren: Augmentation der distalen Urethra durch nach distal zum Meatus hin gestielten Hautlappen („Flip-Flap")

▶ **Korrektur von mittleren bzw. distal-penilen Hypospadien**
- Mathieu-Verfahren: Augmentation der distalen Urethra durch nach distal zum Meatus hin gestielten Hautlappen („Flip-Flap")
- Rekonstruktion der Urethra durch Tubularisierung
  - erste Beschreibung von Thiersch und Duplay vor mehr als 140 Jahren
  - Modifikation der Methode, TIP-Procedure („Tubularized incised Plate") heute bevorzugte Methode
- gestielte Lappen („Flaps")
  - Alternative zur Tubularisierung
  - Duckett-Onlay
    - ventrale Deckung der Urethralplatte mit gestieltem Schwenklappen des inneren Vorhautblatts
- freie Transplantate, insbesondere Mundschleimhauttransplantate
- Anwendung bei mittleren u. proximalen Hypospadien
  - meistens bei Revisionsoperationen
- **Sehr proximale Hypospadie**
  - einzeitige Verfahren und ihre Modifikationen, z. B. „Double-Onlay"-Technik, „Onlay-Tube-Onlay"-Technik, „Duckett-Tube" (tubularisierter, gestielter, transversaler Insellappen des inneren Vorhautblatts), Technik nach Koyanagi
  - zweizeitige Verfahren
  - subkutane Bindegewebsschicht

▶ **Deckung der Neourethra zur Vermeidung von Fistelbildung**
- Verwendung eines skrotalen Tunica-dartos-Lappens
  - Vermeidung einer Fistelbildung
- Deckung bei Rezidivoperationen
  - gestielter oder freier Patch der Tunica vaginalis
  - deepithelialisierte Haut
  - skrotaler Tunica-dartos-Lappen
  - Patch der Fascia spermatica externa

> **Merke**
>
> Die operative Korrektur der Hypospadie stellt keinen Routineeingriff dar. Sie ist eine anspruchsvolle plastisch-rekonstruktive Operation mit einer langen Lernkurve. Sie erfordert Geduld, Erfahrung und Enthusiasmus, um ein akzeptables Ergebnis zu erzielen. Langzeituntersuchungen sind unbedingt zu fordern, um späte Komplikationen aufzudecken. Neue Materialien und Weiterentwicklungen auf dem Gebiet des Tissue Engineerings können in weiterer Zukunft vielleicht neue Wege zur Korrektur der Hypospadie eröffnen, insbesondere bei Rezidiveingriffen.

Literatur

[1] American Academy of Pediatrics. Urinary Tract Infection: Clinical Practice Guideline for the Diagnosis and Management of the Initial UTI in Febrile Infants and Children 2 to 24 Months. Pediatrics 2011; 103: 843. doi: 10.1542/peds.2011-1330

[2] American Academy of Pediatrics: Timing of elective surgery on the genitalia of male children with particular reference to the risks, benefits, and psychological effects of surgery and anesthesia.. Pediatrics 1996; 97: 590–4

[3] Baskin LS, Ebbers MB. Hypospadias: anatomy, etiology, and technique. J Pediatr Surg 2006; 41: 463–72

[4] Beetz R, Fisch M, Hohenfellner R. (2011) Primäre und sekundäre Megaureteren. In: Stein R, Beetz R, Thüroff JW, Hrsg. Kinderurologie in Klinik und Praxis. 3. Aufl. Stuttgart: Thieme; 2011:332–46

[5] Beetz, R. Fisch, M. Hohenfellner, R. Ureteropelvine Stenose. In: Stein, R, Beetz, R, Thüroff, JW, Hrsg. Kinderurologie in Klinik und Praxis. 3. Aufl. Stuttgart: Thieme; 2011: 261–80

[6] Beetz, R, Mannhardt-Laakmann, W, Schulte-Wissermann, H. Harnwegsinfektionen. In: Stein, R, Beetz, R, Thüroff, JW, Hrsg. Kinderurologie in Klinik und Praxis. 3. Aufl. Stuttgart: Thieme; 2011: 149–73

[7] Beetz R, Mannhardt-Laakmann W, Schulte-Wissermann H. Harnwegsinfektionen. In: Stein, R, Beetz R, Thüroff JW, Hrsg. Kinderurologie in Klinik und Praxis. 3. Aufl. Stuttgart: Thieme; 2011: 149–73

[8] Beetz R, Stein R. Primärer vesikoureteraler Reflux – 1. Grundlagen und diagnostische Strategien. Pädiat Prax 2007; 70: 255–76

[9] Borer JG, Retik AB. Hypospadias. In: Wein Aj, Kavoussi LR, Novick AC, Partin AW, Peters CA, Hrsg. Campbell-Walsh Urology. 9. Aufl. Philadelphia: Saunders Elsevier; 2007: 3703–44

[10] Brandstrom P, Esbjorner E, Herthelius M et al. The Swedish reflux trial in children: III. Urinary tract infection pattern. J Urol 2010; 184: 286–91. Epub 2010/05/22

[11] Brandstrom, P, Jodal, U, Sillen, U et al. The Swedish reflux trial: review of a randomized, controlled trial in children with dilating vesicoureteral reflux. J Pediatr Urol 2011; 7: 594–600

[12] Duckett JW. The current hype in hypospadiology. Br J Urol 1995; 76 Suppl 3: 1–7

[13] Elder JS, Peters CA, Arant BS, Jr et al. Pediatric Vesicoureteral Reflux Guidelines Panel summary report on the management of primary vesicoureteral reflux in children. J Urol 1997; 157: 1846–51

[14] Fisang C, Müller S.C. Hydrozele. In: Stein R, Beetz R,Thüroff J, Hrsg. Kinderurologie in Klinik und Praxis. 3. Aufl. Stuttgart: Thieme; 2011: 556–57

[15] Fisch, M. Stein, R. Doppelter Ureter, ektopie und Ureterozele. In: Stein, R, Beetz, R, Thüroff, JW, Hrsg. Kinderurologie in Klinik und Praxis. 3. Aufl Stuttgart: Thieme; 2011: 281–93

[16] Grabe, M, Bjerklund-Johansen, TE, Botto, H et al. Guidelines on Urological Infections.2012; http://www.uroweb.org/gls/pdf/18_Urological%20infections_LR.pdf

[17] Jodal U, Koskimies O, Hanson E et al. Infection pattern in children with vesicoureteral reflux randomly allocated to operation or long-term antibacterial prophylaxis. The International Reflux Study in Children. J Urol 1992; 148: 1650–2

[18] Joseph DB. Ureterovesical junction anomalies – megaureters. In: Gearhart JP, Rink RC, Mouriquand PDE, Hrsg. Pediatric urology. 2. Aufl. Philadelphia: WB Saunders; 2010: 272–82

[19] Khoury A, Bägli D. Reflux and Megaureter. In: Wein AJ, Kavoussi LR, Novik AC, Partin AW, Peters CA, Hrsg. Campbell Walsh urology. 9. Aufl. Philadelphia: WB Saunders; 2007: 2053–3 481

[20] Lee EK, Gatti JM, Demarco RT et al. Long-term followup of dextranomer/hyaluronic acid injection for vesicoureteral reflux: late failure warrants continued followup. J Urol 2009; 181: 1869–74; Diskussion 74–5. Epub 2009/02/24

[21] Ludwikowski B, Becker K, Stein R et al. S 2kHodenhochstand – Maldescensus testis. 2013; http://www.awmf.org/uploads/tx_szleitlinien/006–022l_SS 2k_Hodenhochstand_Maldescensus_testis_2013–04.pdf

[22] Luzar O, Müller SC. Varikozele. In: Stein R, Beetz R,Thüroff J, Hrsg. Kinderurologie in Klinik und Praxis. 3. Aufl. Stuttgart: Thieme; 2011: 558–61

[23] Mouriquand PD, Persad R, Sharma S.Hypospadias repair: current principles and procedures. Br J Urol 1995; 76 Suppl 3: 9–22

[24] Peters CA, Skoog SJ, Arant BS, Jr et al. Summary of the AUA Guideline on Management of Primary Vesicoureteral Reflux in Children. J Urol 2010; 184: 1134–44. Epub 2010/07/24

[25] Riccabona M. Harnröhrenklappen. In: Stein R, Beetz R., Thüroff JW Hrsg. Kinderurologie in Klinik und Praxis. 3. Aufl. Stuttgart: Thieme; 2012

[26] Riccabona M, Staatz G. Bildgebende Diagnostik in der Kinderurologie. In: Stein R, Beetz R, Thüroff JW, Hrsg. Kinderurologie in Klinik und Praxis. 3. Aufl. Stuttgart: Thieme; 2011: 90–117

[27] Riedmiller H, Beetz R. Vesikoutreraler Reflux. In: Stein R, Beetz R, Thüroff JW, Hrsg. Kinderurologie in KLinik und Praxis. 3. Aufl. Stuttgart: Thieme; 2011: 347–64

[28] Schröder A. Phimose. In: Stein R, Beetz R, Thüroff J, Hrsg. Kinderurologie in Klinik und Praxis. 3. Aufl. Stuttgart: Thieme; 2011: 567–70

[29] Schröder A, Stein R, Melchior S et al. Hypospadie. Urologe A 2006; 45 Suppl 4: 204–8

[30] Schultz-Lampel D, Thüroff JW. Enuresis und kindliche Harnikontinenz. In: Stein R, Beetz R, Thüroff JW, Hrsg. Kinderurologie in Klinik und Praxis. 3. Aufl. Stuttgart: Thieme; 2011: 318–30

[31] Skoog SJ, Peters CA, Arant BS, Jr et al. Pediatric Vesicoureteral Reflux Guidelines Panel Summary Report: Clinical Practice Guidelines for Screening Siblings of Children With Vesicoureteral Reflux and Neonates/Infants With Prenatal Hydronephrosis. J Urol 2010; 184: 1145–51. Epub 2010/07/24

[32] Stein R, Assion C, Beetz R et al. Diagnostik und Therapie der neurogenen Blasenfunktionsstörungen bei Patienten mit Meningomyelocele. AWMF-Register Nr. 043/047 Klasse: S 2k

[33] Stein R, Fichtner J, Hohenfellner R. Hypospadie. In: Stein R, Beetz R, Thüroff J, Hrsg. Kinderurologie in Klinik und Praxis. 3. Aufl. Stuttgart: Thieme; 2011: 571–81.

[34] Stein R, Schröder A. Maldeszensus testis und Leistenhernie. In: Stein R, Beetz R, Thüroff J, Hrsg. Kinderurologie in Klinik und Praxis. 3. Aufl. Stuttgart: Thieme; 2011: 540–55

[35] Stein R, Thüroff J. Vesikoureteraler und vesikorenaler Reflux. In: Schmelz H, Sparwasser C, Weidner W, Hrsg. Facharztwissen Urologie. Heidelberg: Springer; 2006: 332–45

[36] Stein R, Ziesel C, Rubenwolf P, Beetz R. Primary vesicoureteral reflux. Urologe A 2013; 52: 39–47. Epub 2013/01/09. Primarer vesikoureteraler Reflux

[37] Stephens FD, Smith ED, Hutson JM. Congenital anomalies of the kidney, urinary and genital tract. 2. Aufl. Martin Dunitz; 2002

[38] Tekgül S, Dogan HS, Hoebeke P et al. Guidelines on Paediatric Urology. EAU 2015; uroweb.org/guidelines/paediatric-urology/

[39] Tekgül S, Riedmiller H, Hoebeke P et al. Guidelines on Paediatric Urology. EAU 2015; uroweb.org/guidelines/urological-infections/

[40] The RIVUR Trial Investigators. Antimicrobial prophylaxis for children with vesicoureteral reflux. N Engl J Med 2014; 370: 2367–76. DOI: 10.1056/NEJMoa1401811

[41] Wagenlehner, FME, Schmiemann, G, Hoyme, U et al. Epidemiologie, Diagnostik, Therapie und Management unkomplizierter bakterieller ambulant erworbener Harnwegsinfektionen bei erwachsenen Patienten: S-3 Leitlinie AWMF-Register-Nr. 043/044 Harnwegsinfektionen 2010

[42] Whiting P, Westwood M, Bojke L et al. Clinical effectiveness and cost-effectiveness of tests for the diagnosis and investigation of urinary tract infection in children: a systematic review and economic model. Health Technol Assess 2006; 10: iii-iv, xi-xiii, 1–154

[43] Woodhouse CR, Christie D. Nonsurgical factors in the success of hypospadias repair. BJU Int 2005; 96: 22–7

[44] Young HH, Frontz WA, Baldwin JC. Congenital obstruction of the posterior urethra. J Urol,3:289–365,1919. J Urol 2002; 167: 265–7

[45] Ziesel C, Frees S, Thüroff JW et al. Therapeutic options for primary vesicoureteral reflux: Endoscopic vs open surgical approach. Urologe A 2012; 51: 352–6. Epub 2012/02/22

[46] Zorc, JJ, Kiddoo, DA, Shaw, KN. Diagnosis and management of pediatric urinary tract infections. Clin Microbiol Review 2005; 18: 417–22

Kapitel 9

Andrologie

9.1	Infertilität	*430*
9.2	Männliche Sexualstörungen	*444*
9.3	Hypogonadismus	*455*
9.4	Gynäkomastie	*461*
9.5	Penisdeviation	*463*
9.6	Priapismus	*465*
9.7	Männliche Kontrazeption	*468*

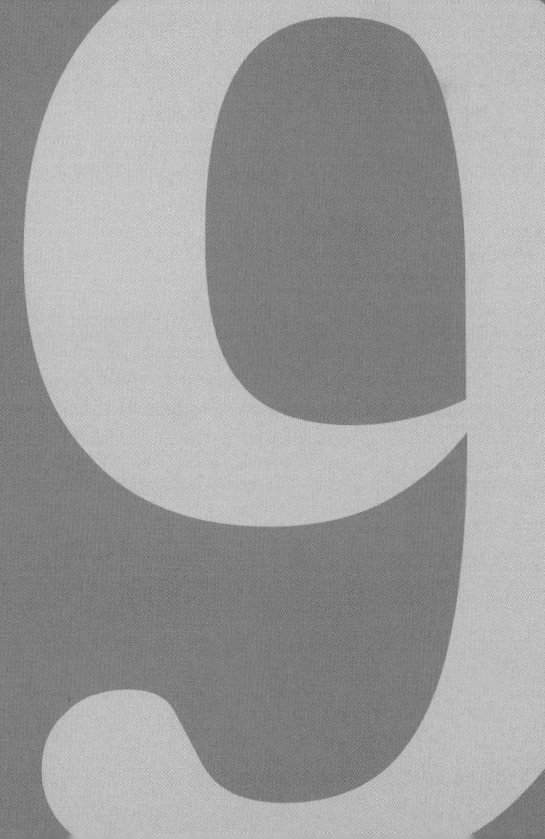

9 Andrologie

M. Trottmann, A.J. Becker

9.1 Infertilität

Definition

Der Begriff „Impotenz" wird in der Medizin heutzutage nicht mehr verwendet. Man unterscheidet die Libidostörung (S. 444) – Impotentia concupiscentia – von der erektilen Dysfunktion (S. 445) – Impotentia coeundi – und der Infertilität – Impotentia generandi. Gemäß WHO definiert sich Infertilität als „Ausbleiben einer Schwangerschaft nach 1 Jahr regelmäßigem, ungeschütztem Geschlechtsverkehr" [34]. Es wird unterschieden zwischen:
- **primärer Infertilität:** Bisher wurden keine Kinder gezeugt, weder mit der aktuellen, noch mit früheren Partnerinnen.
- **sekundärer Infertilität:** Es wurden bereits Kinder mit der gleichen oder einer früheren Partnerin gezeugt.

9.1.1 Epidemiologie

Bezüglich der Prävalenz einer männlichen Infertilität gibt es keine gesicherten Daten. Schätzungen gehen davon aus, dass etwa 15 % der Paare im reproduktiven Alter ungewollt kinderlos sind [12]. Diesbezüglich sind mehrere Faktoren zu berücksichtigen. Zum einen steigt die Schwangerschaftsrate über die Zeit an.

Merke

Statistisch gesehen kommt es im Falle einer Fertilität bei beiden (Alter der Frau < 35 Jahre) nach dem 1. Monat (normalfrequentierter, ungeschützter Geschlechtsverkehr) bei 20–25 % der Paare zu einer Schwangerschaft, nach dem 6. Monat bei 75 % und nach dem 12. Monat bei 90 %.

Die kumulative Schwangerschaftsrate beim infertilen Paar (Oligozoospermie, primäre Ursache) liegt nach 2 Jahren bei 27 % [29]. Des Weiteren ist das Alter der Frau entscheidend. Statistisch gesehen sinkt das Fertilitätspotenzial einer 35-jährigen Frau um 50 % im Vergleich zur 25-jährigen, bei der 38-jährigen um 75 % und bei Frauen älter als 40 Jahre um bis zu 95 % [30].

9.1.2 Ätiologie

Die Ursachen einer Infertilität verteilen sich wie folgt [21]:
- 39 % Störungen bei der Frau
- 20 % Störungen beim Mann
- 26 % Störungen bei beiden
- 15 % keine Störung erkennbar

Somit liegt bei jedem zweiten Paar eine männliche Ursache vor. Diese teilt sich wie folgt auf:
- 33,7 % idiopathisch
- 17 % Varikozele
- 9,7 % Hypogonadismus
- 8,7 % urogenitale Infektion
- 8,5 % Maldeszensus testis
- 6,4 % Ejakulations- bzw. Erektionsstörung
- 6 % andere Ursache
- 4,9 % immunologische Faktoren
- 3,4 % systemische Erkrankung
- 1,8 % Obstruktion

Merke

Bei jedem 10. Patienten, der sich in einem Kinderwunschzentrum zur weiteren Abklärung vorstellt, liegt eine Azoospermie vor.

Bei der Abklärung eines unerfüllten Kinderwunsches bzw. bei Vorliegen einer männlichen Infertilität sind folgende Einflussfaktoren bzw. Noxen zu berücksichtigen:
- **Alter des Mannes:** Aufgrund hormoneller Faktoren und Veränderungen der Anatomie und Physiologie, kann sich die Fertilität des Mannes mit zunehmendem Alter reduzieren. In einer Metaanalyse konnte bei der Untersuchung des Ejakulats von Männern im 50. Lebensjahr im Vergleich zu Männern im 30. Lebensjahr eine Abnahme des Volumens, der Motilität und Morphologie beschrieben werden [15].

Tab. 9.1 Übersicht über Medikamente mit Einfluss auf die männliche Fertilität.

Wirkstoffgruppe	Beispielsubstanz	Wirkungsweise
Alphablocker	Tamsulosin, Doxazosin	Störung der Ejakulation
5α-Reduktaseinhibitoren	Finasterid	
Ganglienblocker	Methyldopa	
H$_2$-Blocker	Cimetidin	Einfluss auf Hormonsekretion
Diuretika	Spironolacton	
Immunsuppressiva	Ciclosporin	
Steroide	-	
Schilddrüsenhormone	L-Thyroxin	
Antidepressiva	Citalopram, Sertralin	
Tranquillanzien	Diazepam	
Antiemetika	Metoclopramid	
Neuroleptika	Chlorpromazin, Risperidon	
Antimykotika	Ketokonazol	
Chemotherapeutika	-	toxisch
Antibiotika	Nitrofurantoin, Gentamicin	
Kalziumkanalblocker	Amlodipin	Einfluss auf das Fertilisierungspotenzial

- **Nikotinabusus:** Bei Rauchern konnten Toxine sowohl im Blut, als auch im Seminalplasma nachgewiesen werden. In Studien wurde bei chronischem Abusus eine signifikante Zunahme der Asthenozoospermie (leichter Abusus) und zusätzliche Zunahme der Teratozoospermie (schwerer Abusus) gezeigt.
- **Wärmeexposition:** Die optimale Temperatur für die Spermatogenese liegt zwischen 34 und 35 °C.

> **Merke**
>
> Nach mehrtägigem Fieber reduziert sich die Spermatogenese nach 6–8 Wochen (ein Spermatogenesezyklus) um bis zu 50 %.

- Auch extreme klimatische Bedingungen können sich negativ auswirken. Ein negativer Effekt durch die Kleidung (enge Unterhosen), Sitzheizung, regelmäßige Saunagänge oder heiße Bäder ist unwahrscheinlich.
- **Ernährung:** Der Fetthaushalt kann die Bildung von Hormonen beeinflussen. In Studien konnte eine Reduktion der Spermienkonzentration bei über- und untergewichtigen Patienten beschrieben werden.
- **Stress:** Allgemein ist eine Quantifizierung von Stress schwierig. Gemäß Studien wird eine negative Beeinflussung der Spermatogenese durch Stressfaktoren vermutet.
- **Medikamente:** Medikamente können die Ejakulation beeinträchtigen, Einfluss auf die Hormonsekretion ausüben oder auch toxisch wirken (▶ Tab. 9.1).

9.1.3 Diagnostik

Folgende **Grundsätze** sind bei der Abklärung einer männlichen Fertilität zu berücksichtigen:
- Weil bei etwa jedem 3. Paar eine Störung bei beiden vorliegt, sollte parallel eine gynäkologische Abklärung erfolgen (Empfehlungsgrad B) [11].
- Das Alter der Frau und der möglicherweise zeitverzögerte Erfolg einer andrologischen Behandlung sind zu berücksichtigen (Empfehlungsgrad C) [11].

Als **Basisabklärung** sind zu nennen:
- Anamnese/Sexualanamnese
- genitale Untersuchung
- Sonografie der Hoden
- basisendokrinologisches Labor
- Ejakulatuntersuchung/Spermiogramm

Optional können weitere Untersuchungen indiziert sein, wie
- zusätzliche Ejakulatdiagnostik
- humangenetische Untersuchung
- Bildgebung (z. B. Magnetresonanztomografie der Sellaregion)

- transrektaler Ultraschall
- Urethrozystoskopie
- Untersuchung des postmasturbatorischen Urins

Anamnese und Sexualanamnese

Beim infertilen Mann ist eine detaillierte Anamnese essentiell und umfasst folgende Punkte:

▶ **Fragen zum Kinderwunsch**
- Dauer des unerfüllten Kinderwunsches?
- Kam es schon einmal zu einer Schwangerschaft? Mit dieser oder einer früheren Partnerin? Wenn ja, wann? Wurde die Schwangerschaft ausgetragen oder kam es zu einem Abort?
- Alter der Frau des Patienten?
- Ist in der Verwandtschaft eine Infertilität bekannt?

▶ **Fragen zur Kindheit des Patienten**
- Lag bei der Geburt ein Maldeszensus testis vor? Wenn ja, auf welcher Seite? Ist dieser operativ und/oder medikamentös versorgt worden?
- Lag ein Pendel- oder Gleithoden vor? Erfolgte eine Orchidopexie?
- Kam es in der Kindheit zu einer Mumpsinfektion? Wenn ja, ist eine Begleitorchitis erinnerlich?
- Kam es in der Kindheit zu einem Hodentrauma bzw. einer -torsion? Wenn ja, wie und wann wurde diese(s) behandelt?
- War die Pubertät normal oder verzögert?

▶ **Allgemeine Fragen zu Vorerkrankungen bzw. Operationen**
- Sind chronische Erkrankungen bekannt? Spezielle Frage nach Diabetes mellitus und Schilddrüsenerkrankungen.
- Wenn in der Vergangenheit ein Krebsleiden aufgetreten war, Frage nach Art und Dauer der Therapie. Wurden Spermien kryokonserviert?
- Werden regelmäßig Medikamente eingenommen? Wurden in der Vergangenheit regelmäßig Medikamente eingenommen? Wenn ja, welche? Wie lange?
- Kam es in der Vergangenheit zu einer urogenitalen Infektion (Urethritis, Prostatitis, Epididymitis) bzw. zu einer venerischen Erkrankung? Wenn ja, wann und wie behandelt? Ist eine negative Kontrolle erfolgt?
- Frage nach Operationen in der Vergangenheit. Insbesondere Frage nach inguinaler Herniotomie? Versorgung einer Varikozele bzw. Hydrozele?
- Kam es in den letzten Monaten zu einer Fieberepisode?

▶ **Fragen zu den Lebensgewohnheiten**
- Frage zu Gewicht und Größe des Patienten
- Frage nach Beruf, insbesondere nach Stress, der Arbeitszeit (Schichtdienst?) und Exposition gegenüber Noxen
- Liegt oder lag ein Nikotin-, Alkohol- bzw. Drogenabusus vor? Wenn ja, wie ausgeprägt, über welchen Zeitraum?

▶ **Fragen zur Sexualität**
- Wurde bisher verhütet? Wenn ja, wie und bis wann?
- Liegt eine Libidostörung vor? Wie häufig wird ein Geschlechtsverkehr pro Monat praktiziert? Vermehrter Geschlechtsverkehr zu den Tagen der Ovulation?
- Liegt eine Erektionsstörung vor? Wenn ja, detaillierte Befragung (Kap. 9.2.4).
- Besteht eine Ejakulationsstörung? Abnahme des Ejakulatvolumens? Aspermie? Wenn ja, detaillierte Befragung (Kap. 9.2.4).

Körperliche Untersuchung

Eine körperliche Untersuchung des infertilen Mannes umfasst die folgenden Schwerpunkte:

▶ **Äußeres Genitale**
- **Hoden:**
  ○ Lage (Maldeszensus?)
  ○ Größe (⌀ 18 ml; normal 12–30 ml). Das Hodenvolumen kann mittels Orchidometer (▶ Abb. 9.1) oder sonografisch (S. 433) bestimmt werden.
  ○ Konsistenz (suspekte Raumforderung?)
  ○ Druckschmerz?

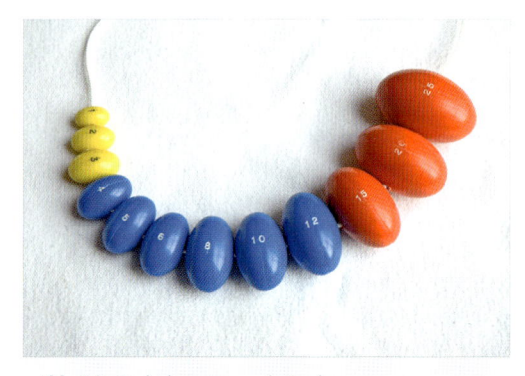

Abb. 9.1 Orchidometer nach Prader.

- **Varikozele?** Wenn ja, welcher Grad:
  - 0°: subklinisch
  - I°: tastbar unter Valsalva-Bedingungen
  - II°: tastbar
  - III°: sichtbar
- **Nebenhoden:**
  - vergrößert?
  - Spermatozele?
  - Druckschmerz?
- **Ductus deferens:** ausgebildet?
- **Penis:**
  - Phimose?
  - Deviation?
  - Hypospadie?

▶ **Sekundäre Geschlechtsmerkmale**
- Gynäkomastie (S. 461)?
- Körperbehaarung- und Fettverteilung?

▶ **Digital-rektale Untersuchung.** Sie kann entsprechend dem Befund indiziert sein:
- Größe?
- Druckschmerz?
- Konsistenz?

Laboruntersuchung

Als Basislaboruntersuchung sollten beim infertilen Mann folgende Parameter bestimmt werden:

▶ **Follikelstimulierendes Hormon (FSH).** Der Normbereich ist altersabhängig:
- präpubertär: 0–5,0 mIU/ml
- während der Pubertät: 0,3–10 mIU/ml
- Erwachsener: 1,5–12,4 mIU/ml

In Studien konnte eine Korrelation zwischen ansteigender Konzentration und Abnahme der Spermatogenese gezeigt werden.

▶ **Luteinisierendes Hormon (LH).** (Kap. 9.3.1)

▶ **Gesamttestosteron.** (Kap. 9.3.1)

Merke

Aufgrund der zirkadianen Rhythmik der endokrinen Sekretion ist ein optimaler Bestimmungszeitpunkt zwischen 7 und 11 Uhr morgens.

Zur weiteren Differenzierung können im Rahmen einer Abklärung folgende Parameter optional bestimmt werden:
- **Inhibin B:** Normbereich zwischen 130 und 400 ng/l. Bei Konzentrationen < 60 ng/l ist eine schwere Hodenfunktionsstörung anzunehmen [3].
- **Anti-Müller-Hormon (AMH):** Der Normbereich liegt zwischen 1,5 und 4,3 µg/l. Bei einer nichtobstruktiven Azoospermie ist die Konzentration deutlich vermindert.
- Sexualhormonbindendes Globulin, SHBG (S. 457)
- Östradiol (S. 461)
- Prolaktin (S. 461)

Sonografie

▶ **Hoden.** Eine Sonografie des Hodens mit einem Linearschallkopf (7,5–10 MHz) ermöglicht die folgenden Aussagen:
- **Volumenbestimmung:**
  - Länge des Hodens (L): normal 4–5 cm
  - Breite des Hodens (B): normal 2–3 cm
  - Mit folgender Formel kann das Volumen des Hodens (V) abgeschätzt werden:
    $V = L \times B \times H \times 0,5$

Praxistipp

Weil die Breite bei einer Eiform der Höhe entspricht, kann zur Vereinfachung folgende Formel angewendet werden: Volumen (V) = Länge (L) × Breite (B) × Breite (B) × 0,5

- **Beurteilung des Parenchyms** bzgl. Echogenität und Homogenität

Merke

Die Inzidenz eines Hodentumors liegt beim infertilen Mann bei 1 : 200.

- **Darstellung einer Varikozele:**
  - Im Erwachsenenalter sind Venendurchmesser > 3,5 mm pathologisch.
  - Mittels Farbdopplersonografie kann ein Reflux beim Valsalva-Versuch nachgewiesen werden.
- **Darstellung einer Hydro- oder Spermatozele**

▶ **Prostata und Samenbläschen.** Optional kann zur weiteren Abklärung eine Untersuchung der Prostata und Samenbläschen (transrektal oder transvesikal) bei bestimmten Fragestellungen indiziert sein:
- zum Nachweis von Fehlbildungen
- bei Anhalt für eine stattgefundene Entzündung, z. B. bei Mikroverkalkungen
- zum Nachweis von Obstruktionen: Darstellung intraprostatischer Zysten, insbesondere **Utrikuluszysten** im Bereich des Ductus ejaculatorii bei V. a. Verschlussazoospermie

Ejakulatuntersuchung, Spermiogramm

Eine Ejakulatuntersuchung ist für die Abschätzung der männlichen Fertilität essenziell.

▶ **Ejakulatabgabe.** Gemäß den Empfehlungen der WHO sollten folgende Punkte bei der Abgabe berücksichtigt werden [22]:
- Einhaltung einer sexuellen Karenz von 2–7 Tagen. Beim Vergleich zweier Spermiogramme sollte optimalerweise die gleiche Karenzzeit vorliegen. Eine kürzere Karenzzeit führt in der Regel zu einer Abnahme der Spermienkonzentration. Die Motilität sinkt nach 6 Tagen, so dass eine längere Karenzzeit zu vermeiden ist.
- Keine Abgabe unter Verwendung handelsüblicher Kondome (spermizide Beschichtung). Wenn keine Masturbation möglich ist (z. B. aus religiösen Gründen) können spezielle (unbeschichtete) Kondome verwendet werden.
- Nach der Abgabe sollte das Ejakulat verflüssigen und zeitnah (< 1 h) untersucht werden. Bei einer externen Abgabe sollte der Transport mit Temperaturen zwischen 20 °C und 37 °C erfolgen.
- Vor der Abgabe sollten die Hände und das Glied gewaschen werden. Hierbei sollten desinfizierende Substanzen (wie Alkohol) vermieden und Seifenreste gründlich entfernt werden.
- Ein Probenverlust bei der Abgabe ist zu erfragen und zu dokumentieren.

▶ **Anfertigung eines Spermiogramms.** Diese sollte nach den Empfehlung der WHO erfolgen (WHO Handbuch). Gemäß der „Richtlinie der Bundesärztekammer zur Qualitätssicherung laboratoriumsmedizinischer Untersuchungen" ist die Teilnahme an Maßnahmen zur Qualitätssicherung verpflichtend. Die von der WHO definierten Referenzbereiche sind ▶ Tab. 9.2 zu entnehmen.

Tab. 9.2 Parameter und Referenzwerte des Spermiogramms (WHO 2010).

Parameter	Referenzbereich (5. Perzentile und 95 % Konfidenzintervall)	Hinweis
Ejakulatvolumen	≥ 1,5 ml (1,4–1,7)	-
Gesamtspermatozoenzahl	≥ 39 Mio/Ejakulat (33–46)	-
Spermatozoenkonzentration	≥ 15 Mio/ml (12–16)	-
Motilität	≥ 32 % progressiv bewegliche (31–34)	nach WHO-Klassifikation (1999): A- und B-Motilität
	≥ 40 % Gesamtmotilität (38–42)	Summe der progressiv und nichtprogressiven Spermien; nach WHO (1999): A-, B- und C-Motilität
Morphologie	≥ 4 % normal geformte (3–4)	-
Vitalität	≥ 58 % vitale (55–63)	Färbung mit Eosin; avitale Spermatozoen rot gefärbt
pH	7,2–8,0	-
peroxidasepositive Zellen (Leukozyten)	< 1 Mio/ml	-
MAR-Test	kein Referenzwert; nach Konsensempfehlung Grenzwert bei 50 % antikörpergebundener motiler Spermien	-
Zinkkonzentration	≥ 2,4 µmol/Ejakulat	-
Fruktosekonzentration	≥ 0,9–4,5 mg/ml	-
Alpha-Glukosidase-Konzentration	≥ 10 mU/ml	-

Tab. 9.3 Spermiogramm-Nomenklatur (gem. WHO 2010).

Terminus	Definition
Normozoospermie	normale Ejakulatparameter
Oligozoospermie	Spermatozoenkonzentration unterhalb des Referenzbereichs
Asthenozoospermie	Spermatozoenmotilität unterhalb des Referenzbereichs
Teratozoospermie	Spermatozoenmorphologie unterhalb des Referenzbereichs
Oligoasthenoteratozoospermie (OAT)	alle 3 o. g. Variablen vermindert
Nekrozoospermie	keine vitalen Spermatozoen nachweisbar
Kryptozoospermie	< 1 Mio Spermatozoen/ml
Azoospermie	keine Spermatozoen, weder nativ noch im Zentrifugat nachweisbar
Hypospermie/Parvisemie	Ejakulatvolumen < 1,5 ml
Aspermie	kein Ejakulat

▶ **Beurteilung eines Spermiogramms**
- **Nomenklatur:** Hierzu wird die von der WHO festgelegte Nomenklatur benutzt (▶ Tab. 9.3).

> **Merke**
>
> Als kritische Punkte bei der Beurteilung des Spermiogramms sind folgende zu nennen:
> - Schwankungen der Ejakulatqualität sind über die Zeit normal und unter Umständen sehr ausgeprägt. Bei einem auffälligen Spermiogramm ist eine Kontrolle zu empfehlen. Eine weitere andrologische Abklärung sollte erst bei 2 auffälligen Untersuchungen erfolgen.
> - Eine Prognose bzgl. der Wahrscheinlichkeit einer Schwangerschaft ist mittels Spermiogramm – mit der Ausnahme der Azoospermie – nicht möglich.
> - Es gibt keine altersabhängigen Referenzwerte.
> - Die Durchführung eines Spermiogramms setzt Routine und Erfahrung des Untersuchers voraus.

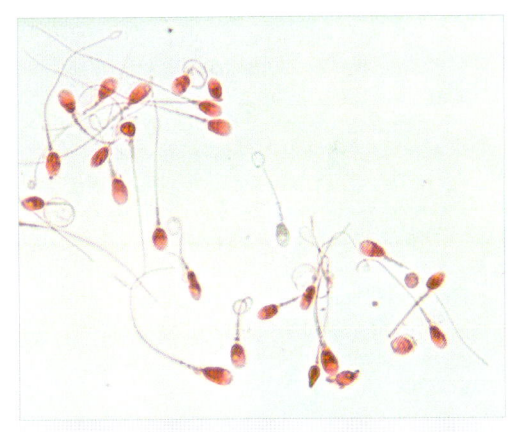

Abb. 9.2 Vitalitätsfärbung mit Eosin Y.

- **Spermienvitalität:** Die Beurteilung der Spermienvitalität erfolgt durch Anfärbung mit Eosin Y. Im Falle einer Membranschädigung kommt es zu einer Farbstoffaufnahme mit rötlicher Färbung (▶ Abb. 9.2). Dieser Test wird empfohlen, wenn > 40 % unbewegliche Spermatozoen im Nativejakulat bestimmt werden können.
- **pH-Wert:** Abweichungen des pH-Werts im Ejakulat geben folgenden Ausschluss:
  - pH > 8,0: V. a. eine Infektion
  - pH < 7,2: Hinweis auf eine Fehlbildung bzw. einen Verschluss des Ductus deferens, der Samenblasen bzw. des Nebenhodens
- **Rundzellen:** Im Ejakulat können neben Spermatozoen weitere Zellen nachgewiesen werden. Neben Epithelzellen des Urogenitaltrakts sind dies die sogenannten Rundzellen (Zellen der Spermatogenese und Leukozyten). Eine Differenzierung der Rundzellen ist durch die Peroxidasefärbung möglich, bei der sich die Leukozyten spezifisch anfärben. Der Schwellenwert liegt bei < 1 Mio Peroxidase-positiver Zellen/ml. Zur weiteren Abklärung kann eine mikrobiologische Untersuchung (Kap. 3) hilfreich sein.
- **Antikörpernachweis:** Werden Spermienagglutinationen im Nativpräparat gesehen, kann das Vorhandensein von spezifischen Antikörpern vermutet werden. Zur Bestimmung der gegen Spermienantigene gerichteten Antikörper der IgA- und IgG-Klasse hat sich der „Mixed Antiglobulin Reaction Test" (MAR-Test) bewährt.

> **Merke**
>
> Bei Nachweis von > 10 % IgG- bzw. IgA-antikörpergebundenen Spermatozoen ist der Test positiv, bei > 50 % eine immunologisch bedingte Infertilität wahrscheinlich.

- **Biochemische Marker:** Durch ihre Bestimmung kann die Funktion der akzessorischen Geschlechtsdrüsen wie folgt abgeschätzt werden:
  - **Zink im Ejakulat:** steht im direkten Zusammenhang zur Prostatafunktion.
  - **Fruktose im Ejakulat:** gibt die sekretorische Funktion der Samenblasen wieder.
  - **Alpha-Glukosidase im Ejakulat:** überprüft die Nebenhodenfunktion und kann bei der Abgrenzung der Verschlussazoospermie hilfreich sein.
- **Spermienfunktionstests:** Neben Vitalitätstests und Spermien-Mukus-Interaktionstests, gibt es weitere Tests zur Differenzierung der Kapazitation, Akrosomreaktion, Zonabindung und Ovumpenetration. Zusammenfassend kann mittels dieser Tests eine Beurteilung der Fertilisationsfähigkeit der Spermatozoen erfolgen. Es gibt bisher keine allgemein akzeptierte Empfehlung bzgl. der Anwendung dieser Tests in der Ejakulatdiagnostik.

Humangenetische Untersuchungen

Die Häufigkeit genetischer oder chromosomaler Veränderungen korreliert negativ mit der Spermienkonzentration und liegt beim Patienten mit Azoospermie bei bis zu 20 %. Die Bedingungen für eine genetische Untersuchung sind im Gendiagnostik-Gesetz (GenDG) geregelt. Prinzipiell muss eine Beratung durch einen besonders qualifizierten Arzt erfolgen.

Im Falle einer männlichen Infertilität kommen folgende Krankheitsbilder in Frage:

▶ **Chromosomale Störungen, untersucht durch eine Karyotypisierung**
- **Klinefelter-Syndrom:** numerische Chromosomenaberration mit zusätzlichem X-Chromosom (47,XXY). Insgesamt häufigste Veränderung (Inzidenz 1:500–1:1000) mit Azoospermie. Mit steigendem Patientenalter sinkt der Erfolg eines positiven Spermiennachweises nach operativer Spermienasservierung [4].
- **46XX-Mann**
- **chromosomal balancierte Translokation:** Austausch von Chromosomenarmen ohne Materialverlust
- **Robertson-Translokation:** Sonderform

▶ **Genetische Störungen**
- **Mutation des CFTR-(Cystic-Fibrosis-Transmembrane-Conductance-Regulator-)Gens:** In der homozygoten Form kommt es zu einer zystischen Fibrose. Liegt eine heterozygote Form vor, ist eine bilaterale Aplasie des Vas deferens (CBAVD) die Regel. In beiden Fällen ist ein Verschluss mit Azoospermie zu beschreiben. In Untersuchungen konnte bei fast 90 % der Patienten nach operativer Spermienasservierung ein positiver Spermiennachweis erfolgen. Bei einer Verschlussazoospermie liegt die Inzidenz einer CFTR-Mutation bei 17,5 %.

> **Merke**
>
> Bei positivem Nachweis einer CFTR-Mutation ist eine Untersuchung der Frau des Patienten anzuraten. Liegt hier ebenfalls eine Störung vor, muss eine Beratung über das Risiko einer Erkrankung der Nachkommen erfolgen.

- **Mikrodeletion im Bereich von AZF (Azoospermie-Faktor):** Eine Mikrodeletion ist in 3 Bereichen möglich: Bei Deletion im Bereich von AZF_a oder AZF_b folgt immer ein Sertoli-Cell-only-Syndrom. Bei einer Deletion, die im Bereich von AZF_c nachgewiesen wird, kann eine geringe Spermatogenese bei etwa einem Viertel der Patienten vorliegen [6]. Kombinationen von Mikrodeletionen in mehreren Bereichen können auftreten. Bei einer Nichtverschlussazoospermie liegt die Inzidenz bei 10,5 %.

> **Merke**
>
> Bei positivem Nachweis einer Mikrodeletion von AFZ wird bei der Zeugung eines männlichen Nachkommens der Defekt zu 100 % weitergegeben.

- **Mutation des FGFR1-Gens auf** Chromosom 8 oder **KAL 1-Mutation auf dem** X-Chromosom: kann zur Ausbildung eines Kallmann-Syndroms (Inzidenz 1:10000) führen. Als Folge kommt es wegen einer embryonalen Migrationsstörung zu einer Fehlentwicklung des Bulbus olfactorius mit Anosmie und Funktionsstörung des Hypothalamus im Sinne eines hypogonadotropen Hypogonadismus (Kap. 9.3)
- minimales oder partielles Androgeninsensitivitätssyndrom
- 5-Alpha-Reduktase-Mangel
- Defekte der Testosteronbiosynthese

Prinzipiell ist eine kausale Therapie einer nachgewiesenen chromosomalen bzw. genetischen Störung nicht möglich. Trotzdem wird eine Diagnostik für die Beratung bzgl. der potenziellen Vererbung an die Nachkommen bzw. zum Abschätzen eines Erfolges vor einer operativen Spermienextraktion (S. 440) empfohlen.

Bildgebende Verfahren

Folgende bildgebende Verfahren spielen bei der männlichen Fertilitätsabklärung eine untergeordnete Rolle:
- **MRT/CT:** Im Rahmen der Abklärung eines Prolaktinoms bzw. zur Darstellung eines ektopen Hodens
- **Vasografie:** Eine Kontrastmitteldarstellung der ableitenden Samenwege ist aufgrund der Gefahr einer Vernarbung bzw. Verklebung durch das Kontrastmittel heutzutage obsolet.

Urinuntersuchung

Eine zusätzliche Urinuntersuchung im Rahmen einer Infertilitätsabklärung ist zu empfehlen bei Verdacht auf:
- **retrograde Ejakulation** (S. 453): Bei normalen endokrinen Parametern und Aspermie Untersuchung des postmasturbatorisch gewonnenen Urins auf Spermatozoen. Im Falle einer Parvisemie kann eine partielle retrograde Ejakulation vorliegen.
- **Infektion der ableitenden Samenwege** (S. 174): Untersuchung mittels Urinsediment und -mikrobiologie; großzügige Indikationsstellung zur Abklärung einer Chlamydia-trachomatis-Infektion.

9.1.4 Therapie

Als Grundsatz der Therapie des infertilen Mannes sollte als Ziel die Schwangerschaft und nicht alleine die Verbesserung der Ejakulatqualität stehen.

> **Merke**
>
> Bei der Therapieplanung ist das Alter der Frau unbedingt zu berücksichtigen und eine frühe Einbeziehung eines Gynäkologen ist empfehlenswert.

Zu unterscheiden sind folgende Therapieoptionen:
- **empirisch:** Das Ziel ist das Erreichen einer Normozoospermie mit natürlicher Schwangerschaft.
- **präventiv:** Das Ziel ist ein Erhalt der Fertilität bei drohender negativer Beeinflussung der Zeugungsfähigkeit.
- **symptomatisch:** Eine Schwangerschaft ist auf natürlichem Wege nicht möglich. Das Ziel ist, mittels assistierter Reproduktion eine Vaterschaft zu erreichen.
- **keine Therapie:** Wenn genannte Optionen nicht möglich, stehen Alternativen zur Erlangung einer Vaterschaft eines genetisch nicht eigenen Kindes zur Verfügung.

Empirische Therapie

Beratung

Die Beratung eines Paares mit Kinderwunsch ist essenziell. Bei Patienten mit unerfülltem Kinderwunsch, ohne oder lediglich leicht eingeschränkter Fertilität, kann eine Aufklärung über die Konzeptionswahrscheinlichkeit an den verschiedenen Zyklustagen und Optimierung des Konzeptionszeitpunkt hilfreich sein. Hierbei sind folgende Punkte anzusprechen:
- In Studien konnte gezeigt werden, dass die Wahrscheinlichkeit für eine Schwangerschaft 1–2 Tage vor dem Eisprung am höchsten ist.
- Spermien können einige Tage im Körper der Frau aktiv bleiben (befruchtungsfähig 1–3 Tage)
- Die Ejakulatqualität ist abhängig von der Karenzzeit. Unter 3 Tagen nehmen vor allem die Konzentration und Motilität ab. Bei Karenzzeiten über 6 Tagen ist ebenfalls eine Abnahme der Motilität zu beobachten.

Weiter sollten die Beeinflussung der Fertilität durch Noxen und die Möglichkeit einer Verbesserung durch Vermeidung dieser bzw. Änderung des Lebensstils diskutiert werden (Kap. 9.1.2).

Medikamentöse Therapie

- Als medikamentöse Therapieoptionen kann im Rahmen einer empirischen Therapie im Falle eines **hypogonadotropen Hypogonadismus** eine Gonadotropinsubstitution (S. 458) versucht werden.
- Im Falle einer **immunologisch bedingten Fertilitätsstörung** wurden mehrere Therapiestrategien, insbesondere eine hochdosierte Kortisontherapie diskutiert. Zusammenfassend wird diese Therapie aufgrund der zum Teil erheblichen Nebenwirkungen und des Fehlens einer signifikanten Verbesserung der Schwangerschaftsrate nicht empfohlen.
- Sollte eine erektile Dysfunktion (S. 449) bzw. eine Ejakulationsstörung (S. 452) ursächlich für den unerfüllten Kinderwunsch sein, stehen eine Reihe medikamentöser Optionen zur Verfügung.

Operative Verfahren

▶ **Varikozele.** Die Indikation zur operativen Behandlung der Varikozele kann gemäß den aktuellen EAU-Leitlinien bei folgenden Aspekten diskutiert werden:
- unerfüllter Kinderwunsch (länger als 2 Jahre bestehend) mit pathologischem Spermiogramm und Fehlen anderer männlicher/weiblicher Ursachen für das Ausbleiben einer Schwangerschaft (Empfehlungsgrad A) [11]
- Varikozele beim Adoleszenten mit Störung der Hodenentwicklung bzw. Hodenatrophie (Empfehlungsgrad B) [11]
- bestehende Beschwerdesymptomatik
- kosmetische Indikation

Im Rahmen einer Kinderwunschbehandlung ist Folgendes kritisch festzuhalten:
- Bei 11,7 % der erwachsenen Männer kann eine Varikozele nachgewiesen werden. Zeigt das Spermiogramm pathologische Werte, gelingt ein Nachweis bei 25,4 % der Patienten.
- Die Studienlage bzgl. eines Benefits nach Therapie ist diskrepant. In einer aktuellen Metaanalyse konnte eine Steigerung der Schwangerschaftsrate um das 2,7-Fache nach Operation erreicht werden [17].
- Bei Normozoospermie ist eine Therapie nicht indiziert (Empfehlungsgrad A) [11].
- Bei Patienten mit Azoospermie gibt es keine eindeutige Empfehlung. Eine Verbesserung im Sinne einer Oligozoo- bzw. Normozoospermie ist fraglich.

Es gibt keine allgemeine Empfehlung bezüglich des OP-Verfahrens. Als mögliche Optionen zur Behandlung der Varikozele sind zu nennen:
- operative Verfahren:
  - hohe retroperitoneale Ligatur (nach Bernardi)
  - inguinale Ligatur (nach Palomo)
  - laparoskopische Venenresektion
  - mikrochirurgische Venenresektion
- angiografische Verfahren:
  - retrograde Sklerosierung
  - antegrade Sklerosierung (nach Tauber)

▶ **Verschlussazoospermie.** Folgende Therapieoptionen können in Abhängigkeit von der Lokalisation des Verschlusses diskutiert werden:
- **Refertilisierung**: Bei Verschlüssen in Bereich des Nebenhodens oder des Ductus deferens kann mittels Refertilisierung eine Durchgängigkeit der Samenwege erreicht werden:
  - Als klassische Indikation für eine **Vasovasostomie** ist eine Durchtrennung des Ductus deferens nach Vasektomie zu nennen. Selten können auch eine Traumatisierung bzw. iatrogene Verletzungen des Samenleiters (etwa bei Nierentransplantierten) vorliegen.
  - Ist ein Verschluss im Nebenhoden Ursache der Azoospermie, kann eine **Tubulovasostomie** (Naht des Samenleiters auf den Ductus epididymis) erfolgen. Ursache eines Nebenhodenverschlusses kann eine länger bestehende Vasektomie („Blow-out" wegen einer Druckerhöhung des distalen Samenleiteranteils) oder eine stattgefundene Epididymitis sein.
  - Die Durchgängigkeitsrate (Nachweis von Spermien im Ejakulat) nach Operation liegen in Abhängigkeit vom prä- und intraoperativen Befund und in Abhängigkeit von der Erfahrung des Operateurs zwischen 30 und 90 %, mit einer Schwangerschaftsrate von ca. 50 %.
- **Transurethral Resection of the Ejaculatory Duct (TURED)**: kann bei zentralen Verschlüssen (im Bereich der Prostata) diskutiert werden. Als klassische Indikation gelten zystische Raumforderungen wie eine Utrikuluszyste. Aber auch Verkalkungen und Steine im Bereich des Ductus eja-

culatorius können zu einem Verschluss führen. Nach erfolgter Operation konnte gemäß aktueller Studien eine Verbesserung der Ejakulatqualität bei 38–60 % der Patienten erreicht werden. [23]

Präventive Therapieoptionen
Kryokonservierung von Spermatozoen

Als **präventive Therapiemaßnahme** im Rahmen der Familienplanung ist die Option der Kryokonservierung von Spermatozoen zu nennen.

> **Merke**
>
> Folgende Patienten müssen über die Möglichkeit der Kryokonservierung aufgeklärt werden:
> - onkologische Patienten vor Chemo- und/oder Radiotherapie
> - Patienten mit Keimzelltumor vor geplanter Hodenfreilegung, ggf. mit Semikastration oder vor retroperitonealer Lymphadenektomie mit Risiko der postoperativen Ejakulationsstörung (S. 452)
> - vor immunsuppressiver Therapie (z. B. bei chronisch entzündlicher Darmerkrankung oder geplanter Transplantation)
> - vor Operationen an der Prostata (z. B. TUR-P oder radikale Prostatektomie) oder im Bereich des Rektums (Rektumexstirpation)

Als **nichtpräventive Option** kommt eine Kryokonservierung weiter in Frage bei
- Patienten mit deutlich eingeschränkter Ejakulatqualität und Episode einer Azoospermie, vor geplanter assistierter Reproduktion,
- im Rahmen einer operativen Spermienasservierung (S. 440),
- im Rahmen einer Refertilisierung, als Sicherheitsdepot im Falle einer nicht erfolgreichen Durchgängigkeit der Samenwege.

Beim **onkologischen Patienten** ist anzumerken, dass bereits vor Therapiebeginn häufig eine reduzierte Ejakulatqualität beschrieben werden muss. Wird eine gonadotoxische und möglicherweise mutagene Therapie durchgeführt, muss während dieser Therapie und mit einem zeitlichen Sicherheitsabstand (1 Jahr nach Therapieende) auf Verhütung geachtet werden.

Als Ausnahmefall gilt der Fertilitätserhalt beim **jugendlichen Patienten**. Entsprechend dem pubertären Entwicklungsstand können adoleszente Männer Ejakulatqualitäten entsprechend eines Erwachsenen zeigen, so dass prinzipiell eine Ejakulatgewinnung mit anschließender Kryokonservierung diskutiert werden kann. Sollte dies nicht möglich sein, insbesondere bei präpubertären Jungen, ist die Versorgung schwierig. Eine Hodenbiopsie zur Spermienasservierung (S. 440) und späteren autologen Transplantation testikulärer Stammzellen kann im Ausnahmefall in Erwägung gezogen werden.

Durch die Kryokonservierung kommt es immer zu einer **Schädigung der Spermatozoen**, so dass eine Abnahme der Motilität und normalen Morphologie zu beobachten ist. Gründe hierfür sind unter anderem eine Eiskristallbildung und starke Änderungen des intrazellulären osmotischen Drucks, die zum Zelltod führen können. Über die Jahre kommt es zu einer weiteren Abnahme der Qualität, allerdings ist gemäß der aktuellen Literatur von einer Lagerungsdauer über Jahre gegebenenfalls Jahrzehnte auszugehen.

Medikamentöse Therapie

Als weitere präventive Maßnahme ist die Behandlung **akuter** und **chronischer urogenitaler Infektionen** (wie Epididymitis und Prostatitis) zu nennen (Kap. 3).

Operative Verfahren

Beim Patienten mit **Maldescensus testis** sinkt die Wahrscheinlichkeit einer Normozoospermie entsprechend dem zunehmenden Alter bei **Orchidopexie**. In Studien konnte bei einseitigem Maldescensus testis eine normale Zeugungsfähigkeit bei 71 % der Männer beschrieben werden, wenn die Operation zwischen dem 9. und 12. Lebensjahr erfolgte. Bei beidseitigem Vorliegen lag die Rate bei 26 %, wenn die Operation im Alter zwischen dem 4. und 14. Lebensjahr, und bei 0 %, wenn keine Operation veranlasst wurde.

Symptomatische Therapieoptionen

Eine symptomatische Therapie ist dann zu diskutieren, wenn eine Verbesserung der männlichen Fertilität nicht möglich ist. In diesem Zusammenhang ist zu unterscheiden, ob Spermatozoen im Ejakulat vorliegen oder eine Azoospermie zu beschreiben ist. Bei nicht kausal therapierbarer Azoospermie ist die Durchführung einer **operativen Spermienasservierung** indiziert. Sollten hierbei Spermatozoen gefunden werden, können diese „frisch" oder kryokonserviert und dann zweizeitig für eine assistierte Reproduktion verwendet werden. Dieses Vorgehen ist im Falle einer kausal nicht therapierbaren männlichen Infertilität ebenfalls zu diskutieren.

Assistierte Reproduktionstechniken (ART)

Folgende Reproduktionstechniken stehen prinzipiell zur Verfügung:
- **Intrauterine Insemination (IUI):** Der Patientin werden gereinigte und motile Spermatozoen zum optimalen Zeitpunkt intrauterin eingebracht. Es ist eine homologe Insemination (Spermatozoen vom Partner) von der heterologen Insemination (Samenspender) zu unterscheiden.
- **In-vitro-Fertilisation (IVF):** Nach hormoneller Vorbehandlung wird bei ausreichender Eizellreifung der Eisprung medikamentös ausgelöst und die Eizellen werden durch Punktion gewonnen. Diese werden mit Spermatozoen koinkubiert und im Regelfall nach 2–3 Tagen (ggf. mehrere Eizellen) intrauterin injiziert.
- **Intrazytoplasmatische Spermien-Injektion** (ICSI): Im Gegensatz zur IVF wird hier ein einzelnes Spermatozoon in eine Injektionspipette aufgezogen und in eine in einer Haltepipette fixierten Eizelle direkt platziert. Diese Technik ermöglicht eine Schwangerschaft unter Verwendung stark eingeschränkter Ejakulatbefunde.

Operative Spermienasservierung

Sind beim Patienten keine Spermatozoen im Ejakulat vorhanden, die für eine ART zu verwenden wären, ist die Indikation zur operativen Spermienasservierung dann zu stellen, wenn folgende Ursachen ausgeschlossen bzw. Therapieoptionen erfolglos waren:
- Gonadotropinsubstitution bei hypogonadotropem Hypogonadismus (S. 458)
- antibiotische Therapie bei akuter urogenitaler Infektion (Kap. 3)
- Rekonstruktion/Refertilisierung der ableitenden Samenwege bei Verschluss (S. 438)
- medikamentöse Therapie eines Prolaktinoms (S. 445)

- operative Entfernung und ggf. weitere Behandlung eines benignen/malignen Hodentumors (S. 270)

> **Merke**
>
> Grundsätzlich sollte eine operative Spermienasservierung immer im Rahmen einer Kinderwunschbehandlung erfolgen.

Zu entscheiden ist, ob im Falle eines positiven Spermiennachweises eine „frische Verwendung" (direkte Verwendung für eine ART) oder eine Kryokonservierung (S. 439) erfolgt. Eine rein diagnostische Hodenbiopsie ist wegen der Invasivität des Eingriffs mit verbundener Traumatisierung des Gewebes und der fehlenden Therapiekonsequenz obsolet.

> **Praxistipp**
>
> Vor- bzw. Nachteile einer „frischen Verwendung" bzw. einer Kryokonservierung von Spermien sind wie folgt zu diskutieren:
> - Qualitätsverlust durch die Kryokonservierung. Dieser ist in der Regel vernachlässigbar.
> - Bei zweizeitigem Vorgehen – zuerst Kryokonservierung, dann ART – wird eine hormonelle Stimulation der Frau erst bei positivem Spermiennachweis begonnen. Am Tag der Eizellpunktion ist somit ein Vorhandensein von Spermatozoen garantiert.
> - Dem Kinderwunschpaar kann der psychische Druck durch eine Kryokonservierung verringert/genommen werden.
> - Die Kosten der Kryokonservierung werden in der Regel von der Krankenkasse nicht übernommen.
> - Durch die Einlagerung mehrerer Proben können weitere Versuche einer ART unternommen werden.

Bisher sind keine nichtinvasiven Verfahren zum Spermatozoennachweis etabliert. Die Konzentrationen von FSH und Inhibin B korrelieren zwar mit der Spermatogenese und lassen eine Störung abschätzen. Als prädiktiver Marker für einen positiven Spermiennachweis sind sie allerdings nicht zu werten [26], [31].

Tab. 9.4 Abschätzung eines positiven Spermiennachweises nach operativer Spermienasservierung [33].

Ursache	Positiver Spermiennachweis [Quelle]
Obstruktion	100 %
CBAVD	87,9 % [19]
Maldescensus testis	75 %
hypogonadotroper Hypogonadismus	
idiopathisch	50 %
Klinefelter-Syndrom	40–61 %* [14]
Hodentumor	45 %
post Chemotherapie	
AZF_c-Mikrodeletion	26,6 % [6]
$AZF_{a/b}$-Mikrodeletion oder deren Kombinationen	0 %

* 40 % bei TESE und 61 % bei microTESE

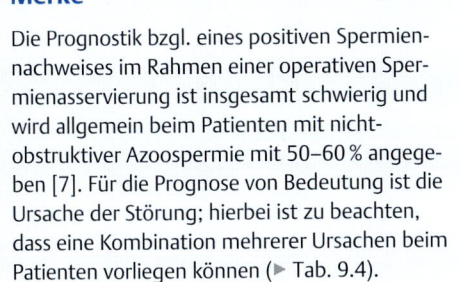

Merke

Die Prognostik bzgl. eines positiven Spermiennachweises im Rahmen einer operativen Spermienasservierung ist insgesamt schwierig und wird allgemein beim Patienten mit nicht-obstruktiver Azoospermie mit 50–60 % angegeben [7]. Für die Prognose von Bedeutung ist die Ursache der Störung; hierbei ist zu beachten, dass eine Kombination mehrerer Ursachen beim Patienten vorliegen können (▶ Tab. 9.4).

Als Techniken können prinzipiell **perkutane** oder **offene Entnahmen** aus dem Hoden oder Nebenhoden erfolgen:
- Hoden:
  - testikuläre (Feinnadel-)Spermienaspiration (TESA)
  - Rete-testis-Aspiration (RETA)
  - Testikuläre Spermienextraktion (TESE)
  - Microdissection Testicular Sperm Extraction (microTESE)
- Nebenhoden:
  - Perkutane epidymale Spermienaspiration (PESA)
  - Spermatozelenaspiration (SPAS)
  - Mikrochirurgische epididymale Spermienaspiration (MESA)

Bei der operativen Spermienasservierung ist zu bedenken, dass die Spermatogenese im Hoden nicht homogen erfolgt [27]. Ziel der Operation ist eine reichliche Spermatozoengewinnung, mit möglichst geringer Gewebetraumatisierung. Aus diesem Grund sind die perkutanen Entnahmetechniken in den Hintergrund gerückt und eine MESA, TESE oder microTESE ist zu diskutieren:
- Bei der **MESA** erfolgt eine operative Exploration des Nebenhodens, mit Fensterung ausgehend vom Nebenhodenschwanz. Mittels Kanüle wird der Ductus epididymis punktiert und aspiriert. Als Indikationen für eine MESA sind zu nennen:
  - kongenitale bilaterale Aplasie des Vas deferens (CBAVD)
  - konventionell nicht therapierbare Ejakulationsstörung
  - operativ nicht therapierbare Obstruktion der Ductus ejaculatorii
- Bei der **TESE** wird der Hoden freigelegt, die Tunica albuginea inzidiert und testikuläres Gewebe aus der Peripherie gewonnen. In Studien konnte ein signifikant höherer Spermiennachweis nach der Entnahme mehrerer Proben einer Seite im Vergleich zur unifokalen Entnahme gezeigt werden. Durch einen Zugang über die Raphe scroti kann eine gleichzeitige Biopsie an beiden Hoden erfolgen. Eine simultane Hodenbiopsie und feingewebliche Untersuchung ist bei der TESE obligat. Indikationen für eine TESE sind:
  - alle MESA-Indikationen
  - Vernarbungen des Nebenhodens etwa nach abgelaufener Entzündung
  - nichtobstruktive Azoospermie
- Als Modifizierung der TESE ist die **microTESE** zu nennen. Hierbei wird mittels Sektionsschnitt die Tunica albuginea weit eröffnet und stumpf tief in das testikuläre Gewebe präpariert. Unter dem OP-Mikroskop werden gezielt an ausgewählten Stellen Proben entnommen und bzgl. Spermatozoen untersucht.

Praxistipp

Bei der Abwägung zwischen einer TESE und microTESE sind folgende Punkte zu berücksichtigen:
- Bei Patienten mit schlechter Prognose bzgl. eines positiven Spermiennachweises – insbesondere beim Klinefelter-Patienten – konnte ein Vorteil der microTESE gezeigt werden.
- Der logistische und finanzielle Aufwand der microTESE ist deutlich höher.
- Die Traumatisierung des Hodengewebes ist bei der microTESE höher als bei der TESE. Ein postoperativ neu aufgetretener Hypogonadismus wird in der Literatur mit 7,5 % angegeben.

Bei der microTESE ist eine Lernkurve des Operateurs zu beachten.

Es ist anzumerken, dass anhand der aktuell vorliegenden Daten kryokonservierte Spermien gleichermaßen erfolgreich eingesetzt werden können wie frisch ejakulierte und dass epididymale den testikulär gewonnenen Spermatozoen nicht überlegen sind.

Optionen bei idiopathischer Infertilität

Merke

Bei der idiopathischen Infertilität handelt es sich um eine **Ausschlussdiagnose**. Gemäß der Literatur ist dies bei 30–44 % der infertilen Männer und bei 13,3 % der Patienten mit einer Azoospermie beschrieben [21].

Therapieoptionen im Falle einer idiopathischen Infertilität werden in der Literatur diskrepant bewertet. Eine Übersicht über einzelne Wirkstoffe und deren Empfehlung gibt ▶ Tab. 9.5. Zusammenfassend ist festzuhalten, dass eine Therapie der idiopathischen Infertilität unbefriedigend bleibt und zukünftige Studien abzuwarten sind.

Optionen bei Anorchie bzw. komplettem Sertoli-Cell-only-Syndrom

In Falle einer Anorchie bzw. Nachweis eines kompletten Sertoli-Cell-only-Syndroms (SCOS) ist eine Vaterschaft mit einem genetisch eigenen Kind nicht zu erfüllen. Als verbleibende Optionen ist mit dem Kinderwunschpaar neben einer **heterologen Insemination** (Verwendung von Spermatozoen eines anonymen Spenders) die Möglichkeit einer **Adoption** zu diskutieren.

Tab. 9.5 Übersicht über Therapieoptionen bei idiopathischer Infertilität.

Wirkstoff	Wirkung auf Spermatogenese/Fertilität	Klinische Studien	Empfehlung
Endokrine Therapieoptionen			
humanes Choriongonadotropin (hCG)/humanes Menopausengonadotropin (hMG)	• hCG wirkt entsprechend LH • hMG mit analoger Wirkung zu köpereigenem FSH • **Hypothese:** Verbesserung wie bei sek. Hypogonadismus	keine Verbesserung der Ejakulatqualität	keine beim normogonadotropen Patienten
pulsatiles Gonadotropin-Releasing-Hormon (GnRH)	• **Hypothese I:** Erhöhtes FSH ist Ursache und nicht Folge der Spermatogenesestörung. • **Hypothese II:** OAT mit erhöhtem FSH wegen zu niedriger GnRH-Pulsfrequenz	In einer unkontrollierten Studie konnte eine Normalisierung des FSH ohne Verbesserung der Ejakulatqualität erreicht werden.	keine
hoch gereinigtes/rekombinantes FSH	Verbesserung der Fertilisierungsrate bei IVF-Behandlung beobachtet	• Studien sehr inhomogen • Die Odds Ratio lag in einer Metaanalyse randomisierter Studien bzgl. der Schwangerschaftsrate bei 1,52.	Vor einem generellen Einsatz sollten wegen der hohen Kosten weitere Studien abgewartet werden.

Tab. 9.5 Fortsetzung

Wirkstoff	Wirkung auf Spermatogenese/Fertilität	Klinische Studien	Empfehlung
Antiöstrogene/Aromataseinhibitoren	• Antiöstrogene: Durch Rezeptorblockade kommt es zu einer Hemmung der Östrogenwirkung. • Aromataseinhibitoren: reduzieren die Konversion von Androgenen zu Östrogenen. • Östrogene führen zu einer Hemmung der Gonadotropinsekretion der Hypophyse durch negatives Feedback. • **Hypothese:** Durch eine Blockade der Östrogenwirkung kommt es zu einer indirekten Stimulation der FSH- und LH-Sekretion mit Verbesserung der Spermatogenese.	• Die Unwirksamkeit von Aromataseinhibitoren konnte in klinischen Studien gezeigt werden. • Diskrepante Studien bgzl. der Anwendung von Antiöstrogenen. In neueren Studien konnte eine signifikante Verbesserung der Ejakulatparameter und Schwangerschaftsraten gezeigt werden [1].	• nach neueren Studien vielversprechende Ergebnisse nach Antiöstrogengabe • in den aktuellen Leitlinien keine Empfehlung [11]
Androgene	• **Hypothese:** Die Spermatogenese ist von Testosteron abhängig. Eine Substitution führt zu einer Verbesserung. • **Cave:** Bei idiopathischer Infertilität besteht kein Androgenmangel! • **Cave:** Testosteronester unterdrückt die Gonadotropinsekretion und somit reversibel die Spermatogenese!	In einer Metaanalyse konnte eine Odds Ratio von 1,02 gezeigt werden.	keine
Andere medikamentöse Therapieoptionen			
Kallikrein (Padutin)	• Das Enzym Kallikrein überführt inaktive Gewebshormone in die aktive Form. • **Hypothese:** günstiger Effekt auf die Spermatogenese durch Aktivierung	• klinische Studien ohne Verbesserung der Ejakulatqualität • **Cave:** Durch eine Einnahme kann es zu einer Verstärkung einer akuten bzw. chronischen genitalen Entzündung kommen.	• in Deutschland vom Markt genommen (in Österreich beziehbar) • keine Therapieempfehlung
Pentoxyphyllin	**Hypothese:** Verbesserung der testikulären Durchblutung	in klinischen Studien kein Effekt nachweisbar	keine
Alphablocker	kein Konzept für diese Indikation		
Bromocriptin	• erfolgreiche Behandlung bei Patienten mit Hyperprolaktinämie • **Cave:** Bei idiopathischer Infertilität besteht keine Hyperprolaktinämie!		
Mastzellblocker/Antihistaminika	• vermehrte peritubuläre Mastzellkonzentration bei idiopathisch infertilen Männern • **Hypothese:** positive Wirkung	• In einer unkontrollierten Studie konnte bei gleichzeitiger Leukozytospermie nach 3-monatiger Therapie mit Ketotifen (Mastzellblocker) eine signifikante Verbesserung der Motilität und Morphologie gezeigt werden. • In einer Placebo-kontrollierten Studie kam es nach Gabe von Tranilast (Antiallergikum) zu einer kurzzeitigen Verbesserung.	

Andrologie

Tab. 9.5 Fortsetzung

Wirkstoff	Wirkung auf Spermatogenese/Fertilität	Klinische Studien	Empfehlung
Phosphodiesterase-5-Inhibitoren	**Hypothese:** Regulation der Spermienfunktionen über cAMP-/Adenylatcyclase- und cGMP-/Guanylatcyclase-Systeme	• diskrepante Ergebnisse • signifikante Verbesserung nach 3-monatiger Therapie mit Sildenafil oder Vardenafil • Abnahme der Motilität nach Gabe von Tadalafil (wg. PDE-11-Inhibition?)	• Weitere Studien sind abzuwarten. • aktuell keine Therapieempfehlung
Supplementäre Therapie			
Antioxidanzien/Vitamine	Oxidativer Stress hat eine negative Wirkung auf die Spermatogenese.	• widersprüchliche Ergebnisse • **Problem:** meist unkontrollierte Studien mit kleinen Fallzahlen • Positive Effekte wurden in kontrollierten Studien u. a. für Glutathion, Carnitin, Vitamin E und Vitamin C beschrieben.	Positive Effekte bleiben umstritten.
Phytopräparate	Unklar, eine antioxidative Wirkung wird postuliert.	• **Problem:** meist unkontrollierte Studien mit kleinen Fallzahlen • positive Effekte im Tierversuch nach Gabe von Maca und Tribulus terrestris • kontrollierte Studie mit positivem Effekt nach Gabe von Pygnogenol	keine

9.2 Männliche Sexualstörungen

9.2.1 Einteilung

Männliche Sexualstörungen können unterteilt werden in:
- Störungen der sexuellen Funktion (somatisch/psychogen)
- Störungen der sexuellen Entwicklung
- Störungen der Geschlechtsidentität
- Störungen der sexuellen Präferenz (Paraphilie)
- Störungen des sexuellen Verhaltens

In der Urologie sind vor allem **sexuelle Funktionsstörungen** von Bedeutung, so dass diese im Folgenden abgehandelt werden. Diese können unterteilt werden in:
- Libidostörungen
- Erektionsstörungen/erektile Dysfunktion
- Ejakulationsstörungen
- Orgasmusstörungen

9.2.2 Libidostörung

▶ Ätiologie. Eine Vielzahl von Ursachen kann zu einer Libidostörung führen (▶ Tab. 9.6).

▶ Diagnostik
- Bei der Diagnostik einer Libidostörung ist entsprechend der potenziellen Ursachen vorzugehen.
- Eine Quantifizierung der sexuellen Appetenz ist nicht möglich, so dass einzig subjektive Angaben des Patienten eine Störung beschreiben.

Praxistipp

Die Unterschiede zwischen einer Libido- und Erektionsstörung sind dem Patienten bei der Erhebung der Sexualanamnese (S. 446) zu erläutern, da eine Verwechslung der unterschiedlichen Störungen beim Patienten häufig vorkommt.

Tab. 9.6 Ursachen und Therapieoptionen bei Störung der Libido.

Ursache	Therapie
Beziehungsprobleme	Sexualtherapie
sexuelle Prägung	
zerebrale Traumatisierung (z. B. nach Schädel-Hirn-Trauma)	Testosteronsubstitution (S. 458)
hormonelle Störung: Hypogonadismus (S. 455)	
hormonelle Störung: Hyperprolaktinämie	Dopaminagonisten
Drogenkonsum (Alkohol)	Abstinenz
Medikamenteneinnahme	Optimierung der Medikation
psychische Erkrankungen (Depression)	psychiatrische Behandlung
Stress	Stressreduktion

▶ **Therapie**
- Eine symptomatische Behandlung zur Verbesserung der sexuellen Appetenz steht nicht zur Verfügung. Entsprechend ist ein **kausaler Therapieansatz** zu favorisieren (▶ Tab. 9.6).
- Sollte ein **Prolaktinom** nachgewiesen werden, kann eine Therapie mittels **Dopaminagonisten** zu einer Verbesserung der Beschwerdesymptomatik führen. In diesem Fall ist eine Einbeziehung eines Endokrinologen ratsam.

9.2.3 Erektionsstörung/erektile Dysfunktion (ED)

Definition

Eine Erektionsstörung wird definiert als chronische Störung, die mindestens seit 6 Monaten andauert und einen zufriedenstellenden Verkehr in mindestens 70 % der Versuche nicht zulässt [10].

▶ **Epidemiologie.** Die Gesamtprävalenz der ED in Deutschland liegt bei 19,2 %. Es ist eine Zunahme mit steigendem Alter zu beobachten. Bei den über 70-Jährigen ist etwa jeder 2. Mann betroffen [5].

▶ **Ätiologie.** Eine funktionierende Erektion setzt ein komplexes Zusammenspiel folgender Komponenten voraus:
- **vaskuläres System** mit Vasodilatation und intaktem Venookklusionsmechanismus
- **neurogenes System** mit zentralen und peripheren Regelkreisen
- **endokrines System** mit endo- und parakriner Freisetzung gefäßaktiver Substanzen

Störungen dieser Systeme, organisch, psychogen oder von einer Kombination aus beiden bedingt, können zu einer Verminderung der Erektionsfähigkeit führen.

Merke

Psychische Faktoren spielen eine wesentliche Rolle. Weil beim Erektionsaufbau eine Stimulation des Parasympathikus entscheidend ist, können alleine Stress und Ängste zu einer Beeinträchtigung der Erektion führen.

Psychische Erkrankungen wie Depression, Angst- und Zwangsstörungen sowie Psychosen sind in diesem Zusammenhang zu nennen.

Weitere **psychogene Faktoren**, die eine erektile Dysfunktion verstärken bzw. für diese ursächlich sein können, sind folgende:
- Trennung vom Sexualpartner
- neue Partnerschaft nach langjähriger Beziehungslosigkeit
- Persönlichkeits- und Partnerschaftskonflikte
- Schuldgefühle, z. B. bei Witwern
- Unmutsäußerungen des Sexualpartners
- Erkrankungen des Sexualpartners
- traumatische Erlebnisse, insbesondere sexuelle Gewalt
- vermindertes Selbstbewusstsein

Eine Übersicht über mögliche organische Ursachen einer Erektionsstörung gibt ▶ Tab. 9.7.

Tab. 9.7 Übersicht über organische Ursachen der erektilen Dysfunktion.

Ursache	Einfluss auf
• Dyslipidämie • arterieller Hypertonus • Insulinresistenz, diabetische Angiopathie	vaskuläres System
• Apoplex • Morbus Alzheimer • zentrale Blutung • Morbus Parkinson • Multiple Sklerose • Temporallappenepilepsie • Gehirn-/neuronale Tumoren • traumatische Querschnittsläsionen • traumatische periphere Nervenläsion • Neuropathien (diabetogen/alkoholisch) • Schädel-Hirn-Trauma	neurogenes System
• Hypogonadismus (s. Kap. 9.3) • Hyperprolaktinämie • Schilddrüsenerkrankungen	endokrines System
Lebensstil: • fehlende Bewegung • Stress • Adipositas • Schlafstörung • exogene Noxen (Nikotin/Alkohol/Drogen)	mehrere Systeme
Alter	
iatrogen: • postoperativ • medikamentös • postradiogen	
systemische Erkrankungen: • Lebererkrankungen • Niereninsuffizienz • pulmonale Erkrankungen	
urologische Erkrankungen: • Tumore • Phimose • Induratio penis plastica (s. Kap. 9.5) • Penisfraktur • Priapismus (s. Kap. 9.6) • urogenitale Infektion	

Stufendiagnostik der erektilen Dysfunktion

Bei Vorliegen einer erektilen Dysfunktion ist eine stufenweise Diagnostik zu empfehlen:

Nichtinvasive Diagnostik

▶ **Anamnese.** Eine detaillierte Anamnese bzw. Sexualanamnese ist für die Diagnosestellung der ED essentiell. Folgende Punkte sollten im Rahmen der **Sexualanamnese** abgefragt werden:

- Wie lange besteht die Störung?
- Gibt es einen zeitlichen Zusammenhang mit anderen Ereignissen?
- Besteht eine Störung der sexuellen Appetenz (S. 444))?
- Aktuelle (frühere) Frequenz des Geschlechtsverkehrs?
- Kommt es zu (morgendlichen/nächtlichen) Spontanerektionen?
- Wie stark ist die Erektion (Tumeszenz/Rigidität)? Kann eine Penetration erfolgen? Vorzeitige Detumeszenz?
- Situative Störung (Urlaub, Partnerabhängigkeit)?
- Erektion bei Masturbation?
- Kommt es zu einer Ejaculatio praecox (S. 452)?
- Kann ein Orgasmus (S. 455) erreicht werden?
- Liegt eine Penisdeviation (s. Kap. 9.5) vor? Wenn ja, in wie weit?
- Reaktion der Partnerin?
- Wie sieht ein typischer Geschlechtsverkehr aus?
- Ist eine Therapie bereits erfolgt? Wenn ja, welche? War diese erfolgreich?

Weiter sollten eine detaillierte **Medikamentenanamnese** bzw. der Konsum von **Alkohol**, **Nikotin** und **Drogen** erfragt werden. Einen Überblick über Medikamente mit negativer Wirkung auf die Erektion gibt ▶ Tab. 9.8.

Zur Einschätzung der Schwere der erektilen Dysfunktion bzw. zur Beurteilung einer Therapie können standardisierte Fragebögen zur Anwendung kommen. Hierbei wird der validierte **International Index of Erectile Function (IIEF)**, bestehend aus 5, 6 oder 15 Items, am häufigsten verwendet (▶ Tab. 9.9).

▶ **Körperliche Untersuchung**
- genitale Untersuchung:
  ○ Kryptorchismus?
  ○ Penisdeformität?
  ○ Phimose?
- sekundäre Geschlechtsmerkmale:
  ○ Gynäkomastie (S. 461)?
  ○ Körperhaar- und Fettverteilung?

Bei entsprechenden Symptomen sollten folgende Untersuchungen folgen:
- digitale rektale Untersuchung:
  ○ > 50. Lebensjahr, bei positiver Familienanamnese früher
  ○ Prostatagröße? Druckdolenz? suspekte Raumforderung?

Tab. 9.8 Medikamente mit negativer Wirkung auf die erektile Funktion.

Gruppe	Substanzen
Antihypertensiva	Thiaziddiuretika, nichtkardioselektive Betablocker, Kalziumkanalblocker
Antidepressiva/Neuroleptika	trizyklische Antidepressiva, selektive Serotoninwiederaufnahmehemmer (SSRI), Phenothiazine, Tranquillanzien
Antiarrhythmika	Digoxin, Amiodaron, Disopyramid
Lipidsenker	Statine
hormonell wirksame Medikamente	Antiandrogene, GnRH-Agonisten, Flutamid, Ketoconazol, Spironolacton, H_2-Rezeptor-Antagonisten, Cimetidin, Östrogene

Tab. 9.9 International Index of Erectile Function (IIEF) modifiziert mit 6 Fragen (IIEF-6).

Frage	Antwort
1. Wie oft waren Sie in der Lage, während sexueller Aktivität eine Erektion zu bekommen?	Fast nie / nie (1 Punkt) Gelegentlich (<50%) (2 Punkte) Öfter (ca. 50%) (3 Punkte) Meistens (>50%) (4 Punkte) Fast immer / immer (5 Punkte)
2. Wenn Sie bei sexueller Stimulation Erektionen hatten, wie oft waren Ihre Erektionen hart genug, um in Ihre Partnerin einzudringen?	
3. Wenn Sie versuchten, Geschlechtsverkehr zu haben, wie oft waren Sie in der Lage, in Ihre Partnerin einzudringen?	
4. Wie oft waren Sie beim Geschlechtsverkehr in der Lage, Ihre Erektion aufrecht zu erhalten, nachdem Sie in Ihre Partnerin eingedrungen waren?	
5. Wie schwierig war es beim Geschlechtsverkehr, Ihre Erektion bis zum Abschluss des Geschlechtsverkehrs aufrecht zu erhalten?	Extrem schwierig (1 Punkt) Sehr schwierig (2 Punkte) Schwierig (3 Punkte) Nicht sehr schwierig (4 Punkte) Kein Problem (5 Punkte)
6. Wie würden Sie Ihre Zuversicht einschätzen, eine Erektion zu bekommen und zu halten?	Sehr gering (1 Punkt) Gering (2 Punkte) Mäßig (3 Punkte) Stark (4 Punkte) Sehr stark (5 Punkte)
Auswertung	
Gesamtpunktzahl	Stärke der Beschwerden
6–10	Schwere Erektionsstörung
11–16	Mäßige Erektionsstörung
17–21	Leichte bis mäßige Erektionsstörung
22–25	Leichte Erektionsstörung
26–30	Keine Erektionsstörung

- **Diagnostik des Gefäßstatus:** bei kardiovaskulären Risikofaktoren
- **neurologischer Status:**
  - Sensibilität der lumbosakralen Dermatome?
  - Reflexstatus:
    - L1–L2: Kremasterreflex
    - S3–S4: Bulbokavernosusreflex
    - S3–S5: Analreflex

▶ **Laboruntersuchungen.** Bei Patienten mit erektiler Dysfunktion sollte das folgende Basislabor erfolgen:

- **Nüchternblutzucker** zur Klärung einer Glukoseintoleranz
- **Triglyzeride** (Gesamtcholesterin, LDL- und HDL-Cholesterin) zur Beurteilung einer Fettstoffwechselstörung
- **Gesamttestosteron** zur Klärung eines Hypogonadismus (S. 455)
- **Kreatinin/Harnstoff** zur Abklärung einer Nierenfunktionsstörung
- **GOT/GPT** und **γ-GT** zur Abklärung einer Leberfunktionsstörung

Ergänzend sind folgende Laborparameter zu bestimmen:
- **Schilddrüsenhormone** (TSH, T 3 und T 4) bei klinischem Verdacht
- **Sexualhormone** (Prolaktin, FSH, LH) (Kap. 9.3) bei niedrigem Testosteronspiegel und/oder gleichzeitiger Libidostörung (S. 444)
- **PSA:** bei klinischem Verdacht bzw. im Rahmen der Vorsorge
- **GnRH-Test:** bei extrem niedrigen Testosteronwerten zur Abklärung einer Störung der Hypophysenfunktion

Semiinvasive Diagnostik

Zur weiteren Diagnostik können semiinvasive Maßnahmen eine ED differenzieren.

▶ **Schwellkörperinjektionstest (SKIT).** Nach intrakavernöser Gabe von Alprostadil (PGE_1), beginnend in einer niedrigen Dosierung von 5 µg, kann folgende Aussage getroffen werden:
- niedrige Dosis, volle Erektion → neurogen, psychogen oder hormonell bedingte ED
- mittlere Dosis, volle Erektion → vaskulär bedingte ED
- hohe Dosis, keine Erektion → venookklusive Dysfunktion

▶ **Doppler- bzw. farbkodierte Duplexsonografie.** In der Tumeszenzphase unmittelbar nach SKIT können der maximale systolische Blutfluss (Peak Systolic Velocity, PSV) und der enddiastolische Blutfluss (EDV) gemessen und somit die penile arterielle Versorgung abgeschätzt werden. Bei Ausbleiben einer Erektion kann frühestens nach 24 h die PGE_1-Dosis gesteigert werden. Folgende Aussagen sind möglich:
- Normalwert der PSV der A. penis profunda bei 28 ± 4 cm/s
- Ein niedriger PSV kann eine arterielle Insuffizienz bedeuten.
- Bei voller Erektion sollte der EDV < 5 cm/s liegen.
- Bei einem EDV > 5 cm/s kann eine venöse Leckage vermutet werden.

> **Merke**
>
> Die Doppler- bzw. farbkodierte Duplexsonografie ist häufig ohne therapeutische Relevanz.

Invasive Diagnostik

▶ **Pharmakophalloarteriografie.** Der penile Einstrom wird radiologisch dargestellt. Diese Untersuchung ist nur in Ausnahmefällen indiziert und kann z. B. vor einer geplanten vaskulären Rekonstruktion erfolgen.

▶ **Pharmokokavernosometrie/-grafie.** Der kavernöse Abstrom wird dargestellt und quantifiziert. Hierzu wird das Corpus cavernosum punktiert, Alprostadil ± Papaverin und Phentolamin werden appliziert und mittels NaCl-Perfusion wird eine Vollerektion provoziert. Es folgt die Messung des „Maintenance Flow". Hierzu wird die erforderliche NaCl-Perfusion pro Minute gemessen (normal 5–22 ml/min). Zum Schluss werden mittels Kontrastmittelgabe die anatomischen Abflussverhältnisse dargestellt.

Therapie der erektilen Dysfunktion

Sexualtherapie

Eine Sexualtherapie ist indiziert bei reiner bzw. überwiegend psychogen bedingter ED. Sie besteht aus einer Kombination von therapeutisch strukturierten und angeleiteten sexuellen Erfahrungen mit der psychotherapeutischen Bearbeitung der Verursachungsfaktoren der sexuellen Störung (intrapsychisch und partnerschaftlich). Das Ziel der Therapie ist die Aufdeckung von Faktoren, die während des sexuellen Reaktionsablaufs zur Manifestation der sexuellen Störung führen (wie Ängste oder negative Erwartungen).

Änderung des Lebensstils und Vermeidung von Noxen

Eine **gesunde Lebensweise** mit **reduziertem Alkoholkonsum**, **Verzicht auf Nikotin** und **gesunder Ernährung** kann zu einer Besserung der Erektionsfähigkeit führen und wird in den aktuellen Leitlinien grundsätzlich empfohlen (LE 1a, GR A) [9]. Es ist anzumerken, dass bei manifester Beschwerdesymptomatik eine Besserung erst nach längeren Zeiträumen und gemäß der aktuellen Literatur bei etwa 30 % der Patienten zu erwarten ist. Ausgeprägte vaskuläre Schädigungen sind irreversibel. Allerdings kann durch eine Umstellung der Lebensgewohnheiten eine Verbesserung der medikamentösen Therapie beobachtet werden [18].

9.2 Männliche Sexualstörungen

Medikamentöse Therapie

Einen Überblick bezüglich der medikamentösen Therapieoptionen inklusive der Applikationsart, Dosierung und des Wirkmechanismus gibt ▶ Tab. 9.10.

▶ Oral. Als orale Substanzen zur Behandlung einer erektilen Dysfunktion kommen folgende Substanzen in Betracht:
- **Phosphodiesterase-5-Inhibitoren:**
  - In einer Vielzahl von Studien konnte eine signifikante Verbesserung der Erektionen (73–88 %) im Vergleich zum Placebo (26–32 %) gezeigt werden [32]. Dies unterstreicht den Wunsch der Patienten nach einer einfach zu handhabenden und nichtinvasiven Therapieform. In einer Umfrage bezüglich der bevorzugten Therapieform favorisierten etwa zwei Drittel der Patienten eine orale [5].
  - Bezüglich der Unterschiede der aktuell verfügbaren Phosphodiesterase-5-Inhibitoren siehe ▶ Tab. 9.11.

Tab. 9.10 Übersicht über die medikamentösen Therapieoptionen zur Behandlung der erektilen Dysfunktion.

Wirkstoff	Präparat	Applikation	Dosierung	Wirkmechanismus
Yohimbin	Yohimbin „Spiegel"	oral	3 × tägl. 1–2 Tbl.	zentraler Alpha-2-Rezeptor-Antagonist, verstärkt erektionsfördernde Efferenzen
	Yohimbin Vitalkomplex Hevert		1–3 × tägl. 5–10 gtt	
Sildenafil	Viagra		25/50/100 mg Tbl. b. B.	Phosphodiesterase-5-Inhibition; Relaxation der glatten, kavernösen Muskulatur
Vardenafil	Levitra		Tbl.: 5/10/20 mg Tbl. b. B. Schmelztbl.: 10 mg	
Tadalafil	Cialis		5/10/20 mg Tbl. b. B.	
Tadalafil	Spedra		50/100/200 mg Tbl. b. B.	
Alprostadil	Viridal	intrakavernös (SKAT)	10/20/40 µg b. B.	Prostaglandin-Analogon (PGE$_1$); Relaxation der glatten, kavernösen Muskulatur
	Caverject	intraurethral	10/20 µg b. B.	
	MUSE		250/500/1000 µg b. B.	
	Vitaros	topisch	300 µg (in 100 mg Creme)	
Papaverin Phentolamin	Androskat-Ampullen	intrakavernös (SKAT)	0,25–2 ml b. B.	Relaxation der glatten, kavernösen Muskulatur

Tab. 9.11 Übersicht über die in Deutschland verfügbaren Phosphodiesterase-5-Inhibitoren.

	Sildenafil	Tadalafil	Vardenafil	Avanafil
Empfohlene Einnahme vor Geschlechtsverkehr	60 min	mind. 30 min	25–60 min	15–30 min
Zeitpunkt des Auftretens des Spitzenplasmaspiegels	1 h (0,5–2 h)	2 h	Tbl.: 30–120 min Schmelztbl.: 45–90 min	30–45 min
Beinflussung durch Nahrung	ja	–	Tbl.: ja (fettreich) Schmelztbl.: ja (Flüssigkeiten)	ja (fettreich)
terminale Halbwertszeit	4 h (3–5 h)	17,5 h	4–6 h	6–17 h
Nebenwirkungen				
Kopfschmerzen	16–28 %	3–15 %	14–15 %	5–12 %
Flushing/Gesichtsröte	10–19 %	1–3 %	8–11 %	3–10 %
Dyspepsie	3–17 %	1–10 %	3–4 %	≥ 1–2 %
verstopfte Nase	–	–	9 %	–
Schwindel	2–4 %	1 %	2 %	≥ 1–2 %
Farbwahrnehmungsstörung	1–11 %	< 0,1 %	< 2 %	–
Rückenschmerzen	2–4 %	2–6 %	2 %	1–3 %
Myalgie	< 2–4 %	1–4 %	< 2 %	< 1 %

Merke

Eine PDE-5-Inhibition wird aktuell als First-Line-Therapie der erektilen Dysfunktion empfohlen (LE 1a, GR A) [9].

Cave

Als Kontraindikationen einer Therapie mit Phosphodiesterase-5-Inhibitoren sind zu nennen:
- schwere kardiovaskuläre Vorerkrankungen, insbesondere kürzlich aufgetretener Myokardinfarkt oder Apoplex (< 6 Monate)
- Einnahme von Nitraten bzw. NO-Donatoren
- Retinitis pigmentosa
- nichtarteriitische anteriore ischämische Optikusneuropathie (NAION)

Praxistipp

Bei der Einnahme von Phosphodiesterase-5-Inhibitoren können Fehler gemacht werden, die als Ursache eines Therapieversagens gelten. Über folgende Punkte ist der Patient explizit aufzuklären:
- Der richtige Einnahmezeitpunkt ist entscheidend (kein sofortiger Wirkungseintritt).
- Kein Aphrodisiakum. Ohne sexuelle Stimulation kommt es zu keiner Wirkung.
- Cave vor Pillenimitaten aus dem Internet.
- Eine individuelle Dosisfindung ist wichtig.
- Bei Therapiebeginn kontinuierliche Einnahme vor gewünschter sexueller Aktivität (zur Durchbrechung des Frusterlebens).
- Bei unangenehmer Nebenwirkung kann ein Wechsel des Wirkstoffs versucht werden.

- **Yohimbin:**
  - Die Therapie mit Yohimbin (Yohimbin „Spiegel"), einem selektiven Alpha-2-Adrenorezeptor-Antagonisten, kann zentrale Mechanismen der Erektion begünstigen, setzt allerdings einen intakten Erektionsapparat voraus (LE 3) [25].
  - Die Dosierung sollte einschleichend mit 15 mg/Tag (in 3 Einzeldosierungen) begonnen werden und kann dann auf 30 mg/Tag gesteigert werden. Empfohlen wird eine Mindesttherapiedauer von 6 Wochen.

Cave

Mögliche Nebenwirkungen von Yohimbin sind gastrointestinale Symptome, Palpationen, Kopfschmerzen und ein Anstieg des Blutdrucks.

- **Apomorphin:**
  - dopaminerger Agonist, der zentral D 1- und D 2-Rezeptoren aktiviert
  - Mit steigender Dosierung konnte zwar eine Zunahme der Wirksamkeit beschrieben werden, allerdings kam es auch zu vermehrten Nebenwirkungen (bis 30 % Übelkeit), so dass verfügbare Präparate (Ixense/Uprima) vom Markt genommen wurden.
- **Testosteronsubstitution:**
  - Bei etwa 6–8 % der Patienten mit ED können niedrige Testosteronwerte nachgewiesen werden.
  - Eine Substitutionstherapie sollte nur im Falle eines primären bzw. sekundären Hypogonadismus (S. 455) erfolgen.
  - Eine Verbesserung der Erektionsfähigkeit und der Wirksamkeit von Phosphodiesterase-5-Inhibitoren konnte gezeigt werden (LE 1).

▶ **Intraurethral.** Eine intraurethrale Applikation von **Alprostadil** (PGE_1) kann in einer Dosierung von 250 µg, 500 µg und 1000 µg als sogenanntes **Medicated Urethral System for Erection** (MUSE) erfolgen:
- Nach Gabe kann ein Wirkungseintritt nach etwa 10–15 Minuten für die Dauer von 45–60 Minuten beobachtet werden. Die Ansprechrate liegt bei etwa 40 %.
- Vorteile:
  - Vermeidung einer Injektion (wie bei der SKAT erforderlich)
  - Möglichkeit einer Kombination mit einem Phosphodiesterase-5-Inhibitor (bei primärem Versagen von Phosphodiesterase-5-Inhibitoren)
- Nachteile:
  - Nebenwirkungen: Schmerzen (29–41 %), Hämaturie (5 %), Priapismus (selten)
  - Übertragung auf die Partnerin

Cave

Kontraindikationen von MUSE:
- Überempfindlichkeit gegenüber dem Wirkstoff
- Penisanomalien: Urethrastriktur, Penisdeviation, schwere Hypospadie
- Infektion: Balanitis, Urethritis
- erhöhtes Risiko für das Auftreten einer prolongierten Erektion (S. 465)
- instabiler kardiovaskulärer oder zerebrovaskulärer Zustand

▶ **Intrakavernös** (Schwellkörperautoinjektionstherapie, SKAT). Alternativ zur intraurethralen Applikation kann eine direkte Gabe von **Alprostadil** (PGE_1) in das Corpus cavernosum mittels Injektion (Viridal, Caverject) erfolgen. Hierbei ist eine Dosierung von 10 µg, 20 µg und 40 µg möglich.

Merke

Diese Therapie sollte als Second-Line-Option bei Nichtansprechen auf Phosphodiesterase-5-Inhibitoren bzw. bei Patienten mit Kontraindikationen für eine orale Therapie diskutiert werden (LE 1b, GR B).

- Ein Wirkungseintritt kann in der Regel nach 5–10 Minuten für eine Dauer von etwa 30–60 Minuten beobachtet werden. Die Ansprechrate liegt bei 63,6 %.
- Nachteile:
  - Nebenwirkungen: Schmerzen (40 %), Fibrose der Tunica albuginea (23 %), prolongierte Erektion (bis 4 %)
  - „Angst vor der Spritze"

Alternativ zur intrakavernösen Gabe von PGE_1 können **Papaverin** (max. 30 mg) und **Phentolamin** (max. 1 mg) als sogenannter **Trimix** (oder **Tripple-Mix**) appliziert werden. Auch eine Gabe ohne PGE_1 dieser Substanzen (dann als **Bimix**) ist möglich. Das Präparat (Androskat™) ist in Deutschland zugelassen, wird aber nicht vertrieben.
- Vorteil: potenzielles Ansprechen bei primärem Nichtansprechen auf Phosphodiesterase-5-Inhibitoren
- Nachteile:
  - hohe Kosten
  - Nebenwirkungen der SKAT
  - Der Patient muss die Trimix-Applikation selbst herstellen.

▶ **Topisch** (**Vitaros**). Seit Kurzem zugelassene Applikationsform. Hierbei wird eine Creme (mit 300 µg Alprostadil) über einen speziellen Applikator auf die Glans penis und den manuell geöffneten Meatus urethrae aufgetragen. Es bleibt abzuwarten, inwieweit sich diese Anwendungsform durchsetzen wird.

Hilfsmittel

Als Hilfsmittel für Patienten mit Erektionsstörung sind die Vakuumpumpe und der Penisring zu nennen. Diese Hilfsmittel können mit medikamentösen Therapieoptionen (wie Phosphodiesterase-5-Inhibitoren oder MUSE) kombiniert werden.

▶ **Vakuumpumpe.** Durch Unterdruck (elektrisch oder manuell erzeugt) kommt es zu einer passiven Füllung der Corpora cavernosa mit Tumeszenzzunahme. Diese wird mit einem Penisring aufrechterhalten. Dieser Zustand kann für ca. 30 min aufrechterhalten werden und bei bis zu 90 % der Patienten eine Penetration ermöglichen.
- Vorteile:
  - einmalige Kosten, die von der Krankenkasse in der Regel übernommen werden
  - keine Kontraindikationen
- Nachteile:
  - Unterdrückung der Ejakulation wg. Penisring
  - keine Rigidität, sondern nur Tumeszenz
  - lokale Nebenwirkungen wie Hämatom, Schmerzen oder Missempfindung

Penisring
Dieser kann ohne Vakuumpumpe, alleine oder in Kombination mit einem Phosphodiesterase-5-Inhibitor, MUSE oder SKAT verwendet werden.

Operative Therapie

Als operative Maßnahmen zur Behandlung der ED kommen folgende in Frage:

▶ **Arterielle penile Revaskularisation.** Mit verschiedenen operativen Verfahren wurde mittels Anastomose der A. epigastrica inferior auf das Corpus cavernosum (Michal-I-Verfahren), mit der A.

dorsalis penis (Michal-II-Verfahren), mit der V. dorsalis penis (Technik nach Fürlow-Fischer) und mit beiden A. und V. dorsalis penis (Hauri-Verfahren) versucht, die Durchblutung der Schwellkörper zu verbessern und somit eine erektile Dysfunktion zu verringern.

> **Merke**
>
> Diese Verfahren werden aufgrund schlechter Langzeitergebnisse und häufiger Komplikationen (Glanshyperämie und Shuntverschluss) heutzutage selten durchgeführt.

▶ **Einlage eines Schwellkörperimplantats (semirigide oder hydraulisch).** Gilt als Third-Line-Therapie und dient als Ultima Ratio bei Versagern einer medikamentösen Therapie. Neben semirigiden Prothesen kommen vor allem hydraulische Prothesen (▶ Abb. 9.3) zum Einsatz. Hierbei wird mit einer skrotal liegenden Pumpe Flüssigkeit aus einem Reservoir (intraabdominal bzw. paravesikal liegend) bei Bedarf in die Schwellkörperimplantate gepumpt.
- Vorteile:
  - Zufriedenheit beim Patienten von bis zu 90 %
  - Prothesenfunktion bei 75 % nach 10 Jahren
- Nachteile:
  - hohe Invasivität mit irreversibler Zerstörung der Corpora cavernosa
  - hohe Kosten
  - Motivation und Compliance des Patienten sind entscheidend.

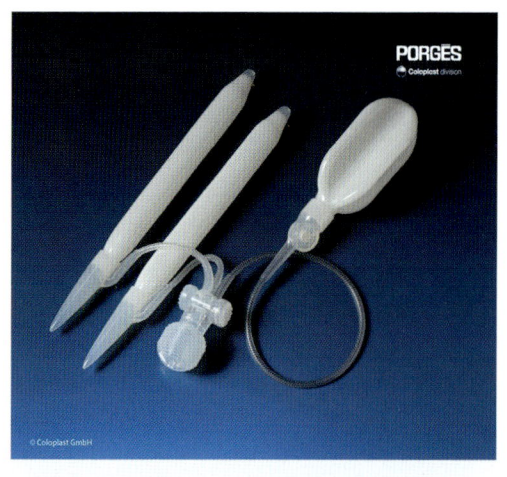

Abb. 9.3 Schwellkörperimplantat Titan Zero Degree der Firma Coloplast. (Mit freundlicher Genehmigung von Coloplast GmbH)

- mögliche Komplikationen:
  - postoperative Infektion
  - Perforation der Schwellkörperimplantate durch die Glans penis oder in die Urethra
  - Abknicken der Glans penis („Concorde-Phänomen")
  - Funktionsverlust der Prothese

9.2.4 Ejakulationsstörung

Eine Vielzahl von Neurotransmittern ist bei der Ejakulation beteiligt. Verschiedene Serotonin-(5-HT-)Rezeptoren konnten im Hypothalamus, im Stammhirn und im Rückenmark nachgewiesen und eine komplexe auf die Ejakulation hemmende Wirkung gezeigt werden. Dopamin gilt als Gegenspieler des Serotonins und wird durch D 2- und D 3-Rezeptoren getriggert.

Ejaculatio praecox (EP)

Definition

Als Ejaculatio praecox wird entsprechend den AUA-Guidelines eine früher als gewünscht stattfindende Ejakulation bezeichnet, die entweder vor, während oder kurz nach der vaginalen Penetration auftritt und zumindest bei einem der Partner zu einer Unzufriedenheit führt.

▶ **Epidemiologie.** Schätzungen nach handelt es sich um die häufigste sexuelle Funktionsstörung mit einer weltweiten Prävalenz von 25–30 %. In Studien konnte eine altersunabhängige Prävalenz gezeigt werden [24]. In einer Online-Befragung gaben 10 % der Betroffenen an, sich in ärztlicher Behandlung zu befinden.

▶ **Ätiologie.** Es gibt folgende Erklärungsansätze:
- **psychogene/kognitive Ursache** im Sinne eines pathologisch erlernten Verhaltens
- **Hypersensitivität der Glans penis**
- **„neurobiologisches Phänomen"**: Ursache ist eine verminderte serotonerge Neurotransmission oder eine Serotoninrezeptordysfunktion (Hyperfunktion des präsynaptischen 5-HT$_{1A}$-Rezeptors bzw. Hypofunktion des postsynaptischen 5-HT$_{2C}$-Rezeptors).

▶ **Diagnostik**
- Die Diagnostik der EP ist insgesamt schwierig und richtet sich vor allem nach den **subjektiven Angaben** des Patienten (bejaht einen Kontrollverlust mit Leidensdruck).
- Eine Quantifizierung kann durch Bestimmung der **Intravaginal Ejaculatory Latency Time (IELT)** erfolgen. Diese variiert, zeigte aber bei EP-Patienten einen signifikanten Abfall von < 2 Minuten.

▶ **Therapie**
- **Sexualtherapie:** als Einzel- oder Paartherapie.
- **Verhaltenstherapie:** nach Masters und Johnson, z. B. mit Squeeze- oder Stopp-Start-Technik, bei der eine systematische Relaxation zur Unterdrückung der vorzeitigen Ejakulation erlernt wird (LE 3, GR C) [2]. Ein Therapieerfolg ist von der partnerschaftlichen Kooperation abhängig.
- **topische Therapie:** mit anästhesierenden Salben/Cremes (z. B. Emla) auf die Glans penis (Off-Label; LE 1b, GR A) [2].

> **Cave**
>
> Bei dieser Anwendung sollte auf die Verwendung von Kondomen geachtet werden, um eine Übertragung auf die Frau und darauf folgende Hypästhesie zu vermeiden.

- **medikamentöse Therapie:**
  - Als einziges für die Behandlung der EP zugelassenes Präparat steht der Serotoninwiederaufnahmehemmer **Dapoxetin** (Priligy) seit 2009 zur Verfügung. Eine Einnahme erfolgt „on demand" in einer Dosierung von 30 mg (ggf. Steigerung auf 60 mg) 1–3 Stunden vor sexueller Aktivität. In der Zulassungsstudie konnte eine Verdreifachung der IELT nach 24 Wochen gezeigt werden (LE 1a, GR A) [2]. Als Nachteile sind neben den Kosten potenzielle Nebenwirkungen (wie Übelkeit bei 2,2 %) zu nennen.
  - Alternative SSRI (ohne Zulassung für die Behandlung der EP) wie Sertralin, Fluoxetin oder Paroxetin sind seit Zulassung von Dapoxetin in den Hintergrund getreten.
  - Bei gleichzeitiger erektiler Dysfunktion kann die Einnahme eines Phosphodiesterase-5-Inhibitors (S. 449) indiziert sein (LE 2b, GR C; ISSM-Guidelines 2010).
  - Als weitere Präparate sind trizyklische Antidepressiva, Opiate (z. B. Tramal) und Alphablocker zu nennen (alle Off-Label).

Ejaculatio retarda

Definition

Eine Ejaculatio retarda beschreibt eine stark verzögerte Ejakulation mit meist psychogener Ursache. Diese ist von der Anejakulation (S. 453) zu differenzieren.

▶ **Therapie.** Meist schwierig, primär sollte eine Sexualtherapie empfohlen werden.

Schmerzhafte Ejakulation

▶ **Ätiologie und Pathogenese.** Eine schmerzhafte Ejakulation tritt meist im Rahmen einer urogenitalen Infektion (S. 154) oder benignen Prostatahyperplasie auf und kann mit einer Hämatospermie verbunden sein. Als Folge kann es durch Vernarbungen zu einem Verschluss der ableitenden Samenwege kommen, so dass es zu einer Infertilität (S. 430) kommen kann.

▶ **Diagnostik und Therapie.** Eine mikrobiologische Abklärung mit entsprechend testgerechter antibiotischer Therapie ist indiziert.

Anejakulation und retrograde Ejakulation

Definition

Eine **Aspermie** beschreibt das Ausbleiben des Ejakulats nach Erreichen des Orgasmus und trotz unwillkürlicher Kontraktionen der Geschlechtsorgane. Sie darf nicht mit der **Azoospermie** (Ejakulat ohne Spermatozoen) verwechselt werden (Kap. „Ejakulatuntersuchung, Spermiogramm" (S. 434)).

Bei der **Anejakulation** kommt es zu einem Ausbleiben unwillkürlicher Kontraktionen der Geschlechtsorgane mit Fehlen der Ejakulation bei vorhandenem Orgasmus.

Bei der **retrograden Ejakulation** kommt es zu einer Ejakulation in die Harnblase.

Andrologie

▸ **Ätiologie.** Die Ursachen einer Anejakulation bzw. retrograden Ejakulation sind vielfältig:
- **Diabetes mellitus:** Aufgrund einer diabetogenen Neuropathie kommt es zu einem insuffizienten Verschluss des M. sphincter internus bzw. zu einer gestörten Kontraktilität der Ductus deferentes und der Samenblasen.
- **TUR-P/Blasenhalsinzision:** Durch Resektion der Blasenhalsmuskulatur kommt es bei 75–100% (TUR-P) bzw. bei ca. 25% (Blasenhalsinzision) zu einer retrograden Ejakulation.
- **neurogene Ursachen:** u. a. periphere Nervenläsionen, multiple Sklerose und Morbus Parkinson
- **Traumata:** Anejakulation bei 80–90% der Patienten mit Querschnittsläsion
- **Medikamente:** Neben SSRI können trizyklische Antidepressiva, Neuroleptika, Antihypertensiva und Alphablocker zu einer Anejakulation bzw. retrograden Ejakulation führen.
- **operative Eingriffe im Becken/Retroperitoneum:** Kommt es zu einer Verletzung der Grenzstrangganglien, des Plexus hypogastricus superior oder des pelvinen Plexus, kann als Folge eine Anejakulation bzw. retrograde Ejakulation auftreten. Hierbei sind vor allem eine retroperitoneale Lymphadenektomie, z. B. bei Patienten mit Hodentumor, eine Rektumresektion oder -amputation und retroperitoneale Gefäßrekonstruktionen zu nennen.
- **angeborene Anomalien:** Seltene Ursachen sind Utrikuluszysten oder eine Agenesie der Ductus deferentes und der Samenblasen, z. B. aufgrund einer CBAVD beim Patienten mit zystischer Fibrose oder heterozygoter CFTR-Mutation (S. 436).
- **psychogene Ursachen:** Masturbatorische Ejakulationen sind meist vorhanden.

▸ **Diagnostik**
- **Anamnese:** Es ist nach potenziellen Ursachen und neurologischen Defiziten zu fragen.
- **körperlichen Untersuchung:** Es kann ggf. eine Duktusaplasie abgegrenzt werden.
- **Sonografie:** Neben einer Beurteilung der Hoden (S. 433) ist vor allem ein transrektaler Ultraschall zum Ausschluss einer Utrikuluszyste indiziert.
- **Urinuntersuchung:** Eine Untersuchung des **postmasturbatorisch** gewonnenen Urins kann bei positivem Spermiennachweis eine retrograde Ejakulation bestätigen.
- **Bildgebende Verfahren:** wie CT oder MRT des Beckens/Abdomens sind als weitere Untersuchungen zum Ausschluss retroperitonealer Raumforderungen zu diskutieren.
- **psychologische Untersuchung:** kann bei psychogener Anorgasmie indiziert sein.

▸ **Therapie.** Sie ist entsprechend der Ursache vorzunehmen:
- Bei potenziell ursächlichen Medikamenten ist eine **Optimierung** bzw. – wenn möglich – **Absetzen der Therapie** zu diskutieren.
- Bei retrograder Ejakulation kann ein Therapieversuch mittels **alphamimetisch wirkender Substanzen** unternommen werden. Durch Tonisierung des Blasenhalses kann eine antegrade Ejakulation bei bis zu 60% der Patienten erreicht werden (▶ Tab. 9.12).

> **Merke**
>
> Vor risikoreicher Operation und bei offener Familienplanung sollte eine **Kryokonservierung** präventiv erfolgen.

- Auch können **postmasturbatorisch gewonnene Spermatozoen** nach Alkalisierung des Urins (z. B. mit Uralyt U) frisch verwendet oder kryokonserviert werden und dann für eine assistierte Reproduktion (S. 440) zur Verfügung gestellt werden.
- Bei Patienten mit Anejakulation kann mit hohen Erfolgsraten mittels **transrektaler Elektrostimulation** oder **peniler Vibrostimulation** eine Ejakulation erreicht werden. Diese Therapieoptio-

Tab. 9.12 Übersicht über alphamimetisch wirkenden Substanzen zur Behandlung der retrograden Ejakulation.

Wirkstoff	Präparat	Dosierung	Anmerkung
Midodrin	Gutron	nach dem Zyklus der Frau: 1.–3. Tag: 1 Drg. abends, 4.–7. Tag: 2 Drg. abends, dann Ejakulationsversuch	**Cave:** kardiovaskuläre Nebenwirkungen und Harnverhalt
Imipramin	Tofranil	2 × 3 gtt./Tag (maximal 2 × 7 gtt./Tag) oder 2–3 Tbl./Tag (maximal 3–4 Tbl./Tag)	**Cave:** umfangreiche Nebenwirkungen
Methoxamin	-	i. m. Gabe von 5 mg, 30 min vor geplantem Geschlechtsverkehr	In der Literatur wird ein positiver Effekt in einem Fallbericht beschrieben.

nen sind vor allem bei traumatischen Querschnittsläsionen anzuwenden.
- Als operative Maßnahme kann eine TURED (S. 438) bei einer Utrikuluszyste diskutiert werden.

9.2.5 Orgasmusstörung

Der gehemmte oder ausbleibende Orgasmus beim Mann ist ein seltenes Krankheitsbild. Ursächlich stehen paraphile Phantasiefixierungen, Ängste und traumatisierende Erfahrungen im Vordergrund. Im Falle einer Orgasmusstörung ist primär eine Sexualtherapie anzustreben.

9.3 Hypogonadismus

Definition

Der Begriff Hypogonadismus beschreibt eine endokrine Funktionsstörung der Hoden mit den Auswirkungen eines Testosteronmangels. Prinzipiell kann eingeteilt werden in:
- **primären Hypogonadismus** (hypergonadotroper Hypogonadismus),
- **sekundären Hypogonadismus** (hypogonadotroper Hypogonadismus) und
- eine Mischform, auch als **Altershypogonadismus** (oder Late-Onset-Hypogonadismus) bezeichnet.

▶ **Physiologie.** Die Hodenfunktionen werden hypothalamisch und hypophysär reguliert. Das pulsatil freigesetzte **Gonadotropin-Releasing-Hormon (GnRH)** stimuliert eine Freisetzung der Gonadotropine **luteinisierendes Hormon (LH)** und **follikelstimulierendes Hormons (FSH)** der Adenohypophyse. Das LH regt die Testosteronsekretion, das FSH die Spermatogenese an. Insgesamt werden 95 % des Testosterons in den Leydig-Zellen des Hodens und lediglich 5 % in der Nebennierenrinde gebildet. Über das mikrosomale Enzym 5-Alpha-Reduktase wird das Testosteron in den meisten Androgenzielgeweben in das potentere Androgen **Dihydrotestosteron (DHT)** umgewandelt. Im peripheren Gewebe, v. a. im Fettgewebe, kann ein Teil zu **Östradiol** metabolisiert werden. Sowohl die hypophysäre LH- und FSH- als auch die hypothalamische GnRH-Sekretion werden durch einen negativen Rückkopplungsmechanismus durch Testosteron und Östradiol reguliert.

Merke

Kommt es zu einer Störung auf hypothalamischer/hypophysärer Ebene, liegt ein sekundärer, im Falle einer testikulären Störung ein primärer Hypogonadismus vor.

▶ **Ätiologie.** Mögliche Ursachen eines Hypogonadismus sind in ▶ Tab. 9.13 aufgeführt.

Tab. 9.13 Übersicht über die Ursachen eines Hypogonadismus. Daneben gibt es noch Mischformen.

Primärer Hypogonadismus	Sekundärer Hypogonadismus	Androgenresistenz
- Anorchie - Maldescensus testis - Z. n. Orchitis - Klinefelter-Syndrom (S. 436) - XX-Mann-Syndrom - Hodentumor - testikuläre Schädigung (z. B. nach Chemotherapie, Radiatio, Torsion oder Traumatisierung) - idiopathisch - XYY-Syndrom - Noonan-Syndrom	**Störungen des Hypothalamus** (auch als tertiärer Hypogonadismus bezeichnet): - Kallmann-Syndrom (S. 436) - idiopathisch (idiopathischer hypogonadotroper Hypogonadismus, IHH) - Tumoren im Bereich des Zwischenhirns (Meningeom, Metastase, Kraniopharyngeom) - zerebrale Traumatisierung - Radiatio - Kachexie - GnRH-Rezeptor-Mutation - Hämochromatose - chronische Erkrankung (z. B. chronische Niereninsuffizienz) - Opioidabusus/-medikation **Störungen der Hypophyse:** - Hypophysenadenom (z. B. Prolaktinom) - angeborene Hypophyseninsuffizienz - erworbene Hypophyseninsuffizienz (z. B. nach Traumatisierung, Infektion oder Ischämie)	- Mutation des Androgenrezeptors - 5-Alpha-Reduktase-Mangel

Tab. 9.14 Symptome des Hypogonadismus je nach Manifestationszeitpunkt.

Organ	Präpubertäre Manifestation	Postpubertäre Manifestation
Knochen	• später Epiphysenschluss • eunuchoider Hochwuchs • Osteoporose	• Knochendichte vermindert mit Osteopenie/-porose • Knochenschmerzen • Verminderung der Körpergröße
Haut	trocken	trocken
Brustdrüse	ggf. milde Gynäkomastie	Gynäkomastie
Haare	keine Sekundärbehaarung	Abnahme der Sekundärbehaarung
Muskulatur	verminderter Muskelaufbau	Muskelatrophie mit verminderter Kraft
Hämatopoese	milde Anämie, ggf. mit chronischer Müdigkeit und Leistungsminderung	
Fettgewebe	feminine Fettverteilung	Zunahme insbesondere des viszeralen Fettgewebes
ZNS	-	Hitzewallungen
Gonaden	• fehlende Zunahme des Hodenvolumens • fehlende Induktion der Spermatogenese	• Abnahme des Hodenvolumens • Sistieren der Spermatogenese
Prostata	• juvenile Prostatagröße • geringe Ejakulatmenge ggf. Aspermie	• Abnahme der Prostatagröße • Reduktion des Ejakulatvolumens
Psyche	• depressive Stimmungslage • Antriebsarmut • nachlassende kognitive Funktionen	
Sexualität	• fehlende Libido • erektile Dysfunktion	• verlorene/verminderte sexuelle Appetenz • erektile Dysfunktion

- **Idiopathischer hypogonadotroper Hypogonadismus (IHH):** mit dem Kallmann-Syndrom vergleichbar, allerdings fehlt eine Anosmie. Ursächlich ist eine Vielzahl genetischer Störungen mit entsprechenden Begleitsymptomen.
- **Altershypogonadismus**: Aufgrund metabolischer Störungen, vor allem einer Zunahme des viszeralen Bauchfetts, kann es zu einer **Mischform** des Testosterondefizits kommen. Weil diese Störung häufig beim älteren Mann beobachtet werden kann, wird diese auch als Altershypogonadismus bezeichnet. Hierbei sind der Testosteronspiegel und die Gonadotropine niedrig. Ursächlich wird eine Störung der hypothalamisch-hypophysären Funktion und der Leydig-Zell-Kapazität diskutiert.

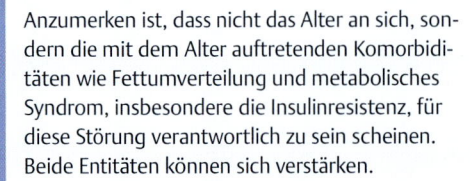

Merke

Anzumerken ist, dass nicht das Alter an sich, sondern die mit dem Alter auftretenden Komorbiditäten wie Fettumverteilung und metabolisches Syndrom, insbesondere die Insulinresistenz, für diese Störung verantwortlich zu sein scheinen. Beide Entitäten können sich verstärken.

▶ **Klinik.** Die Symptomatik bei Vorliegen eines Hypogonadismus kann sehr unterschiedlich ausgeprägt sein und wird vor allem durch folgende Faktoren bestimmt [35]:
- Ausmaß des Testosterondefizits
- Dauer des Defizits
- Manifestationszeitpunkt
- Symptomschwelle
- genetische Faktoren

Bezüglich der Symptome des Hypogonadismus je nach Manifestationszeitpunkt siehe ▶ Tab. 9.14.

9.3.1 Diagnostik

Allgemeine Diagnostik

- ausführliche **Anamnese** (Antriebsverlust? herabgesetzte Stimmungslage?)
- **Sexualanamnese** (sexuelle Aktivität reduziert? Libidostörung (S. 444) und/oder Erektionsstörung (S. 445)?
- **körperliche Untersuchung** (Gynäkomastie (S. 461)? Fettverteilung?)
- **genitale Untersuchung** (Hodengröße (S. 432)? Auffälligkeiten wie Tumoren?)

- **Aging-Male-Symptom-(AMS-)Fragebogen:** Zur weiteren Eingrenzung eines Altershypogonadismus kann mittels eines Fragebogens eine Aussage zu altersspezifischen Beschwerden erfolgen. Eine Assoziation zu einem Testosteronmangel ist mit diesem Fragebogen nicht möglich.
- **sonografische Untersuchung** (S. 433) der Hoden und der Prostata
- **bildgebende Verfahren** (MRT der Sella)
- **humangenetische Untersuchungen** (S. 436) (Klinefelter-Syndrom? Kallmann-Syndrom?)
- Die **Knochendichte** wird durch geeignete Verfahren (DEXA) bestimmt.

Merke

Im Rahmen der Fertilitätsabklärung sollte ein Spermiogramm (S. 434) angefertigt werden.

Laboruntersuchungen

Essentiell zur weiteren Diagnostik und Differenzierung eines Hypogonadismus ist eine entsprechende Laboranalytik mit folgenden Parametern:
- Gesamt-Testosteron
- Luteinisierendes Hormon (LH)
- Sexualhormonbindendes Globulin (SHBG)

Zusätzlich können ein GnRH-Test (S. 458) und ein hCG-Test (S. 458) durchgeführt werden. Als weitere im Blut zu bestimmende Parameter sind ein **Blutbild** und die **Bestimmung der Blutfette** zu nennen.

Merke

Aufgrund der zirkadianen Rhythmik der endokrinen Sekretion ist ein optimaler Bestimmungszeitpunkt zwischen 7 und 11 Uhr morgens.

Testosteronbestimmung

Praxistipp

Das **Gesamt-Testosteron** kann in unterschiedlichen Einheiten angeben werden. Eine Umrechnung ist wie folgt möglich:
- µg/l × 3,47 = nmol/l
- nmol/l × 0,288 = µg/l

Die Bestimmung der Testosteronkonzentration im **Speichel** ist bis jetzt nicht standardisiert, Referenzwerte fehlen. Deshalb wird momentan dieses Testverfahren von den führenden Fachgesellschaften nicht empfohlen.

Das Testosteron ist im Blut größtenteils an Proteine, hiervon etwa 30–60 % spezifisch an das SHBG und deutlich schwächer an das Albumin gebunden. Insgesamt liegen nur etwa 1–3 % des gesamten Testosterons als **freies Testosteron** vor. Weil das Gesamt-Testosteron meist mit dem freien Testosteron korreliert, ist eine separate Bestimmung nur in Ausnahmefällen erforderlich.

Praxistipp

Eine Berechnung des **freien Testosterons** kann nach Bestimmung von Gesamt-Testosteron, SHBG und Albumin erfolgen (http://www.issam.ch/freetesto.htm) und gilt als zuverlässige Methode zur Abschätzung der Bioaktivität.

Als **bioverfügbares Testosteron** wird nur der Teil des Testosterons bezeichnet, der nicht an SHBG gebunden ist. Hierbei können nur das freie und das an Albumin gebundene Testosteron die Zellmembran permeieren und an intrazellulären Testosteronrezeptoren binden. Als weitere Möglichkeit, den biologisch aktiven Anteil des Testosterons abzuschätzen, besteht in der Bestimmung des sogenannten **freien Androgenindex (FAI)** mit folgender Formel:

$$FAI = \text{Testosteron (nmol/l)} \times \frac{100}{\text{SHGB}} \text{(nmol/l)}$$

▶ **Grenzwerte.** Weil in Abhängigkeit vom Labor und Testverfahren die bestimmte Konzentration stark variieren kann, fehlen international anerkannte biochemische Grenzwerte sowohl für das Gesamt-Testosteron, als auch für das freie Testosteron. Allgemein wird empfohlen, die Grenzwerte des entsprechenden Referenzlabors zu verwenden, so dass ein Vergleich bei von unterschiedlichen Laboren bestimmter Werte erschwert ist. Weiter zu beachten ist, dass sich die vorliegenden Referenzwerte auf junge gesunde Männer beziehen. Bis dato wurden keine altersabhängigen Normwerte definiert.

▶ **Beurteilung.** Bezüglich des Gesamt-Testosterons sind die folgenden Aussagen allgemein anerkannt:
- Eine Substitution bei einer Konzentration > 12 nmol/l (346 ng/dl) oder bei einem freien

Andrologie

Testosteronspiegel > 250 pmol/l (72 pg/ml) ist nicht erforderlich.
- Es besteht ein Konsens, dass bei jüngeren Männern mit einer Konzentrationen < 8 nmol/l (231 ng/dl) bzw. < 180 pmol/l (52 pg/ml) eine Substitution indiziert ist.
- Bei einer Konzentration zwischen 8 und 12 nmol/l kann eine Symptomatik auftreten. Nach Ausschluss anderer Ursachen sollte gemäß den aktuellen EAU-Leitlinien eine Substitution auch bei diesen Patienten diskutiert werden [11].
- Entsprechend den Leitlinien der „Endocrine Society" ist bei einem Gesamttestosteron von < 10,4 nmol/l (300 ng/dl) bzw. bei Konzentrationen des freien Testosterons < 170 pmol/l (50 pg/ml) von einem Mangel auszugehen.

Merke
Grundsätzlich sollten niedrige oder grenzwertig niedrige Hormonspiegel in einer 2. Messung bestätigt werden.

▶ **Einflussfaktoren.** Zu beachten ist, dass eine Vielzahl von nichtpathologischen Faktoren das Ergebnis beeinflussen kann:
- allgemeine Einflussfaktoren: Labor-/Testverfahren
- bei niedrigem Gesamttestosteron: gestresster Patient, älterer oder präpubertärer Patient
- bei erhöhtem Gesamttestosteron: sexuelle Stimulation

Sexualhormonbindendes Globulin (SHBG)

Wie beschrieben bindet ein Teil des Testosterons spezifisch an das SHBG. Eine Reihe von physiologischen und pathologischen Faktoren kann die SHBG-Konzentration beeinträchtigen: Ein Anstieg der SHBG-Konzentration kann mit steigendem Alter bei Patienten mit Leberzirrhose, Hepatitis sowie bei solchen mit Hyperthyreose auftreten. Niedrige SHBG-Konzentrationen werden v.a. bei adipösen Männern, bei Patienten mit nephrotischem Syndrom oder Hypothyreose gemessen. Auch eine medikamentöse Therapie kann die SHBG-Konzentration verändern und somit auf die Testosteronkonzentration wirken. So führt die Gabe von Östrogenen oder Antiepileptika zu einem Anstieg, eine Kortikoidtherapie zu einem Abfall der SHBG-Konzentration.

GnRH-Test
Eine Differenzierung zwischen hypothalamischen und hypophysären Störungen kann mittels GnRH-Test erfolgen:
- Injektion von 0,1 mg GnRH i. v.
- 25 und 40 min nach Gabe: Anstieg des FSH um das 1,5- bis 2-Fache und Anstieg des LH um das 2- bis 5-Fache
- bei verzögertem oder zu geringem Anstieg: V. a. Hypophyseninsuffizienz
- bei überschießendem Anstieg: V. a. gonadale Insuffizienz

hCG-Test
Mit dem hCG-Test können die Funktion der Leydig-Zellen und somit die endokrine Reservekapazität der Hoden überprüft werden. Er kann im Einzelfall (Anorchie, Pubertas tarda) angewendet werden:
- beim Erwachsenen Gabe von 5 000 IE hCG i. m. oder s. c.
- Vergleich der Gesamt-Testosteron-Konzentration vor und 72 h nach Applikation
- Beurteilung: normaler Anstieg um das 1,5- bis 2,5-Fache

9.3.2 Therapie

Das Testosteron ist ein für den Mann essenzielles Hormon, unabhängig vom Alter. Eine Ersatztherapie eines klinisch manifesten Androgendefizits mit Testosteron ist somit als endokrinologische und metabolische Notwendigkeit zu betrachten.

Merke
Grundsätzlich ist bei der Therapiewahl des hypogonaden Mannes Folgendes zu berücksichtigen:
- Unterscheidung zwischen primärem und sekundärem Hypogonadismus
- unerfüllter Kinderwunsch bzw. abgeschlossene Familienplanung
- Abklärung absoluter und relativer Kontraindikationen einer Substitution
- Ziel ist das Erreichen physiologischer Serumspiegel

Tab. 9.15 Absolute und relative Kontraindikationen einer Testosteronsubstitution.

Absolute Kontraindikation	Relative Kontraindikation
(V. a.) Prostatakarzinom (V. a.) Mammakarzinom Unerfüllter Kinderwunsch Unklare/schwere Polyglobulie (Hämatokrit > 54 %) Unbehandelte Schlafapnoe Schwere Prostatahyperplasie	Benigne Prostatahyperplasie Geringe Polyzythämie (Hämatokrit bis 51 %) Unklare Gynäkomastie

Tab. 9.16 Medikamentöse Therapie bei hypothalamischen und hypophysären Störungen (nach [13]).

Wirkstoff	Präparat	Applikationsform	Dosierung
GnRH-Pumpentherapie			
Gonadorelinacetat	Lutrelef	subkutane pulsatile Gabe mittels Pumpe (Zyklomat pulse)	1 Puls/120 min, 5–20 µg/Puls
Gonadotropinsubstitution			
humanes Choriongonadotropin (hCG)	Predalon, Brevactid	subkutan* oder intramuskulär	1500 IE (1000–2500 IE), 2×/Woche (Mo/Fr)
humanes Menopausengonadotropin (hMG)**	Menogon HP		75–150 IE, 3×/Woche (Mo/Mi/Fr)
hochgereinigtes/rekombinantes FSH	Gonal-f, Puregon	subkutan	150–225 IE, 3×/Woche (Mo/Mi/Fr)

* Die subkutane Applikation ist nicht zugelassen, aber gut anwendbar.
** Für die Therapie beim hypogonadotropen Hypogonadismus beim Mann nicht zugelassen.

Liegt beim Patienten kein unerfüllter Kinderwunsch vor, bzw. ist die Familienplanung abgeschlossen und ein Ausschluss der **Kontraindikationen** (▶ Tab. 9.15) erfolgt, kann eine Substitution entsprechend den Präferenzen des Patienten durchgeführt werden (▶ Tab. 9.17).

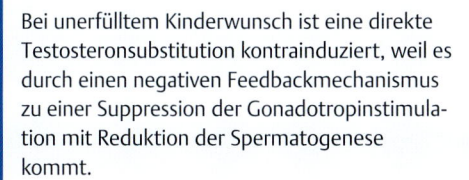

Cave
Bei unerfülltem Kinderwunsch ist eine direkte Testosteronsubstitution kontraindiziert, weil es durch einen negativen Feedbackmechanismus zu einer Suppression der Gonadotropinstimulation mit Reduktion der Spermatogenese kommt.

Sekundärer Hypogonadismus

Bei Patienten mit sekundärem Hypogonadismus und **unerfülltem Kinderwunsch** kann eine Therapie erfolgen durch
- Substitution mit **GnRH** in Form einer subkutanen Applikation über eine Medikamentenpumpe oder

- **Gonadotropinsubstitution:** Hierzu kann das **humane Choriongonadotropin (hCG)** (LH-Aktivität) mit dem **humanen Menopausengonadotropin (hMG)** (FSH-Aktivität) oder mit hochgereinigtem bzw. **rekombinantem FSH** kombiniert werden (▶ Tab. 9.16).

Eine **Virilisierung** kann bei abgeschlossener Familienplanung bzw. beim Mann ohne unerfüllten Kinderwunsch mittels Testosteronsubstitution (S. 459) erreicht werden (▶ Tab. 9.17).

Primärer Hypogonadismus

Eine **Testosteronsubstitution** kann durch unterschiedliche Applikationsformen erfolgen (▶ Tab. 9.17).

Merke
Eine **orale Substitution** ist aufgrund der kurzen Halbwertszeit zurückhaltend zu empfehlen. Ältere Präparate sind lebertoxisch und heutzutage obsolet.

Tab. 9.17 Testosteronpräparate.

Wirkstoff	Präparat	Dosierung
Oral		
Testosteronundecanoat	Andriol Testocaps	Anfangsdosis: 120–160 mg/Tag für 2–3 Wochen; anschließend 40–120 mg/Tag entsprechend der Wirkung
Bukkal		
bukkales Testosteron	Striant	2 Bukkaltabletten/Tag
Transdermal		
Testosteron-Gel	Tostran 2 % Gel (60 g Mehrdosenbehältnis)	initial 60 mg, nach 2 Wochen Anpassung entsprechend der Testosteronwerte auf 40–80 mg
	Testogel (25 mg oder 50 mg Testosteron/Btl.)	Anfangsdosis: 50 mg 1×/Tag, Erhöhung auf 75–100 mg/Tag möglich
	Androtop Gel (25 mg oder 50 mg Testosteron/Btl.)	
	Testim (50 mg Testosteron)	1 Tube 1×/Tag, dann ggf. Dosisanpassung, max. 2 Tuben 1×/Tag
	Testotop Gel (62,5 mg oder 125 mg Testosteron/Gel)	Anfangdosis: 125 mg 1×/Tag, Erhöhung bis max. 250 mg/Tag möglich
	Axiron (Ein Hub setzt 1,5 ml Lösung frei, die 30 mg Testosteron enthält)	Anfangsdosis 60 mg 1×/Tag (entsprechend ein Hub 30 mg Testosteron unter jede Achsel), max. Dosis bei 120 mg/Tag (entsprechend 4 Hüben)
Testosteron-Pflaster	Testopatch (15 mg/ 22,5 mg oder 30 mg Testosteron)	2 Pflaster alle 2 Tage; Dosis ist adaptierbar
Intramuskulär		
Testosteronundecanoat (1000 mg)	Nebido	1 Ampulle alle 10–14 Wochen
Testosteron Enantat (250 mg)	Testoviron Depot 250, Testosteron Depot	1 Ampulle alle 2–3 Wochen

Prinzipiell sind bei der Entscheidung, ob eine **transdermale** oder **intramuskuläre Applikation** empfohlen werden soll, folgende Vor- bzw. Nachteile abzuwägen:
- tägliche versus monatlicher Gabe (Problem der Compliance)
- Angst vor der Spritze bei intramuskulärer Gabe
- Mit Hilfe der transdermalen Applikation werden die physiologischen Testosteronschwankungen gut nachempfunden.
- Nebenwirkungen einer transdermalen Therapie wie eine Hautreizung können auftreten.
- Übertragungsgefahr durch Hautkontakt bei der Anwendung einer transdermalen Therapie
- Eine pulmonale Mikroembolie nach Nebidogabe kann zu Symptomen wie Husten, Dyspnoe, Unwohlsein, Hyperhidrosis, thorakalen Schmerzen, Schwindel, Parästhesie oder einer Synkope führen. Diese Reaktionen können während oder unmittelbar nach der Injektion auftreten.

Praxistipp

Bei Beginn der Therapie kann eine transdermale Therapie von Vorteil sein, weil diese kurzfristig absetzbar ist und so potenzielle Nebenwirkungen evaluiert werden können.

Cave

Eine laufende Substitutionstherapie muss nach folgenden Gesichtspunkten überwacht werden:
- somatische Aspekte
- Laborparameter
- Bewertung des Verhaltens

▶ **Nebenwirkungen**
- Zu beachten ist, dass eine **Mastodynie** und ggf. Gynäkomastie (S. 461) durch die Aromatisierung

Tab. 9.18 Überwachung eines Patienten unter Testosteronsubstitution.

Untersuchung	Intervall im 1. Jahr	Intervall folgende Jahre	Konsequenz
Blutbild (Hämoglobin/Hämatokrit)	alle 3 Monate	1–2 ×/Jahr	Dosisreduktion wenn > 18 g/dl oder > 52 %
PSA			Absetzen oder Biopsie bei > 4 ng/dl
Leberfunktion			Absetzen oder Dosisanpassung
digital-rektale Untersuchung			Absetzen, wenn auffällig; Biopsie
transrektaler Ultraschall (Prostatavolumen)			Dosisreduktion, wenn Symptome des Harnverhalts
Nachfrage zur Gemütslage			Cave: Erhöhung der sexuellen Aggression
Nachfrage nach Sexualität			
Haut		jährlich	Dosisreduktion oder Wechsel des Präparats, wenn Akne/Rötung
Lipidprofil	alle 6 Monate		-
Haare			Dosisreduktion oder Wechsel des Präparats, wenn Haarausfall
Nachfrage nach Schlaf oder Schlafapnoe-Monitoring			Dosisreduktion oder Wechsel des Präparats, wenn Schlafapnoe
Densitometrie zur Beurteilung der Knochen	nach 1 Jahr	alle 2 Jahre	-

des Testosterons zu Östrogenen entstehen können, insbesondere im Falle hoher Spitzenspiegel.
- Eine **Zunahme des Prostatavolumens** unter Substitution ist meist zu beobachten. Hinweise für die Initiierung eines Prostatakarzinoms durch Testosteron gibt es bisher nicht. Allerdings sind Karzinomzellen, zumindest initial, durch Androgene in ihrem Wachstum stimulierbar.
- Durch Substitution kann es zu einem **Anstieg des Hämatokrits** kommen; dieser muss kontrolliert werden.

Einen Überblick bezüglich der Überwachung eines Patienten unter Testosteronsubstitution gibt ▶ Tab. 9.18.

9.4 Gynäkomastie

Definition

Als Gynäkomastie wird die gutartige, drüsige, teils dolente Vergrößerung der männlichen Brust bezeichnet. Diese tritt meist beidseitig auf.
Eine Gynäkomastie ist in bestimmten Lebensabschnitten wie im Neugeborenenalter (bei 90 %), in der Pubertät (bei 40–70 %) und im Senium (bei 50 %) physiologisch.

- **Ätiologie.** Einen Überblick über mögliche Ursachen gibt ▶ Tab. 9.19. Bei über 50 % der Patienten ist die Ursache idiopathisch.

- **Diagnostik**
- **klinische Untersuchung:** Zur Objektivierung der Gynäkomastie können folgende Maße zugrunde gelegt werden:
  - horizontale Hautfalte unter Einschluss der Mamilla von 2 cm (bei adipösen 3 cm) oder
  - Durchmesser des Brustwarzenhofs über 3 cm
- **Klassifikation:** Eine Einteilung der Gynäkomastie kann entsprechend Tanner erfolgen (▶ Tab. 9.20).

Merke

Zum Ausschluss eines Hodentumors und zur Bestimmung der Hodengröße sollte immer eine **Untersuchung des Genitales** erfolgen. Eine weiterführende Diagnostik ist entsprechend der **Anamnese** und der **richtungsweisenden Befunde** individuell und im interdisziplinären Kontext mit den Endokrinologen zu planen.

Andrologie

Tab. 9.19 Ursachen einer Gynäkomastie.

Art der Störung	Ursache
ungeklärt	• idiopathisch • Persistenz seit der Pubertät • familiär bedingt
primär endokrine Grunderkrankung	• Klinefelter-Syndrom (S. 436) • Kallmann-Syndrom (S. 436) • Hyperthyreose • Hyperprolaktinämie • hypogonadotroper Hypogonadismus (s. Kap. 9.3) • Reifenstein-Syndrom • XX-Mann
endokrin aktive Tumoren	• maligne Hodentumoren (Leydig-/Sertoli-Zell-Tumoren) • aromataseproduzierender Hodentumor beim Peutz-Jeghers-Syndrom • Tumoren der Nebennierenrinde • maligner Tumor mit ektoper hCG-Produktion (Lunge, Leber, Niere)
Androgenmangel bei testikulärer Störung	• entzündliche/granulomatöse Orchitis • kongenitale Anorchie • Orchiektomie
systemische Störungen	• Lebererkrankungen • Nierenerkrankungen • Malnutrition
Medikamente und Drogen	• Androgenrezeptorblocker (Bicalutamid, Flutamid, Spironolacton) • 5-Alpha-Reduktase-Inhibitoren (Finasterid, Dutasterid) • Östrogenanwendungen (Isoflavone, Sojaprodukte, Bier) • Östrogene aus Konversion von Androgenen (Anabolika, hCG-Präparate) • H_2-Blocker (Cimetidin, Ranitidin) • östrogen wirkende Medikamente (Clomiphen, Digitalis, Phenytoin) • Medikamente mit Hemmung der Androgensynthese (Ketoconazol, Metronidazol, GnRH-Agonisten und -Antagonisten, Spironolacton, Chemotherapeutika) • komplex wirkende Medikamente/Drogen (u. a. ACE-Hemmer, Alkohol, Amphetamine, Kalziumkanalblocker, Diazepam, trizyklische Antidepressiva, Opiate und Opioide)

- **Laboruntersuchungen**:
  - Bestimmung von Gesamt-Testosteron, LH, FSH, TSH und Prolaktin
  - Leber- und Nierenwerte
  - bei Verdacht: Bestimmung von Tumormarkern und Chromosomenanalyse
- **Bildgebende Verfahren**:
  - Sonografie der Mammae
  - Mammografie (bei Verdacht auf einen malignen Tumor)

▶ **Differenzialdiagnose**
- Fibrosen und Zysten
- Entzündungsreaktionen
- Fettgewebsvermehrung bei adipösen Patienten (sogenannte **Pseudogynäkomastie** oder **Lipomastie**)
- Traumen mit Hämatombildung
- benigner Tumor wie Lipom
- venöse oder lymphatische Abflussstörungen (z. B. bei Bronchial-, Schilddrüsen- oder Ösophaguskarzinom, retrosternaler Struma oder malignen Lymphom)
- Metastase bei Bronchial-, Prostata- oder hepatozellulärem Karzinom oder hämatologisch maligner Erkrankung (Hodgkin-Lymphom oder Plasmozytom)
- Mammakarzinom: **Cave:** einseitige Lokalisation!

Tab. 9.20 Einteilung der Gynäkomastie nach Tanner.

Einteilung	Beschreibung
B1	kein Drüsenkörper tastbar; der Warzenhof folgt den Hautkonturen der umgebenden Brust.
B2	Warzenhof vergrößert, Drüse vorgewölbt
B3	Drüsenkörper > Warzenhof
B4	solider Drüsenkörper; die Brustwarze und der Warzenhof heben sich von der Brustkontur ab.
B5	weibliche Brust

▶ **Therapie**

> **Merke**
>
> Eine Therapie der Gynäkomastie muss nicht immer erfolgen. Vor allem bei der Pubertätsgynäkomastie kann aufgrund der häufigen Spontanregressionen primär eine abwartende Beobachtung empfohlen werden.

- Eine Ausschaltung bzw. Behandlung kausaler Faktoren steht allgemein im Vordergrund.
- Bei der physiologischen oder idiopathischen Gynäkomastie kann im Falle von Schmerzen oder bei Leidensdruck aufgrund der kosmetischen Situation eine Therapie erforderlich werden.
- **medikamentöse Therapie:** Es kommen neben **Antiöstrogenen** (z. B. Tamoxifen oder Clomifen) **Aromatasehemmer** (z. B. Testolacton) zur Anwendung. Hierzu gibt es wenige systematische Untersuchungen und nur ausnahmsweise randomisierte Studien.
- **operative Therapie:** Besteht eine Gynäkomastie über 6–12 Monate, kann es zu einer Fibrosierung kommen, so dass eine operative Therapie diskutiert werden kann.

9.5 Penisdeviation

Definition

Bei den Penisdeviationen sind zu unterscheiden:
- **Induratio penis plastica:** erworbene benigne Erkrankung der Tunica albuginea mit Plaquebildung und Deviation des Penis meist nach dorsal, ggf. nach lateral; initial oft mit Schmerzen einhergehend
- **kongenitale Penisdeviation:** angeborene Deviation, meist nach ventral gerichtet

9.5.1 Induratio penis plastica (IPP oder Peyronie´s disease)

▶ **Epidemiologie.** Eine IPP tritt vor allem bei 50- bis 60-jährigen Männern auf, wobei in Deutschland eine Inzidenz von ca. 9 % zu vermuten ist [20]. Subklinische Veränderungen sind häufig.

▶ **Ätiologie und Pathogenese.** Die Pathogenese ist bis dato nicht bis ins Detail geklärt, verschiedene Modelle werden diskutiert. Vermutet wird eine (Mikro-)Traumatisierung beim Geschlechtsverkehr mit genetischer Disposition zur Fibrosebildung. Bei ca. 30 % der Patienten mit IPP kommt es gleichzeitig zu einem Morbus Dupuytren.

Als Risikofaktoren werden arterieller Hypertonus, Diabetes mellitus, Nikotin- und Alkoholabusus diskutiert.

▶ **Klinik.** Der Krankheitsverlauf ist häufig undulierend und nicht vorhersehbar. Häufig kommt es initial zu einem entzündlichen Prozess mit Schmerzen (**frühe Phase**). Spontane Rückbildungen können auftreten. Nicht jeder Plaque muss zu einer Deviation führen.

Eine Stabilisierung des Befundes mit Nachlassen der Schmerzen kann nach unterschiedlichen Zeitintervallen (meist nach 12–18 Monaten) eintreten (**stabile Phase**).

▶ **Diagnostik**
- **Anamnese:** Speziell zu klären sind folgende Fragen:
    - Wann wurde die Penisdeviation erstmalig auffällig?
    - Kam es in der Vorgeschichte zu einer penilen Traumatisierung? Ggf. Penisfraktur?
    - Ausprägung der Deviation (Richtung/Winkel)?
    - Ist die Deviation stabil (seit wann)? Oder weiterhin zunehmend?
    - Ist ein Geschlechtsverkehr möglich? Wenn ja, schmerzhaft für Patienten oder Partnerin?
    - Liegt eine erektile Dysfunktion (S. 445) vor?
- **genitale Untersuchung:**
    - Penispalpation und Dokumentation entsprechender Plaques
    - Mittels SKAT (S. 449) kann ggf. eine Erektion erreicht und somit eine Beurteilung erleichtert werden.
- **Autofotografie:**
    - Beurteilung von Fotografien des erigierten Penis, die der Patient in die Sprechstunde mitbringt.
    - Optimalerweise sollte eine Dokumentation in 3 Ebenen (Fotografie von oben, von vorne und von der Seite) gemäß der **Kelâmi-Technik** erfolgen, um so den Krümmungswinkel und die Richtung der Deviation zu objektivieren.
- **Sonografie des Penis:** Verwendung eines 7,5-MHz-Schallkopfs, Ausmessen der Plaque
- **MRT:** kann die Plaquelokalisation zusätzlich vereinfachen, wird aber nicht als Standarduntersuchung empfohlen.

Andrologie

- ▶ Differenzialdiagnose
- **urethrales Manipulationssyndrom:**
  - vor allem Deviation nach ventral
  - meist nach Narbenbildung im Corpus spongiosum nach urethraler Manipulation
- **Epitheloidsarkom:**
  - rasch progredienter Krankheitsverlauf
  - Sonografisch kann eine Raumforderung oft mit Infiltration in das Corpus cavernosum dargestellt werden.
  - Im Verdachtsfall bietet sich eine MRT an, die Diagnosesicherung erfolgt durch eine histologische Untersuchung.
- **maligne Infiltrationen**, z. B. bei einem kontinuierlich infiltrativ wachsenden Prostatakarzinom
- **Schwellkörperdysplasie** und **-aplasie**
- **Chorda ohne Hypospadie:** ventrale angeborene Deviation durch Fibrose im Harnröhrenbereich bei fehlender Differenzierung des Corpus spongiosum, der Buck- und Colle-Faszie

▶ **Therapie.** Bei der Therapieplanung ist es entscheidend zu erkennen, in welcher Krankheitsphase (frühe oder stabile Phase) sich der Patient befindet. Seit 2010 bestehen Leitlinien zur Behandlung der IPP [8]. Bezüglich der verschiedenen Therapieoptionen der IPP siehe ▶ Tab. 9.21.

Prinzipiell sind zu unterscheiden:
- konservative Therapie
- semiinvasive Therapie
- operative Therapie

Tab. 9.21 Therapieoptionen bei Induratio penis plastica.

Art der Therapie	Anmerkung
Konservativ – orale Therapie	
Antiphlogistika	zur Behandlung der Schmerzsymptomatik
Kalium-Paraaminobenzoat (Potaba) 4 × 3 g/Tag	kann bei Langzeitanwendung eine Progression der Erkrankung verhindern
Vitamin E	in Studien kein Effekt nachgewiesen
Colchicin	diskrepante Studienergebnisse; positiver Effekt fraglich
Tamoxifen	
Propoleum	
Acetyl-L-Carnitin	fraglicher Effekt auf Schmerz und Progression der Deviation
Pentoxifyllin	fraglicher Effekt; eingeschränkte Empfehlung
Phosphodiesterase-5-Inhibitoren (S. 449)	Antifibrotischer Effekt und ggf. Hemmung der Progression. Vielversprechender Therapieansatz.
Konservativ – intraläsional	
Verapamil	fraglicher Effekt
Interferon-alpha	
Kortison (Betamethason)	kein Effekt
Kollagenase (Xiaflex)	In Deutschland nicht zugelassen. Als kritisch sind die hohen Kosten und das Risiko einer Penisfraktur zu sehen.
Semiinvasiv	
Extrakorporale Stoßwellentherapie (ESWT)	kein signifikanter Effekt; möglicherweise Reduktion des Zeitintervalls bis zum Erreichen der schmerzfreien Phase
Iontophorese (transdermale, elektromotive Verabreichung von Medikamenten; Synonym: Electromotive Drug Administration, EMDA)	klinische Daten fehlen; positiver Effekt im Vergleich zu Placebo mit Reduktion der Deviation und Schmerz
Radiatio	Wegen kontroverser Ergebnisse nicht empfohlen
Operative Therapie – kontralaterale Plikatur der Tunica albuginea	
Operation nach Nesbit	Exzision der Tunica albuginea
Operation nach Essed-Schröder	keine Exzision der Tunica albuginea; höhere Rezidivrate im Vergleich zur Operation nach Nesbit
Operative Therapie – Plaquechirurgie	
komplette Plaqueexzision	Hohes Risiko einer venookklusiven Dysfunktion
Small Incision Corporoplastik	geringeres Risiko einer venookklusiven Dysfunktion

> **Merke**
>
> Grundsätzlich sollte in der akuten, frühen Phase eine konservative oder semiinvasive Therapie, vorrangig mit dem Ziel der Schmerzlinderung bzw. Verhinderung der Krankheitsprogression versucht werden.
>   Erst in der stabilen Phase kann eine operative Korrektur indiziert werden. Dies setzt einen Erkrankungszeitraum von mindestens 12 Monaten und eine Stabilität der Deviation von mindestens 6 Monaten voraus. Weiter muss der Patient ausführlich über operative Risiken informiert werden.

Ziel der Operation ist die Begradigung des Penis, so dass ein für den Patienten befriedigender Geschlechtsverkehr wieder ermöglicht wird.

- **kontralaterale Plikatur der Tunica albuginea:** Vorteil ist das seltenere Auftreten einer postoperativen Erektionsstörung, Nachteil eine Peniskürzung.
- **Plaqueinzision (mit Graft-Interponat):** Methode der Wahl bei Penisdeviationen > 60° aufgrund der zu starken Penisverkürzung nach kontralateraler Plikatur. Hierbei können als Graft entweder lyophilisiertes Perikard (Tutopatch), venöse Patches (aus der V. saphena) oder ein Kollagenvlies (z. B. TachoSil) verwendet werden. Bei dieser Technik kann es zu einer Graft-Schrumpfung und zu einer Hyposensibilität der Glans penis kommen.

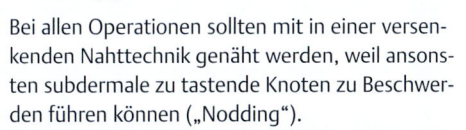

> **Praxistipp**
>
> Bei allen Operationen sollten mit in einer versenkenden Nahttechnik genäht werden, weil ansonsten subdermale zu tastende Knoten zu Beschwerden führen können („Nodding").

- Bei zusätzlich bestehender, nicht medikamentös therapierbarer erektiler Dysfunktion kann gleichzeitig zur operativen Begradigung die Implantation einer **hydraulischen** Penisprothese (S. 451) diskutiert werden.

9.5.2 Kongenitale Penisdeviation

Eine kongenitale Penisdeviation ist selten (Inzidenz bei 0,4–0,6 %) und meist nach ventral oder lateral ausgebildet. Ursächlich ist ein unterschiedliches Längenwachstum der dorsalen und ventralen Tunica albuginea. Als Therapie der Wahl gilt eine operative Korrektur mit kontralateraler Plikatur der Tunica albuginea.

9.6 Priapismus

Definition

Als **Priapismus** wird eine über mindestens 2 h (gem. AUA-Leitlinie 4 h) anhaltende schmerzhafte Erektion definiert, die ohne sexuelle Erregung einhergeht und nicht durch die Anwendung intrakavernös eingebrachter vasoaktiver Substanzen (S. 449) ausgelöst wurde. Letzterer Fall wird als **prolongierte Erektion** bezeichnet.

Zu unterscheiden sind:
- **Low-Flow-Priapismus** (bei 90 %):
  - Versagen der physiologischen Detumeszenz mit Persistenz der Erektion.
  - Aufgrund der Durchblutungsstörung besteht die Gefahr der Ischämie mit Lähmung der glatten Schwellkörpermuskulatur und irreversibler Schädigung bei Persistenz > 12 h.
  - Als weitere Folge kann es zu einem fibrinösen Umbau der Corpora cavernosa mit vollständiger ED kommen.
- **High-Flow-Priapismus** (bei 10 %):
  - durch vermehrten arteriellen Einstrom in die Schwellkörper ausgelöst
  - Ursächlich hierfür kann eine Lazeration der Schwellkörperarterie oder eine direkte Kurzschlussverbindung mit den sinusoidalen Lakunen sein.
  - Es besteht keine Gefahr der Ischämie.

▶ **Ätiologie.** Eine Vielzahl von Ursachen kann zu einem Priapismus führen:
- **Traumatisierung** im Bereich des Beckens, des Genitale oder Perineums
- **lokal** durch Entzündungen oder Tumoren
- **hämatologische Erkrankungen:** Sichelzellanämie, Thalassämie, Makroglubulinämie, Thrombozythämie, Leukämie und paroxysmale nokturnale Hämoglobinurie

Andrologie

- **Gefäßerkrankungen:** Thrombose im Becken und arteriovenöse Fisteln
- **metabolische Erkrankungen:** Amyloidose, Diabetes mellitus, Hyperurikämie und nephrotisches Syndrom
- **neurologische Erkrankungen:** Multiple Sklerose, Tumoren des ZNS und Spinalkanals, Tabes dorsales und Querschnittslähmung oberhalb S 2
- **Medikamente:** Antihypertensiva (Hydralazin, Prazosin), Antikoagulanzien, Psychopharmaka (Chlorpromazin, Clozapin, Fluoxetin, Sertralin, Lithium), Antidepressiva, Antiepileptika, Kortikosteroide und Anästhetika
- **Drogen:** Marihuana und Kokain
- **idiopathisch:** bis 50 %

9.6.1 Diagnostik

Die folgenden Untersuchungen ermöglichen eine Differenzierung zwischen High- und Low-Flow-Priapismus (▶ Tab. 9.22):

- **Anamnese:** Hier ist explizit nach der Dauer der Erektion, Schmerzhaftigkeit, Priapismen in der Vergangenheit (und deren Therapie), Einnahme von Medikamenten – insbesondere SKAT (S.449) –, Drogenkonsum, stattgefundenen Traumatisierungen und hämatologischen Erkrankungen zu fragen.
- **genitale Untersuchung:** Tumeszenz und Rigidität des Penis sind zu beurteilen. Weiter sind die Beckenregion und das Perineum zu untersuchen.
- **Laboruntersuchungen:**
  - Differenzialblutbild, Gerinnungslabor, Bestimmung der Elektrolyte und der Retentionsparameter
  - Blutgasanalyse des aus dem Schwellkörper aspirierten Bluts
  - weiterführende hämatologische Untersuchungen: Sichelzelltest, Hämoglobinelektrophorese
  - ggf. toxikologische Untersuchungen
- **Sonografie:** Mittels Farbduplexsonografie kann der intrakorporale Blutfluss gemessen werden.

9.6.2 Therapie

> **Merke**
>
> Bei der Therapieplanung des Priapismus gelten folgende Grundsätze:
> - Low-Flow-Priapismus: Notfall!
> - High-Flow-Priapismus: Überwachung

Low-Flow-Priapismus

Zur Therapie des Low-Flow-Priapismus ist folgender Behandlungsalgorithmus zu empfehlen:
- Legen eines venösen Zugangs
- kontinuierliche Kreislaufüberwachung, ggf. EKG-Monitoring
- antiinflammatorische Maßnahmen und antibiotische Abdeckung

Tab. 9.22 Differenzierung zwischen Low-Flow- und High-Flow-Priapismus.

Untersuchung	Low-Flow-Priapismus	High-Flow-Priapismus
Anamnese		
Trauma in Vorgeschichte	-	wahrscheinlich
hämatologische Erkrankung	wahrscheinlich	-
penile Schmerzen	ja	(eher) nein
Genitaler Befund		
tolerierbare Tumeszenz ohne volle Rigidität	nein	ja
volle Rigidität	ja	nein
Blutgasanalyse		
pH	<7,25	7,4
pO_2 (mmHg)	<30	>70
pCO_2 (mmHg)	>60	<40
Farbduplexsonografie der kavernösen Arterien		
geringer/kein Blutfluss	ja	-
normaler/erhöhter Blutfluss	-	ja

- Punktion der Corpora cavernosa (beidseits distal lateral mit 19-G-Kanüle): Versuch der vollständigen Evakuierung und/oder Spülung des Stasebluts
- bei Misserfolg der Punktion: unilaterale, intrakavernöse Gabe von alphaadrenergen Substanzen (AUA-Empfehlung: Phenylephrin)

▶ **Phenylephrin.** Injektion von 0,5–1 ml der verdünnten Lösung in den Schwellkörper.

> **Praxistipp**
>
> Verdünnung von Phenylephrin (1 Ampulle entspr. 1 ml enthält 10 mg): Aufziehen in 10-ml-Spritze und Verdünnung mit 9 ml NaCl. Aus der 10-ml-Spritze (Konzentration 1 mg Phenylephrin /ml) wird 1 ml mit einer 5-ml-Spritze entnommen und wiederum mit 4 ml NaCl verdünnt. Die Lösung ist jetzt gebrauchsfertig (0,2 mg Phenylephrin/ml Lösung).

- Es muss eine **engmaschige Kreislaufüberwachung** erfolgen, da es zu systemischen Nebenwirkungen wie Blutdruckkrisen, Reflexbradykardie, Tachykardie und Herzrhythmusstörungen kommen kann.
- **Kontraindikationen:** KHK, manifester Hypertonus, Herzklappenstenosen, Einnahme von MAO-Inhibitoren.
- Bei Misserfolg kann eine **Wiederholung der Gabe** von alphaadrenergen Substanzen alle 5–10 min (kontralaterale Seite) für einen Zeitraum von mindestens 1 h erfolgen (AUA-Empfehlung: max. 1 mg Phenylephrin, entspricht der gesamten 5-ml-Spritze).

> **Cave**
>
> Gabe nur nach Ausschluss eines arteriellen Hypertonus und einer Tachykardie.

- Kommt es zu keiner vollständigen Detumeszenz, kann eine **Kinderblutdruckmanschette um den Penis** angelegt und alle 10 min auf suprasystolische Werte aufgepumpt werden.
- lokale Kühlung
- Im Falle einer **Sichelzellanämie** als Ursache sind die Gabe von Sauerstoff, Hyperhydratation und metabolische Alkalisierung indiziert.

▶ **Operative Therapie.** Bei Versagern der konservativen Therapie können folgende operative Therapieoptionen diskutiert werden:
- distaler (kavernoglandulärer) Shunt: Ausstanzen mehrerer Verbindungen zwischen den Corpora cavernosa und dem Corpus spongiosum durch die Glans penis
  - **Winter-Shunt:** Verwendung einer Trucut-Nadel
  - **Ebbehøj-Shunt:** Verwendung eines Stichskalpells
  - **Al-Ghorab-Shunt:** Exzision der Tunica albuginea an den Enden der Corpora cavernosa
- proximaler Shunt:
  - **Quackels-Shunt:** direkte Verbindung zwischen Corpus cavernosum und Corpus spongiosum
  - **Grayhack-Shunt:** Shunt zwischen Corpus cavernosum und V. saphena magna

Als mögliche Nebenwirkungen einer chirurgischen Intervention kann es zu erektiler Dysfunktion, einer Urethralfistel und Kavernitis kommen.

High-Flow-Priapismus

- Im Falle eines High-Flow-Priapismus kommt es in ca. 60 % der Patienten zu einer spontanen Rückbildung.
- Unterstützend können eine lokale Kühlung, eine Kompression, antiinflammatorische Maßnahmen und eine antibiotische Abdeckung sein.
- Sollte eine spontane Erholung ausbleiben, können folgende Optionen diskutiert werden:
  - supraselektive arterielle Embolisation: Einbringen eines temporär (Eigenblut/Gelatine) oder permanent nichtresorbierbaren Material (Coils)
  - chirurgische Intervention: gezielte Ligatur

> **Vorsicht**
>
> Bei Anwendung dieser Verfahren liegt das Risiko einer posttherapeutischen erektilen Dysfunktion (S. 445) bei ca. 40 %.

9.7 Männliche Kontrazeption

9.7.1 Medikamentöse Optionen

In den letzten Jahrzehnten wurden mehrere Versuche einer oralen Kontrazeption für den Mann unternommen.

Als Kriterien einer medikamentösen Kontrazeption sind zu nennen:
- keine/kaum Nebenwirkungen, insbesondere keine Beeinträchtigung der Sexualität
- hoher Schutz vor einer Schwangerschaft
- rasche Erlangung der Zeugungsfähigkeit nach Absetzen der Medikamente
- geringe Kosten

Es wurden Versuche u. a. mit Testosteron ± Gestagenen und GnRH-Analoga unternommen, die o. g. Kriterien letztendlich nicht erfüllten.

> **Merke**
>
> Zusammenfassend gibt es bis dato kein anwendungsreifes Produkt zur medikamentösen Kontrazeption beim Mann.

9.7.2 Vasoresektion

> **Merke**
>
> Die Vasoresektion ist die sicherste, kostengünstigste und einfachste Methode zur Fertilitätskontrolle beim Mann. Der Pearl-Index der Vasektomie beträgt 0,1 (bei 1 von 1000 Frauen kommt es nach 1 Jahr zu einer Schwangerschaft).

Ein ausführliches **Aufklärungsgespräch** vor der Operation ist essenziell und muss folgende Punkte beinhalten:
- abgeschlossene Familienplanung; es kann von Vorteil sein, wenn die Ehefrau des Patienten bei der Aufklärung anwesend ist (juristisch aber nicht erforderlich).
- Aufklärung über alternative kontrazeptive Maßnahmen
- Der Eingriff ist prinzipiell reversibel (Kap. 9.1.4), allerdings unter einem erheblichem Aufwand und ohne Garantie auf Erfolg.
- Aufklärung über Komplikationen, insbesondere einer Infektion (Epididymitis, Orchitis), Verletzung von Gefäßen mit Folge der Hodenatrophie, Bildung von Spermagranulomen, Schmerzen im Sinne eines Postvasektomie-Syndroms oder einer Samenstrangneuralgie.
- über die Fortsetzung der Kontrazeption nach erfolgter Operation und Ejakulatkontrolle (S. 434) nach einem Zeitintervall
- Möglichkeit der Rekanalisierung auch nach Jahren
- Die Vasoresektion stellt eine privat zu begleichende Wunschleistung dar.
- In der aktuellen Literatur wird eine erhöhte Inzidenz eines Prostatakarzinoms bei vasektomierten Männern diskrepant beschrieben. [28], [16]

▶ **Techniken.** Der Eingriff kann sowohl unter Vollnarkose, meistens aber in lokaler Anästhesie erfolgen. Folgende Techniken sind zu unterscheiden:
- **Ligaturtechnik (konventionelle Technik):** Nach Hautinzision werden mehrere Zentimeter des Samenleiters exzidiert, die Enden ligiert, elektrokoaguliert und ggf. umgeschlagen.
- **No-Scalpel-Vasectomy:** Mit einer speziellen, scharfen Klemme wird die Haut über dem Samenleiter eröffnet. Es folgt die Resektion eines Anteils des Ductus deferens. Eine Hautnaht ist nicht erforderlich.

> **Praxistipp**
>
> Weil ca. 6 % der Männer den Eingriff rückgängig machen wollen, ist es von Vorteil, den Samenleiter im gestreckten Anteil zu entnehmen.

Eine histologische Untersuchung des exzidierten Samenleiters kann erfolgen, ist aber gesetzlich nicht vorgeschrieben.

▶ **Postoperative Kontrolle.** Gemäß den aktuellen Empfehlungen sollte eine Ejakulatkontrolle (S. 434) ab 3 Monate (mindestens 10–20 Ejakulationen) nach Operation erfolgen.
- Eine Beendigung der Verhütung kann im Falle einer Azoospermie bzw. bei Nachweis von < 0,1 immotilen Spermatozoen/ml empfohlen werden.
- Der Nachweis motiler Spermatozoen > 6 Monate nach Operation zeigt ein Versagen der Operation an, so dass eine Wiederholung des Eingriffs diskutiert werden sollte.

Literatur

[1] Adamopoulos DA, Pappa A, Billa E et al. Effectiveness of combined tamoxifen citrate and testosterone undecanoate treatment in men with idiopathic oligozoospermia. Fertil Steril 2003; 80 (4): 914–920

[2] Althof SE, Abdo CH, Dean J et al. International Society for Sexual Medicine's guidelines for the diagnosis and treatment of premature ejaculation. J Sex Med 2010; 7 (9): 2947–2969

[3] Anawalt BD, Bebb RA, Matsumoto AM et al. Serum inhibin B levels reflect Sertoli cell function in normal men and men with testicular dysfunction. J Clin Endocrinol Metab 1996; 81 (9): 3 341–3 345

[4] Bakircioglu ME, Erden HF, Kaplancan T et al. Aging may adversely affect testicular sperm recovery in patients with Klinefelter syndrome. Urology 2006; 68: 1082–1086

[5] Braun M, Wassmer G, Klotz T et al. Epidemiology of erectile dysfunction: results of the „Cologne Male Survey". Int J Impot Res 2000; 12 (6): 305–311

[6] Choi DK, Gong IH, Hwang JH et al. Detection of Y Chromosome Microdeletion is Valuable in the Treatment of Patients With Nonobstructive Azoospermia and Oligoasthenoteratozoospermia: Sperm Retrieval Rate and Birth Rate. Korean J Urol 2013; 54 (2): 111–116

[7] Diemer T, Schroeder-Printzen I, Weidner W. Operative Spermiengewinnung. Urologe A 2007; 46(7): 789–799

[8] Hatzimouratidis K, Eardley I, Giuliano F et al. Guidelines on penile curvature. European Association of Urology; 2015

[9] Hatzimouratidis K, Eardley I, Giuliano F et al. Guidelines on Male Sexual Dysfunction: Erectile dysfunction and premature ejaculation. European Association of Urology; 2015

[10] Jardin A, Wagner G, Khoury S et al. Recommendations of the 1st International Consultation on Erectile Dysfunction. Cosponsored by the World Health Organization, International Consultation on Urological Diseases, and Société International d´Urologie. Paris, France: July 1–3, 1999. Geneva: World Health Organization; 1999: 709–726

[11] Jungwirth A, Diemer T, Dohle GR et al. Guidelines on Male Infertility. European Association of Urology; 2015

[12] Juul S, Karmaus W, Olsen J. Regional differences in waiting time to pregnancy: pregnancy-based surveys from Denmark, France, Germany, Italy and Sweden. Hum Reprod 1999; 14 (5): 1250–1254

[13] Kliesch S. Testosteron und Infertilität. Urologe A 2010; 49: 32–36

[14] Kliesch S, Zitzmann M, Behre HM. Fertility in patients with Klinefelter syndrome (47,XXY). Urologe A 2011; 50 (1): 26–32

[15] Kong A, Frigge ML, Masson G et al. Rate of de novo mutations and the importance of father's age to disease risk. Nature 2012; 488: 7 412

[16] Liu LH, Kang R, He J et al. Vasectomy and risk of prostate cancer: a systematic review and metaanalysis of cohort studies. Andrology 2015 [Epub ahead of print]

[17] Marmar JL, Agarwal A, Prabakaran S et al. Reassessing the value of varicocelectomy as a treatment for male subfertility with a new meta-analysis. Fertil Steril 2007; 88 (3): 639–648

[18] Meldrum DR, Gambone JC, Morris MA et al. Lifestyle and metabolic approaches to maximizing erectile and vascular health. Int J Impot Res 2012; 24 (2): 61–68

[19] Meng MV, Black LD, Cha I et al. Impaired spermatogenesis in men with congenital absence of the vas deferens. Hum Reprod 2001; 16 (3): 529–533

[20] Mulhall JP, Creech SD, Boorjian SA et al. Subjective and objective analysis of the prevalence of Peyronie's disease in a population of men presenting for prostate cancer screening. J Urol 2004; 171 (6 Pt 1): 2350–2353

[21] Nieschlag E, Behre HM, Nieschlag S. Andrologie. 3. Aufl. Heidelberg: Springer; 2009

[22] Nieschlag E, Schlatt S, Behre HM et al. WHO-Laborhandbuch zur Untersuchung und Aufarbeitung des menschlichen Ejakulates. 5. Aufl. Heidelberg: Springer; 2012

[23] Popken G, Schwarzer JU. Current aspects of surgical restoration of fertility. Urologe A 2008; 47(12): 1568-1572

[24] Porst H, Montorsi F, Rosen RC et al. The Premature Ejaculation Prevalence and Attitudes (PEPA) survey: prevalence, comorbidities, and professional help-seeking. Eur Urol 2007; 51 (3): 816–823

[25] Porst H, Burnett A, Brock G et al. SOP conservative (medical and mechanical) treatment of erectile dysfunction. J Sex Med 2013; 10 (1): 130–171

[26] Ramasamy R, Lin K, Gosden LV et al. High serum FSH levels in men with nonobstructive azoospermia does not affect success of microdissection testicular sperm extraction. Fertil Steril 2009; 92 (2): 590–593

[27] Schulze W, Thoms F, Knuth UA. Testicular sperm extraction: comprehensive analysis with simultaneously performed histology in 1418 biopsies from 766 subfertile men. Hum Reprod 1999; 14 Suppl 1: 82–96

[28] Siddiqui MM, Wilson KM, Epstein MM et al. Vasectomy and risk of aggressive prostate cancer: a 24-year follow-up study. J Clin Oncol 2014; 32 (27): 3033-3038

[29] Snick HK, Snick TS, Evers JL et al. The spontaneous pregnancy prognosis in untreated subfertile couples: the Walcheren primary care study. Hum Reprod 1997; 12 (7): 1582–1588

[30] Spira A. Epidemiology of human reproduction. Hum Reprod 1986; 1 (2): 111–115

[31] Toulis KA, Iliadou PK, Venetis CA et al. Inhibin B and anti-Mullerian hormone as markers of persistent spermatogenesis in men with non-obstructive azoospermia: a meta-analysis of diagnostic accuracy studies. Hum Reprod Update 2010; 16 (6): 713–724

[32] Tsertsvadze A, Fink HA, Yazdi F et al. Oral phosphodiesterase-5 inhibitors and hormonal treatments for erectile dysfunction: a systematic review and meta-analysis. Ann Intern Med 2009; 151 (9): 650–661

[33] Weidner W, Steger K, Paradowska A et al. TESE and mTESE. Therapeutic options in male infertility due to testicular azoospermia. Urologe A 2008; 47 (9): 1106, 1108–1111

[34] World Health Organization. WHO Manual for the Standardized Investigation and Diagnosis of the Infertile Couple. 2000, Cambridge University Press: Cambridge.

[35] Zitzmann M. Testosterone deficiency and treatment in older men: definition, treatment, pitfalls. Asian J Androl 2010; 12 (5): 623–625

Kapitel 10
Notfälle

10.1	Urologische Notfälle	472
10.2	Urologische Trauma-tologie	494
10.3	Literatur	507

10 Notfälle

A. Hegele

10.1 Urologische Notfälle

Im Notfall muss rasch und zielgerichtet gehandelt werden – so auch in der Urologie. Urologische Symptomatik und Anamnese können bereits richtungsweisend sein und entscheidende Hinweise geben, um eine adäquate Notfalldiagnostik und Therapie zügig einzuleiten. Eine ausreichende Kenntnis des behandelnden Arztes über die urologischen Notfälle und die möglichen Differenzialdiagnosen ist bei den oft ähnlichen klinischen Erscheinungsbildern verschiedener Krankheiten erforderlich.

Die häufigsten urologischen Notfälle sind der akute Harnverhalt, die Steinkolik und das akute Skrotum.

Tab. 10.1 Mechanische Ursachen eines akuten Harnverhalts.

Vesikale Ursachen	Infravesikale Ursachen
• Blasentumor • Blasenstein(e) • Blasenkoagel/-tamponade	• Prostatahyperplasie • Blasenhalssklerose • Prostatakarzinom • Prostatitis • Harnröhrenenge • Harnröhrenstein • Harnröhrenkarzinom • Phimose • Meatusstenose • Peniskarzinom • Fremdkörper • Harnröhrenklappen

Tab. 10.2 Funktionelle Ursachen eines akuten Harnverhalts.

Neurologische	Psychogen	Medikamentös
• Diskusprolaps (L 1-L 5) • Polyradikulitis • Rückenmarkstrauma • Rückenmarkstumoren	• Angst • Stress	• Anticholinergika • Antidepressiva • Benzodiazepine

10.1.1 Akuter Harnverhalt

Definition

Bei einem akuten Harnverhalt (Ischurie) ist eine spontane Entleerung der gefüllten Harnblase nicht möglich.

▶ **Epidemiologie.** Der akute Harnverhalt ist einer der häufigsten urologischen Notfälle.

▶ **Ätiologie und Pathogenese.** Ursachen eines Harnverhalts sind mechanische und funktionelle infravesikale Obstruktionen:
- Die häufigste **mechanische infravesikale Obstruktion** ist die Prostatahyperplasie. Aber auch vesikale Ursachen wie ein obstruierender Blasentumor oder eine Blasentamponade können zu einem akuten Harnverhalt führen (▶ Tab. 10.1).
- **Funktionelle Störungen der Blasenentleerung** können neurologisch, psychogen oder medikamentös bedingt sein mit der Folge einer „schlaffen" Blase ohne suffiziente Kontraktion des Blasenmuskels (▶ Tab. 10.2). Aber auch nach einer Spinal-/Epiduralanästhesie kann passager ein akuter Harnverhalt entstehen.

Liegt ein **chronischer Harnverhalt** vor, kann es sekundär zu einem Rückstau des Urins in den oberen Harntrakt kommen. Dies kann bei längerer Dauer zu einer Nierenschädigung bis hin zur terminalen Niereninsuffizienz führen.

▶ **Klinik**
- Eine willentliche Entleerung der Harnblase ist – bei gleichzeitig bestehendem unerträglichem Harndrang – nicht möglich.
- Gelegentlich kommt es zum unwillkürlichen, tröpfchenweisen Urinabgang (Ischuria paradoxa/Überlaufinkontinenz).
- Es bestehen starke suprapubische Schmerzen, welche in den Unterbauch ausstrahlen können.
- Der Patient ist unruhig.

10.1 Urologische Notfälle

> **Merke**
>
> Bei neurogenen Ursachen mit einer Einschränkung bzw. einem Verlust der Blasensensibilität können diese klassischen Symptome fehlen.

▶ **Diagnostik**
- Durch die anamnestischen Angaben des Patienten, die oftmals schmerzhafte **Palpation** und **Perkussion der Harnblase** kann die Diagnose klinisch meist eindeutig gestellt werden.
- Bei schlanken Patienten kann man oft einen „Unterbauchtumor" durch eine Vorwölbung der Bauchdecke durch die massiv gefüllte Harnblase sehen.
- Letzte Sicherheit gibt die **Sonografie**, mit welcher die prall gefüllte Harnblase sehr gut dargestellt werden kann.
- Im Rahmen der Notfallvorstellung ist die Eruierung der Ursache nicht primäres Ziel. Häufig kann aber schon durch die oben genannten diagnostischen Mittel (z. B. schmerzhaft/schmerzlos) eine grobe Eingrenzung der Ursachen (z. B. mechanisch/neurogen etc.) erfolgen.

▶ **Therapie**

> **Merke**
>
> Primäres Ziel ist die sofortige Entlastung der Harnblase unabhängig von der Ursache.

- Dies sollte primär durch die sterile Anlage eines **transurethralen Katheters** erfolgen. Dabei kann durch eine fraktionierte Entleerung der Blase bei Volumina > 500 ml das Risiko einer „Entlastungsmakrohämaturie" -im Gegensatz zur früher herrschenden Lehrmeinung – **nicht** gesenkt werden.
- Ist die transurethrale Katheterisierung nicht möglich (z. B. Harnröhrenstriktur, Blasenhalssklerose) oder bei speziellen Krankheitsbildern (z. B. akute Prostatitis) nicht indiziert, sollte die **suprapubische Katheteranlage** unter sonografischer Kontrolle erfolgen.

> **Praxistipp**
>
> **Anlage suprapubischer Katheter**
> 1. Setzen einer Lokalanästhesie oberhalb der Symphyse nach Hautdesinfektion.
> 2. Punktion 2 Querfinger oberhalb der Symphyse, senkrecht zur Bauchdecke mit einer langen Nadel bis in die Blase.
> 3. Nach kleiner Hautinzision Punktion der Blase mit dem Trokar und Vorschieben des Katheters in die Harnblase.
> 4. Entfernung der Punktionsnadel und Annähen des Katheters im Hautniveau.

(Alternativ kann die Anlage eines dickeren und blockbaren Bauchdeckenkatheters erfolgen.)

10.1.2 Anurie

Definition

Eine **Anurie** liegt vor bei einer fehlenden oder massiv verringerten Urinausscheidung von < 100 ml/24 Stunden.
 Von einer **Oligurie** spricht man bei Urinmengen von < 500 ml/24 Stunden.

▶ **Pathogenese.** Problematisch ist neben der Flüssigkeitsretention mit Ödembildung, dass harnpflichtige Substanzen im Köper verbleiben und nicht renal eliminiert werden können. Zu nennen ist hier vor allem eine Hyperkaliämie, welche zu kardialen Funktionseinschränkungen führen kann. Zusätzlich kommt es zu einer renalen metabolischen Azidose. Sollte die Ursache nicht behoben werden, kommt es zu einer Urämie, welche schließlich zum Koma und Tode führt.

> **Merke**
>
> Eine Anurie mit Nierenversagen kann durch eine Vielzahl verschiedener Erkrankungen verursacht werden (▶ Tab. 10.3). Nach der Lokalisation unterscheidet man:
> - prärenales Nierenversagen,
> - intrarenales Nierenversagen und
> - postrenales Nierenversagen.

Tab. 10.3 Ursachen einer Anurie.

Prärenal	Renal	Postrenal
• Hypovolämie (z. B. Blutung) • Exsikkose • Schock (z. B. kardial) • Hämolyse • Gefäßverschluss	• entzündlich • toxisch • allergisch • Septikämie	• Malignome oberer Harntrakt • Harnleitersteine • Malignome des Beckens • Morbus Ormond • postradiogen • iatrogen (z. B. postoperativ)

Prärenales Nierenversagen

In 80 % ursächlich für eine Anurie.

▶ **Ätiologie.** Zirkulatorische Insuffizienz bedingt durch
- Hypovolämie (z. B. hohe Blutverluste durch massive Blutung),
- Hypotension (z. B. kardialer Schock, Sepsis) oder
- Verschluss der Nierengefäße.

▶ **Klinik**
- je nach prärenaler Ursache, meist Hypotension mit Tachykardie, evtl. Hb-Abfall (s. o.)
- fehlende Urinausscheidung

▶ **Diagnostik**
- Sonografie: keine Nierenstauung, leere Harnblase
- Labor: Retentionsparameter erhöht

▶ **Therapie**
- Ursache muss schnellstens therapiert werden!
- Volumengabe bei Hypovolämie (evtl. Transfusion), Kreislaufstabilisierung, evtl. Gabe von Noradrenalin, intensivmedizinische Überwachung, ggf. Blutung stillen

Intrarenales Nierenversagen

▶ **Ätiologie.** Meist durch entzündliche, toxische oder allergische nephrologische Erkrankungen (z. B. Glomerulonephritis).

▶ **Klinik.** Aufgrund des Nierenversagens können Ödeme und eine Hypertonie vorhanden sein.

▶ **Diagnostik**
- Sonografie: keine Nierenstauung, Harnblase leer
- Labor: Retentionsparameter erhöht
- spezielle Diagnostik: je nach vermuteter Ursache (z. B. Antikörper, Nierenbiopsie)

▶ **Therapie**
- Grunderkrankung therapieren!
- Urämische Intoxikation vermeiden bzw. therapieren: Intensivbehandlung (Hyperkaliämie, Azidose!) und eventuell Dialyse

Postrenales Nierenversagen

▶ **Ätiologie.** Durch Obstruktion der ableitenden Harnwege:
- beidseitige Ursache
- Einzelniere (auch funktionell)
- subvesikale Obstruktion mit Harnverhaltung

Obstruktion z. B. durch Harnleitersteine, urologische/gynäkologische Malignome, Ureterstrikturen nach Radiatio, retroperitoneale Prozesse/Tumoren (z. B. Morbus Ormond), postoperativ, Harnverhaltung (s. o.).

▶ **Klinik**
- plötzlicher oder sich langsam entwickelnder Rückgang der Urinausscheidung
- je nach Ursache:
  - Schmerzen (z. B. Koliken)
  - symptomlos
- später Zeichen der Urämie, z. B. Müdigkeit, Hautjucken, Juckreiz, Übelkeit, Erbrechen, Ausschlag, Somnolenz

▶ **Diagnostik**
- Sonografie ist wegweisend: Harnstauung nachweisbar
- Labor: Retentionsparameter erhöht

▶ **Therapie**

> **Merke**
>
> Postrenale Anurie → sofortige Entlastung der Nieren, wenn möglich beidseits!

10.1 Urologische Notfälle

- perkutane Anlage einer Nephrostomie oder
- transurethrale Anlage von Harnleiterschienen:
  - Es sollten Mono-J-Schienen angelegt werden.
  - Vorteil: Die Urinproduktion beider Nieren kann seitengetrennt kontrolliert und bilanziert werden.
- bei subvesikaler Obstruktion Anlage eines Blasenkatheters und sonografische Kontrollen des oberen Harntrakts, ggf. zusätzlich Entlastung der Nieren

Cave
Nach Entlastung kann es zu einer Polyurie mit Flüssigkeits- und Elektrolytverlust kommen! Engmaschige Bilanz und ggf. Substitution!

- intensivmedizinische Überwachung meist notwendig!
- definitive Therapie der Ursache erst nach Rekonvaleszenz und Normalisierung der Nierenfunktion

10.1.3 Harnsteinkolik

Definition
Bei einer Harnsteinkolik handelt es sich um plötzlich einsetzende, lageunabhängige Schmerzen mit wellen- und/oder wehenartigem Charakter in Projektion auf die Flankenregion mit Ausstrahlung in den Unterbauch und/oder die Leisten- und Genitalregion, häufig verbunden mit Übelkeit und Erbrechen.

▶ **Ätiologie und Pathogenese.** Es kommt durch ein Konkrement zum partiellen oder kompletten Verschluss des Ureterlumens. Hierdurch steigt der intraureterale Druck konsekutiv an. Dies führt zu einer Zunahme der peristaltischen Ureterwellen mit sinkender Amplitude und schmerzhafter Überdehnung der proximal des Konkrements gelegenen Ureterabschnitte und des Nierenbeckens.

▶ **Klinik.**
Die Symptomatik ist typisch:
- unruhiger, umherlaufender Patient
- krümmt sich durch wellenartig aufkommende Schmerzen, welche Minuten bis Stunden andauern können.

Zusätzlich können folgende klinische Symptome auftreten:
- Übelkeit mit/ohne Erbrechen
- geblähtes Abdomen/Meteorismus bis hin zum reflektorischen Subileus
- Schweißausbruch
- Kollapsneigung
- neu aufgetretene pollakisurische Beschwerden (z. B. bei distalen Harnleiterkonkrementen)

Die Schmerzlokalisation ist abhängig von der Lage des Konkrements (Kap. 6):
- okkludierende Nierenbeckensteine und proximale Harnleitersteine → Flankenregion
- Steine im mittleren Harnleiter → Unterbauch und Leistenregion
- distale Harnleitersteine → Genitalbereich und Oberschenkelregion

▶ **Diagnostik**
- **Anamnese:** kann aufgrund des plötzlich einsetzenden Schmerzes und dessen Charakters bereits erste Hinweise auf eine Harnsteinkolik liefern
- **körperliche Untersuchung:** sollte am sitzenden oder liegenden Patienten erfolgen. Häufig zeigt sich eine Druck- und Klopfdolenz des Nierenlagers. Die Darmperistaltik kann eingeschränkt sein. Bei distalen Harnleiterkonkrementen kann der klinische Befund unauffällig sein.
- **Urinstatus:**
  - 90–95 % der Patienten mit einer Steinkolik haben in der Urinuntersuchung eine Mikrohämaturie. Ein akuter Harnwegsinfekt sollte ausgeschlossen werden.
- **Blutuntersuchung**
  - Zur Beurteilung der Nierenfunktion und der evtl. durch die Abflussbehinderung bereits entstandenen Infektion ist eine orientierende Blutuntersuchung inklusive Gerinnungsstatus im Notfall (Kreatinin, Kalium, Harnstoff, Leukozyten, CRP, Quick, PTT etc.) notwendig (Kap. 10.1.4).
- **bildgebende Verfahren:**
  - **Sonografie:** In den meisten Fällen kann eine Harntransportstörung mit Ektasie des betroffenen Hohlsystems gesehen und der Grad der Ektasie beurteilt werden. Konkremente im Nierenbecken und den Nierenkelchen lassen sich gut identifizieren (▶ Abb. 10.1). Der Harnleiter ist nur im dilatierten Zustand gut darstellbar. Prävesikale und intramurale Harnleiterkonkremente können oftmals bei voller Blase sonografisch gesehen werden.

Notfälle

- **Nativ-CT** (Low-Dose): Falls eine Röntgendiagnostik im Notfall für die weitere Therapie entscheidend ist, sollte eine Nativ-CT durchgeführt werden (▶ Abb. 10.2). Diese Untersuchungstechnik hat eine sehr hohe Spezifität und Sensitivität und die konventionellen radiologischen Verfahren (z. B. Abdomen-Leeraufnahme) zunehmend ersetzt; sie gilt als Goldstandard (Kap. 6).
- **Abdomen-Leeraufnahme:** ist im Laufe der letzten Jahre durch die Nativ-CT abgelöst worden und spielt im Notfall keine Rolle mehr. Nachteilig ist, dass Röntgen-negative, nicht kalkhaltige Konkremente wie Harnsäuresteine nicht nachgewiesen werden können. Die Zuordnung von röntgendichten Konkrementen (ca. 90 %) auf die Lokalisation im Harntrakt gestaltet sich (z. B. aufgrund von Darmgasüberlagerungen, Phlebolithen, Arterienkalk) oft schwierig.

▶ **Differenzialdiagnose.** Es muss vor allem an andere akute abdominelle Erkrankungen gedacht werden, welche mit einer ähnlichen kolikartigen Symptomatik einhergehen. Aufgeteilt nach den abdominellen Quadranten ergeben sich folgende Differenzialdiagnosen (▶ Abb. 10.3):

- rechter Oberbauch:
  - Cholelithiasis mit Gallenkolik/Cholezystitis
  - Pankreatitis
  - Ulcus duodeni
  - subphrenischer Abszess
  - Niereninfarkt
- rechter Unterbauch
  - Appendizitis
  - Adnexitis
  - stielgedrehte Ovarialzyste
  - Extrauteringravidität
  - Hernien
- linker Oberbauch
  - Pankreatitis
  - Magenulkus
  - Milzinfarkt
  - Niereninfarkt

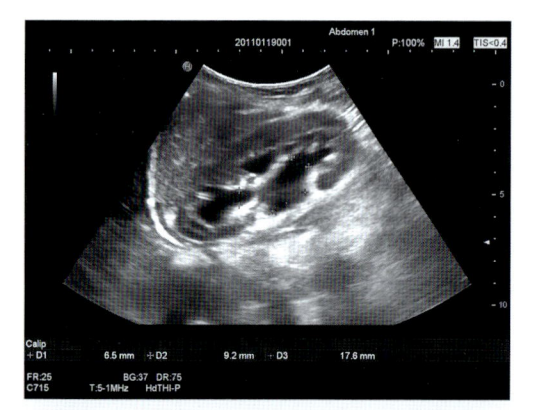

Abb. 10.1 Patient mit Harnleiterkolik. Sonografische Darstellung einer Nierenbeckenkelchektasie mit Kelchhalsweiten bis 9 mm und einer Nierenbeckenerweiterung auf 17 mm.

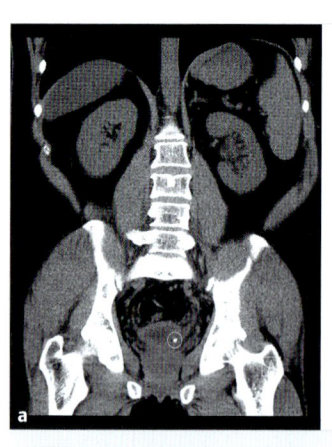

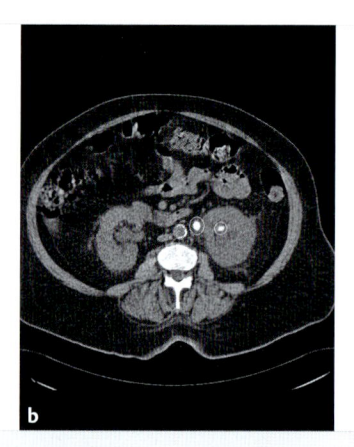

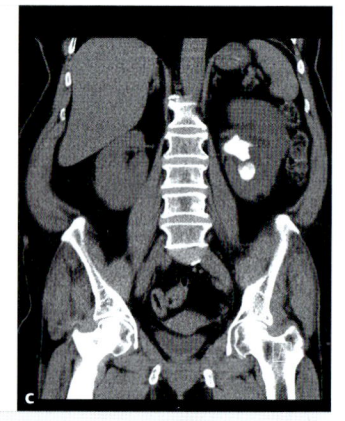

Abb. 10.2 CT-Nativ-Untersuchung bei Patienten mit rezidivierenden Koliken.
a Intramurales Konkrement links.
b Proximales Harnleiterkonkrement und Konkrement in der unteren Kelchgruppe links.
c Partieller Nierenbeckenausgussstein links.

10.1 Urologische Notfälle

- linker Unterbauch
  - akute Sigmadivertikulitis mit/ohne Perforation
  - Adnexitis
  - stielgedrehte Ovarialzyste
  - Extrauteringravidität
  - Hernien

Merke

Im Unterschied zum unruhigen und umherlaufenden Harnsteinkolikpatienten nimmt der Patient bei Erkrankungen mit einer lokalen Peritonitis (z. B. Appendizitis) eine Schonhaltung – meist mit angezogenen Beinen – an. Eine peritonitische Abwehrspannung ist kein klassisches Symptom einer Harnsteinkolik.

▶ **Therapie.** Eine Behandlung sollte gemäß dem Stufenschema der WHO erfolgen:
- Analgetika der 1. Wahl: nichtsteroidale Antirheumatika (NSAR, z. B. Diclofenac/Ibuprofen) und Nichtopioide (z. B. Metamizol)
- Sollte dies nicht ausreichen, bzw. besteht eine starke Kolik → intravenöse Gabe von niederpotenten Opioidanalgetika (z. B. Tramadol).
- Sollte dies auch nicht zum gewünschten Erfolg führen → Gabe von Pentazocin oder Pethidin.
- Bei bestehender Übelkeit kann zusätzlich Metoclopramid appliziert werden.

Merke

Primäres Ziel muss es sein, mittels Analgetika den Kolikschmerz zu durchbrechen und rezidivierende Koliken zu verhindern.

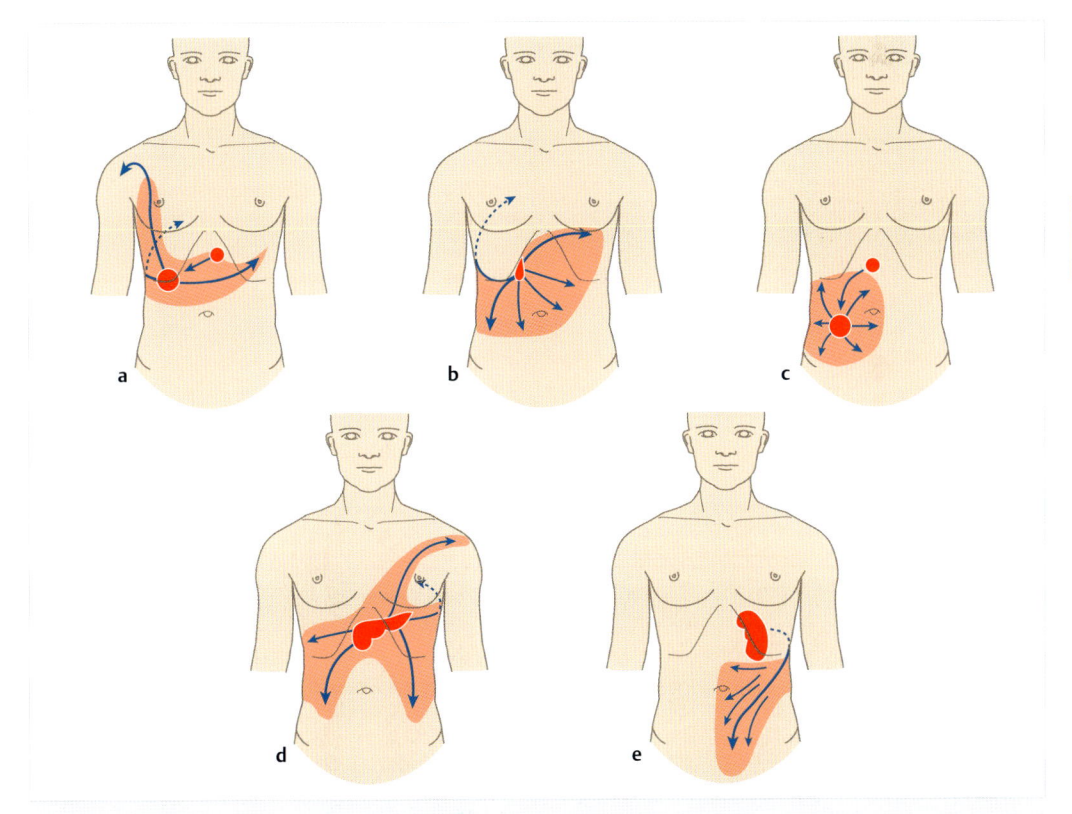

Abb. 10.3 Differenzialdiagnose der Steinkolik.
a Gallenkolik.
b Cholezystitis.
c Appendizitits.
d Pankreatitis.
e Nierenkolik.

- Durch eine dauerhafte analgetische Therapie können rezidivierende Koliken verhindert werden.
- Zusätzlich kann der uroselektive Alphablocker **Tamsulosin** die Zeit bis zum Steinabgang verkürzen und die Steinabgangsrate verbessern. Tamsulosin in dieser Indikation stellt aber aktuell eine „Off-Label"-Therapie dar.
- Sollten die kolikartigen Schmerzen trotz der eingeleiteten Therapie nicht sistieren, sollte eine Harnstauungssituation mit Infektion vorliegen oder sich ein Nierenversagen entwickeln, hat eine Desobstruktion, z. B. mittels Harnleiterschiene oder Nephrostomie, zu erfolgen.
- Die definitive Therapie kann nach Beherrschung der Notfallsituation und weiterführender Diagnostik (Anzahl, Lage, Größe etc.) erfolgen (Kap. 6).

10.1.4 Urosepsis

Definition

Bei einer Urosepsis ist der Infektfokus mit konsekutiver Septikämie/septischem Schock im Urogenitaltrakt lokalisiert. Diese wird in der Mehrzahl der Fälle durch endotoxinbildende gramnegative Stäbchen hervorgerufen. Ohne eine adäquate Therapie verläuft die Urosepsis tödlich.

▶ **Epidemiologie.** Bei circa 25 % aller Sepsen handelt es sich um eine Urosepsis. Die Mortalität der Urosepsis beträgt zwischen 20 und 40 % mit regionalen Unterschieden.

Merke

Die Urosepsis ist trotz moderner antibiotischer Therapie und intensivmedizinischer Maßnahmen eine lebensbedrohliche Erkrankung mit einer relativ hohen Mortalitätsrate.

▶ **Ätiologie und Pathogenese.** Hervorgerufen wird eine Urosepsis fast ausschließlich durch gramnegative Bakterien (E. coli, Proteus mirabilis, Klebsiella, Pseudomonas aeruginosa), welche via Harntrakt in die Blutbahn gelangen (**Bakteriämie**). Bei klinischen Symptomen wie Fieber und Schüttelfrost spricht man von einer **Septikämie** oder **Sepsis**.

In der Mehrzahl der Fälle liegen **prädisponierende Faktoren** im Harntrakt vor, welche die Entstehung einer Urosepsis unterstützen:
- Obstruktionen mit konsekutiver Harnabflussstörung, z. B. Nierenbeckenabgangsstenose, Harnleiterstein, Prostatahyperplasie, Harnröhrenenge
- entzündliche Erkrankungen der Urogenitalorgane, z. B. Pyelonephritis, paranephritischer Abszess, Prostatitis mit oder ohne Abszess, Epididymitis
- iatrogen, z. B. nach diagnostischen (z. B. Urethrozystoskopie, transrektale Prostatabiopsie) und therapeutischen Interventionen (z. B. endourologische Eingriffe) am Harntrakt

Gefährdet sind vor allem Patienten mit einer **geschwächten Immunabwehr** und **Begleiterkrankungen** wie Diabetes mellitus, zytostatische Therapie etc.

Die Einschwemmung von Endotoxinen in den Kreislauf führt über die massive Ausschüttung von körpereigenen Entzündungsmediatoren zu einer Störung der Mikrozirkulation mit konsekutivem Sauerstoffmangel von Organen und metabolischer Azidose. Zusätzlich kann es zu einer überschießenden Aktivierung des Gerinnungssystems mit Verbrauchskoagulopathie (Disseminated Intravasal Coagulation, DIC) und erhöhter Blutungsneigung sowie Funktionseinschränkungen lebenswichtiger Organe kommen.

▶ **Klinik**
- Frühphase:
  - ruheloser Patient
  - Fieber mit Schüttelfrost und septischen Temperaturen
  - Tachykardie
- Es kommt zu einer raschen Verschlechterung des Allgemeinzustandes mit Veränderung der klinischen Symptomatik.
- Spätphase:
  - Bewusstseinseintrübung
  - periphere Zyanose
  - Blutdruckabfall
  - Tachypnoe
  - (Multi-)Organversagen

▶ **Diagnostik**
- Wichtig ist die rasche Identifikation des Sepsisherdes. So kann eine Harnstauung, ein Nierenabszess, ein Harnverhalt rasch mittels **klinischer Untersuchung** und **Sonografie** diagnostiziert

10.1 Urologische Notfälle

Tab. 10.4 Wichtige Untersuchungsparameter bei Urosepsis.

Vitalparameter	Laborparameter	Urinuntersuchung
• Herzfrequenz • Blutdruck • Temperatur	• Blutbild • Entzündungsmarker (Leukozyten, CRP, Prokalzitonin, Interleukin 6) • Retentionswerte und Elektrolyte (Ka, Na, Cl, Kreatinin, Harnstoff etc.) • plasmatische Gerinnung • Blutkulturen (anaerob/aerob) • Blutgase (Azidose ?)	• Urinstatus • Urinkultur

werden, ebenso Abszesse und Entzündungen der Prostata und der Hoden/Nebenhoden.
- Ein **CT** kann je nach klinischer Symptomatik ebenfalls hilfreich sein.
- Neben der speziellen urologischen Diagnostik ist eine **routinemäßige Notfalldiagnostik** unerlässlich, um den septischen Zustand des Patienten einschätzen zu können.
- Neben der Kontrolle der **Vitalparameter** müssen **großlumige Venenzugänge** (evtl. ZVK und arterieller Zugang) gelegt werden.
- **Laborparameter** müssen bestimmt und eine Blutkultur angelegt werden. Eine initiale Leukozytose kann in eine Leukopenie übergehen, ebenso sollte eine septisch bedingte Thrombozytopenie erkannt werden und eine Bilanzierung (Ein-/Ausfuhr) erfolgen. Die wichtigsten Parameter sind in ▶ Tab. 10.4 zusammengefasst.

▶ Therapie

Praxistipp

Vorgehensweise bei Urosepsis
1. Mikrobiologische Präparate gewinnen (Blut- und Urinkultur).
2. Danach **sofort** Breitspektrumantibiotikum (z. B. Tazobactam oder Imipenem).
3. Kreislaufstabilisierung (Volumen, ggf. Noradrenalin, Intensivüberwachung).
4. Infektfokus identifizieren und entlasten.

Entscheidend für die Prognose ist eine möglichst frühzeitige Therapie!

- **Sanierung des Sepsisherdes:** Da die Patienten durch die Sepsis in einem reduzierten Allgemeinzustand sind, wird primär der kleinstmögliche Eingriff bevorzugt:
  ○ infizierte Harnstauungsniere → Entlastung mittels perkutaner Nephrostomie oder Ureterenkatheter
  ○ Nierenabszess → Drainage (perkutan/operativ)
  ○ Urinom → Drainage (perkutan/operativ)
  ○ destruierende Nierenabszesse → Nephrektomie
  ○ Pyozystis → Katheteranlage
  ○ Prostataabszess → Drainage (z. B. perineal) oder transurethrale Abszesseröffnung (TUR-P)
  ○ Orchitis/Epididymitis → Orchiektomie/Epididymektomie
- **Antibiose:** Die rasche Sanierung des Sepsisherdes ist zwingend notwendig, damit eine antibiotische Therapie erfolgreich sein kann. Die antibiotische Therapie der Urosepsis wird sofort und ohne Keimnachweis begonnen. Da es sich meist um gramnegative Erreger und in über 50 % der Fälle um E. coli handelt, sollte die kalkulierte antibiotische Therapie diese erfassen. Nach den aktuellen Leitlinien der EAU sollten Cephalosporine der 3. Generation oder Piperacillin/Tazobactam primär zum Einsatz kommen (Kap. 3). Nach Vorliegen eines kulturellen Keimnachweises mit Resistenzbestimmung aus der Urin- und/oder Blutkultur sollte die antibiotische Therapie dementsprechend angepasst werden.
- **Intensivmedizinische Behandlung:** Zusätzlich muss je nach Zustand des Patienten parallel eine intensivmedizinische Behandlung des drohenden oder manifesten septischen Schocks begonnen werden (Infusionstherapie, invasive Kreislaufüberwachung, Hämofiltration/Dialyse etc.).

10.1.5 Paraphimose

Definition
Eine Paraphimose – auch „spanischer Kragen" genannt – entsteht durch die Einklemmung der Vorhaut hinter der Glans in den Sulcus coronarius.

▶ **Ätiologie und Pathogenese.** Es kommt zu einer massiven, schmerzhaften Schwellung des inneren Vorhautblatts durch die Kompression von Venen mit Unterbindung des venösen Rückstroms bei gleichzeitig erhaltenem arteriellem Einstrom. Prädisponierend sind relative und echte Phimosen. Oft kommt es zu einer Paraphimose nach Anlage eines transurethralen Dauerkatheters und vergessener Reposition der Vorhaut.

▶ **Diagnose.** Es handelt sich um eine Blickdiagnose (▶ Abb. 10.4):
- hochgradiges Ödem des Präputiums
- zirkulärer Schnürring hinter dem Sulcus coronarius
- eventuell Schwellung der Glans

Merke
Bei lange anhaltender Paraphimose mit Zunahme des Ödems besteht durch Kompression die Gefahr eines arteriellen Verschlusses mit konsekutiver Nekrose/Gangrän.

▶ **Therapie.** Es muss die **Reposition der Vorhaut** erfolgen:
- **manuell:** Der Penis wird zwischen Zeige- und Mittelfinger beider Hände genommen. Diese versuchen, mit leichtem Druck die Vorhaut über die Glans zu reponieren – bei gleichzeitigem Gegendruck durch beide Daumen auf der Glans (▶ Abb. 10.5). Im Vorfeld kann unter digitaler Kompression versucht werden, das Ödem zu reduzieren. Dies kann in lokaler Betäubung (Peniswurzelblock) erfolgen.
- **operativ:** Gelingt die manuelle Reposition nicht, muss zügig eine operative Therapie erfolgen. Bei der „dorsalen Inzision" wird der Schnürring entlastet, indem im dorsalen Anteil längs inzidiert und quer vernäht wird (▶ Abb. 10.6). Nach notfallmäßiger Versorgung der Paraphimose sollte im Intervall nach Abklingen der lokalen Schwellung eine Zirkumzision erfolgen, um rezidivierende Paraphimosen zu verhindern.

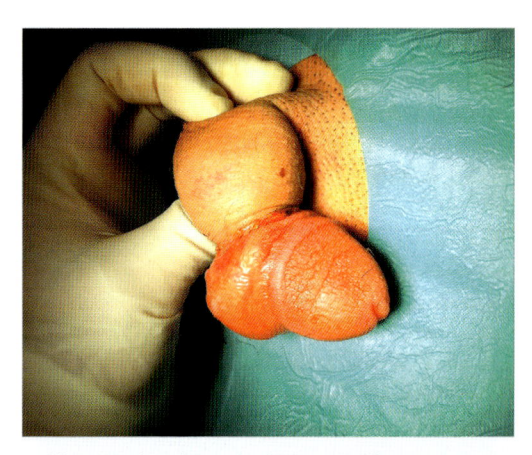

Abb. 10.4 Klinischer Befund einer Paraphimose.

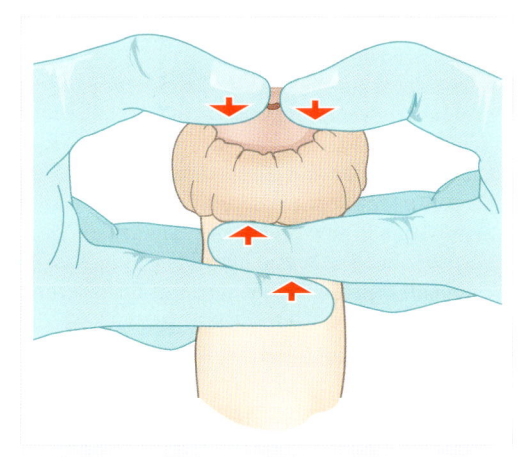

Abb. 10.5 Manuelle Reposition einer Paraphimose.

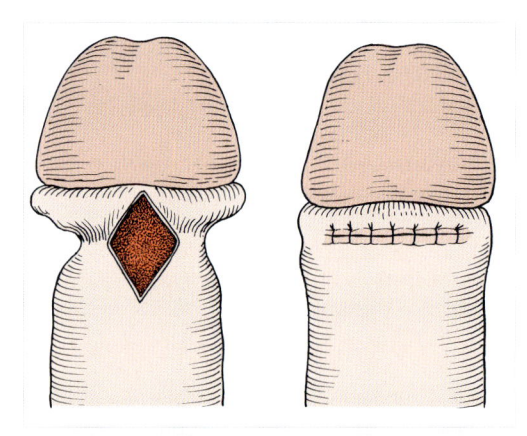

Abb. 10.6 Paraphimose. Durchführung einer dorsalen Inzision: Längsinzision und quere Vernähung. (Jocham D, Miller K. Praxis der Urologie Bd. 2. 3. Aufl. Stuttgart: Thieme; 2007)

10.1.6 Priapismus

Definition

Als **Priapismus** wird eine über mindestens 2 h (gem. AUA-Leitlinie 4 h) anhaltende schmerzhafte Erektion definiert, die ohne sexuelle Erregung einhergeht und nicht durch die Anwendung intrakavernös eingebrachter vasoaktiver Substanzen (S. 449) ausgelöst wurde. Letzterer Fall wird als **prolongierte Erektion** bezeichnet (s. Kap. 9.6).

▶ **Ätiologie und Pathogenese.** Die Ätiologie eines Priapismus ist vielfältig:
- idiopathisch (ca. 60 %)
- ursächliche Erkrankungen (ca. 40 %):
  - urologische, z. B. Genitalentzündungen, Prostatakarzinom, Penistrauma
  - hämatologische, z. B. Sichelzellanämie, Leukämie, Hämodialyse
  - neurologische, z. B. Multiple Sklerose, Wirbelsäulentraumata (Querschnitt)
  - vaskuläre, z. B. Beckenvenenthrombose, penile AV-Fistel
  - Medikamente, z. B. Psychopharmaka, Kortikosteroide, Drogen, Alkohol
- Aber auch im Rahmen von oraler (5-PDE-Hemmer), urethraler („MUSE") Medikation oder Schwellkörperinjektionstherapie („SKAT") aufgrund einer erektilen Dysfunktion kann es zu einer sogenannten prolongierten Erektion kommen.

Pathophysiologisch kann man einen **Low-Flow-Typ** von einem **High-Flow-Typ** unterscheiden:
- **Low-Flow-Priapismus:**
  - häufig: bei ca. 95 % der Patienten
  - Inzidenz 0,9–2,9/100 000 Männer
  - venöse Stase („Stasepriapismus") bis hin zur kompletten Blockade des Blutabflusses
  - Stase bedingt in den Corpora cavernosa eine Hypoxie mit konsekutiver Azidose.
  - Irreversible Schädigungen treten bereits nach 4–6 Stunden auf.
  - Bis zu 24 Stunden ist bei 50 % mit erektilen Störungen, nach über 24 Stunden in 90 % der Fälle mit einer kompletten erektilen Dysfunktion zu rechnen.
- **High-Flow-Priapismus:**
  - seltener: ca. 5 % der Patienten
  - entsteht meist nach Penis-, Perineum- oder Beckentraumata durch Ausbildung arteriosinusoidaler Fisteln mit konsekutiv in der Mehrzahl der Fälle einseitig unreguliertem arteriellem Einstrom in den Schwellkörper
  - bei erhaltenem venösem Abstrom keine ausgeprägte schädigende Azidose wie beim Low-Flow-Priapismus
  - kann Tage bis Monate bestehen ohne Schädigung der Potenz
- Oft kommen **Mischformen** vor.

▶ **Klinik.** Plötzlich auftretende Dauererektion mit Schmerzen und ohne Libido. Im Gegensatz zur physiologischen Erektion sind die Glans penis und das Corpus spongiosum nicht betroffen und weich. Eine Miktion ist daher noch möglich.
- **Low-Flow-Priapismus:**
  - sehr harter Penis durch massive Füllung der Corpora cavernosa
  - sehr schmerzhaft
  - keine Pulsationen am Penis vorhanden
  - evtl. livide Verfärbung der Glans und/oder des gesamten Penis
  - evtl. ödematöse Schwellung
- **High-Flow-Priapismus**
  - Penis ist elastisch.
  - Schmerzsymptomatik geringer
  - Pulsationen vorhanden

▶ **Diagnostik**
- Anamnese: mögliche Ursachen erfragen (s. o.), Zeitverlauf
- Inspektion
- Palpation: Zustand der Corpora cavernosa, des Corpus spongiosum und der Glans penis, Härtezustand
- allgemeine körperliche Untersuchung inkl. neurologischem Status
- orientierende Labordiagnostik (Infektion? Stoffwechsel?)
- Sonografie inkl. Doppler, bei Verdacht auf Beckenvenenthrombose CT-Angio
- Punktion der Corpora cavernosa und Blutgasanalyse:
  - Low-Flow-Typ: pH < 7,25, pO_2 < 30 mmHg, pCO_2 > 60 mmHg
  - High-Flow-Typ: pH > 7,4, pO_2 > 90 mmHg, pCO_2 < 40 mmHg

▶ Therapie des Low-Flow-Priapismus

> **Merke**
>
> Beim Low-Flow-Priapismus muss eine Therapie so schnell wie möglich erfolgen, um eine Schwellkörperfibrose mit konsekutiver erektiler Dysfunktion zu vermeiden. Zusätzlich ist ein Priapismus sehr schmerzhaft, so dass auch hier eine Linderung schnellstens erfolgen sollte.

Im therapeutischen Vorgehen beim Low-Flow-Priapismus hat sich ein **Stufenplan** als sinnvoll erwiesen und im klinischen Alltag bewährt:
- **Stufe 1** (Erfolgsrate bis 30 %):
  - sterile Punktion der Corpora cavernosa mit einer Braunüle.
  - Aspiration von Blut (bis zu 300 ml) aus den Corpora und Spülung mit isotoner Kochsalzlösung, bis sichtbar arterielles Blut aspiriert werden kann
- **Stufe 2** (Erfolgsrate bis zu 80 %):
  - Sollte das Spülen keinen ausreichenden Erfolg bringen, können alphaadrenerge Substanzen in den Schwellkörper appliziert werden, z. B. 0,01–0,02 mg Noradrenalin (Cave: korrekte Verdünnung).
  - Tritt nach 10 Minuten keine ausreichende Detumeszenz ein, erneute Punktion der Corpora cavernosa und Aspiration von 30–50 ml Blut. Erneute Spülung mit Noradrenalin. Dies sollte für 60 Minuten fortgeführt werden.
  - Bei Detumeszenz:
    – manuelle Kompression der Einstichstelle nach Entfernen der Braunüle
    – Peniswickelverband für mindestens 2 Stunden unter regelmäßiger Glanskontrolle

> **Merke**
>
> Eine regelmäßige Kreislaufkontrolle am Monitor auf einer Überwachungseinheit ist unerlässlich.

- **Stufe 3:** Sollten die medikamentösen Therapieversuche nicht zur Detumeszenz führen, ist eine **rasche Operation** indiziert. Ziel der unterschiedlichen Operationsmethoden ist es, den venösen Abfluss aus den Corpora cavernosa schnellstens wiederherzustellen:

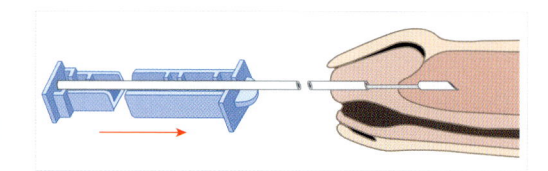

Abb. 10.7 Anlage eines Winter-Shunts.

  - **Winter-Shunt:** Shunt durch Punktion durch die Glans penis in die Corpora cavernosa mit einer dicken Trucut-Nadel (durchführbar in Lokalanästhesie, z. B. Peniswurzelblock), welche einen Gewebezylinder ausstanzt und so eine Shuntverbindung zwischen Corpora cavernosa und Corpus spongiosum herstellt (▶ Abb. 10.7).
  - **Ebbehoj-Shunt:** gleiches Verfahren wie beim Winter-Shunt, nur wird mit einem Stichskalpell der Shunt großflächiger hergestellt.
  - **OP nach Al-Ghorab:** quere Glansinzision dorsal oberhalb des Sulcus coronarius. Die Spitzen der Corpora cavernosa werden präpariert und dargestellt. Exzision eines kleinen Patches der Tunica albuginea (ca. 5 mm), so dass eine ausreichend große Öffnung zur Glans penis entsteht, über die das venöse Staseblut nach initialem Ausstreichen abfließen kann. Naht der Glansinzision (▶ Abb. 10.8). Die Erfolgsraten der distalen Shuntoperationen betragen 66–77 %.
  - **Quackels-Shunt:** Sollte der Priapismus nach einer distalen Shuntoperation weiterhin existent sein, kann ein proximaler Shunt (perineal oder am Penisschaft) zwischen den Corpora cavernosa und dem Corpus spongiosum angelegt werden. Die Erfolgsraten sind mit 25–50 % deutlich geringer.

▶ Therapie des High-Flow-Priapismus
- Beim reinen High-Flow-Priapismus ist eine abwartende Therapie sinnvoll, da bei ca. 60 % eine spontane Rückbildung erfolgt.
- Sollten konservative Maßnahmen (Bettruhe, Eis, Kompression von außen) nicht erfolgreich sein, stellt die superselektive angiografische Embolisation den „Goldstandard" dar. Das Risiko einer erektilen Dysfunktion nach einmaliger Embolisation beträgt 5–39 %. Eine weitere Embolisation bei erneutem Priapismus ist bei 30–40 % der Patienten notwendig.

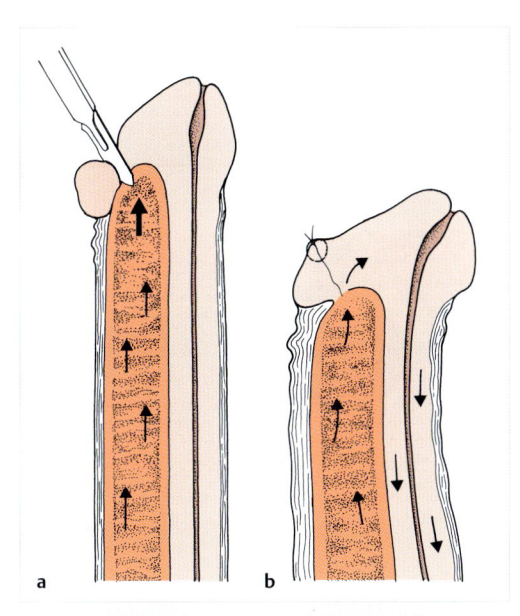

Abb. 10.8 Distale Shuntoperation nach Al-Ghorab. (Jocham D, Miller K. Praxis der Urologie Bd. 2. 3. Aufl. Stuttgart: Thieme; 2007: 567)
a Dorsale quere Inzision der Glans mit Eröffnung der Corpora cavernosa.
b Blutabfluss aus Corpora cavernosa via Glans und Corpus spongiousum nach Verschluss der Glansinzision.

10.1.7 Hämaturie

Makrohämaturie

Definition

Bei einer **Makrohämaturie** ist die Blutung mit dem Auge zu erkennen – der Urin ist rot verfärbt. Jede Makrohämaturie muss abgeklärt werden – ein Malignom der ableitenden Harnwege, welches in 30 % der Fälle ursächlich ist, muss ausgeschlossen werden.

Bei einer **Mikrohämaturie** ist der Urin ist **nicht** rot verfärbt – der Nachweis von Erythrozyten erfolgt durch chemische Verfahren (z. B. Teststreifen) oder heutzutage seltener durch Mikroskopie. Es handelt sich dabei um **keine** urologische Notfallsituation.

Man unterscheidet zwischen einer schmerzlosen und einer schmerzhaften Makrohämaturie:
- Eine **schmerzlose** Makrohämaturie ist verdächtig auf das Vorliegen eines Malignoms im Urogenitaltrakt, kann aber auch durch nichturologische Ursachen wie Nephritiden oder Nephropathien bedingt sein.
- Bei der **schmerzhaften** Makrohämaturie handelt es sich meist um entzündliche Prozesse wie eine hämorrhagische Zystitis; aber auch Erkrankungen wie ein Harnleiterstein – mit oder ohne Kolik – kann zu einer Makrohämaturie führen.

Bei über 60-Jährigen ist bei Männern in 22,1 %, bei Frauen in 8,3 % eine Makrohämaturie das Erstsymptom eines **Urogenitalkarzinoms** (▶ Abb. 10.9).

Kommt es zu starken Blutungen, kann eine **Blasentamponade** entstehen. Das Blut koaguliert in der Harnblase, da die Urin-Urokinase für eine adäquate Fibrinolyse nicht ausreicht. Die Folge ist eine Koagelbildung, welche größer werden kann und im Extremfall die komplette Harnblase ausfüllt.

▶ Diagnostik.
Anamnese:
- allgemeine und urologische Vorerkrankungen (Gerinnungsstörung?)
- Einnahme von Medikamenten (Antikoagulanzien?)
- Voroperationen
- Nikotin-, Alkoholgenuss etc.
- Zeitablauf: Seit wann besteht die Makrohämaturie? Dauerhafte/intermittierende Makrohämaturie?
- Miktion: schmerzhaft/schmerzlos? Dysurische Beschwerden? Koagelabgang? BPS? Harnstrahlqualität?

Cave

Auch Nahrungsmittel (Rote Bete, Rhabarber) und Medikamente (Phenolphthalein, z. B. Abführmittel) können den Urin passager rot färben.

Schmerzhafte Makrohämaturie

▶ Ätiologie
- entzündliche Erkrankungen des Harntrakts:
  - hämorrhagische Zystitis: häufigste Ursache, betrifft vor allem Frauen
  - akute Pyelonephritis
  - bei Zyklusabhängigkeit: Endometriose des Harntrakts

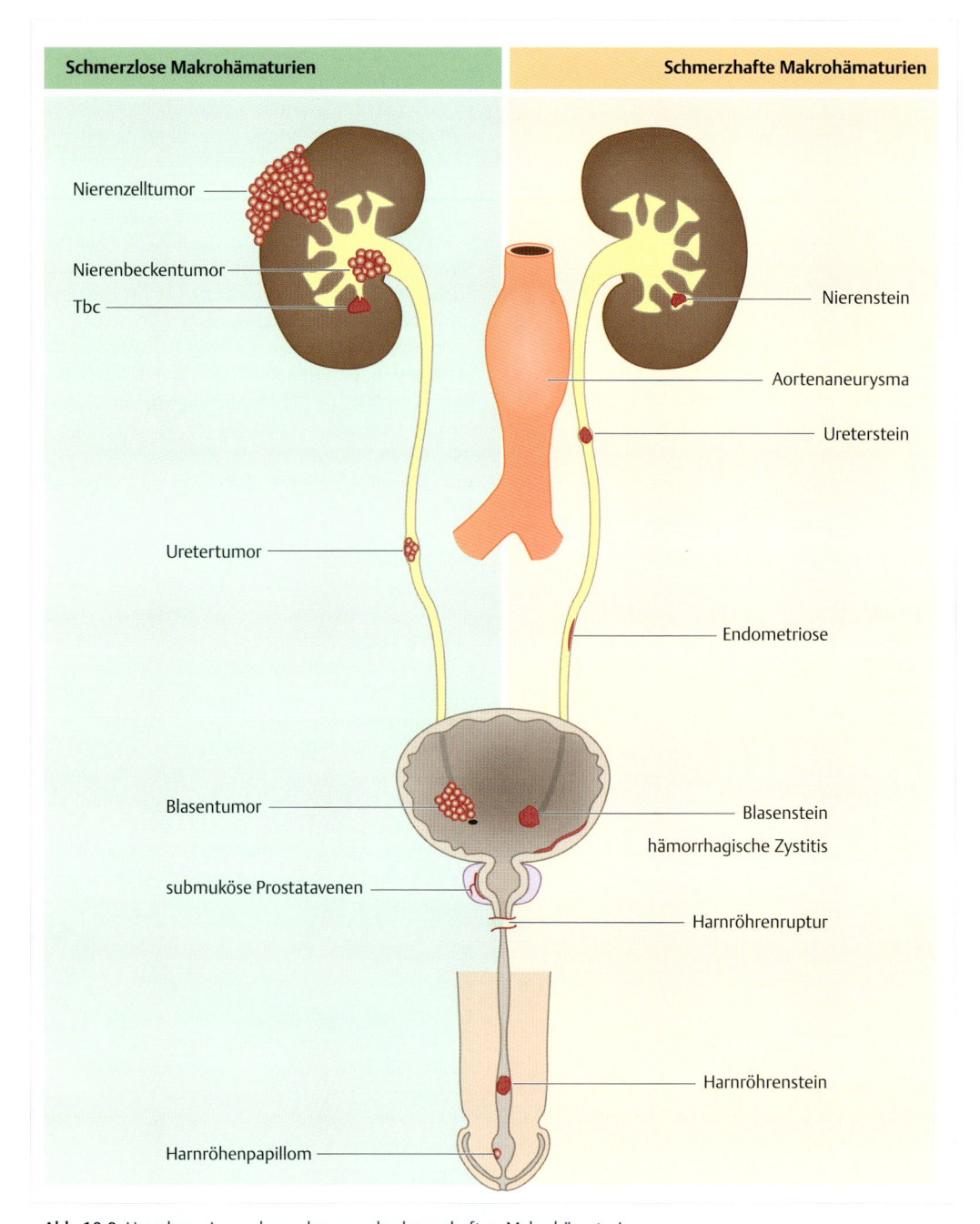

Abb. 10.9 Ursachen einer schmerzlosen und schmerzhaften Makrohämaturie.

- Harnleiterkolik:
  - Konkremente
  - Abgang von Blutkoageln, z. B. bei Harnleitertumoren/Nierenbeckentumoren
  - Abgang von Gewebepartikeln
- Gefäßproblematik/-anomalien
  - Nierenarterienembolie, Nierenvenenthrombose
  - „Nussknackerphänomen": Kompression der linken V. renalis zwischen der A. mesenterica

superior und Aorta abdominalis mit konsekutivem venösem Rückstau und Makrohämaturie
  - V. ovarica Syndrom in der Schwangerschaft
  - Nierenhämangiom
- traumatisch:
  - Nierenruptur
  - Blasenruptur
  - Harnleiterverletzung
  - Harnröhrenverletzung
  - Fremdkörper
- iatrogen: nach urologischen Interventionen, Harnleiterschieneneinlage etc.

▶ **Klinik.** Meist typische Symptome sind folgende:
- dysurische Beschwerden mit oder ohne Fieber
- Blasentenesmen bei Zystitis
- Flankenschmerzen bei Pyelonephritis
- evtl. Krankheitsgefühl durch Entzündung

▶ **Diagnostik**
- Anamnese (s. o.)
- klinische Untersuchung inkl. Vitalparameter (Herzfrequenz, Blutdruck), und Temperatur
- Labor: Blutbild (Hb, Leukozyten), klinische Chemie, Gerinnungsstatus mit Basisparametern
- Urinstatus
- Urinkultur
- Sonografie: Blase, Nieren
- Urethrozystoskopie: bei entzündlicher Genese nach Abklingen der Symptomatik zu empfehlen
- Je nach Genese (z. B. Nierenarterienembolie) muss eine weiterführende Diagnostik (z. B. Angio-MRT) eingeleitet werden.

▶ **Therapie.** Primär wird ein nichtinvasives Vorgehen vorgeschlagen:
- suffiziente analgetische Therapie, ggf. zusätzlich Spasmolytika
- bei Infektnachweis: kalkulierte antibiotische Therapie
- Eine schmerzhafte Makrohämaturie ist in den seltensten Fällen Hb- und kreislaufwirksam mit der Notwendigkeit einer intensivmedizinischen Überwachung und Gabe von Blutkonserven.

Schmerzlose Makrohämaturie

> **Merke**
>
> Eine schmerzlose Makrohämaturie gilt bis zum Beweis des Gegenteils als malignomverdächtig.

▶ **Ätiologie.** Häufige Ursachen einer schmerzlosen Makrohämaturie sind folgende:
- Urothelkarzinom der Harnwege
  - häufig: Harnblasenkarzinom
  - Nierenbeckenkarzinom
  - Harnleiterkarzinom
- Nierenzellkarzinom mit Einbruch ins Nierenbecken
- Blasenhalsvarizen bei Prostataadenom
- Nieren-/Nierenbeckensteine
- Harnblasensteine
- iatrogen: nach urologischen Interventionen

▶ **Klinik.** Schmerzlos. Im Vordergrund steht die Makrohämaturie mit z. B. Koagelabgang, zunehmender Miktionsproblematik bis hin zum Harnverhalt bei Blasentamponade.

▶ **Diagnostik**
- Siehe schmerzhafte Makrohämaturie (S. 483).
- Ist sonografisch die Ursache nicht zu klären, besteht die Indikation zur Urethrozystoskopie je nach Ausmaß der Makrohämaturie:
  - Harnröhrenpathologien
  - Blasentumor/Blasenstein/Fremdkörper etc.
  - Blutejakulation aus Ostien
- weitere Abklärung, z. B. mittels CT, je nach Ursache/Klinik

▶ **Therapie**
- Anlage eines Hämaturie-/Spülkatheters und permanente Spülung zur Verhinderung einer Blasentamponade
- bei Kreislaufinstabilität: Überwachung und Infusionstherapie, evtl. Blutkonservengabe
- Sollte unter diesen Maßnahmen keine Stabilisierung erreicht werden, ist eine Notfalloperation (z. B. TUR mit Blutstillung – Blase/Prostata, Nephrektomie) indiziert – dies ist allerdings selten notwendig.
- Bei stabilem Zustand und Beherrschung der Notfallsituation müssen dann eine weiterführende Diagnostik und entsprechende elektive Therapie erfolgen.

Blasentamponade

Definition
Zu einer Blasentamponade kommt es, wenn Blut in der Harnblase koaguliert und die komplette Blase ausfüllt.

▶ **Klinik**
- massive Blasenschmerzen
- Vorwölbung der gefüllten Harnblase
- Hämaturie, Koagelabgang, bis zum Vollbild eines Harnverhalts

▶ **Diagnostik**
- Anamnese/Symptome
- Kreislaufkontrolle (Blutdruck/Puls)
- Harnblase kann prall gefüllt palpiert werden.
- Sonografie: inhomogene intravesikale Raumforderung (▶ Abb. 10.10).

▶ **Therapie.** Komplette Ausräumung und Verhinderung einer erneuten Tamponade:
- transurethrale Einlage eines großlumigen Katheters (> 20 Charr) mit ausreichend großen Öffnungen an der Spitze
- Mit einer Blasenspritze wird versucht, die Tamponade zu verkleinern und Koagel zu aspirieren.
- Lässt sich mittels Katheter die Blasentamponade nicht entfernen, ist auch die zystoskopische Ausräumung über einen großlumigen Zystoskopschaft möglich. Auch hier wird die Tamponade mittels einer Blasenspritze entfernt. Nach Entfernung kann sich je nach klinischem Befund eine diagnostische Zystoskopie anschließen.
- Gelingt auch dies nicht, ist eine operative Ausräumung mittels TUR zu erwägen, was allerdings selten notwendig ist (▶ Abb. 10.11). Dies ist indiziert, falls die Blutung nicht sistiert und eine eventuelle Blutstillung erforderlich ist.
- Nach Ausräumung der Blasentamponade muss ein großlumiger Hämaturie-/Spülkatheter eingelegt werden, so dass es unter Spülung der Blase nicht zu einer erneuten Tamponade kommt.
- Die weitere Diagnostik und Abklärung der Makrohämaturie können nach Beherrschung der Notfallsituation erfolgen.

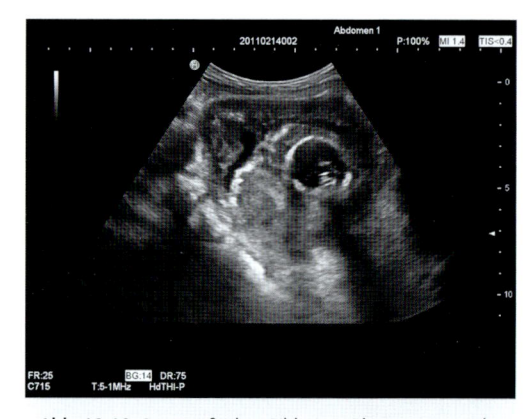

Abb. 10.10 Sonografisches Bild einer Blasentamponade. Die Harnblase ist um einen einliegenden Katheter mit Blut gefüllt, welches unterschiedliche Gerinnungszustände aufweist und inhomogen zur Darstellung kommt.

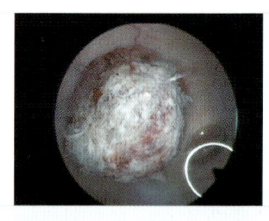

Abb. 10.11 Zystoskopisches Bild eines großen Blasenkoagels, welches mittels TUR zerkleinert und entfernt werden muss.

10.1.8 Akutes Skrotum

Definition
Unter dem Begriff „akutes Skrotum" werden Erkrankungen des äußeren Genitales subsummiert, welche alle mit dem gleichen klinischen Erscheinungsbild einhergehen (▶ Abb. 10.12), aber eine unterschiedliche Genese haben:
- Rötung
- Schwellung evtl. mit Ödem
- Schmerzen

Es handelt sich um eine **Notfallsituation**, die rasch abgeklärt werden muss, um die oft starken Schmerzen zu lindern, die Ursache adäquat zu therapieren und den Verlust des Organs zu verhindern.

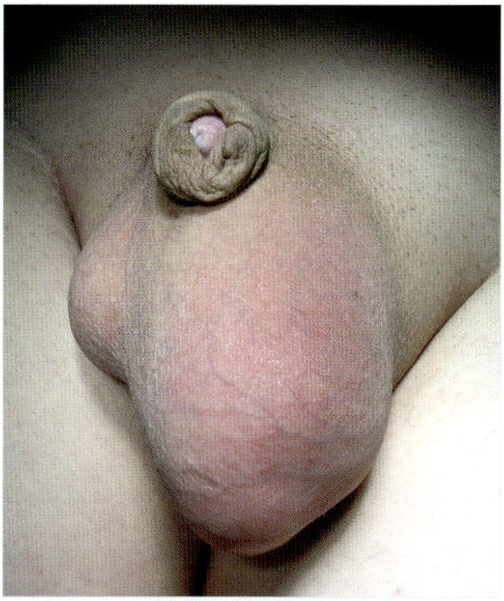

10.1 Urologische Notfälle

Abb. 10.12 Klinisches Bild eines akuten Skrotums links mit Schwellung und Rötung.

Die häufigsten Differenzialdiagnosen eines akuten Skrotums sind folgende:
- Hodentorsion
- Hydatidentorsion
- akute Epididymitis
- akute Hydrozele testis
- Hodentumor
- inkarzerierte Leistenhernie
- Orchitis
- Fournier Gangrän
- Hodeninfarkt
- Hodenabszess
- Hodentrauma

Hodentorsion

Definition

Bei einer Hodentorsion handelt sich um eine Stieldrehung des Hodens und des Samenstrangs um die eigene Längsachse. Dies führt zu einer Strangulierung der Gefäße mit konsekutivem venösem Stau, seltener auch arterieller Durchblutungsstörung.

▶ **Epidemiologie.** Eine Hodentorsion ist nicht altersabhängig, wird jedoch häufiger im adoleszenten Alter (15.–20. Lebensjahr) diagnostiziert. Aber auch Säuglinge können betroffen sein.

▶ **Ätiologie und Pathogenese.** Als Ursachen werden eine mangelhafte Fixierung des Hodens im Skrotum durch ein nicht ausreichend angelegtes Gubernaculum testis und eine Beweglichkeitsanomalie des Nebenhodens diskutiert. Aber auch an einen nicht obliterierten Processus vaginalis peritonei muss vor allem bei Kleinkindern gedacht werden.
Man unterscheidet dabei:
- **intravaginale Torsion:** Der Hoden verdreht sich innerhalb der Tunica vaginalis
- **extravaginale Torsion:** Verdrehung außerhalb der Tunica vaginalis, welche auch torquiert ist. Diese ist seltener.

Folge einer Torquierung, welche komplett (360°) oder partiell (180°) auftreten kann, ist eine hämorrhagische Infarzierung, da primär der venöse Abfluss unterbunden wird. Erst später kommt es zu einer Reduktion der arteriellen Blutzufuhr. Dies führt zu einer irreversiblen Schädigung der sensiblen Spermiogenese bereits nach wenigen Stunden mit Gewebsuntergang. Bei einer kompletten Torsion ist nach ca. 6 Stunden (Zeitfenster!) das Organ verloren. Im weiteren Verlauf kommt es zu einer Hodenatrophie.

▶ **Anamnese und Symptome**
- plötzlich stärkste Schmerzen, oft aus dem Schlaf heraus; Patienten erinnern sich oft an die genaue Uhrzeit des Schmerzbeginns
- Ausstrahlung der Schmerzen in die Inguinalregion
- Übelkeit und Erbrechen durch eine peritoneale Reizung
- evtl. anamnestisch ähnliche Episoden mit spontaner Detorquierung
- Säuglinge: Eine Anamnese ist nicht möglich.

Merke

Sollte ein Säugling schreien und sich nicht beruhigen lassen, muss an eine Hodentorsion gedacht werden.

487

Notfälle

▶ **Diagnostik**
- Anamnese (s. o.)
- Inspektion: Rötung, Schwellung
- klinische Zeichen:
  - **Brunzel-Zeichen:** Hoden steht höher.
  - **Prehn-Zeichen:** Beim Anheben wird der Schmerz stärker (bei der Epididymitis schwächer).
  - **Ger-Zeichen:** Einziehung der Skrotalhaut am Boden des Skrotums

> **Merke** M!
>
> Diese Zeichen sind nicht immer verlässlich!

- Palpation:
  - druckschmerzhaft
  - je nach Dauer: Abgrenzung von Hoden und Nebenhoden durch Schwellung erschwert
- Sonografie inkl. Doppleruntersuchung
  - untersucherabhängig!
  - immer im Vergleich zur nicht betroffenen Seite
  - In der Frühphase und bei partieller Torsion sind häufig arterielle Signale ableitbar.
- Hodenszintigrafie/MRT: Aufgrund des begrenzten Zeitfensters haben diese Untersuchungen in der Notfallsituation keinen Stellenwert.

▶ **Differenzialdiagnose**
- Hydatidentorsion
- Epididymitis
- Orchitis

▶ **Therapie**

> **Merke** M!
>
> Kann eine Hodentorsion als Ursache eines akuten Skrotums klinisch nicht sicher ausgeschlossen werden, muss eine sofortige operative Freilegung erfolgen – nach dem Motto: „If in doubt – check it out!"

- sofortige **operative Freilegung und Detorquierung** des Hodens
- Nach Detorquierung sollte gewartet werden, bis eine ausreichende Durchblutung des Hodens gegeben ist (Hoden blasst ab und wird wieder rosig) und dieser erhalten werden kann (▶ Abb. 10.13).
- danach Orchidopexie und skrotale prophylaktische Pexie des kontralateralen Hodens

Der Versuch der manuellen Retorquierung (Drehen nach lateral) in Lokalanästhesie ist sehr schmerzhaft und der Erfolg meist nicht suffizient beurteilbar → keine adäquate Therapieform, wenn die Möglichkeit der operativen Exploration besteht.

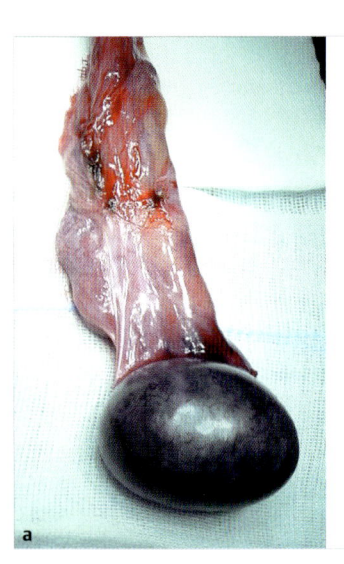

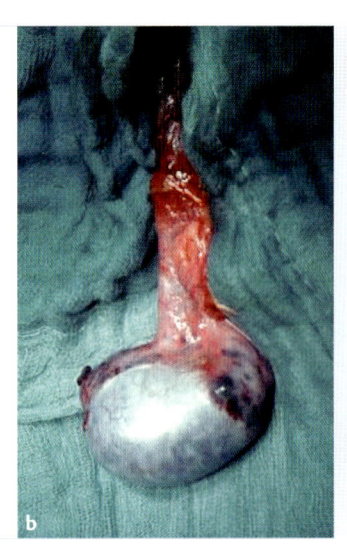

Abb. 10.13 Hodentorsion.
a Torquierter Hoden nach Freilegung mit hämorrhagischer Infarzierung.
b Abblassen des Hodens nach Detorquierung.

Hydatidentorsion

Definition
Bei der **Hydatidentorsion** handelt es sich um eine Torquierung der rudimentären gestielten Anhängsel des Nebenhodens oder Hodens mit nachfolgender hämorrhagischer Infarzierung (▶ Abb. 10.14).
Die **Morgagni-Hydatide (Appendix testis)** ist ein Rest des Müller-Gangs, die **Appendix epididymidis** ein Rest der Urnierenkanälchen am Kopf des Nebenhodens.

▶ **Symptomatik.** Ähnlich der Hodentorsion (S. 487) mit plötzlichen Schmerzen.

▶ **Diagnostik**
- „Blue Dot Sign": Die infarzierte Hydatide schimmert bläulich durch die Skrotalhaut (unsicheres Zeichen).
- Palpation: verhärteter, druckdolenter Knoten im Bereich des Oberpoles
- Sonografie: Hydatide kommt hyperdens zur Darstellung, gut erkennbar bei gleichzeitiger Reizhydrozele, unauffällige Hodendurchblutung.

▶ **Therapie**
- Bei sicherer Diagnose einer Hydatidentorsion **analgetische Therapie** und **lokale Maßnahmen**, dann bessern sich die Beschwerden innerhalb weniger Stunden.
- Kann eine Hodentorsion nicht ausgeschlossen werden, folgt eine **operative Freilegung**; findet sich eine Hydatidentorsion, wird diese abgetragen.

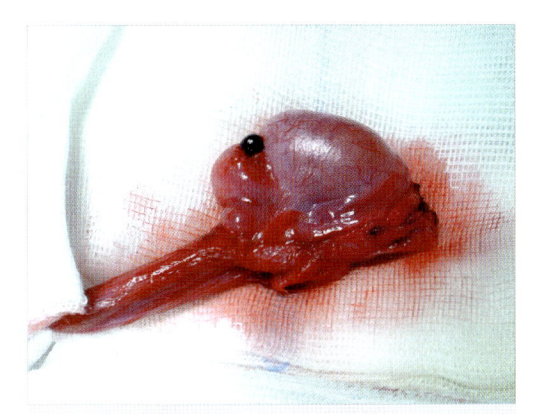

Abb. 10.14 Torsion einer Hydatide des Nebenhodens.

Akute Epididymitis

Definition
Bei einer akuten Epididymitis handelt es sich um eine akute Entzündung des Nebenhodens (Parenchyminfektion).

▶ **Ätiologie und Pathogenese.** Unspezifische Entzündung durch vorwiegend gramnegative Keime (E. coli, Proteus, Pseudomonas), aber auch Chlamydien und Mykoplasmen, welche kanalikulär aufsteigend entsteht.

▶ **Symptome**
- Schmerzen im Skrotalfach, die über die Zeit zunehmen
- Ausstrahlung bis in die Leistenregion
- Krankheitsgefühl, Abgeschlagenheit
- Fieber
- evtl. Zeichen eines Harnwegsinfekts: Pollakisurie, Dysurie

▶ **Diagnostik**
- Anamnese: im Verlauf Zunahme der Schmerzen (im Gegensatz zur Torsion), evtl. Miktionsauffälligkeiten
- Inspektion: Rötung, Schwellung, kein Hodenhochstand
- Palpation:
  - geschwollener Nebenhoden, druckdolent
  - je nach Dauer: Hoden und Nebenhoden nicht abgrenzbar
  - Anheben des Skrotums bringt Schmerzlinderung (unsicheres Zeichen).
- Sonografie:
  - aufgetriebener und hyperperfundierter Nebenhoden (▶ Abb. 10.15).
  - evtl. Reizhydrozele
  - Abszesse?
  - Methode der Wahl zur Verlaufskontrolle!
- Labor: Entzündungszeichen (Leukozytose, CRP-Erhöhung)
- Urinstatus, Urinkultur

▶ **Therapie**
- antibiotisch: initial kalkuliert je nach lokaler Resistenzlage (Kap. 3)
- antiphlogistisch
- je nach Befund: Bettruhe, körperliche Schonung

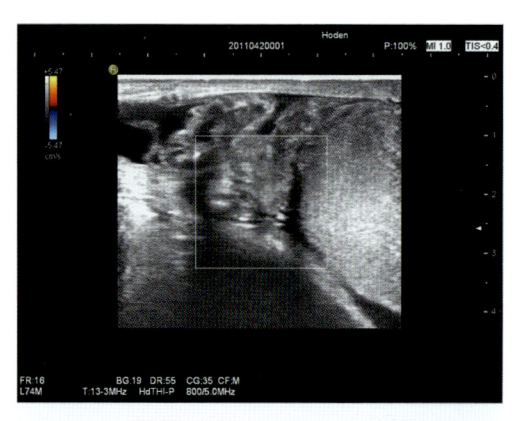

Notfälle

Abb. 10.15 Sonografischer Befund einer akuten Epididymitis: Der Nebenhoden ist massiv aufgetrieben und vergrößert.

- lokal: Skrotum hochlagern („Hodenbänkchen"), Kühlen
- bei Abszedierung bzw. Progress unter konservativ-medikamentöser Therapie → operative Freilegung, Abszessausräumung und evtl. Semikastratio
- Abklärung der Ursache elektiv im Intervall

Orchitis

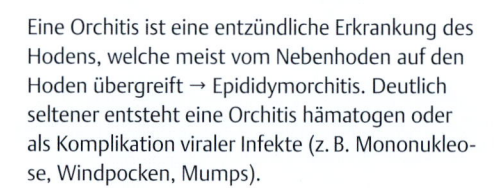

Definition

Eine Orchitis ist eine entzündliche Erkrankung des Hodens, welche meist vom Nebenhoden auf den Hoden übergreift → Epididymorchitis. Deutlich seltener entsteht eine Orchitis hämatogen oder als Komplikation viraler Infekte (z. B. Mononukleose, Windpocken, Mumps).

▶ **Symptome**
- primäre Symptome der Grunderkrankung
- Hodenbeschwerden erst zeitverzögert (2–3 Tage)
- Rötung, Schwellung des Hodens, Schmerzen
- Krankheitsgefühl
- bei 10–20 % beidseitiger Befall

▶ **Diagnostik**
- Anamnese
- Inspektion
- Palpation: Cave – sehr schmerzhaft
- Sonografie: inhomogenes Hodenparenchym, Reizhydrozele
- Labor: bei V. a. virale Infektion Bestimmung spezifischer Antikörper

▶ **Therapie**
- konservativ: Bettruhe, lokale Maßnahmen, Skrotum hochlagern, antiphlogistische Medikation
  - bakteriell: Antibiotikum
  - viral: Kortikoide, evtl. Interferon
- bei Abszessbildung operative Freilegung und Sanierung

Hodeninfarkt

Definition

Zum Hodeninfarkt mit konsekutiver Hodennekrose kommt es aufgrund eines Verschlusses oder einer traumatischen Läsion (inkl. komplettem Abriss) der Arteria testicularis.

▶ **Epidemiologie.** Sehr selten.

▶ **Ätiologie.** Ein Hodeninfarkt entsteht meist durch Gefäßerkrankungen:
- Arteriitis obliterans Bürger
- Purpura Schönlein-Henoch
- Panarteritis nodosa

▶ **Symptome.** Plötzlich auftretende, massive Schmerzen (sehr ähnlich wie bei der Hodentorsion).

▶ **Therapie**
- operative Freilegung und Resektion der betroffenen infarzierten Areale
- Therapie der Grundkrankheit

Akute Hydrozele testis

Definition

Im Gegensatz zu einer Hydrozele testis, die langsam entsteht, kommt es bei einer akuten Hydrozele zu einer plötzlichen Kommunikation zwischen dem Peritonealraum und der Tunica vaginalis über einen meist durch Druckanstieg (z. B. Husten) wiedereröffneten Processus vaginalis.

▶ **Symptome.** Das Skrotum wird dick und schwillt meist reizlos an.

▶ **Diagnostik.** Sonografie

▶ **Therapie.** Bei unklaren Befunden und dem Verdacht einer Reiz-Hydrozele aus anderen Ursachen (z. B. Torsion, Hodentumor) sollte die operative Freilegung erfolgen.

Hodentumor

Siehe Kapitel Kap. 4.8.

▶ **Symptome.** Nur selten imponierend wie ein akutes Skrotum.

▶ **Diagnostik.** Palpation und Sonografie meist eindeutig.

▶ **Therapie.** Radikale inguinale Orchiektomie.

Hodentrauma

Siehe Kap. 10.2.6.

Inkarzerierte Hernie

Definition
Einklemmung des Bruchsackinhalts (Netz mit/ohne Darm) bei bestehender Hernie.

▶ **Symptome**
- akutes Skrotum
- Übelkeit, Erbrechen
- peritoneale Reizung und konsekutiv akutes Abdomen

▶ **Diagnostik.** Sonografisch kann Darminhalt dargestellt werden.

▶ **Therapie.** Es handelt sich um eine dringliche OP-Indikation, da eine Nekrose des betroffenen Darms mit konsekutiver Perforation/Sepsis droht.

Fournier-Gangrän (Morbus Fournier)

Definition
Eine Fournier-Gangrän ist eine nekrotisierende Erkrankung des Skrotums oder Perineums, welche lebensbedrohlich sein kann. Die Prognose richtet sich nach dem Zeitpunkt der Therapie.

▶ **Epidemiologie**
- Die Mortalität variiert zwischen 0 und 88 %, in einer Datenbankanalyse zeigte sich eine Mortalitätsrate von 16 %.
- Beide Geschlechter sind betroffen, Männer jedoch häufiger.

▶ **Ätiologie und Pathogenese**
- Es handelt sich um eine Sonderform der nekrotisierenden Fasziitis, welche z. B. mit Diabetes mellitus, HIV, Steroidtherapie und Alkoholismus assoziiert ist.
- Eine bakterielle Infektion (Streptokokken, Mischinfektion anaerobe/aerobe Keime) mit Ursprung im Urogenital- oder Kolorektalbereich breitet sich entlang der Faszienhüllen innerhalb von Stunden rasch aus.
- Dabei kommt es zu einer obliterierenden Endarteriitis der subkutanen Endarterien mit konsekutiver Hypoxie.

▶ **Symptome**
- zu Beginn unspezifisch: Jucken und dezente Schmerzen in der Genitalregion
- sehr schnelle Progredienz mit Schwellung, Rötung
- rasche lokale Zunahme des Befunds mit zunehmenden Hautveränderungen: ödematöse und gangränöse Areale mit livider Verfärbung (▶ Abb. 10.16).
- Fieber, septischer Zustand

▶ **Diagnostik**
- Anamnese und klinischer Verlauf (rasche Progredienz!)
- klassischer klinischer Befund
- Krepitationen der Hautareale bei Palpation
- Blickdiagnose
- Labor: Sepsis?
- CT/MRT: in unklaren Fällen bzw. im Verlauf

Notfälle

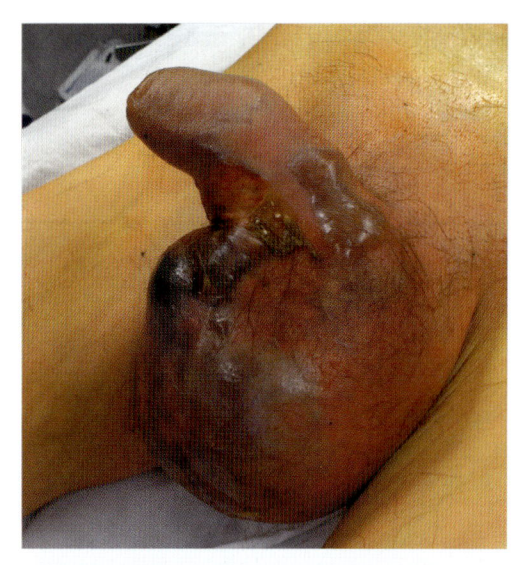

Abb. 10.16 Klinisches Bild einer rasant verlaufenden Fournier-Gangrän. Aus einer kleinen skrotalen Hautläsion wurde innerhalb von 5 Stunden dieser ausgeprägte Befund.

▶ Therapie
- sofortige radikale chirurgische Exzision der betroffenen Areale
- antibiotische Abdeckung/intensivmedizinische Betreuung
- Urindrainage
- kurzfristige Wundkontrollen und Débridement der Wundareale (initial 1- bis 2-tägige Intervalle)
- nach Abheilung (oft nach Monaten): plastische Deckung, z. B. mittels Schwenklappen, Spalthaut

10.1.9 Notfälle durch Manipulation und Fremdkörper

Notfälle durch Manipulationen am äußeren Genitale erfolgen bei Erwachsenen häufig in autoerotischer, bei Kindern in spielerisch-erkundender Absicht.

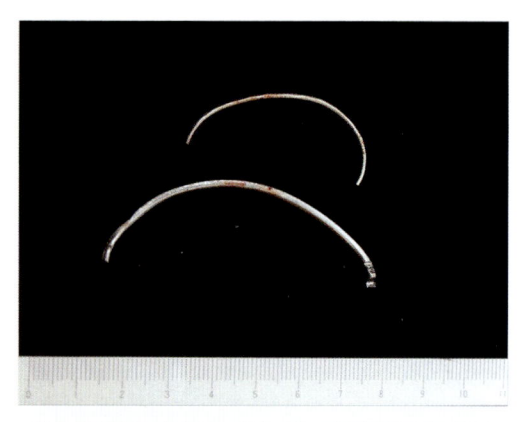

Abb. 10.17 Penisringe. „Liebesringe", die mittels einer groben Zange vom Penisschaft eines älteren Mannes entfernt wurden, nach dem Besuch eines Etablissements.

Utensilien wie starre oder flexible **Penisringe** werden über den Penis am Penisschaft platziert (▶ Abb. 10.17). Durch eine Behinderung des venösen Abflusses kommt es zu einer ödematösen Penisschwellung, welche eine Entfernung meist nicht mehr möglich macht. Dies bleibt dann im Notfall dem Urologen überlassen – meist gelingt die Entfernung mit Hilfe unfallchirurgischer Instrumente wie Zangen oder auch Diamantbohrern von den Kollegen aus der Zahnmedizin.

Aber auch die **Harnröhre** rückt oft in den Fokus; diese bietet sich für autoerotische urethrale Manipulationen an. Dem Ideenreichtum scheinen hierbei keine Grenzen gesetzt zu sein: Es kommen mannigfaltige **Fremdkörper** zum Einsatz (▶ Abb. 10.18, ▶ Abb. 10.19). Problematisch wird die Situation, wenn sich der Fremdkörper nicht mehr entfernen lässt oder in der **Harnblase** verschwindet. Hier sollte primär die **endoskopische Bergung** angestrebt werden (▶ Abb. 10.20). Gelingt diese aufgrund der Beschaffenheit des Fremdkörpers nicht, ist eine operative Entfernung mittels **Sectio alta** indiziert (▶ Abb. 10.21, ▶ Abb. 10.22).

10.1 Urologische Notfälle

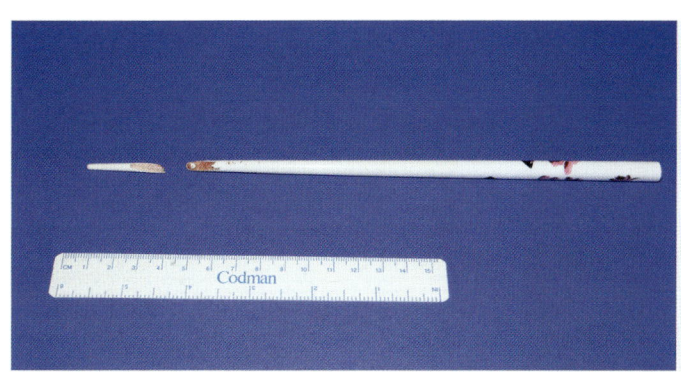

Abb. 10.18 Intraurethraler Fremdkörper. Geborgenes chinesisches Essstäbchen, welches sich komplett in der Harnröhre eines jungen Mannes befand und aufgrund von Manipulation abgebrochen war. Eine endoskopische Bergung war möglich.

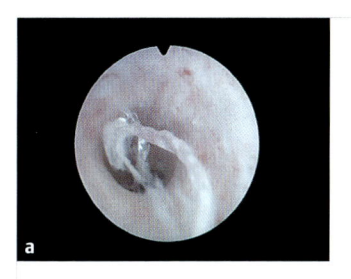

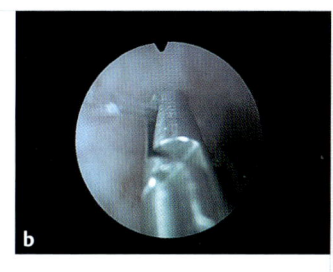

Abb. 10.19 Intraurethraler Fremdkörper in der Harnröhre eines 11-jährigen Jungen.
a Endoskopische Darstellung des Fremdkörpers.
b Endoskopische Entfernung mit der Fasszange.
c Entfernter Plastikfaden eines Preisetiketts.

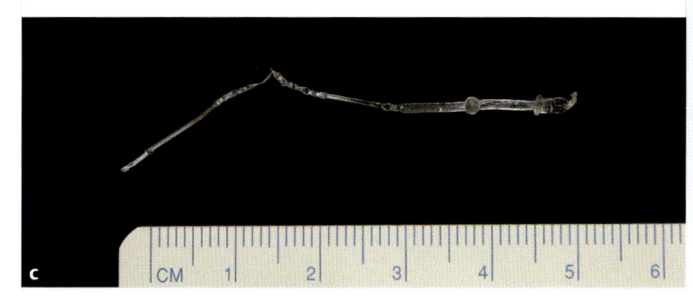

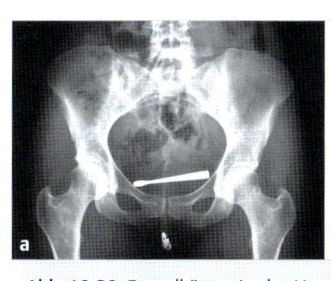

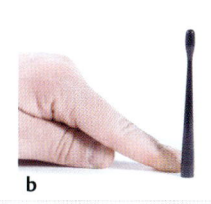

Abb. 10.20 Fremdkörper in der Harnblase. Eine junge Patientin stellte sich notfallmäßig vor. Sie verbrachte die Nacht mit ihrem Freund unter Drogeneinfluss.
a In der Sonografie zeigte sich eine Struktur am Blasenboden, im Röntgenbild dieser Befund.
b Mit viel Glück konnte der Fremdkörper endoskopisch geborgen werden. Es handelte sich um eine abschraubbare Autodachantenne.

Notfälle

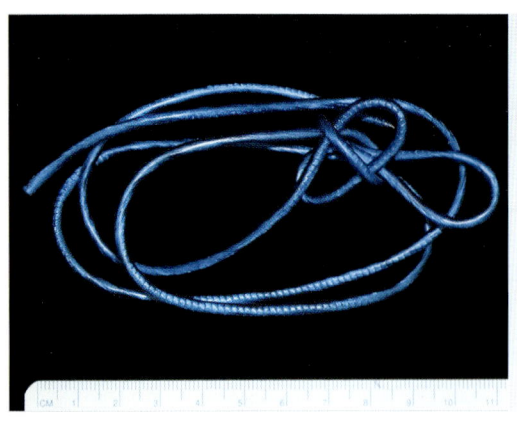

Abb. 10.21 Intraurethraler Fremdkörper. Ein 24-jähriger Patient stellte sich vor – er kam direkt vom „Parkplatztreff". Eine Frau habe ihm eine Wäscheleine in die Harnröhre geschoben, nun sei diese weg. In der Sonografie bestätigte sich dies. Eine endoskopische Bergung war nicht möglich, da die Wäscheleine einen Knoten in der Blase bildete, so dass eine Sectio alta erfolgen musste.

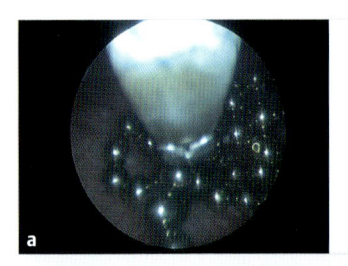

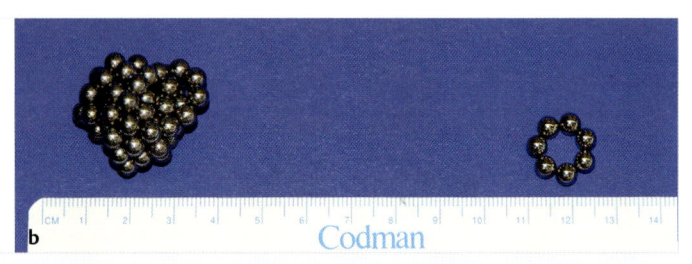

Abb. 10.22 Fremdkörper in der Harnblase. Ein kleiner Junge steckte sich viele kleine, magnetische Kügelchen in die Harnröhre. Nun notfallmäßige Vorstellung mit Schmerzen in der Blase und besorgten Eltern.
a Beim Versuch der endoskopischen Bergung zeigten sich sehr viele Metallkügelchen in der Blase.
b Aufgrund des Magnetismus waren die Kügelchen nicht voneinander zu trennen, so dass eine Sectio alta zur Bergung erfolgen musste.

10.2 Urologische Traumatologie

10.2.1 Allgemeines

Bei einem Trauma ist in ca. 10 % der Fälle ein urogenitales Organ betroffen. Somit stellen urologische Traumata einen relevanten Faktor der traumabedingten Morbidität und Mortalität dar. Bei über 50 % der Patienten mit einer urogenitalen Verletzung handelt es sich um polytraumatisierte Patienten, bis zu 10 % der polytraumatisierten Patienten weisen eine urologische Begleitverletzung auf. Die Verletzungen sind – abgesehen von einer Nierenstielverletzung – selten akut lebensbedrohlich, bei einer Letalität von bis zu 2 %. In Deutschland werden ungefähr 70 % der urologischen Verletzungen durch Verkehrsunfälle verursacht.

> **Merke**
>
> Es ist wichtig, Verletzungen des Urogenitaltrakts zu erkennen und adäquat im nichtkritischen Zeitfenster zu therapieren, um Komplikationen – auch im Langzeitverlauf – vorzubeugen.

- Eine **offene Verletzung** entsteht durch eine auf das Organ direkt wirkende penetrierende Kraft, z. B. durch einen Schuss, Biss oder Messerstich.
- Bei einem **stumpfen Trauma** kann die Wirkung einer direkten (z. B. Ruptur der Niere) von einer indirekten Unfallkraft (Dezelerationstrauma → Harnleiter, Gefäße) unterschieden werden. Stumpfe, geschlossene Traumata überwiegen in Deutschland und Mitteleuropa mit regionalen Unterschieden.
- **Sekundärtraumata** entstehen durch verletzte benachbarte Organe, z. B. eine Nierenverletzung durch eine frakturierte Rippe oder eine Harnröhrenverletzung bei Beckenfraktur.

Unabhängig vom Pathomechanismus der Verletzung stellt der **polytraumatisierte Patient** (Deutschland: 32 000–38 000/Jahr) eine klinische Herausforderung dar, welche eine funktionierende interdisziplinäre Zusammenarbeit voraussetzt. Um ein zielgerichtetes und koordiniertes Handeln der beteiligten Personen zu garantieren, existieren sog. **Schockraumteams** (Basisteam mindestens 3 Ärzte), die nach vorstrukturierten Plänen vorgehen und optimalerweise regelmäßig trainiert werden. Da bei ca. 5–10 % der polytraumatisierten Patienten urologische Verletzungen bestehen, gehört der Urologe bei überregionalen Traumazentren zum erweiterten Schockraumteam und sollte bei Verdacht auf eine urogenitale Verletzung innerhalb von 20–30 Minuten im Schockraum verfügbar sein.

10.2.2 Nierentrauma

▶ **Epidemiologie.** Eine Nierenverletzung findet sich bei circa 1–5 % der polytraumatisierten Patienten und ist die häufigste Verletzung des Urogenitaltrakts. In 75 % handelt es sich um leichte, in 20 % um schwere und in 5 % um kritische Nierenverletzungen.

▶ **Ätiologie**
- meist stumpfes Flankentrauma (> 90 %) im Rahmen von Verkehrs- oder Sportunfällen (Sturz, Tritt)
- seltener penetrierende Verletzungen (z. B. Schuss-/Stichverletzungen)
- Eine Nierenruptur kann auch zweizeitig auftreten.
- Zu einer sekundären Verletzung der Niere kann es bei einer Rippenfraktur kommen.

▶ **Symptomatik**
- Flankenschmerzen mit Prellmarken
- Makrohämaturie: kann, muss aber nicht vorhanden sein
- je nach Verletzung und hämodynamischer Relevanz kann es zu einem Kreislaufversagen/Schock kommen.

▶ **Diagnostik**
- Anamnese: Unfallhergang, Verletzungsmuster, Makrohämaturie?
- körperliche Untersuchung: Prellmarken, Flankenhämatom
- Vitalparameter: Puls, Blutdruck
- Laborparameter
- Urinuntersuchung
- Sonografie:
  - Darstellung von intraparenchymalen Nierenläsionen, Nierenhämatomen und subkapsulären/perirenalen Flüssigkeitsansammlungen
  - Identifikation einer z. B. blutkoagelbedingten Harntransportstörung
  - Zusätzlich kann eine Dopplersuchung Hinweise auf den Durchblutungszustand geben.
- Ein CT mit Kontrastmittel ist indiziert, wenn sonografisch der Verdacht auf eine Nierenverletzung besteht. Das Ausmaß der Verletzung kann mittels CT exakt bestimmt werden (▶ Abb. 10.23):
  - Lokalisation der Verletzung und des Hämatoms
  - nach Kontrastmittelgabe:
    – Differenzierung zwischen Urinom und Hämatom
    – Lokalisierung einer aktiven Blutung (▶ Abb. 10.23b)
    – Identifikation einer Hohlsystemverletzung mit Urinaustritt

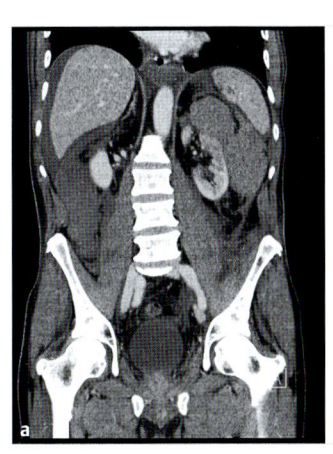

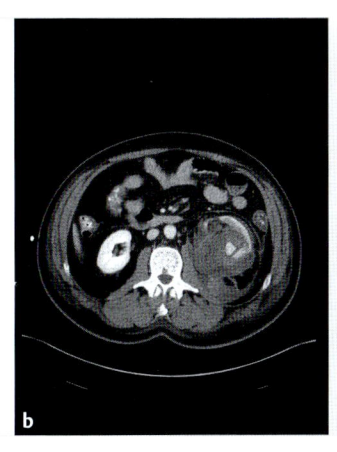

Abb. 10.23 Computertomografische Untersuchung bei Nierenverletzungen.
a Nierenruptur nach Flankentrauma beim Fußballspiel im Bereich des Oberpols der linken Niere mit ausgedehntem perirenalem Hämatom und Beteiligung des Hohlsystems.
b Nierenruptur im Mittelgeschoss der linken Niere nach Motorradunfall mit aktiver Blutung.

Notfälle

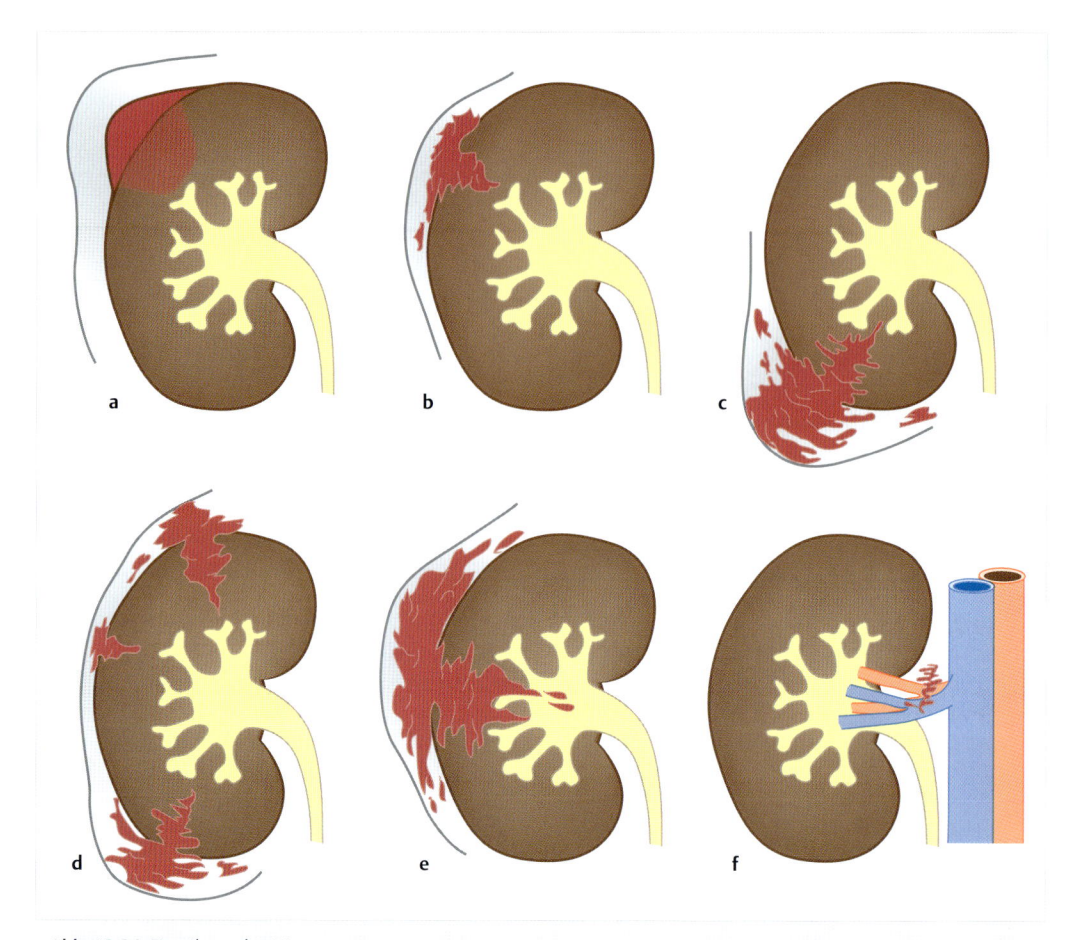

Abb. 10.24 Einteilung des Nierentraumas.
a Subkapsuläres Hämatom ohne Parenchymläsion.
b Parenchymeinriss < 1 cm.
c Parenchymeinriss > 1 cm, ohne Beteiligung des Hohlsystems.
d Multiple Parenchymeinrisse ohne Beteiligung des Hohlsystems.
e Großer Parenchymeinriss mit Beteiligung des Hohlsystems.
f Verletzung des Gefäßstiels.

- i. v. Pyelografie: sollte nur durchgeführt werden, wenn eine CT-Untersuchung lokal nicht verfügbar ist.
- Angiografie: lediglich im Rahmen gleichzeitiger radiologischer Interventionen (z. B. Gefäßembolisation bei Blutung) indiziert

Nach durchgeführter CT-Untersuchung erfolgt eine **Klassifikation der Nierenverletzung** (nach American Association for Surgery of Trauma, AAST) in 5 Schweregrade, welche für die weitere Therapie mitentscheidend ist (▶ Abb. 10.24, ▶ Tab. 10.5).

▶ **Therapie.** Die Therapie wird durch den Grad der Nierenverletzung bestimmt. Über die letzten 2 Dekaden ist die operative Versorgung von Nierenrupturen aufgrund der verbesserten diagnostischen Möglichkeiten deutlich rückläufig. Ein Nierenerhalt bzw. Erhalt der Nierenfunktion muss angestrebt werden.
- **konservativ:** bei 70–80 % der stumpfen Nierentraumata Therapie der Wahl
  - Standardtherapie bei Verletzung vom Grad 1–3
  - Bei kreislaufstabilen Patienten kann diese bei bis zu Grad-4-Verletzungen erfolgen.
  - absolute Bettruhe

Tab. 10.5 Klassifikation von Nierenverletzungen.

Grad	Befund
1	Kontusion oder stabiles subkapsuläres Hämatom, keine Lazeration
2	stabiles perirenales Hämatom, kortikaler Parenchymeinriss (< 1 cm Tiefe) ohne Urinextravasation
3	kortikaler Parenchymeinriss (> 1 cm Tiefe) ohne Urinextravasation
4	Lazeration über die kortikomedulläre Grenze bis ins Hohlsystem oder Gefäßverletzung einer Segmentalarterie oder Vene mit Hämatom
5	Zertrümmerung von Nierengewebe oder Nierenstielverletzung, Massenblutung aufgrund der ausgedehnten Verletzung

- regelmäßige Kontrolle der Vitalparameter (Herzfrequenz, Blutdruck, Temperatur, evtl. Intermediate Care Unit)
- regelmäßige Laborkontrollen (v. a. Blutbild und Retentionswerte)
- regelmäßige sonografische Kontrollen
- prophylaktische Gabe eines Antibiotikums zur Vermeidung der Urinom-/Hämatominfektion
- befundabhängige Anlage einer Ureterschiene bei eröffnetem Hohlsystem
- **operativ:** bei allen offenen Nierenverletzungen und bei stumpfen Nierentraumata Grad 5 indiziert
  - **transperitonealer Zugangsweg**, um zusätzlich intraabdominelle Organe/Gefäße zu explorieren (nur wenn die urologische Verletzung akut lebensgefährdend ist und z. B. beim polytraumatisiertem Patienten im Vordergrund steht)
  - **lumbal-retroperitonealer** oder **thorakoabdomineller Zugang** bei reinen Nierenverletzungen
  - operatives Prinzip:
    – Ausräumung des Hämatoms
    – Blutungskontrolle/-stillung
    – wenn möglich primär Rekonstruktion und Erhalt der Niere
  - **kreislaufinstabiler Patient** (trotz intensivmedizinischer Maßnahmen, Volumentherapie inkl. Transfusion)
  - zunehmendes **retroperitoneales Hämatom**: operative Eröffnung und Drainage nur im Rahmen einer Laparotomie aus anderer Indikation; sonst oft selbsttamponierend oder endoskopisch (z. B. Drainage)/konservativ zu therapieren

Merke

Die operative Therapie stumpfer Nierentraumata wird aktuell bei weniger als 10 % der Fälle vorgenommen.

- **radiologisch-interventionell:** nur sinnvoll bei aktiver Blutung. Sollte aufgrund der Verletzungen keine Indikation zur Laparotomie bestehen, ist die **selektive Embolisation** eine therapeutische Alternative.

▶ **Komplikationen.** Häufigkeit und Ausmaß der Komplikationen steigt mit zunehmendem Schweregrad. Die Patienten sollten regelmäßig posttraumatisch kontrolliert werden (Urin, Blutdruck, Sonografie); regelmäßige CT-Untersuchungen im Rahmen der Kontrollen sind bei unauffälligem Verlauf nicht indiziert.
- Frühkomplikationen (< 1 Monat nach Trauma):
  - Blutungsschock
  - reflektorisch paralytischer Ileus
  - retroperitonealer Abszess bei Hämatom
  - infiziertes Urinom
  - Sepsis
- Spätkomplikationen:
  - Funktionsverlust (10 %)
  - renaler Hypertonus (< 5 %)
  - Schrumpfniere (1 %)
  - rezidivierende Harnwegsinfekte (bis 8 %)
  - Steinbildung (2 %)
  - Fistelbildung bei Verletzung des Hohlsystems

10.2.3 Harnleiterverletzungen

▶ **Epidemiologie.** Aufgrund der anatomisch gut geschützten, eingebetteten Lage, der Größe und der Mobilität ist der Harnleiter sehr selten von traumatischen Verletzungen betroffen. Die iatrogene Verletzung ist im Vergleich zur traumatischen häufiger und wird intraoperativ nicht immer bemerkt.

▶ **Ätiologie**
- **Trauma:** Bei lediglich bis zu 2,5 % der urologischen Traumata handelt es sich um eine Harnleiterverletzung, in einem Drittel der Fälle durch Verkehrsunfälle. Bei penetrierenden Verletzungen des Abdomens aufgrund von Schuss- und Stichverletzungen ist mit einer ureteralen Verletzung bei 2–3 % der Fälle zu rechnen.

- **iatrogen:** Die iatrogene Harnleiterverletzung hat über die letzten Jahre deutlich abgenommen. Am häufigsten kommt es im Rahmen gynäkologischer Operationen (ca. 11,5 %) zu einer Verletzung (z. B. Ligatur, partielle Verletzung, sekundäre Nekrose bei Koagulationsschaden), vor allem im Rahmen von **Hysterektomien**. Aber auch bei **kolorektalen Eingriffen** kommt es bei bis zu 10 % der Operationen zu Verletzungen der Ureteren. Urologisch ist vor allem die **Ureterorenoskopie** zu nennen; ein kompletter Harnleiterabriss ist aber erfreulicherweise sehr selten (< 0,5 %).

> **Merke**
> Harnleiterverletzungen, z. B. bei polytraumatisierten Patienten und Operationen aus anderen Gründen, werden häufig verzögert und erst durch septische Komplikationen erkannt (50–70 %).

▶ **Symptome**
- Bei alleiniger Harnleiterverletzung kann eine typische Symptomatik fehlen.
- unspezifische Beschwerden:
  - Flankenschmerzen
  - Kolikschmerzen
  - Fieber
- Makrohämaturie (in 25–45 % nicht vorhanden)
- Wird eine Harnleiterverletzung mit Urinparavasation initial nicht bemerkt, kann es Tage später zu einer Infektion des Urinoms und/oder einer symptomatischen Harnstauung mit septischen Komplikationen kommen.

▶ **Diagnostik.** Die Diagnosestellung ist vor allem initial eine klinische Herausforderung.
- **Anamnese:** Unfallhergang, Verletzungsmuster, zeitlicher Ablauf, Makrohämaturie?
- **körperliche Untersuchung:** Prellmarken, Flankenschmerz, palpable Resistenz (Urinom)
- Laborparameter
- **Sonografie:** Darstellung von paraureteraler Flüssigkeit, eines Urinoms und eventuell einer abflussbehinderten Niere mit Nierenbeckenkelchektasie
- **i. v. Pyelografie (IVP), Kontrastmittel-CT, retrograde Ureteropyelografie:** zur Darstellung der Harnleiterverletzung. Die IVP ist bei einer 60 %igen Rate von unerkannten Harnleiterverletzungen nicht ausreichend verlässlich, so dass bei Verdacht primär ein KM-CT indiziert ist. Sollte auch hier auch keine Klarheit bestehen, folgt eine retrograde Ureteropyelografie mit Nachweis der Verletzung.

> **Merke**
> Handelt es sich um einen polytraumatisierten Patienten in einem kritischen klinischen Zustand ohne Zeit für Diagnostik, sollte bei Verdacht zum Ausschluss einer Harnleiterverletzung im Rahmen einer explorativen Laparotomie eine Harnleiterfreilegung erfolgen.

Bei den Verletzungen des Harnleiters unterscheidet man:
- Harnleiterperforationen,
- partielle Ruptur mit Kontinuitätserhaltung und
- komplette Ruptur/Harnleiterabriss

Folgende Einteilung in Schweregrade (nach American Association for Surgery of Trauma, AAST) findet Anwendung:

▶ **Therapie.** Sie ist abhängig von:
- Zeitpunkt der Diagnose,
- Lokalisation der Verletzung und
- Grad der Verletzung.

> **Merke**
> Bei Verletzungen des Harnleiters muss primär eine Urindrainage erfolgen.

- polytraumatisierte Patienten:
  - Ureterschienung transurethral-endoskopisch bei inkompletten Läsionen
  - Nephrostomieanlage sonografisch gesteuert bei komplettem Abriss
  - Primäre operative Rekonstruktionen sind in diesem Fall selten indiziert, ein plastisch rekonstruktiver Eingriff sollte elektiv erfolgen.

Tab. 10.6 Schweregradeinteilung bei Harnleiterverletzungen.

Grad	Befund
1	lediglich Hämatom (keine Perforation)
2	Defekt/Einriss < 50 % der Zirkumferenz
3	Defekt/Einriss > 50 % der Zirkumferenz
4	kompletter Abriss mit < 2 cm Devaskularisation
5	kompletter Abriss mit > 2 cm Devaskularisation

- distaler Ureterbereich (je nach Höhe der Verletzung):
  - direkte Ureterreimplantation in die Blase
  - Harnleiterimplantation in Psoas-Hitch-Technik
  - Harnleiterimplantation mittels Boari-Blasenlappen bei längerstreckigen Verletzungen; es können bis zu zwei Drittel der eigentlichen Harnleiterlänge überbrückt werden.
- mittlerer Ureterbereich:
  - End-zu-End-Anastomose
  - Harnleiterimplantation mittels Boari-Blasenlappen
  - Transuretero-Ureterostomie
- oberer Ureterbereich:
  - End-zu-End-Anastomose
  - Transuretero-Ureterostomie
  - Ureterokalikostomie
- Abriss/ausgedehnte Verletzungen:
  - Darminterponat
  - Autotransplantation in das Becken

Merke

Das operative Ergebnis ist abhängig vom Zeitpunkt der Diagnosestellung. Bei lange anhaltender Urinparavasation und Harnleiterischämie ist mit einer erhöhten Komplikationsrate zu rechnen, welche durch eine frühzeitige Urindrainage deutlich gesenkt werden kann.

10.2.4 Harnblasenruptur

▶ **Ätiologie und Pathogenese.** Meist entstehen Harnblasenrupturen durch stumpfe Traumata. 66–90 % der Patienten mit einer Blasenruptur bei stumpfem Trauma weisen auch eine Beckenfraktur auf, und bei 44 % der Patienten mit einer traumatischen Harnblasenruptur zeigt sich zusätzlich mindestens eine weitere intraabdominelle Verletzung.

Es lassen sich 2 Formen der Blasenruptur unterscheiden (▶ Abb. 10.25):
- **extraperitoneale Blasenruptur** (ca. 70 %): meist in Zusammenhang mit Unterbauchtraumata wie Beckenringverletzungen oder Verletzung/Durchspießung durch Knochenfragmente
- **intraperitoneale Blasenruptur** (ca. 30 %):
  - Bei gefüllter Harnblase kommt es zu einer plötzlichen und starken Druckerhöhung, z. B. im Rahmen eines Autounfalls (Sicherheitsgurt) oder durch einen Tritt in den Unterbauch. Der am Blasendach lokalisierte „Locus minoris resistentiae" rupturiert und es existiert eine Verbindung zum Bauchraum mit peritonealer Urinextravasation.
  - Spontane Blasenrupturen sind meist intraperitoneal und selten. Es existiert meist eine Vorschädigung der Blase (z. B. Entzündung, Blasenentleerungsstörung).

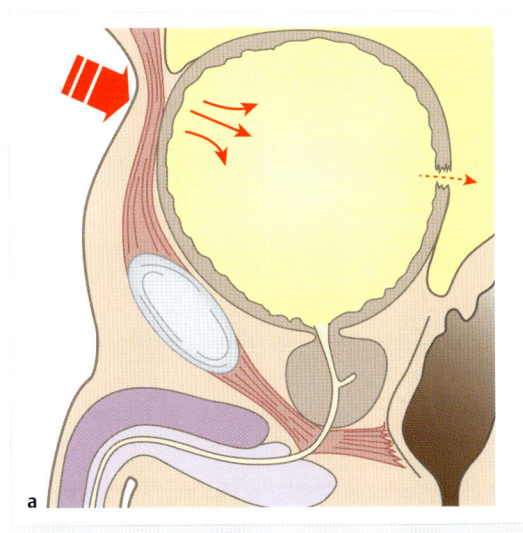

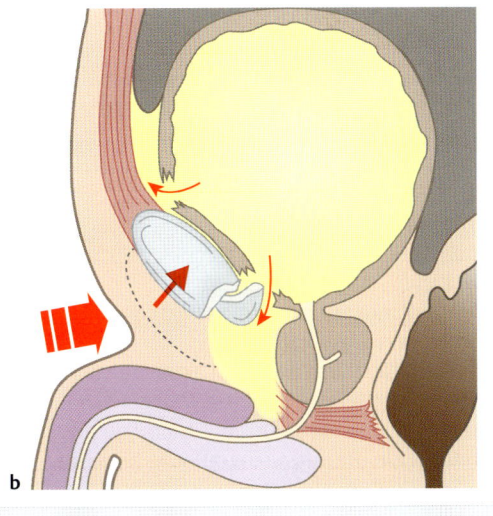

Abb. 10.25 Schematische Darstellung der Formen der Harnblasenruptur.
a Intraperitoneale Harnblasenruptur.
b Extraperitoneale Harnblasenruptur.

> **Merke**
>
> Auch im Rahmen von endourologischen Eingriffen wie der TUR-B oder urologischen/chirurgischen Beckeneingriffen (midurethrale Bänder, Hysterektomie) können Blasenverletzungen iatrogen entstehen.

▶ **Symptomatik.** Zwischen extraperitonealer und intraperitonealer Ruptur existieren Unterschiede im klinischen Erscheinungsbild. Die Beschwerden sind auch abhängig von der Größe der Ruptur und des Extravasats.

> **Merke**
>
> Bei bestehender Makrohämaturie und gleichzeitiger Beckenfraktur sollte immer eine Harnblasenruptur ausgeschlossen werden.

- zunehmender Unterbauchschmerz
- Makrohämaturie (in 95 %)
- Veränderung der Miktion: dysurische Beschwerden, Harnverhalt
- bei intraperitonealer Ruptur:
  - zunehmender Peritonismus
  - Darmparalyse mit Erbrechen
  - Anstieg der Retentionswerte

> **Cave**
>
> Sollte die Blasenverletzung übersehen werden, kann es als Komplikation im weiteren Verlauf zu einer Urinphlegmone/Sepsis kommen.

▶ **Diagnostik**
- **Anamnese:** Unfallhergang, Verletzungsmuster, zeitlicher Ablauf
- **körperliche Untersuchung:** Prellmarken, Druckschmerz suprasymphysär
- **Sonografie:** Darstellung von extravesikaler Flüssigkeit, Darstellung von intraabdomineller Flüssigkeit bei intraperitonealer Läsion
- **retrograde Urethrozystografie/Zystografie:**
  - Eine Ruptur kann bei ausreichender Füllung (350 ml) mit großer Sicherheit (Sensitivität bis 95 %, Spezifität 100 %) diagnostiziert werden.

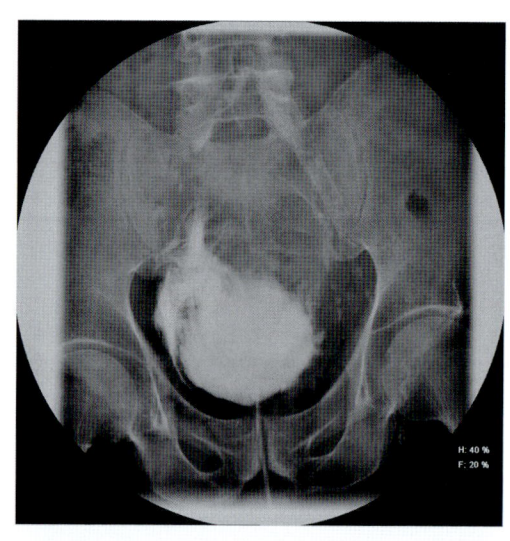

Abb. 10.26 Zystografie bei sonografisch freier intraperitonealer Flüssigkeit postoperativ nach TUR-B: Perforation der Harnblase im Bereich der Hinterwand und des Daches mit intra- und extraperitonealer Verteilung des Kontrastmittels.

  - Bei Beckentraumata sollte vor Anlage des Katheters eine retrograde Urethrografie zum Ausschluss einer Harnröhrenverletzung erfolgen.
  - Nach Katheteranlage Auffüllen der Harnblase mit 350 ml Kontrastmittel und Röntgenkontrolle in 2 Ebenen:
    – extraperitoneale Läsion: KM-Austritt um die Blase nach extraperitoneal: sichelförmig, relativ glatt begrenzt
    – intraperitoneale Läsion: rascher KM-Abfluss nach intraperitoneal (meist Blasendach) mit Umfließungsstrukturen der Dünndarmschlingen: diffus, flächig auslaufend (▶ Abb. 10.26).
  - Nach Entleerung der Harnblase sollte eine Leeraufnahme zur exakteren Lokalisation der Rupturstelle angefertigt werden.
- **CT-Zystografie:** alternativ, z. B. im Rahmen der Notfallversorgung eines polytraumatisierten Patienten

▶ **Therapie**
- **extraperitoneale Ruptur:** konsequente Urindauerableitung über einen Katheter für 5–7 Tage je nach Größe der Ruptur ist ausreichend. Kontrolle via Zystogramm vor Entfernung des Katheters. Eine operative Versorgung ist meist nicht not-

wendig. Eine Inspektion und ggf. Übernähung kann im Rahmen von notfallmäßig notwendigen Operationen aufgrund einer meist parallel bestehenden Beckenfraktur oder intraabdominellen Verletzungen erfolgen.
- **intraperitoneale Ruptur:** sofortige operative Freilegung der Harnblase: Übernähung der Rupturstelle (mehrschichtig) und Drainage des Urinoms. Urindauerableitung für 5–7 Tage bis zur Ausheilung des Defektes, Kontrolle via Zystogramm.

10.2.5 Harnröhrenverletzungen

Definition

Je nach Lokalisation unterscheidet man
- vordere (subdiaphragmale) und
- hintere (supradiaphragmale)

Harnröhrenverletzungen.

▶ Ätiologie
- iatrogen:
  ○ häufigste Ursache einer solitären Harnröhrenverletzung in Europa
  ○ alle Bereiche der Harnröhre betreffend
  ○ durch unsachgemäße Katheterisierung, transurethrale Eingriffe etc.
  ○ Besonderheit: Verletzungen durch Fremdkörper, (S. 492) meist in masturbatorischer Absicht
- stumpfes Trauma („Straddle-Verletzung"):
  ○ direkte Gewalteinwirkung auf den Damm (Fahrrad-/Motorradunfall)
  ○ im Rahmen einer Penisfraktur mit urethraler Beteiligung
  ○ selten offene Verletzungen (Stich-, Schuss- oder Bissverletzung)
  ○ Verletzung der vorderen (subdiaphragmalen) Harnröhre
- Beckenringfraktur:
  ○ Harnröhrenverletzung in bis zu 72 %
  ○ aufgrund der Scherkräfte auf Harnröhre und Beckenboden
  ○ Verletzung der hinteren (supradiaphragmalen) Harnröhre

▶ Symptomatik
- Anamnese: Verletzungsmechanismus, Begleitverletzungen (Beckenfraktur)
- Schmerzen im Dammbereich
- Prellmarken
- Hämatom:
  ○ supradiaphragmale Verletzung: Ausbreitung des Hämatoms primär im kleinen Becken, erst sekundär Entstehung eines Skrotalhämatoms
  ○ subdiaphragmale Verletzung: Ausbreitung des Hämatoms primär perineal und skrotal
- dysurische Beschwerden, Harnverhalt, Makrohämaturie
- miktionsunabhängige Blutung aus der Harnröhre:
  ○ posteriore Verletzung: 98 %
  ○ anteriore Verletzung: 75 %

▶ Diagnostik
- Traumaanamnese (s. o.)
- **Inspektion:** blutiger Meatus, Prellmarken, Hämatomausbreitung
- **abdominelle Palpation:** volle und hochstehende Harnblase?
- **rektale Palpation:** Bei einem supradiaphragmalen Harnröhrenabriss sind Prostata und Harnblase nach kranial disloziert und hochstehend palpabel (▶ Abb. 10.27).
- **Sonografie:** Harnblasenstand, Hämatomausbreitung, Erfassung weiterer Verletzungen

Merke

Bei Verdacht auf eine Harnröhrenverletzung, z. B. bei polytraumatisierten Patienten mit einer Beckenfraktur, muss vor jeglicher urethraler Manipulation (z. B. Katheteranlage) eine retrograde Urethrografie erfolgen.

- **retrograde Urethrografie:**
  ○ Lokalisation der Harnröhrenverletzung
  ○ Ausmaß der Harnröhrenverletzung
  ○ Kontrastmittel in der Harnblase: V. a. inkomplette Ruptur
  ○ Kontrastmittel **nicht** in der Harnblase: V. a. komplette Ruptur
- Ein alleiniges **CT** zur Beurteilung der Harnröhre ist meist nicht ausreichend, erfasst aber Begleitverletzungen.

Auf der Basis der Befunde der retrograden Urethrografie hat sich die in ▶ Tab. 10.7 enthaltene Klassifikation aus dem Jahre 2004 (EAU-Guidelines) bewährt.

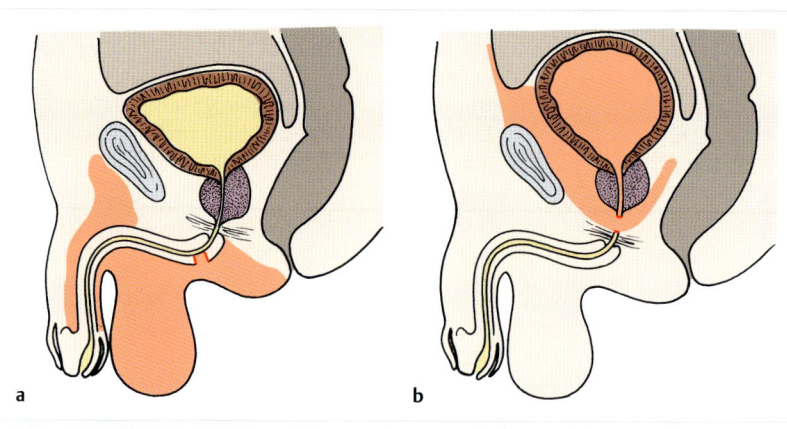

Abb. 10.27 Darstellung der Hämatomausbreitung bei Harnröhrenverletzungen. (Jocham D, Miller K. Praxis der Urologie Bd 2. 3. Aufl. Stuttgart: Thieme; 2007: 542)
a Infradiaphragmale Verletzung mit Hämatom in Skrotum und Penisschaft. Die Prostata ist nicht disloziert.
b Supradiaphragmaler Abriss der Harnröhre mit Hämatom im kleinen Becken. Bei der digitorektalen Untersuchung ist die Prostata nach kranial disloziert.

Tab. 10.7 Einteilung von Harnröhrenverletzungen.

Anteriore Harnröhre	Hintere Harnröhre
• partielle Ruptur • kompletter Abriss	• Dehnung ohne Einriss • partielle Ruptur • kompletter Abriss • komplexe Verletzung (mit Blasenhals-/Rektumverletzung)

▶ **Therapie.** Die adäquate Therapie von Harnröhrenverletzungen wird kontrovers diskutiert. Dies ist vor allem einer nicht ausreichenden Datenlage aus wenigen repräsentativen Studien geschuldet.
- anteriore Harnröhrenverletzung: abhängig vom Verletzungsmuster:
  - stumpfes Trauma: suprapubischer Katheter oder endoskopische Anlage eines transurethralen Dauerkatheters (Erfolgsraten bis zu 68 % bei partieller Ruptur)
  - kompletter anteriorer Abriss: Freilegung (perineal/penil) und operative End-zu-End-Anastomose
  - Penisfraktur: simultane operative Versorgung
- hintere Harnröhrenverletzung:
  - partielle Ruptur: suprapubischer Katheter oder endoskopische Anlage eines transurethralen Dauerkatheters
  - kompletter Abriss: Es gibt verschiedene Behandlungskonzepte:
    – verzögerte Reanastomisierung und primär suprapubische Harnableitung (Vorteil: kein zusätzliches Trauma; Nachteil: OP aufgrund von Vernarbungen zeitverzögert erschwert)
    – primäre Operation: End-zu-End-Anastomose (Vorteil: gleichzeitige Versorgung einer Beckenfraktur, Hämatomausräumung; Nachteile: unübersichtlicher Op-Situs, erhöhter Blutverlust, erhöhte postoperative Impotenzrate)
    – primär operative Adaption mit transurethralem Katheter unter manueller Kontrolle bei Operation aufgrund der Beckenfraktur (Kompromiss zwischen 1. und 2. Therapieoption): Auffädelung der dislozierten Prostata/Blase auf einen transurethralen Katheter intraoperativ bei gleichzeitiger operativer Stabilisierung der Beckenfraktur (diese Methode setzt sich zunehmend durch)

▶ **Komplikationen**
- Frühkomplikationen: Urinphlegmone
- Spätkomplikationen: abhängig von der Lokalisation, dem Ausmaß auch der Begleitverletzungen und der Therapie:
  - Harnröhrenstriktur (bis 50 %)
  - erektile Dysfunktion bis zur Impotenz (bis 30 %)
  - Belastungsharninkontinenz (bis 20 %)

10.2 Urologische Traumatologie

> **Zusatzinfo**
>
> **Harnröhrenverletzungen der Frau**
> - sehr selten, da kurze, mobile Harnröhre und fehlende Fixation am Os pubis
> - meist bei Beckenfrakturen
> - Untersuchung der Vagina obligat!
> - Je nach Lage der Verletzung primär operativ rekonstruktiv (proximal/midurethral/distal) mit gleichzeitiger Versorgung der vaginalen Verletzungen oder mittels suprapubischer/transurethraler Katheteranlage.

10.2.6 Verletzungen des männlichen äußeren Genitales

Penisverletzungen

Bei 80 % handelt es sich um stumpfe Traumata, bei 20 % um penetrierende Verletzungen.

Penishaut- und Ablederungsverletzung

▶ **Ätiologie.** Meist durch stumpfes Trauma wie Tritt, Sturz, seltener Tierbiss bedingt.

▶ **Symptome**
- Schmerzen
- Blutung
- Hämatome

▶ **Diagnostik**
- Inspektion
- Palpation

▶ **Therapie**
- Débridement, Blutstillung, primäre oder sekundäre plastische Deckung
- bei großen Defekten Meshcraft-Transplantat im Verlauf
- Tetanusschutzimpfung!
- bei Tierbissen: Tollwut!

Penisfraktur

▶ **Ätiologie und Pathogenese**
- Ruptur der Tunica albuginea der Corpora cavernosa bei Erektion
- meist im Rahmen von Geschlechtsverkehr (60 %)
- ist in 10–22 % mit einer Verletzung der Harnröhre kombiniert

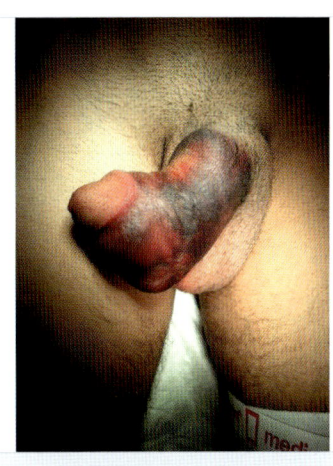

Abb. 10.28 Durch ein Hämatom bei Penisfraktur bizarr verformter Penis („Saxofon-Form").

- Zu **kombinierten Penisverletzungen** der Haut, der Schwellkörper und der Harnröhre kann es bei komplexen Traumata oder auch oft im Rahmen von speziellen Masturbationstechniken (Staubsauger: „Kobold", Penisringe, Penisgummis etc.) kommen.

▶ **Symptome**
- massives Hämatom mit Einblutung und Verformung des Penis mit teils bizarren Formen („Saxofon-Form", ▶ Abb. 10.28)
- Schmerzen
- bei Harnröhrenbeteiligung evtl. Makrohämaturie und/oder Harnverhalt

▶ **Diagnostik**
- Anamnese: meist ein Knallen, Krachen, Ploppen während dem Geschlechtsverkehr mit sofortigem Verlust der Erektion
- Inspektion, Palpation
- Sonografie
- MRT: Ausmaß der Ruptur, Begleitverletzungen (z. B. urethrale Verletzung) können sicher erfasst werden (▶ Abb. 10.29).
- Kavernosografie, retrograde Urethrografie: lediglich in speziellen Fällen

▶ **Therapie**
- sofortige operative Freilegung
- Entfernung des Hämatoms
- Naht der Rupturstelle
- Eine Urethraverletzung kann gleichzeitig operativ mitversorgt werden (▶ Abb. 10.30).

Notfälle

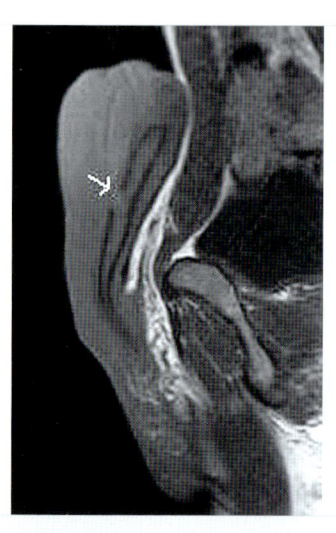

Abb. 10.29 MRT bei Penisfraktur mit Nachweis der Rupturstelle der Tunica albuginea links von ca. 9 mm Länge im distalen Anteil (Pfeil).

> **Merke**
>
> Eine konservative Therapie sollte bei nachgewiesener Ruptur aufgrund der deutlich erhöhten Komplikationen (z. B. Impotenz 1,3 % vs. 62 %) **nicht** erfolgen.

Penisamputation

▶ **Ätiologie.** Zu einer Durchtrennung des kompletten Penis mit Gefäßen, Harnröhre und Schwellkörper kommt es meist bei psychisch erkrankten Patienten, eine komplette Penisamputation ist selten traumatisch bedingt.

▶ **Therapie.** Sterile Asservation des Amputats und rasche operative Replantation mit mikrochirurgischer Revaskularisierung (Zentrum).

Hoden-/Skrotalverletzungen

▶ **Ätiologie**
- In der Mehrzahl der Fälle handelt es sich um stumpfe Traumata (Verkehrsunfall: Motorrad- und Fahrradfahrer, Sportunfälle).
- Offene Verletzungen und Pfählungen sind seltener.

Stumpfes Trauma

▶ **Symptome**
- ausgeprägtes Hämatom peritestikulär, in der Skrotalhaut oder auf den Penis übergreifend (▶ Abb. 10.31)
- bei intakter Tunica albuginea starker Dehnungsschmerz

▶ **Diagnostik**
- **Sonografie:** peritestikuläre/intratestikuläre Flüssigkeit; Interpretation aufgrund der ausgedehnten Hämatome oft erschwert
- **MRT/CT:** bei unklaren Befunden zum Ausschluss einer Hodenruptur

▶ **Therapie**
- **leichte Verletzungen:** konservativ mit suffizienter Schmerztherapie, Hochlagerung
- **schwere Verletzungen mit sehr großem Hämatom oder Hodenruptur:** sofortige operative Freilegung, Blutstillung und wenn möglich Hodenrekonstruktion (▶ Abb. 10.32)

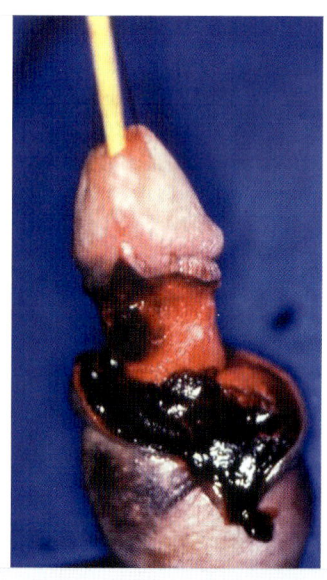

Abb. 10.30 Bei gleichzeitig vorliegender Urethraverletzung muss diese im Rahmen der Operation mitversorgt werden.

10.2 Urologische Traumatologie

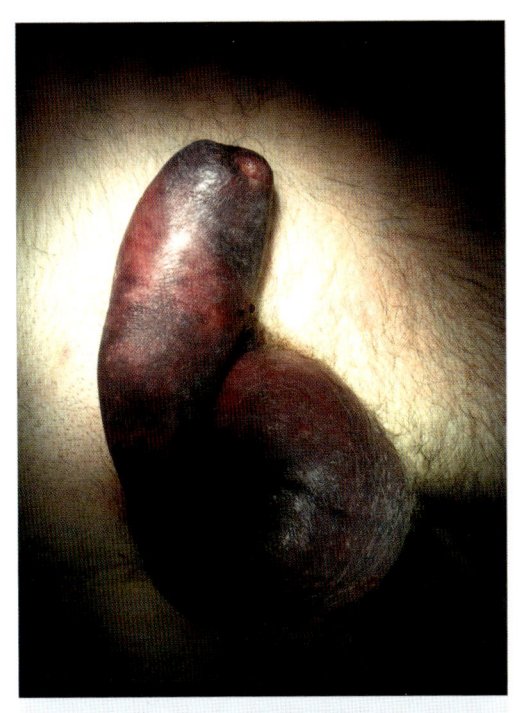

Abb. 10.31 Klinisches Bild einer Hodenruptur mit aktiver Blutung nach Motorradunfall – massive Einblutung bis zum Penisschaft.

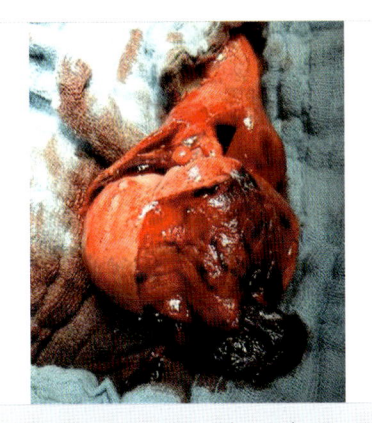

Abb. 10.32 Intraoperativer Situs bei Hodenruptur. Nach Ausräumung des Hämatoms und Débridement der avitalen Anteile erfolgt die Rekonstruktion.

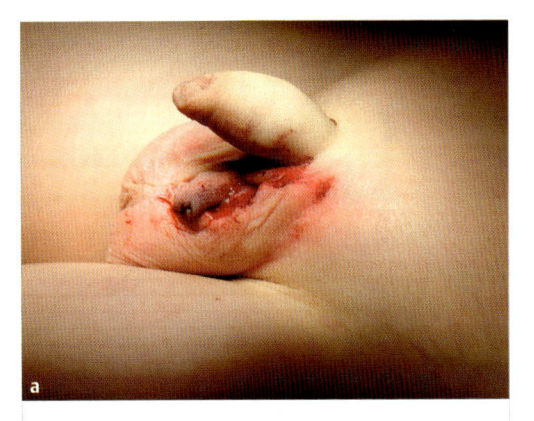

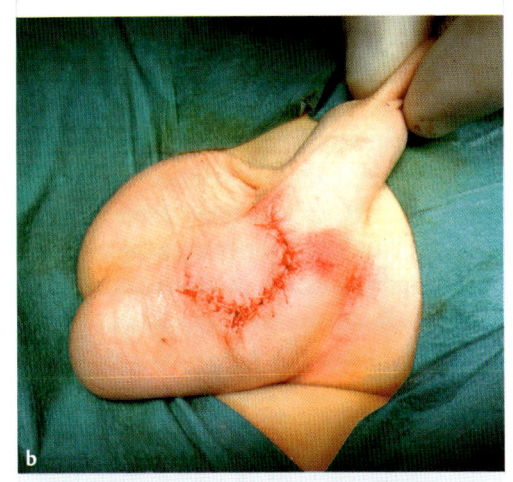

Abb. 10.33 Skrotale Hautverletzung eines 10-jährigen Jungen nach Hundebiss durch eine Jeanshose.
a Klinisches Bild.
b Nach Reinigung, Débridement und primärer Naht.

Offene Verletzungen

▶ Therapie
- großflächige Hautverletzungen mit Ablederung:
  ○ Débridement, Blutstillung und primäre/sekundäre Deckung des Defekts (▶ Abb. 10.33)
  ○ Je nach Lage kann es notwendig sein, den Hoden passager unter die Oberschenkelhaut zu verlagern mit sekundär plastischer Rekonstruktion des Skrotums.
- Pfählungsverletzungen:
  ○ operative Entfernung, Exploration und Reinigung der Wunde (▶ Abb. 10.34)
  ○ bei kombinierten Pfählungsverletzungen (perineal, rektal, vaginal) sofortiges interdisziplinäres operatives Vorgehen

Notfälle

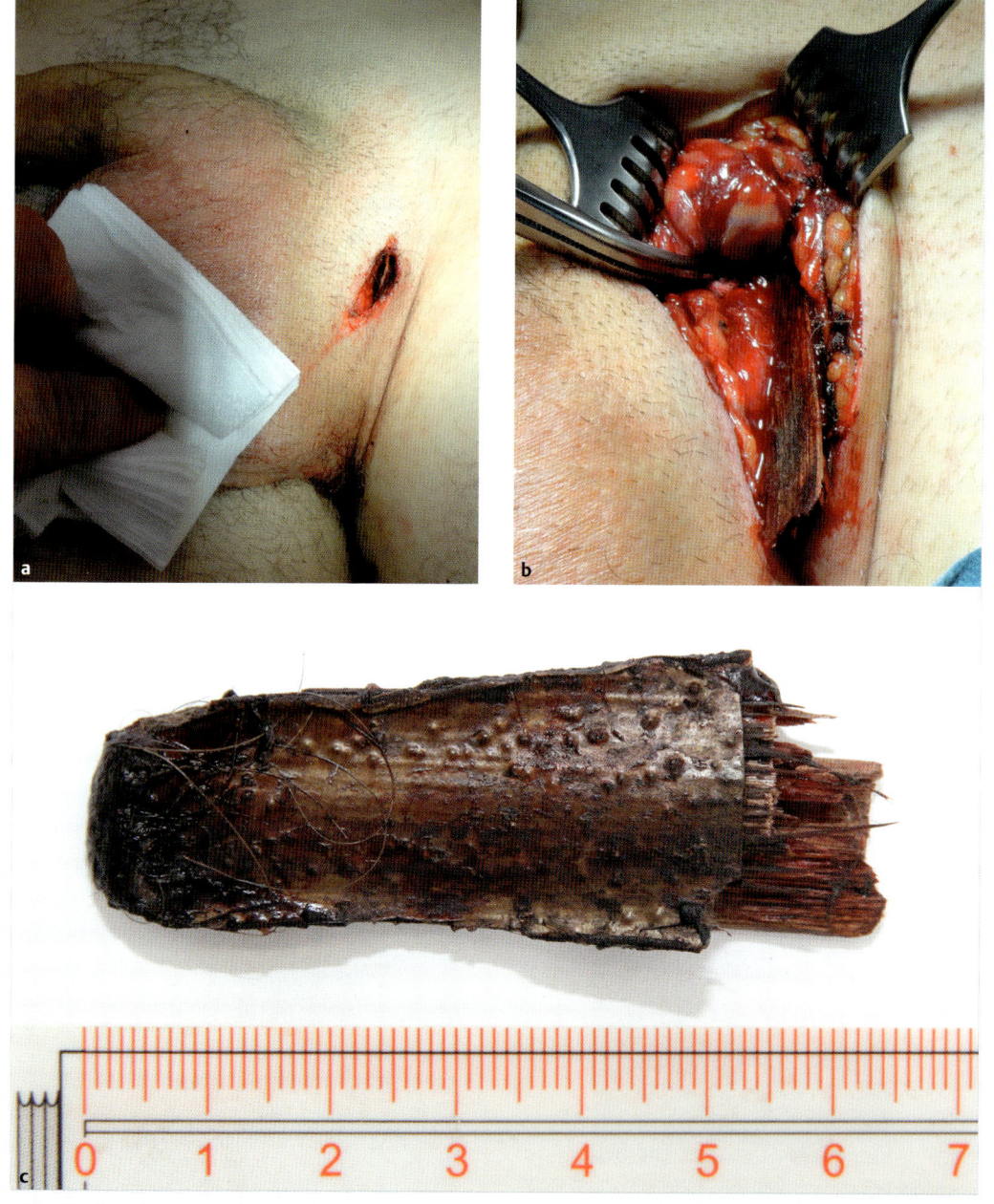

Abb. 10.34 Pfählungsverletzung der inguinoskrotalen Region nach Sturz von einem Baum bei einem 45-jährigen Mann.
a Klinisches Bild.
b Intraoperativer Situs: Nähe des Holzstücks zum Samenstrang, welcher unverletzt blieb.
c Geborgenes Holzstück.

10.2.7 Verletzungen des weiblichen äußeren Genitales

Bei Frauen kommt es seltener als bei Männern zu Verletzungen des äußeren Genitales. Am häufigsten kommt es zu einem **Vulvatrauma**.

▶ Symptome
- großes Hämatom
- Schmerzen und Miktionsprobleme
- oft in Kombination mit Beckentraumata (30%)

▶ Diagnostik
- Vaginale und rektale Begleitverletzungen dürfen nicht übersehen werden.
- Bildgebende Methoden wie Sonografie, CT oder MRT sind durchzuführen!

▶ Therapie
- konservativ, selten operative Hämatomausräumung
- Hautverletzungen: Débridement, Blutstillung, Wundverschluss
- komplexe Verletzungen: interdisziplinäres operatives Vorgehen

10.3 Literatur

[1] Bjurlin MA, Fantus RJ, Mellett MM et al. Genitourinary injuries in pelvic fracture morbidity and mortality using the National Trauma Data Bank. J Trauma 2009; 67: 1033–9
[2] Chapple C, Barbagli G, Jordan G et al. Consensus statement on urethral trauma. BJU Int 2004; 93: 1195–202.
[3] Drake T, Jain N, Bryant T et al. Should low-dose computed tomography kidneys, ureter, and bladder be the new investigation of choice in suspected renal colic? A systematic review. Indian J Urol 2014; 30: 137–43
[4] Eke N. Fournier's gangrene: a review of 1 726 cases. Br J Surg 2000; 87: 718–28
[5] Fan B, Yang D, Wang J et al. Can tamsulosin facilitate expulsion of ureteral stones? A meta-analysis of randomized controlled trials. Int J Urol 2013; 20: 818–30
[6] Guttmann I, Kerr HA. Blunt bladder injury. Clin Sports Med 2013; 32: 239–46
[7] Hegele A, Lefering R, Ruchholtz S et al. Urologische Verletzungen beim schwerverletzen Patienten in der Akutphase – Daten aus dem TraumaRegister der Deutschen Gesellschaft für Unfallchirurgie. Der Urologe 2015, Kongressband
[8] Hicks D, Li CY. Management of macroscopic haematuria in the emergency department. Emerg Med J 2007; 24: 385–90
[9] Kleinschmidt K. Urologische Notfälle. In: Jocham D, Miller K, Hrsg. Praxis der Urologie. 3. Aufl. Stuttgart: Thieme 2007: 550 ff
[10] Lumen N, Kuehhas FE, Djakovic N et al. Review of the current management of lower urinary tract injuries by the EAU trauma guidelines panel. Eur Urol 2015; 67: 925–9
[11] Martínez-Piñeiro L, Djakovic K, Plas E et al. European Association of Urology. EAU Guidelines on Urethral Trauma. Eur Urol 2010; 57: 791–803
[12] McGeady JB, Breyer BN. Current epidemiology of genitourinary trauma. Urol Clin North Am 2013; 40: 323–34
[13] Moore EE, Cogbill TH, Jurkovich GJ et al. Organ injury scaling: spleen and liver (1994 revision). J Trauma 1995; 38: 323–4
[14] Mundy AR, Andrich DE. Urethral trauma. Part I: introduction, history, anatomy, pathology, assessment, and emergency management. BJU Int 2011; 108: 310–27
[15] Protzel C, Hakenberg OW. Diagnosis and treatment of lower urinary tract trauma. Unfallchirurg 2010; 113: 313–24
[16] Rassweiler J, Teber D, Stock C. Urologische Traumatologie. In: Jocham D, Miller K, Hrsg. Praxis der Urologie. 3. Aufl. Stuttgart: Thieme; 2007: 520 ff
[17] Ruchholtz S, Lewan U, Debus F et al. TraumaNetzwerk DGU: Optimizing patient flow and management. Injury 2014; 45 Suppl. 3: S 89–92
[18] Schmidlin F. Renal trauma. Treatment strategies ans indications for surgical exploration. Urologe A 2005; 44: 863–9
[19] Shenfeld OZ, Gnessin E. Management of urogenital trauma: state of the art. Curr Opin Urol 2011; 21: 449–54
[20] Shyam DC, Rapsang AG. Fournier's gangrene. Surgeon 2013; 11: 222–32
[21] Smith JK, Kenney PJ. Imaging of renal trauma. Radiol Clin North Am 2003; 41: 1019–35
[22] Smith TG 3rd, Coburn M. Damage control maneuvers for urologic trauma. Urol Clin North Am 2013; 40: 343–50
[23] Sroczyński M, Sebastian M, Rudnicki J et al. A complex approach to the treatment of Fournier's gangrene. Adv Clin Exp Med 2013; 22: 131–135
[24] Summerton DJ, Djakovic N, Kitrey ND et al. Guidelines on Urological Trauma. European Association of Urology 2015. http://uroweb.org/guideline/urological-trauma
[25] S 3-Leitlinie Polytrauma/Schwerverletztenbehandlung. AWMF-Register No. 012/019. http://www.awmf.org/leitlinien/detail/ll/012-019.html
[26] Tay YK, Spernat D, Rzetelski-West K et al. Acute management of priapism in men. BJU Int 2012; 109 Suppl 3: 15–21
[27] Wagenlehner FM, Lichtenstern C, Rolfes C et al. Diagnosis and management for urosepsis. Int J Urol 2013; 20: 963–70
[28] Wagenlehner FM, Pilatz A, Weidner W. Urosepsis – from the view of the urologist. Int J Antimicrob Agents 2011; 38 Suppl: 5–17
[29] Wagenlehner FM, Lichtenstern C, Weigand MA et al. Urosepsis and treatment. Urologe A 2010; 49: 618–22

Kapitel 11

Nierentransplantation

11.1	Einleitung	*510*
11.2	Entwicklung der Nierentransplantation	*510*
11.3	Grundlagen der Nierentransplantation	*511*
11.4	Operative Techniken	*518*
11.5	Komplikationen nach Nierentransplantationen	*523*
11.6	Nierentransplantation bei Kindern	*528*
11.7	Langzeitbetreuung nach Nierentransplantation	*528*
11.8	Langzeitergebnisse nach Nierentransplantation	*529*

11 Nierentransplantation

C. Protzel, K. Stein, A. Führer, O.W. Hakenberg

11.1 Einleitung

Mit dem Beginn der erfolgreichen Organtransplantation in der Mitte des 20. Jahrhunderts wurde ein neues Kapitel in der Behandlung chronisch kranker Patienten geöffnet. Der Schlüssel zu diesem rasanten Fortschritt waren neben der Entwicklung der chirurgischen Techniken im letzten Jahrhundert das zunehmende Verständnis der zugrundeliegenden immunologischen Prozesse und die Entwicklung von wirksamen Immunsuppressiva.

> **Merke**
>
> Die Nierentransplantation bleibt der zahlenmäßig häufigste Eingriff in der Transplantation solider Organe. Sie wird traditionell geprägt durch urologische Transplanteure. Die Nierentransplantation ist und bleibt somit ein integraler Bestandteil der modernen Urologie.

11.2 Entwicklung der Nierentransplantation

Die Vision vom Ersatz verlorener Körperteile oder ganzer Organe geht zurück bis an den Anfang der Medizingeschichte. Die Legende erzählt von der Transplantation eines Beines im 3. Jahrhundert durch die Schutzpatrone der Chirurgie, Cosmas und Damian.

Erste Versuche der Organtransplantation begannen Anfang des 20. Jahrhunderts im Tierexperiment durch Emerich Ullmann in Wien, der 1902 eine Niere beim Hund transplantierte, die vorübergehend eine geringe Ausscheidung zeigte. In Berlin führte Ernst Unger bis 1910 über 100 Transplantationen an Hunden durch, 1909 auch die Transplantation einer Niere eines totgeborenen Säuglings in einen Affen. Das Tier überlebte diesen Eingriff nicht, allerdings konnte bei der Obduktion die Funktionalität der Anastomose nachgewiesen werden.

Bahnbrechende Arbeiten wurden auch von der Gruppe um Mathieu Jaboulay in Lyon durchgeführt, die Xenograftnieren (Schwein, Ziege) auf den Menschen transplantierten; beide Organe funktionierten jeweils nur für eine Stunde. Jaboulays Mitarbeiter Alexis Carrel forschte auf dem Gebiet der Anastomosentechnik und wurde für seine Arbeiten 1912 mit dem Nobelpreis für Medizin ausgezeichnet. Carrel wies bereits 1914 in einer Rede auf die wesentliche Problematik der Organtransplantation, die Abstoßung, hin. Unter der Berücksichtigung dieser Problematik führte Juri Voronoy 1933 die erste allogene Nierentransplantation mit der Spenderniere eines Hirntoten bei Blutgruppengleichheit mit dem Empfänger durch. Bei einer warmen Ischämiezeit von 6 Stunden blieb jedoch eine Organfunktion aus. Voronoy führte bis 1949 sechs weitere allogene Nierentransplantationen ohne Erfolg durch.

Die zunehmenden Kenntnisse über Blutgruppenkompatibilität und immunologische Abstoßung führten dann zu den ersten erfolgreichen allogenen Nierentransplantationen unter Verwandten, zuerst in Paris (Mutter auf Sohn) mit Sofortfunktion der Niere, die aber am 22. postoperativen Tag abgestoßen wurde. Als erste dauerhaft erfolgreiche Nierentransplantation gilt daher die Lebendspendetransplantation bei eineiigen Zwillingen am 23. Dezember 1954 in Boston durch die Gruppe Murray (plastischer Chirurg), Harrison (Nephrologe) und Merril (Urologe). Murray erhielt später für diese und weitere Arbeiten zur Nierentransplantation den Nobelpreis für Medizin.

Zu einer Standardoperation konnte die Nierentransplantation erst durch die Entdeckung der Histokompatibilitätsantigene (HLA) durch Dausset, die Entwicklung der Kreuzprobe (Cross-Match) und die Einführung von Azathioprin werden. Nachdem zunächst eine Ganzkörperbestrahlung und 6-Mercaptopurin zur Immunmodulation versucht worden waren – mit fatalen Ergebnissen – wurde ab 1961 Azathioprin erfolgreich zur Immunsuppression eingesetzt, und bereits 1963 berichtete Denver in den USA über die erfolgreiche Transplantation von Lebendnieren- und Kadavernieren unter Azathioprintherapie. Weiterer Meilenstein dieser Entwicklung war der Ersatz des Azathioprins durch den Calcineurininhibitor Ciclosporin ab dem Jahr 1978.

Die erste Kadaver-Nierentransplantation wurde in Deutschland im Jahr 1963 durch Bücherl (Chirurg), Brosig (Nephrologe) und Nagel (Urologe) in West-Berlin durchgeführt. Die erste Transplantation nach Lebendspende 1964 durch die gleiche Arbeitsgruppe. Die erste Nierentransplantation auf dem Gebiet der damaligen DDR erfolgte durch Rockstroh (Urologe) im Jahr 1966 in Halle/Saale.

Früh zeigten sich die Beschränkungen der Transplantation als Nierenersatztherapie durch den lokalen Mangel an geeigneten Spenderorganen. Daher wurde 1967 zum Austausch von Spenderorganen und zur effizienten Allokation für geeignete Empfänger die Organisation „Eurotransplant" mit Sitz in Leiden/Niederlande gegründet. Eurotransplant vermittelt in den Mitgliedsstaaten entnommene Organe aufgrund von HLA-Matching und anderen Allokationskriterien.

11.3 Grundlagen der Nierentransplantation

11.3.1 Gesetzliche Grundlagen der Organtransplantation

Das Spannungsfeld zwischen der effizienten Methodik des Organersatzes durch Transplantation und dem Mangel an dafür notwendigen Spenderorganen hat trotz aller gesellschaftlichen Bemühungen immer wieder zu Konflikten geführt. Die im Jahr 2012 nachgewiesenen Fälle von Manipulationen der Warteliste für Lebertransplantation haben diese Konflikte weiter verschärft und erneut Diskussionen über das Transplantationsgesetz angefacht.

Das Transplantationsgesetz (BGBl. I S. 2206, letzte Änderung Artikel 5d S. 2423 im Jahr 2013) stellt seit 1997 die juristische Grundlage für die Organtransplantation in Deutschland dar. Es regelt die Organspende, die Verteilung von Organen (Allokation) und die Transplantation. Dabei wurde zur Verhinderung von Organhandel eine klare Trennung zwischen der Organisation der Organspende und der Organisation der Organverteilung festgelegt. Der Organhandel ist gesetzlich untersagt und unter Strafe gestellt.

Grundlage für die Organspende ist die erweiterte Zustimmungslösung, wonach jeder Bürger der Bundesrepublik Deutschland zu Lebzeiten über eine postmortale Entnahme seiner Organe zur Organspende entscheiden kann. Diese kann zum Beispiel durch einen „Organspende-Ausweis" dokumentiert werden. In der Praxis fehlt eine dokumentierte Willensäußerung meist, so dass die nächsten Angehörigen zum mutmaßlichen Willen des Hirntoten befragt werden müssen. Krankenhäuser sind gesetzlich zur Meldung von potenziellen Organspendern an die Deutsche Stiftung für Organspende (DSO) verpflichtet, die die Durchführung einer Organspende koordiniert und die Meldung der Spenderorgane an Eurotransplant durchführt.

Auch die Lebendspende ist durch dieses Gesetz geregelt. Als Spender kommen neben nahen Verwandten auch Menschen in Frage, die ein enges persönliches („emotionales") Verhältnis zum Empfänger haben. Diese Form der Lebendspende unterliegt gesonderten Regelungen, um einen Missbrauch zu unterbinden. Unabhängige Kommissionen der Landesärztekammer prüfen entsprechende Anträge der Spender-Empfänger-Paare auf Freiwilligkeit und Ausschluss finanzieller Interessen sowie ethische Vertretbarkeit. Die Lebendspender sollen kein wesentlich erhöhtes gesundheitliches Risiko tragen. Daher ist eine umfangreiche präoperative Diagnostik bei potenziellen Lebendspendern unabdingbar.

Die Allokation der Organe bei Organspenden hirntoter Patienten erfolgt durch die unabhängige Stiftung Eurotransplant, deren Mitgliedstaaten neben Deutschland die Niederlande, Belgien, Österreich, Ungarn, Kroatien und Slowenien sind. Eurotransplant entscheidet über die Zuteilung nach den Kriterien Erfolgsaussicht (aufgrund der HLA-Übereinstimmung) und Dringlichkeit unter allen Patienten auf der Warteliste. 2012 wurden 5929 Organe von Eurotransplant zur Transplantation vermittelt, davon 2902 Nieren.

11.3.2 Chronisches Nierenversagen und Indikationen zur Nierentransplantation

Definition

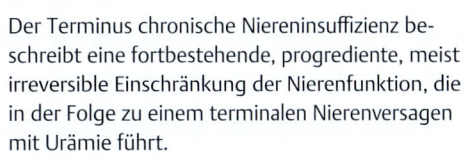

Der Terminus chronische Niereninsuffizienz beschreibt eine fortbestehende, progrediente, meist irreversible Einschränkung der Nierenfunktion, die in der Folge zu einem terminalen Nierenversagen mit Urämie führt.

Das Terminalstadium der Niereninsuffizienz ist mit einer glomerulären Filtrationsrate von < 15 ml/min/1,73m^2 in der Leitlinie der KDIGO (Kidney Disease Improving Global Outcome) beschrieben und verbunden mit der Notwendigkeit einer Nierenersatztherapie.

Die Inzidenz der terminalen Niereninsuffizienz ist in Deutschland auch aufgrund der demographischen Entwicklung angestiegen; so wurden 2006 insgesamt über 17 500 Patienten in Deutschland dialysepflichtig; dies entspricht einer Inzidenz von 213/Million (im Vergleich dazu waren es 1995 noch 145/Mio). 2006 waren insgesamt 66 508 Patienten in Deutschland im chronischen Dialyseprogramm (1995 waren es im Vergleich 41 350 gewesen). Dementsprechend ist die Zahl der Patienten auf der Warteliste für eine Nierentransplantation in Deutschland angestiegen; allerdings stagniert diese Zahl seit 2010. Ebenfalls deutlich angestiegen ist die Zahl der Menschen, die mit einem Nierentransplantat in Deutschland leben (25 210 in 2006 gegenüber 13 306 in 1995). Dennoch bleibt die Nierenersatztherapie in Form von Dialyseverfahren für die Mehrzahl der Patienten das einzige Therapieverfahren.

Bezüglich der Ursachen der terminalen Niereninsuffizienz hat sich in den Jahren 1999–2006 auch ein deutlicher Wandel vollzogen. Der Anteil der hypertensiv-vaskulären Nephropathien hat deutlich zugenommen. Hauptursache ist weiterhin die diabetische Nephropathie, mit steigender Tendenz (Typ-2-Diabetes mellitus). Diese Tendenz liegt in der Zunahme der Zahl älterer Patienten in der Dialysepopulation begründet, da der Endorganschaden der Niere durch Bluthochdruck und Diabetes-mellitus-Typ-2-Patienten im fortgeschrittenen Lebensalter betrifft. Der Anteil der Glomerulonephropathien ist leicht rückläufig.

Das terminale Stadium der Niereninsuffizienz erfordert eine Methode der Nierenersatztherapie. Dabei stellt die Nierentransplantation eine relevante Alternative zu den Verfahren der Hämodialyse und der Peritonealdialyse dar. Trotz der augenscheinlichen Vorteile der erfolgreichen Nierentransplantation müssen mit dem Patienten die Vor- und Nachteile des jeweiligen Nierenersatzverfahrens ausführlich erörtert werden. Dabei stehen der Vermeidung von Langzeitfolgen des chronischen Nierenversagens und der Lebensqualität mögliche operative Komplikationen und Nebenwirkungen der immunsuppressiven Therapie gegenüber.

Die Anzahl der pro Jahr durchgeführten Nierentransplantationen ist in Deutschland über viele Jahre kontinuierlich angestiegen, seit 2012 aufgrund gesunkener Organspendezahlen aber rückläufig. 2006 wurden in Deutschland insgesamt 2775 Nieren transplantiert, 2011 waren es 2850 und 2012 nur noch 2586. Die Anzahl der davon als Lebendspenden durchgeführten Nierentransplantationen ist in Deutschland ebenfalls kontinuierlich angestiegen, von 16 % 2006 auf 22 % in 2010 und zuletzt auf 29 % im Jahr 2012.

Tab. 11.1 Empfohlene Wartezeit vor Organtransplantation nach malignen urologischen Erkrankungen.

Karzinom		Empfohlene Wartezeit (Jahre)
Nierenzellkarzinom	< 2 cm	2
	> 5 cm	5
Urothelkarzinom	pTa, pT 1	2
	> pT 1	5
Prostatakarzinom	organbeschränkt	2
	organüberschreitend	5
Hodentumor		2–5
Peniskarzinom		2–5

11.3.3 Voraussetzungen und Kontraindikationen für eine Nierentransplantation

Neben allgemeinen Voraussetzungen seitens der kardiopulmonalen Belastbarkeit für eine Narkose, müssen weitere wesentliche Punkte Beachtung finden. Dazu zählen eine entsprechende hepatische Funktionsreserve, ein ausreichender Status der Gefäße im Bereich der potenziellen Gefäßanastomosen sowie zwingend der Ausschluss von floriden Infektionen und Malignomen. Dabei stellen kurativ behandelte Malignome keineswegs absolute Ausschlusskriterien für eine Nierentransplantation dar. Es müssen jedoch gewisse Sicherheitszeitabstände eingehalten werden, da eine okkulte Metastasierung unter immunsuppressiver Therapie nach Nierentransplantation rasch progredient verlaufen könnte. Dabei werden in Abhängigkeit von der Primärhistologie des Malignoms spezifische Sicherheitsabstände gefordert (▶ Tab. 11.1).

11.3.4 Vorbereitung zur Nierentransplantation

Nach erfolgter Aufklärung über die Nierentransplantation müssen etwaige Kontraindikationen durch entsprechende Voruntersuchungen aus-

Tab. 11.2 Voruntersuchungen vor geplanter Transplantation.

Voruntersuchung	Parameter/Befunde
Ausschluss Kontraindikationen	• akute und nicht sanierbare chronische Infektionen (z. B. aktive TBC, chronisch aktive Hepatitis B/C) • Malignome • fortgeschrittene Organinsuffizienzen (Herz, Lunge, Leber) • schwere Arteriosklerose (Dopplersonografie der Beckenachse und der Karotiden s. u.) • Non-Compliance
kardiopulmonale Voraussetzungen	• Ausschluss Herzinsuffizienz und Koronarinsuffizienz (Belastungs-EKG, Echokardiografie, Stressecho, ggf. Koronarangiografie) • pulmonale Funktionsreserve (Röntgen-Thorax, ggf. Lungenfunktionsprüfung)
Ausschluss von potenziellen Infektionsherden	• zahnärztliche und HNO-ärztliche Vorstellung • Ausschluss Divertikulitis • Ausschluss viraler Infektionen (HIV, Hepatitis)
Gefäßstatus	• Dopplersonografie und/oder Angiografie der Beckengefäße
urologische Voruntersuchungen	• urologischer Status • Urinanalyse • Uroflowmetrie, Restharnbestimmung, ggf. Urodynamik • Sonografie • Ausschluss urologischer Malignome
gynäkologische Voruntersuchungen	• gynäkologischer Status • Sonografie
gastroenterologische Voruntersuchungen	• Gastroskopie • Koloskopie
augenärztliche Voruntersuchung	-

geschlossen werden. Die geforderten Untersuchungen sind in ▶ Tab. 11.2 dargestellt. Einen wesentlichen Teil nehmen dabei urologische Voruntersuchungen ein. Neben Untersuchungen zum Ausschluss urologischer Malignome muss eine exakte Bestimmung der Speicher- und Entleerungssituation der Harnblase erfolgen. Diese gestaltet sich nicht selten aufgrund der fehlenden Restdiurese schwierig.

Eine eingehende Untersuchung der verbliebenen Eigennieren ist unbedingt erforderlich. Im Falle der polyzystischen Nierendegeneration wird die Notwendigkeit der Nephrektomie vor der Nierentransplantation kontrovers diskutiert. Wirkliche räumliche Behinderungen ergeben sich bei der Transplantation eher selten, vielmehr können aber Komplikationen wie Einblutungen und Entzündungen vorgebeugt werden. Nicht zuletzt finden sich mit relevanter Häufigkeit auch okkulte Nierenzellkarzinome in den Eigennieren transplantierter Patienten. Im Falle von sehr ausgedehnten Befunden von Zystennieren kann ggf. einzeitig im Rahmen der Transplantation nephrektomiert werden.

11.3.5 Spender und Spenderorgane

Postmortale Organspende

Voraussetzung für eine postmortale Organspende ist die Feststellung des Hirntods beim Spender.

Definition

Der **Hirntod** ist definiert als Zustand der irreversibel erloschenen Gesamtfunktion von Großhirn, Kleinhirn und Hirnstamm, was die Aufrechterhaltung der Herz-Kreislauf-Funktion durch kontrollierte Beatmung erfordert.

Für die Feststellung des Hirntods gibt es klare Richtlinien des wissenschaftlichen Beirats der Bundesärztekammer vom 29.06.1991 (Vierte Fortschreibung gemäß § 16 Abs. 1 Transplantationsgesetz). Die Feststellung des Hirntods vor Organspende muss durch 2 unabhängige Fachärzte erfolgen, die nicht zum Transplantationsteam gehören dürfen. Darüber hinaus muss mindestens einer der

Ärzte Facharzt für Neurologie oder Neurochirurgie sein. Zu den Diagnosekriterien gehören klinische Symptome der erloschenen Hirnfunktion (Koma, lichtstarre Pupillen, fehlende Spontanatmung, fehlende Hirnnervenreflexe) und deren Irreversibilität. Die Unumkehrbarkeit des Hirnausfalls wird durch Persistenz der Symptome über einen längeren Zeitraum, von mindestens 12 Stunden bei primärer, und von mindestens 3 Tagen bei sekundärer Hirnschädigung, festgestellt. Als zusätzliche Untersuchungen kommen ein EEG oder evozierte Potenziale sowie zum Nachweis der erloschenen zerebralen Perfusion eine Dopplersonografie, eine zerebrale Perfusionsszintigrafie oder die Computertomografie-Angiografie (CTA) in Betracht.

Die Pathophysiologie des Hirntods beruht auf dem Erlöschen der zerebralen Durchblutung aufgrund von massiver Ödembildung. Hauptursachen dafür waren früher meist Schädel-Hirn-Traumen infolge von Verkehrsunfällen, heute überwiegen bei den Organspendern als Ursache spontane Hirnblutungen bei Aneurysmaruptur oder hypertensiven Hirngefäßschädigungen. Lag eine Hypertonie-assoziierte intrakranielle Blutung vor, kann der Transplantationserfolg durch eine möglicherweise beim Spender bestehende hypertensive Nierenerkrankung negativ beeinflusst werden.

Vor der Durchführung einer Organspende sind neben der Hirntoddiagnostik noch weitere Untersuchungen des Spenders erforderlich. Anamnestisch ausgeschlossen werden müssen Malignome, Infektionen und Drogenabusus. Auslandsaufenthalte mit Infektionsrisiko müssen unter Umständen abgeklärt werden. Eine ausgeprägte generalisierte Arteriosklerose des Spenders kann eine relative Kontraindikation darstellen; letztendlich muss dann meist die Qualität der jeweiligen Organe bei der Entnahme beurteilt werden. Für die Nierenspende gelten die Retentionsparameter beim Eintritt des Hirntods, die Stundendiuresemengen, eine Proteinurie, eine Mikrohämaturie und die Vorerkrankungen des Spenders (z. B. Diabetes mellitus) als wesentliche Kriterien für die Organqualität.

Lebendorganspende

Die Vorgehensweise bei Lebendspendern ist wesentlich umfangreicher. Für eine Lebendspende einer Niere kommen prinzipiell nur völlig gesunde Menschen in Betracht, die keinerlei wesentliche Risiken für die operative Entnahme und den Verlust einer Niere bieten und dadurch keine Einschränkungen erleiden sollen. Insbesondere Funktionseinschränkungen, die das Risiko für die spätere Entwicklung einer Niereninsuffizienz beim Lebendspender in sich tragen, müssen zum Ausschluss führen. Hierzu zählen ein manifester Diabetes mellitus, auch wenn er diätetisch ausreichend behandelbar ist, und eine intensiv behandelte arterielle Hypertonie. Während früher jegliche Hypertonie einen Ausschlussgrund darstellte, ist man heute dazu übergegangen, die mit einem Medikament gut eingestellte Hypertonie zu akzeptieren. Ein pathologischer oraler Glukosetoleranztest ohne manifesten Diabetes bleibt als Kontraindikation umstritten.

Zur Beurteilung der Nierenfunktion des Lebendspenders ist eine Nierenszintigrafie mit Bestimmung der seitengetrennten Clearance erforderlich. Bei deutlichen Funktionsunterschieden zwischen rechter und linker Niere kann nur das schlechter funktionierende Organ entnommen werden. Notwendig ist auch die Darstellung des renalen Gefäßstatus mittels Angiografie oder MR-Angiografie, um arterielle oder venöse Einfach- oder Mehrfachversorgung präoperativ zu kennen. Nieren mit Mehrfachversorgung bieten aufgrund der längeren Anastomosenzeiten und der damit verbundenen längeren Ischämiezeiten besondere Risiken für die spätere Transplantatfunktion.

Die Wahl der Seite der zu entnehmenden Niere wird auch von der Operationsmethode mitbestimmt: Während dies bei der offenen Nierenentnahmeoperation prinzipiell nicht relevant ist, ist die linke Niere mit längerer Arterie bei laparoskopischer und handassistierter laparoskopischer Entnahmetechnik leichter zu entnehmen.

11.3.6 Immunologische Grundlagen

Eine der wesentlichen Voraussetzungen für ein gesundes Überleben des Menschen ist seine Immunkompetenz, mit der Mikroorganismen und Fremdgewebe erkannt und eliminiert werden. Diese physiologische Fähigkeit ist aber zugleich ein Kernproblem bei der Organtransplantation, die sich auf einem schmalen Pfad zwischen erwünschter Suppression des Immunsystems zur Toleranz des Organtransplantats einerseits und der Gefahr der unerwünschten Auslösung von Infektionen und Entstehung von Tumoren durch Ausschalten eines überlebenswichtigen Körpersystems andererseits bewegt.

Die wesentlichen Grundsäulen der Immunabwehr stellen neben unspezifischen Abwehrsystemen (Lysozym, Komplementsystem) B- und T-Lymphozyten, die als noch naive Vorläuferzellen im Thymus und Knochenmark geprägt werden, sowie von B-Lymphozyten gebildete Antikörper (Immunglobuline) dar. Die Immunabwehr vollzieht sich als frühe unspezifische oder als adaptive spezifische (meist verzögerte) Immunantwort:

Die **unspezifische zelluläre Immunantwort** realisiert sich über eine chemokingetriggerte Einwanderung von Makrophagen und neutrophilen Granulozyten. Es kommt über weitere Mediatorausschüttung zur lokalen Entzündung mit Endozytose sowie Freisetzung von Lysozym, Oxidanzien und Stickstoffmonoxid. Teil dieser unspezifischen Antwort sind auch das Ingangsetzen der Komplementkaskade (Schlüsselkomplement C 3b) sowie natürliche Killerzellen. Die unspezifische Immunreaktion spielt eine wesentliche Rolle in der Frühphase nach Transplantation, da es im Rahmen der Organentnahme zur Aktivierung diverser Entzündungsmediatoren kommt. Wesentliche Einflussfaktoren sind dabei Kaliumverlust der Zellen, kälteinduzierte Schwellung und die Anhäufung von Stoffwechselprodukten. Diese Mechanismen können durch Einsatz spezieller Perfusionslösungen reduziert werden. Sie erklären jedoch auch den wesentlichen Einfluss der warmen und kalten Ischämiezeiten auf die spätere Organfunktion.

Nachfolgend interagiert die unspezifische Immunantwort über die Komplementkaskade (C 3b) auch mit der **spezifischen Immunreaktion**. Dies erklärt auch den Einfluss des Ausmaßes der Transplantatschädigung auf die Auslösung einer Rejektion. Bei der spezifischen Immunantwort werden eine zelluläre und eine humorale Immunabwehr unterschieden. Im Falle einer Rejektion wird daher eine **zelluläre** von einer **humoralen Organrejektion** unterschieden.

Bei der **spezifischen zellulären Immunantwort** kommt es zu einer T-Zell-Aktivierung durch aufbereitete Antigene (Peptidfragmente), die von „professionellen" antigenpräsentierenden Zellen (APC – vor allem dendritische Zellen) in molekulare Taschen der **MHC-(Major-Histokompatibilitäts-Komplex-)Proteine** eingebaut werden. Man unterscheidet MHC-Klasse-I-, -II- und -III-Proteine, die beim Menschen auch als **HLA-Klassen** bezeichnet werden:

- Die Klasse I stellen Oberflächenproteine dar, die aus 2 Ketten bestehen, einer kleinen, löslichen Kette (Beta-2-Mikroglobulin) und einer hochvariablen, schweren Kette (HLA-A, HLA-B und HLA-C). Es lassen sich derzeit serologisch 24 A-Antigene, 57 B-Antigene und 11 Cw-Antigene (HLA-C) bestimmen.
- Klasse-II-Proteine bestehen aus einer Alpha- und Beta-Kette (HLA-DR, HLA-DQ und HLA-DP). Es werden 21 DR-Antigene und 9 DQ-Antigene unterschieden. Die Bestimmung der DP-Antigene spielt für die Transplantation eine untergeordnete Rolle. Eine besondere Rolle für das Langzeitüberleben des Transplantats spielt hingegen ein Übereinstimmen in den HLA-DR-A- und -B-Typen.

Diese Oberflächenproteine führen durch ein Doppelsignal (MHC-I-Co-Rezeptor CD8 bei zytotoxischen T Zellen oder MHC-II-Co-Rezeptor CD4 bei T-Helferzellen + B7-Protein an CD28) zu einer Aktivierung von T Zellen. Infolgedessen kommt es zur Sekretion von Interleukin-2 (IL 2) und zur Expression von IL-2-Rezeptoren auf den T-Zellen und damit zu einer klonalen Expansion und Ausdifferenzierung in T-Killerzellen, TH_1- und TH_2-Zellen. Diese Signalaktivierung über IL 2 ist Hauptangriffsort der Immunsuppression durch Calcineurininhibitoren.

T-Killerzellen erkennen MHC-Klasse-I-gebundene Antigene auf infizierten Körperzellen, Tumorzellen oder Zellen transplantierter Organe und eliminieren diese. MHC-II-aktivierte T-Helferzellen differenzieren sich in inflammatorische T-Zellen (TH_1), die Makrophagen aktivieren, oder in Typ-2-Helferzellen (TH_2), die für die B-Zell-Aktivierung zuständig sind. TH_1- und TH_2-Zellen inhibieren sich gegenseitig, sodass regelhaft nur ein Typ vorherrschend ist.

Die **spezifische humorale Immunantwort** wird durch B-Lymphozyten gewährleistet. Diese werden durch Antigen-Antikörper-Komplexe und TI-(Thymus-independent-)Faktoren oder durch TH_2-Zellen und MHC-II-assoziierte TD-(Thymus-dependent-)Antigene aktiviert (CD40-Ligand + IL 4). Dadurch kommt es zu einer klonalen Selektion mit Sekretion von monospezifischem IgM und Differenzierung zur Plasmazelle.

Die **Antikörper gegen Blutgruppenantigene** stellen ein Musterbeispiel dieser Reaktion dar und spielen eine wesentliche Rolle bei der Transplantation. Die Transplantation erfolgt bei Organentnahme bei Hirntod immer AB0-kompatibel. Bei der Lebendspende wurde dies auch für viele Jahre praktiziert. Neue Techniken der Entfernung von Blutgruppenantikörpern (Isoagglutinine) im Empfänger durch Immunadsorption erlauben heute auch AB0-inkompatible Lebendspenden.

Minor-Histokompatibilitätsantigene (miHC) spielen eine geringere Rolle bei der Transplantatabstoßung, werden allerdings für Rejektionen bei HLA-kompatiblen Transplantationen verantwortlich gemacht. Sie führen meist nicht zum kompletten Transplantatverlust.

Die Effektormechanismen der spezifischen Immunantwort sind bei transplantierten Patienten für die Abstoßung des Transplantats verantwortlich. Diese vollziehen sich entweder über die humorale oder die zelluläre Antwort oder eine Kombination aus beiden. **Antikörpervermittelte Rejektionen** sind zumeist gegen HLA-Klasse-I- und –II-Antigene, Blutgruppenantigene und/oder andere Allo-/Autoantigene gerichtet. Der Gewebeschaden realisiert sich über Brückenbildung zwischen Antigenen und Effektorzellen oder über eine Komplementaktivierung (C 4d). **Präformierte Antikörper** bedingen die **hyperakute Rejektion** und müssen daher vor Transplantation mit einem Cross-Match-Test ausgeschlossen werden.

An einer **zellulären Rejektion** sind verschiedene Zelltypen beteiligt (NK, T-Killer, Makrophagen), welche Zytokin-getriggert agieren. Sie richten sich sehr häufig gegen Gefäßendothelien und führen zu typischen Gefäßschädigungen bei Rejektion. Auch die **chronische Rejektion** vollzieht sich hauptsächlich über vaskuläre Veränderungen mit nachfolgender Sklerose der Transplantatgefäße.

11.3.7 Immunsuppression

Eine wirksame Immunsuppression ist Grundvoraussetzung für eine langfristig erfolgreiche Nierentransplantation. Bei der Auswahl der Medikamente ist sowohl auf das Nebenwirkungspotenzial als auch auf die entsprechenden Kontraindikationen seitens des Empfängers bzw. Begleiterkrankungen des Empfängers zu achten.

Grundsätzlich wird eine Kombinationsbehandlung mit mehreren Immunsuppressiva durchgeführt, in der Regel eine Dreifachkombination, um verschiedene Mechanismen der Unterdrückung der Immunreaktion zu kombinieren. Standard bei der Nierentransplantation ist initial die Kombination von Steroiden, Mykophenolatmofetil und einem Calcineurininhibitor. Bei der Auswahl der Immunsuppression spielt das zu erwartende Abstoßungsrisiko eine wesentliche Rolle; dies ist bei Zweit- oder Dritttransplantation und/oder bei hohen Titern an präformierten Antikörpern erhöht, so dass es sinnvoll sein kann, zusätzlich eine Induktionstherapie (z.B. Basiliximab, Anti-Thymozyten-Globulin) prä- und perioperativ durchzuführen. Im Falle einer Abstoßung erfolgt eine Intensivierung und oft Umstellung der Immunsuppression.

Kortikosteroide

Kortikosteroide spielen eine entscheidende Rolle sowohl in der Grundimmunsuppression als auch in der Therapie einer akuten Rejektion. Bei Aufnahme der immunsuppressiven Therapie erfolgt die Applikation der Kortikosteroide zunächst parenteral in hoher Dosierung, danach wird die Dosis bis auf die Erhaltungstherapie schrittweise reduziert.

▶ **Wirkweise.** Kortikosteroide wirken über komplexe Mechanismen antiphlogistisch und immunsuppressiv. Die Kortikosteroide binden an zytosolische Rezeptoren und wandern in den Zellkern. Hier hemmen sie die Expression von Zytokingenen und somit die Sekretion von Mediatoren (Interleukin-1, -2, -3 und -6). Insbesondere durch Beeinflussung der IL-2-Genexpression erfolgt die Unterdrückung der T-Zell-Proliferation.

▶ **Dosierung.** Initial erfolgt eine Dosierung mit 1–2 mg/kg KG Prednisolon. Im Verlauf der ersten Wochen nach Transplantation erfolgt eine Reduktion auf eine Erhaltungsdosis von 0,25–0,3 mg/kg KG. Langfristig muss aufgrund der bekannten Nebenwirkungen eine weitere Dosisreduktion angestrebt werden (Erhaltungsdosis) von etwa 0,1 mg/kg KG. Im Falle einer akuten Rejektion muss eine deutlich höhere Dosierung erfolgen. Hier erfolgt eine Initialtherapie mit 250 mg Methylprednisolon über 3–5 Tage intravenös und anschließender schrittweiser Dosisreduktion.

▶ **Nebenwirkungen.** Das Nebenwirkungspotenzial der Kortikosteroide ist erheblich. Es zeigt sich neben kosmetischen Effekten (Steroidakne, Stammfettsucht) insbesondere eine Induktion einer diabetischen Stoffwechsellage und einer Hyperlipidämie. Weitere Nebenwirkungen sind Osteopenie, Wundheilungsstörungen und Hypertonie. Bei Kindern kann es zu Wachstumsverzögerungen kommen. Kortikoide sollten daher zügig nach der Transplantation reduziert werden und haben einen nicht unerheblichen Einfluss auf die Replikation von Hepatitis-B- und C-Viren.

Calcineurininhibitoren (CNI)

▶ **Wirkweise.** Calcineurininhibitoren hemmen selektiv die zelluläre Immunantwort durch eine Verhinderung der T-Zell-Aktivierung. Sie binden an Immunophiline, wodurch die Phosphatase Calcineurin inhibiert wird. Calcineurin ist das Schlüsselenzym für die Kontrolle des Interleukin-2-Gens.

▶ **Präparate.** Als wesentliche Präparate stehen das Cyclosporin A und das Tacrolimus zur Verfügung.

▶ **Nebenwirkungen.** Als wesentliche Nebenwirkungen der Calcineurininhibitoren zeigen sich arterieller Hypertonus, Hyperlipoproteinämie, Neuinduktion von Diabetes mellitus (Posttransplantationsdiabetes – häufiger bei Tacrolimus) sowie die Nephrotoxizität. Für Ciclosporin A sind Hypertrichose und Gingivahyperplasie als Nebenwirkungen bekannt. Tacrolimus kann zusätzlich neurotoxisch wirken.

Ciclosporin A

Ciclosporin A stellt ein ursprünglich aus Extrakten von Bodenpilzen (Tolypocladium inflatum) gewonnenes Polypeptidtherapeutikum dar.

▶ **Eigenschaften.** Es ist in Wasser unlöslich und lipophil, daher muss eine entsprechende Galenik für die orale Applikation eingesetzt werden, um eine hohe Bioverfügbarkeit und konstante Spiegel zu erreichen. Durch hepatogene Metabolisierung kann es zu Interaktionen mit anderen Cytochromp450-(3A4-)abhängigen Medikamenten kommen (z. B. Carbamazepin, Phenytoin, Fluconazol).

▶ **Dosierung.** Es zeigen sich deutliche interindividuelle Unterschiede in Resorption und Metabolisierung von Ciclosporin A. Daher ist zur Dosisfindung und -kontrolle eine individuelle Steuerung der Dosierung mittels Ciclosporin-Talspiegel-Messungen erforderlich. Im Frühstadium nach Transplantation sollte eine Dosierung von 4–10 mg/kg KG eingesetzt werden, diese erfolgt in 2 Einzeldosen. Der morgendliche Talspiegel sollte initial bei 150–200 ng/ml, im Langzeitverlauf zwischen 80 und 100 ng/ml liegen.

Tacrolimus (FK506)

▶ **Eigenschaften.** Tacrolimus ist als moderner Calcineurininhibitor dem Ciclosporin A ähnlich, weist jedoch eine deutlich höhere immunsuppressive Potenz auf (bis zu 100-fach). Als zusätzlicher Wirkmechanismus wurde für das Tacrolimus die Hemmung von B-Zellen beschrieben. Es blockiert zusätzlich die Expression von Interleukin-2-, -3-, -4- und -7-Rezeptoren.

▶ **Dosierung.** Die initiale Dosierung sollte bei 0,2–0,3 mg/kg KG pro Tag erfolgen. Diese kann entweder als Einmaldosierung oder 2-täglich Dosierung erfolgen. Die initialen Spiegel sollten zwischen 10 und 15 ng/ml liegen.

Antimetaboliten – Azathioprin und Mykophenolsäure

Azathioprin war das erste wirksame Immunsuppressivum. Das Prodrug wird zu 6-Merkaptopurin metabolisiert und hemmt das Enzym Inositol-Monophosphat-Dehydrogenase (IMPDH), wodurch die Purin-de-novo-Synthese gehemmt wird. Dadurch wird effektiv die Proliferation von B- und T-Lymphozyten gehemmt. Azathioprin wird heute jedoch nur noch in Ausnahmefällen eingesetzt.

Mykophenolatmofetil (MMF) hat den gleichen Wirkmechanismus, zusätzlich hemmt es die Proliferation von bereits antigenstimulierten T-Lymphozyten. Es wirkt synergistisch mit den Calcineurininhibitoren.

▶ **Dosierung.** Die Standarddosierung beträgt 2 × 1 g/Tag in Kombination mit Ciclosporin A.

▶ **Nebenwirkungen.** Patienten mit Mykophenolatmofetil-Medikation können unter ausgeprägter Diarrhö leiden. In diesen Fällen kann versucht werden, das Präparat in einer anderen Galenik zu verabreichen, um diese Nebenwirkungen weitgehend zu verhindern. Eine weitere Nebenwirkung stellt die Hämatotoxizität dar, insbesondere Leukozytopenien und/oder Anämien können auftreten.

mTOR-Inhibitoren

Für die Transplantationsmedizin haben **Sirolimus** und **Everolimus** aus dieser Substanzgruppe Bedeutung.

▶ **Wirkweise.** Auch sie binden an Immunophiline (FK-bindendes Protein) und inhibieren die Proteinkinase mTOR, ohne jedoch Calcineurin zu hemmen. Durch die mTOR-Hemmung wird die T- und B-Zell Aktivierung blockiert und die Zellzyklusprogression verhindert.

▶ **Dosierung.** Die Initialdosis von Sirolimus beträgt 6 mg als Einmalgabe, dann 2 mg/d (Talspiegel 4–12 ng/ml).

▶ **Nebenwirkungen.** Die wesentlichen Nebenwirkungen umfassen Leukopenien, Thrombopenien, Hypercholesterinämie, Hypertriglyzeridämie sowie Anämie. Eine vorbestehende Proteinurie kann massiv verstärkt werden. Aufgrund der Wirkweise der mTOR-Inhibitoren kann es zu Wundheilungsstörungen sowie Schleimhautulzerationen kommen sowie zu arteriellen und venösen Thromboembolien. Die Nephrotoxizität hingegen erscheint geringer als bei den CNI.

Monoklonale und polyklonale Antikörper

Im Wesentlichen ist der Einsatz monoklonaler und/oder polyklonaler Antikörper in der Transplantation solider Organe in 2 bestimmten Situationen indiziert:
- zur Rejektionsprophylaxe bei höherem immunologischen Risiko
- zur Rejektionsbehandlung

▶ **Nebenwirkungen.** Wesentlichste Nebenwirkung der Antikörper stellt neben allergischen Reaktionen die Suppression der Myeloproliferation mit Lymphozytopenien, Thrombozytopenien sowie Leukozytopenien dar.

Polyklonale Antikörper

Polyklonale Antikörper werden in Tieren erzeugt und enthalten IgG-Fraktionen gegen T-Zell-Epitope und T-Zell-Rezeptor, aber auch gegen NK-Zellen und Makrophagen-Epitope (CD16). Sie depletieren somit Lymphozyten, Memory-Zellen und naive T-Zellen (Antilymphozytenglobuline, ALG, und Antithymozytenglobuline, ATG).

Monoklonale Antikörper

Monoklonale Antikörper sind zumeist gegen den Interleukin-2-Rezeptor gerichtet (Untereinheit der Alpha-Kette, CD25). CD25 wird auf aktivierten T Zellen exprimiert. Somit ist die Immunsuppression wesentlich fokussierter als bei polyklonalen Antikörpern.

▶ **Präparate.** Eingesetzt wird **Basiliximab**, ein humanisierter chimärischer Antikörper, der weniger infektiöse Komplikationen nach sich zieht als der monoklonale murine Anti-CD3-Antikörper (OKT 3). Basiliximab ist nur für die Induktionstherapie bei einer Ciclosporin-A-basierten Therapie zugelassen.

▶ **Dosierung.** Die Dosierung für Basiliximab beträgt 20 mg i. v. an Tag 0 und 4.

Seit Kurzem steht mit **Belatacept** ein neuer monoklonaler Antikörper zur Verfügung, der in Kombination mit Prednisolon und Mykophenolsäure eingesetzt wird und somit einen vollständigen Verzicht auf Calcineurininhibitoren in der Primärtherapie möglich macht. Es handelt sich dabei um einen Antikörper gegen CTLA-4, er bindet an die Moleküle CD80 und CD 86 von APC und verhindert somit die CD28 getriggerte Kostimulation von T-Zellen.

▶ **Dosierung.** Die Applikation erfolgt als Kurzinfusion (30 min) in der Initialphase (Tage 1, 5, 14, 28 und Ende der Wochen 8 + 12) mit 10 mg/kg KG und in der Erhaltungsphase alle 4 Wochen mit 5 mg/kg KG.

11.4 Operative Techniken

11.4.1 Organentnahme

Eine ausführliche Darstellung der gesetzlichen Grundlagen und der Organisation der Organentnahme erfolgte in Kap. 11.3. Durch speziell ausgebildete Entnahmeteams wird eine hohe Qualität der entnommenen Organe garantiert.

Organperfusion

Die Organperfusion hat entscheidende Bedeutung für den Erfolg einer Transplantation. Sie dient dazu, das Organ komplett blutleer zu spülen (um intravasale Mikro- und Makrothrombosierung zu vermeiden), das Organ zu kühlen (auf maximal + 4 °C) und den Grundstoffwechsel der Zellen einerseits zu reduzieren und andererseits eine metabolische Minimalversorgung zu ermöglichen, die den unvermeidlichen metabolischen Reperfusionsschaden möglichst gering hält.

Dazu werden seit Jahrzehnten bewährte standardisierte **Perfusionslösungen** benutzt. Diese sind die UW-Lösung (University of Wisconsin), die Collins-Lösung und die HTK-Lösung:
- Die **Collins-Lösung** ist kaliumreich sowie hyperosmolar und hat eine Zusammensetzung, die dem intrazellulären Milieu nachgebildet ist.
- Die **UW-Lösung** hat mehrere Komponenten, deren Funktion für die Organkonservierung nicht genau geklärt ist; so enthält sie u. a. Adenosin, Glutathion und Allopurinol. Die UW-Lösung gilt für Leber/Pankreas als besser geeignet und erlaubt längere Ischämiezeiten.
- Die **HTK-Lösung** enthält neben Elektrolyten Tryptophan und Mannitol. Sie hat eine geringere Viskosität und wird überwiegend in Europa benutzt.

Organentnahme bei hirntoten Organspendern

Bei hirntoten Patienten sind alle Krankenhäuser in Deutschland gesetzlich dazu verpflichtet, die Möglichkeit einer Organspende zu prüfen. Voraussetzungen sind, dass eine kontrollierte Beatmung aufrechterhalten werden kann, dass eine Einwilligung zur Organspende vorliegt und dass keine Kontraindikationen vorliegen.

Kontraindikationen sind alle Erkrankungen des Spenders, die eine mögliche Organtransplantation ausschließen, hierzu zählen insbesondere übertragbare akute und chronische Infektionen und mit wenigen Ausnahmen alle malignen Erkrankungen (▶ Tab. 11.3).

Das **Alter des Spenders** stellt kein Ausschlusskriterium mehr dar. Für die Niere gilt, dass Nieren älterer Spender (> 65 Jahre) von Eurotransplant nur älteren Empfängern (ebenfalls > 65 Jahre) zugeteilt und diese regional vermittelt werden, um die Ischämiezeiten möglichst kurz zu halten (Eurotransplant-Senior-Programm ESP).

Der Umfang der Organentnahme richtet sich danach, welche Organe gespendet bzw. welche Organe zur Transplantation geeignet sind. Bei Entnahme von mehreren Organen erfolgt der Eingriff durch ein multidisziplinäres Team mit Viszeralchirurgen/Urologen und ggf. Herz-Thorax-Chirurgen. Grundsätzlich werden dabei nach abdominaler Freilegung die zu entnehmenden Organe durch Kanülierung von Aorta und Eröffnung der V. cava unter Abklemmung der großen Gefäße proximal und distal der zu perfundierenden Organgefäße perfundiert, um eine komplette Blutleere zu erreichen. Entscheidend sind die Qualität der Perfusion und die rasche Entnahme der Organe nach abgeschlossener Perfusion.

Der operative Zugang muss den gesamten Abdominal- und Retroperitonealraum eröffnen, deshalb erfolgt eine komplette mediane Laparotomie vom Sternum bis zur Symphyse. Ist eine Entnahme von Herz oder Lunge vorgesehen, muss zusätzlich das Sternum komplett eröffnet werden. Alle Organe und der Abdominalraum werden sorgfältig untersucht, um mögliche Kontraindikationen gegen eine Entnahme auszuschließen. Danach erfolgt die Darstellung des Retroperitoneums mit Mobilisation des Colon ascendens und des Zäkums. Nach Darstellung der V. cava erfolgt diejenige der Aorta abdominalis von der Bifurkation bis in Höhe der A. mesenterica inferior. Es erfolgt die Ligatur der A. mesenterica inferior sowie das Anschlingen der Aorta abdominalis im Bereich der Bifurkationsregion sowie oberhalb des Abgangs des Truncus coeliacus. Aorta und V. cava werden dann oberhalb der jeweiligen Bifurkation angeschlungen und die Aorta mit der Perfusionskanüle kanüliert. Alle Vorbereitungen für die Perfusion müssen abgeschlossen sein, bevor anschließend nach distal auf beiden Seiten die Iliakalgefäße ligiert und anschlie-

Tab. 11.3 Ausschlusskriterien für eine Organspende (Spenderkriterien).

Ausschlusskriterium	Beispiele
Kontraindikation durch Infektion	HIV, Hepatitis B, C, D, Pneumonie, Tuberkulose, Peritonitis, Sepsis
gefäßbedingte Kontraindikation	ausgeprägte, generalisierte Arteriosklerose
Malignome	alle malignen Tumoren mit Ausnahme von nicht metastasierenden Tumoren des ZNS (Astrozytom) sowie Basaliome und Spinaliome der Haut
unzureichende Organfunktion	Serumkreatinin > 2 mg/dl
Drogenabhängigkeit	-

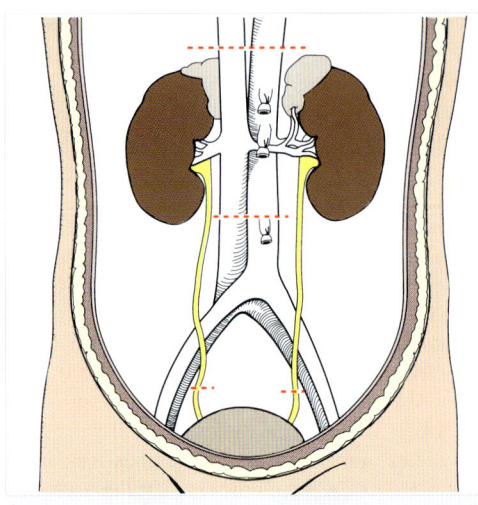

Abb. 11.1 Organentnahme bei postmortaler Spende. Die Entnahme der Nieren erfolgt mit Gefäßpatch der Aorta und V. cava inferior sowie langem Ureter.
(Jocham D, Miller K. Praxis der Urologie Bd 2. 3. Aufl. Stuttgart: Thieme; 2007)

ßend die Aorta proximal der Nieren (bei einer alleinigen Nierenentnahme), proximal des Truncus coeliacus (wenn auch Leber und Pankreas entnommen werden) ausgeklemmt werden und anschließend sofort die kalte Perfusion begonnen wird (▶ Abb. 11.1). Um ein zügiges Herunterkühlen der abdominalen Organe zu erzielen, erfolgt zusätzlich die Spülung des Peritoneums mit steriler Kochsalz-Eislösung. Die Qualität der Perfusion ist entscheidend, so dass diese fortwährend überprüft werden muss.

Nach ausreichender Perfusion erfolgt bei einer **Multiorganentnahme** zunächst die Präparation und Entnahme von Herz/Lunge danach von Leber/Pankreas. Zur Nierenentnahme werden V. cava und Aorta jeweils längs komplett eröffnet, die Abgänge der renalen Gefäße identifiziert – wobei auf mögliche Mehrfachversorgungen und aberrierende Gefäße geachtet werden muss – und anschließend Aorta und V. cava auch dorsal längs gespalten. Die Nierengefäße sollten mit einem ausreichenden Gefäßpatch versehen sein. Die Ureteren werden mit periureteralem Fettbindegewebe nach distal mobilisiert und abgesetzt.

Nach der Nierenentnahme werden diese ex situ in Eiswasser weiter präpariert; das perirenale Fett sollte völlig entfernt werden, um das Organ komplett beurteilen zu können, bevor es zur Transplantation freigegeben wird. Erst danach erfolgt die Verpackung der Spenderorgane in gekühlter Perfusionslösung zum Organtransport. Die Entnahme, die Qualität der Nieren und anatomische Besonderheiten, z. B. Mehrfachgefäßversorgungen, müssen auf einem Organbegleitschein dokumentiert werden, bevor das Organ zum Transport freigegeben wird.

Von besonderer Bedeutung ist die anschließende Versorgung des Organspenders, eines hirntoten Menschen, der letztendlich erst während der Organentnahme endgültig stirbt. Nach Rückverlagerung aller verbliebenen Organe wird die Inzision sorgfältig verschlossen, auf eine äußerlich ansprechende Naht sollte geachtet werden, die äußere Haut gesäubert und ein Wundverband angelegt werden. Dies erfordert der Respekt gegenüber dem Organspender und den Angehörigen, die später ggf. persönlichen Abschied vom Leichnam nehmen wollen.

Nierenentnahme für eine Lebendspende

Die Entnahme einer Niere bei einem Lebendspender unterscheidet sich rein operativ grundsätzlich nur geringfügig von einer einfachen Nephrektomie. Aufgrund der erheblichen Bedeutung des Eingriffs für Spender und Empfänger, der Notwendigkeit, möglichst lange Gefäßstümpfe zu präparieren, eine nur sehr kurze Ischämiezeit zu erzeugen und eine komplette Perfusion schnell zu erreichen, stellt dieser Eingriff besondere Anforderungen an die Organisation und die Erfahrung des Operationsteams.

Die Entnahmeoperation kann offen, laparoskopisch oder handassistiert laparoskopisch erfolgen. Ein kosmetischer Vorteil der laparoskopischen Technik besteht nicht, da ein Bergeschnitt erforderlich ist. Bei der offenen Operation soll der **Zugang** möglichst klein gehalten werden, er erfolgt lumbal interkostal oder subkostal. Die Niere, der Harnleiter und die Hilusgefäße werden in situ unter sorgfältiger Blutstillung komplett präpariert und von allem perirenalen Fett befreit, eine Skelettierung des Ureters muss jedoch vermieden werden. Währenddessen muss eine gute intraoperative Hydrierung erfolgen, die Gabe von i. v. Mannitol vor Abklemmen der Gefäße ist sinnvoll.

Die **Nierengefäße** müssen sehr weit präpariert werden, die Nierenvene bis zur Einmündung in die V. cava, die Nierenarterie auf der linken Seite bis zur Aorta und auf der rechten Seite bis unter die V.

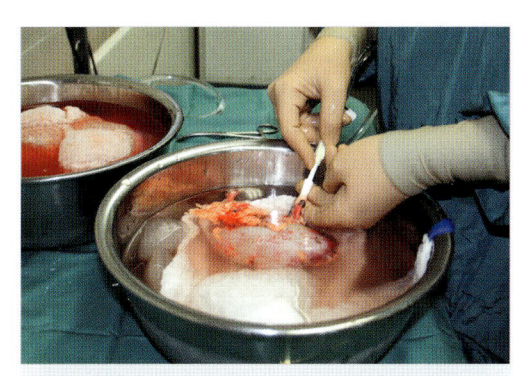

Abb. 11.2 Perfusion der Niere nach Lebendspende „back table". Über eine Kanüle werden 2000 ml Perfusionslösung im Eiswasserbad über die A. renalis perfundiert.

cava. Alle Vorbereitung für die Übernahme der entnommenen Niere und die Perfusion müssen abgeschlossen sein, bevor die Nierengefäße abgeklemmt werden. Zunächst wird der Ureter möglichst tief abgesetzt, dann werden erst die Arterie und danach die Vene abgeklemmt und beide Gefäße dicht über der Klemme abgetrennt. Das Präparat wird sofort zur Eiskühlung und Perfusion abgegeben (▶ Abb. 11.2). Die Gefäßversorgung beim Spender erfolgt klassisch in Analogie zur Nephrektomie.

Die resultierende **warme Ischämiezeit** vom Abklemmen der Arterie bis zum Beginn der Perfusion sollte bei der offenen Entnahme deutlich unter 1 Minute liegen, sie ist bei der laparoskopischen Technik länger.

11.4.2 Nierentransplantation

Standardvorgehen

Als Standardvorgehen wird die **extraperitoneale Nierentransplantation** im Bereich der Fossa iliaca angesehen. Der Vorteil dieser Transplantationsregion besteht in einer sehr guten Gefäßexposition sowie der Tatsache einer relativ kurzen Distanz der Niere zur Blase und somit der Vermeidung von Ureterkomplikationen. Vorzugsweise erfolgt eine „kontralaterale" Transplantation, d. h. die Transplantation der rechten Niere in die linke Fossa iliaca bzw. umgekehrt. Somit kann realisiert werden, dass das Nierenbecken ventral zum Liegen kommt und somit eventuelle Ureterkomplikationen vermieden bzw. ein guter Zugang auf das Nierenbecken bei eventuell notwendigen Re-Eingriffen

besteht. Diese Zuordnung ist jedoch nicht bindend. Bei der Auswahl der Transplantationsregion ist auf eventuelle Kontraindikation und mögliche Probleme zu achten. Hierbei spielen Vortransplantation sowie Gefäßstatus in der Fossa iliaca eine entscheidende Rolle.

Der **Zugang** erfolgt über einen Unterbauchschnitt (Hockeyschläger oder pararektal), bei der Präparation können die epigastrischen Gefäße durchtrennt, aber der Samenleiter geschont werden. Die Fossa iliaca wird extraperitoneal dargestellt und die externen Iliakalgefäße werden freipräpariert, wobei Lymphgefäße geschont werden sollten und eine langstreckige Skelettierung der Gefäße vermieden werden sollte.

Für die **Anastomose der Gefäße** werden diese ausgeklemmt, längs eröffnet und mit einer Heparin-Kochsalzlösung gespült. Zuerst wird in der Regel die Nierenvene End-zu-Seit mit fortlaufender nichtresorbierbarer Naht (z. B. 4–0 Prolene) an die V. iliaca externa anastomosiert. Die Nierenvene wird dann mittels einer Bulldog-Klemme zentral ausgeklemmt, bevor die venöse Anastomose freigegeben und auf Dichtigkeit geprüft wird. Anschließend erfolgt die End-zu-Seit-Anastomose der Nierenarterie (fortlaufend, z. B. Prolene 5–0), entweder auf die A. iliaca externa oder communis (▶ Abb. 11.3), in seltenen Fällen kann auf die A. iliaca interna ausgewichen werden, wobei dann eine End-zu-End-Anastomose mit Ligatur der distalen A. iliaca interna erfolgt. Nach Kontrolle der arteriellen Anastomose wird die Perfusion der Niere freigegeben, die blasse Niere sollte sich dann rasch in allen Bereichen rosa färben (▶ Abb. 11.3c).

> **Merke**
>
> Bei der Anastomosierung der Gefäße ist auf ausreichende Weite der Gefäße zu achten, bei der Nierenarterie ist deshalb oft eine Spatulierung sinnvoll. Auch sollte die Arterie nicht zu lang sein, da diese sonst bei der Lagerung der Niere abknicken kann.

Die **Implantation des Harnleiters in die Harnblase** erfolgt von außen nach Setzen von Haltefäden an der Blase und Eröffnung. Die Position der Implantation sollte nach Möglichkeit so an der tieferen Seitenwand gewählt werden, dass das Neoostium endoskopisch von transurethral gut erreichbar ist. Der Ureter sollte so weit gekürzt werden, dass ein Abknicken vermieden wird, und spatuliert sowie mit einem DJ-Katheter armiert werden.

Ein Refluxschutz mit submuskulärer Verlagerung des Harnleiters entsprechend der **Technik nach Lich-Grégoire** ist erforderlich (▶ Abb. 11.4), noch wichtiger sind jedoch gute Durchblutung und ausreichende Weite der Anastomose.

Eine Harnleitereinpflanzung von intravesikal kann bei Voroperationen in seltenen Fällen notwendig sein.

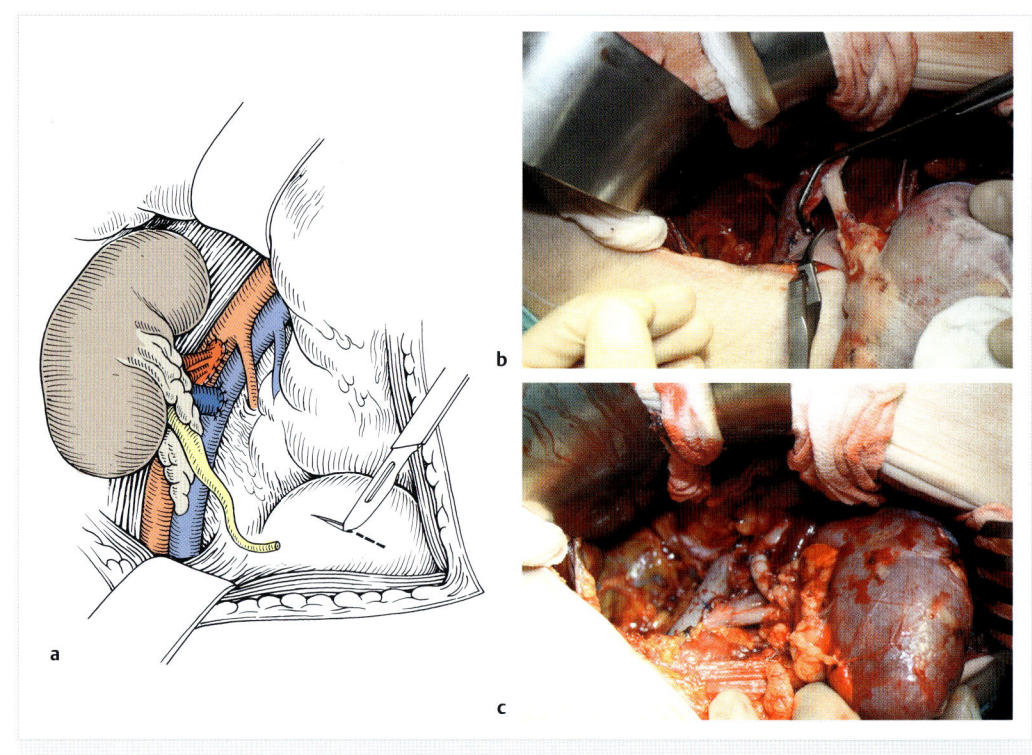

Abb. 11.3 Extraperitoneale Transplantation in die Fossa iliaca. Anastomosen zwischen A. renalis und A. iliaca externa und zwischen V. renalis und V. iliaca externa.
a Schematische Darstellung. (Jocham D, Miller K. Praxis der Urologie Bd 2. 3. Aufl. Stuttgart: Thieme; 2007)
b Intraoperativer Situs bei Nierentransplantation zeigt die Anastomosen-Nähte (venöse Anastomose abgeschlossen, Bulldog-Klemme an V. renalis, Naht der arteriellen Anastomose).
c Nach Kontrolle der arteriellen Anastomose wird die Perfusion der Niere freigegeben, die blasse Niere sollte sich dann rasch in allen Bereichen rosa färben.

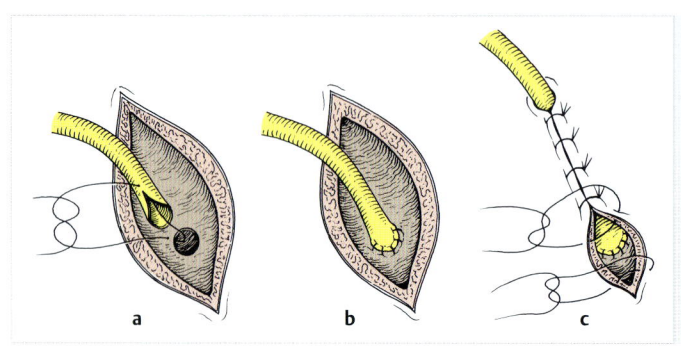

Abb. 11.4 Extravesikale Ureterozystoneostomie. (Jocham D, Miller K. Praxis der Urologie Bd 2. 3. Aufl. Stuttgart: Thieme; 2007)
a Längsinzision der Blasenmuskulatur. Implantation des spatulierten Ureters in die Mukosa der Harnblase, beginnend mit Verankerungsnaht.
b Fortlaufende Anastomosennaht.
c Naht der Blasenmuskulatur über der Ureteranastomose.

Varianten der Transplantation bei besonderen Umständen

Aufgrund anatomischer Gegebenheiten des Spenderorgans oder des Empfängers müssen entsprechende Variationen der Organtransplantation erfolgen. Bei Zweit- oder Dritttransplantation muss individuell entschieden werden, wohin die neue Spenderniere transplantiert werden kann, kontralateral oder im Bereich der V. cava bzw. Aorta abdominalis oder A. iliaca communis, allerdings kann dabei die Länge des Transplantatureters einen limitierenden Faktor darstellen (▶ Abb. 11.5).

Die **Transplantation von Kindernieren auf Erwachsene** erfolgt aufgrund der geringeren Nephronmasse en bloc, aber ebenfalls in die Fossa iliaca. Die proximalen Enden der großen Gefäße des En-bloc-Präparats werden blind verschlossen, distal erfolgt die Anastomosierung an die Beckengefäße.

Bei **sehr kurzem** Ureter des Transplantats muss die Niere entweder sehr blasennah intraperitoneal implantiert werden, oder es kann eine direkte Pyelovesikostomie durchgeführt oder ein Ureterersatz mittels eines Ileuminterponats geschaffen werden. Die Verwendung des ipsilateralen Nativureters mit Durchtrennung und Anastomose des distalen Anteils an das Nierenbecken des Transplantats ist problematisch, weil die Durchblutung des distalen Harnleiters prekär sein kann und bei relevanter Restausscheidung der Nativniere diese entfernt werden müsste.

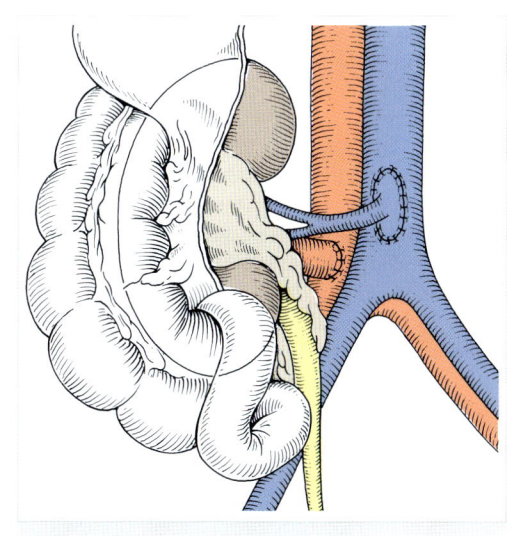

Abb. 11.5 Anastomose des Transplantats retroperitoneal an Aorta und V. cava inferior bei Z. n. Vortransplantation.

11.5 Komplikationen nach Nierentransplantationen

11.5.1 Frühkomplikationen

Abstoßung des Transplantats

Abstoßungsreaktionen sind die typischen Beispiele einer Immunantwort des Empfängers auf Histokompatibilitätsunterschiede zwischen dem Spenderorgan und dem Empfänger.

Je nach Ausprägung der Reaktion werden hyperakute, akute sowie chronische Formen der Abstoßung unterschieden.

Hyperakute Abstoßung

▶ **Pathogenese und Klinik.** Die hyperakute Abstoßung ist eine sehr heftige, sofortige Reaktion, die durch präformierte zytotoxische Antikörper hervorgerufen wird. Innerhalb kurzer Zeit nach Freigabe der Durchblutung des Transplantats kommt es zur direkten Zerstörung von Gefäßendothel im Transplantat und rascher Nekrose der Transplantatniere. Dazu kommt es zu heftigen, unter Umständen lebensbedrohlichen Kreislaufreaktionen des Empfängers, auch Blutungen können auftreten.

▶ **Therapie.** Eine Behandlungsmöglichkeit gibt es nicht, das Transplantat muss entfernt werden.

> **Merke**
> Hyperakute Abstoßungsreaktionen sind heute bei routinemäßig durchgeführter Kreuzprobe (Crossmatch) sehr selten geworden.

Akute Abstoßung

Bei der akuten Rejektion kommt es innerhalb der ersten Tage und Wochen nach der Transplantation durch T-Zell-Aktivierung zu einer spezifischen Immunreaktion gegen das Transplantat. Diese ist zumeist reversibel.

▶ **Klinik.** Aufgrund der hochpotenten Immunsuppressiva finden sich in der Transplantationsmedizin auch bei akuten Abstoßungsreaktionen keine schweren symptomatischen Erscheinungen wie Fieber und Schmerzen im Transplantatbereich. Klinisch führend sind zumeist ein Rückgang der Urinausscheidung, ein Anstieg des Körpergewichts sowie des Blutdrucks. Es können sich Symptome wie Abgeschlagenheit, Inappetenz und Gliederschmerzen zeigen.

▶ **Diagnostik.** Hierzu gehört obligat eine Nierenbiopsie. Aufgrund der Biopsie-Ergebnisse kann zwischen einer zellulären und einer humoralen Rejektion unterschieden werden, welche verschiedene Therapiemaßnahmen in der Abstoßungsbehandlung erfordern.

▶ **Differenzialdiagnose.** Im Rahmen von plötzlichen Funktionsverlusten nach Nierentransplantation müssen nach initialer Funktionsaufnahme Rejektionen in der Akutphase von Infektionen, insbesondere bakterielle Harnwegsinfektionen, Pneumocystis-jirovecii-Infektionen oder CMV-Infektionen, CNI-assoziiertes Nierenversagen, postrenale Abflussstörungen und Organperfusionsstörungen, abgegrenzt werden.

▶ **Therapie**
- Bei klinischem Verdacht auf eine Rejektion und histologische Bestätigung erfolgt zunächst eine Stoßtherapie mit Methylprednisolon i. v. (250 mg/Tag über 3–5 Tage).
- Zusätzlich sollte über eine Umstellung der Immunsuppression von Ciclosporin auf Tacrolimus entschieden werden.
- Bei unzureichendem Ansprechen auf den Prednisolonstoß sollte im Falle einer zellulären Rejektion die Gabe von Antikörpern (ATG) über 7–10 Tage erfolgen. Dabei sollte eine Suppression der Lymphozyten im peripheren Blut auf 200 pro µl angestrebt werden.
- Bei humoraler Abstoßung kann aufgrund von aktuellen Studienergebnissen über eine Immunadsorptionsbehandlung diskutiert werden.

Chronische Abstoßung

Bei der chronischen Abstoßung (S. 527) sind Antikörper sowie die aktivierten T-Zellen federführend in der Rejektion. Es kommt zu einer zunehmenden Verschlechterung der Transplantatfunktion mit unumkehrbarem Funktionsverlust.

Postoperative Komplikationen
Verzögerte Transplantatfunktion

Definition

In 30–40 % der Fälle kommt es zu einer verzögerten Transplantatfunktion mit Anurie/Oligurie, bevor nach Tagen, manchmal Wochen das Transplantat zögerlich die Funktion aufnimmt.

▶ **Pathogenese.** Ursächlich handelt es sich in den meisten Fällen um ein akutes Nierenversagen (ANV) infolge der stattgehabten Organischämie, oft verstärkt durch Störungen der renalen Durchblutung vor der Organentnahme aufgrund hypotoner Kreislaufverhältnisse des Spenders.

▶ **Diagnostik**
- Das akute Nierenversagen nach Transplantation ist meist reversibel und in der Biopsie histopathologisch gekennzeichnet durch den Befund von akuten Tubulusnekrosen.
- Ausgeschlossen werden sollten durch Dopplersonografie eine Perfusionsstörung des Transplantats und ggf. durch Biopsie eine Abstoßung.

Harnstauung des Transplantats

▶ **Pathogenese**
- Akute Harnabflussstörungen im Transplantat treten bei DJ-Einlage zunächst kaum auf. Selten können eine Dislokation und/oder ein Abknicken des Ureters auch früh zu einer Transplantatstauung führen.
- Nach der DJ-Entfernung können sofort oder im späteren Verlauf Abflussstörungen infolge von zumeist narbigen Stenosierungen im Bereich der Ureterimplantationsstelle oder von distalen Ureterengstellen aufgrund von unzureichender Durchblutung des Harnleiters auftreten.
- Eine vorbestehende Ureterabgangsenge kann in seltenen Fällen postoperativ als Harnstauungsniere imponieren, häufiger sind Abknickungen oder Adhäsionen des zu lang belassenen Transplantatureters.

▶ **Klinik.** Beschwerden treten meist keine auf, sondern es kommt zum Rückgang der Diurese und gleichzeitigem Anstieg der Retentionswerte.

▶ **Therapie.** Die Behandlung besteht in der Ableitung des Transplantats: DJ-Einlage in Narkose, weil meist erhebliche Manipulationen erforderlich sind, oder eine perkutane Nephrostomie als Primärtherapie, gefolgt von einer Behebung der Ursache, meist durch eine offene Revisionsoperation.

Unzureichende arterielle Perfusion

▶ **Pathogenese.** Stenosierungen der arteriellen Anastomose oder Abknickungen einer zu lang belassenen Nierenarterie können zu Einschränkungen der arteriellen Perfusion führen, die zwar nicht mit einem Organverlust einhergehen muss, aber zu einer Funktionseinschränkung führen kann.

▶ **Diagnostik.** Duplexsonografie, ggf. Angiografie.

▶ **Therapie**
- Im Falle von Dissektionen im Bereich der Gefäßanastomose ist häufig ein endoluminaler Eingriff mit Gefäßangioplastie, ggf. Stenteinlage erforderlich.
- Bei ausgeprägter Stenosierung der Anastomose kann je nach zeitlichem Abstand zur Transplantation ein interventioneller endoluminaler Eingriff zur Flussverbesserung vorgenommen werden.
- Bei Abknickung und/oder zu lang belassener Arterie sollte eine Revision mit Lageänderung der Niere z. B. nach intraperitoneal vorgenommen werden.

> **Merke**
>
> Eine Revision mit Reperfusion und Neuanlage der arteriellen Anastomose sollte nach Möglichkeit vermieden werden und führt zunächst häufig zu einem akuten Nierenversagen. Bei hochgradiger Stenosierung der arteriellen Anastomose kann eine komplette Thrombosierung mit Transplantatverlust auftreten.

Venöse Abflussstörungen

▶ **Pathogenese.** Nierenvenenthrombosen treten auf bei zu enger venöser Anastomose oder selten aufgrund von extraluminaler Kompression durch ein Hämatom oder eine Lymphozele.

▶ **Klinik und Diagnostik.** Klinisch kommt es zur Funktionsverschlechterung, diagnostisch ist die Duplexsonografie meist eindeutig.

▶ **Therapie.** Bei deutlicher venöser Abflussverzögerung muss eine operative Revision erfolgen, die aber eine Reperfusion erfordert und häufig einen Transplantatfunktionsverlust bedingt.

Urinextravasation

▶ **Pathogenese.** Zu einer Urinextravasation kann es im Bereich der Ureterimplantationsstelle kommen, ursächlich sind meist Durchblutungsstörungen der distalen Ureterstrecke mit entsprechender Anastomoseninsuffizienz der Ureterozystoneostomie.

▶ **Klinik.** Geringfügige Anastomoseninsuffizienzen mit kleiner Leckage werden durch DJ-Einlage meist gar nicht symptomatisch, während größere Extravasate zu Urinfluss über eingelegte Drains bei geringer transurethraler Ausscheidung, Schmerzen im Wundbereich und schlechter Transplantatfunktion führen können.

▶ **Diagnostik.** Sonografie und ggf. eine Kontrastmittelzystografie sind erforderlich.

▶ **Therapie.** Kleinere Anastomoseninsuffizienzen können bei bestehender DJ- und transurethraler Katheterableitung konservativ ausheilen. Bei ausgedehnten Harnleiternekrosen ist zumeist eine Revision mit Neuimplantation des Ureters erforderlich.

Lymphozelenbildung

▶ **Pathogenese und Häufigkeit.** Lymphozelen treten nicht selten auf, sowohl aufgrund der nicht mehr vorhandenen Lymphabflusswege des Transplantats (dann im Hilusbereich) oder nach ausgedehnter Präparation der Iliakalgefäße mit Durchtrennung vieler Lymphbahnen (dann im Bereich der distalen Beckengefäße). Die Häufigkeit insgesamt wird mit 1–18 % nach Nierentransplantation angegeben.

▶ **Therapie.** Diese ist nur dann notwendig, wenn größere Lymphozelen zur Kompression der renalen Gefäße oder des Ureters führen. Die Therapie kann zunächst in einer Punktion mit Drainage über mehrere Tage bestehen, sehr oft ist aber eine operative Behandlung mit einer peritonealen Fensterung der Lymphozele notwendig.

Transplantatruptur

▶ **Pathogenese und Klinik.** Die akute Transplantatruptur, meist infolge eines Organödems bei Abstoßung und/oder venöser Abflussstörung, ist ein Akutereignis mit akuten, starken Schmerzen im Transplantatbereich und den hämodynamischen Symptomen einer akuten und starken Blutung. Die akute Ruptur ist aufgrund der modernen Immunsuppression heute selten geworden.

▶ **Therapie.** Eine akute Ruptur erfordert die umgehende operative Revision, das Transplantat kann meist durch Umlegen mit einem Vicrylnetz gerettet werden.

Nachblutungen

Abzugrenzen von einer Transplantatruptur sind einfache Nachblutungen aus einer Insuffizienz der vaskulären Anastomose.

▶ Therapie
- Bei deutlicher Ausprägung sind dringliche Revisionen notwendig.
- Nicht ganz selten treten perirenale Hämatome nach Transplantation auf, die zur Transfusionsnotwendigkeit führen können. Revisionen sind jedoch nur bei großer Ausdehnung und fortgesetztem Transfusionsbedarf notwendig.

Infektionen

> **Merke**
>
> Hauptkomplikationen der immunsuppressiven Therapie sind Infektionen, die aufgrund ihres potenziell schweren Verlaufes bei transplantierten Patienten auch lebensbedrohlich sein können; sie stellen eine der häufigen Todesursachen bei nierentransplantierten Patienten dar.

▶ **Ätiologie.** In der frühen postoperativen Phase sind bakterielle Infektionen als Harnwegsinfektionen, Bronchopneumonien und Septikämien infolge katheterassoziierter Komplikationen am häufigsten.

Im weiteren Verlauf treten dann virale Infektionen vermehrt auf, insbesondere Zytomegalie- (CMV-), Epstein-Barr-(EBV-), Herpes-simplex- (HSV-) und Polyoma-Virus-Infektionen (BK).

▶ **Klinik und Prophylaxe/Therapie.** Virale Infektionen führen oft zu Durchfällen (CMV, BK), Fieber und zur Funktionsverschlechterung des Transplantats und erfordern den spezifischen Virusnachweis sowie eine virustatische Therapie.

> **Merke**
>
> Besondere Bedeutung haben CMV-Infektionen aufgrund der hohen Prävalenz des Zytomegalievirus in der Normalbevölkerung. Der CMV-Serostatus von Spender und Empfänger sollte bekannt sein. Aufgrund der häufigen Reaktivierung unter Immunsuppression wird eine virustatische Prophylaxe (Valganciclovir) bei CMV-positivem Organ wie auch bei CMV-positivem Empfänger über 6 Monate durchgeführt.

Pilzinfektionen treten zeitlich häufig im ersten halben Jahr nach der Transplantation auf. Schwerwiegend sind pulmonale Pilzinfektionen mit atypischen Pneumonien, die dann meist spät diagnostiziert werden. Wegen der Gefahr einer Pneumocystis-jirovecii-Pneumonie, die eine hohe Letalität aufweist, ist eine Prophylaxe mit Cotrimoxazol mit Gabe 2-mal pro Woche für 6 Monate notwendig.

Hämatologische Komplikationen

Anhaltende Leuko-, Lympho- oder Thrombozytopenien können unter Therapie mit Mykophenolatmofetil oder Antikörpern auftreten und die Gefahr von Infektionen erhöhen. Differenzialdiagnostisch müssen okkulte CMV-Infektionen und Myelodysplasien ausgeschlossen werden. Unter Umständen sind Dosisreduktionen oder eine Modifikation der Immunsuppression erforderlich.

Gastroenterologische Komplikationen

Die Therapie mit Kortikoiden in Kombination mit der postoperativen Stresssituation kann nicht ganz selten zur Bildung von Magen- oder Duodenalulzera führen, die sich als obere gastrointestinale Blutung mit Anämie, Teerstuhl oder seltener blutigem Erbrechen bemerkbar machen können.

Grundsätzlich ist eine Ulkusprophylaxe nach Transplantation in der frühen postoperativen Phase deshalb sinnvoll. Die Therapie von Ulkusblutungen erfolgt in aller Regel endoskopisch.

Diarrhöen können als Symptom von Virusinfektionen (S. 526) auftreten, aber auch Nebenwirkung von Mykophenolatmofetil (S. 517) sein.

11.5.2 Langzeitkomplikationen

Chronische Transplantatnephropathie

▶ **Klinik.** Die chronische Rejektion verläuft klinisch meist asymptomatisch. Es kommt zu einem langsamprogredienten, nicht beeinflussbaren Anstieg des Serumkreatinins bzw. einer Verschlechterung der Transplantatfunktion.

▶ **Diagnostik.** Im Falle einer Biopsie erfolgt der Nachweis von chronischen Endothelschäden mit Sklerosierung, im Sinne einer chronisch vaskulären Rejektion, oder der Nachweis von interstitiellen und lymphozytären Infiltraten mit interstitieller Fibrose und Tubulusatrophie.

▶ **Therapie.** Es kann ein Versuch der Optimierung der Immunsuppression mit Umstellung auf Tacrolimus oder eine CNI-freie Immunsuppression erfolgen.

Rekurrenz der Nierenerkrankung im Transplantat

▶ **Ätiologie.** Zu einer Rekurrenz kann es bei verschiedenen Grunderkrankungen kommen, am häufigsten bei der fokal segmental sklerosierenden Glomerulonephritis und der IgA-Nephropathie.

▶ **Klinik.** Bei fortschreitender Verschlechterung der Transplantatfunktion zeigt sich eine zunehmende Proteinurie.

▶ **Diagnostik.** Nierenbiopsie

▶ **Therapie.** Cyclophosphamid kann eingesetzt werden, jedoch ist der Transplantatverlust meist nicht aufzuhalten.

Langzeitkomplikationen der Steroidtherapie

Osteoporose, Osteonekrosen, Kataraktbildung und steroidinduzierter Diabetes mellitus sind langfristige Folgen, die oft auch nicht reversibel sind, so dass nach Möglichkeit die chronische Steroidgabe möglichst gering gehalten oder mittelfristig eine steroidfreie Immunsuppression angestrebt werden sollte.

Blutdruckregulation

Viele Patienten mit chronischer Niereninsuffizienz haben eine behandlungsbedürftige arterielle Hypertonie. Nach einer Nierentransplantation bessert sich eine mehrjährig bestehende Hypertonie meist nicht, sondern verstärkt sich nicht selten infolge immunologischer Reaktionen und infolge der Nebenwirkungen der Immunsuppressiva sogar. Die arterielle Hypertonie trägt zum schleichenden Funktionsverlust des Transplantats bei und ist Ursache für kardiovaskuläre Folgeerkrankungen nierentransplantierter Patienten, z. B. der koronaren Herzkrankheit.

Entstehung maligner Tumorerkrankungen infolge der Immunsuppression

Eine wesentliche Nebenwirkung der immunsuppressiven Therapie ist – aufgrund der reduzierten Abwehrlage der Patienten – die Möglichkeit einer Entstehung oder Progression von malignen Tumoren.

Zur Entstehung gibt es im Wesentlichen 3 Möglichkeiten:
- Progredienz von vorbestehenden okkulten Krebserkrankungen
- Transplantation von Malignomen mit der Spenderniere
- De-novo-Entstehung von Tumoren unter der Immunsuppression

Wegen der Gefahr von fulminant progressiv verlaufenden Tumorerkrankungen unter Immunsuppression ist auf einen Ausschluss von Malignomen vor Aufnahme des Patienten auf die Warteliste zu achten.

Die Inzidenz von nichtkutanen Malignomen ist bei Nierentransplantierten ca. 3,5-fach erhöht. Dies betrifft nicht alle Tumore in gleichem Maße:

Während die Inzidenz von Kolonkarzinomen und Nierenkarzinomen erhöht ist, trifft dies für das Prostatakarzinom, den Brustkrebs und Bronchialkarzinome nicht zu. Besonders Tumorerkrankungen des Harntrakts spielen eine Rolle.

> **Merke**
>
> Es findet sich eine erhöhte Inzidenz von **Nierenzellkarzinomen** und **Urothelkarzinomen** bei chronischen Dialysepatienten und Transplantierten. Eine Nachsorge auch der Eigennieren ist deshalb notwendig.

Die Neuentstehung maligner Tumoren unter der Immunsuppression betrifft besonders häufig Malignome, deren Genese auch **viral bedingt** ist (Hauttumore, Lymphome, Zervixkarzinom). Eine spezifische Entität stellt eine nach der Transplantation auftretende Lymphomform dar (**PTLD, Post-Transplantation Lymphoproliferative Disorder**), die durch die EBV-Infektion mitverursacht wird. Das humane Herpesvirus-8 wird für die stark erhöhte Inzidenz an Kaposi-Sarkomen bei Transplantierten verantwortlich gemacht, Humane Papillomaviren (HPV) für die von Plattenepithelkarzinomen der Haut, Vulva, Vagina und der Zervix.

Das Auftreten von Malignomen bei Transplantierten erfordert die Behandlung der Tumorerkrankung und die Modifikation der Immunsuppression, was zum Funktionsverlust des Transplantats führen kann. Gegebenenfalls ist dann auch die Entfernung des Transplantates notwendig.

11.6 Nierentransplantation bei Kindern

Die Nierentransplantation hat für Kinder eine besondere Bedeutung, da sie zu einer Normalisierung des Wachstums- und Entwicklungsprozesses führt und bei Kindern einen noch größeren Stellenwert für die Lebensqualität hat. Die Überlebensraten transplantierter und chronisch dialysebehandelter Kinder unterscheiden sich erheblich.

Die Nierentransplantation bei Kindern stellt besondere Anforderungen. Die Ergebnisse sind bei einem Alter von unter 1 Jahr relativ schlecht, bei älteren Kindern entsprechen sie weitgehend denen von Erwachsenen. Ein Körpergewicht von 8–10 kg wird als Voraussetzung für eine erfolgreiche Transplantation angesehen, einerseits um genügend Platz für eine Erwachsenenniere zu haben und andererseits, um das Risiko vaskulärer Thrombosen zu minimieren. Die Lebendspende hat bei Kindern naturgemäß einen größeren Stellenwert.

Bei den Ursachen der chronischen Niereninsuffizienz im Kindesalter stehen interstitielle Nephritiden, Glomerulonephritiden und obstruktive Uropathien im Vordergrund. Bei der Immunsuppression muss größerer Wert auf eine steroidfreie Behandlung gelegt werden, weil die hemmende Wirkung auf Knochenstoffwechsel und Körperwachstum vermieden werden muss. Die Dosierung der Immunsuppressiva erfolgt anders als bei Erwachsenen nicht nach Gewicht, sondern nach Körperoberfläche. Die Nierentransplantation bei Kindern erfolgt in ausgewiesenen Zentren.

11.7 Langzeitbetreuung nach Nierentransplantation

Nach initialer stationärer Phase (typischerweise 2–4 Wochen) erfolgt zumeist eine Rehabilitation in einer spezialisierten Einrichtung. Danach sollten wöchentliche Ambulanzkontrollen bis zum 60. Tag erfolgen, danach 14-tägige Ambulanzkontrollen bis zum 100. Tag nach Transplantation, danach eine 4-wöchentliche Kontrolle. Das spätere Langzeitmonitoring sollte zumindest in Dreimonatsabständen erfolgen.

Inhalt der Untersuchungen sind dabei die körperliche Untersuchung, Labor (Blutbild, Nierenfunktionsparameter, Serumelektrolyte, Blutglukose, Fettstoffwechselparameter, Leberwerte, Immunsuppressionsspiegel, ossäre Parameter einschließlich Ausschluss Hyperparathyreoidismus), Sonografie, einmal jährlich gesamtinternistische Untersuchungen, sonografische Kontrollen der Abdominalorgane, Röntgen-Thorax, Echokardiografie, Langzeit-Blutdruckmessung sowie ein Tumorscreening.

Für die weitere langfristige Nachsorge ist ein besonderes Augenmerk auf die **Immunsuppressiva** zu legen. Hierbei stehen regelmäßige Spiegelkontrollen im Vordergrund. Als wesentliche Begleiterkrankung der Immunsuppression sind regelmäßige Kontrollen der Kreislaufverhältnisse und eine entsprechende Therapie bei hypertensiven Blutdruckwerten erforderlich. Die Immunsuppression wird 3–4 Monate nach Entlassung auf eine möglichst geringe Erhaltungsdosis reduziert. Dabei sollten Cyclosporin-Talspiegel von etwa 100 ng/ml angestrebt werden. Zusätzlich erfolgen die Gabe von niedrigen Steroiddosen (0,1 mg/kg Körpergewicht) und/oder die Weitergabe von Mycophenolatmofetil. Unter der Dauermedikation mit Immunsuppressiva ist in der Folgezeit auch auf virale Komplikationen durch CMV- und BK-Viren zu achten.

Eine weitere wesentliche Komponente der Nachsorge stellt die Kontrolle von Harnwegsinfekten sowie der Abflussverhältnisse der Transplantatniere dar. Hierbei sollten regelmäßig Analysen von Urinsedimenten sowie sonografische Kontrollen inkl. Restharnbestimmung erfolgen.

11.8 Langzeitergebnisse nach Nierentransplantation

Das Langzeitüberleben des Transplantats und des Empfängers liefert die Eckdaten für den Erfolg einer Nierentransplantation. Bei unkompliziertem Verlauf ist mit einer Transplantatfunktion (Dialysefreiheit) von 10 Jahren und mehr zu rechnen. Einflussfaktoren sind Frühkomplikationen (frühe Rejektion, operative Komplikationen), die Qualität der Immunsuppression (ausreichende Wirksamkeit bei möglichst geringen Nebenwirkungen) und einer notwendigen antihypertensiven Therapie sowie die ursprüngliche HLA-Übereinstimmung zwischen Spenderorgan und Empfänger. Weitere Faktoren sind das Alter des Organs und die Ischämiezeit. Die Ergebnisse der Collaborative Transplant Study (CTS), die weltweit Verlaufsdaten zur Transplantation seit Jahrzehnten sammelt, zeigen die Vorteile einer hohen HLA-Übereinstimmung. Transplantationen mit Übereinstimmung in allen getesteten HLA-Loci („Full-House-Organe", die von Eurotransplant bevorzugt vermittelt werden) erreichen die besten Langzeitfunktionsraten.

Die 10-Jahres-Transplantatfunktionsraten und das Empfängerüberleben nach Nierentransplantation von Organen hirntoter Spender liegen in Europa bei ca. 55 % bzw. 75 %, die nach Lebendspende bei 68 % bzw. bei ca. 95 % (CTS Studie, 2014). Die Nierentransplantation hat von allen Organtransplantationen die besten Erfolgsraten; auch haben sich die Ergebnisse mit der Etablierung routinierter Zentren und der Entwicklung der modernen Immunsuppression weltweit kontinuierlich verbessert: Während die 3-Jahres-Transplantatfunktionsraten in Europa 1987 noch bei 70 % lagen, betrugen sie 1999 schon 83 % und 2011 dann 87 %.

Merke

Eine erfolgreiche Nierentransplantation stellt die beste Behandlungsform bei Patienten mit fortgeschrittenem chronischem Nierenversagen dar, die gegenüber den chronischen Dialyseverfahren erhebliche gesundheitliche und lebensqualitätsverbessernde Vorteile für den Patienten ermöglicht.

Literatur

[1] Binsaleh S. Diagnosis and treatment of prostate cancer in renal-transplant recipients. International Urol Nephrol 2012; 44 (1): 149–155

[2] Bowman LJ, Brennan DC. The role of tacrolimus in renal transplantation. Expert Opinion Pharmacother 2008; 9 (4): 635–643

[3] Bozkurt B, Koçak H, Dumlu EG et al. Favorable outcome of renal grafts with multiple arteries: a series of 198 patients. Transplant Proc 2013; 45 (3): 901–903

[4] Chiang YJ, Yang PS, Wang HH et al. Urothelial cancer after renal transplantation: an update. Transplant Proc 2012; 44 (3); 744–745

[5] Fischereder M, Kretzler M. New immunosuppressive strategies in renal transplant recipients. J Nephrol 2004; 17 (1): 9–18

[6] Halleck F, Duerr M, Waiser J et al. An evaluation of sirolimus in renal transplantation. Expert Opinion Drug Metabol Toxicol 2012; 8 (10): 1337–1356

[7] Höppner W, Dreikorn K. Technik der Nierentransplantation. Urologe A 1994; 33 (4): 347–358

[8] Jefferson RH, Burns JR. Urological evaluation of adult renal transplant recipients. J Urol 1995; 153: 615–618

[9] Jocham D, Miller K. Praxis der Urologie 1+2. 3. Auflage. Stuttgart: Thieme; 2007: 544–564

[10] Karczewski M, Czapiewski W, Karczewski J. Urologic de novo malignancies after kidney transplantation: a single center experience. Transplant Proc 2012; 44 (5): 1293–1297

[11] Kasiske BL, Snyder JJ, Gilbertson DT et al. Cancer after kidney transplantation in the United States. Amer J Transplant 2004; 4 (6): 905–913

[12] Land WG. Immunsuppressive Therapie. Band 2: Immunsuppressive Medikamente. Stuttgart: Thieme; 2004: 2–18

[13] Lien B, Brekke IB, Sodal G et al. Renal transplantation and intestinal urinary diversion: a10-Year experience. Transplant Proc 1993; 25: 1338–1339

[14] Manitpisitkul W, Wilson NS, Haririan A. Immunosuppressive agents as risk factors for BK virus nephropathy: an overview and update. Expert Opinion Drug Safety 2010; 9 (6): 959–969

[15] Meier-Kriesche HU. Mycophenolate mofetil-based immunosuppressive minimization and withdrawal strategies in renal transplantation: possible risks and benefits. Curr Opinion Nephrol Hypertension 2006; 15 Suppl 1: 1–5

[16] Morris PJ, Knechtle SJ. Kidney Transplantation – Principles und Practice. Philadelphia: Saunders Elsevier; 2008
[17] Nashan B, Citterion F. Wound healing complications and the use of mammalian target of rapamycin inhibitors in kidney transplantation: A critical review of the literature. Transplantation 2012; 94 (6)
[18] Power RE, Hickey DP, Little DM. Urological evaluation prior to renal transplantation. Transplantat Proc 2004; 36 (10): 2962–2967
[19] Riedmiller H, Gerharz EW, Köhl U et al. Continent urinary diversion in preparation for renal transplantation: a staged approach. Transplantation 2000; 70 (12): 1713–1717
[20] Strassburg CP, Bahr MJ, Becker T et al. Fortschritte in der Immunsuppression. Chirurg 2008; 79; 149–156
[21] Süsal C, Opelz G. Impact of HLA matching and HLA antibodies in organ transplantation: a collaborative transplant study view. Methods Mol Biol 2012; 882: 267–277
[22] Taghizadeh AK, Desai D, Ledermann SE et al. Renal transplantation or bladder aufmentation first? A comparison of complications and outcomes in children. BJU Int 2007; 100 (6): 1365–1370
[23] Teixeira C, El Bouazzaoui Z, Guerra J et al. Are there real advantages of induction therapy with basiliximab in renal transplantation? Transplantation Proc 2013; 45 (3): 1073–1075
[24] van den Hoogen MW, Hoitsma AJ, Hilbrands LB. Anti-T-cell antibodies for the treatment of acute rejection after renal transplantation. Expert Opinion Biol Therapy 2012; 12(8); 1031–1042
[25] Wojciechowski D, Vincenti F. Belatacept in kidney transplantation. Curr Opinion Organ Transplant 2012; 17 (6): 640–647
[26] Wu YJ, Veale JL, Gritsch HA. Urological complications of renal transplant in patients with prolonged anuria. Transplantation 2008; 86 (9): 1196–1198

Kapitel 12

Harninkontinenz

12.1	Belastungsharninkontinenz der Frau	532
12.2	Männliche Belastungsharninkontinenz	542
12.3	Überaktive Blase und Drangharninkontinenz	548
12.4	Reflexharninkontinenz	553
12.5	Inkontinenz bei chronischer Harnretention (Überlaufharninkontinenz)	558
12.6	Extraurethrale Harninkontinenz	560
12.7	Mischformen	561

12 Harninkontinenz

12.1 Belastungsharninkontinenz der Frau

I. Plamper, Z. Varga

Die Harninkontinenz unterscheidet sich von den meisten anderen Erkrankungen durch ihre starke Tabuisierung und den damit verbundenem sozialen und psychischen Leidensdruck der Betroffenen. Die Diagnostik und Therapie erfordert einen sensiblen Umgang mit den Betroffenen und stellt eine ärztliche Herausforderung dar. Die gesellschaftliche Tragweite der Problematik spiegelt sich auch in dem Umstand wider, dass Inkontinenz in jeglicher Form die häufigste Ursache für eine Pflegeheimunterbringung ist.

> **Definition**
>
> Die internationale Kontinenzgesellschaft (International Continence Society, ICS) definiert **Harninkontinenz** mittlerweile als Krankheit bei jedwedem unwillkürlichem Urinverlust (Abrams et al. 2002).
> Von **Belastungsharninkontinenz** (früher Stressharninkontinenz) spricht man bei unfreiwilligem Urinverlust ohne Harndrang unter körperlicher Belastung (erhöhter intraabdomineller Druck).

12.1.1 Epidemiologie

Harninkontinenz ist ein weltweites Problem und kommt in allen Kulturen vor [74]. Frauen sind davon 2- bis 4mal häufiger betroffen als Männer. Die Belastungsharninkontinenz stellt die häufigste Form der weiblichen Inkontinenz dar. Das Durchschnittsalter bei Beginn der Belastungsharninkontinenz beträgt 47,3 Jahre und betrifft in Deutschland ca. 6–8 Millionen Frauen. Die Häufigkeit nimmt mit zunehmendem Alter bei Angleichung des geschlechtsspezifischen Unterschieds zu [98].

12.1.2 Ätiologie und Pathogenese

Anatomie und Physiologie des Beckens sind bei Mann und Frau aufgrund unterschiedlicher physiologischer Aufgaben verschieden. Die notwendige Flexibilität des weiblichen Beckens für Schwangerschaft und v. a. für den vaginalen Geburtsprozess stellt per se ein Inkontinenzrisiko dar. Die Anzahl der Geburten, ihre Folgen und gynäkologische Eingriffe im Becken potenzieren das Risiko.

Risikofaktoren für die weibliche Belastungsharninkontinenz sind folgende:
- Bindegewebsschwäche
- Adipositas
- weiße Rasse
- Alter
- Schwangerschaft
    - v. a. vaginale Entbindung
    - Verletzungen unter der Geburt
    - lange Geburtsvorgänge
- Zystozele
- gynäkologische Beckeneingriffe (z. B. Hysterektomie)
- Östrogenmangel (Menopause)

Der pathophysiologische Mechanismus der Belastungsharninkontinenz ist ein über dem Sphinkterverschlussdruck liegender intravesikaler Druck. In der Regel liegt diesem ein insuffizienter Verschlussmechanismus (Sphinkterinkompetenz) zugrunde.

12.1.3 Klinik

Bei betroffenen Frauen kommt es zeitgleich zu körperlicher Anstrengung, ohne dass ein Harndrang (keine Detrusorkontraktion) verspürt wird, zu einem Urinverlust. Der Schweregrad wird nach Stamey [114] in 3 Grade eingeteilt.
- Grad 1: Urinverlust bei Husten, Pressen, Niesen, schwerem Heben
- Grad 2: Urinverlust beim Gehen, Bewegen, Aufstehen
- Grad 3: Urinverlust in Ruhe ohne Belastung

12.1.4 Diagnostik

Basisdiagnostik

Die Diagnose der Belastungsharninkontinenz kann bei entsprechender Anamnese und positivem Hustentest, d. h. bei Nachweis von Urinverlust unter körperlicher Anstrengung, gestellt werden. Die Abklärung der Patientinnen sollte jedoch insbesondere vor einer operativen Therapie systematisch und umfassend erfolgen.

▶ **Anamnese.** Diese sollte neben der Allgemeinanamnese die Miktions-und Inkontinenzanamnese beinhalten. Um möglichst genaue Antworten auf die Ausprägung, das zeitliche Auftreten und die Beeinträchtigung durch das Vorhandensein der Inkontinenz zu bekommen, kann die Anamnese durch validierte Fragebögen (International Consultation on Incontinence, ICI) und den Einsatz eines Miktionsprotokolls bzw. -tagebuchs erweitert werden.

> **Merke**
>
> Eine suffiziente Inkontinenzanamnese ohne Zeitdruck kann bei der u. U. schwierigen Differenzierung zwischen Drang-, Belastungs- und Mischharninkontinenz helfen. Die Erhöhung des vesikalen Druckes z. B. beim Aufstehen kann ein Trigger für eine Detrusorkontraktion sein und eine bestehende Drangharninkontinenz als Belastungsharninkontinenz fehlgedeutet werden.

▶ **Klinische Untersuchung**
- körperliche Untersuchung mit Palpation des Abdomens
- Erhebung des neurologischen Status (Sensibilität der Segmente S 2–S 4, Analsphinktertonus, Kontraktion, Reflexe)
- Inspektion des äußeren Genitales: zum Ausschluss von Fisteln, Fehlbildungen, Entzündungen und Tumoren
- Bei der Spekulumeinstellung kann die Beschaffenheit der Vaginalhaut, ein vorhandener Prolaps sowie der lokale Östrogenisierungsgrad (Messen des Vaginal-pH-Werts) beurteilt werden.
- Der Hustentest bei gefüllter Blase ist eine essenzielle Untersuchung zum Nachweis einer Belastungsharninkontinenz.

> **Merke**
>
> Der Pad-Test (Vorlagenwiegetest) kann die Harninkontinenz ebenfalls nachweisen. Im Falle eines negativen Hustentests kann hierdurch aber nicht zwischen den Ursachen der Harninkontinenz differenziert werden (Belastungs- oder Drangharninkontinenz).

- Das Vorliegen eines Harnwegsinfekts sollte ausgeschlossen werden, da durch diesen die Symptome einer Harninkontinenz verschlechtert oder Belastungskomponenten durch die Drangsymptomatik kupiert werden können.
- Eine Harnstrahlmessung mit Restharnbestimmung gibt Auskunft über die Speicherfunktion und ggf. obstruktive Komponenten (z. B. „Quetschhahnphänomen").

Weiterführende Diagnostik

▶ **Urodynamik.** Die urodynamische Untersuchung dient der Objektivierung und Quantifizierung der Symptome. Bei einer unkomplizierten reinen Belastungsharninkontinenz ist eine routinemäßige Urodynamik vor geplanter konservativer oder auch operativer Therapie nicht indiziert, da die Behandlungswahl und deren Erfolg hierdurch nicht beeinflusst werden. Mourtzinos konnte in einer Metaanalyse im Jahre 2010 von 34 Studien keinen posttherapeutischen Vorteil einer präoperativen Urodynamik identifizieren [77].

Allerdings spielt die Urodynamik weiterhin eine Rolle vor geplanten operativen Eingriffen, insbesondere vor Rezidiveingriffen. Hier steht die möglichst genaue und sorgfältige Beratung der Patientinnen im Vordergrund. Im Rahmen der urodynamischen Untersuchung bei Belastungsharninkontinenz spielt vor allem das Urethradruckprofil eine Rolle. Die Messung in Ruhe und unter Belastung dient der Einschätzung einer möglichen hypotonen oder hyporeaktiven Harnröhre, was für die weiteren Therapieoptionen und den Therapieerfolg entscheidend ist.

▶ **Urethrozystoskopie.** Diese wird bei der Belastungsharninkontinenz empfohlen, wenn zusätzlich Drangsymptome, Entleerungsstörungen, rezidivierende Harnwegsinfekte oder eine Hämaturie vorhanden sind.

> **Praxistipp**
>
> **Obligate präoperative Diagnostik**
> - Anamnese
>   - Allgemeinanamnese (Erkrankungen, Medikamente, Allergien, Voroperationen, Geburten)
>   - Miktionsanamnese (Frequenz, Nykturie, Dysurie, Pollakisurie, Hämaturie)
>   - Inkontinenzanamnese (Beginn der Inkontinenz, imperativer Harndrang, Vorlagenverbrauch)
> - körperliche Untersuchung
>   - Inspektion und Palpation von Abdomen und äußerem Genitale
>   - rektale Untersuchung
>   - orientierende neurologische Untersuchung
>   - vaginale Untersuchung, Spekulumeinstellung, Hustentest
>   - Überprüfung der ausreichenden lokalen Östrogenisierung (Vaginal-pH)
> - Miktionsprotokoll
> - Vorlagentest (obligat bei negativem Hustentest)
> - Urinanalyse (Ausschluss eines Harnwegsinfekts)
> - Harnflussmessung (Uroflowmetrie)
> - Sonografie des Harntrakts mit Restharnbestimmung
> - Introitus-/Perinealsonografie
> - Zystoskopie (obligat bei Drangsymptomatik, rez. Harnwegsinfekten und Hämaturie)
>
> **Fakultative präoperative Diagnostik**
> - bildgebende Verfahren zur Darstellung der Anatomie des Harntrakts und des Beckenbodens
>   - laterales Kettchenzystogramm bzw. Kettchenkolpozystorektogramm
>   - CT/MRT
>   - Infusionsurogramm
>   - (Video-)Urodynamik mit Profilometrie (Urethradruckprofil)
> - Urinzytologie
> - standardisierter Inkontinenzfragebogen
> - Zystoskopie

12.1.5 Therapie

Konservative Therapie

Physiotherapie

Die konservative Therapie stellt die primäre Behandlungsstrategie dar. Es ist erwiesen, dass durch Gewichtsreduktion, Lifestyle-Änderung und v. a. **Beckenbodentraining** die Kontinenz verbessert werden kann [31]. Die Effektivität hängt neben der Motivation der Betroffenen von einer zielgerichteten und kompetenten Anleitung ab und sollte unter Anleitung spezialisierter Physiotherapeuten erfolgen [109].

Eine Verbesserung der Beckenbodenaktivität und deren Koordination kann durch gezielte **Biofeedback-Verfahren** mit mechanischen Hilfsmitteln wie Perineometer (vaginaler Druckmanometer) oder Vaginalkonen (1 Vaginalkonen-Set enthält unterschiedliche Größen und Gewichte) neben elektrischen Biofeedback-Geräten erfolgen [29].

Die profane reine **Elektrostimulation** spielt bei der Belastungsharninkontinenz eine untergeordnete Rolle und wird mit einer Frequenz von 10–20 Hz in der Therapie der Drangharninkontinenz eingesetzt. Die **Magnetstimulation** wird bei allen Inkontinenzformen propagiert, aber der Nachweis einer effektiven Therapieform konnte bisher nicht erbracht werden. Daher sollte die Behandlung allenfalls in kontrollierten Studien erfolgen [42].

Pharmakotherapie

Die medikamentöse Therapie spielt bei der Behandlung der Belastungsharninkontinenz eine untergeordnete Rolle. Es stehen insgesamt nur wenige Präparate zur Verfügung. **Duloxetin** (Yentreve) ist ein Wirkstoff aus der Gruppe der selektiven Serotonin-Noradrenalin-Wiederaufnahme-Inhibitoren (SSNRI) und wurde primär für die antidepressive Behandlung entwickelt. Durch Steigerung der Motoneuronaktivität kommt es zur Anhebung des Beckenboden-/Sphinktertonus und zur Verbesserung der Kontinenz. Die Substanz kann auch als unterstützende Maßnahme zum Beckenbodentraining eingesetzt werden.

> **Merke**
>
> Die Patientinnen sind über die Einnahme eines Antidepressivums in der speziellen Indikation der Belastungsharninkontinenz aufzuklären, mit der Notwendigkeit einer ausschleichenden Dosierung beim Absetzen der Medikation!

Östrogene (lokal appliziert) können einen epithelialen Abdichtungseffekt im Bereich des glattmuskulären Sphinkters erreichen und z. B. in Kombination mit **Alphamimetika** (Erhöhung des Tonus des Sphinkters) gegeben werden.

> **Merke**
>
> Alphamimetika sind zur Behandlung der Belastungsharninkontinenz der Frau nicht zugelassen und nur im „Off-Label Use" verfügbar.

Die konservativen Therapieoptionen werden noch durch die Einlage von **Pessaren** (Ring-, Schalen- oder Würfelpessare), insbesondere bei Senkungszuständen, erweitert. Zusätzlich soll durch die veränderte Lage von Harnröhre und Blase auch ein unwillkürlicher Harnverlust bei Belastung reduziert werden (passive Drucktransmission). Allerdings kann auch durch die Lagekorrektur eine vorher larvierte Belastungsharninkontinenz erst demaskiert werden. Neben einer individuellen Anpassung der Pessare sind auch sicherlich eine individuelle Beratung und Indikationsstellung erforderlich.

Operative Therapie

Vor der Indikationsstellung zu einer operativen Korrektur der Belastungsharninkontinenz sollten die konservativen Methoden patientenorientiert ausgeschöpft sein, oder der konservativ zu erreichende Behandlungserfolg war nicht ausreichend.

> **Merke**
>
> Eine Harninkontinenz ohne entsprechenden Leidensdruck der Patientin stellt keine Operationsindikation dar.

Die pathophysiologische Grundlage der chirurgischen Korrekturmaßnahmen stellte lange Jahre die **Drucktransmissionstheorie** nach Enhörning (1961) dar. De Lancy (1994) sowie Petros und Ulmsten (1990, 1995) ergänzten die Theorie durch die Vorstellung der **vaginalen Hängematte** und der **Integraltheorie**. Hieraus entsteht eine komplexe Theorie vom funktionellen Zusammenspiel des Beckenbodens mit allen beteiligten Strukturen (Vagina, Bindegewebe, Ligamente, knöcherner Beckenring und Muskulatur).

Nach der Einführung der spannungsfreien mitturethralen Bänder (TVT) durch Ulmsten (1995)

[121] kam es zu einem Paradigmenwechsel in der operativen Behandlung der Belastungsharninkontinenz. Die abdominelle Kolposuspension und die Faszienzügelplastik traten als primäre Operationsoptionen in den Hintergrund.

Offene Kolposuspension

Über die besten Langzeitergebnisse (bis 20 Jahre) verfügt die offene Kolposuspension nach Burch. Das Prinzip der Kolposuspension beruht auf einer hängemattenartigen Aufhängung des Übergangs der Harnröhre auf den Blasenhals. Hierdurch wird eine verbesserte Drucktransmission auf die Urethra sowie eine simultane Korrektur von paravaginalen Defekten erreicht. Die Heilungsrate bei der offenen Kolposuspension wird im ersten Jahr postoperativ mit 85–90 % und nach 5 sowie 10 Jahren mit bis zu 70 % angegeben [61].

▶ **OP-Indikationen**
- Belastungsharninkontinenz mit gleichzeitig vorliegendem paravaginalem Defekt
- junge Frauen, da häufiger Dyspareunie bei vaginalem Vorgehen
- Rezidiveingriff

▶ **Zugangsweg.** Als Zugangsweg kann klassischerweise der Pfannenstielschnitt oder alternativ ein medianer Unterbauchschnitt gewählt werden. Entscheidend ist die Darstellung des vesikourethralen Übergangs und des Lig. pectinale (Cooper-Ligament) beidseits. Die nichtresorbierbaren Nähte werden lateral der Urethra und des Blasenhalses (Minimum 2 pro Seite) unter digitovaginaler Kontrolle gesetzt und am Cooper-Ligament fixiert (▶ Abb. 12.1).

> **Cave**
>
> Ein zu festes Anziehen der Nähte birgt das Risiko einer Überkorrektur mit obstruktiver Blasenentleerung und der Induktion einer De-novo-Drangsymptomatik.

Die **laparoskopisch** oder **robotisch durchgeführte Kolposuspension** nach Burch ist aufgrund der bisher vorliegenden Daten mit der offenen Kolposuspension vergleichbar, Langzeitdaten zur abschließenden Beurteilung stehen noch aus [60].

Harninkontinenz

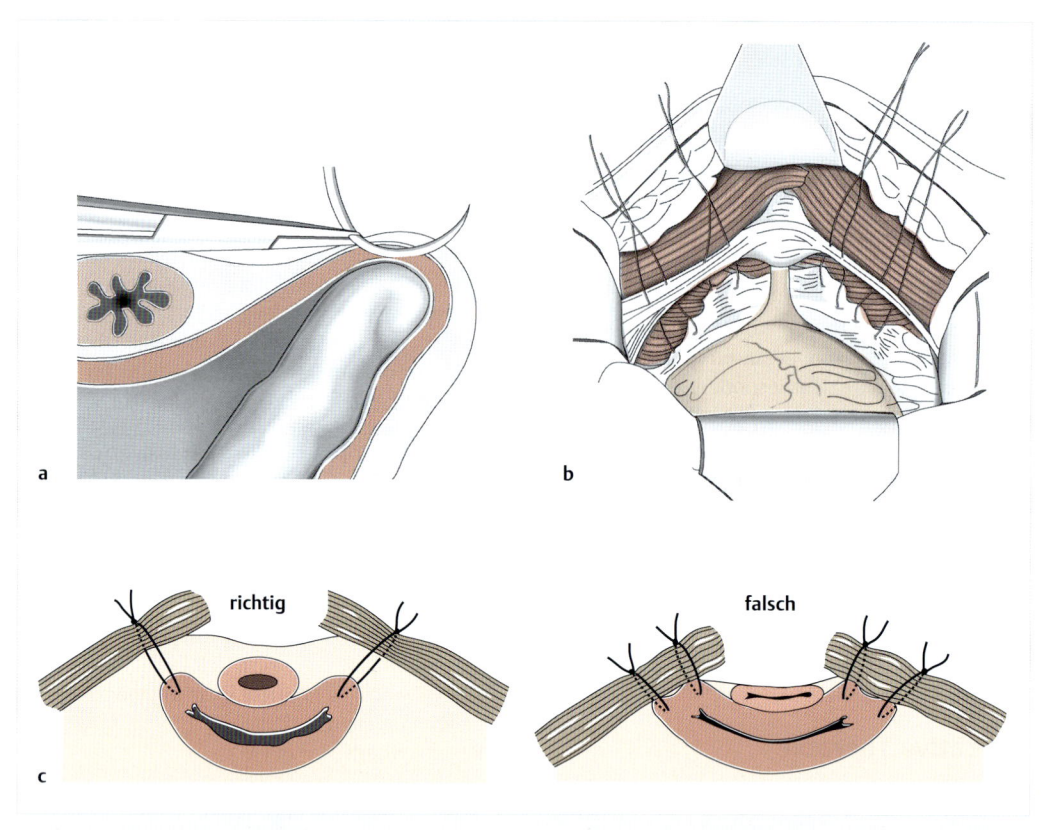

Abb. 12.1 Offene Kolposuspension. (Albers P, Heidenreich A. Standardoperationen in der Urologie. Stuttgart: Thieme; 2006: 355)
a Digitale Elevation der Scheide nach lateral und ventral beim Stechen der Nähte.
b Fixation am Cooper-Ligament.
c Lockeres Abknüpfen der Nähte, um eine Überkorrektur zu vermeiden.

▶ **Komplikationen und Risiken**
- Blasenentleerungsstörungen
- neu auftretender Deszensus (Enterozele, Rektozele, Zystozele)
- De-novo-Drangsymptomatik

Autologe abdominovaginale Schlingen (Faszienzügelplastik)

In der Regel wird autologe Rektusfaszie oder Fascia lata verwendet. Im Unterschied zu den heute häufiger verwendeten synthetischen Schlingen, die mitturethral platziert werden, werden die autologen abdominovaginalen Schlingen am Blasenhals platziert.

▶ **OP-Indikationen**
- klassisch: Belastungsharninkontinenz, v. a. bei hypotoner Urethra
- Der Einsatz beschränkt sich heute auf Rezidiveingriffe.

▶ **Zugangsweg.** Wie bei der abdominellen Kolposuspension kann der klassische Pfannenstielschnitt oder alternativ ein medianer Unterbauchschnitt gewählt werden. Die Rektusscheide wird dargestellt und vom subkutanen Fettgewebe befreit. Hiernach erfolgt die v-förmige Präparation von 2 ca. 2×12 cm langen Faszienzügeln (▶ Abb. 12.2). Die Zügel bleiben im kaudalen Anteil fixiert. Nach vorderer Kolpotomie und paraurethraler Präparation werden die Zügel nach vaginal durchgezogen und im Bereich des Blasenhalses

12.1 Belastungsharninkontinenz der Frau

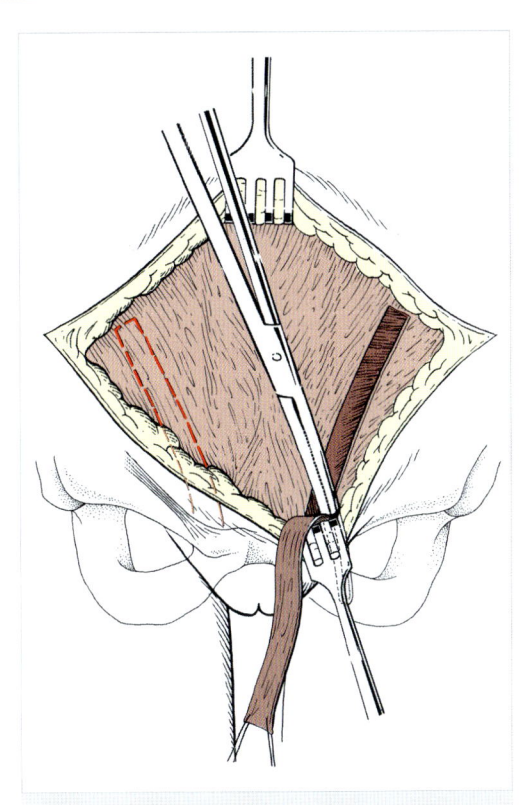

Abb. 12.2 Präparation der Faszienzügel. (Albers P, Heidenreich A. Standardoperationen in der Urologie. Stuttgart: Thieme; 2006: 359)

> **Cave**
> Die Patientinnen müssen über das erhöhte Risiko der Überkorrektur mit konsekutiver Blasenentleerungsstörung und einer De-novo-Drangsymptomatik aufgeklärt werden und in der Lage sein, zumindest vorübergehend einen sterilen Einmalkatheterismus durchzuführen.

Spannungsfreie suburethrale, alloplastische Schlingenoperationen (TVT, TOT, TVT-O)

Nach der Integraltheorie (Petros und Ulmsten 1990 [89]) basiert die weibliche Belastungsharninkontinenz auf dem pathophysiologischen Mechanismus einer insuffizienten pubourethralen (Lig. pubourethrale) Aufhängung. Konsequenterweise wurde mit dem TVT das erste spannungsfrei vaginal zu implantierende Band von Ulmsten entwickelt. Der damals eingeleitete Paradigmenwechsel ist zwischenzeitlich vollzogen, weltweit wurden schon über 5 Millionen Bänder eingelegt.

▶ **OP-Indikationen**
- Goldstandard in der operativen Primärtherapie bei unkomplizierter Belastungsharninkontinenz
- gemischte Drang- und Belastungsharninkontinenz (eher TOT)
- larvierte Belastungsharninkontinenz (als ergänzender Eingriff in der Deszensuschirurgie)

mit sogenannten Kletternähten zur Suspension des Blasenhalses vereinigt (▶ Abb. 12.3).

▶ **Erfolge und Risiken.** Durch die intraabdominelle Replatzierung der Urethra mit Verlängerung der funktionellen Harnröhrenlänge resultiert eine verbesserte Drucktransmission. In der Regel kommt es hierdurch zu einer Kompression der Harnröhre mit konsekutiver Erhöhung des Blasenauslasswiderstands. Dieser Mechanismus trägt wesentlich zur Verbesserung der Belastungsharninkontinenz bei, aber auch zu einer häufigen postoperativen obstruktiven Miktionsstörung. Die Faszienzügelplastik hat im Vergleich zur Kolposuspension nach Burch eine etwas höhere Erfolgsrate, demgegenüber steht aber die höhere Morbiditätsrate [10], [41], [53], [97].

▶ **Lagerung.** In Steinschnittlage wird ein ca. 1,5 cm langer vaginaler Zugang über dem mittleren Urethraanteil geschaffen. Bei den retropubischen Operationstechniken (TVT) werden die Beine flacher gelagert als bei der klassischen Steinschnittlage, um einer „Stauchung" der Beckenorgane entgegenwirken zu können. Bei den transobturatorischen Verfahren (TOT) hingegen sollte die Lagerung mit entsprechender Beugung der Oberschenkel nach kranial über die Senkrechte hinweg erfolgen, um so einen optimalen Zugang zur genitofemoralen Falte zu gewährleisten (▶ Abb. 12.4).

> **Cave**
> Vorsichtige Lagerung bei Patientinnen mit Hüftendoprothesen!

Harninkontinenz

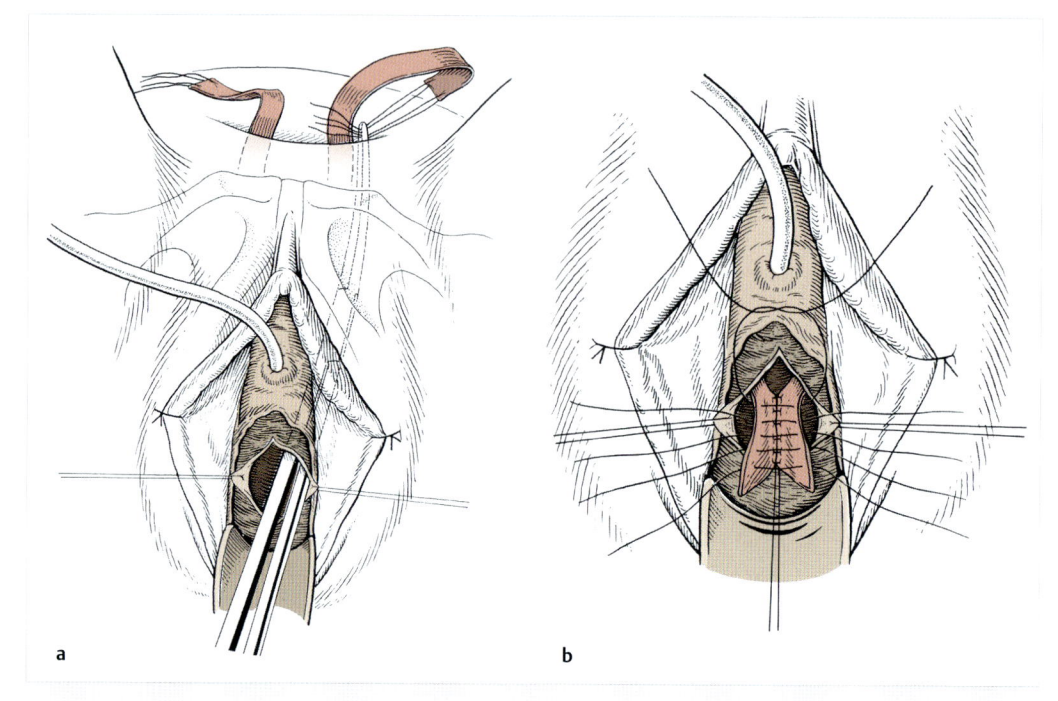

Abb. 12.3 Faszienzügelplastik – autologe abdominovaginale Schlinge. (Albers P, Heidenreich A. Standardoperationen in der Urologie. Stuttgart: Thieme; 2006: 361)
a Bilateraler vaginaler Durchzug der präparierten Rektusfaszie.
b Suspension des Blasenhalses mit „Kletternaht".

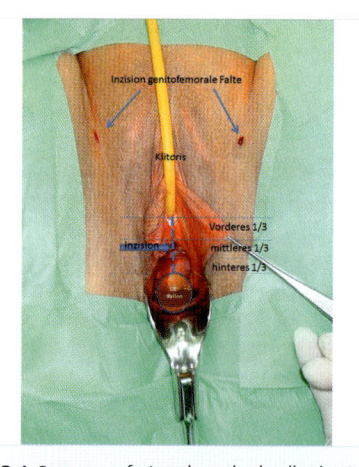

Abb. 12.4 Spannungsfreie suburethrale alloplastische Schlingenoperationen. Der vaginale Zugang erfolgt über eine vordere Kolpotomie im mittleren Urethraverlauf, der Blasenhals lässt sich durch den einliegenden Ballon des Dauerkatheters identifizieren. Für die transobturatorische OP-Technik wird ein Zugang in der genitofemoralen Falte ca. 1 cm unter dem Ansatz der Adduktorenmuskulatur am Os pubis (etwa Höhe Klitoris) mittels Stichinzision geschaffen.

▶ **Zugangsweg.** Bei den **retropubischen Operationstechniken** unterscheidet man 2 verschiedene Verfahren, die sich im Wesentlichen nur durch die Stichrichtung unterscheiden:
- Das vaginoabdominale Verfahren (TVT), bei dem die Nadel von der Scheide durch die endopelvine Faszie an der Harnblase vorbei in das Cavum Retzii geführt wird. Die Ausleitung erfolgt suprasymphysär („Bottom-up"-Technik).
- Die „Top-Down"-Technik (z. B. Sparc), bei der die Nadel den entgegengesetzten Weg nimmt und von suprasymphysär nach vaginal geführt wird.

Bei den retropubischen Verfahren ist nach der Nadelpassage die Zystoskopie aufgrund des Risikos einer Blasenperforation obligat. Die Zystoskopie (30- bis 70-Grad-Optik) erfolgt mit noch liegender Nadel, um durch „Wackeln" an derselben die Position zu identifizieren und somit die Beurteilung einer potenziellen Perforation zu erleichtern.

> **Cave**
>
> Perforationen sind vor allem an der Vorderwand und an den Seitenwänden links zwischen 1 und 3 Uhr und rechts zwischen 9 und 11 Uhr zu erwarten.

Die **transobturatorische Technik** als Modifikation des spannungsfreien Bandes wurde von Delorme und Mitarbeitern 2001 [23] beschrieben. Bei dieser Technik umgeht man die Passage durch das Cavum Retzii und reduziert insbesondere das Risiko einer Blasenperforation. Der mitturethrale vaginale Zugang ist derselbe wie beim retropubischen Verfahren, jedoch werden die helikalen Nadeln durch das Foramen obturatorium seitlich zur genitofemoralen Falte (▶ Abb. 12.4) ausgeleitet (inside-out) oder eingestochen (outside-in).

Auch bei diesem Verfahren gibt es 2 verschiedene Stichrichtungen. Auf das operative Ergebnis haben die unterschiedlichen Stichtechniken keinen Einfluss [108].

> **Cave**
>
> Eine gründliche Überprüfung der Vaginalwand sollte nach Vorlegen der Nadeln erfolgen, um eine mögliche Verletzung der Vaginalwand insbesondere im Sulcusbereich zu erkennen.

Die Einlage von retropubischen, aber auch von transobturatorischen Bändern wurde in Lokalanästhesie durchgeführt, um intraoperativ mit dem sogenannten Hustentest eine genaue Adjustierung des Bandes zu erreichen. Hierdurch sollte eine ausreichende Kontinenz gewährt und andererseits eine Überkorrektur mit anschließender Blasenentleerungsstörung vermieden werden. Die Notwendigkeit dieses Vorgehens wurde stets kontrovers diskutiert und es ist angesichts der aktuellen Datenlage entbehrlich, da es keinen Einfluss auf das postoperative Ergebnis hat [52], [76].

▶ **Komplikationen und Risiken.** Insgesamt gilt das Operationsverfahren des spannungsfreien mitturethralen Bandes einschließlich seiner Modifikationen als gering invasives Verfahren. Dennoch sind schwerwiegende Komplikationen (Transfusions- und/oder revisionsbedürftige Blutungen) bis hin zu Todesfällen (< 0,05 %), meist aufgrund von Darm- und Gefäßverletzungen in der MAUDE Database [24] beschrieben. Bei der transobturatorischen Technik fehlen bisher Berichte über tödliche Komplikationen.

Beim Vergleich der speziellen Risiken zwischen der retropubischen und transobturatorischen Technik finden sich beim retropubischen Vorgehen deutlich häufiger intraoperative Harnblasenperforationen (3–15 % versus 0–4,9 %). Nach transobturatorischer Technik treten jedoch frequenter Schmerzen im Bereich der Oberschenkelinnenseite und der Leiste sowie Dyspareunien auf. Ebenso werden vaginale Bandarrosionen etwas häufiger bei transobturatorischen Verfahren berichtet.

Zu den allgemeinen typischen Komplikationen der Schlingenoperationen zählen die postoperativen (obstruktiven) Miktionsstörungen (2,8–10 %), die De-novo-Drangsymptomatik (1–26 %) und ein postoperativer Harnwegsinfekt (3–22 %).

> **Merke**
>
> Aufklärungspflichtige typische Risiken der transvaginal implantierbaren mitturethralen Bänder [121]:
> - Verletzung der Harnblase (v. a. retropubische Technik)
> - Verletzung des Darms (v. a. retropubische Technik)
> - Bandarrosion in die Urethra oder Harnblase (selten, häufiger transobturatorische Technik)
> - Läsion des N. obturatorius (sehr selten, v. a. transobturatorische Technik)
> - Überkorrektur mit Harnverhalt oder Restharnbildung (häufiger retropubische Technik)
> - Persistenz oder Zunahme der Drangsymptomatik bei Mischharninkontinenz (häufiger retropubische Technik)
> - De-novo-Drangsymptomatik (häufiger retropubische Technik)
> - Harnwegsinfektion (beide Techniken)
> - chronische Beckenschmerzen (häufiger transobturatorische Technik)

▶ **Ergebnisse.** Es gibt zahlreiche vergleichende Studien bezüglich der postoperativen Ergebnisse zwischen retropubischen und transobturatorischen Verfahren. Bei einer Nachbeobachtungszeit bis zu 12 Monaten sind die Erfolgsraten nahezu identisch und können auch mit der abdominellen Kolposuspension gleichgesetzt werden [4].

Die objektive Heilungsrate hat bei gleicher subjektiver Heilungsrate eine Tendenz zugunsten der retropubischen Verfahren, welche daher bei ergebnisorientierter Beurteilung weiterhin als Standard gelten [80]. Die TOT-Technik hat dagegen offensichtlich bei Patientinnen mit einer Mischharninkontinenz Vorteile.

Die Effektivität einer operativen Korrektur kann frühestens nach 6–8 Wochen postoperativ beurteilt werden. Im Falle eines Therapieversagens kann man in den meisten Fällen von einer fehlerhaften Operationstechnik (Bandlage) oder Indikationsstellung ausgehen [88]. Risikofaktoren für einen ausbleibenden Therapieerfolg sind folgende:
- hypotone Urethra
- vorausgegangene Kontinenzoperation
- Mischharninkontinenz
- nachgewiesene Detrusorüberaktivität
- begleitender Deszensus

Merke
- bei Mischharninkontinenz → TOT
- bei hypotoner Harnröhre → TVT

Minischlingen („Single-Incision Sling")

Zur weiteren Reduktion der Invasivität wurden Minischlingen entwickelt, welche erstmals 2006 zur Anwendung kamen. Hierbei wird das Band über eine vaginale Inzision entweder u-förmig in Richtung retropubische Region oder als „Hängematte" in Richtung Foramen obturatorium eingelegt. Eine weitere Hautinzision zum Ausstechen der Nadeln wie bei den bisherigen Schlingenverfahren entfällt.

▶ Ergebnisse. Bei einer kurzen Nachbeobachtungszeit bis zu 12 Monaten konnten zu den konventionellen Schlingen äquieffektive Ergebnisse gezeigt werden [127], während im weiteren Verlauf über eine deutliche Verschlechterung der objektiven Ansprechraten berichtet wurde [21], [45]. Im Jahr 2012 wurde TVT-secur (Fa. Gynecare) nach Berichten der FDA über Komplikationen (v. a. Bandarrosionen) vom Markt genommen [30]. Möglicherweise sind die schlechteren Ergebnisse der Minischlingen der 1. Generation auf eine insuffiziente Verankerungstechnik zurückzuführen. In diesen Bereichen besteht bei den nachfolgenden Konkurrenzprodukten eine vielfältige Bandbreite.

Ob hierdurch langfristige Ergebnisse im Bereich der etablierten Verfahren (v. a. TVT) erreicht werden, bleibt abzuwarten. Eine endgültige Beurteilung der Minischlingen ist aufgrund der aktuellen Datenlage nicht möglich.

Adjustierbare Schlingen

Operationen zur Korrektur der Belastungsharninkontinenz können sowohl obstruktive Blasenentleerungsstörungen durch Überkorrektur oder eine Persistenz der Inkontinenz bei „mangelnder Spannung" zur Folge haben. Dieser theoretische Ansatz führte zur Entwicklung von adjustierbaren Schlingen. Durch diese Produkte soll eine veränderbare Spannung intra- und v. a. postoperativ zur Optimierung des Gleichgewichts zwischen Kontinenz und Blasenentleerung verhelfen.

▶ Ergebnisse. Obwohl die Produkte z.T. seit vielen Jahren auf dem Markt sind, gibt es nur eine geringe Evidenz dafür, dass justierbare Schlingen zur Behandlung der Belastungsharninkontinenz der Frau effektiv sind, und keine Evidenz dafür, dass sie einen Vorteil erbringen [65].

Bulking Agents

Bulking Agents zur Behandlung der Belastungsharninkontinenz werden in die proximale Submukosa der weiblichen Harnröhre oder den externen Sphinkter injiziert. Hierdurch soll der urethrale Verschlussdruck verbessert werden (Koaptation der Urethrawand). Eine Vielzahl an potenziellen Substanzen wurde zur Unterpolsterung entwickelt und erprobt.

▶ Ergebnisse. In einer kleinen, prospektiv randomisierten Studie konnte kein Therapieunterschied nach Injektion des Bulking Agents in die Urethramitte und im Bereich des Blasenhalses gefunden werden. In einer weiteren Studie fand sich zwischen dem Bulking Agent und der „Placebo"-Kochsalzinjektion kein Unterschied. Die periurethrale Injektion eines Bulking Agents führt in Abhängigkeit der Materialien und in Abwesenheit von Langzeitdaten nur zur kurz- oder mittelfristigen Symptomverbesserungen mit der Notwendigkeit der Nach- bzw. Mehrfachinjektion.

▶ Risiken und Komplikationen. Es gibt keine Evidenz dafür, dass ein Typ eines Bulking Agents einem anderen überlegen ist. Die Substanzen unterscheiden sich aber erheblich bei den Nebenwirkungen. Nicht zu unterschätzen ist eine materialabhängige entzündlich-narbige Gewebeveränderung (Pseudozysten) im Sphinkterbereich mit nachfolgender Verschlechterung der Beckenbodenfunktion durch die Implantation von Bulking Agents. Aufgrund der schlechten Langzeitergebnisse und potenziellen negativen Folgen für effektivere Behandlungsstrategien sollten diese Verfahren nur nach kritischer Indikationsstellung bei Frauen, die nicht einer anderen erfolgversprechenderen Therapie zugeführt werden können oder wollen, eingesetzt werden [122].

Artifizieller Sphinkter

Implantation eines artifiziellen Sphinktersystems bei weiblicher Belastungsharninkontinenz (▶ Abb. 12.5). Aufgrund der Rarität des Eingriffs ist die exakte OP-Beschreibung des Verfahrens der Spezialliteratur zu diesem Thema zu entnehmen.

▶ **OP-Indikationen.** Die Indikation wird sehr selten und oft zu spät gestellt. Costa merkte diese Problematik insbesondere bei Frauen mit einer atonen Urethra (Typ III) mit folgenden Satz an: „… the implantation of artificial sphincter device is not the last but a good chance…" [22].

▶ **Ergebnisse.** In Costas Übersicht von 376 implantierten Sphinktersystemen bei 344 Patientinnen mit einer mittleren Nachbeobachtungszeit von 9,4 Jahren waren 85,6 % kontinent, 8,8 % sozial kontinent (keine Vorlage) und 5,6 % inkontinent (mindestens 1 Vorlage). Nach 10 Jahren waren noch 69,2 % der implantierten Systeme intakt und in situ [22].

In einer Cochrane-Analyse berichtet Lipp [63] über eine mangelnde Evidenz in der Literatur bezüglich der Implantation künstlicher Schließmuskelsysteme zu Behebung der weiblichen Belastungsharninkontinenz. Er fand subjektive Heilungsraten zwischen 60 und 90 %, Komplikationen mit der Notwendigkeit zu Revisionsoperationen in 42 % (10 Jahre). Risikofaktoren für ein Versagen waren neben einer intraoperativen Verletzung von Urethra, Blase oder Rektum das Lebensalter, eine vorangegangene Kolposuspension oder eine Radiotherapie des kleinen Beckens.

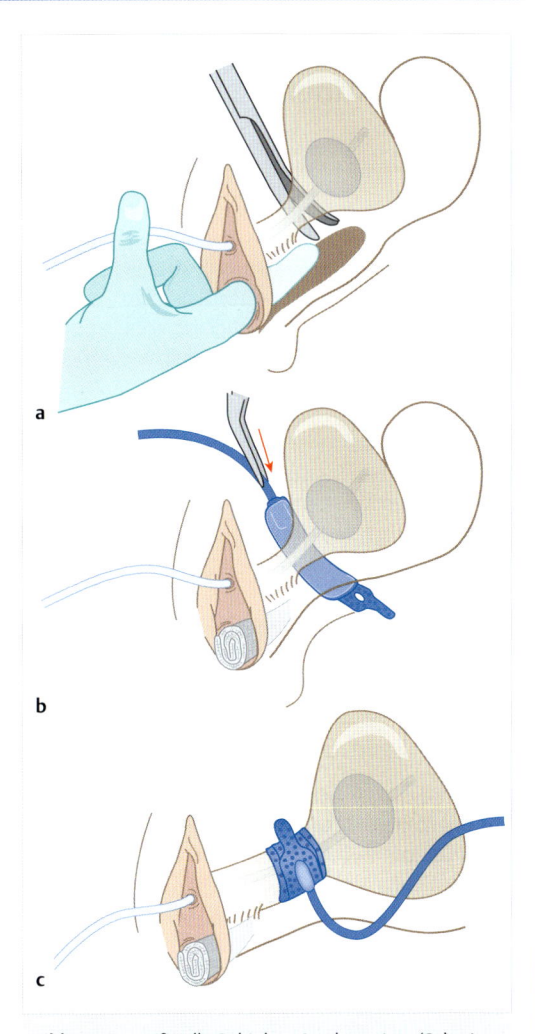

Abb. 12.5 Artifizielle Sphinkter-Implantation. (Schreiter F [Hrsg]. Plastisch rekonstruktive Urologie. Stuttgart: Thieme; 1999: 255)
a Sorgfältige und schonende Gewebepräparation mit Unterfahrung des Blasenhalses auf der Vaginalvorderwand.
b Platzierung des Cuffs um den Blasenhals.
c Implantation der Pumpe in die große Labie und des Reservoirs in den Unterbauch.

12.2 Männliche Belastungsharninkontinenz

R.M. Bauer

Definition

Unter Belastungsharninkontinenz (früher Stressharninkontinenz) wird ein unwillkürlicher Urinverlust synchron zu einer intraabdominellen Druckerhöhung im Rahmen einer körperlichen „Anstrengung" wie Husten, Niesen, Lachen, Aufstehen, Sport, Laufen oder sogar Liegen verstanden.

Im Gegensatz zur Situation bei der Frau geht der männlichen Belastungsharninkontinenz in den allermeisten Fällen ein operativer urologischer Eingriff voraus. Ausnahmen hiervon sind schwere Beckentraumata mit Verletzung des Sphinktermechanismus und neurogene Erkrankungen des Beckenbodens, wie bei Meningomyelozele oder nach spinalen Läsionen.

12.2.1 Epidemiologie

Die häufigste Ursache für eine Belastungsharninkontinenz beim Mann ist die radikale Prostatektomie. Aufgrund eines besseren Verständnisses der anatomischen und funktionellen Grundlagen der Harnkontinenz sowie einer Optimierung der operativen Techniken sind aktuell stetig sinkende Inkontinenzraten nach radikaler Prostatektomie zu beobachten [46]. Mit dem Anstieg der Fallzahlen ist jedoch gleichzeitig ein Anstieg der Prävalenz zu verzeichnen. Grundsätzlich gilt, dass die Inkontinenzrate innerhalb des ersten postoperativen Jahres stetig sinkt, der natürliche Heilungsprozess kann sogar bis zu 3 Jahre andauern. Speziell innerhalb des ersten Jahres kann aber auch eine begleitende Drangsymptomatik beobachtet werden.

Die Rate der Post-Prostatektomie-Inkontinenz (PPI) variiert, je nach Studie, zwischen 5 und 48 % [110]. Bisher konnten 2 wesentliche prädiktive Faktoren der PPI identifiziert werden: Das Alter des Patienten sowie die Erfahrung des Operateurs. Männer unter 50 Jahren zeigen signifikant bessere Kontinenzraten als Männer über 70 Jahren [57]. Ebenso konnte gezeigt werden, dass in erfahrenen Zentren mit einer begrenzten Anzahl an Operateuren die Inkontinenzraten deutlich niedriger sind und hier ein Jahr nach der Operation sogar Kontinenzraten von 98–99 % erreicht werden können [90], [126]. Aber auch nach operativer Therapie beim benignen Prostatasyndrom kann eine postoperative Belastungsharninkontinenz auftreten, welche je nach Technik und Erfahrung des Operateurs zwischen 0,5 und 2 % liegt [84].

12.2.2 Anatomie und Physiologie

Im Gegensatz zu den übrigen Geweben im Harntrakt enthält die Urethra sowohl glatte Muskulatur als auch quergestreifte Skelettmuskulatur. Stellt man sich einen Querschnitt der Ebene der quergestreiften Muskulatur vor, so liegt außen eine Schicht quergestreifter Muskelfasern, daneben eine dünne zirkuläre Schicht glatter Muskulatur. Es folgt eine kräftigere Schicht longitudinaler glatter Muskelfasern und eine ausgeprägte, das Lumen ausfüllende Lamina propria. Die quergestreiften Muskelfasern erstrecken sich von der Blasenbasis sowie der anterioren Prostata ausgehend über die ganze Länge der membranösen Urethra und umschließen diese sichelförmig. Unterhalb des prostatischen Apex ziehen die quergestreiften Muskelfasern hufeisenförmig und zirkulär um die ventrale Harnröhre, die dadurch entstehende dorsale Lücke wird von zirkulären glatten Muskelfasern und elastischen Fasern ausgefüllt. Die proximale bulbäre Harnröhre ist wiederum sichelförmig von zirkulären Skelettmuskelfasern umschlossen [131].

Diverse Studien zur Pathophysiologie konnten zeigen, dass die präoperative membranöse Harnröhrenlänge, das Harnröhrenvolumen sowie eine enge anatomische Lagebeziehung zwischen den Levatormuskeln und der membranösen Harnröhre [124], eine signifikante postoperative Reduktion des Harnröhrenverschlussdrucks von ca. 25 % sowie eine Reduktion der funktionellen Harnröhre von ca. 50 % [40] unabhängige Prädiktoren für die postoperative Kontinenz sind. Darüber hinaus können altersbedingte Veränderungen der Faserzusammensetzung des Sphinkters zu einer Beeinträchtigung der postoperativen Kontinenz führen [100], [117]. Im Gegensatz dazu scheint keine signifikante Korrelation zwischen dem Tumorstadium und der Kontinenz zu bestehen [64].

Ob eine Nervschonung die Kontinenzrate positiv beeinflusst, wird kontrovers diskutiert [11], [78], [87]. Die Schonung der distalen Samenbläschen und die intraoperative Rekonstruktion des posterioren Anteils des Rhabdosphinkters durch eine suspendierende Naht (sog. Rocco-Stich) verbessern lediglich die frühen Kontinenzraten signifikant [51], [99]. Die Kontinenzraten nach offener, laparoskopischer und roboterassistierter Prostatektomie scheinen bei entsprechender Erfahrung vergleichbar zu sein.

Fazit

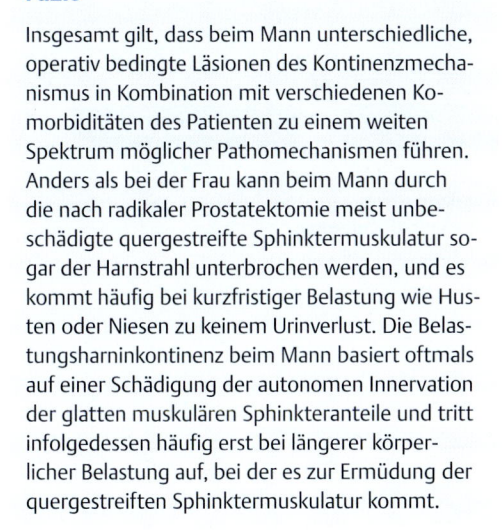

Insgesamt gilt, dass beim Mann unterschiedliche, operativ bedingte Läsionen des Kontinenzmechanismus in Kombination mit verschiedenen Komorbiditäten des Patienten zu einem weiten Spektrum möglicher Pathomechanismen führen. Anders als bei der Frau kann beim Mann durch die nach radikaler Prostatektomie meist unbeschädigte quergestreifte Sphinktermuskulatur sogar der Harnstrahl unterbrochen werden, und es kommt häufig bei kurzfristiger Belastung wie Husten oder Niesen zu keinem Urinverlust. Die Belastungsharninkontinenz beim Mann basiert oftmals auf einer Schädigung der autonomen Innervation der glatten muskulären Sphinkteranteile und tritt infolgedessen häufig erst bei längerer körperlicher Belastung auf, bei der es zur Ermüdung der quergestreiften Sphinktermuskulatur kommt.

12.2.3 Diagnostik

Basisdiagnostik

Die umfassende Diagnostik stellt die Grundlage einer erfolgreichen Therapie dar. Gemäß den europäischen Leitlinien wird folgende Basisdiagnostik empfohlen [66] (▶ Abb. 12.6):
- Anamnese inkl. gezielte Inkontinenzanamnese
- körperliche Untersuchung inkl. rektaler Untersuchung
- Urinanalyse
- sonografische Restharnkontrolle
- Beurteilung der Lebensqualität (ggf. mittels Fragebögen) und des Therapiewunsches
- ggf. Objektivierung der Symptomatik mittels Pad-Test sowie Trink- und Miktionsprotokoll

▶ **Klinische Einteilung.** Die grobe Einteilung der Belastungsharninkontinenz kann wie bei der Frau nach der Stamey-Einteilung in 3 Grade erfolgen [114]:

- Grad I: milde Belastungsharninkontinenz (Urinverlust bei starker Belastung wie schweres Heben, Sport)
- Grad II: mäßige Belastungsharninkontinenz (Urinverlust schon bei leichter Belastung wie Gehen)
- Grad III: schwere Belastungsharninkontinenz (Urinverlust im Liegen)

▶ **Trink- und Miktionsprotokoll.** Bei Patienten mit zusätzlichen Drangbeschwerden kann ein Miktionstagebuch hilfreich sein. Dieses sollte über 3–7 Tage geführt werden.

▶ **Pad-Test.** Das Ausmaß der Belastungsharninkontinenz kann gemäß der Empfehlungen der Internationalen Kontinenzgesellschaft (ICS) mittels eines 24-h-Pad-Tests objektiviert werden [2]. Nichtsdestotrotz wird aus Gründen der Praktikabilität im Alltag zumeist der standardisierte 1-h-Pad-Test verwendet [2].

Weiterführende Diagnostik

Nach erfolgter Basisdiagnostik sollte bei entsprechendem Therapiewunsch ein konservativer Therapieversuch initiiert werden. Circa 8–12 Wochen nach Therapiebeginn sollte eine Reevaluation erfolgen, um den Therapieerfolg zu beurteilen und ggf. weitere Maßnahmen einzuleiten. Im Falle eines Therapieversagens ist eine weiterführende Diagnostik sinnvoll [66]. Bei Patienten, die bereits postoperativ eine konservative Therapie erhalten hatten, aber keine ausreichende Besserung der Inkontinenz eingetreten ist, sollte die Basisdiagnostik mit der weiterführenden Diagnostik kombiniert werden.

▶ **Urethrozystoskopie.** Bei Versagen der konservativen Therapie und vor einer operativen Therapie sollte eine Urethrozystoskopie zur Evaluation von Funktionalität und Integrität der Urethra und des Sphinkters durchgeführt werden. Zusätzlich können hierbei Anastomosen- und Harnröhrenstrikturen genauso wie Pathologien der Blase ausgeschlossen werden.

Wenn die Implantation einer transobturatorischen retropubischen Schlinge wie der AdVance-Schlinge geplant ist, sollte im sog. **Elevationstest** (= Repositionierungstest) die Länge der funktionellen Harnröhre und Mobilität der hinteren Harnröhre evaluiert werden. Dabei wird ein 0-Grad-

Harninkontinenz

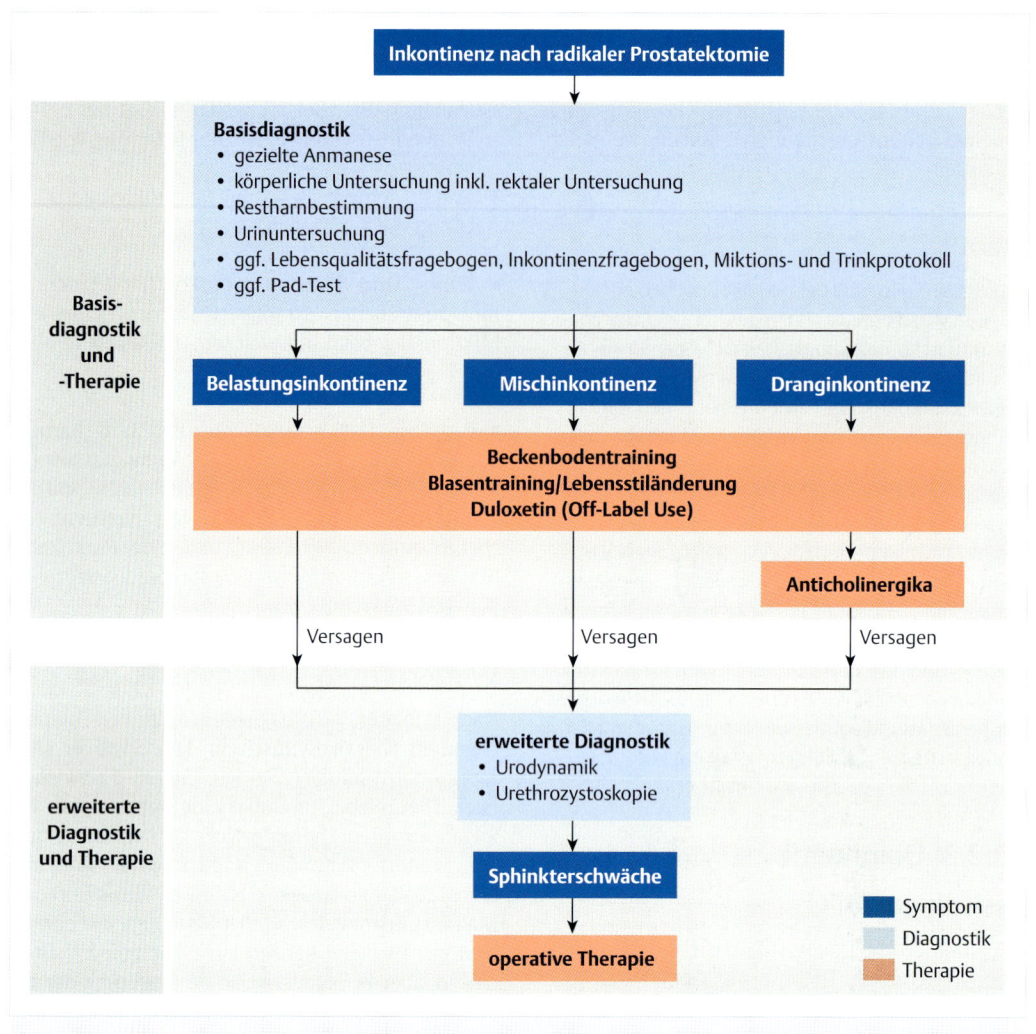

Abb. 12.6 Basisdiagnostik bei der männlichen Belastungsharninkontinenz (nach EAU Guidelines 2015).

Inkontinenz nach radikaler Prostatektomie

Basisdiagnostik und -Therapie:

Basisdiagnostik
- gezielte Anmanese
- körperliche Untersuchung inkl. rektaler Untersuchung
- Restharnbestimmung
- Urinuntersuchung
- ggf. Lebensqualitätsfragebogen, Inkontinenzfragebogen, Miktions- und Trinkprotokoll
- ggf. Pad-Test

→ Belastungsinkontinenz | Mischinkontinenz | Dranginkontinenz

Beckenbodentraining / Blasentraining/Lebensstiländerung / Duloxetin (Off-Label Use)

Anticholinergika

Versagen →

erweiterte Diagnostik und Therapie

erweiterte Diagnostik
- Urodynamik
- Urethrozystoskopie

Sphinkterschwäche

operative Therapie

Legende: Symptom / Diagnostik / Therapie

Zystoskop unmittelbar vor dem Sphinkter positioniert und manuell ein leichter Druck von perineal, parallel zum Analkanal unter der bulbären Harnröhre ausgeübt. Nach der Repositionierung der bulbären Urethra wird der Patient zur aktiven Sphinkterkontraktion aufgefordert. Der Repositionierungstest ist positiv, wenn der Sphinkter während der Repositionierung selbstständig, konzentrisch und vollständig schließt und die sich verschließende funktionelle Harnröhrenlänge während des nachfolgenden aktiven Sphinkterschlusses mindestens 1 cm beträgt. In diesem Falle ist die Implantation einer transobturatorischen retropubischen Schlinge erfolgversprechend [8], [93].

▶ **Urodynamik.** Gemäß den europäischen Leitlinien sollte die Urodynamik nicht standardmäßig im Rahmen der Basisdiagnostik der PPI durchgeführt werden [66]. Nichtsdestotrotz empfehlen die ICS und die EAU die Urodynamik als sinnvolles diagnostisches Instrument vor einer invasiven Therapie. Darüber hinaus sollte eine Urodynamik erfolgen, wenn eine Harninkontinenz mit komplizierenden Faktoren (z. B. neurologische Begleiterkrankungen, V. a. kleinkapazitäre Blase, V. a. hypotoner Detrusor) vorliegt.

12.2.4 Therapie

Konservative Therapie

Die konservative Therapie umfasst Beckenbodentraining (BBT), Biofeedback-Verfahren, Elektrostimulation, Blasentraining, Änderungen des Lebensstils sowie eine medikamentöse Therapie.

Physiotherapie

▶ **Beckenbodentraining (BBT).** Das Beckenbodentraining nimmt eine zentrale Rolle in der Therapie der Belastungsharninkontinenz ein [66]. Dabei sollte das BBT unter professioneller Anleitung erlernt werden, und ein frühes postoperatives BBT kann die Zeit bis zum Wiedererlangen der vollständigen Kontinenz signifikant verkürzen [50]. Nichtsdestotrotz gibt es aktuell noch keine verlässlichen Daten bezüglich des optimalen Zeitpunkts des postoperativen Trainingsbeginns. Es scheint jedoch sinnvoll zu sein, unmittelbar nach Katheterentfernung mit dem BBT zu starten und ggf. schon präoperativ ein erstes Training durchzuführen [13]. Auch bei Männern, die über ein Jahr nach radikaler Prostatektomie noch an einer Belastungsharninkontinenz leiden, kann BBT zu einer signifikanten Verbesserung der Inkontinenz führen [36].

▶ **Biofeedback und Elektrostimulation.** Die Kombination des BBT mit Biofeedback-Methoden sowie die Elektrostimulation werden nach wie vor kontrovers diskutiert [36], [73], [75], [76], [96], [120], [128]. Als alleinige Monotherapie sollten beide Methoden nicht durchgeführt werden.

Pharmakotherapie

Für Patienten, die zusätzlich an Drangbeschwerden leiden, wird eine medikamentöse Therapie mit Anticholinergika empfohlen [66]. Dagegen gibt es aktuell keine zugelassene Pharmakotherapie der männlichen Belastungsharninkontinenz. Für Frauen steht in den meisten europäischen Ländern **Duloxetin**, ein selektiver Serotonin-Noradrenalin-Wiederaufnahme-Inhibitor, zur Verfügung. In den letzten Jahren wurde die Effektivität von Duloxetin auch bei Männern untersucht, und mehrere Studien konnten eine gute Wirksamkeit belegen [20], [27], [28], [103], [132]. Zusätzlich scheint ein signifikanter synergistischer Effekt bei der Kombination von Duloxetin mit BBT erzielt werden zu können [27]. Eine Therapie mit Duloxetin sollte einschleichend begonnen werden, um die Nebenwirkungen zu reduzieren und auch bei geplantem Therapieende wieder ausgeschlichen werden. Das Nebenwirkungsprofil ist ähnlich wie bei der Frau.

> **Merke**
>
> Bei der medikamentösen Therapie der männlichen Belastungsharninkontinenz mit Duloxetin handelt es sich um einen sog. Off-Label-Use.

Operative Therapie

Eine operative Therapie wird empfohlen, wenn die konservativen Therapieformen nicht zu der gewünschten Symptomverbesserung geführt haben [66]. Sie sollte erst dann durchgeführt werden, wenn der Kontinenzstatus stabil ist und durch die konservative Behandlung keine weitere Verbesserung erreicht werden kann und sollte daher nicht vor 6 Monaten postoperativ erfolgen. Insgesamt werden laut aktueller Studienlage schlussendlich 10 % der Patienten, die an PPI leiden, einer operativen Therapie zugeführt [86], [116].

Bulking Agents

Bulking Agents wirken über eine suburethrale Polsterung. Die Wirkdauer ist nur begrenzt und macht häufige Reinjektionen nötig [58], [69]. Unabhängig von der verwendeten Substanz nimmt mit wiederholter Injektion die Wirkdauer stetig ab. Die abnehmende Restelastizität der Urethra kann darüber hinaus die Resultate von Sekundäroperationen negativ beeinflussen. Bulking Agents sollten aktuell, wenn überhaupt, nur bei ausgewählten Patienten mit leichter Belastungsharninkontinenz, die lediglich eine temporäre Symptomverbesserung wünschen, eingesetzt werden [69].

Fixierte Schlingensysteme

Retrourethrale transobturatorische Schlinge

Die aus Polypropylen bestehende transobturatorische **AdVance-Schlinge** (American Medical Systems, USA) wird retrourethral im Bereich der membranösen Harnröhre am Bulbus implantiert. Um die Schlinge korrekt zu positionieren, muss das Centrum tendineum durchtrennt werden. Der

Wirkmechanismus der AdVance-Schlinge ist bisher nicht abschließend geklärt und scheint multifaktoriell zu sein. Unter anderem scheinen folgende Faktoren eine Rolle zu spielen: urethrale Hypermobilität, Verlängerung der funktionellen Harnröhre, venöser Sealing-Effekt [94]. Grundvoraussetzungen für eine erfolgreiche Inkontinenztherapie mittels AdVance-Schlinge sind eine ausreichende Mobilität der Sphinkterregion und eine gute Residualfunktion des Sphinkters im Repositionierungstest [8], [93].

▶ **Ergebnisse.** Im Rahmen eines 1-jährigen Follow-ups konnten vollständige Trockenheitsraten von bis zu 70 % erzielt werden. In einer multizentrischen Untersuchung konnte außerdem gezeigt werden, dass die Ergebnisse auch 3 Jahre postoperativ stabil bleiben und nach den ersten 12 Monaten keine weiteren Komplikationen auftreten [5], [6], [17], [18], [93], [94], [95]. Bei Patienten mit zusätzlicher Radiotherapie zeigt das AdVance-System reduzierte Erfolgsraten [7], [18], [19].

Die zweite Generation, die sog. **AdVanceXP-Schlinge** (▶ Abb. 12.7), ist seit Herbst 2010 auf dem europäischen Markt erhältlich und soll u. a. eine bessere Fixierung der Schlinge in der frühen postoperativen Periode gewährleisten. Aktuelle Studien zeigen mit der AdVance-Schlinge vergleichbare Ergebnisse [15], [9]. Zu beachten ist, dass es bei einer Überkorrektur zu einer persistierenden Restharnbildung kommen kann, die durch die gute Fixierung der Ankerhäkchen ausgelöst wird.

▶ **Risiken und Komplikationen.** Die Hauptkomplikationen nach Implantation einer AdVance-Schlinge umfassen passagere postoperative Harnverhaltung mit vorübergehender Notwendigkeit zur Katheterisierung (bis zu 21 %), lokale Wundinfektionen, fieberhafte Harnwegsinfektionen sowie perineale Beschwerden. Die Explantationsrate ist sehr gering [6].

> **Merke**
>
> Die ideale Indikation für eine retrourethrale transobturatorische Schlinge besteht bei Patienten mit Belastungsharninkontinenz nach radikaler Prostatektomie, ohne Urinverlust im Liegen, ohne Sphinkterdefekt und mit positivem Repositionierungstest inkl. funktioneller Harnröhrenlänge ≥ 1 cm.

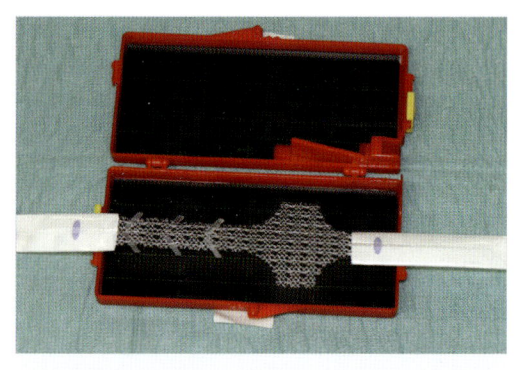

Abb. 12.7 AdVanceXP-Schlinge.

Nicht adjustierbare kompressive Schlingensysteme

Im deutschsprachigen Raum werden v. a. noch folgende nicht adjustierbare Schlingen verwendet:
- Virtue (Coloplast, Dänemark) – 4-armige Schlinge mit 2 transobturatorischen und 2 präpubischen Ärmchen
- TOMS und I-stop TOMS (CL Medical, USA) – 2-armige bzw. 4-armige transobturatorische Schlinge

Beide Schlingen werden auf den Musculus bulbospongiosus platziert und wirken durch eine urethrale Kompression in Kombination mit Repositionierung. Mit beiden Schlingen werden im Follow-up bis zu 2 Jahre Kontinenzraten um die 46 % erzielt.

Adjustierbare Schlingensysteme

Aktuell finden folgende 3 adjustierbare Schlingensysteme auf dem deutschen Markt regelmäßige Anwendung:
- Argus-System (Promedon, Argentinien)
- Reemex-System (Neomedic, Spanien)
- ATOMS-System (AMI, Österreich)

Alle Systeme werden im Bereich der bulbären Urethra auf den M. bulbospongiosus platziert und erhöhen den urethralen Widerstand.

> **Merke**
>
> Allen adjustierbaren Systemen ist gemein, dass in seltenen Fällen persistierende perineale Schmerzen auftreten können, die ggf. eine Explantation des Systems notwendig machen.

12.2 Männliche Belastungsharninkontinenz

Argus-System

Beim Argus-System (▶ Abb. 12.8) handelt es sich um ein Silikonschaumpolster, welches mittels zweier Silikonärmchen befestigt und adjustiert wird und über einen retropubischen oder transobturatorischen Zugangsweg implantiert werden kann.

▶ **Ergebnisse.** Es können Erfolgsraten von bis zu 65–79 % erzielt werden [49], [101], [102], wobei bei ca. einem Drittel der Patienten eine Readjustierung notwendig ist.

▶ **Risiken und Komplikationen.** Zu den beschriebenen Komplikationen des Argus-Systems zählen vorübergehende perineale Schmerzen (15 %) sowie eine Explantation des Systems (8–12 %) aufgrund von Arrosion in die Urethra, die Blase oder die Bauchwand sowie aufgrund von Infektionen. Die sekundäre Implantation eines artifiziellen Sphinkters ist weiterhin möglich und zeigt gute Ergebnisse [49].

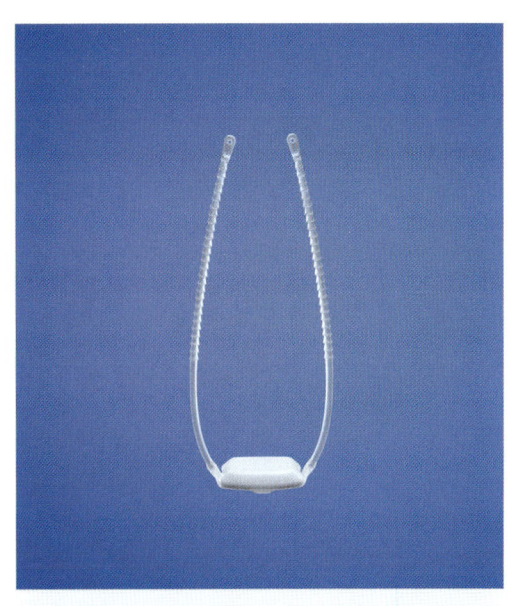

Abb. 12.8 Argus-System. (Mit freundlicher Genehmigung Promedon GmbH, Rosenheim)

Reemex-System

Das Reemex-System besteht aus einem readjustierbaren Mesh, welches über 2 Fäden mit einem suprapubischen mechanischem Regler (sog. Manipulator) verbunden ist. Die Readjustierung erfolgt von außen mittels eines externen Manipulators.

▶ **Ergebnisse.** Die beschriebenen Erfolgsraten des Reemex-Systems sind mit denen des Argus-Systems vergleichbar [12], [49], [112], [113]. Jedoch benötigen die meisten Patienten mindestens eine Readjustierung.

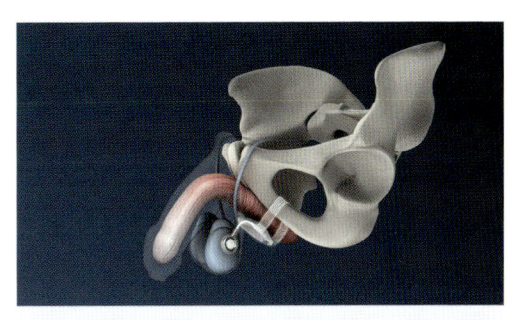

Abb. 12.9 ATOMS-System. (Mit freundlicher Genehmigung A.M.I. Deutschland GmbH, Augsburg)

▶ **Risiken und Komplikationen.** Die typischen Komplikationen des Reemex umfassen intraoperative Blasenverletzungen (bis zu 11 %), Reißen der Haltefäden sowie Explantation des Systems (bis zu 12 %) aufgrund von Infektionen oder urethraler Arrosion.

ATOMS-System

Das ATOMS-System (▶ Abb. 12.9) wird transobturatorisch implantiert und besteht aus einem befüllbaren Kissen, welches durch Netzärmchen, die einmal komplett um den Ramus inferior des Os pubis geschlungen sind, fixiert wird. Über einen skrotalen oder inguinalen Port erfolgt die Adjustierung.

▶ **Ergebnisse.** Die Erfolgsraten sind vergleichbar mit den anderen adjustierbaren Systemen mit Kontinenzraten bis zu 65 % (0–1 Vorlage und <15 ml im 24-h-Pad-Test) [107]. Eine Verbesserung zeigte sich bei 23,7 %, und 15,8 % der Patienten waren Versager. Die durchschnittliche Nachjustierungsrate lag bei 3,97 (0–9) Mal.

In einer europäischen Multicenterstudie mit 99 Patienten wurde eine Kontinenzrate von 63 % erreicht [44], [107]. Die durchschnittliche Nachjustierungsrate liegt hier bei knapp 4 Mal.

▶ **Risiken und Komplikationen.** Typische Komplikationen sind Schmerzen im Bereich des Perineums, des Skrotums und der Glans bei bis zu 69 % mit nachfolgender Explantationsrate von 2,6 %, Wundinfektionen mit nachfolgender Explantation von bis zu 10,5 %, urethrale Arrosion bei 2,6 % und akuter Harnverhalt bzw. signifikanter Restharn bei bis zu 2 % der Patienten.

Ballonkompression

Das **ProAct-System** (Uromedica, USA) besteht aus 2 adjustierbaren Ballons, die periurethral oberhalb des Beckenbodens positioniert werden. Die Positionierung erfolgt minimalinvasiv ultraschall- oder durchleuchtungsgesteuert. Über skrotal gelegene Titan-Ports wird das Füllvolumen variiert. Die Kompression der Urethra erfolgt semizirkumferent.

▶ **Ergebnisse.** Die Kontinenzraten sind etwas geringer als bei den Schlingensystemen. Wiederholte Readjustierungen sind allerdings notwendig, um diese Erfolgsergebnisse zu erzielen [34], [47], [48], [56], [62], [119].

▶ **Risiken und Komplikationen.** Die Komplikationsraten des ProAct sind vergleichsweise hoch und umfassen neben der Infektion vor allem die Explantation (10–30 %) aufgrund von Arrosion, Deflation oder Migration des Ballons. Nach vorangegangener Strahlentherapie steigt die Komplikationsrate bei gleichzeitig verminderter Erfolgsrate. Aus diesem Grund wird in den aktuellen EAU-Leitlinien ausdrücklich vor dem Einsatz des ProAct bei vorbestrahlten Patienten gewarnt [65].

Artifizieller Sphinkter

Der artifizielle Sphinkter (AMS 800, American Medical Systems, USA) wird als Standardtherapie für Männer mit persistierender moderater bis schwerer Belastungsharninkontinenz angesehen [65].

▶ **Ergebnisse.** Die Erfolgsraten dieser Operationsmethode sind mit 80–85 % höher als bei den übrigen operativen Therapieoptionen [33], [37], [39], [54], [65], [123]. Für die erfolgreiche Bedienung des artifiziellen Sphinkters müssen eine gewisse manuelle Geschicklichkeit und mentale Fähigkeiten des Patienten vorhanden sein. Das Alter allein sollte aber in keinem Fall ein Ausschlusskriterium für die Implantation darstellen [82].

2003 wurde der transskrotale Zugangsweg, bei dem nur noch eine singuläre Inzision notwendig ist, eingeführt [129]. Allerdings scheinen die Kontinenzraten bei dem klassischen perinealen Zugangsweg etwas höher zu sein [43].

▶ **Risiken und Komplikationen.** Die Revisionsrate aufgrund mechanischer Probleme liegt bei 8–45 %, die Revisionsrate aufgrund von Komplikationen wie Arrosion, Infektion oder Harnröhrenatrophie bei 7–17 % [26], [59], [91]. Insgesamt hat die Revisionsrate aber seit der Einführung des „Narrow Back Cuffs" 1987 stetig abgenommen und ist im Vergleich zum Primäreingriff nicht mit einer Abnahme der Kontinenzrate vergesellschaftet [91]. Darüber hinaus konnte gezeigt werden, dass die Patientenzufriedenheit mit der Kontinenzrate, nicht jedoch mit der Anzahl an operativen Eingriffen korreliert [37]. Die Implantation nach Radiatio zeigt niedrigere Kontinenz- und höhere Komplikationsraten (v. a. Infektionen und Harnröhrenarrosionen) [14], [35], [69], [72].

Durch den Einsatz eines **Doppel-Cuffs** sollte die Wahrscheinlichkeit einer Harnröhrenatrophie gesenkt und die Kontinenzraten gesteigert werden, allerdings zeigte sich ein höheres Risiko sowohl für Komplikationen als auch für Rezidiveingriffe ohne weitere Verbesserung der Kontinenzraten [83]. Daher sollten Doppel-Cuff-Systeme nicht standardmäßig in der Primärsituation verwendet werden.

12.3 Überaktive Blase und Drangharninkontinenz

C. Frohme

Im Jahr 2002 wurde die Terminologie der Funktion des unteren Harntrakts durch die International Continence Society (ICS) standardisiert. Die neuen Definitionen sind nun für Patienten aller Altersklassen gültig. Ziel der neuen Terminologie ist es u. a. eine bessere Kompatibilität internationaler Publikationen zu ermöglichen und Untersuchungsergebnisse vergleichbar zu machen.

Definition

Das Symptom der **Drangharninkontinenz** wird durch unwillkürlichen Harnverlust, der von imperativem Harndrang begleitet ist oder diesem folgt, charakterisiert. Dabei kann es zum Verlust kleiner Urinportionen zwischen den einzelnen Miktionen oder zur kompletten Blasenentleerung kommen.

12.3 Überaktive Blase und Dranginkontinenz

> **Merke**
>
> Die Symptome Pollakisurie, Nykturie und imperativer Harndrang werden als **überaktive Blase** („overactive bladder", OAB) zusammengefasst.
> Die ehemaligen Begrifflichkeiten Frequency-Urgency-Syndrom (Pollakisurie, imperativer Harndrang), Reizblase und Urethralsyndrom werden nun als **OAB-dry** und mit Auftreten einer Dranginkontinenz als **OAB-wet** bezeichnet.

12.3.1 Epidemiologie

Die Prävalenz der **Harninkontinenz der Frau** zeigt eine lineare, altersabhängige Steigerung bis zum Alter von 50 Jahren auf etwa 30 %. Ab 70 Jahren findet sich ein erneuter Anstieg. In Pflegeeinrichtungen liegt die Inzidenz mit 50 % und mehr deutlich darüber. Die Harninkontinenzformen variieren mit dem Alter. Bei jüngeren Frauen überwiegt die Belastungsharninkontinenz, deren Prävalenz mit zunehmendem Alter zugunsten einer Mischharninkontinenz abnimmt. Die alleinige Dranginkontinenz betrifft im Median 21 % (7–49 %).

Die Prävalenz der **Harninkontinenz beim Mann** variiert in der Literatur zwischen 3 und 11 %. Die Dranginkontinenz dominiert hierbei mit 40–80 %. Auch hier findet sich eine eindeutige Abhängigkeit der Dranginkontinenz vom Lebensalter.

12.3.2 Ätiologie

Ursachen der überaktiven Blase wie auch der Dranginkontinenz können folgende sein:
- verstärkte Afferentierung
- mangelhafte zentralnervöse Hemmung
- intrinsische Blasenwandveränderungen

Eine verstärkte Afferentierung bedeutet vermehrtes Invadieren von Harndrangimpulsen über den langen Reflexbogen in das ZNS, welches zu einem Ungleichgewicht zwischen erregenden und hemmenden Reizen führt. Neben den physiologischen Dehnungsrezeptoren spielen hier die Rezeptoren im Urothel und im angrenzenden Bindegewebe die maßgebliche Rolle. Dabei verlieren die klassischen Transmitter (Acetylcholin, Noradrenalin) an Bedeutung, während ATP, NO und Prostaglandine via Vanilloidrezeptoren und C-Fasern dominieren.

Diese Fehlfunktion des Urothels kann auch durch eine defekte Glukosaminoglykanschicht verursacht sein.

> **Merke**
>
> Das Urothel ist ein sekretorisch und metabolisch aktives Gewebe und stellt mit den anderen Blasenwandschichten eine funktionelle Einheit dar.

12.3.3 Klinik

Bei einer überaktiven Blase sind folgende Symptome möglich:
- Pollakisurie: häufiges Wasserlassen in kleinen Mengen, ohne dass die ausgeschiedene Gesamtmenge des Urins dabei erhöht ist
- erhöhte Miktionsfrequenz: > 8 Miktionen/24 h bei normaler Harnmenge (bis 2,8 l/24 h)
- imperativer Harndrang (plötzlicher, ohne Vorwarnung einsetzender Harndrang, der mit der Gefahr des Harnverlusts einhergeht)
- Nykturie (geweckt werden durch Harndrang und Blasenentleerung in der Nacht)
- Dranginkontinenz (unfreiwilliger Harnverlust in Zusammenhang mit imperativem Harndrang)

Mögliche **Differenzialdiagnosen** sind folgende:
- unspezifische Harnwegsinfektion
- chronische (auch interstitielle) Zystitis
- spezifische entzündliche Erkrankung der Harnblase (Tuberkulose, Bilharziose)
- Fremdkörper
- Symptome des unteren Harntrakts im Rahmen einer Prostataerkrankung
- hormonell (Östrogenmangel)
- obstruktive Blasenentleerungsstörung
- iatrogen (mechanisch/funktionell, z. B. auch nach Inkontinenz und Deszensuschirurgie)
- neurogene Erkrankung (Parkinson-Krankheit, multiple Sklerose, Querschnittslähmung)
- psychogen
- degenerative oder entzündliche Neuropathie
- Tumor (Harnblase, Metastase, ZNS)
- Deszensus und/oder Prolaps (vaginal mit Blasenbeteiligung)
- urethrale Veränderung

12.3.4 Diagnostik

Basisdiagnostik

▶ **Anamnese.** Eine ausführliche Befragung und Dokumentation hinsichtlich Symptomatik und Patientengeschichte bilden die Grundlage jeder Harninkontinenz-Diagnostik.
- Miktionsfrequenz tagsüber (Polyurie vs. Pollakisurie)
- Nykturie
- Restharngefühl nach dem Wasserlassen
- Wahrnehmung des Harndrangs
- Häufigkeit der Harninkontinenzereignisse
- Ausmaß der Harninkontinenzereignisse
- Auslöser der Harninkontinenzereignisse (körperliche Belastung, Drang)
- Vorlagengebrauch

Unterstützend kann ein **Trink-** und **Toilettenprotokoll** (auch in Kalender- oder Tagebuchform) zum Einsatz kommen. Es stellt die einzige Möglichkeit dar, die Miktionsfrequenz und -volumina objektiv zu erfassen. Zusätzlich können der Schweregrad des imperativen Harndrangs, der Leidensdruck, die Anzahl der Inkontinenzepisoden, der Vorlagenverbrauch und die Trinkmenge erfasst werden.

Auch der Einsatz spezifischer und validierter **Fragebögen** zu Symptomatik und Lebensqualität haben sich etabliert:
- International Consultation on Incontinence Questionnaire, Short Form (ICIQ-SF) zur Erfassung des Schweregrads
- King's Health Questionnaire (KHQ) und Incontinence Quality of Life Questionnaire (IQOL) zur Untersuchung der Lebensqualität
- Stress/Urge Incontinence Questionnaire (S/UIQ) zur Differenzierung von Belastungs- und Drangharninkontinenz bzw. zur Gewichtung bei Mischharninkontinenz

> **Merke**
> Es ist zu beachten, dass sich bei 53–71 % der Frauen mit überaktiver Blase eine ähnliche Anamnese wie bei Frauen mit Belastungsharninkontinenz ergibt.

Des Weiteren müssen die gynäkologische Anamnese, die Sozialanamnese, Patientenmobilität, der kognitive Funktionsstatus, die Operationsanamnese, neurologische Vorerkrankungen, die bisherige Medikation, Sexualanamnese, Darmfunktion und Erwartungshaltung des Patienten zum Problem berücksichtigt werden.

▶ **Körperliche Untersuchung**
- Beobachtung des Patienten
- abdominale Untersuchung
- rektale Untersuchung
- Untersuchung der äußeren Genitalorgane des Mannes
- vaginale Untersuchung bei der Frau:
  - Beurteilung des Scheidenhautzustands durch Inspektion und pH-Metrie
  - Beurteilung der Lageveränderungen des Genitales in Ruhe und beim Pressen
- Ausschluss einer Fistel
- orientierende neurologische Untersuchung (S. 555)

▶ **Urinanalyse.** Im Allgemeinen bietet der Urinstatus (Stix) ausreichend Informationen, um ein Screening bei Männern und Frauen mit Drangharninkontinenz zu ermöglichen. Die Mikroskopie und andere Tests sind dann erforderlich, wenn Auffälligkeiten im Status weiter geklärt werden müssen, um eine symptomatische Drangharninkontinenz zu diagnostizieren.
- Proteinurie: Harnwegsinfektion und/oder Nierenerkrankung
- Hämaturie: bösartiger Tumor und/oder Harnwegsinfektion
- Glukosurie: Diabetes mellitus
- Nitrit und Leukozyturie: Harnwegsinfektion

▶ **Uroflowmetrie.** Die Miktionsbeurteilung durch die Uroflowmetrie ermöglicht eine nichtinvasive Einschätzung der Blasenkapazität und kann differenzialdiagnostisch Hinweise auf eine obstruktive oder nichtobstruktive Blasenentleerungsstörung geben, die irritative Symptome hervorruft.

▶ **Sonografie**
- morphologisches Screening des oberen/unteren Harntrakts
- Restharnbestimmung

Weiterführende Diagnostik

Indikationen für eine weiterführende Diagnostik sind folgende:
- erfolglose konservative Therapie

- Hinweise auf Mischharninkontinenz
- Hinweise auf De-novo-Drangsymptomatik nach einer Kontinenzoperation
- unklare Blasenentleerungsstörung
- Zusammenhang mit einer neurogenen Grunderkrankung

▶ **Urethrozystoskopie.** Keine Routinediagnostik, aber indiziert zum Ausschluss symptomatischer Ursachen wie Tumoren, Fremdkörper oder Obstruktionen. Sie sollte insbesondere nach Auftreten einer schmerzlosen Makrohämaturie und bei unklarem Befund nach Durchführung der Basisdiagnostik und initialer Therapie erfolgen. Im Rahmen der Urethrozystoskopie können ggf. auch Harnröhrenkalibrierung und Harnzytologie durchgeführt werden.

▶ **Urodynamik.** Indikationen sind
- neurogene Inkontinenzformen,
- wirkungslose konservative Therapie und
- geplantes invasives Vorgehen.

Für Details siehe Kap. 1.8.

12.3.5 Therapie
Konservative Therapie
Verhaltenstherapie
- Erstellen und Führen eines **Miktionstagebuchs**
- **Miktionstraining:** Verlängerung von zu kurzen Miktionsintervallen auf Basis des Miktionstagebuchs. Dies geschieht durch Anspannen des Beckenbodens bei Auftreten von Harndrang.
- **Toilettentraining:** Anpassung des Entleerungsrhythmus an die individuelle Blasenkapazität auf Basis des Miktionstagebuchs, um dem unwillkürlichen Harnverlust zuvorzukommen.

Physiotherapie
Ein **Beckenbodentraining** wird im Rahmen der Inkontinenztherapie entweder konservativ oder intensiviert durch Elektrostimulations- und Biofeedbackgeräte angeboten. Die **Elektrostimulation** der afferenten Fasern des N. pudendus kann via Beckenboden (vaginal, anal), transkutan segmental (N. clitoridis, sakral S 2–S 3), nichtsegmental (N. tibialis posterior) oder permanent durch Implantate erfolgen. Die Neuromodulation kann bei Nichtansprechen oder Unverträglichkeit einer medikamentösen Therapie eingesetzt werden. Meist ist eine Langzeitbehandlung notwendig. Beckenbodentraining und Biofeedback sind sinnvoll bei der Behandlung, jedoch ist die Kombination aus Beckenbodentraining und Elektrostimulation die wirkungsvollste Therapieoption.

Pharmakotherapie
▶ **Lokale Östrogenisierung**
- inzwischen fester Bestandteil in der urogynäkologischen Praxis
- Es zeigte sich eine subjektive Heilungs- und Verbesserungsrate der Drangharninkontinenz unter Östrogenen von 57 %.
- Für Patientinnen mit überaktiver Blase war die Heilungs- und Verbesserungsrate um ein Viertel höher als bei Patientinnen mit Belastungsharninkontinenz.

▶ **Muskarinrezeptorantagonisten (Anticholinergika/Antimuskarinika)**
- Muskarinrezeptorantagonisten bewirken eine kompetitive Hemmung von Acetylcholin an postganglionären parasympathischen Muskarinrezeptoren (muskarinerg) sowie an parasympathischen und sympathischen Ganglien und sympathischen Rezeptoren (nikotinerg).
- Muskarinrezeptorantagonisten sind Mittel der ersten Wahl in der medikamentösen Therapie der überaktiven Blase und der Drangharninkontinenz.
- Art und Verteilung der Muskarinrezeptoren und eine relative Rezeptorselektivität der Antimuskarinika bestimmen das jeweilige Wirkungs- und Nebenwirkungsprofil (▶ Tab. 12.1, ▶ Tab. 12.2).
- Die Therapie wird als Mono- oder Kombinationsbehandlung durchgeführt (Östrogenisierung, Blasentraining, Physiotherapie, Biofeedback, Elektrostimulation). Die Kombinationstherapie ist effektiver als die Monotherapie.
- Besondere Bedeutung für die Beurteilung der Wirksamkeit der Therapie erhält der imperative Harndrang als Leitsymptom, der die anderen Symptome beeinflusst.

▶ **Beta-3-Adrenozeptor-Agonisten**
- Adrenerge $β_3$-Rezeptoren kommen auch in der Harnblase vor und vermitteln (kaum) kardiovaskuläre Wirkungen.
- Mirabegron ist ein selektiver adrenerger Beta-3-Adrenozeptor-Agonist.

Tab. 12.1 Substanzen zur Behandlung der Drangsymptomatik.

Substanz	Wirkstoffgruppe	Kommentar
Oxybutynin	M2/3-Anticholinergikum	tertiäres Amin, retardierte Form hat weniger Nebenwirkungen (Mundtrockenheit, Akkomodationsstörungen, Obstipation, Konzentrationsstörungen)
Trospium	M2/3-Anticholinergikum	quarternäres Amin, keine ZNS-Nebenwirkung
Propiverin	M2/3-Anticholinergikum	tertiäres Amin
Tolterodin	M2/3-Anticholinergikum	tertiäres Amin, partielle Uroselektivität
Solifenacin	M3-Anticholinergikum	subtypenselektives Präparat
Darifenacin	M3-Anticholinergikum	subtypenselektives Präparat
Fesoterodin	M2/3-Anticholinergicum	Tolterodin-Metabolit (Prodrug)

Tab. 12.2 Nebenwirkungen und Kontraindikationen der Therapie mit Muskarinrezeptorantagonisten (aus Jocham D, Miller K. Praxis der Urologie Bd. 2. 3. Aufl. Stuttgart: Thieme: 2007).

Organ	Nebenwirkungen	Kontraindikationen
Augen	Akkomodationsstörungen, Mydriasis, Augeninnendruckerhöhung	Engwinkelglaukom
Gastrointestinaltrakt	Mundtrockenheit, Obstipation, Übelkeit	gastrointestinale Obstipation, Megakolon, Achalasie, Colitis ulcerosa
Kardiovaskulärsystem	Tachykardie	Tachyarrhythmie, Herzinsuffizienz, Lungenödem
ZNS	Unruhe, Verwirrtheit	Zerebralsklerose, Myasthenia gravis
Urogenitaltrakt	Blasenentleerungsstörungen	intravesikale Obstruktion, Detrusorhypokontraktilität, Restharnbildung

- Beta-3-Adrenozeptor-Agonisten wie Mirabegron entspannen die Blasenwandmuskulatur und erhöhen die Blasenkapazität
- Beta-3-Adrenozezeptor-Agonisten wie **Mirabegron** und **Solabegron** konnten sich in klinischen Studien als nebenwirkungsarme Therapieoption zur Behandlung der überaktiven Harnblase erweisen.
- Die wichtigsten Nebenwirkungen in der Zulassungsstudie waren Übelkeit, Kopfschmerzen, Bluthochdruck, Durchfall, Verstopfung, Schwindel und Tachykardie.
- Langfristige Erfahrungen bezüglich der kardiovaskulären Sicherheit der β_3-Rezeptor-Stimulation liegen noch nicht vor.
- Mirabegron kann den Blutdruck erhöhen und soll nicht bei einer schweren Hypertonie verabreicht werden.

Operative Therapie

Die operative Therapie ist dann indiziert, wenn konservative Maßnahmen nach adäquater Therapiedauer nicht zum gewünschten Erfolg führen oder infolge intolerabler Nebenwirkungen nicht durchgeführt werden können.

Botulinum-A-Toxin

- Das Botulinumtoxin ist ein Wirkstoff aus der Gruppe der Muskelrelaxanzien und das Gift des Bakteriums Clostridium botulinum Typ A.
- Es blockiert die Freisetzung von Acetylcholin und anderen Neurotransmittern an den präsynaptischen Nervenendigungen. Es bewirkt dadurch eine Art „chemische Denervation" und unterbricht so die Reizleitung entlang der Nervenfasern.
- Die Blasenwandinfiltration mit Botulinum-A-Toxin stellt ein minimalinvasives Verfahren dar.
- Das verdünnte Toxin wird in 10–30 Areale der Blasenwand injiziert.
- Wirkungseintritt innerhalb von 14 Tagen durch Blockade der motorischen Endplatte (efferent) und der C-Fasern (afferent).
- Wegen der limitierten Wirkdauer (durchschnittlich 9 Monate) sind wiederholte Injektionen notwendig.
- Selten können Blasenentleerungsstörungen mit der Notwendigkeit des intermittierenden Einmalkatheterismus auftreten.

Vanilloidrezeptoragonisten

- Die intravesikale Gabe von **Capsaicin** und **Resiniferatoxin** findet insbesondere bei der therapierefraktären sensorischen Dranginkontinenz Anwendung.
- Capsaicin ist ein Inhaltsstoff aus den Früchten von Capsicum-Arten mit lokal durchblutungsfördernder, reizender und schmerzlindernder Wirkung (vgl. auch (S. 557)).
- Capsaicin aktiviert TRPV1-exprimierende Nozizeptoren und stimuliert die Freisetzung von Neuropeptiden wie Substanz P.
- Es folgt eine Refraktärperiode mit erniedrigter Empfindlichkeit und nach wiederholten Anwendungen eine dauerhafte Desensibilisierung. Dies bewirkt eine Unempfindlichkeit der Nervenfasern gegenüber verschiedenen Reizen.
- Als nicht unerhebliche Nebenwirkungen werden Hämaturie, suprapubische Schmerzen und Flush-Symptomatik berichtet.
- Resiniferatoxin (RTX) ist eine natürlich vorkommende Substanz, die im Milchsaft der Wolfsmilch (Euphorbia resinifera), einer Kaktus-ähnlichen Pflanze, zu finden ist.
- RTX zeigt eine 10 000- bis 100 000-fach stärkere Wirkung als Capsaicin und soll weniger inflammatorische Nebenwirkungen aufweisen.

Sakrale invasive Neuromodulation

- Die elektrische Stimulation von Sakralnerven kann durch Aktivierung inhibitorischer Neurone des sympathischen N. hypogastricus die Harnblase motorisch ruhig stellen.
- Es kommt zur schmerzfreien Erregung afferenter und efferenter Neurone des Beckenbodens mit resultierender Hemmung der Detrusoraktivität.
- Zur chronischen sakralen Neuromodulation werden uni- oder bilateral Stimulationselektroden in die Sakralforamina S 2–S 4 eingeführt.
- Voraussetzungen sind ein intaktes sakrales Miktionszentrum sowie ein maximal geringer Grad peripherer Denervierung.
- Mit einer Teststimulation (perkutane Nervenevaluation = PNE) wird der therapeutische Effekt der sakralen Neuromodulation getestet, und es werden geeignete Patienten zur Implantation eines permanenten Neurostimulators identifiziert.
- Der Wirkmechanismus ist analog der externen Elektrostimulation mit dem Vorteil der größeren Nervennähe sowie der permanenten Modulation.

- Die Komplikations- und Revisionsraten betragen inzwischen ca. 10 % innerhalb von 3 Jahren.

Blasenaugmentation, Harnblasenersatz, Harnableitung

Bei Versagen aller oben dargestellten Therapiemaßnahmen und unverändert hohem Leidensdruck sollten Blasenaugmentation, Harnblasenersatz und Harnableitung als Ultima Ratio angeboten werden. Hier ist insbesondere auf die Möglichkeit der Verbesserung der Lebensqualität hinzuweisen.

12.4 Reflexharninkontinenz

C. Frohme

Definition

Unwillkürlicher Urinverlust durch unkontrollierte, reflektorische Detrusorkontraktionen, die der Patient nicht als Harndrang empfindet, bezeichnet man als Reflexharninkontinenz. Die Bezeichnung Reflexharninkontinenz ist definitionsgemäß nur bei Patienten mit bekannter neurogener urethrovesikaler Funktionsstörung zulässig.

Zum Verständnis und zur Therapie der neurogenen Blasenfunktionsstörungen wurden verschiedenste Klassifikationssysteme entworfen, angepasst und teilweise wieder verlassen.

12.4.1 Epidemiologie

Die Häufigkeit der neurogenen Blasenfunktionsstörungen steigt mit zunehmenden Lebensalter bei Frauen von 2 % auf 19 % mit einem steilen Anstieg ab dem 44. Lebensjahr, bei Männern von 0,3 % auf 9 % mit einem steilen Anstieg ab dem 64. Lebensjahr.

12.4.2 Ätiologie

- Läsionen oberhalb des Hirnstamms führen zur Detrusorüberaktivität variablen Ausmaßes mit Sphinkterdyssynergie. Die Sphinkterkontrolle ist meist erhalten.
- Komplette Rückenmarkverletzungen unterhalb Th 6 führen zunächst zum spinalen Schock mit atoner Harnblase, im Verlauf dann zur hyperreflexiven Harnblase mit Detrusor-Sphinkter-Dyssynergie des quergestreiften Sphinkters.

Harninkontinenz

Typ	Läsion Lokalisation		Funktionsstörung
supranukleär (oberes motorisches Neuron)	suprapontin (Zerebrum)		zerebral enthemmte Blase (hyperreflexiver Detrusor ohne Detrusor-Sphinkter-Dyssynergie)
	suprasakral (Spinalmark)		spinale Reflexblase (hyperreflexiver Detrusor mit Detrusor-Sphinkter-Dyssynergie) = spastische Blase = automatische Blase
infranukleär (unteres motorisches Neuron)	Konus (Sakralmark)	S2 S3 S4 S5	dezentralisierte Blase (hypo-/areflexiver Detrusor) (+/– Sphinkterhypotonie +/– Sphinkterareflexie) = schlaffe Blase = autonome Blase
	Kauda (Spinalnerven)		
	periphere Nerven	Sakrum	denervierte Blase (hypo-/areflexiver Detrusor) = schlaffe Blase = Pelvic Bladder

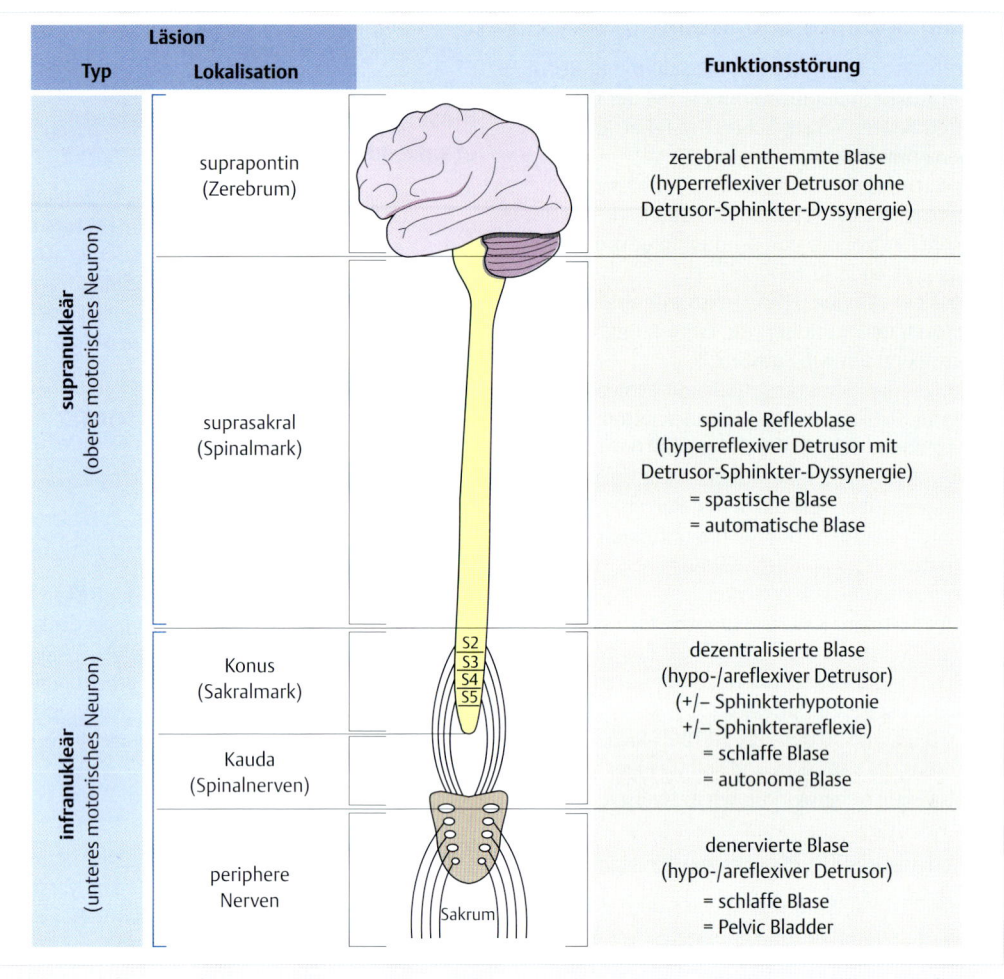

Abb. 12.10 Schema neurologischer Läsionen und resultierender Funktionsstörungen. (Jocham D, Miller K. Praxis der Urologie Bd 2. 3. Aufl. Stuttgart: Thieme; 2007)

- Verletzungen oberhalb Th 6 führen zusätzlich zur glattmuskulären Sphinkterdyssynergie und autonomen Hyperreflexie.
- Sakrale Läsionen und Läsionen des peripheren Reflexbogens führen zu einem hypokontraktilen Detrusor, verminderter Harnblasencompliance und variabler Sphinkteraktivität ohne Dyssynergie.

12.4.3 Klassifikation

Die Klassifikationen unterschiedlicher Funktionsstörungen des unteren Harntrakts dienen dazu, eine möglichst exakte Definition der jeweiligen Störung zu geben, und eine mögliche Therapie der individuellen Situation anzupassen. Blasen- und Sphinkterfunktionsstörungen können Symptome neurologischer oder urologischer Erkrankungen sein, wobei die Möglichkeiten der Klassifikation je nach Fragestellung symptomatisch, neurologisch oder funktionell-urodynamisch ausgerichtet sein können. Die Vielzahl der eingeführten Systeme kann hier nicht dargestellt werden.

Entsprechend der aktuellen Terminologie der ICS (▶ Tab. 12.3) ergibt sich die Bezeichnung der **neurogenen Detrusorüberaktivität mit Harninkontinenz**. Bei urodynamisch verifizierten neurogenen Detrusorüberaktivität findet sich immer ein neurologisches Korrelat. Dies soll den alten Begriff der Reflexharninkontinenz ersetzen.

12.4 Reflexharninkontinenz

Tab. 12.3 Nomenklatur der ICS (International Continence Society). Aus: Jocham D, Miller K. Praxis der Urologie Bd. 2. 3. Aufl. Stuttgart: Thieme: 2007.

Messgröße	Speicherphase	Entleerungsphase
Blasenfunktion		
Detrusoraktivität	• normal/stabil • hyperaktiv/instabil • hyperreflexiv	• normal • hypoaktiv • akontraktil
Blasensensitivität	• erhöht/hypersensitiv • reduziert/hyposensitiv • fehlend	
Blasenkapazität	• normal/stabil • hoch • niedrig	
Compliance	• normal/stabil • hoch • niedrig	
Urethrale Funktion		
	• normal • inkompetent	• normal • obstruktiv/hyperaktiv • mechanisch

12.4.4 Diagnostik

Basisdiagnostik

▶ **Anamnese**
- wie bei der Drangharninkontinenz (S. 550) zu erheben
- Ein Schwerpunkt ist hierbei auf die neurologische Erkrankung und die diesbezüglichen Symptome sowie Therapien zu setzen.

▶ **Körperliche Untersuchung.** Neben der üblichen Basisuntersuchung ist der Schwerpunkt hier auf die neurologische Untersuchung zu legen:
- Sensibilitätsprüfung für jedes (sakrale) Dermatom
- Muskelkraftprüfung
- Patellarsehnenreflex (L 3/L 4), Tibialis-posterior-Reflex (L 5), Achillessehnenreflex (S 1/S 2)
- Babinski-Zeichen
- Analreflex (S 3–S 5), Bulbokavernosusreflex (S 3/S 4), Kremasterreflex (L 1/L 2)
- Sphinktertonus

▶ **Labor**
- Urinstatus, -sediment und ggf. -kultur
- Serumkreatinin

▶ **Sonografie**
- Niere: Parenchymrarefizierung? Nierenbeckenkelchektasie?
- Harnblase: Wanddicke? Divertikel? Restharn?

Weiterführende Untersuchungen

▶ **Urethrozystoskopie**
- zur Diagnose der neurogenen Komponente nicht notwendig, sondern zum Ausschluss von Differenzialdiagnosen

▶ **Urodynamik**
- Die urodynamische Beschreibung der neurogenen Harnblasenfunktionsstörung ist notwendig, da durch die klinische Symptomatik die Störung nicht zuverlässig eingeschätzt werden kann.

> **Merke**
>
> Den Goldstandard stellt die Videourodynamik dar.

- Es können anatomische Veränderungen wie ein vesikoureterorenaler Reflux, Divertikel und Pseudodivertikel, ein bei Miktion verschlossener Blasenhals oder eine ballonierte Harnröhre visualisiert werden.
- Ein fehlender, aber erwarteter Druckanstieg während der Füllung kann z. B. durch große Divertikel oder einen ausgeprägten Reflux bedingt sein. (▶ Abb. 12.11)

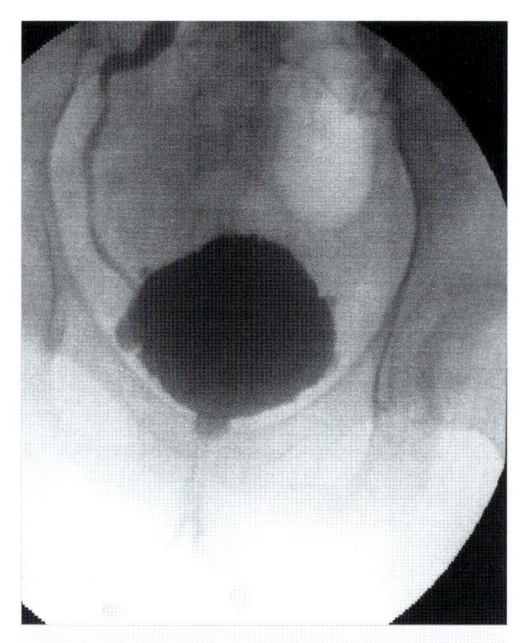

Abb. 12.11 Zystografisches Bild einer hypertonen, hyperkontraktilen Reflexblase. (Jocham D, Miller K. Praxis der Urologie Bd. 2. 3. Aufl. Stuttgart: Thieme; 2007)

12.4.5 Therapie

Konservative Therapie

- getriggerte Blasenentleerung (nicht ohne Berücksichtigung des Blasenauslasses: Relaxierung)
- Ausdrücken der Blase

> ⚠️ **Cave**
>
> Da hierbei zu hohe Drücke in der Harnblase entstehen können (über 50 cmH$_2$O), treten Gefährdungen durch diese Form der Harnblasenentleerung auf:
> - Reflux mit Schädigung des oberen Harntakts
> - Ausbreitung von Harnwegsinfektionen
> - Auswirkung auf den Beckenboden (Prolaps, Hämorrhoiden)

- Toilettentraining (S. 551)
- Urinsammelsysteme (Kondomurinale)
- Elektrostimulation (Option bei Versagen der medikamentösen Therapie):
  - anale, vaginale und transkutane Elektrostimulation (TENS)
  - perkutane Nervus-tibialis-posterior-Stimulation (SANS)
  - intravesikale Elektrostimulation (IVES)

Katheterismus

▶ **Aseptischer intermittierender Selbstkatheterismus**
- Der aseptische intermittierende Selbstkatheterismus ist eine effektive Methode bei unzureichender Blasenentleerung und neurogener Inkontinenz, aber auch nach Harnblasenaugmentation.
- Die Kombination von pharmakologischer Harnblasendämpfung und Selbstkatheterismus ist sinnvoll, um die Intervalle der Katheterisierung zu verlängern.
- Voraussetzungen sind ein motivierter Patient oder Angehöriger mit manuellem Geschick und eine gut katheterisierbare Harnröhre.
- Komplikationen sind urethrale Verletzungen mit Via falsa und Strikturentstehung. Klinische Infektionen sind selten.

▶ **Dauerkatheterisierung**
- Eine Dauerkatheterisierung bedeutet eine transurethrale Katheterisierung bei Frauen und suprapubische Katheterisierung bei Männern.
- teilweise sehr hohe Raten an Infektionen, Harnblasensteinen, Makrohämaturie und Entstehung von Plattenepithelkarzinomen
- Falls möglich, sind Alternativen (Selbstkatheterismus, Kondomurinal) vorzuziehen.

Pharmakotherapie

▶ **Muskarinrezeptorantagonisten.**
Siehe Kap. 12.3.5.

▶ **Beta-3-Adrenozeptor-Agonisten** (S. 551)
▶ **Alphablocker**
- Indikation bei sakralen und infrasakralen Läsionen, insbesondere bei fixiertem hohem Sphinktertonus oder bei glattmuskulärer Sphinkterdyssynergie
- Siehe Kap. 13.1.9.

Operative Therapie

Minimalinvasive Maßnahmen

▶ **Botulinumtoxin A.** Transurethrale Injektionen von Botulinumtoxin A in den Detrusor führen zu einer passageren, mehrere Monate andauernden

Dämpfung der Detrusor(über)aktivität mit Erhöhung der funktionellen Harnblasenkapazität. Botox (Firma Allergan) ist zugelassen bei Versagen oder Unverträglichkeit der anticholinergen Therapie. Die Dosierung muss nach Wirkung und Nebenwirkung titriert werden, insbesondere wenn die Patienten spontan miktionieren. Bei zu hoher Dosierung besteht die Gefahr der Restharnbildung, und der passagere intermittierende Selbstkatheterismus (CIC) wird notwendig.

▶ **Vanilloidrezeptoragonisten.** Capsaicin oder Resiniferatoxin führen durch repetitive Stimulierung der Vanilloidrezeptoren (Schmerzfaserrezeptoren) zu deren Inaktivierung. Die Substanzen werden als intravesikale Therapie (Instillation) verabreicht und können die Harnblasenkapazität deutlich steigern.

▶ **Endoskopische Sphinkterotomie.** Die endoskopische Inzision des Sphinkters kann den Auslasswiderstand senken und zu einer Belastungsharninkontinenz führen. Nach der Operation wird der Patient mit einem Kondomurinal versorgt. Indikationen für eine Sphinkterotomie sind Patienten mit hohen Rückenmarksläsionen, einer Detrusor-Sphinkter-Dyssynergie und einer eingeschränkten Handfunktion, aufgrund derer sie nicht katheterisieren können.

> **Merke**
>
> Für Frauen ist die Sphinkterotomie oder Sphinkterüberdehnung keine geeignete Therapieoption, da gute Ableitungssysteme fehlen.

Neuromodulation

Bei unter konservativer Therapie refraktärer Blasenentleerungsstörung kann als Alternative die Neuromodulation eingesetzt werden (▶ Abb. 12.12). Die elektrische Stimulation der Hinterwurzel S 3 (gelegentlich auch S 2 und S 4) führt zu einer Hemmung des Miktionsreflexes über die Beeinflussung supraspinaler Zentren und die Stimulation afferenter Fasern. Damit kommt es zur Verminderung der autonomen Kontraktionen und der Inkontinenz. Vor dauerhafter Implantation des subkutanen Impulsgebers erfolgt eine umfangreiche perkutane Testung des potenziellen Therapieerfolgs.

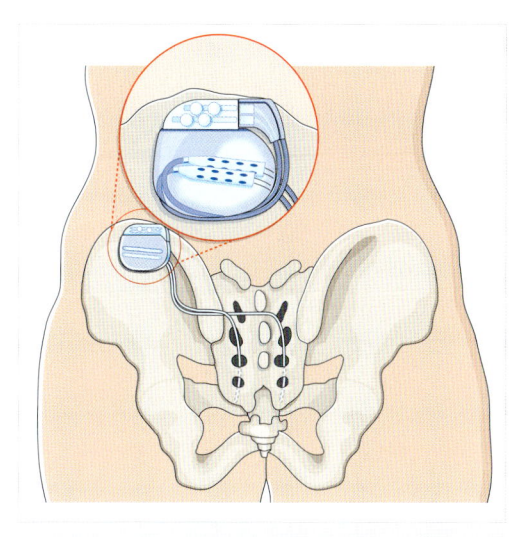

Abb. 12.12 Schema eines implantierten Neuromodulators. (Jocham D, Miller K. Praxis der Urologie Bd 2. 3. Aufl. Stuttgart: Thieme; 2007)

Harnblasendenervierung

Es gibt verschiedene Techniken mit Durchtrennung von Nerven auf spinaler oder peripherer Ebene. Sie sind aufgrund besserer Alternativen jedoch in den Hintergrund der therapeutischen Bemühungen getreten. Problematisch sind das gleichzeitige Erlöschen noch möglicher Reflexentleerung des Darmes und Reflexerektionen sowie die Regeneration des Nervensystems (Neuroplastie) mit ggf. schlechterer Funktion.

In Kombination mit der Neurostimulation existiert die Indikation zur Hinterwurzeldurchtrennung bei Patienten mit ausgeprägter vegetativer Dysreflexie. Hierdurch wird eine Detrusorüberaktivität in eine schlaffe, areflexive Harnblase überführt. Die Harnblasenentleerung wird durch die Stimulation mit Elektroden an den motorischen Vorderwurzeln S 2–S 5 ermöglicht (▶ Abb. 12.13).

Harnblasenaugmentation

Das Ziel der Harnblasenaugmentation ist die Vergrößerung der Harnblasenkapazität, bei erhaltener Kontrolle über den Sphinkter. Postoperativ kann eine unzureichende Blasenentleerung bis hin zur Harnverhaltung auftreten. Allerdings sind niedrige Füllungsdrücke und die Notwendigkeit eines aseptischen intermittierenden Selbstkatheterismus

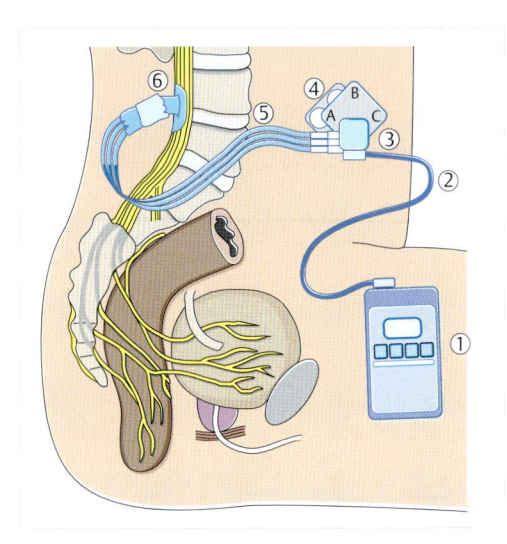

Abb. 12.13 Schema eines Vorderwurzelstimulators. (Jocham D, Miller K. Praxis der Urologie Bd 2. 3. Aufl. Stuttgart: Thieme; 2007)

deutlich besser für den Patienten als eine Detrusorhyperreflexie mit hohen intravesikalen Drücken und der Gefahr der Nierenschädigung.

Artifizieller Sphinkter

Bei Läsionen mit Schädigung der Schließmuskelinnervation als Ursache der Inkontinenz besteht die Möglichkeit zur Implantation eines artifiziellen Sphinkters. Voraussetzungen sind folgende:
- gut vaskularisierte bulbäre Harnröhre und Blasenhals
- Ausschluss eines vesikoureteralen Refluxes
- akontraktiler Detrusor oder eine kontrollierte Situation bei überaktivem Detrusor
- ausreichende manuelle Fertigkeit zur Bedienung des Systems

> **Merke**
>
> Sollte nach Implantation eines artifiziellen Sphinkters eine Detrusorüberaktivität neu auftreten, ist diese mit den oben genannten Maßnahmen bis hin zur Blasenaugmentation zu therapieren.

12.5 Inkontinenz bei chronischer Harnretention (Überlaufharninkontinenz)

C. Frohme

Definition

Als Inkontinenz bei chronischer Harnretention bzw. Überlaufharninkontinenz wird jede Form des unwillkürlichen Harnverlustes in Verbindung mit einer Überdehnung der Harnblase, hohen Restharnmengen (Harnretention) und fehlender Blasenmotorik bezeichnet. Ältere Synonyme sind auch Ischuria paradoxa oder Incontinentia paradoxa.

12.5.1 Ätiologie

Ursächlich können zum einen infravesikale Abflusshindernisse, zum anderen ein hypo- oder akontraktiler Detrusor sein. Durch die mittel- bis langfristig bestehende unzureichende Blasenentleerung kommt es zu einer chronischen Harnretention. Da der Binnendruck schließlich den Verschlussdruck des Kontinenzapparats übersteigt, kommt es zum ständigen Harnträufeln oder Abgang von kleineren Mengen an Urin.

▶ **Obstruktionen**
- mechanische Obstruktionen:
  - benignes Prostatasyndrom bei Prostatahyperplasie
  - Blasenstein (auch sekundär durch fortbestehende Harnretention)
  - Blasenhalsverengung
  - maligne Tumoren der Blase, Prostata oder Harnröhre
  - tumorbedingte Kompression von außen (z. B. weibliches Genitale)
  - Harnröhrenenge
  - Meatusenge
  - ausgeprägte Phimose
  - Harnröhrenklappen
- funktionelle Obstruktionen:
  - Detrusor-Blasenhals-Dyskoordination
  - Detrusor-Sphinkter-Dyssynergie
  - Detrusor-Sphinkter-Dyskoordination (nichtrelaxierende Sphinkterobstruktion)

12.5 Inkontinenz bei chronischer Harnretention (Überlaufharninkontinenz)

▶ **Detrusorakontraktilität.** Es kann keine Detrusorkontraktion ausgelöst werden, und die Miktion erfolgt nur durch den Einsatz der Bauchpresse.

▶ **Detrusorhypokontraktilität.** Diese ist durch eine unzureichende Stärke bzw. Dauer der Detrusorkontraktion während der Miktion gekennzeichnet, die zu einer unvollständigen Blasenentleerung führt.

Der Detrusorhypoaktivität liegen myogene, neurogene oder psychogene Ursachen zugrunde:
- Bei den **myogenen Formen** kommt es durch glattmuskuläre Degeneration und Schädigung des Muskelzellverbands zu einer Störung der myogenen Erregungsübertragung. Auch hier kann der initiale Auslöser eine infravesikale Obstruktion sein.
- Den **neurogenen Formen** liegt eine Schädigung der parasympathischen motorischen Innervation im Sinne einer Läsion des unteren motorischen Neurons zugrunde. Die motorischen Efferenzen können hierbei auf Höhe der peripheren Nerven, der Vorderwurzeln oder Spinalnerven (Kaudasyndrom) oder des sakralen Miktionszentrums (Konussyndrom) betroffen sein:
  - Querschnittläsionen im Bereich der thorakolumbalen Wirbelsäule
  - lumbaler medianer Diskusprolaps
  - degenerative Erkrankungen des Spinalmarks
  - vaskuläre Erkrankungen des Spinalmarks
  - tumoröse Erkrankungen des Spinalmarks
  - entzündliche Erkrankungen des Spinalmarks (z. B. Herpes zoster oder Borreliose)
  - Schädigung des Plexus pelvicus durch Chirurgie im kleinen Becken (z. B. abdominosakrale Rektumamputation oder Wertheim-Meigs-Operation)
  - postpartale Blasenentleerungsstörung aufgrund von Druck- oder Dehnungsbelastung

12.5.2 Klinik

Die auftretenden Beschwerden richten sich häufig nach der zugrundeliegenden Ursache. Sie können sowohl irritative als auch obstruktive Symptome umfassen. Auch Komplikationen wie Harnwegsinfektionen und Harnverhaltung sind möglich. Des Weiteren kann es zu einer Beteiligung des oberen Harntrakts (Harnstauung) kommen.
- irritative Beschwerden:
  - erhöhte Miktionsfrequenz
  - Nykturie
  - imperativer Harndrang bis hin zur subjektiven Drangharninkontinenz
  - Restharngefühl
- obstruktive Beschwerden:
  - verzögerter Miktionsbeginn
  - abgeschwächter Harnstrahl
  - verlängerte Miktion
  - Bauchpresseneinsatz
  - Nachträufeln
  - zweizeitige Miktion

12.5.3 Diagnostik

- Die Diagnostik orientiert sich an dem im Kap. 12.3.4 erläuterten Vorgehen.
- Entscheidend ist die initiale, üblicherweise sonografische Bestimmung des Restharns (Harnretention). Bei teils sehr ähnlicher Symptomatik kann hierdurch eine Inkontinenz bei chronischer Harnretention umgehend von einer Drangharninkontinenz unterschieden werden.

12.5.4 Therapie

- Bei akuter Harnverhaltung oder anderweitiger Komplikation (z. B. fieberhafter Harnwegsinfekt oder funktionsrelevante Harnstauung) muss eine umgehende Entlastung der Harnblase erfolgen.
- Je nach Ursache und Erkrankungsbild kann dies transurethral oder suprapubisch mittels Katheterismus erfolgen.
- Die weitere Therapie besteht bei ursächlicher Obstruktion aus einem dem Krankheitsbild entsprechenden Vorgehen.
- Besteht eine Schädigung des Detrusormuskels, unabhängig von oder trotz Beseitigung der Obstruktion, kann eine medikamentöse Stimulation mit einem Cholinergikum (Distigminbromid oder Bethanechol) unter Sicherstellung der Blasenentleerung (Katheterismus) erfolgen.
- Das Vorgehen orientiert sich am Verhaltens- und Toilettentraining.
- Bei mittelfristiger oder dauerhafter Katheterversorgung bietet sich beim Mann die suprapubische Zystostomie an.
- Bei der Frau sollte nach Möglichkeit auf diesen künstlichen Zugang verzichtet werden und stattdessen ein intermittierender, steriler Selbstkatheterismus (S. 556) erfolgen.

12.6 Extraurethrale Harninkontinenz

C. Frohme

Definition

Als extraurethrale Harninkontinenz bezeichnet man den unphysiologischen, plötzlichen oder ständigen Harnverlust über die Haut, den Anus oder die Scheide. Dies kann angeboren oder erworben sein. Es liegt jedoch keine Insuffizienz des Verschlussapparats der Harnröhre vor. Der natürliche Harnausgang wird beispielsweise durch eine angeborene Fehlmündung hinter den Schließmuskel oder eine verletzungsbedingte Fistel umgangen.

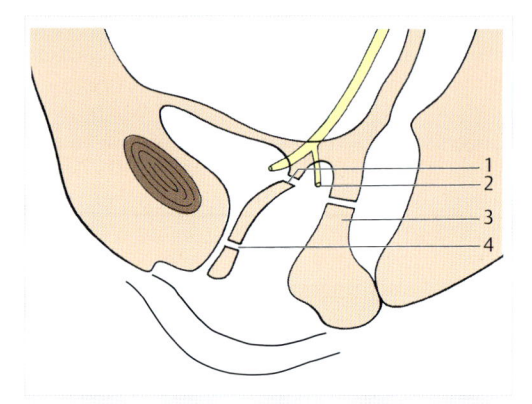

Abb. 12.14 Lokalisation urogenitaler Fisteln bei der Frau. 1 = vesikovaginal, 2 = ureterovaginal, 3 = vesikovaginorektal, 4 = urethrovaginal. (Jocham D, Miller K. Praxis der Urologie Bd 2. 3. Aufl. Stuttgart: Thieme; 2007)

12.6.1 Ätiologie

Ursächlich sind angeborene, entzündliche, traumatische oder tumorbedingte Fisteln zwischen dem harnableitenden System und der Haut, dem weiblichen Genitalsystem oder dem Darm. Hierzu gehören
- Harnleiterfisteln (Ureterfisteln) zwischen Harnleiter und
  - Bauchhaut (ureterokutane Fistel),
  - Uterus (ureterouterine Fistel),
  - Vagina (ureterovaginale Fistel) oder
  - Darm (ureteroenterale Fistel),
- Blasenfisteln zwischen Harnblase und
  - Bauchhaut (vesikokutane Fistel),
  - Uterus (vesikouterine Fistel) oder
  - Vagina (vesikovaginale Fistel),
- Fisteln der Harnröhre (urethrale Fisteln) zur
  - Haut (urethrokutane Fistel) oder
  - Vagina (urethrovaginale Fistel).

Sehr häufig sind Frauen betroffen, bei denen sich eine Fistel zwischen den ableitenden Harnwegen und den Geschlechtsorganen bildet. Ursache für die **sekundäre Fistelbildung** sind Operationen, Geburten, Bestrahlungen oder Verletzungen.

12.6.2 Diagnostik

Entsprechend dem Beschwerdebild erfolgt nach eingehender Inspektion des Austrittsorgans und Urindiagnostik die bildgebende Untersuchung des Harnsystems und des Austrittsorgans mittels folgender Verfahren:

- Sonografie
- Ausscheidungsurografie (auch Miktionszystourethrografie) und retrograde Darstellungsverfahren
- Schnittbildgebung (am besten MRT)
- ggf. endoskopische Verfahren

Für die Diagnostik einer extraurethralen Inkontinenz empfiehlt sich je nach Ursache folgende Vorgehensweise
- unbedingt **notwendige Untersuchungen**:
  - Anamnese (permanenter Urinabgang)
  - körperliche Untersuchung (insbesondere der Genital- und Analregion)
  - Miktionsprotokoll
  - Urinstatus und -sediment, ggf. Urinkultur
  - Sonografie des oberen und unteren Harntrakts
  - ggf. Windeltests
  - Ausscheidungsurografie
  - Urethrozystoskopie
- nützliche Untersuchungen bei Verdacht auf **ektop mündenden Harnleiter**:
  - Vaginoskopie bei der Frau
  - Miktionszystourethrografie
  - retrograde Pyelografie
  - Computertomografie mit Kontrastmittelgabe
  - MR-Urografie
- nützliche Untersuchungen bei **kombinierten Fehlbildungen des Harn- und Darmtrakts**:
  - Vaginoskopie bei der Frau
  - Rektoskopie
  - Computertomografie mit Kontrastmittelgabe
  - Kolonkontrasteinlauf
  - Laparoskopie

Mögliche Ursachen bei Mädchen kann ein **ektop mündender Harnleiter**, häufig in Kombination mit einer Doppelnierenanlage, sein. Ist die ektop mündende Nieren-Harnleiter-Einheit mit einer dysplastischen, schlecht funktionierenden Nierenanlage kombiniert, kann die Diagnostik infolge irreführender Symptomatik (intermittierender Fluor vaginalis, Trockenphasen beim Dursten oder an heißen Tagen) langwierig und schwierig sein. Deutlich erschwert kann die Abklärung auch bei Fehlbildungen des Sinus urogenitalis mit Sphinkterbeteiligung bzw. bei Epispadie-Exstrophie-Komplexen sein.

12.6.3 Therapie

Die Therapie richtet sich nach der zugrunde liegenden Ursache. Die Wiederherstellung der Kontinenz erfolgt durch operativen Verschluss der Fistel. In den meisten Fällen kann ein chirurgischer Eingriff diese Fehlbildung beheben, sofern ein funktionstüchtiger Schließmuskel vorhanden ist. Anderenfalls muss dieser zusätzlich nachgebildet oder durch ein Implantat ergänzt werden. In einigen Fällen kann die Anlage eines Stomas sinnvoll sein, um eine lebenslange Harninkontinenz zu vermeiden.

12.7 Mischformen

C. Frohme

Definition

Bei einer Mischharninkontinenz handelt es sich um einen unwillkürlichen Urinverlust, der einerseits bei imperativem Harndrang, und andererseits bei körperlicher Belastung, wie Niesen oder Husten, auftritt.

Es bestehen aber auch Mischformen von Blasenentleerungsstörungen, die mit einer Harninkontinenz einhergehen können. Häufige Kombinationen sind:
- mechanische und funktionelle Obstruktion
- infravesikale Obstruktion mit Detrusorhypokontraktilität
- infravesikale Obstruktion mit Blasenhyposensitivität, manchmal auch noch gleichzeitig mit Detrusorhypokontraktilität

12.7.1 Epidemiologie

Die Harninkontinenzformen variieren mit dem Alter. Bei jüngeren Frauen überwiegt die Belastungsharninkontinenz. Deren Prävalenz nimmt mit zunehmendem Alter zugunsten einer Mischharninkontinenz ab. Im Median findet sich die Mischharninkontinenz bei Frauen in 29 % (11–61 %), bei Männern in 10–30 % der Harninkontinenten.

Auch als Folge der Harninkontinenzchirurgie kann es zum Neuauftreten bzw. Entstehen einer Drangsymptomatik bzw. Drangharninkontinenz oder im Zusammenspiel mit einer persistierenden Belastungsharninkontinenz zu einer Mischharninkontinenz kommen (▶ Tab. 12.4).

Tab. 12.4 Häufigkeit neu aufgetretener Miktionsstörungen nach verschiedenen Operationsverfahren.

Operationsverfahren	Häufigkeit
Marshall-Marchetti-Krantz	5–20 %
Kolposuspension nach Burch	4–22 %
Nadelsuspension	5–7 %
pubovaginale Bandanlage	4–10 %
transvaginale Bandanlage	2–4 %

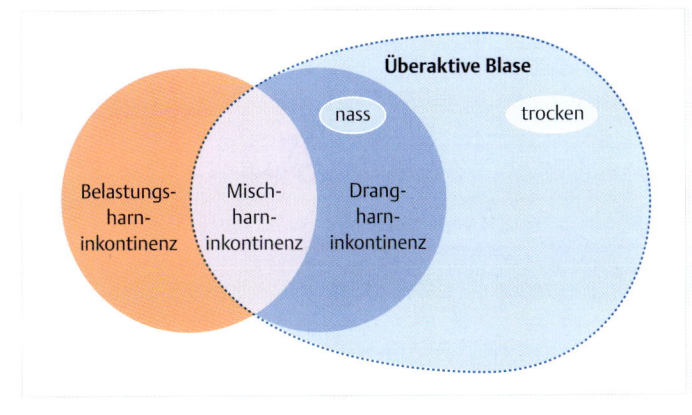

Abb. 12.15 Mischformen bei überaktiver Blase und Harninkontinenz.

12.7.2 Ätiologie

Es lassen sich 2 Formen der primären Mischharninkontinenz unterscheiden:
- Bei der einen Form treten 2 voneinander unabhängige Krankheitsbilder auf.
- Bei der zweiten Form kommt es aufgrund einer Harnröhrenverschlussinsuffizienz unter körperlicher Belastung zum Eintritt von Urin in die proximale Harnröhre. Der hierdurch ausgelöste Reiz induziert eine Drangsymptomatik mit Detrusorüberaktivität. Es kommt zur sogenannten **stressinduzierten Drangharninkontinenz**.

Daneben kann es auch als Folge operativer Eingriffe in der Gynäkologie und Harnkontinenzchirurgie zum Auftreten einer neuen oder zusätzlichen Drangsymptomatik oder Drangharninkontinenz, seltener einer Belastungsharninkontinenz, kommen. Die Mechanismen, die für die Entwicklung dieser Symptome verantwortlich zeichnen, sind bisher nur unvollständig geklärt.

Auch die pathophysiologischen Aspekte einzelner Blasenentleerungsstörungen können bei der Mischform in Kombination eingehen. Diagnostische Probleme können sich dann ergeben, wenn eine Obstruktion mit einer Detrusorhypokontraktilität einhergeht. Ebenso können Speicherstörungen und Entleerungsstörungen in Kombination auftreten.

12.7.3 Diagnostik

- Siehe entsprechende Abschnitte in Kap. 12.1.4, Kap. 12.3.4 und ▶ Abb. 12.16.
- Zur urodynamischen Differenzierung kann eine **Zystometrie** nach Einlage eines Vaginaltampons zur Unterstützung des Blasenhalses bzw. der proximalen Harnröhre erfolgen. Sistiert hierunter die Drangharninkontinenz, ist der entsprechende Nachweis erbracht.

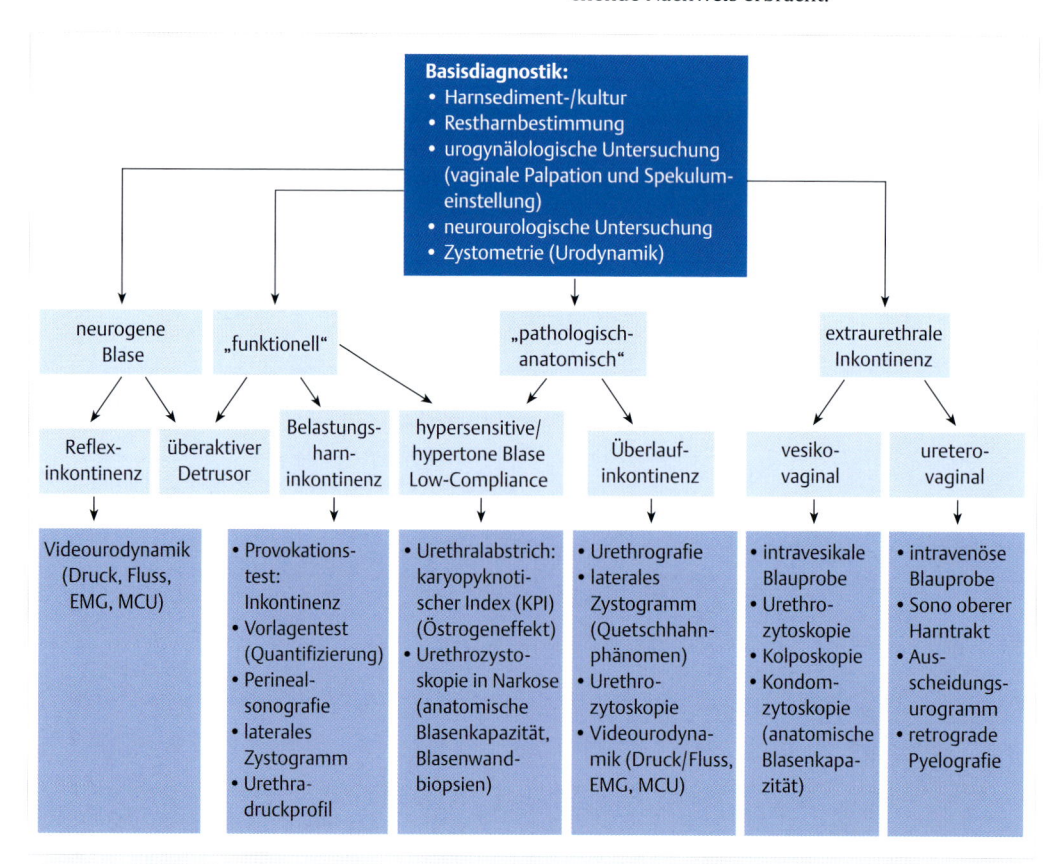

Abb. 12.16 Mögliche Stufendiagnostik zur Abklärung unterschiedlicher Formen der Harninkontinenz. (Thüroff JW. Urologische Differentialdiagnose. 2. Aufl. Stuttgart: Thieme; 2007)

Mit der gleichen Methodik kann auch die **Situation nach Korrektur einer Zystozele** evaluiert werden. So kann präoperativ eine versteckte Belastungsharninkontinenz dokumentiert und das operative Vorgehen entsprechend angepasst werden.

Auch findet man das Phänomen einer **kleinkapazitären Blase** in Kombination mit einer **Rigidität der Harnröhre**. Vielfach lassen sich solche Mischformen nur durch videourodynamische Untersuchungen der Füllungs- und Entleerungsphase abklären.

12.7.4 Therapie

Die Behandlung einer Mischform basiert auf den individuellen Problemen und Symptomen der betroffenen Person. Sie sollte sich im ersten Schritt auf die klinisch führende Form der Inkontinenz konzentrieren. Die Behandlungsstrategie richtet sich dann nach den identifizierten Symptomen bzw. Harninkontinenzformen.

Literatur

[1] Abrams P, Cardozo L, Fall M et al. The standardisation of terminology of lower urinary tract function: Report from the Standardisation Subcommittee of the International Continence Society. Neurourol Urodyn 2002; 21 (2): 167–178

[2] Abrams P et al. The standardisation of terminology in lower urinary tract function: report from the standardisation sub-committee of the International Continence Society. Urology 2003; 61 (1): 37–49

[3] AWMF-Leitlinie 2010; http://www.awmf.org/leitlinien/detail/ll/015–007.html

[4] AWMF. Interdisziplinäre S2-Leitlinie Diagnostik und Therapie der Belastungsinkontinenz der Frau 015–005 (Juli 2013)

[5] Bauer RM et al. Prospective evaluation of the functional sling suspension for male postprostatectomy stress urinary incontinence: results after 1 year. Eur Urol 2009; 56 (6): 928–933

[6] Bauer RM et al. Complications of the AdVance transobturator male sling in the treatment of male stress urinary incontinence. Urology 2010; 75 (6): 1494–1498

[7] Bauer RM et al. Results of the AdVance transobturator male sling after radical prostatectomy and adjuvant radiotherapy. Urology 2011; 77 (2): 474–479

[8] Bauer RM et al. Impact of the 'repositioning test' on postoperative outcome of retroluminar transobturator male sling implantation. Urol Int 2013; 90 (3): 334–338

[9] Bauer RM, Kretschmer A, Stief CG, Fullhase C. AdVance and AdVance XP slings for the treatment of post-prostatectomy incontinence. World Journal of Urology. 2015; 33: 145-150

[10] Beck RP, Mc Cormick S, Nordstrom L. The fascia lata sling procedure for treating recurrent genuine stress incontinence of urine. Obstet Gynecol 1988; 72: 699–703

[11] Burkhard FC et al. Nerve sparing open radical retropubic prostatectomy – does it have an impact on urinary continence? J Urol 2006; 176 (1): 189–195

[12] Campos-Fernandes JL et al. [REMEEX: A possible treatment option in selected cases of sphincter incompetence]. Prog Urol 2006; 16 (2): 184–191

[13] Centemero A et al. Preoperative pelvic floor muscle exercise for early continence after radical prostatectomy: a randomised controlled study. Eur Urol 2010; 57 (6): 1039–1043

[14] Clemens JQ et al. Revision rate after artificial urinary sphincter implantation for incontinence after radical prostatectomy: actuarial analysis. J Urol 2001; 166 (4): 1372–1375

[15] Collado Serra A et al. AdVance/AdVance XP transobturator male slings: preoperative degree of incontinence as predictor of surgical outcome. Urology 2013; 81 (5): 1034–1039

[16] Comiter CV et al. The virtue sling – a new quadratic sling for postprostatectomy incontinence – results of a multinational clinical trial. Urology, 2014; 84(2): 433–438

[17] Cornel EB, Elzevier HW, Putter H. Can advance transobturator sling suspension cure male urinary postoperative stress incontinence? J Urol 2010; 183 (4): 1459–1463

[18] Cornu JN et al. The AdVance transobturator male sling for postprostatectomy incontinence: clinical results of a prospective evaluation after a minimum follow-up of 6 months. Eur Urol 2009; 56 (6): 923–927

[19] Cornu JN et al. Mid-term evaluation of the transobturator male sling for post-prostatectomy incontinence: focus on prognostic factors. BJU Int 2010; 108 (2): 236–240

[20] Cornu JN et al. Duloxetine for mild to moderate postprostatectomy incontinence: preliminary results of a randomised, placebo-controlled trial. Eur Urol 2011; 59 (1): 148–154

[21] Cornu JN, Lizee D, Sebe P et al. TVT SECUR single-incision sling after 5 Years of follow-up: the promises madde and the promises broken. Eur Urol 2012; 62 (4): 737–738

[22] Costa P, Poinas G, Ben Naoum K et al. Long-term results of artificial urinary sphincter for women with type III stress urinary incontinence. Eur Urol 2013; 63 (4): 753–758

[23] Delorme E. Transobturator urethral suspension: mini-invasive procedure in the treatment of stress urinary incontinence in women. Prog Urd 2001; 11 (6): 1306-1313

[24] Deng DY, Rutman M, Raz S et al. Presentation and Management of Major Complication of Midurethral slings: Are Complications under-reported? Neurourol Urodyn 2007; 26: 46–52

[25] Drai J et al. The two-year outcome of the I-Stop TOMS transobturator sling in the treatment of male stress urinary incontinence in a single centre and prediction of outcome. Prog Urol, 2013; 23(17): 1494–1499

[26] Elliott DS, Barrett DM. Mayo Clinic long-term analysis of the functional durability of the AMS 800 artificial urinary sphincter: a review of 323 cases. J Urol 1998; 159 (4): 1206–1208

[27] Filocamo MT et al. Pharmacologic treatment in postprostatectomy stress urinary incontinence. Eur Urol 2007; 51 (6): 1559–1564

[28] Fink KG et al. The use of Duloxetine in the treatment of male stress urinary incontinence. Wien Med Wochenschr 2008; 158 (3–4): 116–118

[29] Fitz FF, Resende AP, Stüpp L et al. Effect the adding of biofeedback to the training of the pelvic floor muscles to treatment of stress urinary incontinence. Rev Bras Ginecol Obstet 2012; 34 (11): 505–510

[30] Foxnews: Johnsons & Johnsons to Stopp selling surgical mesh. The Wall Street Journal, Published June 06, 2012. http://www.foxnews.com/health/2012/06/06/johnson-johnson-to-stop-selling-surgical-mesh/#ixzz2SDi8UO-hUhttp://www.foxnews.com/health/2012/06/06/johnson-johnson-to stop-selling-surgical-mesh/

[31] Fritel X, Fauconnier A, Bader G et al. Diagnosis and management of adult female stress urinary incontinence: guidelines for clinical practice from the French College of Gynecologists and Obstetricians. Eur J Obstet Gynecol Reprod Biol 2010; 151 (1): 14–19

[32] Frohme C, Varga Z, Olbert P et al. Effects of botulinum toxin type A in the single and repeated treatment of overactive bladder. A prospective analysis. Urologe A 2010; 49: 639–644

[33] Fulford SC et al. The fate of the 'modern' artificial urinary sphincter with a follow-up of more than 10 years. Br J Urol 1997; 79 (5): 713–716

[34] Gilling PJ et al. An adjustable continence therapy device for treating incontinence after prostatectomy: a minimum 2-year follow-up. BJU Int 2008; 102 (10): 1426–1430; discussion 1430–1431

[35] Gomha MA, Boone TB. Artificial urinary sphincter for postprostatectomy incontinence in men who had prior radiotherapy: a risk and outcome analysis. J Urol 2002; 167 (2 Pt 1): 591–596

[36] Goode PS et al. Behavioral therapy with or without biofeedback and pelvic floor electrical stimulation for persistent postprostatectomy incontinence: a randomized controlled trial. JAMA 2011; 305 (2): 151–159

[37] Gousse AE et al. Artificial urinary sphincter for post-radical prostatectomy urinary incontinence: long-term subjective results. J Urol 2001; 166 (5): 1755–1758

[38] Grise P et al. I-STOP TOMS transobturator male sling, a minimally invasive treatment for postprostatectomy incontinence: continence improvement and tolerability. Urology, 2012; 79(2): 458–463

[39] Haab F et al. Quality of life and continence assessment of the artificial urinary sphincter in men with minimum 3.5 years of followup. J Urol 1997; 158 (2): 435–439

[40] Hammerer P, Huland H. [Urodynamic changes after radical prostatectomy]. Urologe A 1997; 36 (6): 535–539

[41] Hassouna ME, Ghoniem GM. Long- term out-come and quality of life after modified pubovaginal sling for intrinsic sphincteric deficiency. Urology 1999; 53: 287–291

[42] Hay-Smith J, Bergmans B, Burgio K et al. Adult conservative management. In: Abrams P, Cardozo L, Khouri S, Wein A, eds. Incontinence. 4th ed. Birmingham: Health Publication Ltd; 2009: Committee 12; 1025–1120

[43] Henry GD et al. A multicenter study on the perineal versus penoscrotal approach for implantation of an artificial urinary sphincter: cuff size and control of male stress urinary incontinence. J Urol 2009; 182 (5): 2404–2409

[44] Hoda MR et al. Early results of a European multicentre experience with a new self-anchoring adjustable transobturator system for treatment of stress urinary incontinence in men. BJU Int 2012; 111 (2): 296–303

[45] Hogewoning CRC, Ruhe MC, Bekker MD et al. The Mini-Arc sling for female stress urinary incontinence: clinical results after 1-year follow-up. Int Urogynecol J 2012; 23: 589–595

[46] Hu JC et al. Predicting quality of life after radical prostatectomy: results from CaPSURE. J Urol 2004; 171 (2 Pt 1): 703–707; discussion 707–708

[47] Hubner WA, Schlarp OM. Treatment of incontinence after prostatectomy using a new minimally invasive device: adjustable continence therapy. BJU Int 2005; 96 (4): 587–594

[48] Hubner WA, Schlarp OM. Adjustable continence therapy (ProACT): evolution of the surgical technique and comparison of the original 50 patients with the most recent 50 patients at a single centre. Eur Urol 2007; 52 (3): 680–686

[49] Hubner WA et al. Adjustable bulbourethral male sling: experience after 101 cases of moderate-to-severe male stress urinary incontinence. BJU Int 2011; 107 (5): 777–782

[50] Hunter KF, Glazener CM, Moore KN. Conservative management for postprostatectomy urinary incontinence. Cochrane Database Syst Rev 2007 (2): CD001843

[51] John H, Hauri D. Seminal vesicle-sparing radical prostatectomy: a novel concept to restore early urinary continence. Urology 2000; 55 (6): 820–824

[52] Kang J, Gou X, Zhao Q et al. Cough test during Tension-Free Vaginal Tape Procedure in Preventing Postoperative Urinary Retention. Advances in Urology Volume 2013; http://dx.doi.org/10.1155/2013/797854

[53] Kaufmann JM. Fascial sling for stress urinary incontinence. South Med J 1982; 75: 555–558

[54] Kim SP et al. Long-term durability and functional outcomes among patients with artificial urinary sphincters: a 10-year retrospective review from the University of Michigan. J Urol 2008; 179 (5): 1912–1916

[55] Knispel HH. Harninkontinenz. In: Jocham D, Miller K, Hrsg. Praxis der Urologie. Band II 3. Aufl. Stuttgart: Thieme; 2007

[56] Kocjancic E et al. Adjustable Continence Therapy for the treatment of male stress urinary incontinence: a single-centre study. Scand J Urol Nephrol 2007; 41 (4): 324–328

[57] Kundu SD et al. Potency, continence and complications in 3477 consecutive radical retropubic prostatectomies. J Urol 2004; 172 (6 Pt 1): 2227–2231

[58] Kylmala T et al. Treatment of postoperative male urinary incontinence using transurethral macroplastique injections. J Endourol 2003; 17 (2): 113–115

[59] Lai HH et al. 13 years of experience with artificial urinary sphincter implantation at Baylor College of Medicine. J Urol 2007; 177 (3): 1021–1025

[60] Lapitan MC, Cody JD. Open retropubic colposuspension for urinary incontinence in women. Cochrane Database Syst Rev 2012; 13: 6

[61] Lapitan MC, Cody JD, Grant A. Open retropubic colposuspension for urinary incontinence in women: a short version Cochraine review. Neurourol Urodyn 2009; 28 (6): 472–480

[62] Lebret T et al. Treatment of postprostatectomy stress urinary incontinence using a minimally invasive adjustable continence balloon device, ProACT: results of a preliminary, multicenter, pilot study. Urology 2008; 71 (2): 256–260

[63] Lipp A, Shaw C, Glavind K. Mechanical devices for urinary incontinence in women. Cochrane Database Syst Rev 2011; 7

[64] Loeb S et al. Intermediate-term potency, continence, and survival outcomes of radical prostatectomy for clinically high-risk or locally advanced prostate cancer. Urology 2007; 69 (6): 1170–1175

[65] Lucas MG et al. EAU Guidelines on Surgical Treatment of Urinary Incontinence. Eur Urol 2012; 62 (6): 1118–1129

[66] Lucas MG et al. EAU Guidelines on Assessment and Nonsurgical Management of Urinary Incontinence. Eur Urol 2012; 62 (6): 1130–1142

[67] Lucas MG, Bosch JLHR, Cruz FR et al. Guidelines on Urinary Incontinence. European Association of Urology (EAU); 2012. http://www.uroweb.org/gls/pdf/18_Urinary_Incontinence_LR_1%20October%202012.pdf

[68] Lucas MG, Bedretdinova D, Bosch JLHR et al. Guidelines on Urinary Incontinence. European Association of Urology (EAU); 2013

[69] Lucas MG et al. EAU Guidelines on Surgical Treatment of Urinary Incontinence. Actas Urol Esp 2013; 37 (8): 459–472

[70] Manski D, Hrsg. Neurogene Harnblasenfunktionsstörungen und Inkontinenz. In: Urologielehrbuch.de Onlineversion 2013, www.urologielehrbuch.de

[71] Manski D, Hrsg. Harninkontinenz. In: Urologielehrbuch.de Onlineversion 2013, www.urologielehrbuch.de

[72] Manunta A et al. Artificial sphincter insertion after radiotherapy: is it worthwhile? BJU Int 2000; 85 (4): 490–492

[73] Mariotti G et al. Early recovery of urinary continence after radical prostatectomy using early pelvic floor electrical stimulation and biofeedback associated treatment. J Urol 2009; 181 (4): 1788–1793

[74] Minassian VA, Drutz HP, Al-Badr A. Urinary incontinence as a worldwide problem. Int J Gynecol Obstetr 2003; 82: 327–338

[75] Moore KN, Griffiths D, Hughton A. Urinary incontinence after radical prostatectomy: a randomized controlled trial comparing pelvic muscle exercises with or without electrical stimulation. BJU Int 1999; 83 (1): 57–65

[76] Moore KN et al. Return to continence after radical retropubic prostatectomy: a randomized trial of verbal and written instructions versus therapist-directed pelvic floor muscle therapy. Urology 2008; 72 (6): 1280–1286

[77] Mourtzinos A. Are multichannel urodynamics required prior to surgery in a woman with stress urinary incontinence? Curr Urol Rep 2010; 11 (5): 323–327

[78] Nandipati KC et al. Nerve-sparing surgery significantly affects long-term continence after radical prostatectomy. Urology 2007; 70 (6): 1127–1130

[79] Natale F, La Penna C, Saltari M et al. Voiding dysfunction after anti-incontinence surgery. Minerva Ginecol 2009; 61: 167–172

[80] Novara G, Artibana W, Barber MD et al. Updated systematic review and meta-analysis of the comparative data on colposuspensions, pubovaginal slings, and midurethral tapes in the surgical treatment of female stress urinary incontinence. Eur Urol 2010; 58 (2): 218–238

[81] Oelke M et al. EAU guidelines on the treatment and follow-up of non-neurogenic male lower urinary tract symptoms including benign prostatic obstruction. Eur Urol 2013; 64 (1): 118–140

[82] O'Connor RC et al. Artificial urinary sphincter placement in elderly men. Urology 2007; 69 (1): 126–128

[83] O'Connor RC et al. Long-term follow-up of single versus double cuff artificial urinary sphincter insertion for the treatment of severe postprostatectomy stress urinary incontinence. Urology 2008; 71 (1): 90–93

[84] Oelke M, Bachmann A, Descazeaud A et al. EAU guidelines on the treatment and follow-up of non-neurogenic male lower urinary tract symptoms including benign prostatic obstruction. Eur Urol 2013; 64: 118–140

[85] Pannek J, Stöhrer M, Blok B. Guidelines on Neurogenic Lower Urinary Tract Dysfunction. European Association of Urology (EAU); 2011

[86] Penson DF et al. 5-year urinary and sexual outcomes after radical prostatectomy: results from the prostate cancer outcomes study. J Urol 2005; 173 (5): 1701–1705

[87] Peterson AC, Chen Y. Patient reported incontinence after radical prostatectomy is more common than expected and not associated with the nerve sparing technique: results from the center for prostate disease research (CPDR) database. Neurourol Urodyn 2012; 31 (1): 60–63

[88] Petri E. Tape nach Tape- ein sinnvolles Vorgehen? J Urogynäkol 2006; 2: 29–33

[89] Petros PEP, Ulmsten UI. An integral theory of female urinary incontinence. Experimental and clinical considerations. AOGS 1990; S 153:7–31

[90] Peyromaure M, Ravery V, Boccon-Gibod L. The management of stress urinary incontinence after radical prostatectomy. BJU Int 2002; 90 (2): 155–161

[91] Raj GV et al. Outcomes following revisions and secondary implantation of the artificial urinary sphincter. J Urol 2005; 173 (4): 1242–1245

[92] Rehder P, Gozzi C. Transobturator sling suspension for male urinary incontinence including post-radical prostatectomy. Eur Urol 2007; 52 (3): 860–866

[93] Rehder P et al. [The treatment of postprostatectomy incontinence with the retroluminal transobturator repositioning sling (Advance): lessons learnt from accumulative experience]. Arch Esp Urol 2009; 62 (10): 860–870

[94] Rehder P et al. The 1 year outcome of the transobturator retroluminal repositioning sling in the treatment of male stress urinary incontinence. BJU Int 2010; 106 (11): 1668–1672

[95] Rehder P et al. Treatment of postprostatectomy male urinary incontinence with the transobturator retroluminal repositioning sling suspension: 3-year follow-up. Eur Urol 2012; 62 (1): 140–145

[96] Ribeiro LH et al. Long-term effect of early postoperative pelvic floor biofeedback on continence in men undergoing radical prostatectomy: a prospective, randomized, controlled trial. J Urol 2010; 184 (3): 1034–1039

[97] Richter HE, Varner RE, Sanders E et al. Effects of pubovaginal sling procedure on patients with urethral hypermobility and intrinsic sphincteric deficiency: would they do it again? Am J Obstet Gynecol 2001; 184: 14–19

[98] Robert-Koch-Institut (RKI), Statistisches Bundesamt. Harninkontinenz Heft 39; 2007

[99] Rocco B et al. Posterior reconstruction of the rhabdosphincter allows a rapid recovery of continence after transperitoneal videolaparoscopic radical prostatectomy. Eur Urol 2007; 51 (4): 996–1003

[100] Rogers CG et al. Age stratified functional outcomes after laparoscopic radical prostatectomy. J Urol 2006; 176 (6 Pt 1): 2448–2452

[101] Romano SV et al. An adjustable male sling for treating urinary incontinence after prostatectomy: a phase III multicentre trial. BJU Int 2006; 97 (3): 533–539

[102] Romano SV et al. [Long-term results of a phase III multicentre trial of the adjustable male sling for treating urinary incontinence after prostatectomy: minimum 3 years]. Actas Urol Esp 2009; 33 (3): 309–314

[103] Schlenker B et al. Preliminary results on the off-label use of duloxetine for the treatment of stress incontinence after radical prostatectomy or cystectomy. Eur Urol 2006; 49 (6): 1075–1078

[104] Schmelz HU, Sparwasser C, Weidner W, Hrsg. Facharztwissen Urologie. 2. Aufl. Heidelberg: Springer; 2010

[105] Schumacher S, Heidler H. Funktionsstörungen des unteren Harntraktes. In: Schultz-Lampel D, Goepel M, Haferkamp A, Hrsg. Urodynamik. 3. Aufl. Berlin, Heidelberg: Springer; 2012

[106] Seif C, Jünemann KP. Urodynamik. In: Jocham D, Miller K, Hrsg. Praxis der Urologie. Band I. 3. Aufl. Stuttgart: Thieme; 2007

[107] Seweryn J et al. Initial experience and results with a new adjustable transobturator male system for the treatment of stress urinary incontinence. J Urol 2012; 187 (3): 956–961

[108] Silva WA. Treatment of stress urinary incontinence- midurethral slings: top down, bottom up, outside in or inside out. Clin Obstet Gynecol 2007; 50 (2): 362–375

[109] Slack A, Hill A, Jackson S. Is there a role for a specialist physiotherapist in the multi-disciplinary management pf women with stress incontinence referred from primary care to a specialist continence clinic? J Obstet Gynaecol 2008; 28 (4): 410–412

[110] Smith JH, Burgio K, Dumoulin C et al. Committee 12: Adult Conservative Management. 4th International Consultation on Incontinence, 2009: 1082

[111] Schultz-Lampel D, Goepel M, Haferkamp A, Hrsg. Urodynamik. 3. Aufl. Heidelberg: Springer; 2012

[112] Sousa-Escandon A et al. Adjustable suburethral sling (male remeex system) in the treatment of male stress urinary incontinence: a multicentric European study. Eur Urol 2007; 52 (5): 1473–1479

[113] Sousa-Escandon A et al. Externally readjustable sling for treatment of male stress urinary incontinence: points of technique and preliminary results. J Endourol 2004; 18 (1): 113–118

[114] Stamey TA, Schaeffer AJ, Condy M. Clinical and roentgenographic evaluation of endoscopic suspension of the vesical neck for urinary incontinence. Surg Gynecol Obstet 1975; 140: 355–360

[115] Stamey TA. Endoscopic suspension of the vesical neck for urinary incontinence in females. Report on 203 consecutive patients. Ann Surg 1980; 192 (4): 465–471

[116] Stanford JL et al. Urinary and sexual function after radical prostatectomy for clinically localized prostate cancer: the Prostate Cancer Outcomes Study. Jama 2000; 283 (3): 354–360

[117] Strasser H et al. Transurethral ultrasound: evaluation of anatomy and function of the rhabdosphincter of the male urethra. J Urol 1998; 159 (1): 100–104; discussion 104–105

[118] Thüroff JW. Gynäkologische Urologie. In: Jocham D, Miller K, Hrsg. Praxis der Urologie. Band II. 3. Aufl. Stuttgart: Thieme; 2007

[119] Trigo Rocha F et al. A prospective study evaluating the efficacy of the artificial sphincter AMS 800 for the treatment of postradical prostatectomy urinary incontinence and the correlation between preoperative urodynamic and surgical outcomes. Urology 2008; 71 (1): 85–89

[120] Van Kampen M et al. Effect of pelvic-floor re-education on duration and degree of incontinence after radical prostatectomy: a randomised controlled trial. Lancet 2000; 355 (9198): 98–102

[121] Varga Z. Spannungsfreie mitturethrale Vaginalschlingen. In: Hofmann R, Wagner U, Hrsg. Inkontinenz- und Deszensuschirurgie der Frau. Heidelberg: Springer; 2009: 71–83

[122] Varga Z. Inkontinenz- und Deszensuschirurgie. In: Michel MS, Thüroff JW, Janetschek G, Wirth M, Hrsg. Die Urologie. Heidelberg: Springer; 2015

[123] Venn SN, Greenwell TJ, Mundy AR. The long-term outcome of artificial urinary sphincters. J Urol 2000; 164 (3 Pt 1): 702–706; discussion 706–707

[124] von Bodman C et al. Recovery of urinary function after radical prostatectomy: predictors of urinary function on preoperative prostate magnetic resonance imaging. J Urol 2012; 187 (3): 945–950

[125] Wefer B, Braun PM. Neurogene Blasenfunktionsstörungen. In: Jocham D, Miller K, Hrsg. Praxis der Urologie. Band II. 3. Aufl. Stuttgart: Thieme; 2007

[126] Walsh PC, Partin AW, Epstein JI. Cancer control and quality of life following anatomical radical retropubic prostatectomy: results at 10 years. J Urol 1994; 152 (5 Pt 2): 1831–1836

[127] Walsh CA. TVT – Secure mini-sling for stress urinary incontinence: a review of outcomes at 12 months. BJU Int 2011; 108 (5): 657–657

[128] Wille S et al. Pelvic floor exercises, electrical stimulation and biofeedback after radical prostatectomy: results of a prospective randomized trial. J Urol 2003; 170 (2 Pt 1): 490–493

[129] Wilson S et al. New surgical technique for sphincter urinary control system using upper transverse scrotal incision. J Urol 2003; 169 (1): 261–264

[130] Wong MJ, Wong K, Rezvan A et al. Urogenital fistula. Female Pelvic Med Reconstr Surg 2012; 18: 71–78

[131] Yucel S, Baskin LS. An anatomical description of the male and female urethral sphincter complex. J Urol 2004; 171 (5): 1890–1897

[132] Zahariou A, Papaioannou P, Kalogirou G. Is HCl duloxetine effective in the management of urinary stress incontinence after radical prostatectomy? Urol Int 2006; 77 (1): 9–12

Kapitel 13

Subvesikale Obstruktion und Blasenentleerungsstörung

13.1 Benigne Prostatahyperplasie 568

13.2 Blasensteine 584

13.3 Harnröhrenstrikturen 585

13 Subvesikale Obstruktion und Blasenentleerungsstörung

13.1 Benigne Prostatahyperplasie

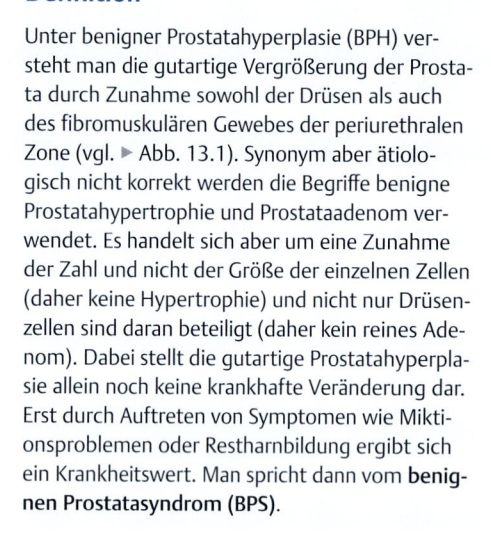

L. Skrobek

Definition

Unter benigner Prostatahyperplasie (BPH) versteht man die gutartige Vergrößerung der Prostata durch Zunahme sowohl der Drüsen als auch des fibromuskulären Gewebes der periurethralen Zone (vgl. ▶ Abb. 13.1). Synonym aber ätiologisch nicht korrekt werden die Begriffe benigne Prostatahypertrophie und Prostataadenom verwendet. Es handelt sich aber um eine Zunahme der Zahl und nicht der Größe der einzelnen Zellen (daher keine Hypertrophie) und nicht nur Drüsenzellen sind daran beteiligt (daher kein reines Adenom). Dabei stellt die gutartige Prostatahyperplasie allein noch keine krankhafte Veränderung dar. Erst durch Auftreten von Symptomen wie Miktionsproblemen oder Restharnbildung ergibt sich ein Krankheitswert. Man spricht dann vom **benignen Prostatasyndrom (BPS)**.

13.1.1 Epidemiologie

Die benigne Prostatahyperplasie ist eine Volkskrankheit und die häufigste Ursache für Blasenentleerungsstörungen des Mannes. Bei ca. 80 % der 60-jährigen liegt formal eine BPH vor. Jedoch berichten nur 40 % auch über Symptome, also über ein BPS.

13.1.2 Ätiologie

Noch nicht abschließend geklärt. Man geht von einem v. a. hormonabhängigen Geschehen aus, bei dem eine gestörte Balance von Androgenen und Östrogenen vorliegt, welche zu einer gesteigerten Proliferation und verminderten Apoptose führen. Da Männer, die kein Testosteron produzieren (z. B. Eunuchen) auch keine BPH entwickeln, scheint das Vorhandensein von Testosteron, bzw. des in der Prostata wirksamen 5-Alpha-Dihydrotestosterons entscheidend zu sein. Daneben werden weitere Hypothesen diskutiert, wie eine Beteiligung von Wachstumsfaktoren oder eine überschießende Aktivität von Stammzellen.

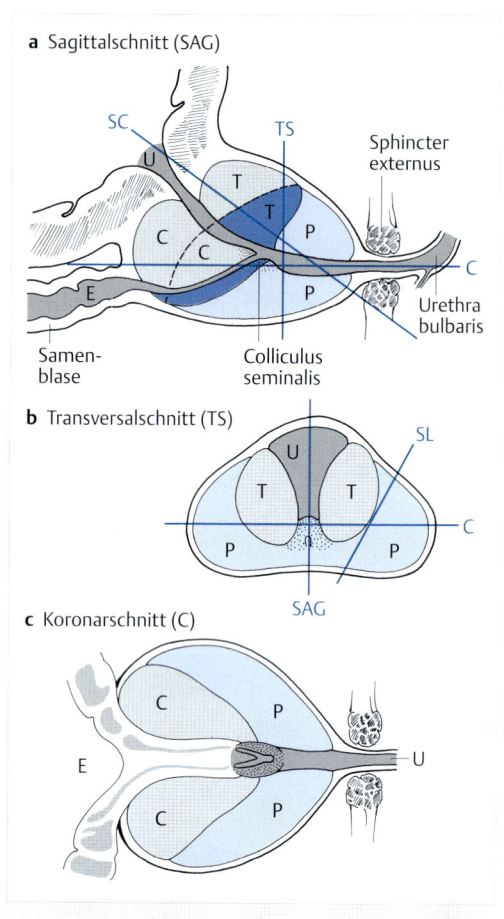

Abb. 13.1 Zonale Anatomie der Prostata. (Jocham D, Miller K. Praxis der Urologie. Bd. 1. 2. Aufl. Stuttgart: Thieme; 2003)
a Sagittalschnitt.
b Transversalschnitt.
c Koronarschnitt.

13.1.3 Nomenklatur

Symptome, die dem BPS ähneln, müssen nicht zwangsweise prostatabedingt sein und werden daher zunächst nach folgender Nomenklatur bezeichnet (▶ Tab. 13.1).

13.1 Benigne Prostatahyperplasie

Tab. 13.1 Nomenklatur bei BPH.

Kürzel	Begriff	Bedeutung
BPE	benign prostatic Enlargement	Prostatavergrößerung
(p)BPH	benign prostatic Hyperplasia	(pathohistol.) Prostatahyperplasie
LUTS	lower urinary Tract Symptoms	Miktionsbeschwerden
BOO	Bladder Outlet Obstruction	Blasenentleerungsstörung
BPO	benign prostatic Obstruction	BOO bei BPE
BPS	benign prostatic Syndrom	Prostatasyndrom (BPE + LUTS + BOO)

Erst wenn die Prostata als Ursache von Obstruktion (BOO) oder klinischer Symptomatik (LUTS) identifiziert ist, kann man vom benignen Prostatasyndrom sprechen. Siehe hierzu auch Abschnitt Differenzialdiagnosen (Kap. 13.1.5).

13.1.4 Symptome

Klinisch lassen sich Störungen der Blasenentleerung (obstruktiv) von Störungen der Speicherfunktion der Blase (irritativ) unterscheiden. Dabei gibt es keine Korrelation zwischen dem Ausmaß der Hyperplasie und dem Ausmaß der Beschwerden.

▶ **Irritative Beschwerden**
- erhöhte Miktionsfrequenz
- Nykturie
- imperativer Harndrang, Drangharninkontinenz
- Restharngefühl

▶ **Obstruktive Symptomatik**
- verzögerter Miktionsbeginn
- abgeschwächter Harnstrahl
- verlängerte Miktionszeit
- Bauchpresse erforderlich
- Nachträufeln
- zweizeitige Miktion
- Restharnbildung
- Harnverhaltung
- Überlaufinkontinenz

▶ **Weitere Folgen**
- Mikro-/Makrohämaturie
- Blasensteine
- rezidivierende Harnwegsinfektionen
- Harnstauungsnieren mit konsekutivem Nierenversagen und chronischer Niereninsuffizienz
- anatomische Veränderungen wie Detrusorhypertrophie mit Trabekulierung und Divertikelbildung oder vesikoureterorenaler Reflux

13.1.5 Differenzialdiagnosen
- ausgeprägte Phimose
- Meatusenge
- Harnröhrenenge
- Prostatakarzinom
- Blasenhalssklerose
- maligner Blasentumor
- Blasenstein oder Fremdkörper
- Detrusorinsuffizienz
- Detrusorhyperaktivität
- Detrusor-Sphinkter-Dyskoordination
- neurogene Blasenentleerungsstörung
- Diabetes mellitus
- Herzinsuffizienz
- Medikamentenfolge

13.1.6 Diagnostik

Ca. die Hälfte der BPH-Patienten zeigt keine klinischen Symptome. Ziel der Diagnostik ist es daher, die Patienten mit einem behandlungsrelevanten benignen Prostatasyndrom zu identifizieren.

> **Merke**
>
> Nicht jede BPH muss zwingend therapiert werden!

▶ **Anamnese**
- ausführliche **Miktionsanamnese** als Grundlage der BPH-Diagnostik
- **explizites Erfragen** von
  - Makrohämaturie und Dysurie
  - Miktionsfrequenz (tags/nachts)
  - Startschwierigkeiten
  - Harnstrahlstärke
  - Miktionsdauer
  - Nachträufeln
  - zweizeitige Miktion

Subvesikale Obstruktion und Blasenentleerungsstörung

- Restharngefühl
- imperativer Harndrang mit oder ohne Inkontinenzereignisse
- Anwendung von **standardisierten Fragebögen**, z. B. IPSS, hilfreich
  - IPSS (International prostatic Symptom Score): Ermittlung und Bewertung der Symptome aus den Bereichen Blasenentleerung, Miktionshäufigkeit, Dysurie und Nykturie (▶ Tab. 13.2)
  - Einteilung der Patienten im IPSS in 3 Gruppen:
    0–7 Punkte: gering symptomatisch,
    8–19 Punkte: mäßig symptomatisch,
    20–35 Punkte: stark symptomatisch
  - **Lebensqualitätsindex-Fragebogen** gibt zusätzlichen Aufschluss über Beeinträchtigung des täglichen Lebens durch die BPH (▶ Tab. 13.3).
- exakte **allgemeine Anamnese** zwingend erforderlich
- Erfragen anderer Krankheiten, die BPH-typische Symptome auslösen können: Diabetes mellitus, Herzinsuffizienz, Einnahme von Medikamenten wie Psychopharmaka, Parkinsonmittel, Diuretika

▶ **Körperliche Untersuchung**
- digital rektale Untersuchung
  - hauptsächlich zum Ausschluss eines palpablen Prostatakarzinoms
  - orientierende Abschätzung von Größe und Symmetrie der Prostata
  - aufgrund geringer Invasivität und hohem Informationsgewinn obligater Bestandteil der Abklärung der BPH
- orientierende neurologische Untersuchung
  - Ausschluss einer neurologischen Genese
  - Testung des Analsphinkter- und Bulbokavernosusreflexes
  - Überprüfung der Sensibilität und Motorik der unteren Extremitäten
- Inspektion des äußeren Genitales
  - Phimose?
  - Meatusenge?

▶ **Labor**
- Urinstatus und -kultur: Harnwegsinfektion?
- klinische Chemie: Nierenversagen?
- Tumormarker PSA: V. a. Prostatakarzinom?

Tab. 13.2 International prostatic Symptom Score (IPSS).

Niemals	Seltener als in 1 von 5 Fällen	Seltener als in Hälfte der Fälle	Ungefähr in der Hälfte der Fälle	In mehr als der Hälfte der Fälle	Fast immer
Wie oft hatten Sie das Gefühl, dass ihre Blase nach dem Wasserlassen nicht ganz entleert war?					
0	1	2	3	4	5
Wie oft mussten Sie innerhalb von 2 Stunden ein zweites Mal Wasserlassen?					
0	1	2	3	4	5
Wie oft mussten Sie beim Wasserlassen mehrmals aufhören und neu beginnen (Harnstottern)?					
0	1	2	3	4	5
Wie oft hatten Sie Schwierigkeiten das Wasserlassen hinauszuzögern?					
0	1	2	3	4	5
Wie oft hatten Sie einen schwachen Strahl beim Wasserlassen?					
0	1	2	3	4	5
Wie oft mussten Sie pressen oder sich anstrengen um mit dem Wasserlassen zu beginnen?					
0	1	2	3	4	5
Wie oft sind Sie nachts (Zubettgehen bis morgens aufstehen) aufgestanden um Wasser zu lassen					
0	1	2	3	4	5

Alle Fragen beziehen sich auf den Zeitraum der letzten 4 Wochen.

Tab. 13.3 Lebensqualitätsindex L bei BPH.

Wie würden Sie sich fühlen, wenn sich Ihre jetzigen Symptome beim Wasserlassen künftig nicht mehr ändern würden?						
ausgezeichnet	zufrieden	überwiegend zufrieden	teils zufrieden, teils unzufrieden	überwiegend unzufrieden	unglücklich	sehr schlecht
0	1	2	3	4	5	6

13.1 Benigne Prostatahyperplasie

▶ **Sonografie**
- eine der wichtigsten diagnostischen Maßnahmen
- nicht invasiv und kostengünstig
- Nieren: Ektasie? Parenchymrarefizierung?
- Blase: Restharnmenge? Blasendivertikel? Blasensteine? Blasentumor? Detrusorhypertrophie? Endovesikaler Prostatamittellappen?

Aus den Sonografiebefunden können sich unmittelbare Konsequenzen ergeben bspw. bei einem akuten Harnverhalt, hohen Restharnmengen bei gleichzeitigem Harnwegsinfekt oder beidseitiger Nierenektasie. Meist sind die gewonnenen Informationen aber für die Planung einer elektiven Therapie oder der Einschätzung des Progressionsrisikos relevant. Dies gilt insbesondere für den **transrektalen Ultraschall (TRUS)** (▶ Abb. 13.2):

- **Volumen**: In den meisten Ultraschallgeräten sind Programme zur Volumetrie integriert. Anderenfalls kann man das Volumen nach der Formel des Rotationsellipsoids berechnen:

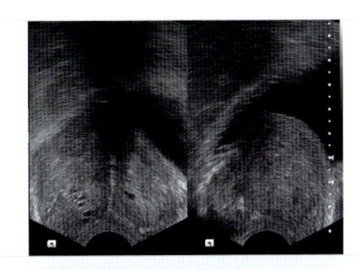

$$V_{Prost} = \text{Länge} \times \text{Höhe} \times \text{Breite} \times 0,52$$

Abb. 13.2 Transrektaler Ultraschall.

- **Fragestellung**: Gesamtvolumen? Volumen der Transitionalzone (T-Zone)? Ausgeprägter Mittellappen? (vgl. ▶ Abb. 13.1)
- **Dignität**: Maligne Veränderungen können mittels TRUS nicht sicher dargestellt werden, jedoch kann bei echoarmen Regionen in der peripheren Zone oder organüberschreitenden Prozessen der V. a. ein Prostatakarzinom gestellt werden, der vor Behandlung einer BPH weiter abgeklärt werden sollte.

▶ **Uroflowmetrie**
- einfach durchzuführende Untersuchung
- Objektivierung der vom Patienten subjektiv erlebten und geschilderten Harnstrahlabschwächung
- Parameter
  - maximale Harnflussrate Q_{max}, Normwert > 15 ml/s
  - mittlere Harnflussrate
  - Miktionsvolumen, (Uroflow erst ab Volumen von mindestens 150 ml zuverlässig verwertbar!)
  - Miktionszeit
  - Flusskurvenverlauf

Durch die Uroflowmetrie können sich Hinweise auf eine nicht prostatabedingte Strahlabschwächung ergeben, z. B. bei Harnröhrenenge (Flow plateauförmig), bei Detrusor-Sphinkter-Dyskoordination (Flow wellenförmig) oder bei neurogener Detrusorhypoaktivität (▶ Abb. 13.3). In diesen Fällen ist eine weitere Abklärung mittels Beckenboden-EMG, Urethrozystoskopie, retrogradem Urethrogramm bzw. urodynamischer Untersuchung erforderlich. Einschränkend muss jedoch erwähnt werden, dass eine zuverlässige Differenzierung zwischen Obstruktion und hypokontraktilem Detrusor

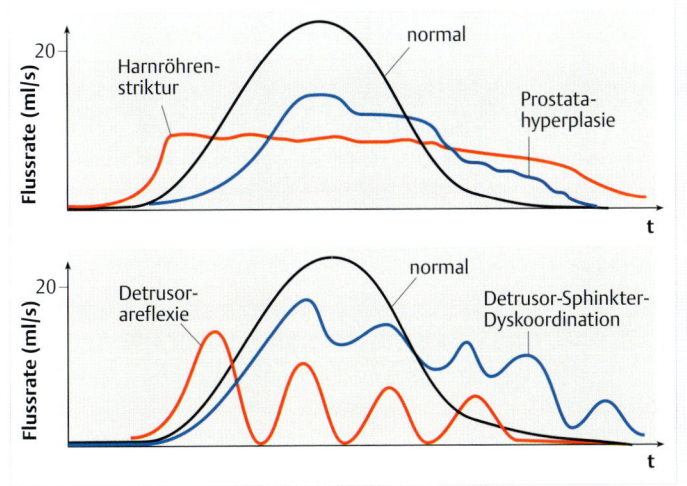

Abb. 13.3 Uroflowmetrie. (Jocham D, Miller K. Praxis der Urologie. Bd. 2. 2. Aufl. Stuttgart: Thieme; 2003)

nicht gelingt und trotz normwertigem Q_{max} möglicherweise eine relevante Obstruktion vorliegt („High-Flow-Obstruktion").

▶ **Retrogrades Urethrogramm**
- Darstellung der Harnröhre nur bei V. a. Harnröhrenenge erforderlich.

▶ **Intravenöses Pyelogramm**
- keine Routinediagnostik der BPH
- Anwendung zur Darstellung des oberen Harntrakts z. B. bei Makrohämaturie mit Tumorverdacht

▶ **Urethrozystoskopie**
- keine Routinediagnostik
- **Indikationen**
  - Makrohämaturie oder sonstigem V. a. malignen Blasentumor,
  - V. a. Harnröhrenenge,
  - V. a. Blasenhalssklerose nach Voreingriff.

▶ **Beckenboden-EMG**
- nur bei V. a. Detrusor-Sphinkter-Dyskoordination erforderlich

▶ **Urodynamik**
- Indikationen
  - V. a. detrusorbedingte Ursache
  - V. a. neurogene Ursache
  - persistierender Restharn nach operativer Therapie
  - Erhebung der Fluss-Druck-Kurve zur zuverlässigen Abgrenzung einer Obstruktion von einer Detrusorproblematik
- **Abrams-Griffith-Normogramme der ICS** (International Continence Society) weit verbreitet
  - Darstellung des Detrusordrucks P_{det} auf der y-Achse gegen Q_{max} auf der x-Achse (▶ Abb. 13.4).

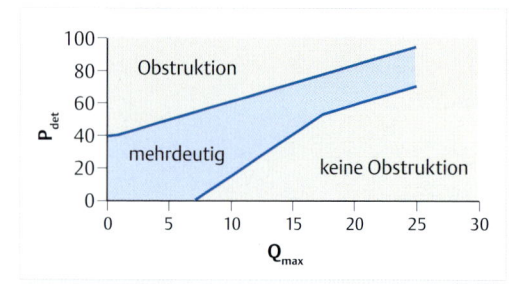

Abb. 13.4 Abrams-Griffith-Normogramm. (Jocham D, Miller K. Praxis der Urologie. Bd. 2. 2. Aufl. Stuttgart: Thieme; 2003)

13.1.7 Zusammenfassung

Bei den genannten diagnostischen Mitteln ist laut AWMF-Leitlinie der DGU von 2010 zwischen obligat durchzuführender Basisdiagnostik und fakultativen Maßnahmen zu unterscheiden.

Folgende **obligate Untersuchungen** sollten bei BPH-Beschwerden auf jeden Fall durchgeführt werden:
- ausführliche Anamnese
- körperliche Untersuchung inkl. digital rektaler Palpation
- Urinuntersuchung (Status, Sediment, ggf. Kultur)
- Laboruntersuchung (PSA, Kreatinin)
- Sonografie von Nieren, Blase (mit Restharnbestimmung) und Prostata
- Uroflowmetrie

Zu den **fakultativen Maßnahmen** gehören:
- Miktionstagebuch
- Urethrozystoskopie
- Urodynamik

Ziel der Diagnostik der BPH ist es, Patienten zu identifizieren, die eine Therapie benötigen. Problematisch ist dabei, dass die Therapieindikation meist nicht durch eine einzelne Untersuchungsmethode gestellt werden kann. Beispielsweise kann man auch bei deutlich vergrößerter Prostata unauffällige Miktionsverhältnisse finden oder es kann trotz kräftigem Harnstrahl eine relevante Obstruktion vorliegen. Vielmehr ist die Kombination mehrerer auffälliger Befunde ausschlaggebend, v. a. im Zusammenhang mit belastender klinischer Symptomatik und schlechter Lebensqualität. Entscheidend ist eine adäquate Aufklärung des Patienten über die Gutartigkeit der BPH und ihren natürlichen Verlauf.

Fazit

Zusammenfassend kann sich aus 3 Faktoren eine Indikation für die Behandlung der BPH ergeben:
- hoher Leidensdruck (IPSS + L)
- ausgeprägte Obstruktion (Flow + Sono)
- Progressionsrisiko (s. u.)

13.1.8 Stadieneinteilung der BPH

Jahrelang erfolgte die **Stadieneinteilung** des BPS nach C. Alken:
- Stadium I (Reizstadium): obstruktive und irritative Symptome ohne Restharn
- Stadium II (Restharnstadium): Pollakisurie, Restharnbildung > 100 ml, Detrusorhypertrophie
- Stadium III (Dekompensation): Harnverhaltung, Überlaufblase, Nierenversagen

Nach Einführung der neuen Nomenklatur (LUTS, BOO usw., ▶ Tab. 13.1) wurden weitere Systeme etabliert, welche die Merkmale der klinischen Symptomatik und Obstruktion differenzierter erfassen.

Mit diesen Systemen soll die Therapieentscheidung auf eine rationalere Ebene geführt werden (▶ Tab. 13.4, ▶ Tab. 13.5). So sind wenig symptomatische „S 1 Q 1"-Patienten ideale Kandidaten für ein abwartendes Vorgehen ohne aktive Therapie, während „P2S 2"-Patienten eher einer Behandlung zugeführt werden sollten. Zudem ist eine Verlaufs- oder Erfolgskontrolle unter oder nach einer Therapie möglich.

13.1.9 Therapieoptionen

- Therapiestrategien:
  - abwartendes Vorgehen und regelmäßige Kontrolle
  - Phytotherapeutika
  - medikamentöse Therapie
  - Dauerversorgung mittels Katheter
  - operative Sanierung
- Auswahl des geeigneten Therapieverfahrens gemeinsam mit dem Patienten je nach Ausmaß der Obstruktion, klinischem Leidensdruck und Risiko der Progression der BPH

Tab. 13.4 SOP-System der BPH.

	Stadium	Methode
Symptome	S	IPSS
nicht relevant	S 0	0
geringgradig	S 1	8
mäßiggradig	S 2	16
hochgradig	S 3	26
Obstruktion	O	Q_{max} (ml/s)
keine	O 0	>15
geringgradig	O 1	10–15
mäßiggradig	O 2	5–10
hochgradig	O 3	0–5
Prostatavergrößerung	P	Volumen (ml)
keine	P 0	<25
geringgradig	P 1	25–40
mäßiggradig	P 2	40–60
hochgradig	P 3	>60

S = Score des IPSS, P = Prostatavolumen, Q_{max} = maximale Flussrate.

Tab. 13.5 PSQF-System der BPH.

Stadium	Volumen (ml)	IPSS	Lebensqualität	Harnfluss (ml/s)
	P	S	Q	F
1	<40	<8	0–2	>12
2	40–70	8–19	3	8–12
3	>70	>20	4–5	<8

P = Prostatavolumen, S = Score des IPSS, Q = Lebensqualität, F = Flussrate.

Abwartendes Vorgehen

Bei Patienten ohne oder mit nur geringem klinischen Leidensdruck oder Obstruktion („S1Q1") ist eine Therapie der gutartigen Prostatavergrößerung meist nicht erforderlich. Jedoch ist im natürlichen Verlauf von einer langsamen Progression auszugehen und regelmäßige urologische Kontrollen sind ratsam. Bei der Beratung ist die Einschätzung des Progressionsrisikos der Erkrankung daher von großem Interesse. Hierfür konnten verschiedene Risikofaktoren identifiziert werden, welche eine Progression wahrscheinlich machen.

▶ Risikofaktoren
- fortgeschrittenes Alter
- große Prostata
- hoher PSA-Wert
- hohe Restharnmenge
- hoher IPSS
- reduzierte maximale Flussrate

Ein standardisierter Progressionsscore existiert jedoch nicht. Durch Anpassung des Lebensstils kann der Patient das abwartende Konzept unterstützen, z.B. indem auf eine regelmäßige Blasenentleerung geachtet, der Alkohol- und Koffeinkonsum reduziert und auf ballaststoffreiche Kost umgestellt wird.

Medikamentöse Therapie

Ziel einer medikamentösen Behandlung ist es, eine Krankheitsprogression zu verhindern bzw. bestehende Symptome zu behandeln. D.h. vor allem Patienten mit hohem Progressionsrisiko oder geringer bis mäßiger Symptomatik eignen sich für einen Therapieversuch mit Phytotherapeutika oder chemischen Substanzen.

▶ Kontraindikationen für ein konservatives Konzept
- Rezidivierender Harnverhalt
- Rezidivierende Harnwegsinfektionen
- Nicht beherrschbare Makrohämaturie
- Harnblasensteine
- Ektasie des oberen Harntrakts oder Niereninsuffizienz durch BPS

In diesen Fällen ist immer eine operative Sanierung der BPH oder eine Katheterdauerversorgung erforderlich.

Phytotherapeutika

Phytotherapeutika werden aus **Extrakten folgender Pflanzen** hergestellt:
- Sägepalme
- Stechpalme
- Brennnesselwurzel
- Kürbissamen
- Roggenpollen
- Hypoxis rooperi

Obwohl Phytotherapeutika die älteste bekannte Therapieform des BPS darstellen, ist der Wirkungsmechanismus größtenteils unklar, a.e. stellen die östrogenähnlichen Beta-Sitosterole das aktive Substrat dar. Es gibt auch nur wenige kontrollierte Studien, die eine Verbesserung von Miktionsproblemen (LUTS) oder der Harnstrahlstärke (BPO) nachweisen konnten. Die unterschiedlichen Extraktionsverfahren und Zusammensetzungen der Präparate verschiedener Hersteller erschweren einen Vergleich und verhindern eine Verallgemeinerung der Resultate. Da in vielen Untersuchungen keine Verbesserung der objektiven Parameter Prostatagröße, Restharnvolumen oder Q_{max} zu beobachten ist, wird auch ein Plazeboeffekt diskutiert. Letztlich gibt es keine Evidenz für eine langfristige Verbesserung eines BPS oder einer progressionshemmenden Wirkung der Phytotherapeutika. Vorteil der pflanzlichen Präparate stellt die gute Verträglichkeit dar. Die Präparate sind allerdings nicht Bestandteil der gesetzlichen Kassenleistung.

Alphablocker

Alpha-1-Adrenozeptor-Antagonisten setzen an den Alpharezeptoren der glatten Muskulatur von Blasenhals und Prostata an und bewirken eine Relaxation der Muskelzellen (▶ Abb. 13.5). Es resultiert v.a. eine Linderung der subjektiven BPS-Symptomatik (LUTS) sowie eine geringe Senkung des Blasenauslasswiderstands (BPO). Ein progressionsverzögernder Effekt (z.B. weniger Harnverhalte) konnte jedoch nicht nachgewiesen werden.

Laut aktueller Literatur profitieren etwa 70 % der behandelten Patienten langfristig von der Therapie mit einem der 5 zugelassenen **Alphablocker**:
- Alfuzosin (3 × 2,5 bis 1 × 10 mg)
- Doxazosin (1 × 4 bis 8 mg)
- Terazosin (1 × 5 bis 10 mg)
- Tamsulosin (1 × 0,4 mg)
- Silodosin (1 × 8 mg)

13.1 Benigne Prostatahyperplasie

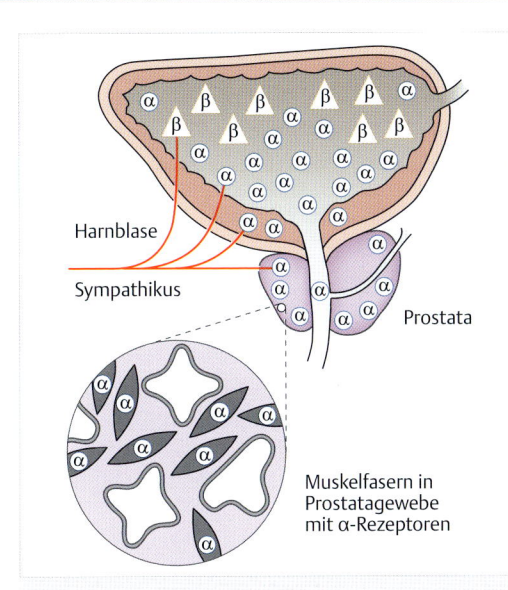

Abb. 13.5 Alpharezeptoren der Blase und Prostata. (Sökeland J, Rübben I. Taschenlehrbuch Urologie. 14. Aufl. Stuttgart: Thieme; 2007)

5-Alpha-Reduktase-Inhibitoren

Die Antiandrogene Finasterid (1 × 5 mg) und Dutasterid (1 × 0,5 mg) hemmen durch Blockade der 5-Alpha-Reduktase die Umwandlung von Testosteron in das biologisch wirksame 5-Alpha-Dihydrotestosteron. Die proliferative Wirkung des 5-Alpha-Dihydrotestosteron auf die Prostatazellen wird so unterbunden. Darüber hinaus ist nach einem Behandlungszeitraum von 6 Monaten sogar mit einer Volumenreduktion der Prostata von durchschnittlich 25 % zu rechnen. Dementsprechend konnten beide Medikamente in randomisierten, kontrollierten Studien eine Verbesserung von LUTS, BPO und BPS-assoziierten Komplikationen wie Harnverhaltung nachweisen und auch die Notwendigkeit einer Operation reduzieren. Die 5-Alpha-Reduktase-Inhibitoren zeigen damit einen überzeugenden progressionshemmenden Effekt, die symptomlindernde Potenz ist jedoch geringer als bei den Alphablockern und benötigt einen längeren Therapiezeitraum. Finasterid kann darüber hinaus auch zur Therapie rezidivierender BPS-bedingter Makrohämaturien eingesetzt werden.

Charakteristisch für alle diese Medikamente sind die schnelle Symptomverbesserung (innerhalb von Tagen) und eine potenziell jahrelange Wirksamkeit. Die Alphablocker stellen damit die Basistherapie der medikamentösen BPS-Behandlung dar. Die Nebenwirkungsrate ist dosisabhängig und bei den sogenannten uroselektiven Antagonisten Tamsulosin, Alfuzosin und Silodosin geringer. Diese greifen an dem v. a. im Urogenitaltrakt vorhandenen Alpha-1a-Rezeptorsubtyp an und besitzen daher weniger systemische Wirksamkeit und Nebenwirkungspotenzial.

▶ **Nebenwirkungen**
- Abnahme des Ejakulatvolumens
- Libidoverlust
- erektile Dysfunktion
- Gynäkomastie

Zu beachten ist, dass es durch die Volumenreduktion der Prostata zu einem Abfall des PSA-Wertes von ca. 30 % kommt. Zudem ist mit einer Wirksamkeit v. a. bei Patienten mit deutlich vergrößerter Prostata (> 40 ml) zu rechnen.

▶ **Nebenwirkungen**
- hypotone Dysregulation
- Floppy-Iris-Syndrom (hypermobile Iris bei Katarakt-OPs)
- Schwindel
- Schwellung der Nasenschleimhaut
- grippale Symptome
- Abgeschlagenheit
- retrograde Ejakulation

Die Nebenwirkungen sind nach Absetzen des Medikaments reversibel.

Phosphodiesterasehemmer

In mehreren plazebokontrollierten Studien konnte für Phosphodiesterase-5-Hemmer im Zeitraum von 3–6 Monaten eine signifikante Verbesserung der Symptome eines BPS nachgewiesen werden. Im Vordergrund stehen dabei die Auswirkungen auf die LUTS weniger auf die BPO. Die Studienresultate lassen eine ähnliche Effektivität wie die Alphablocker vermuten, Langzeituntersuchungen stehen aber noch aus. Der genaue Wirkmechanismus beim BPS ist noch nicht abschließend geklärt. Aus der Therapie der erektilen Dysfunktion ist bekannt, dass die Hemmung der Phosphodiesterase über eine verlängerte Wirkung des cGMP zu einem niedrigen intrazellulären Kalziumspiegel führt.

Dies könnte eine Relaxation der glatten Muskulatur von Prostata und Blasenhals bewirken. Im November 2012 wurde Tadalafil (1 × 5 mg) zur Therapie des benignen Prostatasyndroms zugelassen. Da der Phosphodiesterasehemmer schon seit Jahren eine Zulassung zur Behandlung der erektilen Dysfunktion besitzt, bietet sich ein Einsatz bei Patienten mit gleichzeitig bestehender Erektionsschwäche an.

▶ Kontraindikationen
- Einnahme von Nitropräparaten (NO-Wirkung wird verstärkt → ausgeprägte Hypotonie)
- instabile Angina pectoris
- Myokardinfarkt oder Apoplex vor kurzem
- Herzinsuffizienz NYHA > 2
- Unverträglichkeit von Phosphodiesterasehemmern
- Einnahme von Doxazosin oder Terazosin (Hypotonie möglich)

▶ Nebenwirkungen
- Kopfschmerzen
- Völlegefühl, Sodbrennen, Übelkeit
- Hautrötung
- Muskel- und Rückenschmerzen
- Hypotonie
- Sehstörungen
- Schwindel
- geschwollene Nasenschleimhäute

Muskarinrezeptorantagonisten

Die irritativen Beschwerden des BPS Pollakisurie, imperativer Harndrang und Drangharninkontinenz ähneln stark den Symptomen einer überaktiven Blase. Dementsprechend ist auch die Verwendung von Muskarinrezeptorantagonisten (Anticholinergika), die bei der überaktiven Blase Wirksamkeit gezeigt haben als rein symptomatischer Therapieansatz möglich. Die Substanzgruppe besitzt jedoch keine Zulassung für die Indikation BPS. Die Rate der befürchteten Harnverhalte (Anticholinergika wirken detrusorhemmend) stellte sich als geringer heraus als zunächst angenommen. Dennoch sollte bei Einsatz von Muskarinrezeptorantagonisten möglichst keine obstruktive Komponente des BPS vorliegen.

Kombinationstherapie

Die Kombination verschiedener Substanzgruppen lässt neben einem potenziell additiven Effekt auf das BPS auch ein additives Nebenwirkungsspektrum erwarten und bedarf daher sorgfältiger Indikationsstellung.
- **Alphablocker + 5-Alpha-Reduktase-Inhibitoren**
  ○ schnelle Symptommilderung (ähnlich wie bei Monotherapie mit Alphablocker)
  ○ langfristig progressionshemmend (> 9 Monate Therapie) und dann der Monotherapie überlegen
  ○ zur kurzfristigen Therapie nicht empfohlen
- **Alphablocker + Muskarinantagonist**
  ○ bei irritativer Symptomatik und nur geringer Obstruktion
  ○ keine zuverlässigen Langzeitdaten
- **Alphablocker (Tamsulosin oder Alfuzosin) + Phosphodiesterasehemmer**
  ○ bessere Wirkung als Monotherapien für BPO und LUTS
  ○ Daten aus Kurzzeitstudien mit geringer Patientenzahl
  ○ weitere Studien erforderlich

Katheterdauerversorgung

Die Anlage eines Katheters kann im Rahmen eines akuten Harnverhalts erforderlich werden. Dieser kann nach Einleitung einer erfolgreichen medikamentösen Therapie wieder entfernt (DK-Auslassversuch) oder bis zur Operation belassen werden. Für Patienten bei denen die medikamentösen Maßnahmen ausgeschöpft sind und für die eine operative Therapie ein hohes Risiko darstellt, ist die Dauerversorgung mit einem Katheter eine geeignete Alternative. Aus pflegerischen Gründen sollte hierbei vorzugsweise ein suprapubischer Blasenkatheter angelegt werden.

Operative Therapie

Die operative Behandlung eines BPS stellt langfristig die zuverlässigste Therapieoption dar, geht jedoch mit einer gewissen perioperativen Morbidität und Mortalität einher. Bei richtiger Patientenauswahl sind die Risiken jedoch gering. Goldstandard ist die transurethrale Elektroresektion der Prostata (TUR-P). Entscheidend für die Patientenzufriedenheit ist – neben dem fachgerecht durchgeführten Eingriff – eine adäquate Beratung und Aufklärung.

▶ OP-Verfahren
- transurethrale Resektion der Prostata (TUR-P)
- transurethrale Inzision der Prostata (TUIP)
- transurethrale Laservaporisation (TUL-P)

13.1 Benigne Prostatahyperplasie

- transurethrale Holmium-Laserresektion/-enukleation (HoLEP)
- offene Prostataenukleation

▶ **Indikationen**
- Persistenz oder Progression eines BPS unter medikamentöser Therapie
- BPS mit
  - rezidivierenden Harnverhaltungen
  - rezidivierenden Harnwegsinfektionen
  - nicht beherrschbarer Hämaturie
  - Blasenstein
  - Nierenschädigung
- behandlungsrelevantes BPS und Kontraindikationen für eine medikamentöse Therapie (Unverträglichkeit, Allergie o. Ä.)
- individuelle Faktoren

Daneben existieren interventionelle Alternativverfahren, die aber meist nur bei operationspflichtigen Patienten angewendet werden, bei denen ein hohes Narkose- und Operationsrisiko besteht.

▶ **Interventionelle Alternativverfahren**
- intraprostatische Stentanlage
- transurethrale Mikrowellenthermotherapie (TUMT)
- transurethrale Nadelablation (TUNA)
- High-Intensed Focused Ultrasound (HIFU)
- experimentelle Verfahren, z. B. Botulinumtoxin-A-Injektion in die Prostata

▶ **Indikationen**
- Persistenz oder Progression eines BPS unter medikamentöser Therapie
- BPS und Kontraindikationen gegen medikamentöse Therapie
- nur moderate obstruktive Komponente, geringe Gewebeabtragung erforderlich
- Belastungen einen TUR-P/TUL-P/HoLEP oder offenen OP nicht zumutbar
- individuelle Faktoren

Bei allen operativen Verfahren sollte der Patient darüber informiert werden, dass die Prostata nicht komplett entfernt wird und die Entwicklung eines Prostatakarzinoms aus dem verbliebenen Gewebe weiterhin möglich ist. Eine urologische Vorsorge sollte daher auch nach der Prostatabehandlung fortgesetzt werden.

TUR-P

Die transurethrale Resektion der Prostata ist der **Goldstandard** bei der interventionellen Behandlung des BPS, an dem sich alle anderen Verfahren messen lassen müssen. Laut statistischem Bundesamt ist die TUR-P mit ca. 77 000 Eingriffen pro Jahr die zweithäufigste urologische Operation in Deutschland und der langfristige Nutzen (und die Risiken) ist von allen Verfahren am besten belegt.

> **Methode**
>
> **TUR-P**
> Ein Resektoskop, bestehend aus Schaft, beweglicher Resektionsschlinge und Optik, wird über die Harnröhre eingeführt. Die endoskopische Abtragung des Prostatagewebes erfolgt mit Schnitten der Resektionsschlinge, die mit monopolarem hochfrequentem Strom arbeitet. Um einen Stromfluss ausschließlich von der Schlinge zum kontaktierten Gewebe zu garantieren, muss nichtleitende, also elektrolytfreie Spülflüssigkeit verwendet werden (▶ Abb. 13.6).

▶ **Indikationen neben den o. g.**
- Resektionsvolumen < 60–70 ml
- Material zur histologischen Beurteilung benötigt/gewünscht
- BPS-Rezidiv nach TUMT, TUNA oder HIFU

▶ **Kontraindikationen**
- existierender Blasentumor (Gefahr der Implantationsmetastase oder Blasenwanddissektion)
- akute Harnwegsinfektion (Sepsisgefahr)
- relevante Blutungsneigung (Gerinnungsstörung, medikamentös)
- ASA > 2 (relative KI)
- KI gegen Steinschnittlagerung
- Demenz, schwere psychische Erkrankung (postoperative Inkontinenz)
- Blasenstein > 2 cm
- Blasendivertikel (relativ)

▶ **Vorgehen** (nach Mauermayer)
- Steinschnittlagerung
- Zystoskopie
- Resektion unter Dauerspülung
  - Mittellappenresektion von Blasenhals bis vor den Colliculus seminalis
  - parakolliculäre Resektion bis zum distalen Kollikulusende (Kollikulus bleibt erhalten)

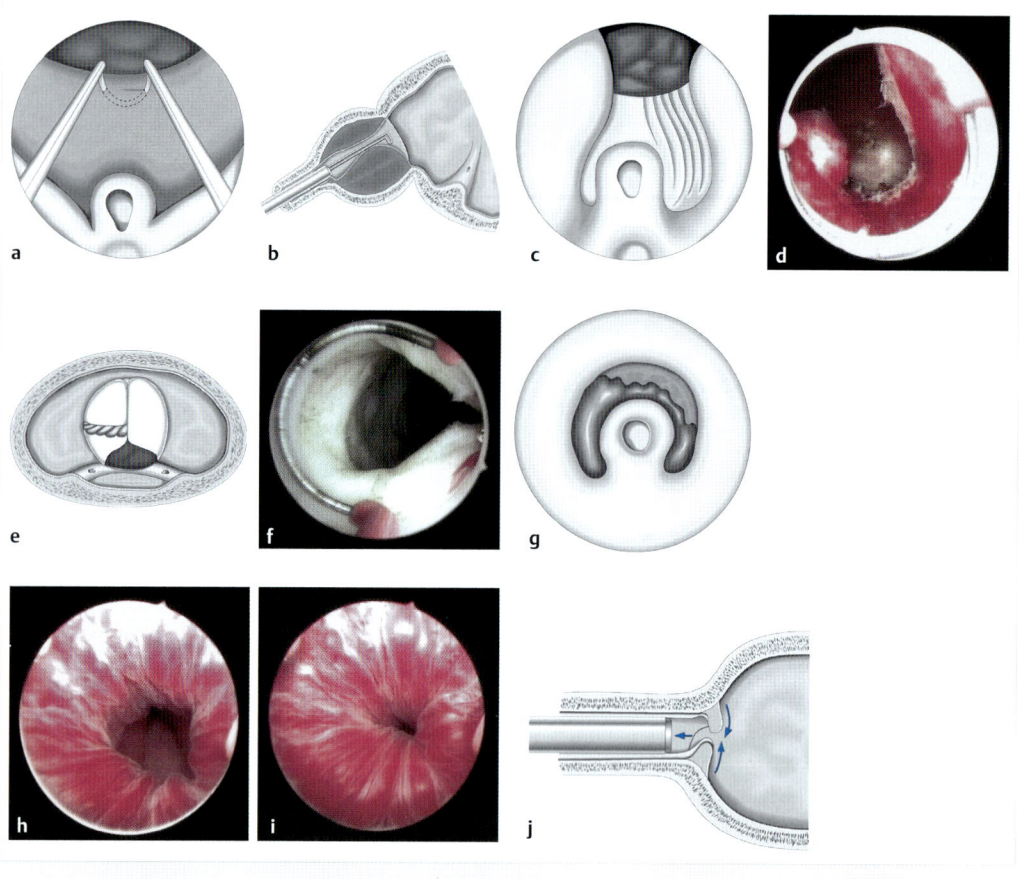

Subvesikale Obstruktion und Blasenentleerungsstörung

Abb. 13.6 TUR-P. (Albers P, Heidenreich A. Standardoperationen der Urologie. Stuttgart: Thieme; 2005)
- **a** Beginn am Blasenhals.
- **b** Blasenhals mit Mittellappen resezieren.
- **c** Parakollikuläre Resektion.
- **d** Endobild der parakollikulären Resektion.
- **e** Seitenlappen resezieren.
- **f** Endobild der Seitenlappenresektion.
- **g** Kollikel bleibt erhalten und stellt die Grenze der sphinkternahen Resektion dar.
- **h** Endobild der Sphinkterkontrolle.
- **i** Endobild der Sphinkterkontrolle.
- **j** Abschließend einzelne Gewebesegel mit kleinen Schnitten abtragen.

- Resektion der Seitenlappen (Orientierung an parakollikulärer Resektionsgrenze!) von 2–6 und 6–10 Uhr SSL
- Resektion des ventralen Anteils von 10–2 Uhr SSL (größte Gefahr der Sphinkterverletzung! Häufige Kontrolle der distalen Resektionsgrenze!)
- apikale Resektion von Restgewebe mit Klemmschnitten

- nur stärkere Blutungen koagulieren, Resektion zügig fortsetzen
- Adenomgewebe wirkt gelblich-baumwollartig, kapselnahes Gewebe weiß und faserig.
- Resektionsmaterial ausspülen und wiegen
- Blutstillung (v. a. Blasenhals und ventral kontrollieren)
- Sichtkontrolle der Ostien

- Spül-DK-Anlage, in Prostataloge blocken, Blockungsvolumen (ml) = Resektionsgewicht (g + 20 ml)

▶ **Postoperatives Prozedere**
- DK am 2. postoperativen Tag entfernen
- Ultraschallkontrollen des oberen Harntrakts und der Blasenentleerung

▶ **Komplikationen – perioperativ**
- vorübergehende Drangsymptomatik
- Revision ca. 5,4 %
- Harnwegsinfektion ca. 3,7 %
- Transfusion ca. 3,6 %
- TUR-Syndrom ca. 1,1 %
- Letalität ca. 0,09 %

Viele Patienten berichten nach Entfernen des Katheters über eine **Drangsymptomatik** (teilweise mit Inkontinenzereignis), die jedoch nur für einige Tage anhalten sollte. Eine kurzfristige symptomatische Therapie mit Anticholinergika kann Linderung bringen.

Unter **TUR-Syndrom** versteht man das Einschwemmen der hypotonen (d. h. salzarmen) Spüllösung in den Kreislauf. Es folgt daraus eine hypotone Hyperhydratation mit Elektrolytverschiebungen, die zu einer erheblichen Rechtsherzbelastung und Hirnödem führen kann. Klinisch äußert sich das TUR-Syndrom in Unruhe, Benommenheit, Verwirrtheit, Übelkeit mit Erbrechen, Kreislaufproblemen und Hyponatriämie. Die Therapie besteht aus Schleifendiuretika und Natriumsubstitution. Das Risiko des TUR-Syndroms steigt mit der Operationsdauer. Geübte Operateure haben eine Resektionsgeschwindigkeit von ca. 1 ml/min, sodass sich ein maximales Resektionsvolumen von insgesamt ca. 60–70 ml ergibt. Daher kann bei größerem Prostatavolumen, je nach Erfahrung und Präferenz des Operators die Wahl eines anderen Verfahrens (Holmiumlaserenukleation oder offene Prostataenukleation) vorteilhafter sein.

▶ **Komplikationen – langfristig**
- retrograde Ejakulation bis zu 90 %
- Harnröhrenstriktur bis zu 12 %
- BPS-Rezidiv bis zu 9 %
- Blasenhalssklerose bis zu 3,2 %
- Belastungsharninkontinenz ca. 0,5 %

Zusatzinfo

Einige Modifikationen der klassischen TUR-P haben das Potenzial sich langfristig durchzusetzen. So entsteht bei der Verwendung einer bipolaren Resektionsschlinge (keine elektrolytfreie Lösung erforderlich) kein TUR-Syndrom und Modifikationen des Stromes mit intermittierender Koagulation könnten den Blutverlust verringern. Langzeitergebnisse stehen aber noch aus.

Im Vergleich mit den alternativen Verfahren TUMT, TUNA, HIFU zeigt die TUR-P eine bessere Gewebeabtragung und bessere postoperative Miktionsparameter.

Die Ergebnisse von TUR-P, Laserverfahren und offener Operation sind vergleichbar.

TUIP

- Bei der transurethralen Inzision wird die Prostata nicht reseziert sondern inzidiert, z. B. bei 6 Uhr SSL oder 5 + 7 Uhr SSL.
- geringere Nebenwirkungsrate als TUR-P, v. a. kaum retrograde Ejakulationen
- höhere Reinterventionsrate (ca. 16 %, dann TUR-P erforderlich)
- für jüngere Männer mit kleiner Prostata empfohlen (Vol. < 30 ml)
- bei größerer Prostata nicht sinnvoll (Inzisionen verkleben zu rasch wieder)

TUL-P

Technik

TUL-P

Das operative Vorgehen bei der transurethralen Laservaporisation entspricht dem bei der TUR-P. Jedoch wird das Prostatagewebe nicht reseziert, sondern mittels hochenergetischem Licht verdampft. Zum Einsatz kommt ein Neodym:YAG-Laser, der im Zusammenhang mit einem KTP-Kristall Licht der Wellenlänge 532 nm produziert (liegt im sichtbaren Bereich von grünem Licht → „Green-Light-Laser"). Die Lichtimpulse vaporisieren oberflächlich das Gewebe und koagulieren gleichzeitig Blutungsquellen (rotes Hämoglobin absorbiert den grünen Laser sehr gut). Die Eindringtiefe des Lasers ist mit 2 mm gering, sodass eine thermische Schädigung tieferer Strukturen ausbleibt. Dafür ist je nach Adenomvolumen mit einer langen OP-Zeit zu rechnen.

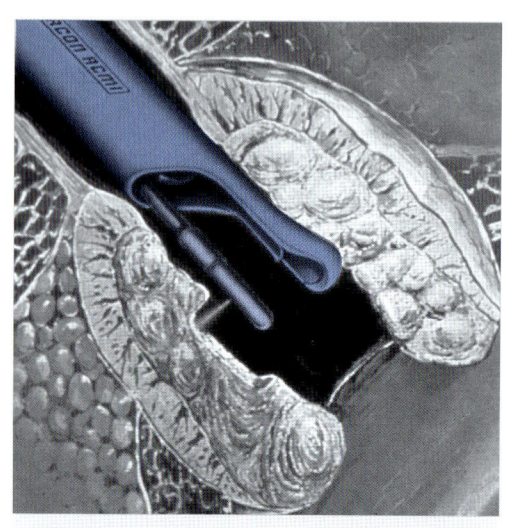

Abb. 13.7 TUL-P. (Jocham D, Miller K. Praxis der Urologie. Bd. 2. 2. Aufl. Stuttgart: Thieme; 2003)

▶ **Indikation neben o. g.**
- Einnahme von Thrombozytenaggregationshemmern

▶ **Vorteile**
- Thrombozytenaggregationshemmer müssen nicht pausiert werden
- geringere/keine Blutung
- geringere Komplikationsrate als TUR-P
- bessere intraoperative Übersicht
- äquieffektiv wie TUR-P

▶ **Nachteile**
- lange Lernkurve
- evtl. längere OP-Dauer
- kein Gewebe für Histologie
- Abgang von nekrotischem Material für einige Wochen möglich
- rezidivierende Harnwegsinfektionen für einige Wochen möglich
- höhere Kosten
- wenig Langzeitdaten vorhanden

Das Verfahren ist für Patienten zu empfehlen, die dauerhaft Thrombozytenaggregationshemmer einnehmen müssen.

HoLEP

Methode

Ein weiteres Laserverfahren bietet der Holmium:YAG-Laser. Er liefert mit einer Wellenlänge von 2140 nm Licht im nicht sichtbaren Bereich. Die Eindringtiefe ist mit nur 0,4 mm sehr gering, gleichzeitig ist die Energiedichte in dem behandelten Bereich jedoch sehr hoch. Dadurch entsteht ein schneidender Effekt, der aufgrund der geringen Eindringtiefe exakt gesteuert werden kann. Gleichzeitig bildet sich ein Koagulationssaum von ca. 2–3 mm, der Blutungen minimiert. Im Gegensatz zur Laservaporisation wird mit dem Holmium-Laser das BPH-Gewebe nicht komplett verdampft, sondern von der chirurgischen Kapsel getrennt und anschließend zerkleinert. Meist ist dafür ein zusätzlicher Morcellator erforderlich. Dies gelingt auch bei größeren Volumina zuverlässig (▶ Abb. 13.8).

Merke

HoLEP ist das einzige endoskopische Verfahren, bei dem es keine Größenlimitation für die Prostata gibt.

▶ **Vorgehen**
- Steinschnittlage
- Urethrozystoskopie
- Mittellappenenukleation (Inzision des Blasenhalses auf 5 + 7 Uhr SSL dreieckförmig bis zum Kollikulus, retrograde Enukleation des ML auf chirurgischer Kapsel)
- Seitenlappenenukleation (parakollikuläre Inzision, apikale Inzision bis 3 und 9 Uhr SSL und ventrale Inzision auf 12 Uhr SSL jeweils bis auf chirurgische Kapsel, dann stumpfe und scharfe Enukleation von dorsal + ventral)
- Blutstillung
- Zerkleinerung der Enukleate mit Laser, Elektroschlinge oder Morcellator und Absaugung
- evtl. Nachresektion apikal
- Spülkatheteranlage

▶ **Postoperatives Prozedere**
- Spülkatheter für 1–2 Tage
- Ultraschallkontrollen des oberen Harntrakts und der Blasenentleerung

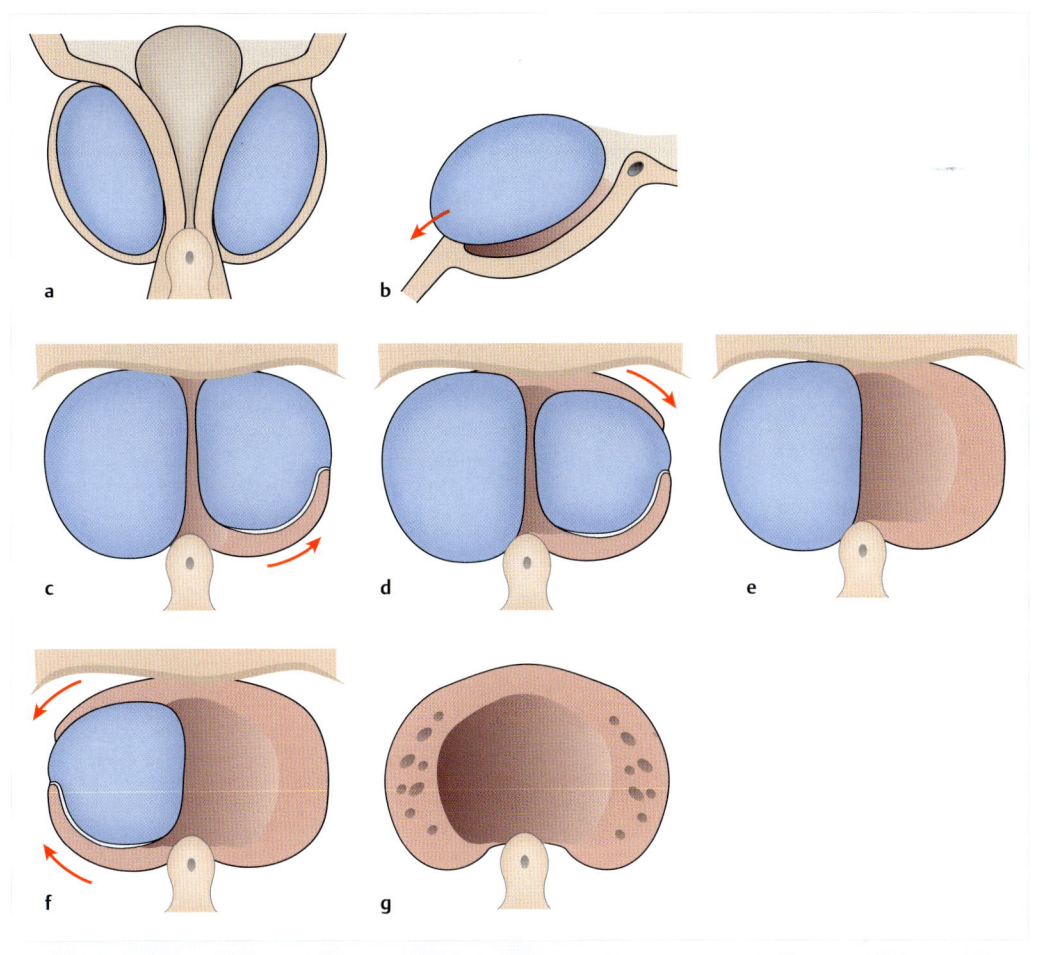

13.1 Benigne Prostatahyperplasie

Abb. 13.8 HoLEP.
a Mittellappenenukleation mit Blasenhalsinzision von 5 + 7 Uhr, SSL Richtung Kollikel.
b Retrogrades Abpräparieren des Mittellappens.
c Seitenlappenenukleation links mit parakollikulärer Inzision.
d Seitenlappenenukleation links mit ventraler Inzision.
e Seitenlappen links enukleiert.
f Seitenlappenenukleation rechts analog zu c + d.
g Prostataloge nach abgeschlossener Enukleation.

▶ **Komplikationen**
- retrograde Ejakulation ca. 80 %
- Revision ca. 5 %
- Blasenhalssklerose ca. 3,5 %
- Harnröhrenenge ca. 3,2 %
- Transfusion ca. 1 %

▶ **Vorteile**
- transurethrales Verfahren ohne Größenlimitation für die Prostata
- Thrombozytenaggregationshemmer müssen nicht pausiert werden.
- Gewebe für Histologie wird gewonnen.
- geringe/keine Blutung
- geringere Komplikationsrate als TUR-P und offene OP-Verfahren
- äquieffektiv wie TUR-P und offene OP-Verfahren
- kürzere DK- und Liegedauer als offene Operationen

▶ **Nachteile**
- lange Lernkurve
- evtl. längere OP-Dauer

Offene Prostataenukleation

Die offene Prostataenukleation ist die älteste operative Therapieform des BPS (▶ Abb. 13.9). Die deutliche Verbesserung der störenden Symptome sowie der Obstruktion sind durch Studien gut belegt. Aufgrund der relativ hohen Invasivität und des langen Krankenhausaufenthalts wird das Verfahren aber meist nur bei größeren Prostatae (> 60–70 ml) angewendet, zumal es mit TUR-P und den Laserverfahren minimal invasive und effektive Alternativen gibt. Auch bei Vorliegen von Begleitpathologien wie einer Leistenhernie, Blasensteinen oder einem Blasendivertikel ist eine offene Operation sinnvoll.

▶ **Indikationen neben o. g.**
- Prostata > 60–70 ml
- zusätzlich Leistenhernie
- zusätzlich Blasendivertikel
- zusätzlich Blasensteine > 2 cm

▶ **Vorgehen (nach Freyer)**
- Steinschnittlage oder Rückenlage
- Blase über Einmal-DK füllen
- Unterbauchlaparatomie
- Blase darstellen, Sectio alta
- Ostien darstellen, Blasenhals zirkulär mit dem Elektrotom inzidieren als „Sollbruchstelle" für stumpfe Enukleation
- Zeigefinger in prostatische Harnröhre einführen und vordere Kommissur stumpf sprengen
- BPH-Gewebe aus chirurgischer Kapsel stumpf lösen („wie Orange aus der Schale pellen") und entfernen
- warme Kompressen in Wundhöhle platzieren und 5 Minuten komprimieren

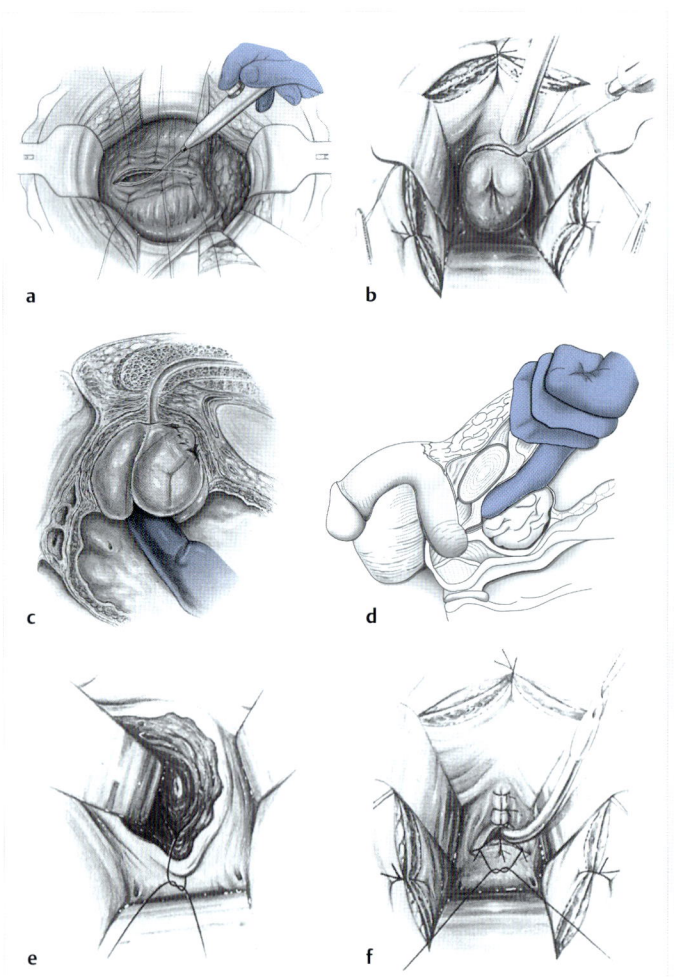

Abb. 13.9 Transvesikale Prostatektomie (TVP) nach Freyer. (Albers P, Heidenreich A. Standardoperationen der Urologie. Stuttgart: Thieme; 2005)
a Sectio alta, Haltenähte vorgelegt.
b Blasenhalsinzision zirkulär.
c Sprengung der vorderen Prostatakommissur.
d Stumpfe Enukleation des Adenomgewebes.
e Durchgehende Nähte zur Blutstillung, CAVE: Ostien.
f Blasenhalsverkleinerung nach DU-Anlage.

13.1 Benigne Prostatahyperplasie

- durchgreifende Kapselnähte auf 2, 4, 6, 8 und 10 Uhr SSL unter Ostienkontrolle, gezielte Koagulation von Schleimhautblutungen
- transurethralen DK platzieren und unter Sicht in Prostataloge blocken, Blockungsvolumen (ml) = Enukleationsgewicht (g)
- ggf. Blasenhalsrekonstruktion
- Blasenverschluss zweischichtig fortlaufend
- Drainagenanlage
- Wundverschluss

▶ **Postoperatives Prozedere**
- zunächst Blasendauerspülung
- adäquate Analgesie
- Stuhlregulierung
- Mobilisierung + Kostaufbau am 1. POD
- Drainage am 2.–3. POD entfernen
- Zystogramm + DK-Entfernung am 7. POD
- Ultraschallkontrolle des oberen Harntrakts und der Blasenentleerung

> **Hinweis**
> - höhere Rate an Transfusionen
> - Entwicklung einer Blasenhalssklerose, Harnröhrenenge und Meatusenge möglich

Alternativverfahren

Intraprostatische Stenteinlage

Es handelt sich um Metall- oder Kunststoffstents, die ohne Narkose in der prostatischen Harnröhre platziert werden. Häufig (> 20 %) treten Komplikationen wie Dislokation, Infektion, Inkrustation, Blutung oder ständige irritative Beschwerden auf. Die intraprostatische Stenteinlage kann daher nur bei gefähigen Patienten mit obstruktiver BPS und schwerer Allgemeinerkrankung als Alternative zur Versorgung mit einem Dauerkatheter in Betracht gezogen werden.

TUMT

Bei der transurethralen mikrowelleninduzierten Thermotherapie werden gezielt Nekrosen der Prostata induziert, die in der Folge zu einer Gewebsreduktion und Verbesserung von Obstruktion und Symptomatik führen (sekundär ablatives Verfahren). Man unterscheidet dabei die Hochenergie-TUMT (HE-TUMT) mit Temperaturen von über 70 °C von der herkömmlichen TUMT mit ca. 55 °C.

Die HE-TUMT hat signifikanten Einfluss auf LUTS und Obstruktion während die konventionelle TUMT lediglich Symptome verbessert.

▶ **Vorteile**
- keine Narkose erforderlich
- sehr kurze Liegedauer/ambulant
- geringe/keine Blutung
- weniger Komplikationen als TUR-P

▶ **Nachteile**
- nur bei geringer bis mäßiger BPO
- Verbesserung der Obstruktion nur bei HE-TUMT
- Verbesserung von LUTS und BPO geringer als bei TUR-P
- sekundär ablatives Verfahren: häufig Katheterversorgung, bis Nekrose und Gewebeverminderung eingetreten sind

TUNA

Die transurethrale Nadelablation der Prostata stellt ebenfalls eine Form der Thermotherapie dar. Die hochfrequente Radiowellenenergie wird hierbei über endoskopisch in der Prostata platzierte Nadeln appliziert und erreicht Gewebstemperaturen von über 90 °C. Die Verbesserung der LUTS ist vergleichbar mit den Ergebnissen einer TUR-P während die BPO nur mäßig gebessert wird.

▶ **Vorteile**
- keine Narkose erforderlich
- kurze Liegedauer/ambulant
- geringe/ keine Blutung
- LUTS-Verbesserung mit TUR-P vergleichbar
- weniger Komplikationen als TUR-P

▶ **Nachteile**
- nur bei geringer bis mäßiger BPO
- sekundär ablatives Verfahren: häufig Katheterversorgung erforderlich, bis Therapieerfolg eingetreten ist
- erneute Behandlung in ca. 20 % der Fälle

HIFU

Der Versuch, berührungsfrei Prostatanekrosen mittels fokussiertem Ultraschall hoher Intensität zu induzieren, hat bislang noch keinen ausreichenden Erfolg gezeigt um außerhalb von kontrollierten Studien empfohlen werden zu können.

13.2 Blasensteine

L. Skrobek

Definition

Blasensteine
Blasensteine entstehen fast immer als Folge einer **subvesikalen Obstruktion** oder auf Grundlage von Fremdkörpern in der Blase (▶ Abb. 13.10). Sie sind damit strikt abzugrenzen von Nieren- oder Harnleitersteinen, die durch Stoffwechselstörungen entstehen.

Handelt es sich dennoch um einen ehemaligen Nieren- oder Harnleiterstein, der nun in der Blase liegt, spricht man von einem **sekundären Blasenstein**.

Merke

Bei Blasensteinen ist eine Konkrementanalyse nicht erforderlich und medikamentöse oder diätetische Maßnahmen sind nicht Erfolg versprechend.

13.2.1 Symptome

- gelegentlich symptomlos
- stotternde Miktion = Stakkatomiktion
- Algurie, v. a. zu Miktionsende
- Unterbauchschmerzen
- Drangsymptomatik
- rezidivierende Harnwegsinfektionen
- Makrohämaturie

Merke

Eine stotternde Miktion findet man fast ausschließlich bei intravesikalen Fremdkörpern, die bei der Miktion immer wieder den Blasenauslass verlegen.

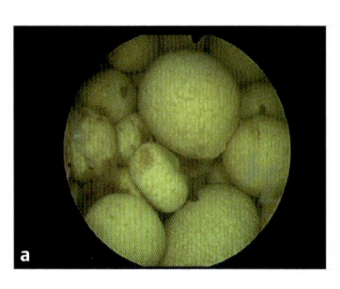

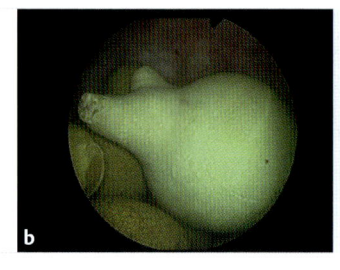

13.2.2 Differenzialdiagnosen

- andere intravesikale Fremdkörper (z. B. alte Koagel, abgerissene Katheterteilstücke, Nahtmaterial oder in autoerotischer Absicht eingeführte Gegenstände)
- Harnwegsinfektionen, z. B. Bilharziose
- Blasentumor, evtl. verkalkt
- BPS
- Harnröhrenstriktur
- überaktive Blase
- neurogene Blasenentleerungsstörung

13.2.3 Diagnostik

- Miktionsanamnese
- Urinuntersuchung
  - Harnwegsinfektion?
- Sonografie
  - Fremdkörper darstellbar?
  - Ausmaß der Restharnbildung?
  - Blasendivertikel?
- TRUS
  - Prostatavolumen
- Urethrozystoskopie
  - Harnröhrenenge?
  - obstruktive Prostata?
  - Größe und Anzahl der Blasensteine?
  - Konkremente frei beweglich oder wandadhärent (dann evtl. verkalkter Tumor!)
  - Blasentumor?
  - Fremdkörper?
- radiologische Verfahren
  - nur bei speziellen Fragestellungen, z. B. bei V. a. sekundären Blasenstein

13.2.4 Therapie

- **Therapieziele**
  - Blasenstein entfernen: Dies sollte operativ erfolgen.
  - Rezidiv verhindern, d. h. auslösende Ursache der Blasenentleerungsstörung beseitigen, je nach Ursache operativ oder medikamentös.

Abb. 13.10 Blasensteine.
a Multiple Blasensteine.
b Bizarr geformter Blasenstein bei Blasendivertikeln.

Transurethrale Blasensteinlithotripsie

Ein oder mehrere Steine mit einem maximalen Durchmesser von 2–3 cm können problemlos transurethral mit Hilfe eines Steinpunches mechanisch zerkleinert und extrahiert werden (▶ Abb. 13.11). Größere Konkremente rutschen häufig aus dem Instrument und können zur Desintegration mit dem Punch nicht vernünftig fixiert werden. Liegt simultan eine Harnröhrenenge oder eine benigne Prostatahyperplasie als Ursache der Steinbildung vor, kann diese intraoperativ mitversorgt werden. Die Anwendung eines Lasers zur Steinzerkleinerung ist möglich, nimmt jedoch deutlich mehr Zeit in Anspruch. Bei Patienten bei denen eine offene Steinentfernung mittels Sectio alta erforderlich aber kontraindiziert ist (z. B. bei einem Blasentumor oder multiplen Voreingriffen im Unterbauch), kann die Laserlithotripsie von Blasensteinen dennoch sinnvoll sein.

Offene Blasensteinentfernung

Die offene Blasensteinentfernung erfolgt als extraperitoneale Sectio alta.

▶ Indikationen
- Steindurchmesser > 3 cm
- gleichzeitig geplante transvesikale Prostataadenomenukleation

Bei großem Blasenstein mit BPH als Ursache, jedoch kleinem Prostatavolumen sollte die Therapie zweizeitig erfolgen mit zunächst Sectio alta und TUR-P im Intervall.

13.3 Harnröhrenstrikturen

H. Keller, A. Pandey

Definition

Harnröhrenstriktur
Die **anteriore** (distale) Harnröhrenstriktur ist verursacht durch eine Narbenbildung des Epithels und des Corpus spongiosums, was zu Spongiofibrose, Einengung des Harnröhrenlumens und Miktionsbeschwerden führt.

Bei Strikturen der **posterioren** (proximalen) Harnröhre handelt es sich um eine Fibrose mit Obliteration, meist verursacht durch eine Distraktion im Rahmen eines Beckentraumas.

13.3.1 Epidemiologie

Angaben zur aktuellen Prävalenz sind rar. Nach Santucci leiden ca. 0,6 % der Bevölkerung der USA an einer Harnröhrenstriktur [86]. Dabei wird die reale Situation unterschätzt, da nur eine Bevölkerungsgruppe über 65 Jahre ausgewertet wurde.

13.3.2 Anatomie

Bei der männlichen Harnröhre unterscheiden wir zwischen einem proximalen (posterioren) und distalen (anterioren) Segment (▶ Abb. 13.12) [16].
- **proximaler Anteil**
  - prostatischer (3–4 cm)
  - membranöser (2–2,5 cm) Harnröhre
- **distaler Anteil**
  - bulbäre (3–4 cm)
  - penile (ca. 15 cm) Urethra

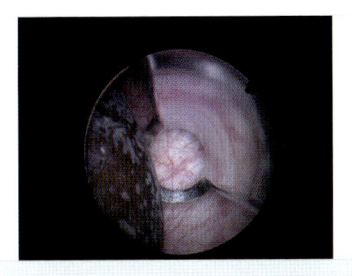

Abb. 13.11 Stein-Punch. Links im Bild befindet sich ein Blasenstein, der im geöffneten Punch eingeklemmt und mechanisch zerkleinert werden kann.

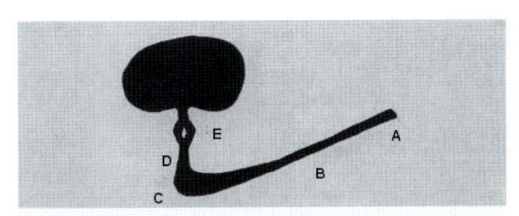

Abb. 13.12 Männliche Harnröhre (A: Fossa navicularis, B: penile Harnröhre, C: bulbäre Harnröhre, D: membranöse Harnröhre, E: prostatische Harnröhre).

13.3.3 Ätiologie

Jegliche Läsion des Harnröhrenepithels oder des Corpus Spongiosum kann zur Narbenbildung und Spongiofibrose führen.
- Häufigste **Ursachen:**
- **infektiös**
  - 1981 Urethritis noch häufigster Grund für Harnröhrenstrikturen (40 %) [26]
  - in Industrienationen durch bessere hygienische Bedingungen und frühzeitige Antibiose keine Bedeutung mehr
  - in Entwicklungsländern weiterhin führende Ursache [2], [55]
- **idiopathisch**
  - Ursache meist ein länger zurückliegendes, nicht erinnerliches Bagatelltrauma
  - bulbäre Harnröhre 36–61 %
  - penile Harnröhre 12–31 % [38], [71]
- **iatrogen** [1], [36], [78], [90]
  - als Folge urethraler Manipulationen
  - nach 9,8 % der transurethralen Resektionen
  - nach bis zu 8,4 % der radikalen Prostatektomien
  - nach bis zu 11 % der Hypospadiekorrekturen
  - bei 16 % anamnestisch transurethrale Dauerkatheterbehandlung im Rahmen eines operativen Eingriffs [71] (Ursache: urethrale Ischämie während des Eingriffs [80])
- **Lichen sclerosus** (LS) mit genitaler Manifestation
  - chronische Entzündung der Haut und Unterhaut unklarer Genese
  - Inzidenz 1:300
  - ausgeprägte Vernarbung mit Stenose des Meatus, sowie der gesamten Harnröhre [98]
- **Trauma**
  - Ursache der Harnröhrenenge in 11 % posttraumatische Striktur
  - häufig im Rahmen eines Beckentraumas [55]
  - meist bulbäre oder proximale Harnröhre

> **Merke**
>
> Die häufigsten Ursachen für Strikturen der distalen Harnröhre sind iatrogen und idiopathisch, mit je 33 % [16].

13.3.4 Symptome

- Hinweise auf Harnröhrenstriktur [16]
  - Harnwegsinfektionen (42 %)
  - Inkontinenz
  - obstruktive und irritative Miktionsbeschwerden
- weitere Folgen
  - Steinbildung in der Harnblase
  - Prostatitis bzw. Epididymitis
  - Divertikelbildung der Harnröhre und Harnblase
  - Urosepsis

13.3.5 Differenzialdiagnosen

- obstruktive Blasenentleerungsstörung durch Prostataerkrankungen
- Blasenhalssklerose
- Blasentumor
- neurogene Blasenentleerungsstörung
- Phimose
- Herzinsuffizienz

13.3.6 Diagnostik

▶ **Ausführliche Miktionsanamnese, mit expliziten Fragen nach**
- Obstruktiven und irritativen Miktionsbeschwerden
- Traumata
- früheren Manipulationen am Harntrakt
- sexuell übertragbaren Erkrankungen
- Harnwegsinfektionen (UTI)
- bisherigen Therapien
- anderen Operationen
- Diabetes mellitus
- Herzinsuffizienz
- Medikamenten

▶ **Körperliche Untersuchung**
- allgemeine Untersuchung
- spezielle Abklärung am äußeren Genitale: Phimose?, Meatusenge?, Harnröhrenfehlmündung?, LS?
- digitle rektale Untersuchung: Hinweis auf benigne Prostatahyperplasie oder Prostatakarzinom?
- orientierende neurologische Untersuchung: Beurteilung des Analsphinkter- und Bulbokavernosusreflexes, Überprüfung der Sensibilität und Motorik der unteren Extremitäten

▶ **Labor**
- kein richtungsweisender Laborparameter
- klinische Chemie: Nierenversagen auf dem Boden einer infravesikalen Obstruktion?
- PSA: V. a. Prostatakarzinom?

▶ **Urinuntersuchung**
- Urinstatus: Hinweis für Harnwegsinfektion? Mikrohämaturie?
- Urinkultur: bei V. a. Harnwegsinfektion und vor Eingriffen an den Harnwegen [81]

▶ **Sonografie**
- Niere: Ektasie?
- Harnblase: Restharn? Verdickte Blasenwand? Divertikelbildung? Harnblasenstein?
- transrektaler Ultraschall: Prostatavolumen? Echogenität malignomverdächtig?

▶ **Uroflowmetrie**
- typisches Flussmuster bei Harnröhrenenge (s. ▶ Abb. 13.3)
- alleinige Diagnose mittels Uroflowmetrie nicht möglich
- keine Aussage über Länge und Lokalisation einer Striktur möglich
- Parameter: mittlere und maximale Harnflussrate, Miktionsvolumen, Miktionszeit, Flusskurvenverlauf

▶ **Retrogrades Urethrogramm (RUG)**
- bei V. a. Harnröhrenstriktur diagnostisches Mittel mit größter Bedeutung
- exzellente Eignung zur Lokalisation und Bestimmung der Ausdehnung von Veränderungen in der anterioren Harnröhre [16], [83]
- Cave: Unterschätzung des Ausmaßes der Spongiofibrose und der tatsächlichen Strikturlänge [61]

▶ **Miktionszysturethrografie (MCU)**
- beste Darstellung der proximalen Urethra

▶ **Hochauflösende Sonourethrografie (7,5-MHz-Schallkopf)**
- Beurteilung der bulbären Strikturen
- Beurteilung der Ausdehnung der Spongiofibrose
- kein Vorteil in der penilen Harnröhre gegenüber dem RUG [62]
- nicht weit verbreitet
- nach Autorenmeinung kein Gewinn wesentlicher therapierelevanter Erkenntnisse

▶ **Urethrozystoskopie**
- in Primärdiagnostik nur untergeordnete Rolle
- Durchführung mit dünnlumigem Urethroskop (8 Charr)
- orientierende Information über Lage und Ausdehnung der Striktur

13.3.7 Therapie

Zur Behandlung von Harnröhrenstrikturen stehen entweder endoskopische oder offen chirurgische Verfahren zur Verfügung.

Die Wahl der Therapiemodalität ist durch folgende Faktoren beeinflusst:
- Alter und Begleiterkrankungen des Patienten
- Präferenzen des Patienten und des Operateurs
- Ausdehnung und Lage der Striktur
- vorangegangene Therapie und anatomische Gegebenheiten

Bei den endoskopischen Verfahren stehen Bougierung und Harnröhrenschlitzung mit und ohne Sichtkontrolle zur Verfügung.

Offene Harnröhrenrekonstruktionen können mit und ohne Gewebetransfer erfolgen.

Endoskopische Verfahren

Harnröhrenbougierung

- älteste Therapiemodalität (bereits im 6. Jahrhundert v. Ch. beschrieben [7], [24])
- Ziel: regelmäßige Aufdehnung (Zerreißung) der Spongiofibrose mit vorübergehender Aufrechterhaltung des Harnröhrenlumens
- zusammen mit Urethrotomie heute am häufigsten angewandtes Verfahren [97]
- Nachteil: iatrogene weitere Läsionen der Harnröhre → nicht selten erneuter Strikturbildung
- erhebliche Rezidivrate je nach Strikturlänge, Lokalisation und Dauer der Nachbeobachtung (zwischen 40 und 80 % [95])

Urethrotomie

- zusammen mit Harnröhrenbougierung heute am häufigsten angewandtes Verfahren zur Therapie von Harnröhrenstrikturen [97]
- regelmäßige Urethrotomie bei holländischen Urologen: ca. 97 %
- regelmäßige Urethrotomie bei US amerikanischer Urologen 51–57 %
- Zahl der offenen Harnröhrenplastiken: nur 0,5–0,8 % [5], [96]

Methode

Die transurethrale Inzision der Narbe mit einem Messer oder Laser bis in den gesunden Harnröhrenanteil kann mit oder ohne Sichtkontrolle erfolgen. Liegt bereits eine Spongiofibrose vor, kann sich diese jedoch weiter ausdehnen. Das durchtrennte Epithel verheilt sekundär und nicht selten entsteht aus einer kurzstreckigen Enge eine langstreckige, komplizierte Striktur.

- zunächst deutlich bessere Ergebnisse nach Einführung der Urethrotomie unter Sichtkontrolle als bei der offenen Harnröhrenplastik [23].
- erhebliche Rezidivrate in späteren Untersuchungen je nach Strikturlänge, Lokalisation und Dauer der Nachbeobachtung (zwischen 40 und 80 % [95])
- Erfolgsrate bei > 60 Monaten Nachbeobachtungszeit: 26–32 % [25], [74]
- Langzeiterfolgsrate 8 % laut Santucci [87]

▶ **Primäre, kurzstreckige, bulbäre Striktur < 10 mm.** Rezidivfreiheit laut Pansadoro ca. 75 % [74]

▶ **Langstreckige, penile oder Rezidivstrikturen**
- Sichturethrotomie oder Dilatation als eher palliative Therapiemodalität
- wenn keine weitere Therapie erwünscht
- wenn Patient nicht narkosefähig
- kein zufriedenstellender Effekt bezüglich klinischem Verlauf noch Kostenaufwand [41]

▶ **Komplikationen**
- Blutung (4–6 %)
- Infektionen (8–9 %)
- Inkontinenz (1 %)
- Impotenz (1–10,6 %) [88]

▶ **Rezidive.** Bis zu 100 % Rezidive nach Wiederholungsbehandlungen

Aufgrund der Komplikationen und der hohen Rezidivrate handelt es sich nicht um ein minimal invasives Verfahren.

Harnröhrenstents

- selbstexpandierende permanente Harnröhrenstents zur Behandlung bulbärer Harnröhrenstrikturen wurden erstmals 1988 beschrieben [59]
- anfänglich gute Ergebnisse bei kurzem Follow-up
- später hohe **Rezidiv- und Komplikationsrate** [42]:
  - Nachträufeln 32 %
  - Harnwegsinfektion 27 %
  - Stentobstruktion durch Einwachsen von Narbengewebe 32 %
  - Notwendigkeit zur Bougierung und erneuter Urethrotomie 25 % [70]
  - Steinbildung 17 %
  - Schmerzen und Stentmigration

▶ **Kontraindikationen** [16], [21], [93], [101]:
- penile und posttraumatische Strikturen
- Rezidive nach vorausgegangener Harnröhrenplastik

Merke

Der Einsatz von Stents zur Behandlung von Harnröhrenstrikturen ist weitgehend verlassen worden und nur noch als Alternative zum Dauerkatheter zu erwägen.

Offene Harnröhrenstrikturrekonstruktion

▶ **Goldstandard der Harnröhrenstrikturbehandlung**
- Resektion des strikturierten spongiofibrotischen Harnröhrenanteils mit Anastomose der beiden gesunden Enden
- alternativ Gewebetransfer

▶ **Parameter für die Auswahl des Rekonstruktionsverfahrens**
- Strikturlänge und Ausmaß der Spongiofibrose
- Lokalisation der Striktur
- Ätiologie (LS, Trauma?)
- vorausgegangene Behandlung und anatomische Besonderheiten
- Komorbidität und Wunsch des Patienten
- Präferenz und Erfahrung des Operateurs

Primäre Resektion und End-zu-End-Anastomose

▶ **Durchführung**
- komplette Resektion der Spongiofibrose
- Mobilisation, Spatulierung und Anastomosierung der beiden Harnrörenenden
- meist Korrektur von bulbären Strikturen bis 2 cm → Vermeidung einer Penisschaftdeviation aufgrund der Verkürzung der Harnröhre [9], [46]

▶ **Erfolgsrate.** Bei guter Selektion 86–98,8 % (abhängig von der Nachbeobachtungszeit) [4], [37].

▶ **Rezidive**
- nahezu ausschließlich in den ersten 5 Jahren (12 %)
- nach 15 Jahren bei 14 % [4]

▶ **Komplikationen**
- sehr selten, meist erektile Funktion [3], [85]
- Rate postoperativer erektiler Dysfunktion (ED): 5 % [65]

> **Merke**
>
> Eine End-zu-End-Anastomose ist bei Strikturen nach Hypospadiekorrektur auf Grund der fehlenden retrograden Vaskularisation nicht möglich.

Harnröhrenplastik mittels Gewebetransfer

Seit der Erstbeschreibung durch Devine ist die Substitutionsharnröhrenplastik heute ein fester Bestandteil der rekonstruktiven Urologie [27].

▶ **Transplantate**
- freie (Graft)
- vaskularisierte Lappen (Flap) [45]

▶ **Auswahlkriterien**
- Verfügbarkeit und Entnahmebedingungen
- Urinverträglichkeit
- Haarlosigkeit
- Komplikationen im Bereich der Entnahmestelle
- Kosmetik und funktionelles Ergebnis

Freies Transplantat (Graft)

Zu unterscheiden sind genitale (Präputium und Penisschaft) und extragenitale Haut (Mundschleimhaut und Spalthaut von Oberschenkel und Flanke).

▶ **Präputialhaut**
- Eigenschaften
  - frei von Haaren
  - an feuchtes Milieu adaptiert
- Verwendung bei nicht zirkumzidierten Männern
- Transplantation dorsal oder ventral als Onlay oder Inlay

- Korrektur langstreckiger Strikturen durch Aneinandernähen von zwei zirkulär gewonnenen Streifen möglich
- Erfolgsrate 60–66 % [11], [12]
- Verwendung selten, z. B. bei Kontraindikationen gegen Mundschleimhaut [56]
- Kontraindikationen: Lichen sclerosus

▶ **Mundschleimhaut (OMG, Oral mucosal Graft)**
- seit den 90er Jahren erfolgreiche Verwendung zur Rekonstruktion langstreckiger Harnröhrenstrikturen [17], [35], [60]
- Eigenschaften
  - an Feuchtigkeit gewöhnt
  - optimaler subepithelialer Gefäßplexus
  - robust gegenüber Infektionen
  - elastinreich (einfaches intraoperatives Handling)
  - fast immer ausreichend verfügbar (sogar panurethrale Strikturen)
- bevorzugtes Material in der Harnröhrenchirurgie
- Entnahme aus Wangen, Lippen und Zungenunterseite [57], [91]
- Spätkomplikationen im Bereich der Entnahmestelle selten [29], [75]
  - Sensibilitätsstörungen
  - Probleme bei der Mundöffnung
- Erfolgsraten 83–85 % unabhängig von dorsaler, ventraler oder lateraler Implantation [10], [30], [44], [49]
- Vorteile der ventralen Implantation
  - deutlich einfacherer Technik
  - kürzere OP-Dauer
  - wahrscheinlich traumaärmeres Operieren
- Verhinderung von Nachträufeln und Divertikelbildung durch Spongiosaplastik, d. h. Verschluss des Corpus spongiosum über dem Transplantat (im penilen Bereich nicht immer möglich)

> **Praxistipp**
>
> **Vermeidung von Nachträufeln und Divertikelbildung**
>
> Eine der Rekonstruktion ca. 3–4 Wochen vorausgegangene Sichturethrotomie lässt zum einen die exakte Ausdehnung der Striktur bestimmen und erlaubt weiterhin in allen Fällen (mehr als 1000 konsekutiven Fällen) den primären Verschluss des Corpus spongiosum über dem Transplantat. Damit konnten in unserem Patientengut in nahezu allen Fällen Divertikelbildung und Nachträufeln vermieden werden.

Zusatzinfo

Entnahmestelle und Rekonstruktion

Aus eigener Erfahrung können problemlos Rekonstruktionen bis 25 cm erfolgen (▶ Abb. 13.13). Die Autoren verschließen den Defekt im Wangenbereich fortlaufend und im Lippenbereich adaptierend mittels Einzelknopfnähten mit 5,0 Vicryl rapid. Manche Autoren verzichten auf einen Wundverschluss im Mundbereich [79].

Die Autoren Palminteri und Kane beobachteten keine substanziellen Komplikationen im Bereich der Entnahmestelle, was sich auch mit unseren eigenen Beobachtungen deckt [48], [69]. So gaben in unserem eignen Krankengut von über 1000 konsekutiven Patienten nur 0,3 % an, Probleme mit der Öffnung des Mundes zu haben.

In einer Langzeitbeobachtung von 115 Patienten mit einer Nachbeobachtungszeit von mindestens 60 Monaten lag die Rezidivrate nach ventraler Implantation und mittlerer Strikturlänge von 9,0 cm bei 12 % [72].

▶ **Zweizeitiges Vorgehen**
- Durchführung, wenn einzeitiges Vorgehen nicht möglich
- Indikationen: vollständige Destruktion der penilen Urethra
  - nach Verwendung haartragender Haut
  - bei schlecht vaskularisierter oder nicht ausreichend langer Penisschafthaut
  - nach erfolglosen Fehlbildungskorrekturen wie Hypo- oder Epispadien
  - nach mehrfach offen durchgeführten Strikturrekonstruktionen
  - bei ausgeprägtem LS

Methode

Zweizeitige Harnröhrenrenplastik

Die Autoren entfernen in erster Sitzung die schlecht vaskularisierte Penisschafthaut, resezieren die distale Harnröhre, transplantieren das OMG und nähen den gesunden Harnröhrenanteil als Urethrostomie in die Haut ein. Nach 3–6 Monaten erfolgt die Tubularisierung des Transplantats und Deckung der Neourethra und des Penisschafts mittels vaskularisiertem Skrotallappen (www.urologie-hof.de.vu/video.htm) [73].

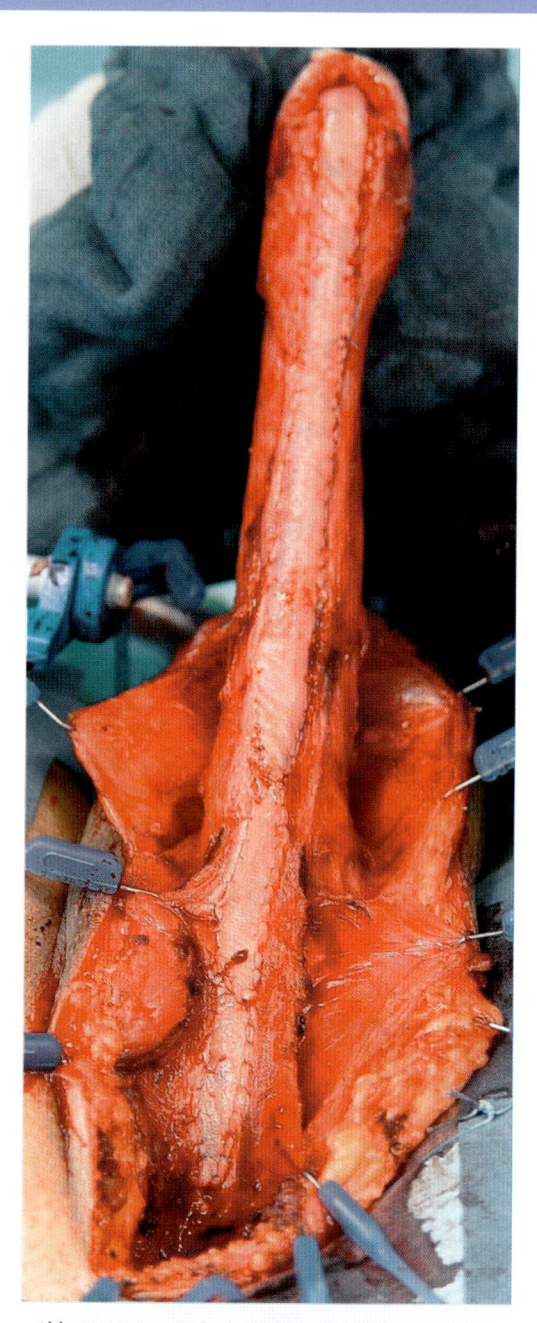

Abb. 13.13 Panurethrale Strikturrekonstruktion mit OMG vom Sphinkter bis zum Meatus.

13.3 Harnröhrenstrikturen

▶ **Dreizeitiges Vorgehen**
- seltene Durchführung
- Indikationen:
  - panurethrale Striktur (▶ Abb. 13.14) vom Meatus bis zur Pars membranacea
  - Fehlen gut vaskularisierter Penisschafthaut
- gewöhnlich Verwendung von OMG, Präputialhaut oder Penisschafthaut
  - Erfolgrate 88 % [29]
  - Rezidivrate 9,6 % nach 38 Monaten (Serie der Autoren) (▶ Abb. 13.16) [73]
- Verwendung extragenitaler Haut aus Flanke, Gesäßbacken oder Oberschenkelinnenseite (letzte Option, wenn kein anderes Verfahren möglich ist)
  - Entnahme der Spalthaut mit einem Dermatom und Meshen im Verhältnis 1:1,5
  - weiteres Vorgehen wie bei Verwendung von OMG
  - seltene Operationstechnik [18]
  - Erfolgsrate 79–80 % [22], [50]
  - Komplikationen 4–9 % (z. B. ED oder Penisschaftsdeviation) [76]
  - häufig 3–4 Eingriffe bis zu endgültigen Rekonstruktion (Korrektur von Narben, Bridenbildung nach Mesh-Transplantation)

Methode

Dreizeitige Harnröhrenplastik

In **erster Sitzung** wird hier die proximale Striktur mittels OMG rekonstruiert und eine Urethrostomie penoskrotal angelegt. Die distal destruierte Harnröhre wird eröffnet und in die Penisschafthaut eingenäht.

In **zweiter Sitzung** erfolgt die Resektion der narbigen Penisschafthaut und Transplantation des OMG.

In **dritter Sitzung** wird das Transplantat tubularisiert, mit der Urethrostomie anastomosiert und die Deckung mittels vaskularisierten Skrotallappen durchgeführt (▶ Abb. 13.15).

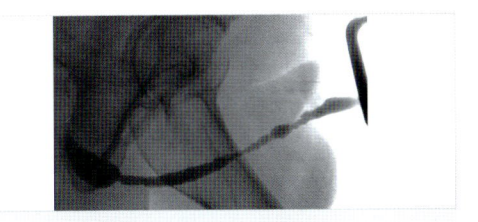

Abb. 13.14 Retrogrades Urethrogramm (RUG) einer panurethralen Striktur.

Harnröhrenplastik mit vaskularisierten Lappen (VL)

- VL aus innerer Präputialhaut oder zirkulär mobilisierter Penisschafthaut (Gefäßversorgung über die Fascia dartos)
- Indikationen: Strikturen der penilen Harnröhre bis zu einer Länge von ca. 10 cm

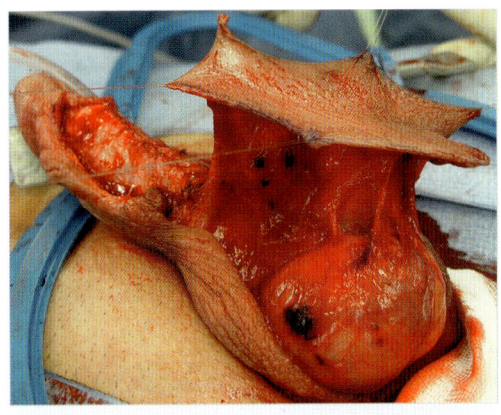

Abb. 13.15 Präparation eines vaskularisierten Skrotallappens zur Deckung des Penisschafts.

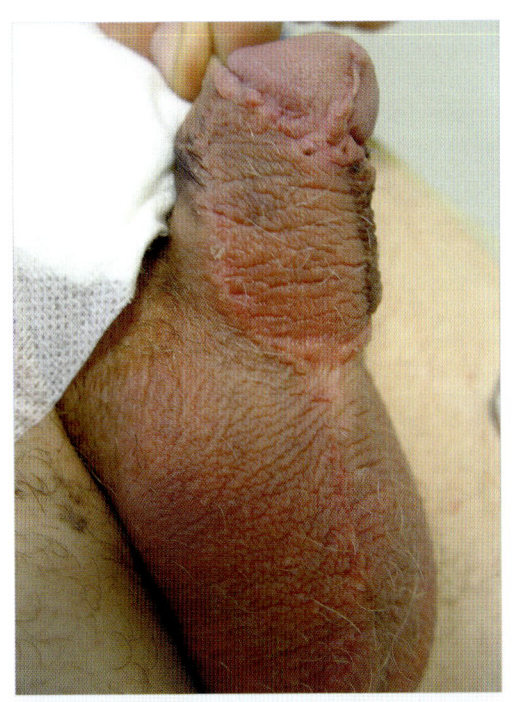

Abb. 13.16 Kosmetisches Ergebnis 1 Jahr postoperativ nach 3-zeitiger Harnröhrenrekonstruktion.

- Durchführung in Onlay Technik
- Erfolgsraten: 79–85,8 % (vergleichbar der Verwendung von Grafts [31], [43], [100])
- Nachteile:
  - längere Operationszeiten [31], [43], [100]
  - höhere Rate an Hautnekrosen (4–27,2 %) [31], [58], [99]
  - Divertikelbildung und Nachträufeln (bis zu 45 %)
  - höhere Reinterventionsrate von 13 % (wegen nicht durch eine Rezidivstriktur bedingter Komplikationen [50])

Perineale Urethrostomie

▶ **Indikationen**
- nach zahlreichen erfolglosen Korrekturversuchen
- Ablehnung einer aufwendigen Rekonstruktion

▶ **Durchführung**
- Darstellung der Urethra distal des Sphinkters von perineal
- Eröffnung der Urethra
- Einnähen der Urethra in die perineale Haut als Stoma

▶ **Erfolgsrate.** ca. 70 % [13], [53]

Posteriore Harnröhrenstriktur nach Beckentrauma (Distraktionsdefekt)

- Sonderfall bezüglich Diagnose und Therapie
- ca. 3–25 % der Strikturen [19] (▶ Abb. 13.17)

▶ **Klassifikation der Harnröhrenverletzungen nach Goldman [40]**
- I: Hintere Harnröhre gedehnt aber intakt
- II: Einriss der posterioren Harnröhre oberhalb des Diaphragma Urogenitale (DU)
- III: Einriss der anterioren und posterioren Harnröhre mit Zerreißung des DU
- IV: Blasenruptur bis in die Harnröhre reichend
- IVa: Verletzung des Blasenhalses mit periurethraler KM-Extravasation
- V: Anteriore Harnröhrenverletzung

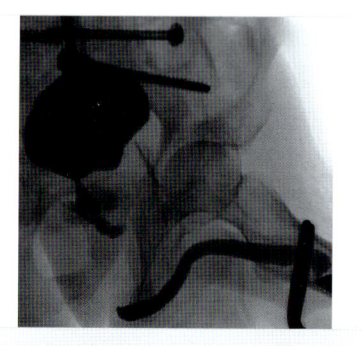

Abb. 13.17 RUG und MCU: Harnröhrenstenose nach Distraktionstrauma.

Die Primärdiagnostik und Therapie nach Trauma wird an anderer Stellen beschrieben (s. Kap. 10) [20], [51], [84]
- Rekonstruktion posttraumatischer Strikturen frühestens nach 3–4 Monaten
- Wahl der Therapieform abhängig vom Ergebnis des antegraden und retrograden Urethrogramms sowie der Urethroskopie

▶ **Sichturethrotomie**
- nahezu immer Rezidive
- Anwendung nur in der palliativen Situation [20]

▶ **Offene Rekonstruktion mit End-zu-End-Anastomose**
- Goldstandard
- bei langstreckigen Defekten evtl. VL oder Transplantate erforderlich
- Rezidivrate: 12 % [52], [64]
- Inkontinenzrate: ca. 5 % [51], [63]
- erektile Dysfunktion bereits vor Rekonstruktion in 24–46 % der Fälle [36]

Methode

Offene Rekonstruktion mit End-zu-End Anastomose

Ein Freudenberg Bougie wird suprapubisch in die prostatische Harnröhre eingeführt. Das Strikturende kann perineal getastet werden. Die Kathetereinlage mit 20 Charr in die anteriore Harnröhre bis zum Strikturbeginn erlaubt das digitale Auffinden des Harnröhrenverschlusses und die Freilegung der beiden Enden über einer perinealen Inzision. Die beiden Harnröhrenenden werden mobilisiert, spatuliert und reanastomosiert.

Ausblick: Tissue Engineering (TE) zur Harnröhrenrekonstruktion

Sowohl die Verwendung gestielter Lappen als auch der Einsatz von Transplantaten ist mit einer Morbidität im Bereich der Entnahmestelle verbunden [32], [102], sodass die **Verwendung von im Labor gezüchtetem Ersatzgewebe** sehr attraktiv erscheint. Derzeit wird mit unterschiedlichen Zellen wie Blasenepithel [68] oder OMG [77] experimentiert. Dabei werden die Zellen nach Entnahme im Labor expandiert, auf eine Art zelluläre Trägersubstanz aufgebracht und dann in die Striktur in der Onlay- oder Inlay-Technik implantiert.

Es handelt sich dabei derzeit noch um experimentelle Verfahren deren Stellenwert verglichen mit den konventionellen Methoden noch nicht abzuschätzen ist.

13.3.8 Harnröhrenstrikturen der Frau

- Inzidenz der infravesikalen Obstruktion bei der Frau 3–8 % [6]
- Blasenentleerungsstörung
  - funktionell (dysfunktionelle Miktion)
  - anatomisch bedingt (Zystozele, Uterusprolaps, nach Inkontinenzchirurgie und Harnröhrenstriktur)
- in 4–18 % Ursache einer Obstruktion [15]

▶ **Ätiologie**
- Trauma
- Divertikel
- Entzündungen
- Bestrahlung
- iatrogene Ursachen

▶ **Symptome [66]**
- irritative Miktionsbeschwerden mit Drangharninkontinenz
- rezidivierende Harnwegsinfektionen
- (seltener) obstruktive Miktionsbeschwerden [66]

▶ **Diagnostik**
- vaginale Untersuchung
- Vaginalsonografie
- Urethrozystoskopie
- Harnröhrenkalibrierung
- Videourodynamik

▶ **Therapie**
- spärliche Angaben in der Literatur, kleine Patientenkollektive
- Dilatation und Urethrotomie: meist entweder Rezidiv oder Sphinkterläsion mit konsekutiver Belastungsharninkontinenz [15], [92]
- beste Ergebnisse mit Harnröhrenplastik mit Mundschleimhaut oder Vaginalflap [92]
- Durchführung in Zentren mit großer harnröhrenchirurgischer Erfahrung

Fazit

- Harnröhrenstrikturen stellen nach wie vor eine Herausforderung für den plastisch-rekonstruktiven Urologen dar.
- Die **offene Rekonstruktion** ist Goldstandard, was Kosteneffizienz und Langzeitergebnisse betrifft. Die Sichturethrotomie ist bestenfalls für die kurzstreckigen, primären, nicht traumatisch bedingten Strikturen akzeptabel.
- Über die **hohe Rezidivrate** und die Beeinträchtigung der Lebensqualität muss aufgeklärt werden.
- Die **End-zu-End-Anastomose** ist bei kurzstreckigen bulbären sowie traumatisch bedingten Strikturen ein exzellentes Verfahren, wenngleich assoziierte Sexualstörungen nach Rekonstruktion beschrieben werden.
- **Langstreckige Strikturen** können mittels VL oder Transplantaten mit exzellenten Ergebnissen rekonstruiert werden. Der Einsatz der OMG hat sich wegen der einfacheren Technik, der kürzeren Operationsdauer und geringeren Komplikationsrate weitgehend durchgesetzt. Die Verwendung gemeshter extragenitaler Haut kann für Patienten, die nicht über ausreichend lokales Gewebe oder OMG verfügen, eine Möglichkeit darstellen. Die Datenlage ist hierzu allerdings schwach.
- Die **Urethrastriktur der Frau** ist extrem selten. Meist handelt es sich um funktionelle Störungen oder Folgen einer Beckenbodensenkung. Echte Harnröhrenstrikturen werden am sichersten mit OMG oder Vaginalflap korrigiert und erfordern eine große harnröhrenchirurgische Expertise.
- **Tissue Engineering** zur Harnröhrenrekonstruktion stellt ein interessantes experimentelles Verfahren dar, das seinen Stellenwert verglichen mit Standardverfahren noch definieren muss.

Literatur

[1] Abu-Arafeh W, Chertin B, Zilberman M et al. One-stage repair of hypospadias: experience with 856 cases. Eur Urol 1998; 34: 365–7

[2] Ahmed A, Kalayi GD. Urethral stricture at Ahmadu Bello University Teaching Hospital, Zaria. East Afr Med J 1998; 75: 582–5

[3] Al-Qudah HS, Santucci RA. Extended complications of urethroplasty. Int Braz J Urol 2005; 31: 315–25

[4] Andrich DE, Dunglison N, Greenwell TJ et al. The long term results of urethroplasty. J Urol 2003; 170: 90–2

[5] Anger JT, Buckley JC, Santucci R, et al. Trends in stricture management among male medicare beneficiaries: underuse of urethroplasty? Urology 2011; 77: 481–5

[6] Anheuser P, Schmidt S, Steffens J. Die Meatusstenose. Urologe 2010; 49: 714–9

[7] Attwater, HL. The history of urethral stricture. Br J Urol 1943;15: 39–51

[8] AWMF-Leitlinien 2010, http://www.awmf.org/leitlinien/detail/11/043-035.html

[9] Barbagli G, Palminteri E, Lazzeri M et al. Anterior urethral strictures. BJU Int. 2003; 92: 497–505

[10] Barbagli G, Palminteri E, Guazzoni G et al. Bulbar urethroplasty using buccal mucosal grafts placed on the ventral, dorsal or lateral surface of the urethra: are the results affected by the surgical technique? J Urol 2005; 174: 955–8

[11] Barbagli G, Guazzoni G, Lazzeri M. One stage bulbar urethroplasty: retrospective analysis of the results in 375 patients. Eur Urol 2008; 53: 828–33

[12] Barbagli G, Morgia G, Lazzeri M. Dorsal onlay skin graft bulbar urethroplasty: long term follow-up. Eur Urol 2008; 53: 628–33

[13] Barbagli G, De Angelis M, Romano G et al. Clinical outcome and quality of life assessment in patients treated with perineal urethrostomy for anterior urethral stricture disease. J Urol 2009; 182: 548–57

[14] Bechara A et al. Comparative Assessment of Tamsulosin vs. Tamsulosin plus Tardalafil in the treatment of LUTS/BPH. Pilot study. J Sex Med 2008; 5:2170–8

[15] Blaivas JG, Santos JA, Tsui JF. Management of Urethral Stricture in Women. J Urol 2012 Nov; 188(5): 1778–82

[16] Brandes SB. Urethral reconstructive surgery. Humana press; 2008

[17] Bürger RA, Müller SC, El-Damanhoury H et al. The buccal mucosal graft for urethral reconstruction: a preliminary report. J Urol 1992; 147(3): 662–4

[18] Bullock TL, Brandes SB. Adult anterior urethral strictures: a national practice patterns survey of board certified urologists in the United states. J Urol 2007; 177: 685–90

[19] Chapple CR. Urethral injury. BJU Int 2000; 86: 318–26

[20] Chapple C, Barbagli G, Jordan G et al. Consensus statement on urethral trauma. BJU Int 2004; 93: 1195–202

[21] Campbell-Walsh Urology. 10th Edition. Wein AJ, Kavoussi LR, Novick AC, Partin AW, Peters CA. Saunders, 2011; 972–3

[22] Carr LK, MacDiarmid SA, Webster GD. Treatment of complex anterior urethral stricture disease with mesh graft urethroplasty. J Urol 1997 Jan; 157(1): 104–8

[23] Chilton CP, Shah PJ, Fowler CG, et al. The impact of optical urethrotomy on the management of urethral strictures. Br J Urol 1983; 55(6): 705–10

[24] Das S. Urology in ancient India. Indian J Urol 2007; 23: 2–5

[25] De Jong Z, Fouda PJ, Pontonnier F et al. Long term results of the treatment of male male urethral stricture. Ann Urol (Paris)1990; 24 (2):167–70

[26] De Sy WA, Oosterlink W, Verbaeys A. Le traitement du rétrécissement de l'urétre masculine. Acta Urol Belg 1981; 49: 101–2

[27] Devine PC, Fallon B, Devine CJ Jr. Free full thickness skin graft urethroplasty. J Urol 1976; 116: 444–6

[28] Donatucci CF et al.,, Tadalafil administered once daily for lower urinary tract symptoms secondary to benign prostatic hyperplasie: a 1-year, open-label extension study. BJU Int 2011; 107:1110–6

[29] Dubey D, Kumar A, Mandhani A et al. Buccal mucosal urethroplasty: a versatile technique for all urethral segments. BJU Int 2005; 95: 625–9

[30] Dubey D, Vijjan V, Kapoor, R et al. Dorsal onlay buccal mucosa versus penile skin flap urethroplasty for anterior urethral strictures: results for a randomized prospective trials. J Urol 2007; 178: 2466–9

[31] Dubey D, Vijjan V, Kapoor R et al. Dorsal only buccal mucosa versus penile skin flap urethroplasty for anterior urethral strictures: results from a randomized prospective trial. J Urol 2007; 178: 2466–9

[32] Dublin N, Stewart LH. Oral complications after buccal mucosal graft harvest for urethroplasty. BJU Int 2004; 94: 867–9

[33] EAU-Guidelines 2012, Management of male lower urinary tract symptoms (LUTS), incl. benign prostatic obstruction (BPO)

[34] Egerdie RB et al. Tadalafil 2.5 or 5 mg administered once daily for 12 weeks in men with both erectile dysfunction and signs and symptoms of benign prostatic hyperplasia: results of a randomized, placebo-controlled, double-blind study. J Sex Med 2012; 9:271–81

[35] El-Kasaby, Fath-Alla M, Noweir AM et al. The use of buccal mucosal patch graft in the management of anterior urethral strictures. J Urol 1993; 149: 276–8

[36] Elliot SP, Meng MV, Elkin EP et al. Incidence of urethral stricture after primary treatment for prostate cancer. J Urol 2007; 178: 529–34

[37] Elthaway EA, Schlossberg SM, McCammon KA et al. Long term follow up for excision and primary anastomosis in anterior urethral strictures. J Urol 2007; 177: 1803–6

[38] Fenton AS, Morey AF, Aviles R. Anterior urethral strictures: etiology and characteristics. Urology 2005; 65: 1055–8

[39] Gacci M et al. A systematic review and meta-analysis on the use of phosphodiesterase 5 inhibitors alone or in combination with α-blockers for lower urinary tract symptoms due to benign prostatic hyperplasia. Eur Urol 2012; 61:994–1003

[40] Goldman SM, Sandler CM, Corriere JN Jr et al. Blunt urethral trauma: a unified anatomical mechanical classification. J Urol1997; 157: 85–9

[41] Greenwell TJ, Castle C, Andrich DE, et al. Repeat urethrotomy and dilation for the treatment of urethral stricture are neither clinically effective nor cost-effective. J Urol 2004; 172: 275–7

[42] Hussain M, Greenwell TJ, Shah J et al. Long term results of a self-expanding wallstent in the treatment of urethral strictures. BJU Int 2004; 94: 1037–9

[43] Hussein MM, Moursy E, Gamal W et al. The use of penile skin graft versus penile skin flap in the repair of long bulbo-penile urethral stricture: a prospective randomized study. Urology 2011; 77: 1232–7

[44] Iselin CE, Webster GD. Dorsal onlay graft urethroplasty for repair of bulbar urethral strictures. J Urol 1999; 161: 815–8
[45] Jordan GH. Principles of tissue transfer techniques in urethral reconstruction. Urol Clin N Am 2002; 29(2): 267–75
[46] Jezior JR, Schlossberg SM. Excision and primary anastomosis for anterior urethral stricture. Urol clin N Am 2002; 29: 373–80
[47] Jocham D und Miller K. Praxis der Urologie. 3. Auflage. Stuttgart: Thieme; 2007
[48] Kane C, Tarman GJ, Summerton DJ et al. Multi institutional experience with buccal mucosa onlay urethroplasty for bulbar urethral reconstruction. J Urol 2002; 167: 1314–7
[49] Kellner DS, Fracchia JA, Armenakas NA. Ventral onlay buccal mucosal grafts for anterior urethral strictures: long term follow up. J Urol 2004; 171 :726–9
[50] Kessler TM, Schreiter F, Kralidis G et al. Long-term results of surgery for urethral stricture: a statistical analysis. J Urol 2003 Sep; 170(3): 840–4
[51] Koraitim MM. Pelvic fracture urethral injuries. Evaluation of various methods of management J Urol 1996; 156: 1288–91
[52] Koraitim M. Failed posterior Urethroplasty: lessons learned. Urology 2003; 62: 719–22
[53] Kulkarni S, Barbagli G, Kirpekar D et al. Lichen sclerosus of the male genitalia and ureth ra: surgical options and results in a multicenter international experience with 215 patients. Eur Urol 2009; 55: 945–56
[54] Lourenco T et al. Minimally invasive treatments for benign prostatic enlargement: systematic review of randomized controlled trials. BMJ 2008; 337: a1662
[55] Lumen N, Hoebeke P, Willemsen P. Etiology of urethral stricture disease in the 21st century. J Urol 2009; 182: 983–7
[56] Mangera A, Patterson JM, Chapple CR. A systematic review of graft augmentation urethroplasty techniques for the treatment of anterior urethral strictures. Eur Urol 2011 May; 59(5): 797–814
[57] Markiewicz MR, Lukose MA, Margarone JE et al. The Oral Mucosa Graft: A Systematic Review. J Urol 2007; 178(2): 387–94
[58] McAninch JW. Reconstruction of extensive urethral strictures: circular fasciocutaneous penile flap. J Urol 1993; 149:488–91
[59] Milroy EJG, Chapple CR, Cooper LE et al. A new treatment for urethral strictures. Lancet 1988; 1: 1424–7
[60] Morey AF, McAninch JW. When and how to use buccal mucosal grafts in adult bulbar urethroplasty. Urology 1996; 48: 194–8
[61] Morey AF, McAninch JW. Role of preoperative sonourethrography in bulbar urethral reconstruction. J Urol 1997; 158: 1376–9
[62] Morey AF, McAninch JW. Sonographic staging of anterior urethral strictures.J Urol 2000; 163(4): 1070–5
[63] Mouraviev VB, Coburn M, Santucci RA. The treatment of posterior urethral disruption association with pelvic fractures: comparative experience of early realignment versus delayed urethroplasty. J Urol 2005; 173: 873–6
[64] Mundy AR. The role of delayed primary repair in the acute management of pelvic fracture injuries of the urethra. Br J Urol 1991; 68: 273–6
[65] Mundy AR. Results and complications of urethroplasty and its future. Br J Urol 1993; 71: 322
[66] Nitti VW, Tu LM, Gitlin J. Diagnosing bladder outlet obstruction in woman. J Urol 1999; 161: 1535–40
[67] Oelke M et al. Monotherapy with tadalafil or tamsulosin similarly improved lower urinary tract symptoms suggestive of benign prostatic hyperplasia in an international, randomised, parallel, placebo-controlled clinical trial. Eur Urol 2012; 61: 917–25
[68] Orabi H, AbouShwareb T, Zhang Y et al. Cell-seeded tubularized scaffolds for reconstruction of long urethral defects: A preclinical study. Eur Urol 2013 Mar; 63(3): 531–8
[69] Palminteri E, Lazzeri M, Guazzoni G et al. New 2-Stage buccal mucosal graft urethroplasty. J Urol 2002; 167: 130–2
[70] Palminteri E. Stents and urethral strictures: A Lesson Learned? Eur Urol. 2008; 54(3): 498–500
[71] Palminteri E, Berdondini E, Verze P et al. Contemporary urethral stricture characterstics in the developed world. Urology 2013 Jan; 81 (1): 191–6
[72] Pandey A, Dobkowicz L, Keller H. Reconstruction of extended urethral strictures with buccal mucosal graft: A series of 115 Patients with minimum follow up of 60 months. J Urol 2009; 181 Issue 4: 424–5
[73] Pandey A, Beier J, Keller H. The two-staged urethral and penile reconstruction using vasualarised scrotal flap and buccal mucosal graft. Eur Urol Suppl 2013; 12; e795
[74] Pansadoro V, Emiliozzi P. Internal urethrotomy in the management of anterior urethral strictures: long term follow up. J Urol 1996; 156: 73–5
[75] Pansadoro V, Emiliozzi P, Gaffi M et al. Buccal mucosa urethroplasty in the treatment of bulbar urethral strictures. Urology 2003; 61: 1008–10
[76] Pfalzgraf D, Olianas R, Schreiter F et al. Two staged urethroplasty: buccal mucosa and mesh graft techniques. Aktuelle Urol 2010 Jan; 41 Suppl 1: S 5–9
[77] Ram-Liebig G., Fahlenkamp D., Romano G. et al. Presentation of a potential appropriate method for bulbar urethroplasty with tissue-engineered oral mucosa graft (MukoCell). European Urology Supplements 2012;11(1): eV8, eV8a
[78] Rassweiler J, Teber D, Kuntz R et al. Complications of transurethral resection of the prostate (TURP): incidence, management and prevention. Eur Urol 2006; 50: 969–80
[79] Rourke K, McKKinny S, St Martin B. Effect of wound closure on buccal mucosal graft harvest site morbidity: results of a randomized prospective trial. Urology 2012; 79(2): 443–7
[80] Ruutu M, Alfthan O, Heikkinen L et al. "Epidemic" of acute urethral stricture after open-heart surgery. Lancet 1. 8 265 (1982); 218
[81] S 3- Leitlinien Harnwegsinfekt. AWMF 2010
[82] Sachse H. Treatment of urethral stricture: transurethral slit in view using sharp section. Fortschr Med 1974; 92: 12–5
[83] Sandler CM, Corriere JN, Jr. Urethrography in the diagnosis of acute urethral injuries. Urol Clin North Am 1989; 16: 283–9
[84] Sandler CM, Goldman SM, Kawashima A. Lower urinary tract trauma. World J Urol 1998; 16: 69–75
[85] Santucci RA, Mario LA, McAninch JW. Anastomotic urethroplasty for bulbar urethral stricture: analysis of 168 Patients. J Urol 2002; 167(4): 1715–9
[86] Santucci RA, Geoffrey FJ, Matthew W. Male urethral stricture disease. J Urol 2007; 177: 1667–4
[87] Santucci R, Eisenberg L. Urethrotomy has a much lower succes rate than previously reported. J Urol 2010; 183: 1859–62
[88] Schneider T, Sperling H, Lummen G et al. Sachse internal urethrotomy. Is erectile dysfunction a possible complication? Urologe A 2001; 40: 38–41

[89] Schreiter F, Noll F. Meshgraft urethroplasty using split thickness skin graft or foreskin. J Urol 1989; 142: 1223–6

[90] Shapiro SR. Complications of hypospadias repair. J Urol 1984 Mar; 131 (3): 518–22

[91] Simonta A, Gregori A, Lissiani A et al. The tongue as an alternative donor site for graft urethroplasty: a pilot study. J Urol 2006; 175: 589–92

[92] Smith AL, Ferlise VJ, Rovner ES. Female urethral strictures: successful management with long-term clean intermittent catheterization after urethral dilatation. BJU Int 2006; 98: 96–9

[93] Sneller Z, Bosch R. Restenosis of the urethra despite indwelling Wallstent. J Urol 1992; 148: 145–9

[94] Statistischen Bundesamt. www.destatis.de

[95] Steenkamp JW, Heyns CF, de Kock ML: Internal urethrotomy versus dilation as treatment for male urethral strictures: a prospective, randomized comparison. J Urol 1997; 157: 98–101

[96] van Leeuwen MA, Brandenburg JJ, Kok ET et al. Management of adult anterior urethral stricture disease: nationwide survey among urologists in the Netherlands. Eur Urol 2011; 60: 159–66

[97] Veeratterapillay R, Pickard RS. Long term effect of urethral dilatation and internal urethrotomy for urethral strictures. Curr Opin Urol 2012; 22: 467–73

[98] Wallace HJ. Lichen sclerosus et atrophicus. Transactions of the St. John`s Hospital Dermatological Society 1971; 57: 9–30

[99] Webster GD, Robertson CN. The vascularized skin island urethroplasty: its role and results in urethral stricture management. J Urol 1985; 133: 31–3

[100] Wessells H, McAninch JW. Current controversies in anterior urethral stricture repair: free-graft versus pedicled skin-flap reconstruction. World J Urol 1998; 16: 175–80

[101] Wilson TS, Lemack GE, Dmochowski RR. Urolume stents: lessons learned. J Urol 2002; 167: 2477–80

[102] Wood DN, Allen SE, Andrich DE et al. The morbidity of buccal mucosal graft harvest for urethroplasty and the effect of nonclosure of the graft harvest site on postoperative pain. J Urol 2004; 172: 580–3

[103] Yamaguchi O et al. Latest treatment for lower urinary tract dysfunction: therapeutic agents and mechanism of action. Int J Urol 2013; 20: 28–39

[104] Yoshida M et al. New clinical evidence of silodosin, an α_{1a}-selective adrenoceptor antagonist, in the treatment for lower urinary tract symptoms., Int J Urol 2012; 19: 306–16

Kapitel 14

Perioperatives Management

14.1	Präoperative Maßnahmen	598
14.2	Hygienebestimmungen	598
14.3	Patientensicherheit	599
14.4	Lagerung	599
14.5	Darmvorbereitung	599
14.6	Antikoagulation und Bridging	599
14.7	Perioperative Antibiotikaprophylaxe	603

14 Perioperatives Management

R. Häußermann

14.1 Präoperative Maßnahmen

Die Anamnese und die Befunde der körperlichen Untersuchung, sowie relevante Sonografie-, Radiologie- oder Endoskopiebefunde müssen dem Operationsteam bekannt sein. Gemäß dem Grundsatz „primum nil noscere" – zuallererst keinen Schaden anrichten, – ist die exakte Indikationsstellung Voraussetzung für das Gelingen einer Operation. Die Wahrscheinlichkeit, innerhalb von 48 Stunden nach einer Operation zu versterben, beträgt im Durchschnitt 0,3 % und ist in der Regel durch eine kardiale Dysfunktion verursacht.

- **perioperatives Todesrisiko**
  - 10 % anästhesiologische Einleitung
  - 35 % während der Operation
  - 55 % in den folgenden 2 Tagen
- Das **postoperative Todesrisiko** korreliert streng mit [8]
  - Herzversagen
  - Herzrhythmusstörungen
  - Ausmaß der Operation
  - Alter über 70 Jahren
  - ausgeprägter Aortenstenose
  - schlechtem Allgemeinzustand des Patienten

Insbesondere vor elektiven Eingriffen ist daher zu prüfen, ob eine Risikoreduktion durch Konsultation entsprechender Fachkollegen möglich ist [4].

> **Merke**
>
> Eine gebräuchliche Risikoeinschätzung erfolgt gemäß der American Society of Anaesthesiologists (ASA) in 6 Klassen.

14.2 Hygienebestimmungen

> **Merke**
>
> Ziel aller Hygienemaßnahmen bei invasiven Eingriffen ist gleichermaßen der Schutz des betroffenen und anderer Patienten sowie der Schutz der Mitarbeiter vor nosokomialen bzw. berufsbedingten Infektionen.

Zu einem ausreichenden Infektionsschutz tragen betrieblich-organisatorische, funktionell-bauliche und apparativ-technische Präventionsmaßnahmen bei. Deren wechselseitige Gewichtung wird im Wesentlichen durch die örtlichen Gegebenheiten bestimmt. Nationale Empfehlungen müssen daher mit dem örtlichen Krankenhaushygieniker in konkrete Arbeitsanweisungen und Ausführungspläne umgesetzt werden. Die Anforderungen der Hygiene bei ambulant und bei stationär durchgeführten invasiven Eingriffen unterscheiden sich im Übrigen nicht.

Anforderungen im Operationsbereich [10], [11]
- keimarme Bereichskleidung (zum Beispiel Hose, Hemd/Kittel, OP-Schuhe, Haarschutz)
- flüssigkeitsdichte Schuhe bei zu erwartender Durchfeuchtung wie z. B. einer TUR-Prostata
- an Unterarmen und Händen kein Schmuck, Ringe oder Uhren
- vollständige Bedeckung von sämtlichen Bart- und Kopfhaaren sowie Mund und Nase durch Haar-, Mund- und Nasenschutz
- chirurgische Händedesinfektion des Operationsteams vor jedem Eingriff
- Anlegen von sterilem Operationskittel und anschließend steriler Handschuhe im Operationsraum
- Tragen flüssigkeitsundurchlässiger Operationskittel bei möglicher Durchfeuchtung (z. B. TUR-Blase oder -Prostata)
- Anlegen zweier Handschuhpaare bei Operationen mit erfahrungsgemäß häufigerer Beschädigung der Handschuhe
- Tragen von Schutzbrillen bei Operationen mit Auftreten von Aerosolen/Sekretspritzern [10], [11]

14.2.1 Präoperative Haarentfernung

- Haarentfernung aus hygienischen Gründen nicht zwingend erforderlich
- präoperative Haarentfernung nur bei operationstechnischer Notwendigkeit
- Anstelle von Rasur (trocken oder nass) Bevorzugung des elektrisches Clippings
  - → geringere postoperative Wundinfektionsrate
  - → geringere Hautbelastung

- nur in Ausnahmefällen Haarentfernung im OP-Bereich (in der Einleitung) in Narkose (z. B. bei Schmerzpatienten, offenen Frakturen usw.) [10], [11].

> **Merke**
>
> Bei der Haarentfernung direkt vor dem operativen Eingriff ist das Risiko der postoperativen Wundinfektion am niedrigsten.

14.2.2 Abdeckung

Optimale Eingrenzung des Operationsfelds mit spezieller adhäsiver Abdeckung
- Schutz gegen Bakterien [11]
- Schutz vor Auskühlung
- Schutz vor im „Nassen" liegen des Patienten (Gefahr von Hautverbrennungen beim Einsatz monopolarer Elektrokoagulation)

14.3 Patientensicherheit

Seit dem Jahr 2005 hat in Deutschland ein massives Umdenken im Umgang mit Fehlern in der Medizin eingesetzt. Ausgehend von der Ärzteschaft wurden Aktionsbündnisse mit Verbänden, Krankenkassen und Patientenorganisationen gegründet, in vielen Krankenhäusern Fehlermeldesysteme implementiert (CIRS – Critical Incident Report System) mit anonymer Auswertung durch die Kassenärztliche Bundesvereinigung und Bundesärztekammer [12].

Perioperativ am bedeutendsten sind nach wie vor Patientenverwechslungen und Eingriffsverwechslungen. Patientenidentifikationsbänder sind insbesondere am sedierten oder desorientierten Patienten und bei Kindern sehr hilfreich und werden nach entsprechender Aufklärung und Einwilligung meist getragen. Zum Schutz vor Eingriffsverwechslungen dient als Beispiel die von der WHO entwickelte „Sicherheits-Checkliste für chirurgische Eingriffe" [20].

14.4 Lagerung

- Vermeidung von Verletzungen des Patienten
- gute Koordination und Sorgfalt v. a. bei komplizierten Umlagerungen (z. B. von Rückenlage in Seiten- oder Bauchlage)

- Polsterung aller Kontaktpunkte des Körpers (kein Kontakt von Haut mit Metall → Störung der Neutralelektrodenfunktion, Hautverbrennungen)
- korrekte Achsenstellung der Gelenke
- keine Behinderung der Atmung

14.5 Darmvorbereitung

Eine orthograde Darmspülung vor erwarteter operativer Eröffnung des Darmtrakts wird teilweise noch als Standard angesehen. In der Urologie kommt dies vor bei Operationen mit Harnableitungen mittels Neoblase, Pouch, Conduit oder Ileum-Interponat bei Harnleiterrekonstruktion. Grundidee war die Reduktion der Stuhlmenge und der mikrobiellen Last zur Reduktion von infektiösen Komplikationen (Peritonitis, Wundinfektion, Sepsis) und von Anastomoseninsuffizienzen. In einer randomisierten prospektiven Studie konnte jedoch gezeigt werden, dass die „Fast-Track"-Konzepte aus der Viszeralchirurgie auch in der Urologie nach Zystektomie und Harnableitung angewandt werden können. Die Magen-Darm-Passage trat durch postoperative Entfernung der perioperativ eingelegten Magensonde und Frühenteralisierung früher ein. Infektiöse Komplikationen traten seltener auf, Anastomoseninsuffizienzen jedoch nicht häufiger [17].

> **Methode**
>
> „Fast-Track"-Konzept bei Zystektomie und Harnableitung (nach [17])
> - 2 Tage präoperativ klare Flüssigkeit/Suppe
> - am Abend vor der OP Klysma
> - am Ende der OP Magensonde entfernen
> - Tag 1 postoperativ: klare Flüssigkeit
> - Tag 2 postoperativ: Tee, Suppe, Zwieback
> - Tag 3 postoperativ: weitere Enteralisierung

14.6 Antikoagulation und Bridging

Immer mehr Patienten werden mit Thrombozytenfunktionshemmern in Mono- oder Kombinationstherapie oder mit Antikoagulanzien behandelt. Die **Unterbrechung einer antithrombotischen Therapie** kann aus unterschiedlichen Gründen notwendig werden z. B. zur Durchführung notfallmäßiger oder elektiver operativer bzw. interventioneller Eingriffe sowie bei manifester bedrohlicher Blutung.

Für das Vorgehen sind verschiedene Faktoren maßgeblich:
- Blutungsrisiko des Eingriffs
- Ausmaß der erforderlichen Gerinnungsnormalisierung
- Verschiebbarkeit eines elektiven Eingriffs bei einer nur vorübergehend indizierten antithrombotischen Therapie (z. B. 4 Wochen duale Plättchenhemmung nach Implantation von Stents ohne Medikamente freisetzende Beschichtung)
- Reversibilität der Behandlung (z. B. von Vitamin-K-Antagonisten oder ASS).

Nur auf der Basis dieser Informationen ist eine risikoadaptierte Überbrückungstherapie („Bridging") planbar.

▶ Blutungsrisiko urologischer Operationen [6], [9]
- **urologische Operationen/Eingriffe mit niedrigem Blutungsrisiko (< 1,5 %)**
  - diagnostische Endoskopie
  - Hernienoperation
  - Skrotaloperation
  - laparoskopische Chirurgie
  - Prostata-/Lymphknotenbiopsie
  - ureterorenoskopische Steinextraktion
- **urologische Operationen/Eingriffe mit hohem Blutungsrisiko (> 1,5 %)**
  - große Bauchoperation
  - Prostataresektion
  - TUR-Blase
  - komplexe Tumorchirurgie
  - Punktion nichtkomprimierbarer Gefäße
  - Nierenbiopsie
  - extrakorporale Stoßwellenlithotripsie

14.6.1 Kardiovaskuläres Risiko und Bridging

Eine **Therapie mit ASS** kann bestehende Blutungen verlängern bzw. verstärken. Es stellt sich jedoch die Frage, ob sich daraus klinische Komplikationen ableiten lassen wie Revisionsoperationen, Transfusionen, verlängerte Katheterliegezeiten oder vorzeitiger Abbruch endoskopischer Operationen bei mangelnder Sicht.

Bei **Patienten mit koronarer Herzkrankheit** ist das perioperative Absetzen von ASS mit einem 3-fach erhöhten Risiko eines schweren postoperativen kardialen Ereignisses (ST-elevating Myokardinfarkt oder Tod) verbunden. Eine Unterbrechung der ASS-Therapie sollte nur bei Patienten erwogen werden, bei denen die Blutungstendenz während der Operation nur unzureichend kontrolliert werden kann und das Blutungsrisiko einen möglichen kardialen Vorteil aufwiegt [18]. Dies betrifft vor allem Patienten, die ASS mit oder ohne Clopidogrel als **Sekundärprophylaxe** erhalten, z. B. nach Myokardinfarkt, Stentimplantation, Schlaganfall oder peripherer arterieller Verschlusskrankheit.

Viele **Patienten ohne KHK** nehmen ASS als **Primärprophylaxe** regelmäßig ein, um einem kardiovaskulären Ereignis vorzubeugen. In diesen Fällen kann ASS problemlos 5 Tage vor der geplanten Operation abgesetzt werden, ohne dass ein erhöhtes Risiko für ein kardiovaskuläres Ereignis zu befürchten wäre [15].

Die Datenlage bei urologischen Operationen zum Absetzen von oralen Plättchenhemmern ist limitiert.
- TUR-Prostata ohne Pausieren der oralen Antikoagulation (kleine Serien)
  - erhöhter Blutverlust ohne Absetzen
  - häufiger Blasentamponaden
  - gesteigerte Transfusionsrate (2,7-fach)
- TUR-Prostata mit Pausieren der oralen Antikoagulation
  - Anstieg der Inzidenz von schweren kardiovaskulären Ereignissen um das 3-fache bei etwa 10 % der Patienten
- ureterorenoskopischen Steinbergung/transrektale Prostatastanzbiopsie
  - bis zu 1,5-fach häufiger Blutungsereignisse (allerdings klinisch irrelevant)
  - meist vermehrte Hämaturie oder rektaler Blutungen (ohne häufigere blutstillenden Interventionen [6])
- TUR-Blase
  - erhöhtes Blutungsrisiko ohne Absetzen von ASS
  - Pausierung der Plättchenhemmung nach Rücksprache mit dem Kardiologen
  - postoperative Wiederaufnahme der Therapie mit ASS 48 h nach Beendigung der Spülung (im Vergleich zu nach 21 Tagen kein Nachteil) [5]

Fazit

- Alle Patienten mit einer Anamnese mit kadiovaskulärem oder zerebrovaskulärem Ereignis bedürfen einer im Prinzip lebenslangen Therapie mit ASS.
- Unter ASS-Therapie kann urologisch sicher operiert werden. Der Patient muss über ein erhöhtes, aber oft klinisch nicht relevantes Nachblutungsrisiko aufgeklärt werden.
- Lediglich bei der ESWL besteht weiterhin eine Kontraindikation unter ASS oder Clopidogrel-Therapie.

Zusatzinfo

Pathophysiologie eines perioperativen Myokardinfarkts

Ein großer chirurgischer Eingriff geht mit einer Inzidenz eines kardialen Todes von 0,5–1,5 % einher. Die Inzidenz nicht tödlicher kardialer Ereignisse liegt zwischen 2,0 und 3,5 %. Eine Komponente der perioperativen Belastung des Körpers durch den chirurgischen Eingriff ist die Katecholaminfreisetzung, die zu hämodynamischem Stress, Vasospasmen, einer reduzierten fibrinolytischen Aktivität, einer Plättchenaktivierung und einer Hyperkoagulabilität führt. Eine Plaqueruptur im Bereich der koronaren Strombahn mit Thrombusbildungen und Gefäßverschluss ist eine wichtige Ursache akuter perioperativer Koronarsyndrome. Ein Myokardinfarkt kann durch ein anhaltendes Missverhältnis zwischen Sauerstoffangebot und -verbrauch infolge einer Tachykardie oder gesteigerter myokardialer Kontraktilität verursacht sein [18].

14.6.2 Thromboembolisches Risiko und Bridging

Die jährliche **Inzidenz der tiefe Beinvenenthrombose** (TVT) beträgt 3:1000. Bei rund 50 % der Patienten mit einer TVT findet sich eine asymptomatische Lungenembolie. In Deutschland treten pro Jahr etwa 40 000 tödliche Lungenembolien auf, bei denen sich in 70 % eine TVT findet [13].

Die von Virchow bereits 1856 benannten **Risikofaktoren** Stase, Endothelschädigung und Hyperkoagulabilität des Blutes (Virchow-Trias) erlangen im perioperativen Management besondere Bedeutung.

Die **Stase** wird z. B. durch Immobilität oder Lagerung (Steinschnittlagerung) verursacht. Durch das operative Trauma entstehen **Endothelschäden** und die Koagulabilität des Blutes wird durch Infusionen, Blutungen und Heparingaben beeinflusst. Eine **Hyperkoagulabilität** kann auch paraneoplastisch bedingt vorliegen. Das Risiko für das Auftreten einer TVT bei urologischen Operationen ohne medikamentöse Prophylaxe liegt z. B. bei der TUR-Prostata zwischen 2 und 10 % und bei der radikalen retropubischen Prostatoveskulektomie zwischen 25 und 32 % mit entsprechenden Lungenembolieraten von 0,5–6,2 % [13]. Zu den bereits genannten perioperativ bedingten Risikofaktoren kommen weitere wie höheres Lebensalter (> 60 Jahre), Übergewicht (BMI > 30 kg/m^2) oder androgendeprivative Therapien. Derartige **dispositionelle Risikofaktoren** liegen bei urologischen Patienten überproportional häufig vor. Unter zusätzlicher Berücksichtigung der individuellen Risikofaktoren erfolgt die Einteilung in 3 Risikogruppen (niedrig, mittel, hoch) für thromboembolische Ereignisse (siehe Kasten „Klinische Risikoabschätzung für thromboembolische Ereignisse").

Zusatzinfo

Klinische Risikoabschätzung für thromboembolische Ereignisse [3], [14]

- **hohes Thromboembolierisiko** (> 10 % Thromboembolien/Jahr ohne Antikoagulation)
  - Venenthrombose oder Lungenembolie in den letzten 3 Monaten
  - Vorhofflimmern und CHADS$_2$ ≥ 4 oder mit Insultereignis in den letzten 3 Monaten
  - Mitralkunstklappen oder nicht bikuspidale Aortenkunstklappen oder rheumatische Klappenerkrankungen
  - schwere Blutgerinnungsstörungen (z. B. homozygote Faktor-V-Leiden-Mutation)
- **mittleres Thromboembolierisiko** (4–10 % Thromboembolien/Jahr ohne Antikoagulation)
  - Venenthrombose oder Lungenembolie vor 3–12 Monaten oder wiederholte Thromboembolien
  - Vorhofflimmern und CHADS$_2$ = 3 oder 4
  - bikuspidale Aortenkunstklappe und CHADS$_2$ > 0
  - Bioprothese (erste 3 Monate)

Perioperatives Management

- niedriges Thromboembolierisiko (< 4 % Thromboembolien/Jahr ohne Antikoagulation)
  - Venenthrombose oder Lungenembolie vor mehr als 12 Monaten
  - Vorhofflimmern und $CHADS_2 \leq 2$
  - bikuspidale Aortenkunstklappe und $CHADS_2 = 0$
  - Bioprothese (nach 3 Monaten)

Im perioperativen Management stehen daher 2 Aspekte im Vordergrund: Bridging und Thromboembolieprophylaxe.

Bridging

Für Patienten, die aufgrund der oben genannten Risikofaktoren dauerhaft mit Kumarinderivaten therapiert werden, muss analog zu den Patienten nach kardiovaskulären Ereignissen das perioperative Blutungsrisiko gegen das Risiko eines thromboembolischen Ereignisses nach Absetzen oder Umstellen der oralen Antikoagulation abgewogen werden.

Hierbei ist zu beachten, dass in den Überlappungsphasen der Therapieumstellung ein erhöhtes Risiko für ein thromboembolisches Ereignis besteht. Insgesamt überwiegt aber eher das Blutungsrisiko (s. o.) [9]. Für eine überbrückende Behandlung („**Bridging**") ist ein Antikoagulans erforderlich, das eine wesentlich kürzere Halbwertzeit hat und somit eine verlässliche und kurzfristige Steuerung erlaubt.

Das klassische Konzept für die überbrückende Antikoagulation vom Verlassen bis zum Wiedererreichen des therapeutischen Bereichs der oralen Antikoagulation (OAK) ist die Gabe von **unfraktioniertem Heparin** (UFH) mit Dosisanpassung anhand der aktivierten partiellen Thromboplastinzeit (aPTT). Dieses wird in der Regel intravenös gegeben und erfordert eine stationäre Behandlung. Aus Gründen der Kostenersparnis und des Patientenkomforts hat sich daher die subkutane Verabreichung von **niedermolekularem Heparin** (NMH) durchgesetzt.

Es ist zu beachten, dass es sich hierbei um einen „Off-Label-Use" handelt, da keines der am Markt verfügbaren NMH für die überbrückende Antikoagulation explizit zugelassen ist [3]. Aus diesem Grund wird an dieser Stelle auf eine konkrete Handlungsanweisung verzichtet und auf die krankenhauseigenen Therapiestandards und die Leitlinien der European Society of Cardiology (www.escardio.org) verwiesen.

Cave
Bei Niereninsuffizienz besteht für niedermolekulare Heparine das Risiko einer Kumulation.

Thromboembolie-Prophylaxe

Das zweite Hauptaugenmerk im perioperativen Management soll auf Maßnahmen zur Prophylaxe von Venenthromboseembolien (VTE-Prophylaxe) gerichtet sein. Diese gliedern sich in 3 Schritte [15]:

- **Basismaßnahmen**
  - Frühmobilisation
  - Bewegungsübungen
  - Anleiten des Patienten zu Eigenübungen (wie z. B. Fußwippen)
  - ausreichende Hydrierung
- **physikalische Maßnahmen**
  - medizinische Thromboseprophylaxestrümpfe (MTPS)
  - intermittierende pneumatische Kompressionsstrümpfe (ggf. bei längerer Operationszeit)
- **medikamentöse Maßnahmen**
  Notwendigkeit je nach Risiko des operativen Eingriffs für ein VTE
  - niedriges Risiko: Leisteneingriffe, endoskopische Operationen
  - mittlere Risiko: z. B. offene Prostataadenomektomie, Sakropexie
  - hohes Risiko: alle großen abdominalen Operationen, Becken-, Hüft- oder Wirbelsäulenchirurgie
  - nach Risikoprofil bei fast allen urologischen Operationen (s. u.)
  - Präparate und Dosierungen laut aktuellen Leitlinien

Zusatzinfo

Empfehlungen zu medikamentösen Maßnahmen zur VTE-Prophylaxe gemäß AWMF-S 3-Leitlinie: Prophylaxe der venösen Thromboembolie bei urologischen Operationen [modifiziert nach 15]

- Bei Patienten mit niedrigem eingriffsbedingten (expositionellen) und fehlendem oder geringem dispositionellen VTE-Risiko sollte keine medikamentöse Prophylaxe verabreicht werden.

- Bestehen zusätzliche dispositionelle Risikofaktoren, soll eine medikamentöse Prophylaxe mit UFH oder NMH erfolgen.
- Patienten mit mittlerem VTE-Risiko (mittlere Eingriffe oder kleinere Eingriffe mit zusätzlichen dispositionellen Risikofaktoren) sollen eine medikamentöse VTE-Prophylaxe mit Heparinen erhalten.
- Patienten mit hohem VTE-Risiko (große Eingriffe oder mittlere Eingriffe mit zusätzlichen dispositionellen Risikofaktoren) sollen MTPS und eine medikamentöse VTE-Prophylaxe mit NMH erhalten. Alternativ kann Fondaparinux verwendet werden.
- Für laparoskopische Eingriffe und Operationen mit minimal invasivem Zugang (Minimal Access Surgery) gelten die gleichen Indikationen zur VTE-Prophylaxe wie bei offenen Eingriffen im Bauch-und Beckenbereich.
- Die Dauer der medikamentösen VTE-Prophylaxe beträgt in der Regel 5–7 Tage. Sie sollte eingehalten werden unabhängig davon, ob der Patient noch stationär oder schon ambulant behandelt wird.
- Bei fortdauerndem VTE-Risiko (z. B. prolongierte Immobilisation, Infektion) sollte die VTE-Prophylaxe fortgeführt werden.
- Patienten mit onkologischen Eingriffen im Bauch- und Beckenbereich sollen eine verlängerte VTE-Prophylaxe für 4–5 Wochen erhalten.
- Beim Einsatz von Heparinen ist zu bedenken, dass das Risiko einer heparininduzierten Thrombozytopenie (HIT II) ab dem 5. Tag der Therapie bis zum 14. Tag am größten ist.

Neue Antikoagulanzien

Für die neuen oralen Antikoagulanzien (NOAKs) liegen sowohl im Hinblick auf das Bridging als auch im Einsatz zur perioperativen VTE-Prophylaxe keine ausreichenden Erfahrungen vor.
Zu den neuen Antikoagulanzien zählen
- Fondaparinoux
- Argatroban
- Lepirudin
- Dabigatran
- Rivaroxaban

Im klinischen Alltag besteht die Problematik, dass im Gegensatz zu Heparinen zu den neuen Antithrombotika **kein Antidot** verfügbar ist. Es lassen sich ggf. nur durch die Gabe von PPSB intravenös Blutgerinnungsfaktoren hinzufügen und Blutungen kontrollieren.

Zur Einschätzung des Thromboembolierisikos bei Vorhofflimmern eignet sich der $CHADS_2$-Score (▶ Tab. 14.1). Das Risiko wird angegeben in der Zahl der Ereignisse pro 100 Personen ohne Antikoagulation pro Jahr. Die Score-Punkte werden addiert, wobei die Summe 6 ein Thromboembolierisiko von 18 % pro Jahr bedeutet [7].

Tab. 14.1 $CHADS_2$-Score.

Kürzel	Bedeutung	Score-Punkte
C	Herzinsuffizienz	1
H	Hypertonie	1
A	Alter	1
D	Diabetes mellitus	1
S	Schlaganfall zuvor	2

Merke

Die Einnahme von Acetylsalicylsäure stellt keine ausreichende VTE-Prophylaxe dar, da sich die Wirksamkeit der ASS auf die Thrombozyten vor allen Dingen im arteriellen und weniger im venösen Schenkel entfaltet. Umgekehrt stellt Heparin keinen Ersatz für ASS in der Prophylaxe kardiovaskulärer Ereignisse dar!

14.7 Perioperative Antibiotikaprophylaxe

Eine perioperative Antibiotikaprophylaxe (PAP) ist in der Lage, das Risiko von postoperativen Infektionen im Wundgebiet zu reduzieren. Hinsichtlich ihrer Durchführung wird z. B. auf die aktuellen Empfehlungen der Paul Ehrlich-Gesellschaft verwiesen (http://www.p-e-g.org). Entscheidend für Beginn und Dauer der Antibiotikagabe ist, dass ab dem Zeitpunkt des Hautschnitts für die Dauer der Operation ein wirksamer Blut- und Gewebespiegel gewährleistet ist. Damit ergibt sich die Notwendigkeit der Verabreichung in einem Zeitintervall von 2 h bis spätestens 30 min vor OP-Beginn. Überschreitet die OP-Dauer 3–4 h, empfiehlt sich eine erneute Applikation. Eine längere Anwendung von Antibiotika erbringt in der Regel keine besseren Ergebnisse im Sinne der Prophylaxe. Auch unter dem Gesichtspunkt der Selektion und Resistenzentwicklung sowie möglicher Nebenwirkungen ist die Prophylaxe auf die Dauer der Operation zu begrenzen [11].

Primäre Ziele der Prophylaxe bei urologischen Eingriffen
- Vermeidung einer fieberhaften Harnwegsinfektion
- Vermeidung der akuten Pyelonephritis
- Vermeidung einer Prostatitis
- Vermeidung einer Epididymitis
- Vermeidung einer Urosepsis
- bei Schnittoperationen die Senkung der Wundinfektionsrate

Unabhängig vom Alter besteht bei allen operativen und diagnostischen Eingriffen an den Harnwegen in Kombination mit schweren Harntransportstörungen, Dysplasien und Niereninsuffizienz ein erhöhtes postoperatives Infektionsrisiko, das eine perioperative Prophylaxe erforderlich macht. Darüber hinaus ist mit einer erhöhten lokalen Erregerexposition nicht nur bei nachgewiesener präoperativer Bakteriurie, sondern ebenso bei Operationen mit Eröffnung von Darmsegmenten oder der transrektalen Prostatabiopsie zu rechnen. Eine Besiedelung bzw. Kontamination der ableitenden Harnwege besteht auch bei Patienten mit zuvor langfristig harnableitenden Drainagen (Katheter, Schiene, Nephrostoma), bei Harnobstruktion durch Urolithiasis, Tumoren usw., bei Ausgusssteinen oder infizierten Steinen.

▶ **Eingriffe mit Eröffnung von Darmsegmenten**
- Erregerspektrum
  - Enterobacteriaceae
  - Enterokokken
  - Anaerobier
  - Staphylokokken (Wundinfektion)
- Indikation: obligat bei Eröffnung von Dickdarmsegmenten
- Antibiotika
  - Cephalosporine der Gruppe 2 + Metronidazol
  - Aminopenicillin + Beta-Lactamase-Inhibitoren (BLI) (schließen die „Enterokokkenlücke")

▶ **Operationen ohne Hinweis auf Bakteriurie und ohne Eröffnung von Darmsegmenten**
- perioperative Prophylaxe : bei erhöhtem Infektionsrisiko

- häufigste Erreger
  - Escherichia coli
  - Enterokokken
  - Staphylokokken
- Antibiotika
  - Fluorchinolone oral bzw. parenteral mit ausreichenden Urinkonzentrationen
  - Cephalosporine der Gruppe 2
  - Aminopenicilline + BLI
- Antibiotika bei antibiotisch vorbehandelten Patienten oder vorheriger permanenter Harnableitung
  - Cephalosporine der Gruppe 3 oder 4
  - Acylaminopenicilline + BLI

▶ **offene Operationen außerhalb der Harnwege**
- bei Eingriffen mit Implantaten, z. B.
  - Penisprothese
  - Sphinkterprothese
  - Netze bei Hernienoperationen
- bei erhöhtem Infektionsrisiko (s. u.)
- bei lang andauernden, großen rekonstruktiven Operationen im Genitalbereich im Hinblick auf Wundinfektion (Staphylokokken)

▶ **endoskopisch-instrumentelle Eingriffe an den Harnwegen, ESWL**
- nur bei Risikofaktoren
- Ausnahme: generell bei transrektaler Prostatabiopsie
  - Cephalosporine der Gruppe 2
  - Fluorchinolone
  - Aminoglykoside

▶ **postoperative Harndrainage**
- keine Indikation zur Verlängerung der Kurzzeitprophylaxe
- keine Senkung der Rate an Wund- und anderen Infektionen durch Verlängerung über 24 h [1], [16], [19]

Bei allen genannten Empfehlungen ist insbesondere die lokale Resistenz von Escherichia coli gegen die genannten Antibiotika zu beachten, da auch in Deutschland mit einer lokalen Resistenzzunahme zu rechnen ist und dann auf alternative Antibiotika umgestiegen werden muss.

Zusatzinfo

Risikofaktoren für postoperative Wundinfektionen
- patienteneigene Faktoren
  - Vor- bzw. Begleiterkrankungen (z. B. Diabetes mellitus, Niereninsuffizienz)
  - bestehende Infektionen
  - (nasale) Besiedelung mit Staphylococcus aureus
  - Mangelernährung
  - Adipositas
  - Rauchen
  - maligne Grunderkrankungen bzw. Tumorstadium
  - Zytostatikatherapie bzw. Immunsuppression
  - Anämie, hoher ASA-Score
- perioperative Risikofaktoren
  - Dauer des präoperativen Krankenhausaufenthaltes
  - nicht sachgerechte präoperative Haarentfernung
  - nicht sachgerechte Hautreinigung bzw. -desinfektion
  - nicht sachgerechte perioperative Antibiotikaprophylaxe
  - Hypothermie
  - Hypoxie
- operationsspezifische Faktoren
  - Dauer des Eingriffs
  - Operationstechnik, einschließlich Blutstillung
  - Notfalloperation
  - Kontaminationsgrad
  - Implantate, Fremdkörper
  - avitales Gewebe (z. B. nach Bestrahlungen)
- postoperative Faktoren
  - Drainagen (Art und Dauer)
  - zentrale Venenkatheter
  - Harnwegskatheter
  - nicht sachgerechte postoperative Wundversorgung
  - postoperative Ernährung

Literatur

[1] Arbeitskreis „Krankenhaus- und Praxishygiene" der AWMF: S 1-Leitlinie: Perioperative Antibiotikaprophylaxe. (AWMF-Register Nr. 029/022) 2012 http://www.awmf.org/leitlinien/detail/ll/029-022.html

[2] AWMF-S 3-Leitlinie: Prophylaxe der venösen Thromboembolie (VTE). Version vom 18. März 2009, mit eingearbeitetem Addendum vom 08. Mai 2010 zu den neuen Faktor Xa- und Thrombininhibitoren Rivaroxaban und Dabigatranetexilat. (AMWF Leitlinienregister Nr. 003/001); 2010 http://www.awmf.org/uploads/tx_szleitlinien/003-001l_S3_Thromboembolie-Prophylaxe_2010.pdf

[3] Bauersachs RM, Schellong S, Haas S et al. Überbrückung der oralen Antikoagulation bei interventionellen Eingriffen. Dtsch Ärztebl 2007; 104(18):1237–45

[4] Deutsche Gesellschafts für Anästhesiologie und Intensivmedizin, Deutsche Gesellschaft für Innere Medizin, Deutsche Gesellschaft für Chirurgie. Präoperative Evaluation erwachsener Patienten vor elektiven, nichtkardiochirurgischen Eingriffen. Urologe 2011; 50: 1169–83

[5] Ehrlich Y Yossepowitch O, Margel D et al.: Early initiation of aspirin after prostate and transurethral bladder surgeries is not associated with increased incidence of postoperative bleeding: a prospective, randomized trial. J Urol 2007; 178: 524–8

[6] Fischer C, Lümmen G. ASS und Clopidogrel bei urologischen Operationen. Perioperatives Management. Urologe A 2013; 52: 1597–605

[7] Gage BF, Waterman AD, Shannon W et al. Validation of clinicla classification schemes for predicting stroke: resuts form the National Registry of Atrial Fibrillation. JAMA 2001; 285 (22): 2864–70

[8] Hinman F. Grundlagen der operativen Behandlung. In: Atlas urologischer Operationen im Kindes- und Erwachsenenalter. Heidelberg: Springer; 2007: 2

[9] Hoffmeister HM, Bode C, Darius K et al.: Unterbrechung antithrombotischer Behandlung (Bridging) bei kardialen Erkrankungen. Kardiologe 2010; 4: 365–74

[10] Kommission für Krankenhaushygiene und Infektionsprävention: Anforderungen der Hygiene bei Operationen und anderen invasiven Eingriffen. Bundesgesundheitsblatt 2000; 43: 644–8

[11] Kommission für Krankenhaushygiene und Infektionsprävention beim Robert Koch-Institut: Prävention postoperativer Infektionen im Operationsgebiet. Bundesgesundheitsblatt 2007; 50: 377–93

[12] Krüger-Brand H, Richter-Kuhlmann E. Patientensicherheit. Viel erreicht – viel zu tun. Deutsches Ärzteblatt 2014; 111: 541–4

[13] Lümmen G, Fischer C: Venenthromboseembolieprophylaxe bei urologischen Operationen. Urologe 2013; 52: 1005–12

[14] Mainz A et al. S 1-Leitlinie: Bridging. AWMF Leitlinie Deutsche Gesellschaft für Allgemeinmedizin. (AWMF-Registernr. 053/027); 2013 http://www.awmf.org/leitlinien/detail/ll/053-027.html

[15] Möllmann H Nef HM, Hamm CW et al. How to manage patients with need for antiplatelet therapy in the setting of (un-) planned surgery. Clin Research Cardiology 2009; 98: 8–15

[16] Naber KG et al. Leitlininen zur perioperativen Prophylaxe bei Eingriffen an den Harnwegen und im männlichen Genitalbereich. Chemotherapie J 2000; 5: 165–70

[17] Olbert PJ, Baumann L, Hegele A et al.: Fast-track-Konzepte im perioperativen Management bei Zystektomie und Harnableitung. Urologe A 2009; 48(2): 137–42

[18] Poldermans D, Bax JJ, Boersma E et al. ESC Guidelines on Preoperative Cardiac Risk Assessment and Perioperative Cardiac Management in Non-Cardiac Surgery. Eur Heart J 2009; 30(22): 2769–812

[19] Wacha H, Hoyme U, Isenman R et el. Perioperative Antibiotika-Prophylase. Empfehlungen einer Expertenkommission der Paul-Ehrlich-Gesellschaft für Chemotherapie e.V. Chemotherapie J 2010; 19: 70–84

[20] WHO: Sicherheits-Checkliste für operative Eingriffe. www.who.int/patientsafety/safesurgery/sssl_checklist_german.PDF?ua=1

Kapitel 15

Schmerztherapie

15.1	Was ist Schmerz?	*608*
15.2	Schmerzerfassung und Dokumentation	*609*
15.3	Schmerztherapeutische Verfahren	*609*
15.4	Zusammenfassung	*612*

15 Schmerztherapie

R. Häußermann

Das schmerzfreie Krankenhaus – im Zeitalter der Zertifizierung ein hoher Anspruch – oder eine Utopie?

Für Patienten hat der Schmerz eine sehr hohe Bedeutung. Die Reduktion von Schmerzen wird mit dem medizinischen Behandlungserfolg assoziiert. Es gibt keine Evidenz, dass eine adäquate Schmerztherapie Symptome verschleiert, auch nicht beim akuten Abdomen.

Um die Möglichkeiten einer modernen Schmerztherapie maximal ausschöpfen zu können, bedarf es

- standardisierter Schmerzerfassung,
- multiprofessioneller Ansätze zwischen Pflegenden und ärztlichen Fachdisziplinen,
- regelmäßiger Fortbildung,
- eines hohen Maßes an Standardisierung unter Berücksichtigung des individuellen Patienten
- eventuell auch hier und da eines Umdenkens.

15.1 Was ist Schmerz?

Definition

„Schmerz ist ein unangenehmes Sinnes- und Gefühlserlebnis, das mit aktueller oder potenzieller Gewebsschädigung verknüpft ist oder mit den Begriffen einer solchen Schädigung beschrieben wird." [7]

„Schmerz ist eine Wahrnehmung des Körpers, die eine Sinnesempfindung in der Qualität, die bei einer Gewebeverletzung beschrieben wird, eine erlebte Bedrohung, die mit dieser Sinnesempfindung assoziiert ist und ein unangenehmes oder andersartig negatives Gefühl, das auf einer erlebten Bedrohung basiert, umfasst." [2]

Wie in den beiden Definitionen des Schmerzes schon zu erkennen ist, handelt es sich bei Schmerz um ein komplexes Phänomen. Schmerz beinhaltet demnach eine tatsächliche oder potenzielle Gewebeverletzung. Dies spiegelt die Warn- und Schutzfunktion von Schmerz wider, die die Unversehrtheit des Körpers eines Individuums erhalten soll.

Schmerz ist außerdem eine ganz **individuelle** sensorische und emotionale Wahrnehmung dieser drohenden oder eingetretenen Gewebsschädigung. Er besteht aus einem komplexen Zusammenspiel von sensorischen, emotionalen, kognitiven und behavioralen Komponenten. Man kann Schmerz auch grob aufteilen in die physische Komponente und die affektive Reaktion darauf. Leiden entsteht schließlich, wenn eine Person bei überwältigenden Schmerzen, bei Schmerzen unklarer Ursache und bei chronischen Schmerzen einen Kontrollverlust empfindet [1].

Physiologische Konsequenzen unbehandelter Schmerzen sind

- eingeschränkte Atemfunktion (über segmentale Reflexbahnen kommt es zu einem erhöhten Muskeltonus der interkostalen, abdominalen Muskulatur und des Zwerchfells)
- sympathische Stimulation
  - Kreislauf (erhöhte Herzfrequenz und erhöhter Blutdruck, erhöhte Herzarbeit mit erhöhtem myokardialen Sauerstoffverbrauch)
  - Darm mit eingeschränkter Magen- und Darmmotilität,
  - erniedrigte Urinausscheidung
  - erhöhter Metabolismus mit vermehrter Sekretion kataboler und verminderter Sekretion anaboler Hormone
  - vermehrte Gerinnungsaktivität
  - Immunsuppression

Hinzu kommt das empfundene Leiden mit Angst, Schlaflosigkeit und verstärkter und aufrechterhaltener Stressantwort [1].

Eine adäquate Schmerztherapie wird als wesentliche Voraussetzung für eine schnelle Genesung angesehen und kann das postoperative Mortalitäts- und Morbiditätsrisiko reduzieren [4].

Eine hohe Behandlungsqualität hinsichtlich einer effizienten Schmerztherapie ist mit einer höheren Patientenzufriedenheit, einer kürzeren Behandlungsdauer und damit Kostenersparnis assoziiert.

15.2 Schmerzerfassung und Dokumentation

> **Merke**
>
> Valide Angaben zur Schmerzintensität kann nur der Patient selber machen. Die Fremdbeurteilung durch Ärzte oder das Pflegepersonal ist unzureichend mit der subjektiven Schmerzwahrnehmung des Patienten korreliert.

Voraussetzung einer modernen und effektiven Schmerztherapie ist die systematische Schmerzerfassung.

▶ Gezielte Fragen nach Schmerzen
- bereits beim Erstkontakt
- regelmäßig im Laufe des stationären Aufenthalts, z. B. einmal pro Schicht durch die Pflegenden
- Erfolgskontrolle der Therapie nach Verabreichung eines Schmerzmittels
  - bewährte Schmerzerfassungsbogen für die Anamnese (▶ Tab. 15.1)
  - eigene Spalten in der Patientenkurve zur Dokumentation

▶ Dokumentation
- Nebenwirkungen der Therapie
- Behandlungserfolg der entsprechenden Gegenmaßnahmen
- 4-stündiges Überwachungsprotokoll der Vitalparameter und Vigilanz nach i. v.-Opioidgabe
- Nutzung spezieller Dokumentationssysteme für spezifische Patientengruppen
  - Kleinkinder (KUSS)
  - Demenzkranke (BESD)
  - analgosedierte Intensivpatienten (RASS, Ramsay-Score)

15.3 Schmerztherapeutische Verfahren

> **Merke**
>
> Die beste Schmerztherapie besteht in der Beseitigung der Ursache.
> Zu jeder Schmerztherapie gehört deshalb die richtige Diagnose!

Tab. 15.1 Schmerzerfassung nach dem PQRST-Schema

Kürzel	Aspekt	Fragestellung
P	Provocation	Was hat den Schmerz verursacht?
Q	Quality	Schmerzart? (z. B. Muskel-/Knochenschmerz, Eingeweide-/Kolikschmerz, neuropathischer Schmerz)
R	Region	Wo tut es weh?
S	Severity	Schmerzstärke? Erfassung mit z. B. Visueller Analog Skala oder Numerischer Analog skala oder Faces Pain Scale-Revised (Smiley) (für Kinder von 3–8 Jahren) (▶ Abb. 15.1)
T	Time	Seit wann tut es weh?

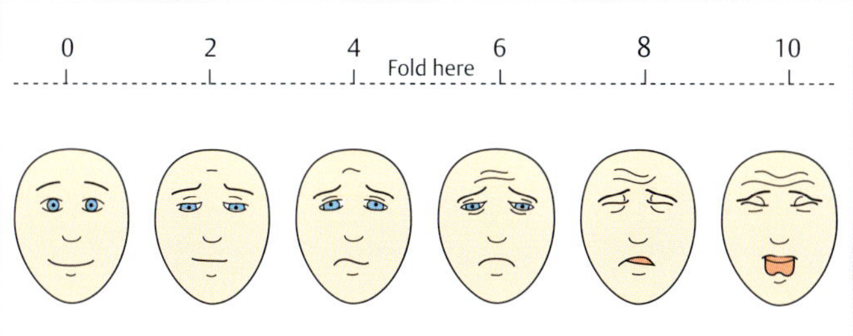

Abb. 15.1 Faces Pain Scale Revised: für Kinder von 3–8 Jahren zur Schmerzerfassung geeignet.

Schmerztherapie

15.3.1 Nicht medikamentöse Verfahren

- **psychologische** Verfahren (Ressourcen des Patienten nutzen)
  - Ablenkungsstrategien
  - Entspannungsübungen
- **physiotherapeutische** Maßnahmen (wichtige Säule der Schmerztherapie im klinischen Alltag)
  - allgemeine Mobilisation des Patienten
  - Vermittlung schmerzarmer Bewegungsabläufe und entlastender Ausgangsstellungen
  - Atem- und Hustentechniken
  - aktive oder passive Bewegungsübungen
  - Massagetechniken
  - entstauende Maßnahmen
  - spezielle Lagerungen.

  Diese stellen im Alltag eine wichtige Säule der Schmerztherapie dar.
- **physikalischen** Maßnahmen
  - Kältetherapie (v. a. nach Leistenherniotomien; Reduktion der postoperativen Schmerzen und des Schmerzmittelbedarfs [5])
  - TENS (transkutane elektrische Nervenstimulation): selten im klinischen Alltag
  - Akupunktur: selten im klinischen Alltag

15.3.2 Prinzipien der medikamentösen Schmerztherapie

Im Jahr 1986 legte die Weltgesundheitsorganisation (WHO) eine richtungweisende Therapieempfehlung für Patienten mit **Tumorschmerzen** vor [9]. Dieses so genannte Stufenschema wirkte dem seinerzeit verbreiteten Nihilismus bei der Behandlung von Tumorschmerzen entgegen. In der Folgezeit orientierte man sich auch bei der Behandlung **nicht maligner chronischer Schmerzen** am WHO-Stufen-Schema (▶ Abb. 15.2).

Prinzipien des WHO-Stufenschemas:
1. start low and go slow – langsame Dosissteigerung
2. by the Mouth – d. h. möglichst früh oral
3. by the Ladder – nach dem Stufenschema von links nach rechts
4. by the Clock – d. h. pünktlich und regelmäßig, nicht nur bei Bedarf
5. by the Individual – am jeweiligen Patienten orientiert

Für die **Akutschmerztherapie** versuchte man die Regeln des WHO-Stufen-Schemas zu modifizieren

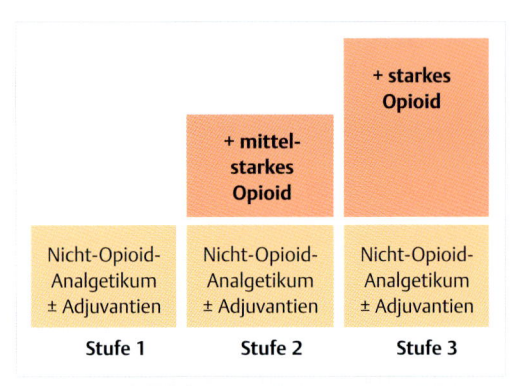

Abb. 15.2 WHO-Stufenschema zur Therapie tumorbedingter Schmerzen. Als Stufe 4 werden lokoregionale Verfahren bezeichnet, wie z. B. Lokalanästhesie, Neurolysen, rückenmarksnahe Opiate oder neurochirurgische Maßnahmen (Schmerzpumpen). Darüber hinaus kommen im individuellen Fall Möglichkeiten zur Schmerzreduktion durch Bestrahlung, Chemotherapie, Radionuklidtherapie, operative Tumorreduktion, Bisphosphonat- und Denosumab-Therapie in Betracht.

und mit der Entwicklung niedrig dosierter Galeniken hochpotenter Opiode initial gleich mit der Stufe III zu beginnen.

Prinzipien der Akutschmerztherapie:
1. Hit the Pain hard and early
   - Beginn mit eher starkem Opioid zur frühen und effektiven Schmerzbekämpfung
   - Reduktion der Medikamentendosis im Verlauf bei abnehmenden Schmerzen
   - rechtzeitiges Absetzen starker Schmerzmittel
2. by the Mouth
   - gilt unverändert
3. by the Ladder
   - Orientierung eher an einem „umgedrehten" Stufenschema, also von rechts nach links
4. by the Clock und bei Bedarf
5. by the Individual
   - am jeweiligen Patienten orientiert (gilt unverändert)

Eine Übersicht über mögliche Medikamente und gängige Dosierungen findet sich in der Tabelle (▶ Tab. 15.2).

15.3.3 Periinterventionelle Schmerztherapie

Schmerz ist keine notwendige Begleiterscheinung von medizinischen Maßnahmen. Die medizini-

Tab. 15.2 Häufig gebrauchte Medikamente und Standarddosierungen für Erwachsene. CAVE: Kontraindikationen und Dosisanpassungen bei Leber- und Niereninsuffizienz sowie bei Kindern.

Wirkstoff	Max. Tagesdosis Applikationswege	Beispiel
Nicht-Opioid-Analgetika		
Ibuprofen	2400 mg p. o., Supp.	4x tgl. 600 mg, d. h. je 1½ Tbl.
Diclofenac	150 mg tgl. p. o., Supp., (i. m.)	Voltaren 3 × 50 mg Voltaren resinat 2 × 75 mg (Dauertherapie)
Etoricoxib	(60) 90–120 mg p. o.	Arcoxia 1x tgl.
Metamizol	4 g tgl. p. o., rektal, intravenös bei Koliken initial oft 2,5 g als Kurzinfusion notwendig	Novalgin, Novaminsulfon u. a. 4 × 2 Tabletten (zu 0,5g) oder 4 × 40 Tr. oder 4 × 1 g Kurzinfusion über 30 min!
Paracetamol	Höchstdosis: 100 mg/kg KG tgl. p. o., rektal, intravenös	z. B. Benuron, Perfalgan Initialdosis: 35–40 mg/kg KG Repetitionsdosis: 15 mg/kg KG
mittelstarke Opioide		
Tramadolhydrochlorid	400 mg; p. o., i. v.	Tramal 3–4 × 50–100 mg
Tilidinhydrochlorid + Naloxonhydrochlorid	600 mg p. o.	Valoron 20–40 bis 6x/d 2 × 50–100 mg
starke Opioide		
Oxycodonhydrochlorid	theoretisch 400 mg p. o.	Oxygesic 2 × 10 (–20) mg (ret.)
Oxycodonhydrochlorid + Naloxonhydrochlorid	80 mg + 40 mg p. o.	Targin 2 × 10/5 mg–20/10 mg
Tapentadol	500 mg p. o.	Palexia 2 × 50 mg ret.-Tbl.
Morphinsulfat-5-Wasser	360 mg p. o.	Sevredol 10–60 mg Tbl.
Morphinsulfat	individuell s. c., i. m., i. v., epidural, intrathekal	Morphin 50 mg/50 ml als Dauerperfusor
Piritramid	120 mg; i. v.; s. c., i. m.	Dipidolor 7,5–15 mg
Fentanyl	300 µg/h, transdermal	Fentanylpflaster 25 µg/h
Lokalanästhetika		
Articainhydrochlorid	400 mg bzw. 5–6 mg/kg KG	Ultracain 1 % 10–30 ml
Bupivacainhydrochlorid	2 mg/kg KG	Carbostesin 0,5 % 5 ml
Lidocainhydrochlorid	300 mg	Xylocain 1 % 5–20 ml

schen Möglichkeiten einer adäquaten Schmerztherapie sind prinzipiell vorhanden, werden aber leider oft nicht zielgerichtet eingesetzt. Eine adäquate Schmerztherapie ist eine wesentliche Voraussetzung für eine rasche Genesung und kann das postoperative Morbiditäts- und Mortalitätsrisiko reduzieren.

> **Merke**
>
> Der Patient soll durch präoperative Informationen und Handlungsanleitungen aktiv in das perioperative Schmerzmanagement eingebunden werden [6], [8]

Darüber hinaus hat der Patient einen Rechtsanspruch auf eine ausreichende Schmerzmedikation bei der Durchführung überwiegend schmerzhafter Untersuchungen oder Eingriffe (z. B. Urethrozystoskopie, Prostatabiopsie, Abszessinzision usw.).

> **Merke**
>
> Ziel muss es sein, perioperative und posttraumatische Schmerzen möglichst zu verhindern oder zumindest soweit zu lindern, dass sie erträglich sind.

Ferner gilt es, mögliche Auswirkungen von Schmerzen (z. B. Funktionseinschränkungen, Stress und Chronifizierung) sowie Nebenwirkungen der Schmerztherapie (z. B. Übelkeit und Erbrechen) zu vermeiden.

Hilfreich ist hierfür eine klar definierte **Schmerzleitlinie** im klinischen Alltag, die Therapiekonzepte und Handlungsrahmen für ärztlichen und pflegerischen Dienst regelt und rasche Handlungsfähigkeit schafft. Parallel soll eine regelmäßige Schmerzerfassung und Therapiekontrolle erfolgen.

Bei mangelndem Erfolg der eingeleiteten Maßnahmen muss man sich fragen,
- ob der Patient eine ausreichende Dosierung des verordneten Medikamentes erhält?
- ob das richtige Medikament eingesetzt wird?
- ob die richtigen Maßnahmen ergriffen wurden?
- ob der Patient unter einem anderen Schmerz leidet als dem behandelten Nozizeptorschmerz (neuropathischer Schmerz, seelischer Schmerz)?

In unserer Klinik wird eine Schmerzleitlinie angewendet (▶ Tab. 15.3). Weitere Hinweise und Anregungen finden sich auch in der S3-Leitlinie „Behandlung akuter perioperativer und posttraumatischer Schmerzen" (AWMF-Register Nr. 041/001).

Wo immer möglich, sollten **lokoregionale Verfahren** Anwendung finden:
- Reduktion der Narkosetiefe bei Kindern durch
  - Peniswurzelblock bei der Zirkumzision
  - Inguinalblock im Rahmen von Leisteneingriffen
- Senkung des postoperativen Schmerzmittelbedarfs durch lokale Wundinfiltration zum Ende der Operation
- rückenmarksnahe Verfahren wie Sattelblock (z. B. beidseitige Orchidopexie) oder Periduralanästhesie im Rahmen großer abdominaler Operationen
  - präoperative Aufklärung erforderlich
  - enge Kooperation zwischen Operator und Anästhesist

15.4 Zusammenfassung

Fazit

Vorgaben für eine bessere Schmerzprävention und Schmerztherapie
- **Dokumentation** des Schmerzes als 5. Vitalparameter (neben Herzfrequenz, Atmung, Temperatur, Blutdruck). Grund: Wiederholt dokumentierter Schmerz führt zu Konsequenzen und zu einer besseren Schmerztherapie.
- **Schmerzprävention**: Bei absehbaren Schmerzen schon „vorher" behandeln, denn das Verhindern eines zu erwartenden Schmerzes benötigt geringere Mengen an Analgetika als die Therapie eines bestehenden Schmerzes.
- **Schmerztherapie sollte nicht schmerzhaft sein!**
- **Applikationsform**: p. o. und i. v. sind besser als rektal → nasal ist besser als s. c. → s. c. besser als i. m.
- **Diagnostisch bedingte Schmerzen konsequent behandeln**: Für viele Patienten sind schmerzhafte Prozeduren das Schlimmste an ihrer Erkrankung.
- **Schmerz messen, nicht schätzen!** Es gibt standardisierte, gut evaluierte Messverfahren (auch für nicht kommunikationsfähige Patienten).

Tab. 15.3 Schmerzleitlinie der Klinik für Urologie und Kinderurologie der Universitätsklinik Marburg.

	Schema	Basistherapie	Zusätzlich bei anhaltenden Schmerzen NRS in Ruhe > 3 Stufe 1	Zusätzlich bei anhaltenden Schmerzen + falls nach 30 min NRS > 3 Stufe 2	Zusätzlich b. Bed. NRS > 5 in Ruhe + Info an den Arzt
1	kleine Eingriffe z.B Leiste, Hoden, Urethrotomie, URS, TUR-B, TUR-P	Metamizol 4 × 1 g oral oder* KI ab 3. post OP-Tag nur noch bei Bedarf	Targin 10 mg 2 × 1 Retard-Tbl.	Info an den Arzt	Sevredol 10 mg p.o.
2	mittlere Eingriffe z.B. Nephrektomie, Tu-Enukleation, NB-Plastik, TVP, RRP, Sectio alta, Psoas Hitch, HR-Rekonstruktion	Metamizol 4 g in 50 ml als Perfusor (post-OP für 24 h, danach) 4 × 1 g Metamizol oral (ab 4. post-OP-Tag nur noch bei Bedarf)	Targin 10 mg 2 × 1 Retard-Tbl. spät. am 3. post-OP-Tag reduzieren	nach Rücksprache mit dem Arzt bei Knochenschmerzen **Arcoxia** 1 × 90 mg (Cave: Nierenfunktion!)	Sevredol 10 mg p.o. oder* Dipidolor 7,5 mg als Kurzinfusion
3	große Eingriffe abdominale Nephrektomie, Cyst(oprostat)ektomie, RPLA, vordere Exenteration	Metamizol 4 g in 50 ml als Perfusor post-OP für 24 h	PDK (PCEA) Naropin + Sufentanil **fall kein PDK: PCA** + sobald möglich überlappend Targin 2 × 10 mg p.o.	Bolus auslösen falls PDK-Bolus nach 30 min ineffektiv: Info an Schmerzdienst	alternativ/Rescue: Sevredol 10 mg p.o. oder* Dipidolor 7,5 mg als Kurzinfusion
4	Harnleiterkolik	Metamizol 1 g als KI** einmalig, dann 4 × 40 Tr. oral	statt Metamizol-Tropfen: **TNP-Perfusor** 1–2 ml/h (400 mg Tramadol + 4 g Metamizol + 40 mg Metoclopramid)	Info an den Arzt	Info an den Arzt

Literatur

[1] Annetzberger, P. Fundamentals of practical pain management in pediatric emergency situations. Notarzt 2008; 24: 117–23
[2] Donald D. Price: Psychological Mechanisms of Pain and Analgesia, IASP Press: 1999
[3] Hicks CL, von Baeyer CL, spafford P et al. The Faces Pain Scale - Revised: toward a common metric in pediatric pain measurement. Pain 2001; 93: 173–83
[4] Khelet H, Wilmore DW. Multimodal strategies to improve surgical outcome. Am J Surg 2002; 183(6): 630–41
[5] Koc M, Tex M, Yoldas Ö et al. Cooling for the reduction of postoperative pain: prospective randomized study." Hernia 2006; 10(2): 184–6
[6] Laubenthal H, Neugebauer E. S 3-Leitlinie: Behandlung akuter perioperativer und posttraumatischer Schmerzen". AWMF-Register Nr. 041/001: 2009
[7] Merskey H, Bogduk N, Hrsg. Classification of chronic pain: descriptions of chronic pain syndromes and definitions of pain terms. Seattle: Internationale Gesellschaft zum Studium des Schmerzes Press; 1974
[8] Paez Borda A, Charnay-Sonnek F, Fonteyne V et al. EAU Guidelines Pain management & Palliativ Care. 2013. http://www.uroweb.org/guidelines/online-guidelines/
[9] World Health Organization. Cancer pain relief. 1986. http://www.awmf.org/leitlinien/detail/ll/001-025.html

Sachverzeichnis

A

A-Mode, Sonografie 39–40
Abdomen
– akutes 27
– Quadrantenzuordnung der Bauchorgane 31
– Untersuchung 30
Abirateron, Prostatakarzinom 314–316
– kastrationsresistentes 260
Ablatio testis, inguinale, Hodentumor 270
Abrams-Griffith-Normogramme 572
Abstoßung, Organtransplanatation 510
Abszess
– Hoden 176
– Nebenhoden 176
– Niere 163
– paranephritischer 163
– perinephritischer 163
– Prostata 182
ACE (Anämie bei chronischer Erkrankung) 323
Acetylsalicylsäure (ASS), Antikoagulation 600, 603
Acquired Renal Cystic Disease (ARCD) 128
ACTH-Dexamethason-Hemmtest 227
ACTH-produzierendes Hyphysenadenom 226
Active Surveillance
– Keimzelltumoren, testikuläre 275
– Prostatakarzinom 254
ADC (Apparent Diffusion Coefficient) 67
Adipositas, Tumorrisiko 204
ADMCKD2 (autosomal dominant medullary cystic kidney disease type 2) 121
ADPKD (autosomal-dominante polyzystische Nierenerkrankung) 118
Adrenalektomie 229
– Nebennierentumor 225
Adrenogenitales Syndrom (AGS) 151
AdVance-Schlinge 545
AdVanceXP-Schlinge 546
Aging-Male-Symptom-(AMS-)Fragebogen 457
AGS (Adrenogenitales Syndrom) 151
Aktivität, körperliche, Tumorprävention 205
Akutschmerztherapie 610
Al-Ghorab-Shunt, Priapismus 467, 482–483

Aldosteronproduktion, exzessive, Nebenierentumoren 225
Alfuzosin, benigne Prostatahyperplasie 574
Algurie 24
Alkalizitrat, Steinmetaphylaxe 352
Alkalose, metabolische, Hyperaldosteronismus 225
Alopezie, medikamentenbedingte 310, 312
Alpha-Fetoprotein (AFP) 268
– Keimzelltumoren, testikuläre 267, 272
Alpha-Glukosidase-Konzentration, Ejakulat 434, 436
17-Alpha-Hydroxylase-Mangel 150
5-Alpha-Reduktase-2-Defekt 151
5-Alpha-Reduktase-Inhibitoren
– benigne Prostatahyperplasie 575
– Tumorprävention 209
5-Alpha-Reduktase-Mangel 437
5-Alpha-Reduktase 455
Alphablocker
– benigne Prostatahyperplasie 574
– Blasenentleerungsstörung, weibliche 373
– Blasenfunktionsstörungen, kindliche 409
– Infertilität, idiopathische 443
– Reflexharninkontinenz 556
– Urolithiasis 342
Alphamimetika
– Belastungsharninkontinenz 535
– retrograde Ejakulation 454
Alpharadin, Prostatakarzinom 314, 316–317
Alpharezeptoren, Harnblase/Prostata 575
Alphastrahlung 71
– Schmerztherapie 79
Alprostadil
– erektile Dysfunktion 449
– intrakavernöse Applikation 451
– intraurethrale Applikation 450
Altershypogonadismus 455–457
Amikacin, Pyelonephritis 162
Aminolävulinsäure, fotodynamische Diagnostik 83
Ammonium im Urin 351

Ammoniumchloridbelastungstest 351
Ammoniumuratsteine 335, 354–355
Amoxicillin/Clavulansäure, Pyelonephritis 162
Ampicillin/Sulbactam, Pyelonephritis 162
Amyloidose
– Priapismus 466
– Zystitis, hämorrhagische 159
Analgetika 610
– Dosierung 611
– Harnsteinkolik 477
– Nierenkolik 341
– WHO-Stufenschema 29, 477, 610
– Zystitis 36
Anämie
– medikamentenbedingte 309, 312
– mikroangiopathische 323
– renale 323
– therapieassoziierte 323
– tumorbedingte 322–323
Anamnese 29
– Funktionen 29
Anaphylaxie
– Akuttherapie 339
– Ausscheidungsurografie 339
Anderson-Hynes-Nierenbeckenplastik 387
Androgene, Infertilität, idiopathische 443
Androgenindex, freier (FAI) 457
Androgeninsensitivitätssyndrom 437
Androgenmangel, Hypospadie 141
Androgenresistenz 150
– Hypogonadismus 455
Androgenrezeptordefekt 150
Androskat™ 451
Anejakulation 453
Aneurysma
– arteriovenosum 113
– dissecans 113
– echtes 113
– falsches (spurium) 113
– Ruptur 114
Angiomyolipom 210–211
– Ruptur 123
ANNA-System, Sonografie 53
Anorchie, Kinderwunsch 442
Anstoßtest nach Bailey 31
Anthrazykline, Paravasation 329
Anti-Müller-Hormon (AMH), Infertilität, männliche 433

Antiandrogene
– Osteoporose 324
– Prostatakarzinom 259
Antibiotika
– empirische Therapie 172
– Harnwegsinfektionen 35, 360
– – kindliche 166
– – komplizierte 171–172
– – rezidivierende 168–169
– Niereninsuffizienz 167–168
– Prophylaxe, perioperative 193–195, 603
– Pyelonephritis 161–162
– Schwangerschaft 167, 361
– Urosepsis 179
– Zystitis 156–157
Anticholinergika
– benigne Prostatahyperplasie 576
– Blasenfunktionsstörungen, kindliche 409
– Drangharninkontinenz 551
Antiemetika 319
Antihistaminika
– Infertilität, idiopathische 443
– Übelkeit/Erbrechen 319
Antihypertensiva, Priapismus 466
Antikoagulation/Antikoagulanzien
– neue 603
– perioperative 599
– Urolithiasis 343
Antikörper
– monoklonale 325
– – Nierentransplantation 518
– – polyklonale, Nierentransplantation 518
Antikörpernachweis, Ejakulat 435
Antimetaboliten, Immunsuppression bei Nierentransplantation 517
Antimuskarinika
– Blasenfunktionsstörungen, kindliche 409
– Drangharninkontinenz 551
Antiöstrogene
– Gynäkomastie 463
– Infertilität, idiopathische 443
Antioxidanzien
– Infertilität, idiopathische 444
– Tumorprävention 205
Antirefluxplastik
– extravesikale nach Lich-Grégoire 395
– intravesikale
– – nach Cohen 395
– – nach Politano-Leadbetter 395
– Kinder 395

Sachverzeichnis

Antituberkulotika 190–191
Anurie 24, 473
- Ursachen 474
Anus
- praeter 376
- Untersuchung 32
Aorta
- CT-Angiografie (CTA) 62
- MR-Angiografie (MRA) 65
Apatitsteine 335
Apomorphin, erekile Dysfunktion 450
Apparent Diffusion Coefficient (ADC) 67
Appendix
- epididymidis 489
- testis 489
Appendizitits 477
Aprepitant, Übelkeit/Erbrechen 319
Aragonitsteine 335
Arbeitsplatzbelastung, Tumorrisiko 204
ARCD (Acquired Renal Cystic Disease) 128
Argatroban 603
Argus-System 547
Aromataseinhibitoren
- Gynäkomastie 463
- Infertilität, idiopathische 443
ARPKD (Autosomal-rezessive polyzystische Nierenerkrankung) 117
ART (Assistierte Reproduktionstechniken) 440
Artefakte, Sonografie 45
Arteriovenöse Fistel, Nierengefäße 114
Articainhydrochlorid, Schmerztherapie 611
Ask-Upmark-Niere 116
Aspermie 435, 453
Assistierte Reproduktionstechniken (ART) 440
Asthenozoospermie 435
ATOMS-System 547
Ausscheidungs-MR-Urografie 65
Ausscheidungsurografie (AUG) 58
- anaphylaktische Reaktion 339
- Hufeisenniere 112
- Nierenbeckentumor 231
- Normalbefunde 58
- Urolithiasis 339
Autofotografie, Penisdeviation 463
Autoimmunerkrankungen, interstitielle Zystitis 158
Autosomal-dominante polyzystische Nierenerkrankung (ADPKD) 118

Autosomal-rezessive polyzystische Nierenerkrankung (ARPKD) 117
Avanafil, Eigenschaften 449
Axitinib
- Nebenwirkungen 309
- Nierenzellkarzinom 222, 306, 308
Azathioprin 510
- Immunsuppression bei Nierentransplantation 517
AZF (Azoospermie-Faktor), Mikrodeletion 436
- Spermienasservierung 441
Azidose
- metabolische, Urosepsis 178
- renal-tubuläre 351, 353
Azithromycin
- Chlamydia trachomatis 175
- Neisseria gonorrhoeae 175
Azoospermie 430, 435, 453
Azoospermie-Faktor, siehe AZF

B

B-Mode, Sonografie 39–40
- transrektale 50
Bacillus Calmette Guerin (BCG)
- Carcinoma in situ der Harnblase 240
- Urothelkarzinom 241
Bailey-Anstoßtest 31
Bajorin-Kriterien, Harnblasenkarzinom 312
Bakteriämie 478
- Urosepsis 178
Bakteriologie 34
Bakteriurie
- asymptomatische 154
- - Harnwegskatheter 193
- - Kinder 166
- - Schwangerschaft 167, 361
- - signifikante nach KASS 35
Balanitis 173
Balanoposthitis 173
- Gardnerella vaginalis 187
- Trichomonas vaginalis 188
Balkannephropathie 230
Ballonkompression, Belastungsharninkontinenz, männliche 548
Bandanlage
- mittturethrale 535
- pubo-/transvaginale, Miktionsstörung 561
Basiliximab, Nierentransplantation 518
Bauch, siehe Abdomen
Bauchhoden 414
BCG, siehe Bacillus Calmette Guerin
Beckenboden-EMG 96, 102, **102**

Beckenbodenhyporeaktivität, Harnröhrendruckprofil 101
Beckenbodentraining
- Belastungsharninkontinenz
- - männliche 545
- - weibliche 534
- Drangharninkontinenz 551
Beckenexenteration 375
Beckenniere 109
Beckenringfraktur, Urethraverletzung 501
Beckenröntgen, Übersichtsaufnahme 57
Beckenschmerzsyndrom, chronisches 182
Beckentrauma, Urethrastriktur, posteriore 592
Beckwith-Wiedemann-Syndrom 223
Behçet-Erkrankung, Epididymitis 175
Beinvenenthrombose, tiefe 601
Belastungsharninkontinenz 532
- männliche 542
- - Diagnostik 543–544
- - Therapie 545
- weibliche 369, 370, 532
- - Diagnostik 532
- - Therapie 534
Belatacept, Nierentransplantation 518
Benzylpenicillin-Benzathin, Syphilis 187
BEP-Regime, testikuläre Keimzelltumoren 279
Berdon-Syndrom 140
Beschneidung, siehe Zirkumzision
Beta-3-Adrenozeptor-Agonisten
- Drangharninkontikenz 552
- Reflexharninkontinenz 551
Beta-hCG 268
- Siehe auch hCG
- Keimzelltumoren, testikuläre 267, 272
3-Beta-Hydroxysteroid-Dehydrogenase-Defekt 150
17-Beta-Hydroxysteroid-Dehydrogenase-Mangel 150
Beta-Sitosterole, benigne Prostatahyperplasie 574
Betakarotin, Tumorprävention 206–207
Betastrahlung 71
Bethanecholchlorid, Malakoplakie 165
Beutelurin, Kinder 379
Bevacizumab
- Nebenwirkungen 309
- Nierenzellkarzinom 222, 306
Bildrauschen, Sonografie 45

Bilharziose 37, 192
Bimix, erektile Dysfunktion 451
Biofeedback-Verfahren
- Belastungsharninkontinenz 534, 545
- Drangharninkontinenz 551
- Harninkontinenz, kindliche 405
Biopsie, Ureterorenoskopie 84, 87
Birt-Hogg-Dubé-Syndrom 213
Bisphosphonate
- Hyperkalzämie 325
- Knochenmetastasen 262
- osteoprotektive Therapie 324
Bladder and Bowel Dysfunction (BBD) bei Kindern 381
Bladder Outlet Obstruction 569
Bladder Pain Syndrome (BPS) 371
Blase(…), siehe Harnblase(…)
Blasenekstrophie-Epispadie-Komplex (BEEK) 138
Bleomycin
- Chemozystitis 159
- Hypersensitivitätsreaktion, lokale 327
- testikuläre Keimzelltumoren, metastasierte 279
Blocksom-Vesikostomie 410
Blue Dot Sign, Hydatidentorsion 489
Blutgasanalyse
- Normwerte 350
- Priapismus 466, 481
Blutgruppenantigene, Transplantation 515
Bluthochdruck
- Hyperaldosteronismus 225
- medikamentenbedingter 310
Blutnachweis, Urin 34
Blutungsrisiko, perioperatives 600
Boari-Blasenlappen, Ureterverletzung 499
Boari-Ureterozystoneostomie 367
Bone-Targeted-Therapie, Knochenmetastasen 262
BOO (Bladder Outlet Obstruction) 569
Bosniak-I-Zyste 48
Bosniak-Klassifikation, Nierenzysten 48, 125, 211
Botox 557
Botulinumtoxin
- Blasenfunktionsstörungen, kindliche 409
- Drangharninkontinenz 552
- Reflexharninkontinenz 556
Bougie-à-Boule-Set 374

615

Sachverzeichnis

Bougierung 90
- Meatusenge 146, 374
-- weibliche 374
- Urethrastriktur 587
Bourneville-Pringle-Syndrom 123
Bowen-Erkrankung 185, 288
Bowenoide Papulose 185
BPE (Benign Prostatic Enlargement) 569
BPH (Benign Prostatic Hyperplasia) 568–569
BPO (Benign Prostatic Obstruction) 569
BPS (benignes Prostatasyndrom) 568–569
Brachytherapie, interstitielle, Prostatakarzinom 259
Bridging, perioperatives 599–602
Bromocriptin, Infertilität, idiopathische 443
Brunzel-Zeichen, Hodentorsion 488
Brushitsteine 335, 343, 352
Bulking Agents
- Belastungsharninkontinenz
-- männliche 545
-- weibliche 540
- Refluxtherapie bei Kindern 394
Bulky Disease 329
Bupivacainhydrochlorid, Schmerztherapie 611
Burch-Kolposuspension 535
Burned-out-Tumor, Hoden 266
Buschke-Löwenstein-Tumor 185
Busulfan, Chemozystitis 159

C

C-TRUS (Computer-assisted Analysis of Transrectal Ultrasound) 53
Cabazitaxel, Prostatakarzinom 314, 316–317
- kastrationsresistentes 260, 262
Cabozantinib, Nierenzellkarzinom 221
Calcineurininhibitoren
- Immunsuppression bei Nierentransplantation 517
- Nebenwirkungen 517
Calcitonin Gene Related Peptide (CGRP), Hodendeszensus 415
Cancer-Related Fatigue (CRF) 326
Capsaicin
- Drangharninkontinenz 553
- Reflexharninkontinenz 557

Carboplatin
- Harnblasenkarzinom 311–312
- Neuropathie, Chemotherapie-induzierte 326
- Paravasation 328
- Prophylaxe von Übelkeit/Erbrechen 319
- Seminom 274
Carcinoma in situ
- fotodynamische Diagnostik 83
- Harnblase 239
- Penis 288
Caroli-Syndrom 118
CBAVD (Congenital Bilateral Aplasia of Vas deferens)
- MESA 441
- Spermienasservierung 441
Cefaclor, Harnwegsinfektion, rezidivierende 169
Cefalexin, Harnwegsinfektion, rezidivierende 169
Cefepim, Pyelonephritis 162
Cefixim, Neisseria gonorrhoeae 175
Cefotaxim, Pyelonephritis 162
Cefpodoximproxetil
- Harnwegsinfektion, weibliche 360
- Pyelonephritis 162
- Zystitis 157
Ceftazidim, Pyelonephritis 162
Ceftibuten, Pyelonephritis 162
Ceftriaxon
- Neisseria gonorrhoeae 175
- Pyelonephritis 162
CEUS (Contrast-enhanced Ultrasound) 51
CFTR-(Cystic-Fibrosis-Transmembrane-Conductance-Regulator-)Gen, Mutation 436
CHADS$_2$-Score, Thromboembolierisiko 603
Chemotherapie
- adjuvante
-- Nichtseminom 276
-- Seminom 274
- Harnblasenkarzinom 311–312
- Nebenwirkungen 318
- Paravasate 327
- Prophylaxe von Übelkeit/Erbrechen 319
- Spermienasservierung 441
- Tumoren 306
Chemozystitis 159–160
Chip-on-the-Tip-URS 88
Chlamydieninfektion/Chlamydia trachomatis
- Antibiotika 175
- Reiter-Syndrom 174

- Urethritis 174
- Zystitis 157
Chlorhexidinlösung, Chemozystitis 159
Cholezystitis 477
Cholin, prostatisches, MR-Spektroskopie 67
Cholinderivate, PET 77
Cholinergika
- Blasenentleerungsstörung, weibliche 373
- Harnretention, chronische 559
- Malakoplakie 165
Chorda penis 140
- Resektion 142
Chromosomenstörungen 436
Chwalla-Membran 133
Chylurie 25
Ciclosporin 510
Ciclosporin A
- Immunsuppression bei Nierentransplantation 517
- Nebenwirkungen 517
CIN (zervikale intraepitheliale Neoplasie) 185
Ciprofloxacin
- Harnwegsinfektion
-- rezidivierende 169
-- weibliche 360
- Neisseria gonorrhoeae 175
- Pyelonephritis 162
- Zystitis 157
CIRS (Critical Incident Report System) 599
Cisplatin
- Harnblasenkarzinom 311–312, 314
- Hypersensitivitätsreaktion, lokale 327
- Neuropathie, Chemotherapie-induzierte 326
- Paravasation 328
- Prophylaxe von Übelkeit/Erbrechen 319
- testikuläre Keimzelltumoren, metastasierte 279
- Urothelkarzinom, metastasiertes 245
Clean-Catch-Urin 379
Clostridium-botulinum-Toxin, Blasenfunktionsstörungen, kindliche 409
Cohen-Antirefluxplastik 395
Collins-Lösung, Organperfusion 519
Columna renalis, hypertrophierte 116
Common Terminology Criteria for Adverse Events (CTCAE) 318
Computer-assisted Analysis of Transrectal Ultrasound (C-TRUS) 53

Computertomografie, siehe CT
Condylomata
- acuminata 185–186
- plana 185
Conn-Syndrom 225
Cooper-Ligament, offene Kolposuspension 535
Corpora cavernosa
- Phlegmone 177
- Priapismus 481
- Shuntanlage 482
Cotrimoxazol
- Harnwegsinfektion, rezidivierende 169
- Malakoplakie 165
- Prophylaxe, perioperative 194
- Pyelonephritis 162
- Zystitis 157
CT (Computertomografie) 59
- Hodentumorstaging 268
- native 60
- Nierentrauma 495
- Schwangerschaft 362
- Strahlenbelastung 362
- Urolithiasis 340
CT-Angiografie (CTA) 62
CT-Fluoroskopie 62
CT-Kontrastmittel 69
CT-Urografie 61
CT-Zystografie 61
CTCAE (Common Terminology Criteria for Adverse Events) 318
Cushing-Syndrom 226
- adrenales 227
- ektopes 227
- zentrales 227
Cystic Fibrosis Transmembrane Conductance Regulator (CFTR-)Gen, Mutation 436

D

D-Mannose, Harnwegsinfektionen 168
Dabigatran 603
Dahllitsteine 335
Daidzein, Tumorprävention 209
Danazol, Chemozystitis 159
Dapoxetin, Ejaculatio praecox 453
Darbepoetin 323
Darifenacin, Drangharninkontinenz 552
Darmbilharziose 192
Darmersatzblase 244
Darmvorbereitung, präoperative 599
Dauerkatheterisierung, Reflexharninkontinenz 556
DCE-MRT (dynamische kontrastverstärkte MRT) 67

Sachverzeichnis

Denosumab 324–325
- Knochenmetastasen 262
Denys-Drash-Syndrom 141, 223
Desmopressin, Enuresis 403
Desperation RTR 286
Detrusor-Blasenhals-Dysfunktion, weibliche 373
Detrusor-Sphinkter-Dysfunktion, weibliche 373
Detrusorakontraktilität 559
Detrusordysfunktion, Typen 408–409
Detrusorhypokontraktilität 559
Detrusorkontraktionsdruck 96
Detrusorüberaktivität
- neurogene, mit Harninkontinenz 554
- terminale 96
Deutsche Stiftung für Organspende (DSO) 511
Dexamethason, Übelkeit/Erbrechen 319
Dexamethason-Hemmtest 227
Dexrazoxane, Antidot für Anthrazyklin-Paravasate 329
Diabetes mellitus
- Ejakulationsstörung 454
- Harnwegsinfektionen 156
- Priapismus 466
Diagnostik 24
- endoskopische 79
-- perkutane 88
- radiologische 57
- sonografische 39
- urodynamische 92
Dialyse
- ADPKD 120
- Hyperkalzämie 325
- Niereninsuffizienz, chronische 512
Diarrhö
- medikamentenbedingte 310, 312, 317, 320
- Schweregrade 320
- Therapie 320
DIC (Disseminated Intravasal Coagulation) 478
Dickdarm-Harnableitung, Antibiotikaprophylaxe 196
Diclofenac, Schmerztherapie 611
Diethylentriaminpentaessigsäure (DTPA), Szintigrafie 73
Diffusionsgewichtete Bildgebung (DWI) 67
Digitorektale Untersuchung 32–33
- Prostatakarzinom 252
Dihydrostilbestrol, Prostatakarzinom 260

Dihydrotestosteron (DHT) 455
Dimenhydrinat, Übelkeit/Erbrechen 319
Dimercaptobernsteinsäure, Szintigrafie 72
Distraktionsdefekt, Urethrastriktur 592
Diureseszintigrafie
- Kinder 383
- Megaureter 397
Diuretika, Hyperkalzämie 325
Divertikel
- falsche 136
- Harnblase 83, 140, 584
- Nierenkelchsystem 114
- paraureterale 140
- Ureter 136
- Urethra 145, 374
- Urethralklappen 400
- Urethrastriktur 589
- vesikourachales 137
DMSA-Szintigrafie 73
- Kinder 393
DMSO, Paravasation 328
Docetaxel
- Hand-Fuß-Syndrom 321
- Mukositis 321
- Neuropathie, Chemotherapie-induzierte 326
- Paravasation 328
- Prostatakarzinom 314, 316–317
-- kastrationsresistentes 260–261
Dopaminagonisten, Prolaktinom 445
Doppel-Cuff, Belastungsharninkontinenz, männliche 548
Doppel-J-Katheter, Urolithiasis 347, 362
Doppelniere
- Epidemiologie 388
- Harnleiterduplikatur 129
- Kinder 387
Dopplersonografie
- erektile Dysfunktion 448
- Kinder 383
Doripenem, Pyelonephritis 162
Doxazosin, benigne Prostatahyperplasie 574
Doxorubicin, Harnblasenkarzinom 311
Doxycyclin
- Chlamydia trachomatis 175
- Epididymitis 177
- Malakoplakie 165
Drangharninkontinenz 548
- Diagnostik 550
- stressinduzierte 562
- Therapie 551
-- medikamentöse 552
- weibliche 369–370, **370**
- Zystometrie 98

Drogenkonsum, Priapismus 466
Druckflussanalyse 97
- Nomogramme 98
Drucktransmissionsfaktor 100
Drucktransmissionsinsuffizienz
- aktive 101
- passive 101
Drucktransmissionsprofil 100
Drucktransmissionstheorie, Belastungsharninkontinenz 535
DSNB (Dynamic Sentinel Node Biopsy) 290
DTPA (Diethylentriaminpentaessigsäure), Szintigrafie 73
Duckett-Inselllappen, gestielter 142
Duckett-Onlay, Hypospadie 425
Ductus deferens, Verschlusszoospermie 438
Ductus ejaculatorius, Obstruktion 439
- MESA 441
Ductus-Bellini-Nierenzellkarzinom 212
Duloxetin
- Belastungsharninkontinenz 534
-- männliche 545
- Neuropathie, Chemotherapie-induzierte 326
Dünndarm-Harnableitung, Antibiotikaprophylaxe 196
Dupuytren-Erkrankung 463
Durchleuchtung, intraoperative 85–86
Dutasterid
- benigne Prostatahyperplasie 575
- Tumorprävention 209
DWI (Diffusionsgewichtete Bildgebung) 67
Dynamic Sentinel Node Biopsy (DSNB) 290
Dysgenesiesyndrom, testikuläres 264
Dysmenorrhö, Endometriose 363
Dysreflexie, vegetative 557
Dysurie 24

E

Early Goal-Directed Therapy (EGDT), Urosepsis 180
Ebbehoj-Shunt, Priapismus 467, 482
Echinokokkose 192
Echogenität, Sonografie 44
Echtzeitelastografie 52

EGFR-Tyrosinkinase-Inhibitoren, polyzystische Nierenerkrankung 120
Einmalkatheterismus 34
Einmalprophylaxe, postkoitale, Harnwegsinfektionen 168–169
Eisenmangelanämie 323
Eiweißnachweis, Urin 34
Ejaculatio
- praecox 452
- retarda 453
Ejakulation
- retrograde 453–454
- schmerzhafte 453
Ejakulationsstörung 452
- medikamentenbedingte 454
Ejakulatuntersuchung, Infertilität 434
Ejakulatvolumen 434
Ekstrophie
- klassische 139
- kloakale 139
Elastografie 52
- Kombination mit anderen Verfahren 55
Electromotive Drug Administration (EMDA) 159
Elektrostimulation
- Belastungsharninkontinenz 534
- Drangharninkontinenz 551
- Reflexharninkontinenz 556
Elevationstest, Urthrozystoskopie 543
Embolisation
- High-Flow-Priapismus 467
- Varikozele 422
EMDA (Electromotive Drug Administration) 159
Emesis, siehe Erbrechen
Endfire-Schallkopf 44
Endometriose
- heterotope 363
-- Laparoskopie 364
- Zystitis, hämorrhagische 159
Endopyelotomie, Subpelvinstenose 91
Endoskopie 79
- Interventionen 82
- Komplikationen 82
- perkutane, Niere 88
- Ureterorenoskopie (URS) 84
- Urethrozystoskopie 79
- virtuelle 92
Enolase 267
Enterolignane, Tumorprävention 209
Entleerungszystometrie 97
Entzündungen 154

617

Sachverzeichnis

Enukleation
- benigne Prostatahyperplasie 580, 582
- Hodentumor 271
- Nierentumor 218

Enuresis, kindliche 402

Enzalutamid, Prostatakarzinom 314–316
- kastrationsresistentes 260–261

Enzephalopathie, Urosepsis 178

Eosin-Y-Färbung 435

Epidermoidzyste, testikuläre 266–267

Epididymitis 175
- akute 175, 489–490
- chronische 175–176
- Diagnostik 176
- Komplikationen 176
- tuberkulöse 189

Epididymorchitis 38, 175, 490
- Komplikationen 176

Epigallocatechin-3-gallate (EGCG), Tumorprävention 208

Epispadie 138, 146
- Harnröhre, überzählige 146–147

Epitheloidsarkom 464

EPO (Erythropoetin) 323

Erbrechen
- medikamentenbedingtes 312, **318**
- Prophylaxe 319
- Schweregrade 319

Erektile Dysfunktion (ED) 445
- Hilfsmittel 451
- Stufendiagnostik 446
- Therapie 448
-- medikamentöse 449

Erektion, prolongierte 465, 481

Erektionsprüfung, Hypospadie 424

Erektionsstörung 445

Ericsson-Einteilung, Ureterozele 132

Ermüdung
- muskuläre, Beckenboden-EMG 102
- tumorbedingte 326

Ernährung
- künstliche, Tumorpatienten 320
- Tumorprävention 205

Ertapenem, Pyelonephritis 162

Erysipel nach Zirkumzision 413

Erythrodysästhesie, palmoplantare 321

Erythromycin
- Chlamydia trachomatis 175
- Schwangerschaft 167
- Syphilis 187

Erythroplasia de Queyrat 185, 288

Erythropoese-stimulierende Agenzien (ESA) 323

Erythropoetin (EPO) 323

Erythrozytenkonzentrate, Anämie 323

Essed-Schröder-Operation, Induratio penis plastica 464

Essigsäure-Test, Condylomata acuminata 186

Estriolsalbe, Harnwegsinfektionen 168

ESWL, *siehe* Extrakorporale Stoßwellenlithotripsie

Ethambutol, Tuberkulose 190–191

Etoposid
- Mukositis 321
- testikuläre Keimzelltumoren, metastasierte 279

Etoricoxib, Schmerztherapie 611

European Society of Urological Radiology (ESUR), Leitlinie 66

Eurotransplant 511

Everolimus
- Immunsuppression bei Nierentransplantation 517
- Nebenwirkungen 309
- Nierenzellkarzinom 221–222, 306, 308

Exazerbationstuberkulose, postprimäre 188

Exenteration
- gynäkologische Erkrankungen 375
- Harnableitung 376

Extrakorporale Stoßwellenlithotripsie (ESWL)
- Antibiotikaprophylaxe 195
- Urolithiasis 342, **344**

Extrakorporale Stoßwellentherapie (ESWT), Induratio penis plastica 464

F

Faces Pain Scale Revised 609

FACT-F (Functional Assessment of Cancer Therapy Fatigue) 326

FAI (freier Androgenindex) 457

Fäkalurie 25

FAME (Fast Acquisition with Multiphase-enhanced Fast Gradient Echo) 65

FAQ (Fatigue Assessment Questionnaire) 326

Fast-Track-Konzept, präoperatives 599

Faszien, Gangrän, nekrotisierende 177

Faszienzügelplastik 536, 538
- Blasenfunktionsstörungen, kindliche 410

Fasziitis, nekrotisierende 491

Fatigue Assessment Questionnaire (FAQ) 326

Fatigue, tumorassoziierte 326

FDG (Fluordesoxyglukose), PET 77

Fehlbildungen
- CT 60
- Harnblase 138
- Harnleiter 129
- Harnröhre 140
- Nieren 108
- Urachus 137

Fehlermeldesysteme 599

Feminisierung, testikuläre 151

Fentanyl, Schmerztherapie 611

Fertilität 430
- Einflussfaktoren 430
- Medikamenteneinfluss 431

Fesoterodin, Drangharninkontinenz 552

FGFR1-Gen-Mutation 437

Fieber, neutropenes, medikamentenbedingtes 312

Filgrastim 324

Finasterid
- benigne Prostatahyperplasie 575
- Tumorprävention 209

Fistel
- sekundäre 560
- ureteroenterale 560
- ureterokutane 560
- ureterouterine 560
- ureterovaginale 560
- urethrokutane 560
- urethrovaginale 560
- urogenitale 560
- vesikale
-- CT-Zystografie 61
-- Zystografie 59
- vesikokutane 560
- vesikouterine 560
- vesikovaginale 560

Flanken, Untersuchung 30

Fluor urethralis, Urethritis 174

Fluor-18-Natriumfluorid 71

Fluordesoxyglukose, PET 77

Fluoreszenz-Treponema-Antikörpertest 187

Fluorid-PET 76

5-Fluoruracil (5-FU)
- Hand-Fuß-Syndrom 321
- Mukositis 321

Flusskurve, *siehe* Harnflusskurve

Foley-Y-V-Plastik 387

Follikelstimulierendes Hormon, *siehe* FSH

Fondaparinoux 603

Fosfomycintrometamol
- Harnwegsinfektion
-- rezidivierende 169
-- weibliche 360
- Zystitis 157

Fotodynamische Diagnostik
- Ureterorenoskopie 87
- Urethrozystoskopie 83

Fotomultiplier 71

Fournier-Gangrän 177, 491–492

Fowler-Stephens-Operation, Hodenhochstand 418

Fragenkatalog, Anamnese 30

Frakturen, pathologische 324

Fraley-Syndrom 113

Fremdkörper 492–494

Frequency-Urgency-Syndrom 549

Fruktosekonzentration, Ejakulat 434, 436

FSH (follikelstimulierendes Hormon) 455
- Normbereich 433
- rekombinantes 459
-- Hypogonadismus 459
-- Infertilität, idiopathische 442

FTA-Test (Fluoreszenz-Treponema-Antikörpertest) 187

Fuchsbandwurm 192

Fuhrman-Grading, Nierentumoren 216

Füllungszystometrie 95

Functional Assessment of Cancer Therapy Fatigue (FACT-F) 326

Funktionsschallköpfe, Sonografie 44

Fürlow-Fischer-Technik, erektile Dysfunktion 452

Furosemidsonografie bei Kindern 383

G

Gadobenat-Dimeglumin 70

Gadodiamid 70

Gadolinium, Kontrastmittel 69

Gadoversidamid 70

Gadoxetat-Dinatrium 70

Gallenkolik 477

Gammakamera 71

Gammastrahlung 70
- Schmerztherapie 78

Gangrän, nekrotisierende, Morbus Fournier 177

Gardnerella-vaginalis-Infektion 187

Gemcitabin
- Harnblasenkarzinom 311–312, 314
- Paravasation 328

Sachverzeichnis

genetische Störungen 436
Genistein, Tumorprävention 209
Genitale, äußeres
- Infektionen 173
- männliches, Verletzungen 503
- Untersuchung 31
- weibliches, Verletzungen 507
Genitalerkrankungen, HPV-bedingte 185
Genitalwarzen, keratotische, HPV 185
Gentamicin, Pyelonephritis 162
Ger-Zeichen, Hodentorsion 488
Gesamt-Testosteron 457
Geschlechtsorgane, weibliche, Entwicklung 138
Gestagene, Prostatakarzinom 260
Gewicht, spezifisches, Urin 35
Giggle-Inkontinenz 406
Glans penis
- Hypersensitivität 452
- Untersuchung 32
Gleithoden 414
Gliedaufrichtung, Hypospadie 424
Glukokortikoide
- adrenogenitales Syndrom 152
- Hyperkalzämie 325
- Schock, anaphylaktischer 339
GnRH (Gonadotropin Releasing Hormon) 455
- Infertilität, idiopathische 442
GnRH-Analoga, Prostatakarzinom 259
GnRH-Substitution 459
GnRH-Test 458
Goldman-Klassifikation, Urethraverletzungen 592
Gonadendysgenesie
- gemischte 148
- reine 148
Gonadotropinsubstitution 459
Gonorrhö, Urethritis 36, 174
Graft, Urethrastriktur 589
Granisetron, Übelkeit/Erbrechen 319
Granulome, Bilharziose 192
Graustufen, Sonografie 45
Grayhack-Shunt, Priapismus 467
Grüntee, Tumorprävention 208
Gubernaculum testis 415
Gynäkologie, urologische 358
Gynäkomastie 461
- Einteilung nach Tanner 462
- Ursachen 462

H

Haarentfernung, präoperative 598
Hämangioblastom, Von-Hippel-Lindau-Syndrom 122
Hämangiom, Nebennieren 224
Hämatom
- Penisfraktur 503
- Urethraverletzung 502
Hämaturie 25, 483
- CT-Urografie 61
- MR-Urografie 64
Hämolytisch-urämisches Syndrom 24
Hand-Fuß-Genital-Syndrom 141
Hand-Fuß-Syndrom 321
- medikamentenbedingtes 310
- unter Sorafenib 309
- Vorbeugung 308
Harnableitung
- Antibiotikaprophylaxe 196
- Darmvorbereitung 599
- Exenteration 376
- gynäkologische Erkrankungen 375
- inkontinente 410
- kontinente kutane 410
- Urethralklappen 401
- Zystektomie 244
Harnblase
- Alpharezeptoren 575
- Ausscheidungsurogramm, normales 59
- Fremdkörper 492–493
- Sonografie 49
- Speicherfunktionsstörung
-- bei der Frau 369
-- detrusorbedingte 96
- Transurethrale Resektion (TUR-B) 198
- überaktive 548
-- bei der Frau 371
-- Mischformen 561
- urodynamisch kleinkapazitäre 96
- weibliche 369
- Zystografie 59
Harnblase(…), siehe Blase(…)
Harnblasenaugmentation
- Blasenfunktionsstörungen, kindliche 410
- Reflexharninkontinenz 557
Harnblasenbiopsie, Zystoskopie 82
Harnblasenblutung 486
Harnblasenchirurgie, Antibiotikaprophylaxe 195
Harnblasendehnungskoeffizient 95
Harnblasendenervierung, Reflexharninkontinenz 557
Harnblasendivertikel 83, 140, 584
- paraureterales 140
- Urachusanomalie 137
- Zystoskopie 82
Harnblasendoppelung, unvollständige 140
Harnblasenekstrophie 139
Harnblasenentleerung 96
Harnblasenentleerungsstörung
- Mischformen 561
- Urosepsis 178
- weibliche 373
-- Medikamente 373
Harnblasenentzündung, siehe Zystitis
Harnblasenersatz
- mit kontinentem Stoma 244
- orthotoper 195, 244
Harnblasenfehlbildungen 138
Harnblasenfistel 560
Harnblasenfunktionsstörungen
- Harnröhrenklappen, hintere 144
- Klassifikation 554–555
- neurogene 553
- kindliche 406
Harnblasenhalsinzision, Ejakulation, retrograde 454
Harnblasenhalsplastik, Blasenfunktionsstörungen, kindliche 410
Harnblasenkapazität
- funktionelle 95
- zystometrische 95
Harnblasenkarzinom 234
- Bajorin-Kriterien 312
- Chemotherapie, adjuvante 245
- histopathologisches Grading 234–235
- Immuntherapie, intravesikale 241
- Makrohämaturie 329
- metastasiertes, palliative Chemotherapie 312
- muskelinvasives 314
- Prävention, Nahrungsmittelsupplemente 206
- Resektion 239
- Risikofaktoren 204
- Therapie
-- adjuvante 313
-- medikamentöse 311
-- multimodale 314
-- neoadjuvante 313
-- palliative 312
- TNM-Klassifikation 234
- Transurethrale Resektion (TUR) 238
- Zystektomie 243
Harnblasenkoagel 486
Harnblasenläsion, iatrogene 367
Harnblasenpunktion, suprapubische 34
- beim Kind 379
Harnblasenruptur 499
- CT-Zystografie 61
- extraperitoneale 499
- intraperitoneale 499
- Zystografie 59, 500
Harnblasensensitivitätsstörung, Füllungszystometrie 95
Harnblasenseptierung 140
Harnblasenspiegelung 79
Harnblasensteine 584
- Lithotripsie, transurethrale 585
- multiple 83
- offene Entfernung 585
- sekundäre 584
- Sonografie 50
- Zystoskopie 82
Harnblasensubstitution, Blasenfunktionsstörungen, kindliche 410
Harnblasentamponade 486
- Makrohämaturie 483
Harnblasentumoren
- exophytische 83, 239
- fotodynamische Diagnostik 83
- Sonografie 50
- Therapie 238
- Urinzytologie 237
- Zystoskopie 237
Harndrang, imperativer 549
- Dranginkontinenz 370
- Harnwegsinfekt 359
- Zystitis 158
Harnfistel
- chronische 368
- Therapie 375
Harnfluss, maximaler 96
Harnflussanstiegszeit 93
Harnflusskurve
- intermittierende 95
- normale 93–94
- pathologische 94
- plateauförmige 94
- undulierende 94
Harnflussrate 93
Harnflusszeit 93
Harninkontinenz 25, 532
- Detrusorüberaktivität, neurogene 554
- Differenzialdiagnosen 26
- extraanatomische 370
- extraurethrale 560
- Harnverhalt, chronischer 558
- kindliche 404
- männliche 549
- Mischformen 561
- nächtliche, siehe Enuresis
- weibliche 369–370, 549

619

Sachverzeichnis

Harnleiter, *siehe* Ureter
Harnleiterkolik 476
Harnröhre, *siehe* Urethra
Harnröhrenentzündung, *siehe* Urethritis
Harnsäure
- im Urin 351
- Normbereich 350

Harnsäuresteine 354
Harnstau
- Nephrogramm 74
- Urolithiasis 337

Harnstauungsniere
- infizierte 163
- Schwangerschaft 362
- Sonografie 47
- Supportivtherapie 329

Harnsteine, *siehe* Urolithiasis
- Analyse 350
- Harnwegsinfekt, komplizierter 170
- infektbedingte 354
- Klassifikation 334
- Röntgen 57
-- Eigenschaften 334
- Spontanabgang, Wahrscheinlichkeit 341
- stumme 336
- Urosepsis 180
- Zusammensetzung 335

Harnsteinkolik 336, 475
- Differenzialdiagnose 477
- Schmerzausstrahlung 336

Harntrakteröffnung, Antibiotikaprophylaxe 194
Harntransportstörungen 24
Harnverhalt
- akuter 25, **472**
-- funktionelle Ursachen 472
-- mechanische Ursachen 472
- chronischer 472
-- Inkontinenz 558
- Differenzialdiagnosen 26

Harnwegsinfektionen 36, 154
- Antibiotika 360
- Ätiologie 358
- Diabetes mellitus 156
- Diagnostik 155, 359
- Erregerzahl 155
- Keimspektrum 35
- kindliche 165, 378
-- Antibiotika 166
-- Diagnostik 166
-- Keimzahlen 166, 380
- Klassifikation 154–155, 378
- komplizierte 154, 169, 358
-- Antibiotika 171–172
-- Erregernachweis 170
- Langzeitprophylaxe 168
- männliche 156
- Niereninsuffizienz 167
- Postmenopause 154
- Prävalenz 358
- Prophylaxe 360

- rezidivierende 168
-- alternative Therapieansätze 168
-- Antibiotika 168–169
-- Prophylaxe 360
- Risikofaktoren 358
- Schwangerschaft 166, 361
- Symptome 359
- Therapie 360
- unkomplizierte 156, 358
- weibliche 358

Harnwegskatheter
- Antibiotikaprophylaxe 193
- Biofilmbildung 180
- Harnwegsinfekt, komplizierter 172
- Prävention von Infektionen 180

Hauri-Verfahren, erektile Dysfunktion 452
hCG (humanes Choriongonadotropin), *siehe* Beta-hCG
- Hodenhochstand 417
- Infertilität, idiopathische 442
- Substitution 459

hCG-Test 458
HEAD-Zonen, Schmerzausstrahlung 27
Heineke-Mikulicz-Meatotomie, Hypospadie 425
Heparin, Antikoagulation 602
Hereditäres papilläres Nierenzellkarzinom (HPRCC) 213
Hermaphroditismus verus 149
Hernie 418
- inkarzerierte 491

Herzinsuffizienz, medikamentenbedingte 310
Hexvix 83
HIF-1 (Hypoxie-induzierter Faktor 1), Nierenzellkarzinom 221
HIFU (High-Intensed Focused Ultrasound) 577
- benigne Prostatahyperplasie 583
- High-Flow-Priapismus 465, 481
- Therapie 467, 482

High-Intensed Focused Ultrasound (HIFU) 577
- benigne Prostatahyperplasie 583

High-Risk-HPV 185
Hinterwurzeldurchtrennung, Dysreflexie 557
Hirnsklerose, tuberöse 123, 213
Histokompatibilitätsantigene (HLA) 510
- Klassen 515

Histoscanning 53

HIV-Infektion
- Syphilis 187
- Tuberkulose 190
- Zystitis 157

HLA (Histokompatibilitätsantigene) 510
- Klassen 515

hMG (humanes Menopausengonadotropin)
- Infertilität, idiopathische 442
- Substitution 459

Hochdosis-Chemotherapie (HDCHT), Keimzelltumoren, testikuläre
- metastasierte 280
- rezidivierende 282

Hochenergie-TUMT (HE-TUMT) 583
Hoden
- Epidermoidzyste 266–267
- Hydatidentorsion 489
- Sonografie 55, 266
-- Infertilität 433
- Testikuläre intraepitheliale Neoplasie (TIN) 266
- Untersuchung 32
-- Infertilität 432
-- Volumenbestimmung 433

Hodenablation, inguinale 270
Hodenabszess 176
Hodenaszensus, sekundärer 414
Hodenbiopsie 416
- Hodentumor, kontralateraler 272

Hodendeszensus 414–415
Hodendysgenesie 149
Hodendystopie 414
Hodenektopie 414
Hodenentwicklung 414
Hodenentzündung 175, 490
Hodenhochstand 414
- sekundärer 414
- Therapie 416
-- operative 417

Hodeninfarkt 490
Hodenpalpation 265
Hodenretention 414
Hodenruptur 505
Hodentorsion 487–488
- Sonografie 56

Hodentumoren 263
- *Siehe auch* Keimzelltumoren, testikuläre
- akutes Skrotum 491
- Enukleation, organerhaltende 271
- Hodenhochstand 418
- Infertilität 433
- Rezidivtherapie 281
- Sonografie 56
- Spermienasservierung 441
- Wartezeit vor Transplantation 512

Hodenverletzung 504
Hodenzyste, Sonografie 266
Holmium-Laser-Enukleation der Prostata (HoLEP) 580–581
Holmium-Laser-Lithotripsie 346, 348
Honeymoon-Zystitis 358
Hormonanalyse, Varikozele 422
Hormontherapie
- Hodenhochstand 417
- Prostatakarzinom 259

HPRCC (hereditäres papilläres Nierenzellkarzinom) 213
HPV-Infektion 185
- Peniskarzinom 288
- Zystitis 157

5-HT 3-Antagonisten, Übelkeit/Erbrechen 319
HTK-Lösung, Organperfusion 519
Hufeisenniere 111–112
- Ausscheidungsurogramm 112

Humane Papillomaviren (HPV) 185
- Peniskarzinom 288
- Zystitis 157

Humanes Choriongonadotropin, *siehe* hCG
Humanes Menopausengonadotropin, *siehe* hMG
Hundebandwurm 192
Hunner-Ulzerationen, interstitielle Zystitis 159, 372
Hustentest, Belastungsharninkontinenz 533
Hutch-Divertikel 394
Hyaluronidase, Paravasation 328
Hydatidentorsion 489
- Sonografie 56

Hydronephrose
- CT 60
- Harnröhrenklappen, hintere 143
- Hufeisenniere 112
- Kinder 381
- Nierenarterienanomalie 113

Hydroxylapatitsteine 335
Hydrozele
- akute 490
- funiculi spermatici 419
- Hodentumor 265
- kindliche 419–420
- kommunizierende 419
- Sonografie 56
- testis 32, 56, 419
-- akute 490
-- Untersuchung 32

Hygienemaßnahmen, perioperative 598

Sachverzeichnis

Hyperaldosteronismus
– Nebennierentumor 225
– primärer 225
Hyperammonurie 351
Hyperglykämie, medikamentenbedingte 310
Hyperkalzämie
– Therapie 325
– tumorinduzierte 324–325
Hyperkalziurie 351
– Kalziumoxalatsteine 352
Hyperkoagulabilität, perioperative 601
Hyperkortisolismus 227
– Cushing-Syndrom 226
– Diagnostik 227
Hyperlipidämie, medikamentenbedingte 310
Hyperoxalurie 351
– primäre 351–353
– sekundäre 351–352
– vererbte 89
Hyperparathyreoidismus 352
Hyperphosphaturie 351
Hypersensibilitätsreaktion, lokale 327
Hypertonie, arterielle
– medikamentenbedingte 310
– nach Transplantation 527
Hyperurikämie 351, 354
– Antituberkulotika 190
Hyperurikosurie 351
– Kalziumoxalatsteine 352
Hypogonadismus 455
– hypergonadotroper 455
– hypogonadotroper 455
– – idiopathischer 456
– – Spermienasservierung 441
– primärer 455, 459
– sekundärer 455, 459
– Spermiogramm 456
– Symptome 456
– tertiärer 455
– Testosteronsubstitution 459
– Therapie 458–459
– Ursachen 455
Hypokaliämie, Hyperaldosteronismus 225
Hypomagnesurie 351–352
Hypophosphatämie, medikamentenbedingte 310
Hypospadie 140, 423
– Genetik 141
– Harnröhre, überzählige 146–147
– Kinder 422
– Klassifikation 141, 423
– Korrektur
– – Mundschleimhauttransplantat 143
– – zweizeitige 143
– Therapie 142, 424

– Umweltfaktoren 141
– weibliche 138
Hypospermie 435
Hypotension, Urosepsis 178
Hypothyreose, medikamentenbedingte 310
Hypoxie-induzierter Faktor 1, Nierenzellkarzinom 221
Hypozitraturie 351
– Kalziumoxalatsteine 352
Hysterektomie
– Harnblasenverletzungen 366
– Harnfistel, chronische 368
– Ureterverletzung 366, 498
Hysterektomie, Harnblasen-/Harnleiterverletzungen 365

I

I-123-Hippuran 73
Ibuprofen, Schmerztherapie 611
ICIQ-SF (International Consultation on Incontinence Questionnaire, Short Form) 550
ICSI (Intrazytoplasmatische Spermien-Injektion) 440
Ifosfamid, Prophylaxe von Übelkeit/Erbrechen 319
IGCCCG-Klassifikation, testikuläre Keimzelltumoren 272–273
Ileum-Conduit 244
– Antibiotikaprophylaxe 196
Ileum-Harnleiterersatz 367
Imipenem/Cilastin, Pyelonephritis 162
Imipramin
– Enuresis 403
– retrograde Ejakulation 454
Imiquimod, Condylomata acuminata 186
Immunabwehr, Nierentransplantation 515
Immunprophylaxe, Harnwegsinfektionen 168
Immunsuppression
– Langzeitbetreuung 528
– Nierentransplantation 516
– Tumorentstehung 527
– Viruszystitis 157
Immuntherapie
– intravesikale, Urothelkarzinom 241
– unspezifische, Nierenkarzinom 311
Impedanz, Sonografie 39
In-vitro-Fertilisation (IVF) 440
Incontinence Quality of Life Questionnaire (IQOL) 550
Incontinentia paradoxa 558

Induratio penis plastica 463–464
Infektionen 36, 154
– äußeres Genitale 173
– medikamentenbedingte 312
Infektsteine 170, 172, 354
– Urosepsis 180
Infertilität, männliche 430
– Anamnese 432
– Assistierte Reproduktionstechniken (ART) 440
– Ejakulatuntersuchung 434
– humangenetische Untersuchung 433
– idiopathische 442
– körperliche Untersuchung 432
– Kryokonservierung 439
– Laboruntersuchung 433
– primäre 430
– sekundäre 430
– Sonografie 433
– Therapie 437
– Urinuntersuchung 437
– Ursachen 430
– Varikozele 438
– Verschlussazoospermie 438
Inguinalblock 612
Inhibin B
– Hodenhochstand 416
– Infertilität, männliche 433
Insellappen, gestielter nach Duckett 142
Insemination, intrauterine 440
– heterologe 442
Integraltheorie, Belastungsharninkontinenz 535, 537
Interferon-2-alpha, Nierenzellkarzinom 306
Interleukin-2, Nierenzellkarzinom 306
International Consultation on Incontinence Questionnaire, Short Form (ICIQ-SF) 550
International Index of Erectile Function (IIEF) 446
International Prostatic Symptom Score (IPSS) 570
Intersexualität 149
Interventionen, urologische, Urosepsis 178
Intrazytoplasmatische Spermien-Injektion (ICSI) 440
Inzidentalom 224
Iontophorese, Induratio penis plastica 464
IPP (Induratio penis plastica) 463
IPSS (International Prostatic Symptom Score) 570
Ischuria paradoxa 558
Ischurie 472

Isoniazid, Tuberkulose 190–191
Isophosphamid, Chemozystitis 159
Isothiocyanate, Tumorprävention 209
Isotopennephrogramm 73
IUI (intrauterine Insemination) 440
IVF (In-vitro-Fertilisation) 440
IVP (i. v.-Pyelografie) 58

K

KAL 1-Mutation 437
Kaliumchlorid-Test 158
Kalkmilch, Kelchdivertikel 115
Kallikrein, Infertilität, idiopathische 443
Kallmann-Syndrom 437
Kalzifikationen, Röntgen 57
Kalzitonin, Hyperkalzämie 325
Kalzium
– erhöhtes 325
– im Urin 351
– Normbereich 350
Kalziumoxalatsteine 335, 343
– Diagnostik 351
– Metaphylaxe 352
Kalziumphosphatsteine 335
– Diagnostik 352
– Metaphylaxe 352
Kaposi-Sarkom, nach Transplantation 528
Karbonatapatitsteine 352, 354
Karnofsky-Index
– Nierenzellkarzinom, metastasiertes 220
– Urothelkarzinom, metastasiertes 246
Karotinoide, Tumorprävention 207
Karyopyknose-Index (KPI), Östrogenmangel 173
Karzinogene 204
KASS-Zahl 35
Katheter
– suprapubischer 473
– transurethraler 473
Katheterinkrustation 170
Katheterismus
– Blasenfunktionsstörungen, kindliche 409
– Harnverhalt, akuter 473
– Reflexharninkontinenz 556
– Uringewinnung 34
Kaudasyndrom, Überlaufharninkontinenz 559
Kavernitis 177
Kavathrombus, Nierentumor 219
Keimspektrum, Urin 35
Keimzahl, Urin 35

621

Keimzelldifferenzierung, Ho-
  denentwicklung 415
Keimzelltumoren, testikuläre
  263
– Diagnostik 265
– metastasierte 267
– – Chemotherapie 278
– – Prognose 281–282
– Mortalität 265
– Nachsorge 286–287
– nichtseminomatöse 275
– Prognose 267
– Residualtumorresektion
  283–284
– Rezidivtherapie 281
– Risikofaktoren 264
– Sonografie 266
– Stadieneinteilung, postope-
  rative 272
– Staging 268
– Therapie 270
Kelâmi-Technik 463
Kelchdivertikel 114
Kelchsystem, extrarenales
  116, 137
Kieferosteonekrose, osteopro-
  tektive Therapie 324
Kinder
– Antibiotika 166
– Bakteriurie 166
– Bladder and Bowel Dys-
  function (BBD) 381
– Blasen- und Sphinkterdys-
  funktion, neurogene 406
– Blasenpunktion, suprapubi-
  sche 34
– Doppelnieren 387
– Enuresis 402
– Harninkontinenz 404
– Harnwegsinfektionen 165,
  378
– – Diagnostik 166
– – Keimzahlen 166
– Hodenhochstand 414
– Hydrozele 420
– Hypospadie 422
– Katheterismus 409
– Leistenhernie 418
– Megaureter
– – primärer 396
– – sekundärer 399
– Nierentransplantation 528
– Nierentumor 222
– ureteropelvine Stenose 381
– Urethralklappen 399
– Uringewinnung 379
– Urinuntersuchung 380
– Varikozele 421
– Vesikorenaler Reflux (VRR),
  sekundärer 396
– Vesikoureteraler Reflux 391
– Wilms-Tumor (Nephroblas-
  tom) 222
Kinderwunsch, unerfüllter
  430

King's Health Questionnaire
  (KHQ) 550
Klinefelter-Syndrom 148, 436
– Spermienasservierung 441
Klinische Untersuchung 30
Kloakenekstrophie 139
Knochenmetastasen 324
– Bone-Targeted-Therapie
  262
– Schmerztherapie, palliative
  78–79
– Skelettszintigrafie 76
Knochenschmerzen
– palliative Therapie 78
– Supportivtherapie 324
Knudson-Theorie, Polyzysti-
  sche Nierenerkakung 119
Koff-Sethi-Operation, Hoden-
  hochstand 418
Kohlverzehr, Tumorprävention
  209
Kolik 27
– akute, Therapie 341
– Urolithiasis 336
Kollimator 71
Kolon-Conduit 244
Kolonie-stimulierende Fak-
  toren 323
Kolposuspension nach Burch
  535–536
– Miktionsstörung 561
Kondylome, HPV 185
Kontrastmittel 69
– CT (Computertomografie)
  69
– Gadolinium-haltige 65
– gadoliniumhaltige 69
– ionische 69
– jodhaltige 69
– – Nebenwirkungen 69
– MRT (Magnetresonanzto-
  mografie) 69
– nichtionische 69
– NSF (nephrogene systemi-
  sche Fibrose) 70
Kontrazeption, männliche 468
Konussyndrom, Überlaufhar-
  ninkontinenz 559
Konvexschallkopf 44
Koronare Herzkrankheit, ASS-
  Therapie 600
Kortikosteroide
– Immunsuppression bei Nie-
  rentransplantation 516
– Nebenwirkungen 516
– Übelkeit/Erbrechen 319
Kreatin, prostatisches, MR-
  Spektroskopie 67
Kreatinin
– im Urin 351
– Normbereich 350
Kristallisationstheorie, Harn-
  steinbildung 335
Kryokonservierung 439

Kryptokur® Nasenspray, Ho-
  denhochstand 417
Kryptorchismus 414
– Laparoskopie 418
Kryptozoospermie 435
Kuchenniere 111–112

L

L-Niere 110
Labordiagnostik 34
– Infertilität, männliche 433
– Norm- und Referenzwerte
  351
Lactatdehydrogenase (LDH)
  268
– Keimzelltumoren, testikulä-
  re 267, 272
Lactobazillen, Harnwegsinfek-
  tionen 168
Langzeit-Antibiotikaprophyla-
  xe, Harnwegsinfektionen
  168–169
Langzeiturodynamik 102
Laparoskopie
– Antibiotikaprophylaxe 194
– Endometriose 364
– Hodenhochstand 416
– Nierentumor 218
– RPLA (retroperitoneale Lym-
  phadenektomie) 278
– Urolithiasis 342
Laservaporisation, transure-
  thrale, Prostata (TUL-P)
  579–580
Late-Onset-Hypogonadismus
  455
Laurence-Moon-Biedl-Bardet-
  Syndrom 120
LAVA (Liver Acquisition with
  Volume Acceleration) 65
Lebendorganspende 511
– Nierenentnahme 520
– Transplantation 510
– Voruntersuchungen 514
Lebensqualitätsindex, benigne
  Prostatahyperplasie 570
Lebensstilfaktoren, Tumorprä-
  vention 204
Lebermetastasen, Resektion
  285
Lebertoxizität, Tumortherapie,
  medikamentöse 310
Leckage, Antibiotikaprophyla-
  xe 198
Leinsamen, Tumorprävention
  209
Leiomyom 210–211
Leiomyomatose, hereditäre
  213
Leiste, Untersuchung 31
Leistenhernie 419
– Austrittspunkte 32
– direkte 418

– indirekte 418–419
– kindliche 418
– Untersuchung 31
– Verlauf 32
Leistenhoden 414
Leistenlymphknoten
– Metastasen, Peniskarzinom
  289
– Untersuchung 31
Leitsymptome 24
Lenograstim 324
Lepirudin 603
Leukozytennachweis, Urin 34
Levofloxacin
– Chlamydia trachomatis 175
– Epididymitis 177
– Harnwegsinfektion, weibli-
  che 360
– Neisseria gonorrhoeae 175
– Neutropenie 322
– Pyelonephritis 162
– Zystitis 157
Libidostörung 444–445
Lich-Grégoire-Operation 395
– Nierentransplantation 522
Lidocainhydrochlorid,
  Schmerztherapie 611
Ligaturtechnik, Vasektomie
  471
Linearschallkopf 43
Lipomastie 462
Lithotripsie
– intrakorporale 348
– Nierensteine 90
– pneumatische 348
– transurethrale 585
– ultraschallbasierte 348
– Ureterorenoskopie 87
Lokalanästhetika 611
Loperamid, Diarrhö 320
Low-Flow-Priapismus 465,
  481
– Therapie 466, 482
Low-Risk-HPV 185
Lower Urinary Tract Symptoms
  (LUTS) 569
Lungenmetastasen, Resektion
  285
Luteinisierendes Hormon (LH)
  455
LUTS (Lower Urinary Tract
  Symptoms) 569
17,20-Lyasedefekt 150
Lycopin, Tumorprävention 209
Lymphadenektomie
– inguinale, Peniskarzinom-
  metastasen 290, 293
– pelvine 255
– – Peniskarzinommetastasen
  293
– retroperitoneale (RPLA)
– – Ejakulationsstörung 454
– – laparoskopische 278
– – Nichtseminom 277–278

Sachverzeichnis

Lymphknotendissektion, Zystektomie 243
Lymphknotenmetastasen, Peniskarzinom 289, 293
Lymphozele, nach Transplantation 525

M

M-Mode, Sonografie 40
MAG-III-Szintigrafie, Kinder 393
Magnesium im Urin 351
– Kalziumoxalatsteine 352
Magnetresonanztomografie, *siehe* MRT
Magnetstimulation, Belastungsharninkontinenz 534
MAGPI (Meatal Advancement and Glanuloplasty), Hypospadie 142, 425
Makrohämaturie 26, **483**
– Differenzialdiagnosen 26
– Harnblasentumor 236
– Nierenverletzung 495
– Schleimhautvaporisation 82
– schmerzhafte 483–484
– schmerzlose 483–485
– tumorbedingte 329
Malakoplakie 164
Maldescensus testis
– Hodentumorrisiko 264
– operative Therapie 439
– Spermienasservierung 441
Manipulation, äußeres Genitale 492
Manipulationssyndrom, urethrales 464
MAR-Test (Mixed Antiglobulin Reaction Test) 435
– Spermiogramm 434
Markschwammniere 127
Marshall-Marchetti-Krantz-Operation, Miktionsstörung 561
Martius-Lappen, Fistelversorgung 369
Mastzellblocker, Infertilität, idiopathische 443
Mathieu-Verfahren, Hypospadie 142, 425
Matrixtheorie, Harnsteinbildung 335
MAVIS (Mathieu and V-Incision Sutured), Hypospadie 142
Mayo Clinic Score, Nierenzellkarzinom 219
MCKD2 (medullary cystic kidney disease type 2) 121
Meatal Advancement and Glanuloplasty (MAGPI), Hypospadie 142, 425

Meatoglanduloplastie 142
Meatoskopie, Condylomata acuminata 186
Meatusstenose 146, 374
Mebendazol, Echinokokkose 193
Medicated Urethral System for Erection (MUSE) 450
Medikamente
– Einfluss auf die männliche Fertilität 431
– erektile Dysfunktion 447
Medikamentös-expulsive Therapie (MET), Urolithiasis 342
Medullär-zystische Nierenerkrankung Typ 1/2 120
Megacystis Microcolon Intestinal Hypoperistalsis Syndrome (MMIHS) 140
Megakalikose 115
Megalomeatus 422
Megalourethra 146
Megaureter 134
– idiopathischer 135
– obstruktiver 134
– primärer 396
– refluxiver 134
– sekundärer 399
– Therapie 397
Megazystis, angeborene 140
Melatoninsuppression, Tumorrisiko 205
Mendel-Mantoux-Test, Tuberkulose 189
Mercaptoacetyltriglycin (MAG3) 73
Meropenem, Pylonephritis 162
MESA (mikrochirurgische epididymale Spermienaspiration) 441
Metamizol, Schmerztherapie 611, 613
Metastasen
– Nebennieren 225
– Nierenzellkarzinom 220
– Peniskarzinom 289
Methionin
– Harnwegsinfektionen 168
– Infektsteine 354
– Kalziumphosphatsteine 352
Methotrexat
– Harnblasenkarzinom 311
– Prophylaxe von Übelkeit/Erbrechen 319
Methoxamin, retrograde Ejakulation 454
Methylphenidat, Giggle-Inkontinenz 406
Metoclopramid, Übelkeit/Erbrechen 319
Metronidazol, Gardnerella vaginalis 188

Meyer-Weigert-Regel 130
– Doppelnieren 387
MHC-(Major-Histokompatibilitäts-Komplex-)Proteine 515
Michaelis-Gutmann-Körper, Malakoplakie 164
Michal-I/II-Verfahren, erektile Dysfunktion 451
microTESE (Microdissection Testicular Sperm Extraction) 441
Midodrin, retrograde Ejakulation 454
Mikro-PNL 92
Mikrochirurgische epididymale Spermienaspiration (MESA) 441
Mikrohämaturie 26
Miktionsdruck 96
Miktionsfrequenz, erhöhte 549
Miktionsprotokoll/-tagebuch 533, 543
Miktionsstörungen 24, **24**, 26
– postoperative 561
Miktionstraining, Drangharninkontinenz 551
Miktionsurosonografie (MUS) 392
Miktionsvolumen 93
Miktionszeit 93
Miktionszystourethrografie (MCU) 381, 392
Mini-PCNL 91, 348
Minischlingen, Belastungsharninkontinenz 540
Minor-Histokompatibilitätsantigene (miHC), Transplantatabstoßung 516
Mirabegron
– Drangharninkontenz 552
– Reflexharninkontinenz 552
Mischharninkontinenz 561
– weibliche 370
Mithramycin, Hyperkalzämie 325
Mitoxantron
– Paravasation 328
– Prophylaxe von Übelkeit/Erbrechen 319
– Prostatakarzinom 314, 316
–– kastrationsresistentes 262
Mittelpolsteine 344
Mittelstrahlurin 34
Mixed Antiglobulin Reaction Test (MAR-Test) 435
MMIHS (Megacystis Microcolon Intestinal Hypoperistalsis Syndrome) 140
MODS (Multiorganversagen), Urosepsis 178
Mono-J-Schiene 475
Morbus Behçet, Epididymitis 175

Morbus Bowen 185, 288
Morbus Cushing 226
Morbus Dupuytren 463
Morbus Fournier 177, 491
Morgagni-Hydatide 489
Morphinsulfat, Schmerztherapie 611
Motzer-Kriterien, Nierenzellkarzinom, metastasiertes 220, 307
Moving Mucosa 85
mpMRT (multiparametrische MRT) 66
MR-Angiografie (MRA) 65
– kontrastverstärkte 65
– native 66
MR-Kontrastmittel
– Nebenwirkungen 70
– NSF (nephrogene systemische Fibrose) 70
MR-Spektroskopie 67
MR-Urografie 64
– kontrastverstärkte 65
– native 64
MRGN (multiresistente gramnegative Erreger) 180
MRT (Magnetresonanztomografie) 63
– Prostata 55
– dynamische kontrastverstärkte 67
– Hodentumorstaging 268
– Kinder 384
– morphologische T2-gewichtete Sequenzen 66
– multiparametrische 66
– Urolithiasis 340
MRT-Kontrastmittel 69
MSKCC-Risikogruppen, Nierenzellkarzinom 307
mTOR-Inhibitoren
– Immunsuppression bei Nierentransplantation 517
– Nierenzellkarzinom 221
Mukositis
– medikamentenbedingte 312, 321
– Schweregrade 321
Multihance 70
Multinational Association for Supportive Care (MASCC) Index 322
Multiorganversagen (MODS), Urosepsis 178
Multiple endokrine Neoplasie (MEN) 353
Multiple Sklerose
– Priapismus 466
– überaktive Blase 549
Mundschleimhaut, Transplantation bei Urethralstriktur 589–590
MUSE (Medicated Urethral System for Erection) 450

623

Sachverzeichnis

Muskarinrezeptorantagonisten
- benigne Prostatahyperplasie 576
- Drangharninkontinenz 551–552

Muskelschwäche, Beckenboden-EMG 102
Muskelstärke, Beckenboden-EMG 102
MVAC-Schema
- Harnblasenkarzinom 311–313
- Urothelkarzinom, metastasiertes 245

Myelolipom, Nebennieren 224
Mykophenolatmofetil, Immunsuppression bei Nierentransplantation 517
Mykoplasmenzystitis 157
Myokardinfarkt, perioperativer 601

N

Nadelablation, transurethrale, Prostata 583
Nadelsuspension, Miktionsstörung 561
Nahrungssupplemente, Tumorprävention 205
Naloxonhydrochlorid, Schmerztherapie 611
Narrow Back Cuff 548
Narrow Band Imaging (NBI) 87
- Harnblasentumoren 238
- Ureterorenoskopie 88
- Urethrozystoskopie 83
Natriumuratsteine 335
Nausea, siehe Übelkeit
Nebenhoden
- Hydatidentorsion 489
- Verschlussazoospermie 438
- Zystadenome, Von-Hippel-Lindau-Syndrom 122
Nebenhodenabszess 176
Nebenhodenentzündung 175
- akute 489
Nebenniere
- Anatomie 224
- Gefäßversorgung 224
- Physiologie 224
Nebennierenadenom
- fettreiches 63
- MRT 63
Nebennierenkarzinom 229
Nebennierenmarktumoren 227
Nebennierenmetastasen 225
Nebennierenraumforderungen
- CT 60
- MRT 63
Nebennierenrindenfunktionen 224

Nebennierenrindentumoren 224
- ACTH-produzierende 226
- aldosteronproduzierende 225
Nebennierenzysten 224–225
Neisseria gonorrhoeae 174
- Antibiotika 175
- Urethritis 174
Nekrozoospermie 435
Neoblase 376
Neodym\|YAG-Laser 579
Neourethra 142
Nephrektomie
- Antibiotikaprophylaxe 196
- Nierenzellkarzinom 310
- partielle 196
- radikale 219
- Urogenitaltuberkulose 191
- zytoreduktive 220
Nephritis
- akute, Szintigrafie 72
- interstitielle 120
Nephroblastom 222
Nephrogene systemische Fibrose (NSF) 70
Nephrogramm 73
- pathologisches 74
Nephrolithiasis
- Hufeisenniere 112
- PNL 88
Nephrolitholapaxie, perkutane (PNL) 88
Nephronophthise 120
- infantile 120
- juvenile 120
Nephropathie
- diabetische 512
- entzündliche 24
- hypertensiv-vaskuläre 512
- kontrastmittelinduzierte 69
- Urothelkarzinom 230
- vaskuläre 24
Nephroskopie 90
- perkutane 88
-- Komplikationen 91
Nephrostomie 88, 90
Nephrotisches Syndrom, kongenitales, Finnischer Typ 121
Nephroureterektomie
- Antibiotikaprophylaxe 196
- Nierenbeckentumor 232
Nesbit-Operation
- Hypospadie 142
- Induratio penis plastica 464
Neuromodulation
- Reflexharninkontinenz 557
- sakrale invasive, Drangharninkontinenz 553
Neuropathie, Chemotherapieinduzierte 326
Neutropenie 322
- febrile 322
-- Risikoeinschätzung 322
-- medikamentenbedingte 312, 317

Newberyitsteine 335
Nicht-Opioid-Analgetika 611
NIDDK-Kriterien, Zystitis, interstitielle 371
Niederdruckblase 410
Niere
- Ausscheidungsurogramm, normales 58
- Diagnostik, perkutane endoskopische 88
- Fehlbildungen 108
- funktionslose 74
- gekreuzte 110
- Größe 58
- lange 110
- Malrotation 113
- Maße 47
- MRT 63
- multizystische 384
- Organentnahme 518
- Perfusion vor Entnahme 518, 521
- Raumforderungen, inflammatorische 210
- Sonografie 46, 338
- Szintigrafie
-- dynamische 73
-- statische 72
- thorakale 109
- Verschmelzungsanomalien 112
- zusätzliche 109
Nierenabszess 163
Nierenagenesie
- bilaterale 108
- unilaterale 108
Nierenarterien 113
- aberrante 113
- akzessorische 113
- multiple 113
Nierenarterienaneurysma 113
Nierenarterienstenose
- CT-Angiografie (CTA) 62
- MR-Angiografie (MRA) 65
- nach Transplantation 525
Nierenbecken
- Ausscheidungsurogramm, normales 59
- IVP (i. v.-Pyelografie) 58
Nierenbecken(kelch)dilatation
- Kinder 381
- Sonografie 47–48
Nierenbeckenabgangsstenose
- Nephrogramm 75
- Urosepsis 178
Nierenbeckendilatation 476
Nierenbeckenkelchektasie 476
- Gradeinteilung 338
- Sonografie 338
Nierenbeckenkelchsystem
- Ausscheidungsurogramm, normales 58
- CT 60
- Endoskopie 91

- Pyelografie, retrograde 59
- Tomografie 58
Nierenbeckenlappenpyeloplastik 387
Nierenbeckenplastik nach Anderson und Hynes 387
Nierenbeckensteine 344
Nierenbeckentumoren 230–231
- Chemotherapie 232
- Instillationstherapie 232
- nierenerhaltende Therapie 232–233
- Resektion 233
- Strahlentherapie 233
Nierendysgenesie 116
Nierendysplasie, multizystische 126
Nierendystopie
- gekreuzte 110, 112
-- solitäre 110
- ungekreuzte 109
Nierenektopie
- einfache (ungekreuzte) 109
- gekreuzte 110
-- Klassifikation 111
Nierenentnahme
- Lebendorganspende 520
- postmortale 519
Nierenerkrankung
- sporadische glomerulozystische 128
- zystische 117, 124
-- erworbene 128
-- genetische/vererbbare 117
-- medulläre 120
Nierenersatztherapie 511
Nierenfunktionsstörung, Antibiotika 171
Nierenfunktionsszintigrafie 74
Nierengefäße
- Anomalien 113
- arteriovenöse Fistel 114
- CT-Angiografie (CTA) 62
- MR-Angiografie (MRA) 65
Nierenhypoplasie 116
Niereninsuffizienz
- Antibiotika 167–168
- Harnwegsinfektionen 167
Nierenkarzinoid, Hufeisenniere 112
Nierenkolik 477
- akute, Therapie 341
- CT, natives 60–61
Nierenruptur 495
Nierensteine
- Extraktion 91
- Hyperoxalurie, vererbte 89
- PNL 88
- Sonografie 48–49, 338
- Therapie 341
-- interventionelle 342–343
Nierenszintigrafie
- Kinder 381, 383, 393, 407
- Spenderniere 514

Sachverzeichnis

Nierentransplantation 510
– Anastomosen 521–522
– Entwicklung 510
– extraperitoneale 521–522
– gesetzliche Grundlagen 511
– Grunderkrankungen 527
– Harnabflussstörungen 524
– Hypertonie, arterielle 527
– Immunabwehr 515
– Immunsuppression 516
– Indikationen 511
– Infektionen 526
– Kinder 528
– Komplikationen 523
– – gastroenterologische 526
– – hämatologische 526
– – postoperative 524
– Langzeitbetreuung 528
– Langzeitergebnisse 529
– Lymphozele 525
– maligne Tumorerkrankungen 527
– Nachblutungen 526
– Nierenarterienstenose 525
– Nierenvenenthrombose 525
– Organentnahme 518
– Organperfusion 518, 521
– Standardvorgehen 521
– Steroide 527
– Transplantatabstoßung 523
– – akute 523
– – chronische 527
– – hyperakute 523
– Transplantatfunktion, verzögerte 524
– Transplantatruptur 526
– Urinextravasation 525
– Voraussetzungen 512
– Voruntersuchungen 512–513
Nierentrauma 495
– CT 60
– Einteilung 496
Nierentumoren 210
– bösartige 212
– Enukleation 218
– gutartige 210
– Hufeisenniere 112
– Kinder 222
– MRT 63
– Nephrektomie, radikale 219
– Resektion 218
– Sonografie 48–49
– Tumorchirurgie, organerhaltende 217
Nierenvenenthrombose, nach Transplantation 525
Nierenverletzungen 495
– CT 495
– Klassifikation 497
Nierenversagen
– Anurie 474
– chronisches 511
– intrarenales 474
– Nierentransplantation 511

– postrenales 24–25, 474
– prärenales 24, 474
– renales 24
Nierenzellkarzinom
– Acquired Renal Cystic Disease (ARCD) 128
– chromophobes 212
– CT 214
– Diagnostik 214
– Ductus Bellini 212
– familiäres 213
– Fuhrman-Grading 216
– hereditär auftretende Formen 213
– Histologie 212
– Immuntherapie, unspezifische 311
– Inzidenz 212
– klarzelliges 212
– – Metastasen 63
– – Therapie 307
– Klinik 213
– Knochenmetastasen 76, 324
– Mayo Clinic Score 219
– metastasiertes 63, 215
– – Bestrahlung 222
– – Prognose 220, 307
– – Therapie 307
– – – operative 220
– MRT 214
– MSKCC-Risikogruppen 307
– nach Transplantation 528
– papilläres 212
– paraneoplastische Syndrome 215
– Prognose 220
– Risikofaktoren 204, 212
– Sonografie 214
– Stadieneinteilung 216–217
– Subtypen, histopathologische 212
– Supportivtherapie 222
– Targeted Therapy 221–222
– Therapie 215
– – adjuvante 310–311
– – medikamentöse 306
– – Nebenwirkungen 309
– – neoadjuvante 310–311
– – operative 216
– – palliative 307
– Tumornephrektomie 310
– Tumorthrombus 219
– Von-Hippel-Lindau-Syndrom 122
– Wartezeit vor Transplantation 512
Nierenzysten 210
– benigne multilokuläre 126
– Bosniak-Klassifikation 48, 125, 211
– einfache 124–125
– hämorrhagische 63
– komplizierte 211
– kortikale 211

– MRT 63
– parapelvine 126
– Sonografie 48
Nierenzystenmarsupialisation 126
Nierenzystenpunktion 125
Nierenzystensklerosierung 125
NIH-Klassifikation, Prostatitis 181
NIHGC (nichtinvasive High-Grade-Karzinome) 236
NILGC (nichtinvasive Low-Grade-Karzinome) 236
Nitritreaktion, Urin 34
Nitrofurantoin
– Harnwegsinfektion
– – rezidivierende 169
– – weibliche 360
– Schwangerschaft 167, 361
– Zystitis 157
NK$_1$-Rezeptor-Antagonisten, Übelkeit/Erbrechen 319
No-Scalpel-Vasectomy 468
Noonan-Syndrom 148
Norfloxacin
– Harnwegsinfektion
– – rezidivierende 169
– – weibliche 360
– Zystitis 157
Normozoospermie 435
NSAR
– Nierenkolik 341
– Urolithiasis 342
NSF (nephrogene systemische Fibrose) 70
Nuck-Zyste/-Divertikel 419
Nuklearmedizin
– Grundlagen 70
– Knochenschmerztherapie, palliative 78
– Nierenszintigrafie 72
– PET 77
– Skelettszintigrafie 75
Nukleinsäure-Amplifikations-Techniken (NAT), Tuberkulose 189
Nykturie 549

O

OAB-dry 549
OAB-wet 549
Oberpolsteine 344
Obesitas, Tumorrisiko 204
Obstipation, medikamentenbedingte 320
Obstruktion
– funktionelle 373
– infravesikale 593
– Kinder 381
– mechanische 373
– Nierenversagen 474
– subvesikale 475
– Urosepsis 178

Octreotid, Diarrhö 320
Ofloxacin
– Chlamydia trachomatis 175
– Ciprofloxacin 177
– Epididymitis 177
– Harnwegsinfektion
– – rezidivierende 169
– – weibliche 360
– Neisseria gonorrhoeae 175
– Zystitis 157
Oligoasthenoteratozoospermie (OAT) 435
Oligomeganephronie 117
Oligozoospermie 435
Oligurie 24, 473
Omentum-majus-Lappen
– Beckenexenteration 375
– Fistelversorgung 369
OMG (Oral Mucosal Graft) 589–590
Ondansetron, Übelkeit/Erbrechen 319
Onkozytom 210–211
Operationen
– Antibiotikaprophylaxe 194–195, 603
– Antikoagulation 599
– Blutungsrisiko 600
– Darmvorbereitung 599
– Hygienemaßnahmen 598
– kardiovaskuläres Risiko 600
– Lagerung 599
– Mortalität 598
– Patientensicherheit 599
– präoperative Maßnahmen 598
– Schmerztherapie 610
Opioide, Schmerztherapie 611
Opitz-G/BBB-Syndrom 141
Opiumtinktur, Diarrhö 320
Oral Mucosal Graft (OMG) 589–590
Orchidometer 432
Orchidopexie, Infertilität 439
Orchiektomie, Seminom 273
Orchitis 175, 490
Organentnahme, postmortale 519–520
Organhandel 511
Organrejektion, Nierentransplantation 515
Organspende
– Ausschlusskriterien 519
– gesetzliche Grundlagen 511
– postmortale 513
Organspende-Ausweis 511
Organspender
– CT-Angiografie (CTA) 62
– hirntote 514
– – Organentnahme 520
Organtransplantation
– Entwicklung 510
– Wartezeit nach malignen Erkrankungen 512
Orgasmusstörung 455

625

Sachverzeichnis

Orthoplastie, Hypospadie 142
Osteonecrosis of the Jaw (ONJ) 324
Osteoporose, Antiandrogen-bedingte 324
Östradiolsynthese 455
Östrogene
– Belastungsharninkontinenz 534
– lokale, Drangharninkontinenz 551
Östrogenmangel
– Belastungsharninkontinenz 532
– Blase, überaktive 549
– Gonadendysgenesie 148
– Urethralsyndrom 173
Otis-Urethrotomie, Meatusstenose 374
Ovarialdysgenesie 149
Overactive Bladder (OAB) 548
– weibliche 371
Ovotestes 149
Oxalat im Urin 351
Oxybutynin, Drangharninkontinenz 552
Oxycodon, Schmerztherapie 611, 613

P

p53-Gen-Mutation, Wilms-Tumor 222
Paclitaxel
– Harnblasenkarzinom 313
– Neuropathie, Chemotherapie-induzierte 326
– Paravasation 328
Pad-Test, Belastungsharninkontinenz 533, 543
Palliativmedizin 329
Palmoplantare Erythrodysästhesie (PPE) 321
Palonosetron, Übelkeit/Erbrechen 319
Pankreatitis 477
Papaverin, erektile Dysfunktion 449, 451
Papillome, Bilharziose 192
Paracetamol, Schmerztherapie 611
Paragangliom 228
Parallellochkollimator 71
Paraneoplastisches Syndrom, Nierenzellkarzinom 215
Paraphimose 480
– Inzision 480
– Reposition 480
Parasitosen 191
Parathormon-related Peptide (PTHrP) 324
Paravasation, Zytostatika 327
Parenchymnarben, Risikofaktoren bei Kindern 393

Parkinson-Krankheit, überaktive Blase 549
Parvisemie 435
Pätau-Syndrom 141
Patientenlagerung, perioperative 599
Patientensicherheit, perioperative 599
Pazopanib
– Nebenwirkungen 309
– Nierenzellkarzinom 222, 306, 308
PCNL, *siehe* Perkutane Nephrolitholapaxie
PD-1-Liganden-Blockade, Nierenzellkarzinom 221
PDD (fotodynamische Diagnostik) 83, 87
Peak Systolic Velocity (PSV), erektile Dysfunktion 448
PEB-Chemotherapie, adjuvante
– Keimzelltumoren, testikuläre 279
– Nichtseminom 276–277
Pegfilgrastim 324
PEI-Chemotherapie, adjuvante, testikuläre Keimzelltumoren 280
Pelvis bifidus 129
Pendelhoden 414
Penektomie 292
Penile Preserving Surgery 292
Penis
– Hautverletzung 503
– intraepitheliale Neoplasien 185
– Plattenepithelkarzinom 287
– Untersuchung 31
Penisamputation 504
Penisdeviation 142, 463
– Hypospadie 140
– kongenitale 465
Penisfraktur 503–504
Peniskarzinom 287, 289
– Diagnostik 289
– Metastasen 289
– Nachsorge 293
– Therapie 292
–– adjuvante 293
–– organerhaltende 292
– TNM-Klassifikation 288
– Wartezeit vor Transplantation 512
Penisrevaskularisation, arterielle 451
Penisring 492
Penisschaftfaszie, Gangrän, nekrotisierende 177
Penisverletzung 503
Peniswurzelblock 612
Pentoxyphyllin, Infertilität, idiopathische 443
Periduralanästhesie 612–613
Perinealfaszie, Gangrän, nekrotisierende 177

Perkutane epididymale Spermienaspiration (PESA) 441
Perkutane Nephrolitholapaxie (PCNL) 88, 90–91, **348**
– Antibiotikaprophylaxe 196
– Urolithiasis 342
Perkutane Nervenevaluation (PNE), Drangharninkontinenz 553
Perlmann-Syndrom 223
Peroxidasefärbung, Ejakulat 435
PESA (perkutane epididymale Spermienaspiration) 441
Pessar, Belastungsharninkontinenz 535
PET (Positronenemissionstomografie) 72
– Fluordesoxyglukose 77
– Prostatakarzinom 77–78
PET-CT 76
Peyronie's Disease 463
Pfählungsverletzung 505–506
Pflanzenstoffe, sekundäre 208
PGE1, *siehe* Alprostadil
PGU (postgonorrhoische Urethritis) 174
Phakomatose 121
Phäochromozytom 227
– Von-Hippel-Lindau-Syndrom 122
Pharmakophalloarteriografie 448
Pharmokokavernosometrie/-grafie 448
Phenethylisothiocyanate (PEITC), Tumorprävention 209
Phentolamin, erektile Dysfunktion 449, 451
Phenylephrin-Injektion, Priapismus 467
Phimose 411
– narbige 411
– Salbentherapie 412
– Zirkumzision 412
Phlegmone, Corpora cavernosa 177
Phosphat
– anorganisches, im Urin 351
– Normbereich 350
Phosphodiesterasehemmer 449
– benigne Prostatahyperplasie 575
– erektile Dysfunktion 449
– Infertilität, idiopathische 444
Physiotherapie
– Belastungsharninkontinenz 534, 545
– Drangharninkontinenz 551
– Schmerztherapie 610
Phytoöstrogene, Tumorprävention 208
Phytotherapie

– benigne Prostatahyperplasie 574
– Harnwegsinfektionen 168
– Infertilität, idiopathische 444
PIN (intraepitheliale Neoplasien des Penis) 185
Piperacillin/Tazobactam, Pyelonephritis 162
Piritramid, Schmerztherapie 611
PKD1/2-Mutation 119
Plaqueexzision, Induratio penis plastica 464
Plaqueinzision, Induratio penis plastica 465
Platinsalze, Neuropathie, Chemotherapie-induzierte 326
Plazentare alkalische Phosphatase 267
Pneumaturie 25
Pneumonitis, interstitielle, medikamentenbedingte 310
PNL, *siehe* Perkutane Nephrolitholapaxie
Podophyllotoxin, Condylomata acuminata 186
Politano-Leadbetter-Antirefluxplastik 395
Pollakisurie 25
– überaktive Blase 549
Polymegakalikose 385
Polyneuropathie, Chemotherapie-induzierte 326
Polytrauma 494
Polyurie 24
Positioned Instillation of Contrast (PIC), Refluxdiagnostik 393
Positronenemissionstomografie (PET) 72
Post-Prostatektomie-Inkontinenz (PPI) 542
Postgonorrhoische Urethritis (PGU) 174
Postmenopause, Harnwegsinfektionen 154
Posttransplantationsdiabetes 517
Potter-Facies, Nierenagenesie 108
Potter-Syndrom 127
Pouch-Anlage 376
Prader-Orchidometer 432
Präputialhaut, Transplantation bei Urethrastriktur 589
Präputialplastik 412
Praziquantel, Bilharziose 192
Prednisolon
– Hyperkalzämie 325
– Immunsuppression bei Nierentransplantation 516
– Schock, anaphylaktischer 339

Sachverzeichnis

Prehn-Zeichen, Hodentorsion 488
Priapismus 465, 481
Primovist 70
ProAct-System 548
Prolaktinom 445
Propiverin, Drangharninkontinenz 552
Prostata
- Alpharezeptoren 575
- Anatomie 256, 568
- CEUS (Contrast-enhanced Ultrasound) 51
- DCE-MRT (dynamische kontrastverstärkte MRT) 67
- Elastografie 52, 55
- MR-Spektroskopie 67
- MRT 55, 66
-- morphologische T 2-gewichtete Sequenzen 66
- multimodales Verfahren 55
- Nadelablation, transurethrale 583
- Palpation 32
- Sonografie 49–50
-- Infertilität 434
- Stenteinlage 583
- transrektale Ultraschalluntersuchung 50
- Transurethrale Laservaporisation (TUL-P) 579–580
- Transurethrale Resektion (TUR-B) 198
Prostataabszess 182
- transrektaler Ultraschall 182
Prostataadenom 568
Prostatabiopsie
- Antibiotikaprophylaxe 193, 197
- Prostatakarzinom 252–253
- Sonografie 50
- transperineale 197
- transrektale 197
-- Sonografie 51
Prostataenukleation
- Holmium-Laser 580–581
- offene 582
Prostatahyperplasie, benigne (BPH) 568
- Diagnostik 569
- Lebensqualitätindex 570
- Nomenklatur 569
- PSQF-System 573
- SOP-System 573
- Stadieneinteilung 573
- Therapie 573
Prostatahypertrophie, benigne 568
Prostataninzision, transurethrale (TUIP) 579
Prostatakarzinom 251
- 5-Alpha-Reduktase-Inhibitoren 210

- Blasenentleerungsstörungen 330
- Diagnostik 252
- Elastografie 52
- Grüntee-Extrakt 208
- Hormontherapie 259
- kastrationsresistentes 260
-- Therapie 315–316
- Knochenmetastasen 324
- Schmerztherapie, palliative 78–79
- Makrohämaturie 329
- metastasiertes 254, 260
-- hormonnaives 314
-- hormonrefraktäres 315
-- Therapie 314
- MRT 68
-- multiparametrische 66
- multimodales Verfahren 54
- multiparametrische Analyse 68
- Osteoporose 324
- PET 77
- Phytoöstrogene 208
- Prävention, Nahrungsmittelsupplemente 206
- Prognose 263
- Radikale Prostatektomie (RPE) 254
- Risikofaktoren 204–205
- RTE-Screening 54
- Schutzfaktoren 206
- Stadieneinteilung 253
- Strahlentherapie 258
- Therapie 253
-- medikamentöse 314
-- Monitoring 318
- Wartezeit vor Transplantation 512
Prostataresektion, transurethrale (TUR-P) 577–578
Prostataspezifisches Antigen (PSA) 252
Prostatavaskularisation, Quantifizierung 67
Prostatektomie
- radikale 254
-- Antibiotikaprophylaxe 197
-- Belastungsharninkontinenz 542
- transvesikale 582
Prostatitis
- akute bakterielle 37, 181
- asymptomatische inflammatorische 184
- chronische 182
-- bakterielle 182
- Trichomonas vaginalis 188
- tuberkulöse 189
Prostatitis-Syndrom 181
- Klassifikation 181
Proteinurie, medikamentenbedingte 310
Prothesenchirurgie, Antibiotikaprophylaxe 193, 197

Protionamid, Tuberkulose 190–191
Prune-Belly-Syndrom, Megaurethra 146
PSA-Screening 252
PSA-Wert, Anstieg unter Therapie 318
Pseudogynäkomastie 462
Pseudohermaphroditismus
- femininus 151
- masculinus 149
Pseudohypaldosteronismus, Kleinkinder 379
Pseudohyperparathyreoidismus 352
PSMA-Inhibitoren, PET 77
Psoas-Hitch-Ureterozystoneostomie 395
PSQF-System, benigne Prostatahyperplasie 573
PSV (Peak Systolic Velocity) 448
Psychopharmaka, Priapismus 466
PTLD (Post-Transplantation Lymphoproliferative Disorder) 528
PUNLMP (papilläre urotheliale Neoplasie mit niedrig malignem Potenzial) 236
Pyelografie 58
- retrograde 59
-- Ureterorenoskopie 86
Pyelokutaneostomie, Megaureter 398
Pyelonephritis 36
- abakterielle 163
- akute 161
- Antibiotika 161–162
- chronische 163
- emphysematöse 164
- Kinder 387
- komplizierte 162
- obstruktive 163
- Schwangerschaft 167, 361
- xanthogranulomatöse 164
Pyelovesikostomie 523
Pyonephrose 163
- Tuberkulose 191
Pyrazinamid, Tuberkulose 190–191

Q

Quackels-Shunt, Priapismus 467, 482
Querschnittslähmung
- Ejakulationsstörung 454
- Priapismus 466
- überaktive Blase 549
Quetschhahnphänomen, Obstruktion 373, 533

R

Radikale Prostatektomie (RPE) 254
- retropubische aszendierende 255
Radiografie, digitale 57
Radionuklidzystogramm 393
Radiopharmaka 70
^{223}Radium, Knochenmetastasen 262–263
Radium-223-Dichlorid 71, 79
RANK-Ligand-Inhibitoren 325
- osteoprotektive Therapie 324
Rauchen, Tumorrisiko 204
Rauschen, Sonografie 45
Real-Time Elastography (RTE) 52
Reemex-System 547
Refertilisierung, Verschlussazoospermie 438
Reflexblase, hyperkontraktile 556
Reflexharninkontinenz 553
- Diagnostik 555
- Therapie 556
Reflux
- vesikorenaler, siehe Vesikorenaler Reflux
- vesikoureteraler, siehe Vesikoureteraler Reflux
Refluxdiagnostik 392
Refluxnephropathie, kongenitale 391, 394
Refluxtherapie 393
- endoskopische 394
- offen-chirurgische 395
Region of Interest (ROI), Szintigrafie 72
Reiter-Syndrom
- Balanitis 173
- nach Chlamydieninfektion 174
Reizblase 173, 549
Renal Cell Carcinoma (RCC), siehe Nierenzellkarzinom
Renal-tubuläre Azidose (RTA), Nierensteine 353
Repositionierungstest, Urethrozystoskopie 544
Residualtumor, Seminom 269–270
Residualtumorresektion
- Keimzelltumoren, testikuläre 283–284
- radikale retroperitoneale 285
Resiniferatoxin
- Drangharninontinenz 553
- Reflexharninkontinenz 557
Rete-testis-Aspiration (RETA) 441
Retentio testis, siehe Hodenretention

Sachverzeichnis

Rifampicin, Tuberkulose 190–191
Ringniere 110
Risikofaktoren, Tumoren 204
Risikostratifizierung, präinterventionelle 193
Rivaroxaban 603
Robertson-Translokation 436
Rocco-Stich, Prostatektomie 543
Röntgen
– Beckenübersicht 57
– digitales 57
– Harnsteine 334
– Kontrastmittelüberempfindlichkeit 69
– Schwangerschaft 362
– Strahlenbelastung 362
– Urolithiasis 338
– Videourodynamik, simultane 102
Rössle-Syndrom 148
RPLA (retroperitoneale Lymphadenektomie)
– laparoskopische 278
– Nichseminom 277–278
RTE (Real-Time Elastography) 52
RUG (Retrogrades Urethrogramm), Urethrastriktur 587, 591
Rundzellen, Ejakulat 435

S

Salvage-Chemotherapie, testikuläre Keimzelltumoren 280–281
Salvage-Radiatio, Prostatakarzinom 255
^{153}Samarium, Knochenmetastasen 262
Samarium-153-EDTMP (Sm-153) 78
Samenbläschensonografie, Infertilität 434
Sanduhrblase 140
Sandy Patches 192
SAPV (Spezialisierte Ambulante Palliativversorgung) 329
Sattelblock 612
Sauerstoffpartialdruck, erniedrigter, Urosepsis 178
Schallkopf 42–43
– biplanarer 44
– endokavitärer 44
– laparoskopischer 44
– transrektaler 44
Schallkopfbewegungen, Sonografie 43
Schallschatten, Sonografie 45
Schallverstärkung, dorsale, Sonografie 45

Schichtarbeit, Tumorrisiko 205
Schistosoma haematobium 192
Schistosomiasis 37, 192
Schlinge
– adjustierbare, Belastungsharninkontinenz 540, 546
– alloplastische suburethrale 537
– autologe abdominovaginale 536
– retrourethrale transobturatorische 545
Schmerzausstrahlung 28
Schmerzen 27, 608
– chronische 610
– Erfassung/Dokumentation 609
– Harnsteinkolik 336
– somatische 27
– tumorbedingte 610
– viszerale 27
Schmerzleitlinie 613
Schmerztherapie 27, 608
– Harnsteinkolik 477
– periinterventionelle 610
– Verfahren 609
– – medikamentöse 610
– – nichtmedikamentöse 610
– WHO-Stufenschema 29
Schock, septischer 179
– Kinder 379
Schockraumversorgung 495
Schrumpfblase
– postradiogene 375
– Tuberkulose 191
Schrumpfniere
– Pyelonephritis, chronische 163
– Tuberkulose 191
Schutzfaktoren, Tumoren 204–205
Schwangerschaft 360
– Antibiotika 167, 361
– Bakteriurie 167
– – asymptomatische 362
– Harnstauungsniere 362
– Harnwegsinfektion 166, 361
– Pyelonephritis 167
– Röntgen 362
– Urolithiasis 362
– Vena-ovarica-Syndrom 363
– Zystitis 166
Schwangerschaftsrate 430
Schwellkörperautoinjektionstherapie (SKAT) 451
Schwellkörperimplantat, erektile Dysfunktion 452
Schwellkörperinjektionstest (SKIT) 448
Schwermetallbelastung, Tumorrisiko 204

Sectio alta
– Blasensteinentfernung 585
– Fremdkörperentfernung 492
Sektorenschallkopf 43
Sekundärtrauma 494
Selbstkatheterismus, aseptischer intermittierender 556
Selen, Tumorprävention 206
Seminom 263
– Therapie 273
Senior-Løken-Syndrom 120
Sentinel-Lymphknotenbiopsie, dynamische 290
Sepsis 178, 478
– Klassifikation 179
– neutropene, medikamentenbedingte 312
– schwere 179
Septikämie 478
Serotoninrezeptordysfunktion, Ejaculatio praecox 452
Sertoli-Cell-only-Syndrom 436
– Kinderwunsch 442
Setrone, Übelkeit/Erbrechen 319
Sexualanamnese 446
– Infertilität 432
Sexualhormonbindendes Globulin (SHBG) 458
Sexualstörungen, männliche 444
Sexualtherapie 448
– Ejaculatio praecox 453
Sexuell übertragbare Krankheiten (STD, Sexually Transmitted Diseases) 184
Sexuelle Differenzierungsstörungen 147
SHGB (Sexualhormonbindendes Globulin) 458
Shunt-Operation, Priapismus 467
Sichelzellanämie, Priapismus 467
Sigmaniere 110
Sildenafil
– Eigenschaften 449
– erektile Dysfunktion 449
Silodosin, benigne Prostatahyperplasie 574
Simpson-Golabi-Behmel-Syndrom 223
Single Photon Emission Computed Tomography (SPECT) 71
Single-Incision Sling, Belastungsharninkontinenz 540
Sinus urogenitalis, persistierender 138
Sipuleucel-T, Prostatakarzinom 315–316
– kastrationsresistentes 262

Sirolimus, Immunsuppression bei Nierentransplantation 517
SIRS (Systemisches Inflammatorisches Response-Syndrom), Urosepsis 178
SKAT (Schwellkörperautoinjektionstherapie) 451
Skelettszintigrafie 75
Sklerose, tuberöse 213
Sklerosierung, Varikozele 422, 438
Skrotalchirurgie, Antibiotikaprophylaxe 197
Skrotalfaszie, Gangrän, nekrotisierende 177
Skrotalhämatom, Urethraverletzung 502
Skrotalhernie 419
Skrotallappen, Urethrastriktur 591
Skrotalverletzung 504–505
Skrotum
– akutes 486–487
– Untersuchung 32
Small Incision Corporoplastik, Induratio penis plastica 464
Small Molecules, Nierenzellkarzinom 221
Smith-Lemli-Opitz-Syndrom 141
Soja, Tumorprävention 209
Solabegron, Reflexharninkontinenz 552
Solifenacin, Drangharninkontinenz 552
Sonografie 39
– Artefakte 45
– Begriffe 44
– benigne Prostatahyperplasie 571
– Bilderzeugung 39
– C-TRUS/ANNA-System 53
– Dokumentation 46
– Ektasiegrade 47
– Elastografie 52
– Harnblase 49
– Hoden 55, 266
– – Infertilität 433
– kontrastverstärkte 51
– Monitor 41
– multimodale Verfahren 54
– Niere 46
– Prostata 49–50
– Schallkopf 42
– – Arten 43
– – Bewegungen 43
– – Standardschnitte 42
– transrektale 50
– – benigne Prostatahyperplasie 571
– – Prostataabszess 182
– Ultraschallgerät 40
– Urolithiasis 337

Sachverzeichnis

Sonourethrografie, Urethrastriktur 587
SOP-System, benigne Prostatahyperplasie 573
Sorafenib
- Hand-Fuß-Syndrom 309, 321
- Nebenwirkungen 309
- Nierenzellkarzinom 222, 306, 308
Sotos-Syndrom 223
SPAS (Spermatozelenaspiration) 441
Spasmolytika, Blasenentleerungsstörung, weibliche 373
SPECT (Single Photon Emission Computed Tomography) 71
Spekulumuntersuchung 33–34
Spenderorgane 511, 513
Spermatozele 32
- Untersuchung 32
Spermatozelenaspiration (SPAS) 441
Spermatozoenkonzentration 434
Spermienaspiration, testikuläre (TESA) 441
Spermienasservierung, operative 440–441
Spermienextraktion, testikuläre (TESE) 441
Spermienfunktionstests 436
Spermienvitalität 435
Spermiogramm 434
- Nomenklatur 435
- Referenzwerte 434
- Varikozele 422
Spezialisierte Ambulante Palliativversorgung (SAPV) 329
Sphinkter, artifizieller
- Belastungsharninkontinenz 541
-- männliche 548
-- weibliche 541
- Blasenfunktionsstörungen, kindliche 410
- Reflexharninkontinenz 558
Sphinkterdysfunktion
- neurogene, Kinder 406
- Typen 408–409
Sphinkterhyperreaktivität, Harnröhrendruckprofil 101
Sphinkterinkompetenz, Blasenfunktionsstörungen, kindliche 410
Sphinkterotomie, endoskopische 557
Spillage, Antibiotikaprophylaxe 198
Spülzytologie, Ureterorenoskopie 87
Squeeze-Technik, Ejaculatio praecox 453

StAR-(Steroidogenic-Acute-Regulatory-Protein-)/P450-Defekt 150
Stasepriapismus 481
Stauffer-Syndrom 215
Stauungsepididymitis 175
STD (Sexually Transmitted Diseases) 184
Stein-CT 60–61
Stein-Punch 82, 585
Steinkolik, Differenzialdiagnose 477
Steinpunch 585
Steinstraße, Harnleiter 343
Stent, intraprostatischer 583
Stephens-Einteilung, Ureterozele 132
Steroidtherapie, Komplikationen 527
Stoma, umbilikales, kontinentes 410
Stomatitis, medikamentenbedingte 310
Stopp-Start-Technik, Ejaculatio praecox 453
Straddle-Verletzung, Urethra 501
Strahlentherapie
- adjuvante
-- Prostatakarzinom 255
-- Seminom 273
- Nierenzellkarzinom, metastasiertes 222
- Peniskarzinom 292
- perkutane 258
- Prostatakarzinom 258
Strahlenzystitis 160
Strangurie 24
Streptomycin, Tuberkulose 190–191
Stress/Urge Incontinence Questionnaire (S/UIQ) 550
Stressharninkontinenz, siehe Belastungsharninkontinenz
Strontium-89-Chlorid (Sr-89) 78
Struvitsteine 335, 354
Subfertilität, männliche, Hodentumorrisiko 264
Subpelvinstenose 129
- Endopyelotomie 91
- Kinder 381
Sunitinib
- Hand-Fuß-Syndrom 321
- Nebenwirkungen 309
- Nierenzellkarzinom 222, 306–307
Superflow 94
Supportivtherapie 318
- urologische 329
Swyer-Syndrom 148
Syphilis 186
Systemische Fibrose, nephrogene (NSF) 70

Systemisches Inflammatorisches Response-Syndrom (SIRS), Urosepsis 178
Szintigrafie 71
- dynamische 73
- Niere 72
- Schmerztherapie 78
- Skelett 75
- statische 72
Szintillator 71

T

T2-Sterneffekte, Ausscheidungs-MR-Urografie 65
Tacrolimus
- Immunsuppression bei Nierentransplantation 517
- Nebenwirkungen 517
Tadalafil
- Eigenschaften 449
- erektile Dysfunktion 449
Tailored Surgical Excision, Peniskarzinom 292
Tamsulosin
- benigne Prostatahyperplasie 574
- Harnsteinkolik 478
- Urolithiasis 342
Tanner-Klassifikation, Gynäkomastie 461
Tapentadol, Schmerztherapie 611
Targeted Therapy, Nierenzellkarzinom 222, 308
- metastasiertes 221
Taxane
- Neuropathie, Chemotherapie-induzierte 326
- Prostatakarzinom 260
Tc-99m-Ethylen-Dicystein 73
Temsirolimus
- Nebenwirkungen 309
- Nierenzellkarzinom 221–222, 306, 308
Teratozoospermie 435
Terazosin, benigne Prostatahyperplasie 574
TESA (testikuläre Spermienaspiration) 441
TESE (testikuläre Spermienextraktion) 441
Testikuläre intraepitheliale Neoplasie (TIN) 266
Testosteronbestimmung, Hypogonadismus 457
Testosteronbiosynthese 455
Testosteronbiosynthesedefekt 437
- Pseudohermaphroditismus 150
Testosteronmangel 456
- Hypogonadismus 455

Testosteronsubstitution
- erektile Dysfunktion 450
- Hypogonadismus 458–460
- Überwachung 461
Thermotherapie, transurethrale mikrowelleninduzierte 583
Thromboembolie
- perioperative 601
-- Risikoabschätzung 601
- Prophylaxe 602
Thrombopenie 323
Thrombophlebitis 327
Thrombose, medikamentenbedingte 309
Thrombozytopenie
- medikamentenbedingte 309, 312
- Urosepsis 178
Tiefenausgleich, Sonografie 41
Tilidinhydrochlorid, Schmerztherapie 611
TIP-Urethroplastie (Tubularized Incised Plate Urethroplasty) 142
Tissue Engineering, Urethrarekonstruktion 593
TNM-Klassifikation
- Harnblasenkarzinom 234–235
- Harnröhrenkarzinom 247–248
- Nierenzellkarzinom 215–216
- Peniskarzinom 288
- Prostatakarzinom 253
- Urothelkarzinom 230–231
Toilettentraining, Drangharninkontinenz 551
Tolterodin, Drangharninkontinenz 552
Tomografie 58
- szintigrafische 72
TPPA-Test (Treponema-pallidum-Partikelagglutinationstest) 187
Tracer 70
Tramadolhydrochlorid, Schmerztherapie 611
Translokation, Chromosomenstörung 436
Transplantatabstoßung 523
- akute 523
- chronische 527
- hyperakute 523
Transplantation
- Hypospadie 425
- Nieren 510
- Urethrastriktur 589
Transplantationsgesetz 511
Transplantatruptur 526
Transuretero-Ureterostomie, Ureterverletzung 499
Transureteroureterostomie (TUU) 366

629

Sachverzeichnis

Transurethral Resection of the Ejaculatory Duct (TURED) 438
Transurethrale Resektion (TUR)
– Antibiotikaprophylaxe 198
– Urothelkarzinom 238, 242
Trauma, urogenitales 494
– stumpfes 494
Traumachirurgie, Antibiotikaprophylaxe 198
Treponema pallidum 186
Trichomonas vaginalis 188
Trigonumzystitis, Urethralsyndrom 173
Trimethoprim
– Harnwegsinfektion, rezidivierende 169
– Schwangerschaft 361
– Zystitis 157
Trimix (Tripple-Mix), erektile Dysfunktion 451
Triple Incision 412–413
Triplo-X-Syndrom 149
Tripper 174
– Siehe auch Urethritis, gonorrhoische
Trisomie 13 141
Trisomie 18, Hufeisenniere 112
Trospium
– Drangharninkontinenz 552
– Harninkontinenz, kindliche 405
TRUS (transrektaler Ultraschall), Prostatakarzinom 252
Tubeless-PCNL 349
Tuberkulin-Test 189
Tuberkulose 188
– Antituberkulotika 190–191
Tuberöse (Hirn-)Sklerose 123, 213
Tubulovasostomie 438
TUIP (transurethrale Inzision der Prostata) 579
TUL-P (transurethrale Laservaporisation der Prostata) 579–580
Tumoren
– Ernährung, künstliche 320
– maligne, nach Nierentransplantation 527
Tumorkachexie 320
Tumormarker
– Hodentumoren 272
– Keimzelltumoren, testikuläre 267
Tumornephrektomie, Nierenzellkarzinom 310
Tumorprävention 204
– Ernährung 205
– körperliche Aktivität 205
– medikamentöse 209

– Nahrungsmittelsupplemente 205
– Pflanzenstoffe, sekundäre 208
– Risikofaktoren 204
– Schutzfaktoren 205
Tumorschmerzen 610
Tumortherapie
– medikamentöse 306
– – Paravasate 327
– supportive 329
Tumorthrombus, V. cava 219
TUMT (transurethrale mikrowelleninduzierte Thermotherapie) 583
TUNA (transurethrale Nadelablation), Prostata 583
Tunica albuginea, Plikatur, Induratio penis plastica 465
TUR (transurethrale Resektion), Zystoskopie 82
TUR-P (transurethrale Resektion der Prostata) 577–578
– Ejakulation, retrograde 454
TUR-Syndrom 579
TURED (Transurethral Resection of the Ejaculatory Duct) 438
Turner-Syndrom 148
– Hufeisenniere 112
TVP (Transvesikale Prostatektomie) 582
TVT 537
Tyrosinkinaseinhibitoren (TKI), Nierenzellkarzinom 221

U

Übelkeit
– akute 318
– antizipatorische 318
– medikamentenbedingte 310, 312, **318**
– Prophylaxe 319
– Schweregrade 319
– verzögerte 318
Übergewicht, Tumorrisiko 204
Überlaufharninkontinenz 558
Ullrich-Turner-Syndrom 148
Ultraschall 39
– Siehe auch Sonografie
– kontrastverstärkter 51
Ultraschallgerät 40
Umbilikalfistel 137
UMOD-Genmutation, medullär-zystische Nierenerkrankung 121
Umweltfaktoren, Tumoren 204
Unterkelchsteine 343
Unterpolsteine 343
Untersuchung
– digitorektale 32–33
– humangenetische 436

– klinische 30
– körperliche, Infertilität 432
– urodynamische 92–93
– – Antibiotikaprophylaxe 200
UPOINT-Hypothese, Prostatitis 182–183
Urachus
– persistierender 137
– teilweise offen gebliebener 137
Urachusanomalien 137
Urachusfistel 137
Urachussinus 137
Urachuszyste 137
Uratsteine 354
Urease-produzierende Bakterien 170
Ureter
– Ausscheidungsurogramm, normales 59
– bifidus 129, 387
– CT-Urogramm 62
– duplex 129–130, 387–388
– Einteilung 334
– Engen, natürliche 59
– Fehlbildungen 129
– fissus 129, 387
– – blind endender 136
– Implantation in die Harnblase 521
– IVP (i. v.-Pyelografie) 58
– IVP (i. v.-Pyelografie) 58
– Pyelografie, retrograde 59
– retroiliakaler 136
– retrokavaler 135, 385
Ureter-Darm-Implantation 244
Ureterabgangsstenose 129
– Kinder 381
– Nierenarterienanomalie 113
Ureteranastomose 522
Ureterdivertikel 136
Ureterduplikatur 129
– komplette 130
Ureterektopie 131
– Epidemiologie 388
– Kinder 387
Ureterfistel 560
Ureterklappen 136, 385
Ureterknospe 389
– doppelte 130
Ureterläsionen, iatrogene 365
Uretermündungsstenose, Nephrogramm 75
Ureterobstruktion
– Steinstraße 343
– Supportivtherapie 329
Ureterokutaneostomie 244, 376
– Megaureter 398
Ureteropelvine Stenose (UPS)
– Kinder 381
– Lokalisationen 382
– Therapie 385

Ureteropyelostomie, Ureterozele 133
Ureterorenoskop
– flexibles 84
– semirigides 85
– starres 84
Ureterorenoskopie (URS) 84
– antegrade 86, 346
– Antibiotikaprophylaxe 199
– Chip-on-the-Tip-Technik 88
– Durchführung 84
– flexible 86–87, 347
– fotodynamische Diagnostik 87
– Indikationen 84
– Kontraindikationen 84
– Narrow Band Imaging (NBI) 88
– Nierenbeckentumor 232
– semirigide 84, 346
– starre 87
– Ureterverletzung 498
– Urolithiasis 342, **346**
Ureterosigmoideostomie 244
Ureterostomie, Harnröhrenklappen, hintere 144
Ureterozele 130, 132, 388
– ektope 132, 388
– Epidemiologie 389
– erworbene 133
– intravesikale 132
– Kinder 388
– orthotope 388
– sphinkterische/sphinkterostenotische 132
– stenotische 132
Ureterozystoneostomie 367
– extravesikale 522
– Megaureter 399
Ureterschiene 366
– Harnfistel, chronische 368
– Obstruktion 475
– Urolithiasis 347
Ureterspiegelung 87
Uretersteine 344
– Therapie, interventionelle 342
– Ureterorenoskopie (URS) 85, 346
– – Extraktion 86
– – Lithotripsie 87
Ureterstenose 136
Uretertorsion 137
Uretertriplikatur 129
Uretertumoren 230
Ureterverletzung 497
– iatrogene 365
Urethra
– Anatomie 585
– Embryologie 141
– Fremdkörper 492, 494
– Funktionsstörungen, Klassifikation 555
– Lymphabflusswege 246
– männliche 246

Sachverzeichnis

- überzählige 146
- Verschlussmechanismus 99
- weibliche 373
Urethradilatation, Blasenfunktionsstörungen, kindliche 409
Urethradivertikel 145
- weibliche 374
Urethradruck, maximaler 100
Urethradruckprofil 99–101
Urethraduplikatur 146–147
Urethrafehlbildungen 140
Urethrafistel 560
Urethrahypermobilität 101
Urethrahypotonie 101
Urethrakarunkel 375
Urethralänge, funktionelle 100
Urethralatresie 146
Urethralfluor 174
Urethralkarzinom
- Diagnostik 249
- histopathologisches Grading 247–248
- primäres 246
- Therapie 250
- TNM-Klassifikation 247
Urethralklappen 134
- Diagnostik 400
- hintere 143
-- Schlitzung 144
- Kinder 399
- Reflux 145
- Therapie 401
Urethralsyndrom 173, 549
Urethraplastik
- dreizeitige 591
- mit Gewebetransfer, Urethrastriktur 589
- vaskularisierter Lappen 591
- zweizeitige 590
Urethrapolyp 375
Urethraprolaps 375
Urethrarekonstruktion
- dreizeitige 591
- mit End-zu-End-Anastomose 592
- Tissue Engineering 593
Urethraresektion, primäre, Urethrastriktur 588
Urethrastenose 83
- nach Distraktionstrauma 592
Urethrastent, Urethrastriktur 588
Urethrastriktur 585
- anteriore 585
- Bougierung 587
- Diagnostik 586
- posteriore 585
-- nach Beckentrauma 592
- Rekonstruktion
-- mit End-zu-End-Anastomose 592
-- offene 588
-- panurethrale 590

- Therapie 587
- Transplantat, freies 589
- weibliche 593
Urethraverletzung 501
- Hämatomausbreitung 502
- iatrogene 501
- Klassifikation 592
- Penisfraktur 504
Urethraverschlussdruck 96
- maximaler 100
Urethritis 174
- chronische 174
- Gardnerella vaginalis 187
- gonorrhoische 36, 174
-- Therapie 175
- infektiöse, Therapie 174
- nichtgonorrhoische 36
-- Therapie 175
- Trichomonas vaginalis 188
Urethrografie, retrograde, Urethrastriktur 587, 591
Urethroplastie, Hypospadie 142
Urethrostomie
- perineale 592
- Urethrastriktur 590
Urethrotomie
- externe 374
- interne 374
- Meatusstenose 374
- Urethralklappen 401
- Urethrastriktur 587
Urethrozystoskop 80
- flexibles 81
Urethrozystoskopie 79, 83
- Belastungsharninkontinenz, männliche 543
- diagnostische 79
- fotodynamische Diagnostik 83
- Harnröhrenkarzinom 249–250
- Indikationen 79
- Instrumente 80
- Kontraindikationen 79
- Narrow Band Imaging (NBI) 83
- Normalbefund 81
- Urethrastriktur 587
Uricitsteine 335
Urinanalyse 34
- Infertilität, männliche 437
- Kinder 380
- mikrobiologische 35
- mikroskopische, Kinder 380
- Norm- und Referenzwerte 351
- pH-Wert 35
- spezifisches Gewicht 35
Urinextravasation
- nach Hysterektomie 366
- nach Transplantation 525
Uringewinnung 34
- Kinder 379

Urinkultur 35
- Kinder 380
Urinteststreifen
- Harnwegsinfektion 359
- Kinder 380
Urinvolumina 24
Urinzytologie
- exfoliative, Harnröhrenkarzinom 249
- Harnblasentumor 237
Urodynamik 92
- Belastungsharninkontinenz, männliche 544
- benigne Prostatahyperplasie 572
- Reflexharninkontinenz 555
Uroflowmetrie 93
- Begriffsdefinitionen 94
- benigne Prostatahyperplasie 571
- Messgrößen 93
- transrektale 571
- Urethrastriktur 587
Urogenitalkarzinom, Makrohämaturie 483
Urogenitaltuberkulose 38, 188
- Diagnostik 190
- Therapieschema 191
Urografie, retrograde, Ureterorenoskopie 84
Urogynäkologie 358
Urolithiasis 334
- Siehe auch Harnsteine
- Antikoagulation 343
- Ätiologie 335
- Ausscheidungsurografie 339
- Blutwerte, normale 350
- CT 340
- Diagnostik 337
-- metabolische 349
-- steinartspezifische 351
- Harnsteinkolik 475
- Komplikationen 336
- Laborparameter 351
- Medikamenten-bedingte 336
- Metaphylaxe 349
- MRT 340
- Risikofaktoren 335
- Röntgen 338
- Schwangerschaft 362
- Sonografie 337
- Spontanabgang der Steine 341
- Symptome 336
- Therapie 340
-- interventionelle 342
-- konservative 341
-- medikamentös-expulsive 342
- Urosepsis 343
Urosepsis 178, **478**
- Antibiotika 179
- Mortalität 478
- Prävention 180

- Stadieneinteilung 179
- Therapie 179
- Untersuchungsparameter 479
- Urolithiasis 343
Urothel, Physiologie 549
Urothelkarzinom 234
- Grading, histopathologisches 235
- Harnblase 311
- Immuntherapie, intravesikale 241
- metastasiertes 245
-- Chemotherapie 245
-- Prognose 246
-- Therapie 311
- muskelinvasives 243
- nach Transplantation 528
- Rezidivprophylaxe 241
- Therapie 238
- TNM-Klassifikation 230
- Wartezeit vor Transplantation 512
Urotherapie
- Blasenfunktionsstörungen, kindliche 410
- Enuresis 403
Uterus, Harnfistel 368
Utrikuluszysten
- Ejakulationsstörung 454
- Infertilität 434
- TURED 438
UW-Lösung, Organperfusion 519

V

Vagina, Harnfistel 368
Vaginose, bakterielle 187
Vakuumpumpe, erektile Dysfunktion 451
Vakzinetherapie, Prostatakarzinom, kastrationsresistentes 262
Vanilloidrezeptoragonisten
- Drangharninkontinenz 553
- Reflexharninkontinenz 557
Vardenafil
- Eigenschaften 449
- erektile Dysfunktion 449
Varikozele
- Antibiotikaprophylaxe, perioperative 200
- Gradeinteilung 421
- Infertilität 433, 438
- kindliche 421
- Therapie 422
- operative 438
Vas deferens, kongenitale bilaterale Aplasie, *siehe* CBAVD
Vasektomie, Antibiotikaprophylaxe 200
Vasografie 437

631

Sachverzeichnis

Vasopressin-(V2-)Rezeptor-Antagonisten, polyzystische Nierenerkrankung 120
Vasoresektion 468
Vasovasostomie 438
VDRL-Test (Venereal Disease Research Lab Test) 187
VEGF-Rezeptor-Tyrosinkinaseinhibitoren (VEGF-R-TKI) 307
– Nebenwirkungen 308
– neoadjuvanter Einsatz 311
Vena spermatica, Ligatur/Okklusion 422
Vena-ovarica-Syndrom 363
Venereal Disease Research Lab Test 187
Verbrauchskoagulopathie 478
Verhaltenstherapie
– Drangharninkontinenz 551
– Ejaculatio praecox 453
– Enuresis 403
Verletzungen, offene 494
Verschlussazoospermie 176, 434, 436
– CFTR-Mutation 436
– operative Therapie 438
Vesikorenaler Reflux (VRR) 391
– Blasenfunktionsstörungen 410
– sekundärer 396
Vesikostomie
– nach Blocksom 410
– Urethralklappen 401
Vesikoureteraler Reflux (VUR)
– Diagnostik 392
– Harnröhrenklappen, hintere 143, 145
– Kinder 391
– primärer 391
– sekundärer 391
– Zystografie 59
Vesikulitis 182
VHL-Protein 122
VIBE (Volumetric Interpolated Breath Hold Examination) 65
Videourodynamik 102
– Reflexharninkontinenz 555
Vinblastin, Harnblasenkarzinom 311

Vincaalkaloide
– Paravasation 328
– Ulzerationsrisiko 327
Vinflunin
– Harnblasenkarzinom 313
– Obstipation 320
– Urothelkarzinom, metastasiertes 246
Virilisierung
– adrenogenitales Syndrom 151
– Androgenresistenz 151
– Testosteronsubstitution 459
Viruszystitis 157
Vitalitätsfärbung mit Eosin Y 435
Vitamin C
– Infertilität, idiopathische 444
– Malakoplakie 165
– Tumorprävention 207
Vitamin D, Tumorprävention 207
Vitamin E
– Infertilität, idiopathische 444
– Supplementierung 206
– Tumorprävention 208
Volume of Interest (VOI), SPECT 72
Von-Hansemann-Zellen, Malakoplakie 164
Von-Hippel-Lindau-Syndrom 121, 213
Vorderwurzelstimulator 558
Vorhaut, Entwicklung 411
Vorhautreposition, Paraphimose 480
VRR, siehe vesikorenaler Reflux
Vulvatrauma 507
VUR, siehe vesikoureteraler Reflux

W

Wachstumsfaktoren, hämatopoetische 323
WAGR-Syndrom 223
Warzen, genitoanale 185
Wheddelitsteine 335
Whewellitsteine 335
Whitaker-Test, Megaureter 135

WHO-Stufenschema, Schmerztherapie 29
Wilms-Tumor 222
– Hufeisenniere 112
Wilms-Tumor-Suppressorgen 1/2 222
Winter-Shunt, Priapismus 467, 482
Wunderlich-Syndrom 123
Wundinfektionen, postoperative 605

X

Xanthinsteine 335
Xenograftnieren 510

Y

Y-Ureterduplikatur, inverse 129
Y-V-Plastik nach Foley 387
Yohimbin, erektile Dysfunktion 449–450
Young-Klassifikation, Urethralklappen 143, 399

Z

Zäkoureterozele 132
Zervix
– Harnfistel 368
– intraepitheliale Neoplasie 185
Zervixkarzinom nach Immunsuppression 528
Zinkkonzentration, Ejakulat 434, 436
Zirkumzision 413
– Komplikationen 412–413
– Phimose 412
Zitrat
– im Urin 351
– prostatisches, MR-Spektroskopie 67
ZNS-Tumoren, Priapismus 466
Zoledronsäure 324
– Hyperkalzämie 325
– Knochenmetastasen 262
Zwitter 149

Zyste
– periurethrale 374
– pyelogene 114
Zystektomie
– Antibiotikaprophylaxe 200
– Darmvorbereitung 599
– Harnableitung 244
– Harnblasenkarzinom 243
– partielle 200
Zystenrandschatten, Sonografie 45
Zystinsteine 335, 343, 355
Zystinurie 351
Zystische Fibrose, Infertilität 436
Zystitis 36, 156
– akute unkomplizierte 36, 156
– – Keimverteilung 35
– Chlamydien 157
– eosinophile 159
– Erregerspektrum 358
– hämorrhagische 160
– interstitielle 158, 372
– – Diagnostik 159
– – Therapieoptionen 159
– – weibliche 371
– komplizierte 157
– Mykoplasmen 157
– Nomenklatur 358
– radiogene 160
– Schwangerschaft 166
– Therapie 156–157
– unkomplizierte 358
– virale 157
– weibliche 358
Zystografie 59
– Harnblasenruptur 500
Zystometrie 95
– Mischharninkontinenz 562
– Normalbefunde 95
Zystoskop
– flexibles 80
– starres 80
Zystoskopie
– Antibiotikaprophylaxe 200
– Durchführung 81
– flexible 82
– fluoreszenzgestützte 237
– rigide 82
– Zystitis, interstitielle 159
Zytostatika
– Paravasate 327
– Ulzerationsrisiko 327